Inhalt – Kurzübersicht

Arne Schäffler
Nicole Menche (Hrsg.)

Pflege Kurzlehrbuch Innere Medizin

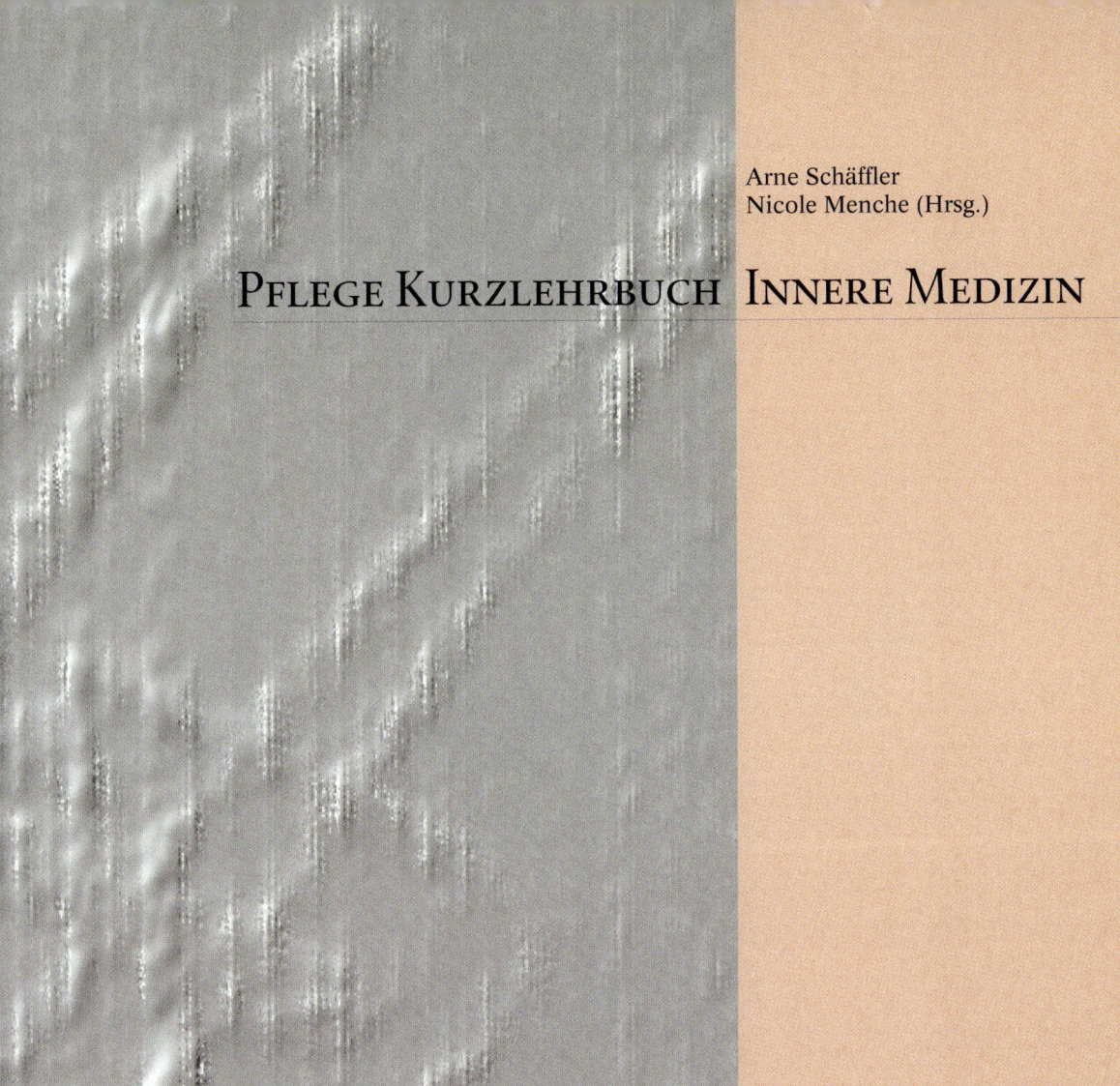

Pflege Kurzlehrbuch

Innere Medizin

Kompaktes Lehrbuch für die Pflege- und medizinischen Fachberufe

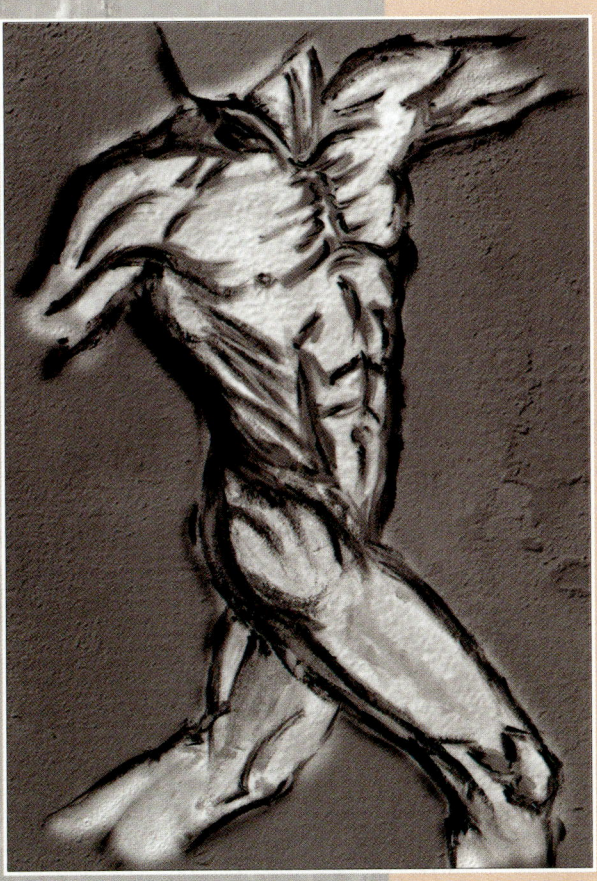

Herausgegeben von:
Arne Schäffler, Stuttgart und
Nicole Menche, Groß-Gerau

Bearbeitet von:
Jutta Kossat, Aschau

Titelgestaltung und Titelgrafik:
Hans Werner Spieß, Neu-Ulm
Cyclus, Stuttgart

Mit Beiträgen von:
Ulrike Bazlen,
Weilheim/Teck (Kap. 2 – 7, 12);
Wolfgang Hasemann,
Freiburg (Kap. 3);
Rosi Hertlein,
Bad Winsheim (Kap. 8);
Nicole Menche,
Groß-Gerau (Kap. 1 – 12);
Herbert Renz-Polster,
Maine/USA (Kap. 3);
Annia Röhl, Blunk und Maria
Katryniok, Bad Bramstedt (Kap. 10);
Sylvia Röhm-Kleine,
Erlangen (Kap. 4);
Arne Schäffler,
Stuttgart (Kap. 3, 12, 13);
Angela Simon-Jödicke,
Freiburg (Kap. 9)

Herstellung:
Christine Böhme, Stuttgart und
Fa. SRP Ulm

Bildbearbeitung:
Monika Haible, Ulm

Gustav Fischer   Stuttgart Jena Lübeck Ulm 1997

Zuschriften und Kritiken an

Gustav Fischer Verlag
Lektorat Pflege
Wollgrasweg 49
D-70599 Stuttgart

Wie allgemein üblich wurden Warenzeichen bzw. geschützte Namen (z. B. bei Pharmapräparaten) nicht immer besonders gekennzeichnet.

Hinweis: Die (therapeutischen) Erkenntnisse in Pflege und Medizin unterliegen laufendem Wandel durch Forschung und klinische Erfahrungen. Autoren und Herausgeber dieses Werkes haben große Sorgfalt darauf verwendet, daß die in diesem Werk gemachten Angaben dem derzeitigen Wissensstand entsprechen. Aufgrund des Charakters des Werkes sind die gemachten Angaben grundsätzlich nicht auf Vollständigkeit oder auf umfassende Aufklärung über Nebenwirkungen und Dosierungen angelegt. Insbesondere, wer als hierzu berechtigte Person Pharmaka verordnet, ist deshalb verpflichtet, anhand der Beipackzettel zu verschreibender Präparate und anderer geeigneter Fachinformationen seine Verordnung in eigener Verantwortung zu bestimmen.

Die Deutsche Bibliothek – CIP-Einheitsaufnahme

Pflege Kurzlehrbuch Innere Medizin :
kompaktes Lehrbuch für die Pflege- und medizinischen Fachberufe / hrsg. von Arne Schäffler und Nicole Menche. Bearb. von Jutta Kossat. Mit Beitr. von Ulrike Bazlen ... – Stuttgart ; Jena ; Lübeck ; Ulm: G. Fischer, 1997
ISBN 3-437-55200-7

Begleitend zum Lehrbuch und dessen Mutterlehrbuch *Pflege konkret Innere Medizin* sind erschienen:

100 Overheadfolien zu Pflege konkret Innere Medizin

Ca. 150 ausgewählte Originalabbildungen aus dem Lehrbuch *Pflege konkret Innere Medizin* auf 100 farbigen DIN A4-Folien.
ISBN 3-437-55000-4

Arbeitsbuch zu Pflege konkret Innere Medizin

Wiederholungsfragen, Lückentexte, Bilder- und Kreuzworträtsel – damit das Einprägen und Wiederholen des Lernstoffs von *Pflege Kurzlehrbuch Innere Medizin* Spaß macht.
ISBN 3-437-55180-9

Satz: SRP Ulm
Druck und Bindung: Freiburger Graphische Betriebe, Freiburg i.Br.
Gedruckt auf 80 g/ m^2 Opakomatt tcf 0.9 f. Volumen

Vorwort

Ein Kurzlehrbuch der Inneren Medizin für die Pflegeberufe?

Seit über 20 Jahren existieren Lehrbücher der Inneren Medizin „speziell" für die Pflegeberufe. In der Praxis sind Lehrende und Lernende mit diesem Lehrbuchmaterial unzufrieden. Fast durchgängig, so die Kritik, lehnten sich bisher erschienene Werke sehr stark an die Tradition von Lehrbüchern für Medizinstudenten an – sowohl was die Auswahl und Gewichtung der Themen, als auch was die Präsentation der Inhalte angeht.

Der Gustav Fischer Verlag hat 1996 mit dem Lehrwerk *Pflege konkret Innere Medizin* versucht, neue Wege einzuschlagen – und der überragende Erfolg dieses Lehrbuches hat gezeigt, daß andere Wege der Wissensvermittlung für die Pflege beschritten werden müssen, um den hohen Ansprüchen einer zeitgemäßen Pflegeausbildung gerecht zu werden.

Pflege konkret Innere Medizin ist ein *großes* Lehrbuch geworden mit entsprechend hohem Gewicht und großem Zeitbedarf für seine Durcharbeitung. Viele Pflegende haben deshalb nach kompakteren Alternativen gefragt, um den Stoff in kürzerer, „konzentrierter" Form bearbeiten zu können.

Schneller Zugriff auf alle Themen der Inneren Medizin

Das *Pflege Kurzlehrbuch Innere Medizin* greift diesen Wunsch auf und konzentriert sich auf die Kernthemen der internistischen Krankheitslehre und Krankenpflege in einem neuen, kompakten Format.

Hierzu wurde in vielen Gesprächen mit Lehrerinnen und Lehrern für Pflegeberufe sorgsam ausgelotet, was zu den „Essentials" eines Innere-Medizin-Buchs für die Pflegeberufe gehört und gehören muß – denn: alles was wichtig ist, muß auch in einem Kurzlehrbuch zu finden sein.

Aussparen konnten wir dafür Themen der grundständigen Pflegeausbildung, wie z. B. die Temperatur- oder die Blutdruckmessung, Randgebiete der Inneren Medizin, die eher die operativen Nachbargebiete betreffen, aber auch einführende Übersichten zu den Grundlagenwissenschaften Anatomie, Physiologie sowie zu den Diagnose- und Therapieverfahren – alle Themen also, die zwar in die Innere Medizin reinspielen, aber auch durch andere Unterrichtsfächer abgedeckt werden.

Die Merkmale des Lehrbuchs

- Übersichtliche Gestaltung und einheitliche innere Gliederung des Werks, um einhundert Prozent effizientes und zeitsparendes Lesen und Lernen zu gewährleisten
- Wiederholungsfragen am Schluß des Kapitels, die dem Leser das aktive Lernen und Wiederholen der zentralen Informationen eines jeden Kapitels ermöglichen
- Ausführliche Darstellung der Mithilfe der Pflegenden bei diagnostischen und therapeutischen Verrichtungen, auf die ja im Alltag ein ganz erheblicher Teil der Arbeitszeit von Pflegenden entfällt
- Ein Farbleitsystem, durch das Pflegetexte, Medizintexte und Texte zu anatomischen und (patho-)physiologischen Grundlagen durch verschiedene Farben (grün, blau bzw. schwarz) sofort unterscheidbar sind
- Definitions- und Merk-Kästen, die nicht nur die intensive Examensvorbereitung, sondern auch das spätere schnelle Nachschlagen erleichtern.

Unser Wunsch: Ihre Meinung

Ganz herzlich bitten Verlag, Herausgeber und Herausgeberinnen, Autoren und Autorinnen um Ihre Meinung. Nur so kann das Buch in der nächsten Auflage noch besser werden.

Herausgeberinnen, Herausgeber
Autorinnen und Autoren

Bedienungsanleitung

Damit Sie dieses Lern- und Arbeitsbuch optimal nutzen können, werden im folgenden seine Besonderheiten kurz erklärt:

Wo ist das Inhaltsverzeichnis ?

Pflege Kurzlehrbuch Innere Medizin enthält kein ausführliches Gesamtinhaltsverzeichnis am Anfang des Buches. Statt dessen findet sich am Anfang jedes Kapitels eine Übersichtsseite mit einer ausführlichen Kapitel-Gliederung. Weiter hat das Buch ein sehr ausführliches Register mit über 5000 Einträgen, über das sich am schnellsten eine bestimmte Information finden läßt.

Farbleitsystem

Das Buch nutzt bei den Überschriften und „Textkästen" ein durchgängiges Farbleitsystem. So läßt sich der jeweilige Informationsschwerpunkt des nachfolgenden Textes auf einen Blick erkennen. Dabei werden folgende sieben Leitfarben verwendet.

Leitfarbe Grün: Informationsschwerpunkt Pflege

Leitfarbe Blau: Informationsschwerpunkt Krankheitslehre und klinische Medizin

Leitfarbe Braun: Informationsschwerpunkt Pharmakotherapie (Arzneimittelbehandlung)

Leitfarbe Grau: Informationsschwerpunkt Anatomie und Physiologie

Leitfarbe Gelb: „Textkästen" mit kurzen Definitionen im „Telegrammstil"

Leitfarbe Rosa: Warnhinweise und Hinweise auf häufige, vermeidbare Fehler in der Pflege

Leitfarbe Rot: „Notfall-Kästen" mit den Erstmaßnahmen bei allen häufigen internistischen Notfällen

Einen ausführlichen Überblick vermittelt der vordere Buchdeckel.

Abbildungen

Studieren Sie das Bildmaterial! Ein Bild sagt mehr als viele Worte – über tausend Abbildungen versuchen, gerade die schwierigen Zusammenhänge anschaulich zu machen.

Die Abbildungen sind jeweils kapitelweise numeriert, wobei die Tabellen der leichteren Auffindbarkeit wegen mit den Bildern mitgezählt wurden.

Vernetzungen und Querverweise

Ein Lehrbuch über die Krankheiten des Menschen läßt sich nicht wie eine Perlenkette Kapitel für Kapitel und Satz für Satz aneinanderreihen. Der Mensch und die alle Körpersysteme und psychischen Funktionen umfassenden Anforderungen der Pflege bilden ein hochgradig vernetztes System, und die Autoren haben auch nicht versucht, diese Vernetzung zugunsten scheinbarer didaktischer Plausibilität fallen zu lassen.

Glücklicherweise funktioniert ja auch unser Gedächtnis vernetzt: Wir bilden keine Faktenarchive, sondern lernen assoziativ, d.h. wir knüpfen an Bekanntes an – auch, wenn wir es in einem ganz anderen Zusammenhang ins Gedächtnis übernommen haben. Lernen wir beispielsweise im Kapitel Blut etwas über Antikoagulation, so fallen uns dabei die morgendlichen Heparinspritzen, aber gleichzeitig auch etwas über die korrekte Durchführung von subkutanen Injektionen ein ...

Pflege Kurzlehrbuch Innere Medizin unterstützt diese natürliche Art zu lernen – es bietet durch die vielen tausend Querverweise die vielfältigen Anknüpfungspunkte, die unser Gedächtnis braucht, um erfolgreich lernen und behalten zu können.

Gewichtete Terminologie

In der Medizin herrscht ein gewisses Neben- oder Durcheinander von lateinischen, griechischen und neuerdings auch immer mehr englischen Fachbegriffen. Dieses Buch hilft Ihnen, den jeweils gängigsten Begriff zu erkennen.

Bei der Erstnennung eines Begriffes werden die zugehörigen Fachwörter in allen relevanten Versionen bzw. Sprachen vorgestellt, der am häufigsten verwendete aber in Fettschrift und die weniger gebräuchlichen in Klammern und in Kursivschrift. Also:

- **AIDS** (*acquired immune deficiency syndrome, erworbenes Immuno-Defizienz-Syndrom*)
- **Typ I-Diabetes** (*IDDM = Insulin dependent diabetes mellitus, insulinabhängiger Diabetes*).

Die im Werk verwendeten Abkürzungen finden Sie vorne (gegenüber dem sog. Schmutztitel) im Buch. Eine Liste der wichtigsten medizinischen Fachbegriffe ist auf Seite II (gegenüber dem Innentitel) abgedruckt.

Kleingedrucktes

Anliegen der Autorinnen und Autoren war es, die Zusammenstellung der Pflege- und klinischen Informationen anhand der Bedürfnisse der Pflegenden auszurichten und eine Überfrachtung des Buches mit Detailwissen zu vermeiden. Dennoch hat jede Klinik aufgrund der jeweils besonderen fachlichen Ausrichtung eigene Schwerpunkte in der Ausbildung, weshalb oft weitere klinische Informationen mit abgedeckt werden mußten.

Gleiches ergibt sich auch aus der Praxis der Prüfungen in den Krankenpflegeausbildungen, wo häufig spezifisches Detailwissen erfragt wird.

Deshalb wurden diejenigen Sachverhalte, die nicht zentrale Bausteine der entsprechenden Kapitel darstellen, in kleinerer Schrift gehalten. Sie können ohne Verlust des Textverständnisses vom Leser übersprungen werden.

Symbole

Die Aktivitäten des täglichen Lebens (ATL) und wichtige Aspekte aus Pflege und Medizin erhielten zur besseren Übersicht Symbole. Eine Zusammenstellung finden Sie im hinteren Buchdeckel.

Geschlechteransprache in diesem Buch

Autorinnen und Autoren haben lange darüber nachgedacht, wie sie auch in der Schreibweise der Tatsache gerecht werden, daß Pflegende, Ärzte, Angehörige anderer Berufsgruppen und Patienten Frauen *und* Männer sind.

Die konsequenteste Lösung, nämlich die durchgängige Verwendung der femininen *und* maskulinen Schreibweisen würde die Lesbarkeit der Texte jedoch erheblich erschweren (Schwester/Pfleger, Ärztin/Arzt, Patientin/Patient). Auch die Lösung mit den großen „I"s funktioniert kaum (ÄrztIn, PflegerIn?). Nachdem eine Leserbefragung des Gustav FischerVerlages ebenfalls mit großer Mehrheit solche „Lösungen" verworfen hat, wurde im Buch überwiegend „Schwester" stellvertretend für Schwester und Pfleger, „Arzt" für Ärztin und Arzt und „Patient" für Patientin und Patient verwendet. Für neue Lösungsvorschläge sind Verlag und Autoren offen.

📖 **Literaturtips**

Wer sich über dieses Buch hinaus informieren möchte, findet in diesen blauen Textkästen Tips zu vertiefender Literatur.

🔅 **Wiederholungsfragen**

An jedem Kapitelende befinden sich jeweils in einem gelb-orange-marmorierten Kasten ca. 10 – 30 Wiederholungsfragen, die die Kernpunkte des Kapitels nochmals aufgreifen und eine kompakte Stoffwiederholung ermöglichen.

Abkürzungsverzeichnis

®	Handelsname	kg	Kilogramm
☞	vergleiche mit, siehe, Querverweis	KG	Körpergewicht
A., Aa.	Arterie, Arterien (lat. Arteria, Arteriae)	lat.	lateinisch
Abb.	Abbildung	l	Liter
ACTH	Adrenokortikotropes Hormon	M.	Morbus
Amp.	Ampulle	M., Mm.	Muskel, Muskeln
AIDS	Aquired Immune Deficiency Syndrome	Min., min.	Minute
Ätiol.	Ätiologie	NW	Nebenwirkung(en)
ATL	Aktivität(en) des täglichen Lebens	MRT	Magnetresonanztomogramm
AZ	Allgemeinzustand	ms	Millisekunde(n)
BE	Broteinheit	N., Nn.	Nerv, Nerven (lateinisch: Nervus, Nervi)
BSG	Blutsenkungsgeschwindigkeit		
BZ	Blutzucker (korrekter: Blutglukose-konzentration)	Na$^+$	Natrium-Kation
		OP	Operation
bzw.	beziehungsweise	Rö	Röntgen
ca.	circa (ungefähr)	s.c.	subcutan (unter die Haut)
Ca^{2+}	Kalzium-Kation	Sek., s.	Sekunde
Ch	Charrière (1 Ch = 1/3 mm Durchmesser)	Std.	Stunde
		Tab.	Tabelle
Cl$^-$	Chlor-Anion	Tabl.	Tablette(n)
CT	Computertomogramm	Tr.	Tropfen
d.h.	das heißt	u.a.	unter anderem
ggf.	gegebenenfalls	u.U.	unter Umständen
griech.	griechisch	v. a.	vor allem
EKG	Elektrokardiogramm	V. a.	Verdacht auf
evtl.	eventuell	V., Vv.	Vene, Venen (lateinisch: Vena, Venae)
Hb	Hämoglobin	Vit.	Vitamin(e)
IE	Internationale Einheit	z.B.	zum Beispiel
h	Stunde	Z.n.	Zustand nach
HIV	Humanes Immundefizienz Virus	ZNS	Zentrales Nervensystem (Gehirn und Rückenmark)
i.m.	intramuskulär		
i.v.	intravenös	ZVD	Zentraler Venendruck
K$^+$	Kalium-Kation		

Die wichtigsten medizinischen Fachbegriffe

absorbieren	aufnehmen
Aminosäure	Grundmolekül der Eiweiße
Anatomie	(gr.: zerschneiden), Lehre vom Bau der Körperteile
Antigen	Fremdkörper, der eine Antikörperproduktion auslösen kann
Antikörper	vom Abwehrsystem produzierter Abwehrstoff
Aorta	Körperschlagader
Arteriosklerose	„Gefäßverkalkung"
aspirieren	ansaugen
autonom	selbständig
benigne	gutartig
Chromosom	Erbkörperchen, Träger von Erbinformation
dexter, dextra	rechts
DNA	(engl. für Desoxyribonukleinsäure, kurz DNS) Erbsubstanz
dys…	Wortteil für krankhafte Störung eines Zustandes oder einer Funktion
efferent	vom Zentrum wegführend
Elektrolyt	(gelöstes) Körpermineral, z. B. Natrium oder Kalium
endogen	im Körper selbst entstehend
exogen	von außen
extra…	außerhalb von
fixieren	befestigen
gastrointestinal	den Magen-Darm-Trakt betreffend
Gen	Einheit des Erbgutes
genital	zu den Geschlechtsorganen gehörend
hormonal	das innersekretorische System betreffend
hyper…	das normale Maß übersteigend
hypo…	das normale Maß unterschreitend
Immunität	erworbene Abwehrkraft gegen Krankheitserreger
Indikation	„Heilanzeige", Kriterium bei dessen Vorliegen ein bestimmtes Therapieverfahren zu wählen ist
Inneres Milieu	konstantzuhaltende Umgebungsbedingungen im Körperinneren
injizieren	einspritzen
Insuffizienz	unzureichende Funktionstüchtigkeit
intrazellulär	innerhalb der Zellen
ischämisch	nicht (ausreichend) durchblutet
Kapillare	kleinstes Blutgefäß
kardiovaskulär	das Herz-Kreislauf-System betreffend
Karzinom	bösartiger epithelialer Tumor
kaudal	Richtung Fuß
Kompensation	Ausgleich
komprimieren	zusammenpressen
Koma	tiefe Bewußtlosigkeit
kranial	Richtung Kopf
lateral	seitwärts, von der Medianebene entfernt
maligne	bösartig
Manifestation	Offenbarwerden, Zutagetreten
medial	in der Mitte gelegen, mittelwärts
Membran	dünne Scheidewand
Morbus	Krankheit (Abk.: M.)
motorisch	die Bewegung betreffend
nerval	durch das Nervensystem vermittelt
oral	den Mund betreffend, durch den Mund
Parasympathikus	„entspannungs-" und regenerationsorientierter Teil des vegetativen Nervensystems
Parenchym	Organfunktionsgewebe
parenteral	unter Umgehung des Magen-Darm-Traktes
Pathologie	Lehre von den erkrankten Geweben
peri…	um … herum
Physiologie	Lehre von den normalen Körpervorgängen, Grundlagenfach der Medizin
post…	nach, hinter
prä…	vor
Prognose	zu erwartender Krankheitsverlauf
primär	erstrangig, auch: ohne andere Ursachen
Protein	Eiweiß
Punktion	Einstechen
pulmonal	die Lunge betreffend
reflektorisch	auf dem Reflexwege
rektal	den Mastdarm betreffend
retro…	zurück-, rückwärtsliegend
Rezeptor	„Empfänger" für bestimmte Reize oder Stoffe
Rezidiv	Rückfall
Sekretion	Ausscheidung
sensibel	die Sinne betreffend, empfindungsfähig
sinister, sinistra	links
spinal	das Rückenmark betreffend
superfizial	oberflächlich, zur Körperoberfläche hin
superior	oberer
Sympathikus	„leistungsorientierter" Teil des vegetativen Nervensystems
Symptom	Krankheitszeichen
Syndrom	Symptomenkomplex, Gruppe von Krankheitszeichen
Trauma	Verletzung, Wunde
Tumor	Geschwulst
Ulkus	Geschwür
vegetativ	das autonome (vegetative) Nervensystem betreffend
ventral	bauchwärts, vorn
zerebral	das Gehirn betreffend

1 Wichtige Untersuchungsmethoden in der Inneren Medizin

1.1 Ärztliche Diagnose

⊡ Ärztliche Diagnose („unterscheidende Beurteilung", „Erkenntnis"):
- Das Erkennen einer Krankheit (dies setzt das Sammeln, Vergleichen und Bewerten von diagnostischen Informationen voraus) sowie
- Das Benennen der Erkrankung innerhalb eines Systems von Krankheitsnamen (**Nosologie**).

Die **ärztliche Diagnose** ist Grundlage jeder ärztlichen Therapie und damit entscheidende Voraussetzung, um dem Patienten helfen zu können. Für erste, dringend erforderliche Behandlungsmaßnahmen wird eine **Verdachtsdiagnose** *(Arbeitsdiagnose)* gestellt, die dann im Rahmen des weiteren Diagnoseprozesses bestätigt (**endgültige Diagnose**) oder verworfen wird.

In vergleichbarer Weise sollen **Pflegediagnosen** (☞ auch Abb. 1.1) die fachgerechte Pflege des Kranken (mit)ermöglichen. Sie sind allerdings z.Zt. erst in den USA gebräuchlich.

Bedeutung der Pflegenden im Diagnoseprozeß

Die Bedeutung des *Pflegepersonals* im Diagnoseprozeß liegt insbesondere darin, den „Informationsfluß" zu gewährleisten. Dazu gehören z.B. das Organisieren technischer Untersuchungen oder die korrekte Beschriftung von Proben, aber auch das Weiterleiten von Äußerungen des Patienten oder das Mitteilen persönlicher Eindrücke. Hier kommt zum Tragen, daß das Pflegepersonal viel mehr Zeit mit dem Patienten verbringt als der Arzt.

Da zur korrekten Mithilfe bei der Diagnostik ein fundiertes Wissen über die entsprechenden Diagnoseverfahren notwendig ist, wird in diesem Kapitel ein Überblick über die wichtigsten Diagnoseverfahren in der Inneren Medizin einschließlich der Aufgaben der Pflegenden gegeben. Weitere diagnostische Methoden und ausgewählte Therapieverfahren sind in den organzentrierten Krankheitslehrekapiteln zu finden. Tab. 1.2 gibt einen Überblick.

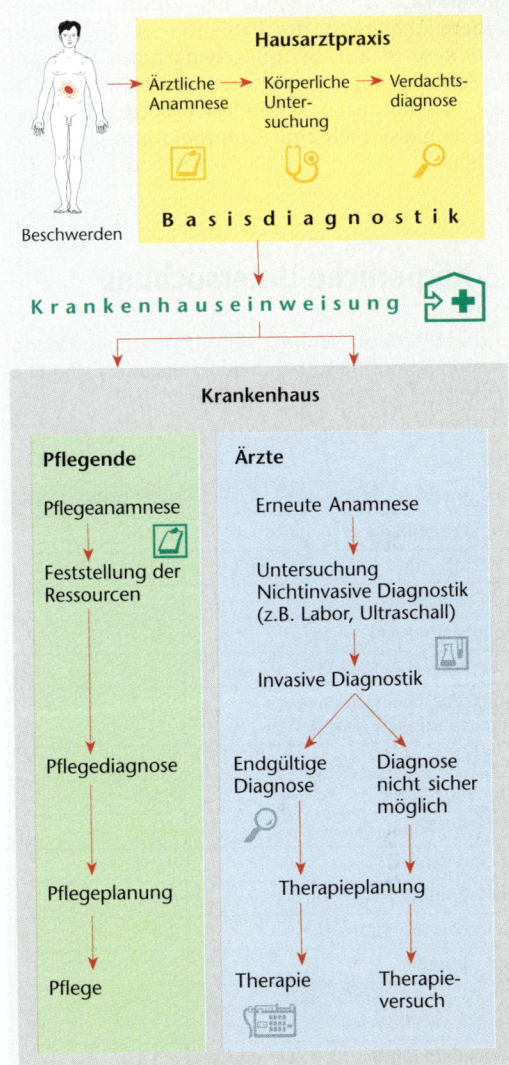

Abb. 1.1: Der Informationsprozeß bis zur endgültigen Diagnose beginnt mit der Basisdiagnostik. Bei bedrohlichen Gesundheitsstörungen führt er zur Krankenhauseinweisung. Dort wird die aus der Basisdiagnostik resultierende Einweisungsdiagnose durch weitere Diagnoseschritte bestätigt oder korrigiert. [B 200]

1.2 Ärztliche Anamnese

⊡ Anamnese („Erinnerung"): Vorgeschichte des Patienten.

Der erste Schritt für die Diagnose ist immer die **Anamnese**. Wenn möglich, sollte die Anamnese als **Eigenanamnese** erhoben werden. Dabei schildert der Patient selbst seine Beschwerden und antwortet auf die Fragen des Untersuchers aus seiner Erinnerung

heraus. Bei der **Fremdanamnese** werden die Auskünfte über den Patienten und den Krankheitsverlauf von Dritten (z.B. Eltern) gegeben.

Die Anamnese beginnt nach der Erhebung *identifizierender Daten* (z.B. Name, Vorname, Geburtsdatum) in der Regel mit der Frage nach *aktuellen Beschwerden*. Als nächstes wird nach den wichtigsten Körperfunktionen des Patienten gefragt (z.B. Appetit, Durst, Stuhlgang, Wasserlassen, Schwitzen). Es schließt sich die Erfragung der *Vorerkrankungen* (frühere Anamnese) des Patienten an. Die *soziale Anamnese* ist z.B. bei pflegebedürftigen Patienten zur Abschätzung der Versorgungslage wichtig. Da viele Erkrankungen zumindest erblich mitbedingt sind, ist meist auch eine *Familienanamnese* erforderlich.

1.3 Körperliche Untersuchung

An die Anamnese schließt sich die ärztliche Erstuntersuchung an. Diese beinhaltet folgende Grundelemente:

• **Inspektion:** Bereits das *Betrachten* des Patienten kann wertvolle Hinweise auf die Erkrankung geben. So ist die Haut bei Patienten mit Lebererkrankungen oft gelblich verfärbt, und bei rheumatischen Erkrankungen fallen typische Gelenkfehlstellungen auf

• **Palpation:** Beispiele für die *Tastuntersuchung* sind das Prüfen der Hauttemperatur bei Verdacht auf eine Entzündung, das Fühlen des Pulses sowie das Abtasten der inneren Organe (z.B. der Leber)

• **Perkussion** *(Klopfuntersuchung):* Bei der Perkussion wird die Körperoberfläche des Patienten *beklopft,* um aus den Verschiedenheiten des Schalls Rückschlüsse auf die darunterliegenden Organe zu ziehen. Die Perkussion wird v.a. im Bereich

Diagnostische Maßnahme	☞ Kapitel
Angiographie der Baucharterien	5.3.3
Arteriographie	3.4.5
Aszitespunktion	6.3.3
Belastungs-EKG	2.4.4
Blutgasanalyse (BGA)	4.4.4
Blutkörperchensenkungs-geschwindigkeit (BSG)	9.4.2
Blutkultur	12.4.3
Bronchographie	1.5.3
Bronchoskopie	4.4.5
Chemotherapie	9.5.2
Cholegraphie/PTC	6.3.2
Elektrokardiogramm (EKG)	2.4.3
Endoskopie	1.6
Extrakorporale Stoßwellen-lithotripsie (ESWL)	7.10
Feinnadelpunktion (der Schilddrüse)	8.3.1
Herzkatheteruntersuchung/ Koronarangiographie	2.4.6
Kapillare Blutentnahme	1.4.1
Knochenmarkpunktion	9.3.6
Kolonkontrastaufnahme	1.5.3
Koloskopie, Rektoskopie, Proktoskopie	5.3.4, 1.6
Langzeit-EKG	2.4.5
Laparoskopie	1.6, 6.3.5
Leberpunktion/-biopsie	6.3.4
Lumbalpunktion	1.7.1
Lymphknotenexstirpation	9.4.7
Lymphographie	3.4.5
Mediastinoskopie	1.2.6, 4.4.5

Diagnostische Maßnahme	☞ Kapitel
Nierenersatztherapie (z.B. Hämodialyse)	7.14
Nierenpunktion/-biopsie	7.5.9
Nuklearmedizinische Untersuchung (z.B. Szintigramm)	1.5.6
Oraler Glukosetoleranztest (oGT)	8.5.2
Ösophago-Gastro-Duodenoskopie	1.6, 5.3.4
Ösophagographie, Magen-Darm-Passage	5.3.3
Ösophaguskompressionssonde	5.1.4
Perkutane transluminale Angioplastie (PTA)	2.5.1
Phlebographie	3.4.6
Pleuradrainage	4.3.1
Pleurapunktion	4.4.6
Röntgenaufnahmen mit Kontrastmittel (allgemein)	1.5.3
Röntgenleeraufnahmen	1.5.2
Schellong-Test	3.5.3
Schilddrüsenszintigraphie	8.3.1
Strahlentherapie	9.5.3
Stuhluntersuchung	5.3.2
Transfusion	9.5.7
Tuberkulintest	4.5.4
Tumor-/Lymphknotenpunktion	9.4.7
Ultraschalluntersuchung	1.5.7
Urinuntersuchung	7.5.3
Urographie	7.4.6
Zystoskopie	1.6, 7.5.8

Tab. 1.2: Überblick über die in diesem Buch abgehandelten diagnostischen und therapeutischen Verfahren.

von Brust und Bauch eingesetzt, z.B. um die Herz- oder Lebergrenzen festzustellen oder eine Lungenerkrankung zu erkennen. Der Perkussionsschall reicht jedoch nur ca. 5 cm in die Tiefe. Daher können tiefliegende Prozesse nicht erfaßt werden. Bei adipösen (fettleibigen) Patienten ist die Beurteilbarkeit stark eingeschränkt

- **Auskultation:** Bei der Auskultation werden die im Körper entstehenden Schallphänomene *abgehorcht*. Zur Schallverstärkung wird ein Stethoskop benutzt. Nicht nur Herz und Lunge werden abgehört, sondern auch die normalen Darmgeräusche sind auskultierbar. Über Verengungen in großen Gefäßen können oft typische *Stenosegeräusche* gehört werden, die durch die veränderte Strömung des Blutes entstehen.

1.4 Laangdiagnostik

> 📋 **Labordiagnostik:** Untersuchungen von Körperflüssigkeiten oder selten auch Körpergeweben des Patienten im Labor auf ihre Zusammensetzung hin.

> 🔲 **Drei Grundregeln, um aussagekräftige Labordaten zu erhalten**
>
> - **Vorbereitung:** Die Zuverlässigkeit der Labordiagnostik hängt in hohem Maße von der sorgfältigen Vorbereitung des Patienten (z.B. Nüchternlassen des Patienten) und der Probengewinnung (z.B. korrekte Hautdesinfektion) ab
> - **Transport:** V.a. bei Spezialuntersuchungen sind häufig besondere Transportbedingungen erforderlich, z.B. ein Versand in speziellen Nährmedien, lichtgeschützten Behältern, kalt auf Eis oder warm mit Brutschrankzwischenlagerung. Nichtbeachtung dieser Vorschriften führt zu falschen Ergebnissen und falschen therapeutischen Konsequenzen
> - **Identifikation:** Nicht unterschätzt werden darf die Verwechslungsgefahr von Probenmaterial. Deshalb sind Probengefäße frühzeitig *(vor Probenentnahme)* vollständig zu beschriften, am besten mit gedruckten Etiketten.

1.4.1 Das Medium Blut

Am häufigsten wird das Blut des Patienten untersucht, da die meisten Erkrankungen die Zusammensetzung des Blutes verändern. Zudem ist sowohl die *venöse* als auch die *kapillare* Blutentnahme für die Mehrzahl der Patienten schmerzarm.

Einflußgrößen bei Blutuntersuchungen

> 🔲 Um Störfaktoren zu minimieren und eine möglichst große Vergleichbarkeit von Blutuntersuchungen zu erreichen, wurde folgender Standard für die planbare Blutentnahme entwickelt:
> - Morgens zwischen 7:00 und 9:00 Uhr
> - Aus der Vene
> - Am nüchternen Patienten (auch vor der Medikamenteneinnahme)
> - Ohne körperliche Anstrengung in den letzten drei Stunden
> - Nach vorherigem Liegen über 15 – 30 Minuten.

Zahlreiche Blutwerte sind von verschiedenen Einflußgrößen abhängig. Einige davon, z.B. Alter, Geschlecht, Rasse, bestehende Erkrankungen und evtl. auch Medikamente können nicht ausgeschlossen werden. Sie müssen aber auf der Laboranforderung dokumentiert werden, damit die Untersuchungsresultate richtig bewertet werden können.

Andere Einflußgrößen jedoch sind *veränderlich* und können ausgeschlossen werden. Hier sind besonders eine vorherige Nahrungsaufnahme, längeres Stehen oder körperliche Belastung zu nennen (☞ Tab. 1.3).

Die kapillare Blutentnahme

Im Gegensatz zur venösen Blutentnahme wird die **kapillare Blutentnahme** meist von Pflegenden oder

Einflußfaktor	... kann Meßwerte verfälschen von
Nahrungsaufnahme	Blutzucker, Bluteiweiße, Blutfette (v.a. Triglyzeride), Harnsäure, Phosphor, Kalium, Kalzium, einige Leberwerte
Stehbelastung (→ Hämokonzentration)	Blutzellen, Bluteiweiße, Blutfette, Kalzium, Noradrenalin, Aldosteron, Renin
Körperliche Anstrengung	☞ Stehbelastung, zusätzlich nach mehreren Stunden Muskelenzyme (CK, LDH, GOT)
Tageszeit	Maximum • morgens: Kortisol, Adrenalin, Noradrenalin • nachmittags: Eisen • nachts: Aldosteron, Parathormon, Renin, Wachstumshormon
Langes Stauen (→ Hämolyse)	☞ Stehbelastung, zusätzlich Kalium, GOT, GPT, LDH, saure Phosphatase

Tab. 1.3: Die wichtigsten veränderlichen Einflußgrößen bei der Blutuntersuchung. Als *Hämolyse* wird die Zerstörung der roten Blutkörperchen mit Austritt des Hämoglobins (☞ 9.6.1) bezeichnet. [B 200]

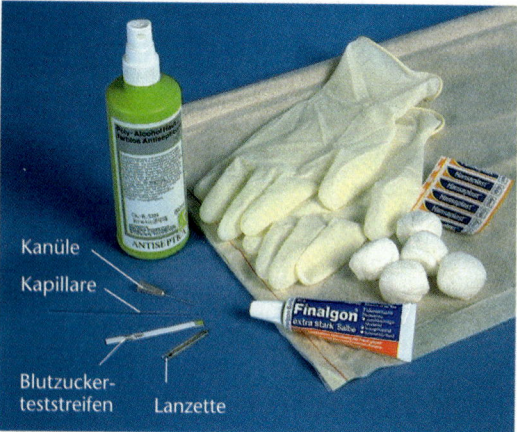

Kanüle

Kapillare

Blutzucker-
teststreifen

Lanzette

Abb. 1.4: Benötigte Materialien zur kapillaren Blutentnahme (hier Blutzuckerbestimmung mit Teststreifen). [D 200]

medizinisch-technischen Assistentinnen durchgeführt. Ihre Indikationen sind die schnelle Blutzuckerbestimmung *(BZ-Stix,* ☞ auch 8.5.3) und die Blutgasanalyse (☞ auch 4.4.4). Im ambulanten Bereich sind auch die Hb-Bestimmung und die Leukozytenzählung aus dem Kapillarblut weit verbreitet.

Als Abnahmeorte empfehlen sich beim Erwachsenen die *seitlichen* Fingerkuppen oder die Ohrläppchen. Die kapillare Blutentnahme ist ein Eingriff in die körperliche Unversehrtheit des Patienten und bedarf seiner Erlaubnis.

Durchführung und Nachsorge

• Patienten hinlegen oder -setzen
• Ggf. zur Durchblutungssteigerung aufgetragene Salbe gründlich abwischen
• Vorgesehene Einstichstelle desinfizieren
• Hände desinfizieren
• Durch Druck auf Ohrläppchen oder Finger Haut spannen
• Lanzette mit der ganzen Spitze zügig einstechen, gleich wieder zurückziehen
• Ersten Bluttropfen mit einem Tupfer abwischen
• Kapillare an den möglichst großen Bluttropfen halten bzw. Bluttropfen auf Objektträger oder Teststreifen tropfen lassen. Bei der Entnahme nicht durch Quetschen „nachhelfen", da dies zu falschen Ergebnissen führt
• Vor einer evtl. 2. Abnahme erneut Einstichstelle abwischen
• Nach der Blutentnahme Punktionsstelle komprimieren (lassen) und Blutprobe nach Vorschrift weiterverarbeiten
• Materialien entsorgen.

1.4.2 Andere Untersuchungsmedien

Fast ebenso häufig wie das Blut wird der **Urin** des Patienten untersucht. Die Urinuntersuchung erlaubt v.a. bei Erkrankungen der Harn- und Geschlechtsorgane sowie des Hormonhaushaltes Rückschlüsse auf die Krankheitsursache (Details, ☞ 7.5.3).

Stuhl wird insgesamt seltener untersucht als Blut oder Urin. Die *Untersuchung auf Blut im Stuhl* ist mit einem einfachen Schnelltest (z.B. Hämoccult®, ☞ 5.3.2) bereits auf der Station möglich. Die mikrobiologische Stuhldiagnostik sowie die klinisch-chemische Stuhldiagnostik erfordern den Versand von 2 – 5 ml Stuhl in einem Plastikröhrchen.

Der **Liquor cerebrospinalis** *(Nervenwasser)* wird in erster Linie bei Erkrankungen des Zentralnervensystems untersucht (Liquorgewinnung, ☞ 1.7.1), z.B. bei V.a. Meningitis (Hirnhautentzündung, ☞ 12.6.5).

Krankhafte Körperflüssigkeiten sind z.B. Eiteransammlungen, Gelenk- oder Pleuraergüsse und Aszites (☞ 6.2.2). Die Untersuchung dieser Flüssigkeiten erlaubt in aller Regel Rückschlüsse auf die Ursache der Erkrankung und kann diagnostisch entscheidend sein, z.B. wenn im Sekret Tumorzellen oder andere normalerweise nicht vorkommende Substanzen gefunden werden.

1.4.3 Klinisch-chemische Untersuchungen

Klinisch-chemische Untersuchungen sind die häufigsten „Routineblutuntersuchungen" im Krankenhaus.

Elektrolyte

Die Untersuchung der **Elektrolyte** *(Mineralstoffe,* ☞ 7.16) Natrium, Kalium, Kalzium, Chlorid, Magnesium und Phosphat deckt in erster Linie Störungen des Wasser- und Elektrolythaushaltes sowie Nierenerkrankungen auf.

Aber auch bei hormonellen Erkrankungen werden die Serumelektrolyte oft in typischer Weise verändert. Bei Patienten, deren *Homöostase* (Aufrechterhaltung des „inneren Milieus" durch Selbstregulation) schwer gestört ist, also v.a. bei Intensivpatienten, werden die Elektrolyte alle 2 – 4 Stunden kontrolliert.

Enzyme

In der **Enzymdiagnostik** wird die Aktivität der Enzyme im Blut bestimmt. **Enzyme** sind Körpereiweiße, die bestimmte chemische Reaktionen beschleunigen und so den geordneten Zellstoffwechsel gewährleisten. Gehen bei einer Organschädigung

Zellen zugrunde, so treten die Enzyme dieser Zellen vermehrt in den Blutkreislauf über und können im Blut nachgewiesen werden. Oft reichen auch schon Schädigungen der Zell*membran* zum vermehrten Enzymübertritt aus.

Die genaue *Enzymverteilung* (das **Enzymmuster**) ist von Organ zu Organ sehr unterschiedlich **(Organspezifität)**. Insbesondere existieren oft verschiedene **Isoenzyme,** die zwar die gleiche chemische Reaktion fördern, sich aber in ihrer physikalischen Struktur unterscheiden. Deshalb führt die Schädigung eines bestimmten Organs zu einer typischen Veränderung des Blutenzymmusters, die der Arzt oft mit hoher Wahrscheinlichkeit einem bestimmten Organ zuordnen kann:

- *Lebererkrankungen* (☞ 6.4) führen v.a. zu einer Erhöhung der Enzyme *Alaninaminotransferase* (kurz *ALT,* auch *Glutamat-Pyruvat-Transaminase = GPT*) und der *Aspartataminotransferase* (kurz *AST,* auch *Glutamat-Oxalazetat-Transaminase = GOT*)
- *Herzerkrankungen*, allen voran der Herzinfarkt (☞ 2.5.2), ziehen eine Erhöhung des Muskelenzyms *Kreatin(phospho)kinase* (**CK**, *CPK*) nach sich. Von der Kreatinkinase sind drei Isoenzyme bekannt. Daher muß das herzspezifische Isoenzym *CK-MB* bestimmt werden. Dagegen ist im Skelettmuskel *CK-MM* vorhanden. Auch GOT und LDH *(Laktatdehydrogenase)* sind beim Herzinfarkt erhöht.

Bluteiweiße

Der flüssige Anteil des Blutes, das **Blutplasma**, besteht zu ca. 8% aus Eiweißen *(Proteinen)*. Diese **Plasmaproteine** sind ein Gemisch aus ungefähr 100 verschiedenen Proteinen und können mit Hilfe der **Serum-Eiweißelektrophorese** in fünf Gruppen aufgeschlüsselt werden. Dabei werden die unterschiedlichen Wanderungsgeschwindigkeiten der Eiweiße in einem elektrischen Feld zu ihrer Auftrennung ausgenützt.

Folgende *Eiweißfraktionen* lassen sich unterscheiden:
- *Albumine*, sie sind mengenmäßig mit ca. 40 g/l am bedeutsamsten
- α_1-*Globulin*
- α_2-*Globulin*
- β-*Globulin*
- γ-*Globulin.*

Bei zahlreichen Erkrankungen sind die Bluteiweiße *quantitativ* und/oder *qualitativ* verändert. So führen beispielsweise akute Entzündungen zu einer Erhöhung der α_1-und α_2-Globuline, chronische Entzündungen zu einer Erhöhung der γ-Globulinfraktion. Ein vermindertes Gesamteiweiß ist meist durch einen Albuminmangel, z.B. bei Mangelernährung

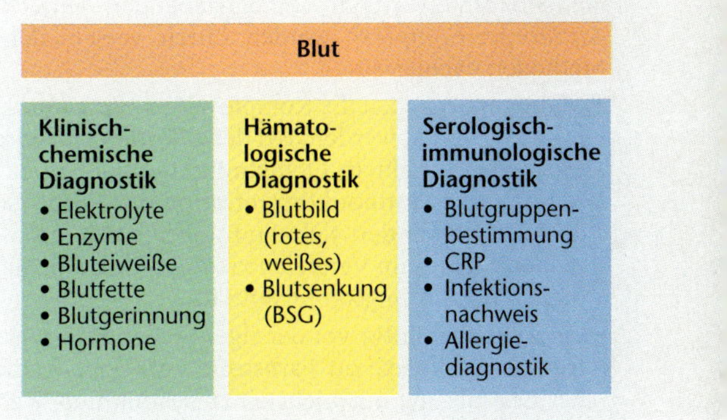

Blut		
Klinisch-chemische Diagnostik	**Hämatologische Diagnostik**	**Serologisch-immunologische Diagnostik**
• Elektrolyte • Enzyme • Bluteiweiße • Blutfette • Blutgerinnung • Hormone	• Blutbild (rotes, weißes) • Blutsenkung (BSG)	• Blutgruppenbestimmung • CRP • Infektionsnachweis • Allergiediagnostik

Abb. 1.5: Die gebräuchlichen Blutuntersuchungen lassen sich in drei Gruppen einteilen. [B 200]

oder hohen Eiweißverlusten über die Niere *(Proteinurie,* ☞ 7.4.3), bedingt. In schweren Fällen haben die Patienten ausgeprägte Ödeme.

Blutfette

Die Hauptfette im Blut **(Serumlipide)** sind das **Cholesterin** und die **Triglyzeride** *(Neutralfette).* Da diese als Fette im wäßrigen Medium Blut nicht löslich sind, werden sie an **Apolipoproteine** (bestimmte Eiweiße) gebunden und als **Lipoproteine** transportiert.

Eine krankhafte *Verminderung* einzelner oder mehrerer Apolipoproteine (und in der Folge auch Lipoproteine) ist selten. Dagegen sind **Hyperlipoproteinämien,** d.h. *Erhöhungen* der *Blutfette* (☞ 8.7.4) sehr häufig.

Neben der quantitativen Bestimmung der Triglyzeride und des Gesamtcholesterins ist in der **Lipoproteinelektrophorese** auch eine qualitative Bestimmung möglich, d.h. eine Aufgliederung der Lipoproteine, die der Eiweißelektrophorese vergleichbar ist. Dadurch können u.a. HDL-Cholesterin („gutes Cholesterin") und LDL-Cholesterin („schlechtes", die Arteriosklerose förderndes Cholesterin) unterschieden werden.

Hormone

Das Blut transportiert die in den verschiedenen Hormondrüsen gebildeten **Hormone** (☞ Tab. 8.1) zu ihren Zielorganen. Aus dem Hormonspiegel im Blut sind daher Rückschlüsse auf den Hormonhaushalt möglich.

Aufgrund der sehr niedrigen Hormonkonzentrationen von oft nur wenigen Nanomol pro Liter Blut (nmol/l = 10^{-9} mol/l) erfordert die genaue Spiegelermittlung aufwendige **Immun(o)assays**. Dabei wird der Blutprobe des Patienten ein Testreagenz zugesetzt, das Antikörper (☞ 11.1) gegen das zu bestimmende Hormon enthält. Die entstehenden *Antigen-Antikörper-Komplexe* werden durch verschiedene Methoden nachgewiesen:

- Manchmal können die Komplexe direkt *photometrisch* bestimmt werden. Bei der *Photometrie* wird die Probe mit einem Lichtstrahl „durchleuchtet". Je höher die Hormonkonzentration der Probe ist, desto stärker ändert sich die Intensität des ausfallenden Lichtes im Vergleich zu einer Probe, die lediglich das Lösungsmittel enthält
- Oft ist es aber nötig, vor der eigentlichen Photometrie die Komplexe an Farbstoffe zu koppeln, die bei Bestrahlung mit Licht einer bestimmten Wellenlänge *fluoreszieren* (aufleuchten). Je stärker die Fluoreszenz, desto höher die Hormonkonzentration. Alternativ können auch Enzyme eingesetzt werden, die Farbstoffreaktionen in Gang setzen
- Beim *Radio-Immunassay* (kurz **RIA**) oder *Radio-Immuno-Sorbent-Test* (kurz **RIST**) werden die Antikörper gegen das Hormon radioaktiv markiert und die Hormonkonzentrationen durch Bestimmung der Strahlungsintensität gemessen.

1.4.4 Hämatologische Untersuchungen

Die wichtigsten **hämatologischen Untersuchungen** sind die *Blutkörperchensenkungsgeschwindigkeit* (kurz **BSG,** 13.14 und 9.4.2) sowie das **Blutbild,** d.h. die Auszählung und Differenzierung der zellulären Blutbestandteile (☞ 9.4.3).

Die meisten *systemischen,* d.h. den gesamten Organismus betreffenden, Erkrankungen verändern die Zusammensetzung des Blutbildes.

1.4.5 Serologisch-immunologische Untersuchungen

Serologisch-immunologische Untersuchungen nutzen Antigen-Antikörper-Reaktionen (☞ Kap. 11) zum Nachweis von Infektionskrankheiten, Allergien, Autoimmunerkrankungen und zur Blutgruppenbestimmung (☞ 9.4.4).

Der Versuchsansatz wird in der Regel so gewählt, daß es zu einer sichtbaren Reaktion wie z.B. einer Verklumpung des Blutes kommt, falls das Blut des Patienten die nachzuweisenden Antigene oder Antikörper enthält.

Bei einer *quantitativen* Antikörperbestimmung gibt der **Titer** die höchste Verdünnung einer Verdünnungsreihe an, bei der das Patientenblut noch positiv reagiert, d.h. beispielsweise sichtbar verklumpt. Bei einem Antikörper-Titer von 1:8 ist der Antikörpergehalt der Probe also höher als bei einem Antikörper-Titer von 1:2.

1.4.6 Untersuchungsmethoden in der Pathologie

Makroskopische und mikroskopische Pathologie

Die **pathologischen Untersuchungsverfahren** gliedern sich in **makroskopische** und **mikroskopische Verfahren.** Große Tradition haben die makroskopischen Verfahren, und hier insbesondere die Obduktion Verstorbener. Für die Diagnostik zu Lebzeiten haben jedoch die mikroskopischen Verfahren eine weit größere Bedeutung, vor allem bei der *Tumordiagnostik.* So untersucht der Pathologe bei bestimmten Tumoren wie z.B. bei Verdacht auf Brustkrebs den Tumor noch während der Operation. Nach makroskopischer Betrachtung des Tumors fertigt er einen **Schnellschnitt** an und beurteilt den Tumor unter dem Mikroskop auf die Kriterien der Gut- oder Bösartigkeit. Der weitere Operationsverlauf, besonders die Größe des Eingriffs, hängt vom Urteil des Pathologen ab. Nach der Operation wird das Tumorgewebe nochmals sorgfältig aufgearbeitet und abermals unter dem Mikroskop begutachtet.

Histochemie

Bei vielen Fragestellungen reicht die mikroskopische Untersuchung eines mit konventionellen („normalen") Farbstoffen angefärbten Präparates nicht aus. In der **Histochemie** werden bestimmte, chemisch definierte Zellbestandteile (z.B. Kohlenhydrate) durch enzymatische oder chemische Reaktionen identifiziert und verändert und durch eine anschließende Farbstoffreaktion dargestellt. Beispiele hierfür sind:

- Die **PAS-Reaktion** mit *Perjodsäure-Schiff-Reagenz* zur Anfärbung glykogenhaltiger Zellbestandteile (Rotfärbung)
- Die **Berliner-Blau-Reaktion** zum Eisen-Nachweis (Blaufärbung).

Zytodiagnostik

Nicht nur Gewebe (also Zellverbände), sondern auch aus dem Zellverband herausgelöste Zellen können pathologisch untersucht werden. Diese Zellen können z.B. gewonnen werden durch:

- *Punktion* (☞ 1.7.1), z.B. Feinnadelbiopsie der Schilddrüse bei unklaren „Knoten" (☞ 8.3.1)
- *Abstrichentnahme* von Schleimhautoberflächen, z.B. bei der gynäkologischen Früherkennungsuntersuchung
- Gewinnung von *Körpersekreten* (etwa Urin, Sputum) oder Körperhöhlenflüssigkeiten (etwa Liquor), die abgeschilferte Zellen von angrenzenden Oberflächen enthalten, z.B. Urinzytologie bei Blasentumoren
- „Abbürsten" oberflächlicher Zellen (*Abrasionszytologie*), z.B. bei V.a. Lungenkrebs (☞ 4.8).

Wie Gewebe, so können auch einzelne Zellen sowohl konventionell als auch mit histochemischen Reaktionen angefärbt werden.

Mikrobiologische Diagnostik, ☞ 12.4

1.5 Bildgebende Diagnoseverfahren

Bildgebende Diagnoseverfahren, allen voran Röntgen- und Ultraschalldiagnostik, sind heute aus der Medizin nicht mehr wegzudenken. Die **Radiologie** *(Strahlenkunde)* ist ein eigenständiges medizinisches Fachgebiet. Es werden zwei große Gruppen der Röntgenverfahren unterschieden:

• Bei **konventionellen Röntgenverfahren** wird das entstehende Bild direkt auf einem Bildschirm betrachtet oder auf einem Röntgenfilm sichtbar gemacht
• Bei **digitalen Röntgenverfahren** wie der Computertomographie werden die Absorptionsunterschiede mit speziellen Geräten gemessen und in Computern weiterverarbeitet, bevor sie auf dem Bildschirm erscheinen.

1.5.1 Grundlagen des Strahlenschutzes

Die moderne Röntgendiagnostik bewegt sich immer im Spannungsfeld zwischen
• Möglichst hoher diagnostischer Aussagekraft und
• Strahlenschutzanforderungen zum Schutze des Patienten und des medizinischtechnischen Personals.

Zwei Hauptprinzipien des praktischen Strahlenschutzes sind *Abschirmung* der Strahlung und *Abstandhalten:*
• Strahlenschutzkleidung aus Blei sowie dicke Betonschich-

ten in Gebäuden absorbieren einen großen Teil der Strahlung. Muß z.B. während Operationen geröntgt werden, sollte das Personal stets Bleischürzen tragen, falls ein Verlassen des Raumes für die Zeitdauer der Röntgenaufnahmen nicht möglich ist. Zum Strahlenschutz des Patienten stehen Bleiabdeckungen für die Keimdrüsenregion zur Verfügung. Ein vollständiger Schutz der Keimdrüsen vor der Strahlung ist jedoch wegen der **Streustrahlung** nicht zu erreichen
• Die Strahlungsintensität nimmt mit zunehmendem Abstand von der Strahlenquelle ab. Als Faustregel gilt, daß bei doppeltem Abstand die Strahlung nur noch ein Viertel so stark ist.

Die **Röntgenverordnung** von 1987 dient dem Strahlenschutz von Personen, die im Beruf radioaktiver Strahlung ausgesetzt sind.

Die Bereiche, in denen es zu einer Gefährdung des Personals durch radioaktive Stoffe (Nuklearmedizin) oder Röntgenstrahlen kommen kann, müssen gekennzeichnet werden. Besondere Vorschriften gelten für Jugendliche unter 18 Jahren, Schwangere und beruflich strahlenexponierte Mitarbeiter.

1.5.2 Konventionelle Röntgenleeraufnahmen

Bei den konventionellen **Röntgenleeraufnahmen** resultieren die Helligkeitsunterschiede im Röntgenbild allein aus der unterschiedlichen Abschwächung der Röntgenstrahlen durch die Gewebe. Ein typisches Beispiel aus der Inneren Medizin ist die Röntgenleeraufnahme des Thorax (☞ 4.2.2).

Die **Tomographie** *(Schichtaufnahme)* bildet einzelne Schichten des Gewebes scharf ab, während die darüber- und darunterliegenden Schichten durch eine spezielle Aufnahmetechnik ver-

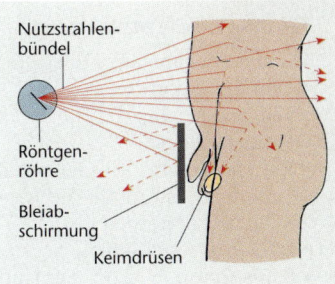

Abb. 1.6: Keimdrüsenschutz durch Bleiabschirmung. Die Strahlen des Nutzstrahlenbündels, die direkt auf die Keimdrüsen treffen würden, werden durch die Abschirmung abgefangen. Einige Strahlen werden jedoch innerhalb des Körpers abgelenkt und können die Keimdrüsen erreichen. [L 215]

waschen dargestellt werden. Liegen im Untersuchungsgebiet mehrere Strukturen dicht zusammen, kann so die Detailerkennbarkeit deutlich verbessert werden.

Durchleuchtungen (kurz *DL*) erlauben durch „kontinuierliches Röntgen" die Beobachtung funktioneller Abläufe, beispielsweise die Bewegungen von Magen und Darm nach einem Bariumbreischluck (☞ 5.3.3) oder Gefäßdarstellungen mit Kontrastmittel (Angiographie, ☞ 3.4.5).

Trotz moderner Bildverstärkungstechniken ist die Strahlenbelastung bei Durchleuchtung durch die lange Expositionszeit relativ hoch. Daher ist die Indikation zur Durchleuchtung eng zu stellen. Bei manchen Fragestellungen, z.B. bei Herzkatheteruntersuchungen oder Schrittmacherimplantationen, ist die Durchleuchtung allerdings unbedingt erforderlich.

Da Durchleuchtungen nie so ein scharfes Bild ergeben wie konventionelle Röntgenfilmaufnahmen, sind sie beispielsweise zur Diagnose von Knochenbrüchen ungeeignet.

> 🖳 **Pflegerische Maßnahmen**
>
> Zu den Aufgaben des Pflegepersonals gehören:
> - Den Transport des Patienten organisieren und alle notwendigen Unterlagen mitgeben (z.B. Patientenkurve)
> - Röntgendichte Gegenstände (Uhren, Schmuck), störende Verbände, Pflaster und Schienen entfernen
> - Infusions- und Schlauchsysteme sichern
> - Schwerkranke beim Transport und während der Untersuchung begleiten (ggf. in Reanimationsbereitschaft).

Bei mobilen Patienten sind vor und nach einer Röntgenleeraufnahme in der Regel keine besonderen **pflegerischen Maßnahmen** erforderlich. Müssen *Diabetiker* wegen einer Röntgenaufnahme nüchtern bleiben, sollten sie Nicht-Diabetikern vorgezogen werden. Das Insulin darf erst nach der Röntgenuntersuchung gespritzt werden, um bei unvorhersehbaren Verzögerungen Unterzuckerungen zu vermeiden. Bei einer Abdomenleeraufnahme kann zur Verminderung von Darmgasüberlagerungen die Gabe entblähender Substanzen (z.B. Sab simplex®) notwendig sein.

1.5.3 Röntgenverfahren mit Kontrastmittel

Oft reichen bei Röntgenleeraufnahmen die natürlichen Dichteunterschiede der Gewebe nicht zur zuverlässigen Differenzierung der verschiedenen Organe und Strukturen aus. Dann können **Röntgenkontrastmittel** durch Kontrastverstärkung eine bessere Darstellung ermöglichen:
- **Positive Röntgenkontrastmittel** wie z.B. Jod oder Barium absorbieren die Röntgenstrahlen besonders stark und erscheinen daher im Röntgenbild hell. Sie werden v.a. im Bereich des Magen-Darm- und Urogenitaltrakts *(Magen-Darm-Passage, Kolonkontrasteinlauf, ☞ 5.3.3, Urographie, ☞ 7.5.6)* sowie zur Darstellung der Gefäße *(Angiographien, ☞ 3.4.5)* verwendet
- **Negative Röntgenkontrastmittel**, z.B. Luft oder CO_2, haben eine sehr niedrige Dichte und erscheinen im Röntgenbild dunkel. Sie verbessern die Darstellung z.B. des Peritonealraumes und bei Doppelkontrastmethoden (☞ Abb. 1.7).

Je nach Art der Zubereitung und der Fragestellung werden die Röntgenkontrastmittel geschluckt, durch Sonden oder mittels eines Einlaufs in den Magen-Darm-Trakt eingebracht oder in Hohlräume oder Gefäße injiziert. Dabei besteht immer die Gefahr einer **Kontrastmittelallergie** (☞ unten). Weitere Komplikationen sind durch die Art der Untersuchung bestimmt. So kann sich nach einer arteriellen

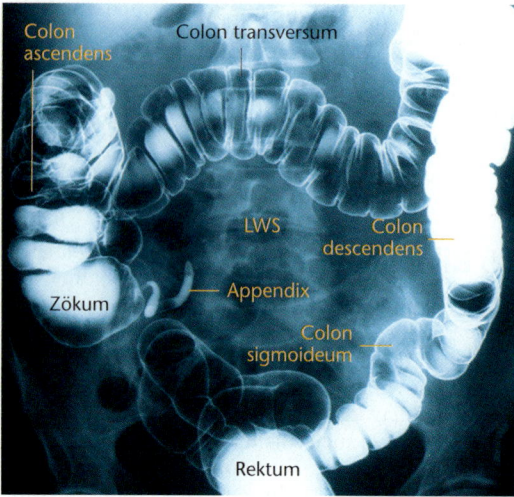

Abb. 1.7: Doppelkontrastaufnahme des Kolon.
Bei Doppelkontrastaufnahmen werden ein positives und ein negatives Kontrastmittel nacheinander eingesetzt. Durch den daraus resultierenden dünnen Beschlag der Schleimhaut mit dem positiven Kontrastmittel stellen sich auch kleine pathologische Veränderungen gut dar, die bei einer Prallfüllung mit positivem Kontrastmittel oft übersehen werden.
Diese Aufnahme zeigt einen Normalbefund. Deutlich ist die Haustrierung (durch Peristaltik gebildete Einbuchtungen) zu sehen. [B 117]

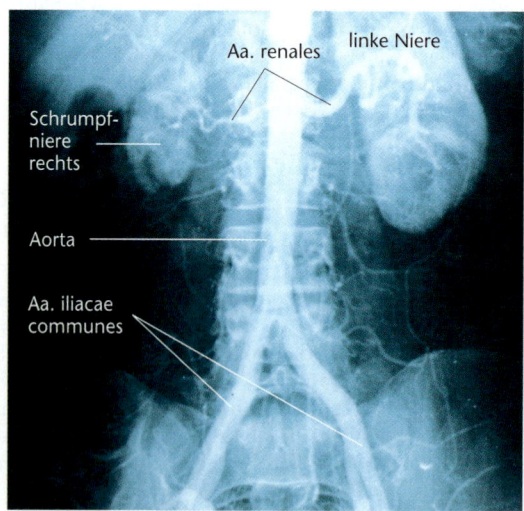

Abb. 1.8: Angiographie.
Kontrastmitteldarstellung der Aorta, der Aa. renales und der Aa. iliacae communes. Aufgrund ihrer Durchblutung stellen sich die Nieren in ihrer gesamten Form dar. Man erkennt eine Schrumpfniere rechts mit kompensatorischer Vergrößerung der linken Niere. [E 143]

Gefäßpunktion ein Thrombus in der Arterie bilden und zu Durchblutungsstörungen führen, im schlimmsten Fall zum Gefäßverschluß. Über diese Komplikationsmöglichkeiten muß der Patient deshalb vor der Untersuchung vom Arzt aufgeklärt werden und schriftlich sein Einverständnis zur Untersuchung geben.

Kontrastmittelallergie und andere Risiken

> **⚠ Vorsicht!**
> Bei jeder (v.a. intravenösen oder intraarteriellen) Gabe von Kontrastmitteln droht eine möglicherweise lebensbedrohliche **Kontrastmittelallergie.**

Eine **Kontrastmittelallergie** zeigt sich meist als *Sofortreaktion* bis hin zum *anaphylaktischen Schock* (☞ 11.4.1). Insgesamt liegt die Häufigkeit allergischer Reaktionen unter 0,01%.

Höher ist das Risiko aber bei Personen mit vorangegangenen Kontrastmittelzwischenfällen, Allergikern und Patienten mit Asthma bronchiale oder chronisch obstruktiver Lungenerkrankung (☞ 4.8). Bei diesen Patienten ist die Indikation für eine Kontrastmitteluntersuchung besonders eng zu stellen. Ist eine Kontrastmittelgabe unbedingt erforderlich, kann das Risiko durch die Verwendung sog. *nichtionischer Kontrastmittel* und eine medikamentöse Vorbehandlung mit H_1- und H_2-Rezeptoren-Blockern (z.B. Fenistil® und Tagamet®, ☞ Pharma-Infos 11.13 und 5.29) sowie Glukokortikoiden (☞ Pharma-Info 8.26) verringert werden.

Alle Kontrastmitteluntersuchungen setzen eine sorgfältige Anamneseerhebung und eine angemessene Aufklärung durch den Arzt sowie eine schriftliche Einverständniserklärung des Patienten voraus.

Weitere Kontrastmittelrisiken

Weitere Risiken einer Kontrastmitteluntersuchung sind:

- Die Auslösung einer *thyreotoxischen Krise* (☞ 8.3.3) bei vorbestehender (nicht bekannter) Schilddrüsenüberfunktion
- *Akutes Nierenversagen* (☞ 7.12) bei Patienten mit eingeschränkter Nierenfunktion.

Daher werden rechtzeitig vor einer geplanten Kontrastmitteluntersuchung die Schilddrüsenhormonspiegel und der Kreatininwert im Blut bestimmt.

⊟ Pflege bei Kontrastmitteluntersuchungen

- Patienten zur Untersuchung nüchtern lassen, da bei Zwischenfällen die Gefahr einer Aspiration besteht und evtl. eine Intubation erforderlich

Untersuchung	Indikation (Bsp.)	Besonderheiten in der Pflege
Bronchographie	Bronchiektasen	Nach der Untersuchung Nahrungs- und Nikotinkarenz für ca. 6 Std., Expektorantien (☞ Pharma-Info 4.53) nach Anordnung, reichlich Flüssigkeit zur Sekretolyse. Patienten beim Abhusten unterstützen. Kontrollröntgenaufnahme des Thorax für den Folgetag einplanen
Ösophagographie, Magen-Darm-Passage (☞ 5.3.3)	Funktionsstörung, Tumoren	Nahrungskarenz ab 22 Uhr des Vorabends. Vor der Untersuchung evtl. Spasmolytika (z.B. Buscopan® i.m.). Danach bei Patienten mit Obstipationsneigung abführende Maßnahmen durchführen, da der Bariumbrei obstipierend wirkt
Kolonkontrastaufnahme (☞ 5.3)	Tumoren, Divertikel, Polypen	Am Vortag oral abführen (z.B. X-Prep®), danach nur flüssige Kost. Vor der Untersuchung Reinigungseinlauf nach Vorschriften des Hauses, evtl. Atropin oder Spasmolytika i.m. injizieren. Danach Pat. auf Veränderungen des Abdomens und Blut im Stuhl beobachten
Cholegraphie incl. PTC (☞ 6.3.2)	Steine in Gallenblase und -wegen	Vor der Untersuchung Gerinnungsstatus und Bilirubin im Blut bestimmen. Danach 24 Std. Bettruhe, Vitalzeichen kontrollieren
Urographie (☞ 7.5.6)	Nierensteine, Harnleiterstenosen, Tumoren	Vor der Untersuchung Kreatininwert im Blut bestimmen, abführen. Danach Patienten zum Trinken und zu häufigem Toilettengang anhalten
Arteriographie (☞ 3.4.5), Koronarangiographie (☞ 2.4.6)	Arterielle Durchblutungsstörungen	Vor der Untersuchung Gerinnungsstatus und Kreatininwert im Blut bestimmen, Punktionsstelle rasieren. Nach der Untersuchung 24 Std. Bettruhe mit Druckverband für wenige Std., periphere Pulse und Haut der punktierten Extremität kontrollieren, Vitalzeichen überprüfen. Auf Nachblutungen und Infektionszeichen achten. Ausreichende Flüssigkeitszufuhr
Phlebographie (☞ 3.4.6)	Thrombose	☞ Arteriographie
Lymphographie	Lymphödem	☞ Arteriographie

Tab. 1.9: Besondere Pflegemaßnahmen bei den wichtigsten Röntgenuntersuchungen mit Kontrastmitteln. Grundregeln: Patienten nüchtern lassen, normale Medikamente erst nach Arztrücksprache geben. Besondere Vorschriften des Hauses beachten. [B 200]

wird. Lose Zahnprothesen entfernen. Venösen Zugang legen (lassen)

- Patienten während und bis 15 Minuten nach der Untersuchung auf die Symptome einer Kontrastmittelunverträglichkeit beobachten. Bei leichten Zwischenfällen sind dies Hitzegefühl, Juckreiz, Niesen, Hautausschlag (v.a. Urtikaria, ☞ 11.4.6), Übelkeit und Brechreiz. In ausgeprägteren Fällen treten Unruhe des Patienten, Schwindel, Fieber und spastischer Husten hinzu. In schweren Fällen hat der Patient Luftnot durch Verengung der Atemwege und Kehlkopfschwellung. Nach Blutdruckabfall und Bewußtseinsverlust kann der Patient im Kreislaufversagen sterben. Daher Äußerungen des Patienten wie z.B. „mir wird so komisch" unbedingt ernst nehmen. Kontrastmittelzufuhr, falls möglich, stoppen und sofort Hilfe herbeirufen

- Bei jeder Kontrastmitteluntersuchung Sauerstoffgerät sowie Notfallkoffer bzw. -wagen mit Reanimationsbesteck und Notfallmedikamenten bereithalten (☞ 3.6), damit bei Zwischenfällen eine sofortige Behandlung möglich ist

- Nach der Untersuchung auf ausreichendes Trinken des Patienten (Arztrücksprache bei Herzinsuffizienz) achten, da dies die Gefahr einer Nierenschädigung verringert.

1.5.4 Computertomographie

▣ **Computertomographie** (kurz *CT*): Modernes Röntgenverfahren, das ermöglicht, den Körper schichtweise zu röntgen. Ein Computer erstellt dann Querschnittsbilder des Körpers (☞ Abb. 1.11). Auch das CT wird durch Kontrastmittelgabe oft aussagekräftiger („CT mit KM").

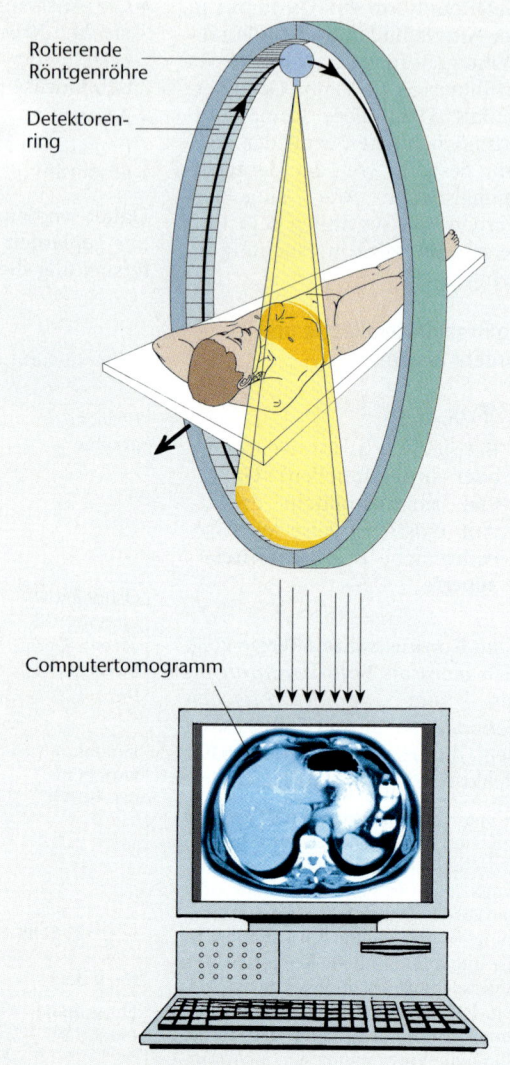

Abb. 1.11: Schematische Darstellung der Arbeitsweise eines Computertomographen. Bei jeder Rotation der Röntgenröhre entsteht ein Schnittbild des Körpers. Nach Vorschieben des Tisches wird die jeweils nächste Körperschicht geröntgt. Die entsprechenden Bilder erscheinen auf einem Computermonitor und können dann auf Röntgenfilme übertragen und am Leuchtkasten betrachtet werden. [L 215]

Die **kraniale Computertomographie** (kurz *CCT*) des Gehirns ist aus der neurologischen Diagnostik nicht mehr wegzudenken. Bei Tumorverdacht, Schädel-Hirn-Verletzungen und Schlaganfällen ist die kraniale Computertomographie von unschätzbarer Hilfe, da sie die überlagerungsfreie Darstellung von entarteten Geweben und Blutungen ermöglicht.

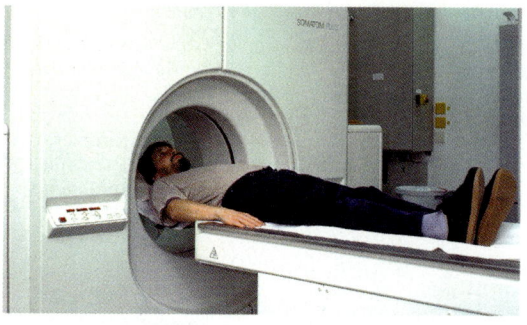

Abb. 1.10: Anfertigung eines CT. Der Patient liegt auf einem Tisch, dessen Position schrittweise verändert werden kann. So können nacheinander viele CT-Bilder der gewünschten Körperregion angefertigt werden. Hier entsteht gerade ein CT von Kopf und Hals des Patienten. [K 183]

Das **Thorax-, Abdomen-** oder **Becken-CT** wird v.a. zur diagnostischen Abklärung unklarer Raumforderungen (d.h. bei Tumorverdacht) und zur Metastasensuche bei bekanntem Tumorleiden eingesetzt.

Die Computertomographie ist für den Patienten wenig belastend. Evtl. Ängste des Patienten vor „der Röhre" können in der Regel durch ausführliche Erklärungen oder ggf. ein Gespräch mit einem Mitpatienten, der die Untersuchung bereits hinter sich hat, abgebaut werden. Manche Patienten empfinden auch die räumliche Enge während der Untersuchung als unangenehm.

Computertomographische Aufnahmen ohne Kontrastmittel erfordern keine besonderen pflegerischen Maßnahmen.

Wie bei „normalen" Röntgenuntersuchungen auch legt der Patient alle metallhaltigen Gegenstände (z.B. Schmuck, Prothesen, Haarspangen usw.) vor Untersuchungsbeginn ab. Unterwäsche und Nachthemd kann er anbehalten.

Bei Kontrastmittelgaben sind die gleichen Vorbereitungs- und Vorsichtsmaßnahmen erforderlich wie bei konventionellen Kontrastmittelaufnahmen (☞ 1.5.3).

Da der Patient während der Untersuchungszeit ruhig liegen muß, kann bei unruhigen Patienten (z.B. Kinder) eine medikamentöse Beruhigung, z.B. mit Oxazepam (etwa in Adumbran®), oder eine Kurznarkose notwendig sein. Dann müssen die entsprechenden Vorschriften und Anordnungen zu Prämedikation und Nahrungskarenz beachtet werden.

1.5.5 Magnetresonanztomographie

> ⊡ **Magnetresonanztomographie** (kurz *MRT*, auch *Kernspinresonanztomographie*, kurz *KST* oder *Kernspin*, sowie *NMR* von **n**uclear **m**agnetic **r**esonance): Bildgebendes Verfahren, das im Gegensatz zur Computertomographie ohne ionisierende Strahlung auskommt und ebenfalls eine schichtweise Darstellung des Körpers ermöglicht.

In einem starken Magnetfeld werden die Wasserstoffkerne in den Geweben des Patienten ausgerichtet. Durch kurze Hochfrequenzimpulse wird die Ausrichtung der Wasserstoffkerne im Magnetfeld gestört. Bei der Rückkehr in ihren ursprünglichen Zustand senden die Wasserstoffkerne ihrerseits elektromagnetische Wellen aus, die durch spezielle Sensoren registriert werden können. Ähnlich wie bei der Computertomographie erstellt ein Computer dann das eigentliche, auswertbare Bild in Scheibenform („Schichten").

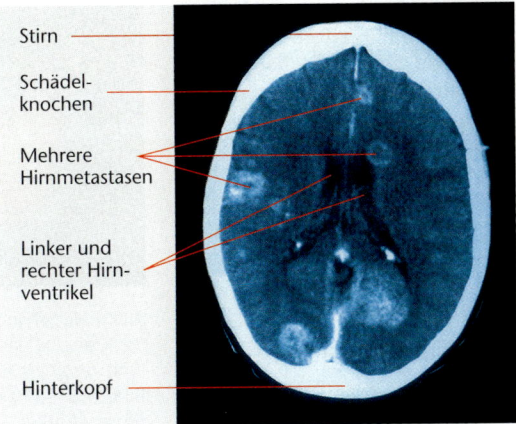

Stirn

Schädelknochen

Mehrere Hirnmetastasen

Linker und rechter Hirnventrikel

Hinterkopf

Abb. 1.12: Kraniale Computertomographie (CCT) mit Kontrastmittel. Mehrere Metastasen eines malignen Tumors sind über das gesamte Hirngewebe verteilt. [T 170]

Die verschiedenen gesunden und kranken Gewebe unterscheiden sich in ihrer Protonendichte und deren chemischen Bindungen. Die MRT wird insbesondere im ZNS-Bereich als Ergänzung zur Computertomographie eingesetzt und eignet sich z.B. sehr gut zur Darstellung kleiner Multiple-Sklerose-Herde. Vorteilhaft sind die fehlende Strahlenbelastung und die gute Verträglichkeit spezieller MRT-Kontrastmittel. Neben den hohen Kosten der Untersuchung (ca. DM 400) sind v.a. zwei Punkte für den Patienten nachteilig: Zum einen ist die Untersuchungsdauer lang, d.h. der Patient muß lange stilliegen, zum anderen ist die räumliche Enge noch bedrückender als bei der Computertomographie, und die Lärmbelastung des Patienten kann je nach Gerätetyp erheblich sein. Erst seit kurzem ist ein „offener" Magnetresonanztomograph ohne geschlossene Wände auf dem Markt. Eine besondere Vorberei-

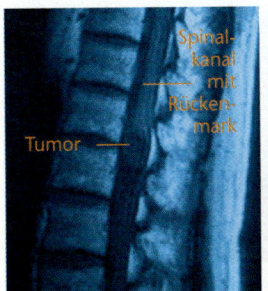
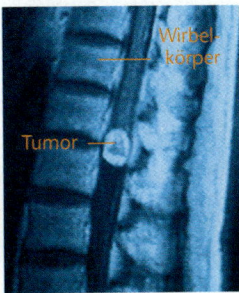

Spinalkanal mit Rückenmark

Wirbelkörper

Tumor

Tumor

Abb. 1.13: Seitliche MRT-Bilder der unteren Brust- und oberen Lendenwirbelsäule. Links ohne, rechts mit Kontrastmittel. Im Spinalkanal sitzt ein rundlicher Tumor, der das Rückenmark abdrückt und Querschnittsymptome verursacht. [T 170]

tung oder Nachsorge des Patienten sind nicht erforderlich. Die MRT darf aber nicht bei Patienten mit Metall im Körper (z.B. Hüftprothesen) und Herzschrittmachern eingesetzt werden, da es sonst zu Verbrennungen durch Metallerhitzung und Funktionsstörungen des Herzschrittmachers kommt.

1.5.6 Nuklearmedizinische Untersuchungen

:calendar: **Nuklearmedizin:** Medizinisches Fachgebiet, das sich mit dem Einsatz von Radionukliden im Rahmen diagnostischer und therapeutischer Maßnahmen befaßt.

Radionuklide *(Radioisotope)* sind radioaktive Isotope eines chemischen Elements, die instabil sind und sich nach statistischen Gesetzmäßigkeiten wieder in stabile (nicht radioaktive) Isotope umwandeln. Bei dieser Umwandlung senden sie Strahlen aus, die mit entsprechenden Geräten registriert werden können **(Szintigra-**

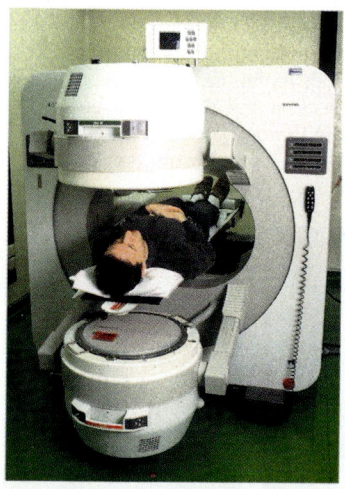

Abb. 1.14: γ-Kamera zur Erstellung eines Schilddrüsenszintigramms. Nach der Injektion von ¹³¹J-Natriumjodid hat sich die Strahlung in der Schilddrüse angereichert und wird von der γ-Kamera registriert. [K 183]

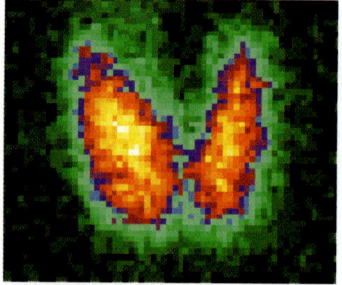

Abb. 1.15: Schilddrüsenszintigraphie. Bei Messung der Radioaktivitätsverteilung resultiert ein zweidimensionales Bild, hier das einer normalen Schilddrüse. [T 165]

phie). Die gesamte Nuklearmedizin beruht darauf, daß der Körper des Menschen die radioaktiven Isotope eines Elements genauso aufnimmt und verarbeitet wie die nicht radioaktiven. Dies erlaubt einen Einblick in Stoffwechselvorgänge, ohne daß die untersuchten Organe in ihrer Funktion beeinträchtigt werden. Welches **Radiopharmakon,** d.h. welche radioaktiv markierte Substanz, gewählt und wie sie dem Patienten gegeben wird, hängt vom zu untersuchenden Organ ab:

- Der Patient bevorzugt, wenn das Radiopharmakon geschluckt werden kann, z.B. das ¹²³J-Natriumjodid in der Schilddrüsendiagnostik (☞ 8.3.1, Abb. 1.14 und 1.15)
- Meist müssen die Substanzen intravenös gespritzt werden, z.B. bei der Skelettszintigraphie

(☞ 10.4.3), der Lungenperfusionszintigraphie (☞ 4.4.2) oder bei der Nierendiagnostik (☞ 7.5.6). Bei der *Leukozytenszintigraphie* zur Lokalisation unklarer Entzündungen werden dem Patienten weiße Blutkörperchen mit einer Blutprobe entnommen, radioaktiv markiert und dann intravenös zurückgespritzt. Die Leukozyten wandern dann entsprechend ihrer physiologischen Funktion zum Entzündungsherd

- Bei manchen Lungenfunktionsuntersuchungen wird ein radioaktives Edelgas vom Patienten eingeatmet
- Seltener sind die intraarterielle, intramuskuläre oder subkutane Injektion sowie das Einbringen in den Liquorraum oder in Körperhöhlen.

Das Radiopharmakon verteilt sich nach der Aufnahme im Körper des Patienten. Die von den Radionukliden ausgehende Strahlung wird mit speziellen Meßgeräten (γ-Kamera, ☞ Abb. 1.14) registriert. Die Strahlung kann sowohl in Abhängigkeit vom Ort (☞ Abb. 1.15) als auch von der Zeit oder beidem gemessen werden.

:arrow: **Pflege und**
:page: **Patienteninformation**

- Metallhaltige Gegenstände (Schmuck, Prothesen usw.) müssen abgelegt werden, da Metalle die Strahlung absorbieren

:warning: **Vorsicht! Vor Durchführung eines Szintigramms beachten:**

- Jodhaltige Kontrastmittel sollten vor der Schilddrüsenszintigraphie nicht gegeben werden, da sie extrem hohe Jodmengen enthalten, die die Anreicherung des Radionuklids in der Schilddrüse verhindern. Das Szintigramm wäre dann nicht beurteilbar
- Aus dem gleichen Grunde erfolgen Untersuchungen mit jodhaltigen Kontrastmitteln

(z.B. nach Urographie, Angiographie, CT) *nach* einer Schilddrüsenszintigraphie
- *Vor* der Nierenszintigraphie sollten mindestens drei Tage keine Kontrastmitteluntersuchungen durchgeführt worden sein, da Kontrastmittel meist über die Nieren ausgeschieden werden und zu Überlagerungen führen würden.

- Kurz vor der Untersuchung entleert der Patient die Blase
- Zur Beschleunigung der Ausscheidung der Radiopharmaka über die Nieren soll der Patient bereits vor der Untersuchung ca. 1 l Flüssigkeit trinken und auch danach noch für mindestens einen Tag vermehrt trinken sowie die Blase oft entleeren.

1.5.7 Ultraschall und Doppler-Ultraschall

> ☐ **Ultraschall:** Mechanische Schwingungen mit einer Frequenz oberhalb der menschlichen Hörgrenze von ca. 20 kHz (1 kHz = 1 Kilohertz = 1000 Schwingungen pro Sekunde).
> Die *Ultraschalldiagnostik* **(Sonographie)** beruht darauf, daß Ultraschall durch menschliche Gewebe teils reflektiert, teils absorbiert und teils gestreut wird und dann mit Hilfe spezieller Sensoren und Geräte als Bild darstellbar ist.

Die Ultraschallwellen werden von einem speziellen Schallgeber **(Schallkopf)** produziert und *impulsförmig* oder als *Dauerschall* ausgesendet.

Ein abwaschbares Gel dient als Kontaktmedium zwischen Schallkopf und Körperoberfläche des Patienten, um Luftbrücken zu vermeiden. Die von den Geweben reflektierten Schwingungen („Echos") werden dann durch den gleichen Schallkopf wieder aufgefangen. Eine aufwendige elektronische Weiterverarbeitung im Gerät liefert schließlich das Ultraschallbild.

B- und M-Scan sowie Doppler-Verfahren

Folgende Verfahren werden unterschieden:

- Beim **B-Bild-Verfahren** *(B-Scan, Brightness-Scan, Helligkeits-Scan)* entsteht das typische *zweidimensionale* Schnittbild, das jeder Laie mit der Ultraschalldiagnostik gleichsetzt. Bei sehr kurzen Bildaufbauzeiten *(schneller B-Scan,* **Realtime-Scan)** können Bewegungsabläufe direkt beobachtet werden. Anwendungsbereiche des B-Bild-Verfahrens sind die Suche nach Erkrankungen und Tumoren im gesamten Abdominalbereich sowie die Kontrolluntersuchungen des Feten in der Schwangerschaft
- Das **Time-Motion-Verfahren** *(M-Scan)* ist die eindimensionale Form des B-Bild-Verfahrens und wird insbesondere in der *Echokardiographie* (Ultraschalluntersuchung des Herzens, ☞ 2.4.7) zur Darstellung von Bewegungen, z.B. der Herzklappen, eingesetzt
- Beim **Doppler-Verfahren** (im Gegensatz zu den vorgenannten Methoden ein *Dauerschallverfahren*) sendet der Schallkopf *kontinuierlich* Ultraschallwellen aus. Treffen diese auf eine sich bewegende Grenzfläche, z.B. die Membran eines Blutkörperchens, kommt es zur Reflexion von Wellen. Durch Interferenz (gegenseitige Beeinflussung, hier: Überlagerung) der ein- und ausfallenden Wellen entsteht ein Ton, der durch Verstärkung hörbar wird. In der **Angiologie** (Lehre von den Gefäßkrankheiten, ☞ Kapitel 3) dient der Doppler-Ultraschall der Beurteilung der Strömungsverhältnisse in Arterien oder Venen. Bei Schwangeren können die Herztöne des Kindes mit dem Doppler-Ultraschall überwacht werden.

Bei einer Ultraschalluntersuchung entsteht keine Strahlenbelastung. Nach heutigem Kenntnisstand können auch Schwangere ohne Bedenken oft untersucht werden. Die Ultraschalluntersuchung ist schmerzlos.

☐ Pflege bei Ultraschalluntersuchungen

Ob besondere Pflegevorschriften zu beachten sind, hängt von dem zu untersuchenden Organ ab:

- Darmgasüberlagerungen erschweren die Beurteilbarkeit der Bauchorgane und machen sie in Extremfällen unmöglich. Daher dürfen am Vortag einer geplanten Ultraschalluntersuchung des Abdomens keine blähenden Speisen wie z.B. Kohl oder Hülsenfrüchte gegeben werden. Je nach Untersuchungszeitpunkt werden am Vortag oder am Untersuchungstag entblähende Medikamente (z.B. Sab simplex®) verabreicht. Zur Untersuchung bleibt der Patient nüchtern (Diabetikern kein Insulin spritzen!)
- Ultraschalluntersuchungen werden *vor* Röntgenkontrastdarstellungen eingeplant, da auch das Kontrastmittel Barium, das insbesondere zur Darstellung des Magen-Darm-Trakts verwendet wird, die Darstellung behindert
- Manche Organe können besser durch Flüssigkeit als „Schallfenster" betrachtet werden. Daher sollten Patienten vor einer Ultraschalluntersuchung der Bauchorgane nüchtern bleiben, damit die Gallenblase gefüllt ist. Patienten vor Untersuchungen der Beckenregion (insbesondere der Harnblase und der weiblichen Geschlechtsorgane) sollten reichlich trinken und den Toilettengang aufschieben, damit die Harnblase gefüllt ist
- Bei einer vaginalen Ultraschalluntersuchung der Unterbauchorgane muß die Harnblase jedoch leer sein
- Eine besondere Nachsorge ist nicht erforderlich (bis auf BZ-Kontrolle bei Diabetikern mit dann angepaßter Insulindosis).

Viele Patienten empfinden es als angenehm, wenn ihnen nach der Untersuchung beim Abwischen des Gels geholfen wird und sie sich waschen können, um das (meist reichlich aufgetragene) Kontaktgel vollständig zu entfernen.

1.6 Endoskopische Untersuchungen

> **⊡ Endoskopie:** Direkte Betrachtung von Körperhöhlen oder -hohlräumen mittels spezieller, röhrenförmiger Instrumente **(Endoskope),** die über optische Systeme mit Beleuchtung verfügen.

Diagnostische Endoskopien werden in fast allen Fachdisziplinen durchgeführt (☞ Tab. 1.18). Bei entsprechenden Befunden können sich therapeutische Eingriffe anschließen, z.B. die Entfernung kleiner Dickdarmpolypen.

Eine Kombination aus Endoskopie und Ultraschall stellt die *transösophageale Echokardiographie* (kurz **TEE,** ☞ 2.4.7) dar, bei der der Sonographie-Schallkopf in der Speiseröhre liegt. Blutgerinnsel der Vorhöfe oder Aneurysmen in den oberen Aortenabschnitten können mit dieser Methode leichter erfaßt werden.

Die Endoskopie ist keine risikofreie Untersuchung. Insbesondere drohen Blutungen (v.a. nach Entnahme von Gewebeproben), Infektionen oder Perforationen. Grundsätzlich ist die Gefahr von Komplikationen bei diagnostischen Endoskopien geringer als bei therapeutischen Eingriffen.

Unter-suchung	Indikation (Bsp.)	Besonderheiten in der Pflege
Broncho-skopie (☞ 4.4.5)	Bronchial-karzinom	Patienten auf Atembeschwerden und Blutungen aus den Atemwegen beobachten
Mediastino-skopie (☞ 4.4.5)	Mediastinal-tumoren, Hiluslymph-knoten-veränderungen	Vor der Untersuchung Patienten wie zu einer kleinen Operation vorbereiten. Nach der Untersuchung Lagerung des Patienten mit leicht erhöhtem Oberkörper. Nahrungskarenz über ca. 6 Std. Patienten besonders auf Atemnot, Heiserkeit, Nachblutungen und Infektionszeichen beobachten
Gastrosko-pie/ERCP (☞ 1.5.3 bzw. 5.3.4)	Cholestase (Gallenstau), Magen-geschwür, -karzinom	Vor der Untersuchung evtl. Entschäumer geben (z.B. Endo-Paractol®). Nach der Untersuchung besonders auf Veränderungen des Abdomens achten (z.B. Spannung)
Rektoskopie (☞ 5.3.4)	Rektum-tumoren	Abführmaßnahmen nach Vorschriften des Hauses. Nach der Untersuchung auf Blut im Stuhl achten
Koloskopie (☞ 5.3.4)	Kolontumoren	☞ Rektoskopie. Zusätzlich nach der Untersuchung auf Zeichen einer Darmperforation (☞ 5.3.4) achten
Laparoskopie (☞ 6.3.5)	Leber-prozesse, gynäko-logische Erkrankungen	Vorbereitungen wie bei kleinem operativen Eingriff. Nach der Untersuchung 4–6 Std. flache Rückenlagerung, nach Biopsien mit Kompression der Punktionsstelle durch Sandsack. Für 6 Std. Nahrungskarenz. Vitalzeichen (auch Temp.) kontrollieren, auf Nachblutungen achten. Bei Bedarf Analgetika nach Arztanordnung
Zystoskopie (☞ 7.5.8)	Blasen-tumoren	Vor der Untersuchung Dauerkatheter entfernen. Nach der Untersuchung darauf achten, ob der Patient spontan Wasser lassen kann und Urin auf Blut beobachten

Tab. 1.18: Wichtige endoskopische Untersuchungen. [B 200]

Daher muß der Patient vor der Untersuchung vom Arzt aufgeklärt werden.

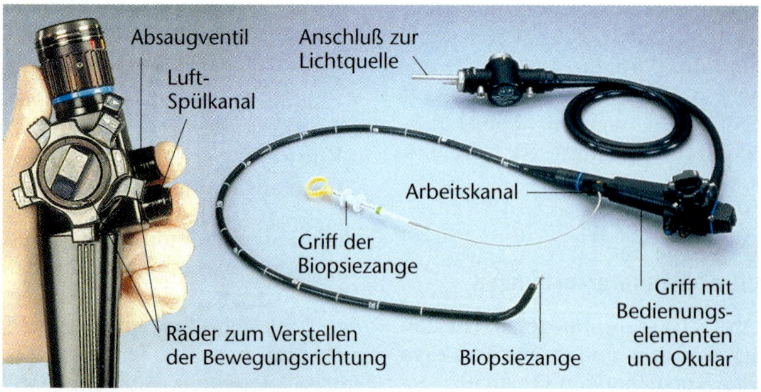

Abb. 1.16 – 1.17: Endoskop mit in den Arbeitskanal eingeschobener Biopsiezange. [V 218] Ausschnitt: Bedienungsteil eines Endoskops. [K 183]

Absaugventil
Anschluß zur Lichtquelle
Luft-Spülkanal
Arbeitskanal
Griff der Biopsiezange
Räder zum Verstellen der Bewegungsrichtung
Biopsiezange
Griff mit Bedienungselementen und Okular

🖭 Vorbereitung des Patienten auf Station

- Vorher Gerinnungsstatus überprüfen (Quick, PTZ, PTT, Thrombozytenzahl), evtl. Blutgruppe bestimmen und Erythrozytenkonzentrate kreuzen lassen
- Vor einer Laparoskopie und allen therapeutischen Eingriffen venösen Zugang legen (lassen)
- Prämedikation je nach Anordnung verabreichen
- Patienten zur Untersuchung nüchtern lassen. Kurz vor der Untersuchung Patienten bitten, die Toilette aufzusuchen und herausnehmbare Zahnprothesen zu entfernen

- Weitere Vorbereitungen je nach Art der Untersuchung und Arztanordnung durchführen.

🛏 Nachsorge auf Station

- Sich beim Pflegepersonal der Endoskopieabteilung nach dem Untersuchungsverlauf und beim Patienten nach seinem Befinden erkundigen
- Bettruhe nach Arztanordnung einhalten lassen
- Vitalzeichen und Allgemeinbefinden (Schmerzen, Übelkeit) überwachen. Nach Endoskopien des Magen-Darm-Traktes v.a. auf Veränderungen des Abdomens wie z.B. zunehmende Spannung der Bauchdecke oder anale Blutungen achten
- Ggf. Punktionsstelle auf Nachblutungen oder Entzündungszeichen kontrollieren
- Nach Narkose und/oder Anästhesie des Rachenraumes darauf achten, daß der Patient für mehrere Stunden nichts ißt oder trinkt (Dauer nach Arztanordnung).

1.7 Weitere invasive Diagnoseverfahren

1.7.1 Punktionen und Biopsien

> **⋮ Punktion:** Einstechen mit spezieller Nadel in Gefäße, Körperhohlräume oder Organe, um normale oder krankhafte Körperflüssigkeiten oder Gewebe zu entnehmen (z.B. Schilddrüsenpunktion oder venöse Blutentnahme).

Viele Punktionen dienen (gleichzeitig) auch therapeutischen Zwecken, z.B. der Entlastung von einem Pleuraerguß (☞ 4.11.2) oder Aszites (☞ 6.2.2) oder dem Einbringen von Medikamenten.

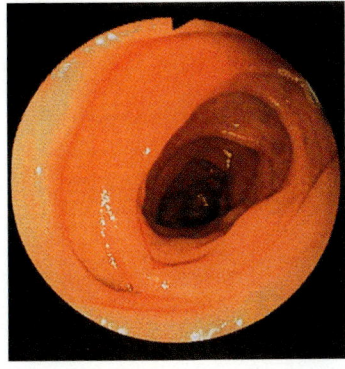

Abb. 1.19: Endoskopisches Bild eines normalen Jejunumabschnittes (Jejunum = Leerdarm, ☞ 5.1.2) mit den typischen ringförmigen Falten. [E 119]

> **⋮ Biopsie:** Entnahme einer Gewebeprobe am lebenden Patienten. Dabei können aus dem Gewebeverband herausgelöste *Zellen* (z.B. *Aspirationsbiopsie*) oder *Gewebestücke* entnommen werden (z.B. Magen- oder Darmbiopsien bei Endoskopien).

⊛ Komplikationen

Bei jeder Punktion und Biopsie sind Komplikationen möglich.

Grundsätzlich sind oberflächliche Eingriffe mit weniger Gefahren behaftet als tiefer reichende Punktionen und Biopsien wie die Nieren- oder Leberbiopsie. Solche Eingriffe sollten möglichst unter endoskopischer, röntgenologischer oder sonographischer Kontrolle erfolgen, um Organverletzungen zu vermeiden.

Die Lumbalpunktion

> **⋮ Lumbalpunktion** (kurz *LP):* Punktion des liquorhaltigen Duralsackes im Lendenwirbelsäulenbereich mit einer langen Hohlnadel zu diagnostischen und/oder therapeutischen Zwecken.

Lumbalpunktionen zur *Liquorgewinnung* werden insbesondere

bei Verdacht auf entzündliche Erkrankungen des Gehirns bzw. seiner Hüllen oder bei einigen bösartigen Erkrankungen durchgeführt. Bei der Lumbalpunktion können auch Medikamente zu diagnostischen oder therapeutischen Zwecken in den Liquorraum eingebracht werden, etwa Kontrastmittel, Antibiotika oder Zytostatika.

Vorbereitung

- Benötigtes Material bereitstellen: Alles zur Hautdesinfektion und Lokalanästhesie, eventuell Utensilien zur Hautrasur. Mehrere Lumbalpunktionskanülen verschiedenen Kalibers, sterile Handschuhe, sterile Unterlage, drei beschriftete (sterile) Laborröhrchen, sterile Tupfer, Verbandsmaterial. Evtl. ein graduiertes Steigrohr nach Queckenstedt mit Ansatz für die Liquordruckmessung. Alles für einen Eiweißschnelltest (z.B. Reagenzglas und *Pandy-Reagenz*) und einen Blutzucker-Stix (☞ 8.5.3)
- Sicherstellen, daß der Patient vom Arzt aufgeklärt wurde
- Kurz vor der Punktion BZ-Stix durchführen, da der Glukosespiegel im Liquor blutzuckerabhängig ist
- Patienten bitten, noch einmal die Blase zu entleeren
- Patienten über die geeignete Kleidung informieren: Möglichst Oberkörper frei machen oder ein hinten offenes Untersuchungshemd anziehen lassen

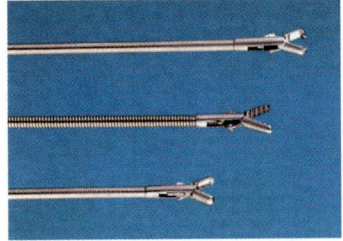

Abb. 1.20: Biopsiezangen zur Entnahme von Gewebeproben. [V 221]

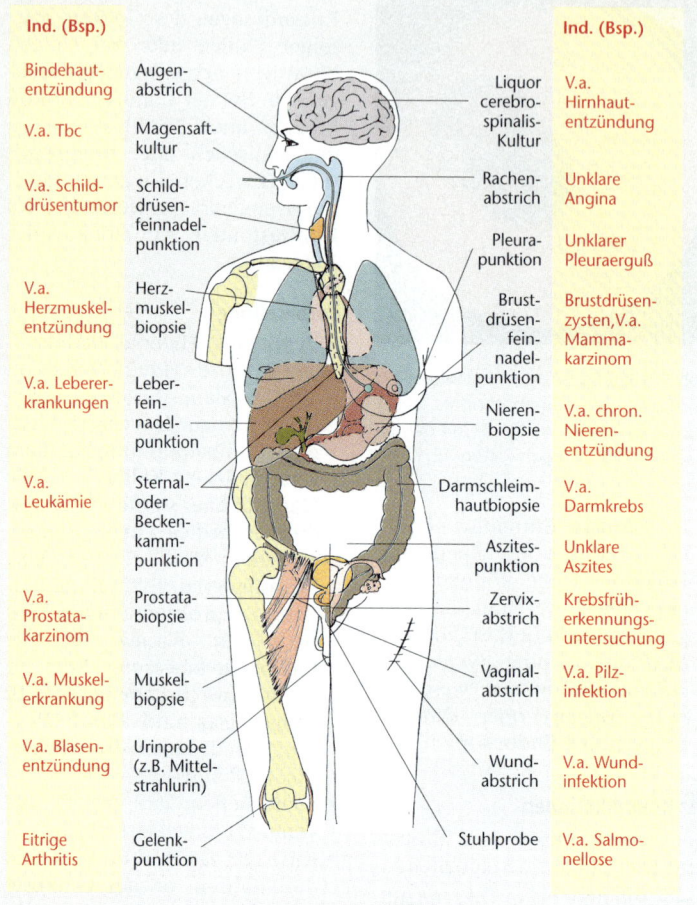

Ind. (Bsp.)			Ind. (Bsp.)
Bindehaut-entzündung	Augen-abstrich	Liquor cerebro-spinalis-Kultur	V.a. Hirnhaut-entzündung
V.a. Tbc	Magensaft-kultur	Rachen-abstrich	Unklare Angina
V.a. Schild-drüsentumor	Schild-drüsen-feinnadel-punktion	Pleura-punktion	Unklarer Pleuraerguß
V.a. Herzmuskel-entzündung	Herz-muskel-biopsie	Brust-drüsen-fein-nadel-punktion	Brustdrüsen-zysten, V.a. Mamma-karzinom
V.a. Leberer-krankungen	Leber-fein-nadel-punktion	Nieren-biopsie	V.a. chron. Nieren-entzündung
V.a. Leukämie	Sternal- oder Becken-kamm-punktion	Darmschleim-hautbiopsie	V.a. Darmkrebs
		Aszites-punktion	Unklare Aszites
V.a. Prostata-karzinom	Prostata-biopsie	Zervix-abstrich	Krebsfrüh-erkennungs-untersuchung
V.a. Muskel-erkrankung	Muskel-biopsie	Vaginal-abstrich	V.a. Pilz-infektion
V.a. Blasen-entzündung	Urinprobe (z.B. Mittel-strahlurin)	Wund-abstrich	V.a. Wund-infektion
Eitrige Arthritis	Gelenk-punktion	Stuhlprobe	V.a. Salmo-nellose

Abb. 1.21: Die häufigsten Punktionen, Biopsien und Abstriche. Weitere Punktionen und Biospien sind im Rahmen endoskopischer Untersuchungen (☞ 1.6) möglich. Ind. = Indikation. [L 215]

Durchführung

- Die Lumbalpunktion erfolgt am liegenden oder sitzenden Patienten
- Nach Hautdesinfektion und ggf. Lokalanästhesie sticht der Arzt die Lumbalpunktionsnadel zwischen dem 3. und 4. (alternativ 4. und 5.) LWS-Dornfortsatz ein und schiebt sie vor, bis Liquor fließt. Währenddessen weicht die Pflegeperson nicht von der Seite des Patienten, unterstützt seine korrekte Position und verhindert Abwehrbewegungen

- Bei Verdacht auf einen erhöhten Liquordruck oder eine behinderte Liquorzirkulation (etwa bei einem Rückenmarkstumor) wird im Liegen ein Steigrohr zur Liquordruckmessung angesetzt
- Erfolgt bei Kompression der V. jugularis oder Bauchpresse des Patienten *kein* Anstieg des spinalen Druckes, besteht der Verdacht auf ein Hindernis **(Quekkenstedt-Versuch)**
- Dann wird die benötigte Liquormenge aufgefangen, die Punktionsnadel entfernt und ein steriler Verband angelegt

- Direkt nach der Untersuchung wird der Eiweißschnelltest durchgeführt: Man gibt 1 ml *Pandy-Reagenz* in ein Schälchen oder Reagenzglas und fügt einige Tropfen Liquor hinzu. Bei krankhaft hohem Eiweißgehalt des Liquors trübt sich die Mischung, oder es fallen sogar Bestandteile aus. Die Beurteilung erfolgt vor dunklem Hintergrund.

Nachsorge

- Vitalzeichen kontrollieren
- Patienten in der Folgezeit aufmerksam beobachten (Kopfschmerzen? Sensibilitätsstörungen?)
- Material entsorgen; Liquor rasch ins Labor transportieren (lassen)
- Patienten zu reichlichem Trinken animieren (ca. 1 l in den ersten 1 – 2 Std. nach der Punktion), da dies erfahrungsgemäß dem *postpunktionellen Kopfschmerz* (☞ unten) vorbeugt.

Risiken einer Lumbalfunktion

Ungefähr ein Drittel der Patienten bekommt nach der Punktion Kopfschmerzen, deren Ursache noch unklar ist. Manchen wird auch übel. Der Nutzen einer 24stündigen strengen Bettruhe nach der Punktion (davon die ersten 2 Std. in Bauchlage) ist bei einer einfachen Punktion ohne Einbringen von Medikamenten sehr umstritten (hausinterne Regelung und Arztanordnung beachten). Bei starken Kopfschmerzen ist oft die Schmerzmittelgabe in einer Infusion sinnvoll, da hierdurch gleichzeitig die Flüssigkeitszufuhr gesteigert wird. Ernste Komplikationen wie z.B. Lähmungen oder eine durch die Punktion verursachte Hirnhautentzündung (zeigt sich meist erst nach 1 – 2 Tagen) sind bei sorgfältigem und sterilem Arbeiten sehr selten.

Normalbefund

- Inspektion: Der Liquor sieht klar und nicht trübe aus

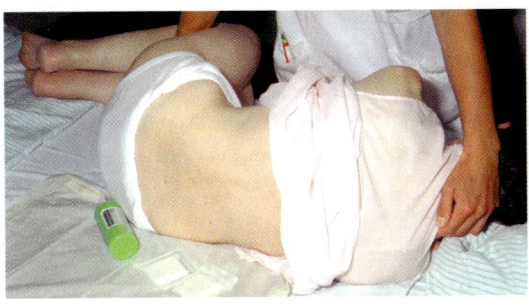

Abb. 1.22: Lagerung eines Erwachsenen für eine Lumbalpunktion im Liegen. Die Pflegekraft unterstützt die Krümmung der Wirbelsäule durch Halten des Patienten in Kniekehle und Nacken. [D 200]

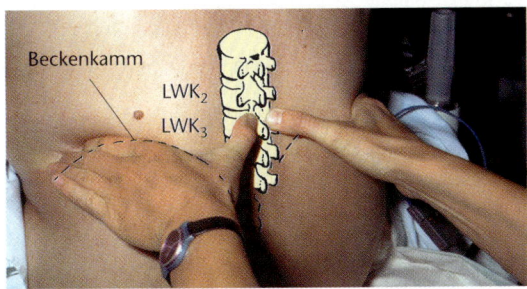

Abb. 1.23: Ertasten der Einstichstelle für die Lumbalpunktion. Der Einstich auf Höhe LWK 3/LWK 4 ist ungefährlich, weil das Rückenmark beim Erwachsenen bereits auf Höhe des zweiten Lendenwirbels endet. [D 200 / L 90]

- Druckmessung: Der normale **Liquordruck** beträgt 5 – 20 cm H_2O (bzw. 0,5 – 2,0 Kilopascal)
- Mikroskopische Untersuchung: Die Auszählung der im Liquor befindlichen Zellen erfolgt im Labor in einer speziellen Zählkammer unter dem Mikroskop. Bei Gesunden enthält der Liquor nur sehr wenige Zellen (bis 4/mm^3 = 4/µl)
- Der Eiweißgehalt beträgt ca. 0,2 – 0,4 g/l, der Liquorzucker ca. 60% des Blutzuckers. In der Liquorkultur wachsen keine Bakterien.

Wichtige pathologische Befunde

- Inspektion: Der Liquor sieht trübe oder bei einer schweren bakteriellen Entzündung sogar eitrig aus. Blutiger Liquor tritt z.B. bei einer Subarachnoidalblutung auf
- Mikroskopische Untersuchung: Pathologische Befunde sind eine erhöhte Zellzahl bei entzündlichen Erkrankungen des Gehirns, ein Auftreten abnormer Zellen (z.B. bei Leukämie) oder ein Nachweis von Bakterien bei bakteriellen Entzündungen
- Der Eiweißgehalt des Liquors ist bei einem Hindernis im Rückenmarkskanal (z.B. einem Tumor) erhöht

- Ein erniedrigter Liquorzucker ist bei bakteriellen und tuberkulösen Entzündungen durch Glukoseverbrauch der Bakterien zu beobachten. In der Liquorkultur wachsen Bakterien, oder es können Antikörper gegen Bakterien nachgewiesen werden.

1.7.2 **Laparotomie und andere offene Operationen**

Manchmal kann die Erkrankung des Patienten trotz aller nicht-invasiven oder wenig belastenden invasiven Diagnoseverfahren nicht zweifelsfrei aufgeklärt werden. Häufig kann beispielsweise nicht festgestellt werden, ob ein Tumor gut- oder bösartig ist. Dann ist eine **Laparotomie**, d.h. eine Eröffnung des Bauchraums, oder eine andere offene Operation erforderlich. Meist erfolgt dann in der gleichen Sitzung auch die Therapie, z.B. die Entfernung des Tumors. Die Vorbereitung des Patienten hängt von der Verdachtsdiagnose ab und entspricht derjenigen für die größere Operation. Auch die Aufklärung durch den Arzt berücksichtigt die Komplikationsmöglichkeiten bei der größtmöglichen Operation. Manchmal ist eine Operation auch rein diagnostisch, etwa zur Bestimmung der Ausdehnung eines bösartigen Tumors (*Staging,* ☞ 9.1) oder zur Beurteilung des Therapieerfolgs, z.B. *Second-look-Operation* nach Behandlung eines Eierstocktumors.

1.8 **Diagnoseklassifikationen und Diagnoseschlüssel**

> ⊡ **Diagnoseschlüssel:** Klassifikations- (= Einordnungs-) System für Krankheiten.

In den letzten Jahrzehnten wurden die Diagnosemethoden und Therapieverfahren immer mehr verfeinert. Ärzte möchten auf internationalen Kongressen die verschiedenen Therapiemethoden miteinander vergleichen. Auch die Risikoabschätzung bestimmter Technologien für die Bevölkerung erfordert zuverlässige und einheitliche Diagnosestatistiken. Um diesen gesteigerten Kommunikationsbedürfnissen zu genügen, aber auch zur Leistungserfassung im Bereich der Krankenhäuser im Rahmen der Gesundheitsstrukturgesetze, wurden nationale und internationale Diagnoseschlüssel geschaffen. Die wichtigsten sind der **ICD-Schlüssel** und das **TNM-System.** Für medizinische Eingriffe, insbesondere Operationen, existieren weitere Schlüssel, z.B. **ICPM-GE** (= international classification of procedures in medicine, genon edition).

ICD-Diagnosestatistik

Die *Internationale Klassifikation der Krankheiten* (engl. *International Classification of Diseases, Injuries and Causes of Death*, kurz **ICD)** ist seit 1968 für die Bundesrepublik Deutschland verbindliches Schlüsselverzeichnis der Krankheiten, Verletzungen und Todesursachen. Sie wird regelmäßig von der Weltgesundheitsorganisation (WHO) überarbeitet. Zur Zeit ist die zehnte Version in Erprobung (ICD 10). Die Diagnoseschlüssel bestehen aus bis zu sechs Zahlen und Buchstaben. In den Krankenhäusern müssen die Ärzte sowohl die Haupt- als auch die Nebendiagnosen eines Patienten mit Hilfe eines ICD-basierten Schlüssels kodieren (zur Zeit überwiegend auf Basis des ICD 9).

Problematisch am ICD sind die fehlende Eindeutigkeit (bestimmte Diagnosen, z.B. Herzrhythmusstörungen, lassen sich unterschiedlich kodieren) sowie die fehlende Präzision (z.B. bei Tumoren).

TNM-System

Das **TNM-System** ist eine von der *Union internationale contre le cancer* (kurz **UICC)** erarbeitete Stadieneinteilung bösartiger Tumoren nach einheitlichen, nachvollziehbaren Zuordnungskriterien. Da Stadium und Verlauf von Tumoren genau beschrieben werden können, erleichtert es die ärztliche Kommunikation. Allerdings können vor allem hämatologische Erkrankungen, z.B. die *Non Hodgkin-* und *Hodgkin-Tumoren*, nicht befriedigend erfaßt werden, so daß für diese bösartigen Erkrankungen andere Stadieneinteilungen bestehen (z.B. „Kieler Klassifikation", ☞ 9.8.2).

T	Primärtumor
Tis	Nichtinvasives Karzinom *(Carcinoma in situ)*
T0	Keine Anhaltspunkte für Primärtumor
T1, T2, T3, T4	Zunehmende Größe und Ausdehnung des Primärtumors
TX	Mindesterfordernisse zur Erfassung des Primärtumors nicht erfüllt
N	**Regionale Lymphknoten**
N0	Keine Anhaltspunkte für regionale Lymphknotenbeteiligung
N1, N2, N3	Befall regionaler Lymphknoten
N4	Befall nicht-regionaler Lymphknoten
NX	Mindesterfordernisse zur Erfassung von Lymphknotenbeteiligung nicht erfüllt
M	**Metastasen**
M0	Keine Anhaltspunkte für Fernmetastasen
M1	Fernmetastasen vorhanden
MX	Mindesterfordernisse zur Erfassung von Fernmetastasen nicht erfüllt
G	**Histopathologisches Grading**
G1, G2, G3	Gut, mäßig, schlecht differenziert (je höher die Gradzahl, desto unähnlicher ist der Tumor dem Ursprungsgewebe und desto bösartiger ist er)
G4	Undifferenziert
GX	Differenzierungsgrad kann nicht bestimmt werden

Tab. 1.24: Das TNM-System (☞ Text) zur Stadieneinteilung von Tumoren nach der UICC (Internationale Union gegen Krebs). [A 112]

Die Kernpunkte des TNM-Systems sind:
- **T** für Tumor: Ausdehnung des Primärtumors
- **N** für Nodulus: Fehlen oder Vorhandensein regionärer Lymphknotenmetastasen
- **M** für Metastasen: Fehlen oder Vorhandensein von Fernmetastasen.

Das Wissen über die Tumorausdehnung hängt immer auch von der Wahl der diagnostischen Methode ab. Bei unauffälligem klinischen Untersuchungsbefund können spezielle technische Untersuchungen wie Ultraschall oder Endoskopie krankhafte Befunde ergeben, und die histologische Aufarbeitung eines Lymphknotens kann winzige Tumormetastasen nachweisen, wenn die Lymphographie noch unauffällig war. Daher wurden zusätzliche Kürzel in das TNM-System mit aufgenommen, deren Benutzung aber nicht zwingend vorgeschrieben ist:
- **TNM/pTNM:** klinische/postoperative (= p) histopathologische Klassifikation
- **Präfix y:** mit anderer Therapieform vorbehandelt
- **Präfix r:** Rezidive (z.B. rTNM/ rpTNM)
- **C-Faktor** (C = certainty): Zuverlässigkeit des verwendeten diagnostischen Verfahrens; von C1 (klinische Untersuchung) bis C5 (Autopsie). Beispielsweise T3C2, N2C1, pM0C2.

1.9 Alternative diagnostische Verfahren

> ☟ Die angewandten Diagnoseverfahren sind immer abhängig von der Krankheitsauffassung und den Heilmethoden, die der Untersucher (und der Patient) einzusetzen gedenkt.

Die bisher aufgeführten Diagnoseprinzipien beruhen auf den Grundlagen der sog. **Schulmedizin.** Ein Geistesheiler, der alle körperlichen oder seelischen Erkrankungen auf Besessenheit durch Dämonen zurückführt, muß diese in unserer Gesellschaft weitgehend akzeptierten Methoden zwangsläufig für völlig untauglich halten.

In der **naturheilkundlichen Diagnostik** stehen oft diagnostische Methoden im Vordergrund, die eine Störung des Gleichgewichts verschiedener Kräfte im Patienten selbst oder zwischen Patient und Umwelt nachweisen sollen.

Häufig wird dieses Ungleichgewicht durch sehr sorgfältige Anamneseerhebungen diagnostiziert, so etwa in der Homöopathie und der traditionellen chinesischen Medizin. Hinzu treten Diagnoseverfahren, bei der der Untersucher die Störungen durch direkte körperliche Wahrnehmung feststellt (z.B. „Irisdiagnostik").

Es werden aber auch technische Untersuchungen zu Hilfe genommen. So werden bei der Elektroakupunktur ebenso elektrische Phänomene gemessen wie bei EKG und EEG, die Deutung ist jedoch eine ganz andere.

🔲 Wiederholungsfragen

1. Welche vier Grundelemente beinhaltet die ärztliche (körperliche) Untersuchung? (☞ 1.3)

2. Welche Faktoren können die Meßwerte einer Blutuntersuchung verfälschen? (☞ 1.4.1)

3. Welche Grundregeln sind zu beachten, um aussagekräftige Labordaten zu erhalten? (☞ 1.4)

4. Welche Bluteiweißfraktionen lassen sich mit der Elektrophorese trennen? (☞ 1.4.3)

5. Welche beiden Prinzipien bewirken effektiven Strahlenschutz? (☞ 1.5.1)

6. Was gehört im Rahmen von Röntgenaufnahmen bei schwerkranken Patienten zu den Aufgaben des Pflegepersonals? (☞ 1.5.2)

7. Welche Maßnahmen gehören zur Pflege bei Kontrastmitteluntersuchungen? (☞ 1.5.3)

8. Was heißt MRT und welche Kontraindikationen kennen Sie für diese Untersuchung? (☞ 1.5.5)

9. Wie wird der Patient für nuklearmedizinische Untersuchungen vorbereitet? (☞ 1.5.6)

10. Nennen Sie fünf wichtige endoskopische Untersuchungen. (☞ 1.6)

11. Wie sieht die Vorbereitung für endoskopische Untersuchungen aus? (☞ 1.6)

12. Was gehört zur pflegerischen Nachsorge nach einer Lumbalpunktion? (☞ 1.7.1)

2

Pflege bei Herzerkrankungen

Die medizinischen Fachgebiete

> **Kardiologie**: Teilgebiet der Inneren Medizin, das sich mit den Erkrankungen des Herzens befaßt. Erfordert eine Herzerkrankung einen chirurgischen Eingriff, so wird dieser – meist in spezialisierten Zentren – vom **Herzchirurgen** *(Kardiochirurgen)* durchgeführt.

2.1 Anatomie und Physiologie des Herzens

Das etwa faustgroße **Herz** *(Cor)* ist die zentrale Pumpe des Kreislaufs. Blutgefäße und Herz bilden zusammen das *Herzkreislaufsystem* oder **kardiovaskuläre System**.

Jedes der beiden Teilsysteme des Herzens *(linke bzw. rechte Herzhälfte)* hat zwei Innenräume:
- Einen kleinen, muskelschwachen **Vorhof** *(Atrium)*, der das Blut aus Körper oder Lunge „einsammelt"
- Eine **Kammer** *(Ventrikel)*, die das Blut aus dem Vorhof ansaugt und in den Lungen- bzw. Körperkreislauf (☞ 3.1) preßt.

Die Herzwand besteht aus drei Schichten, die einzeln oder zusammen erkranken können:
- Die *Innenhaut* oder das **Endokard** kleidet den gesamten Innenraum des Herzens aus und überzieht die Herzklappen
- Die *Muskelschicht* oder das **Myokard** ist die „arbeitende" Schicht des Herzens
- Die *Außenhaut* oder das **Epikard** liegt dem Myokard dicht auf. Zusammen mit dem darüberliegenden **Perikard,** einer derben Bindegewebsschicht, bildet das Epikard den **Herzbeutel.**

Die beiden Herzkammern haben je einen Eingang und einen Ausgang. Damit das Blut stets in die richtige Richtung fließt, sind spezielle Klappensysteme *(Segel-* und *Taschenklappen)* vorhanden. Das Herz wird über die **Koronararterien** oder *Herzkranzgefäße* mit Blut versorgt.

Erregungsbildung und Erregungsleitung

Die Impulse zur Kontraktion des Herzmuskels kommen aus dem Herzen selbst. Es besitzt ein *autonomes* (unabhängiges) **Erregungsbildungs- und Erregungsleitungssystem,** das aus spezialisierten *Herzmuskelzellen* besteht. Aufgabe des Erregungsleitungssystems ist es, die Erregung mit *hoher Geschwindigkeit* über den ganzen Herzmuskel zu verteilen und so eine fast *zeitgleiche* und damit effektive Kontraktion aller Herzmuskelzellen zu ermöglichen.

> Die Kontraktionsphase der Herzhöhlen nennt man **Systole.** Sie dauert gut 0,25 Sekunden. Die Erschlaffungsphase heißt **Diastole.** Ihre Dauer ist stark frequenzabhängig und liegt bei einer Frequenz von 70 Herzschlägen/Min. bei ca. 0,55 Sek.

> **Herzfrequenz** *(HF, Herzschlagfrequenz, Schlagfrequenz):* Anzahl der Herzschläge pro Min. In Ruhe beim gesunden Erwachsenen ca. 70/Min.
>
> **Schlagvolumen:** Blutmenge, die bei einer Kontraktion aus beiden Herzkammern ausgestoßen wird. Beim Erwachsenen ca. 70 – 80 ml.
>
> **Herzminutenvolumen** *(HMV, Herzzeitvolumen, HZV, Minutenvolumen):* Blutmenge, die in einer Minute aus beiden Herzkammern ausgestoßen wird. Errechnet sich aus Schlagvolumen mal Herzfrequenz. Beim gesunden Menschen in Ruhe 4,5 – 5 Liter/Min., unter Belastung bis zu 25 l/Min.
>
> **(Arterien-)Puls:** Anstoßen der durch den systolischen Blutauswurf des Herzens bedingten Blutwelle an den (arteriellen) Gefäßwänden.
>
> **Venenpuls:** In die großen Venen fortgeleitet, dem Herzschlag folgender Druck- und Volumenschwankungen des rechten Vorhofs. Beim Gesunden an der V. jugularis externa sichtbar.

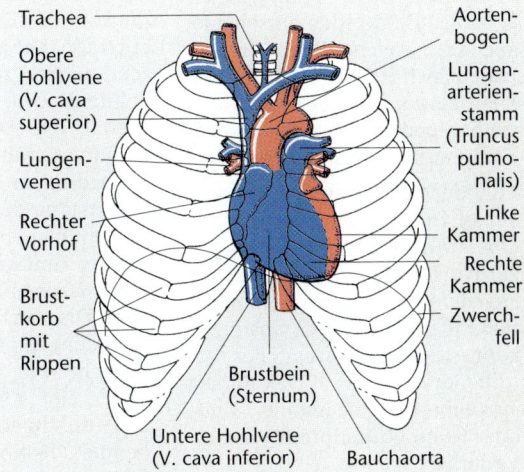

Abb. 2.1: Lage des Herzens im Mediastinum. Zwei Drittel befinden sich in der linken Brustkorbhälfte, ein Drittel rechts. Das Herz grenzt hinten an Ösophagus und Aorta, vorne an die Hinterfläche des Brustbeins, links und rechts an die Lungen, und unten sitzt es dem Zwerchfell auf. [L·190]

2.2 Pflege in der Kardiologie

Unerläßlich in der kardiologischen Pflege: die Rehabilitation

Oft wird der Herzkranke jäh aus seinem Leben mit all seinen Aktivitäten herausgerissen und braucht Zeit, sich in der für ihn neuen Situation als Kranker zurechtzufinden. Um den Patienten so schnell wie möglich wieder in das Berufsleben und sein sonstiges Umfeld integrieren zu können, sollte die *rehabilitative Pflege* so früh wie möglich einsetzen.

Auch die rasche Kontaktaufnahme zu Selbsthilfegruppen, Koronarsportgruppen oder der *Deutschen Herzstiftung* hilft dem Patienten oft.

2.2.1 Unterstützung bei den ATL

Sich bewegen

In der Akutphase einer Herzerkrankung soll der Kranke ruhen und auf körperliches Training verzichten. Nach Abklingen der akuten Beschwerden entscheidet der Arzt, welche Belastung der Patient sich zumuten darf. Häufig kann zusammen mit einem Physiotherapeuten ein individueller Trainingsplan erstellt werden.

Muß der Patient strenge Bettruhe einhalten, empfindet er meist die Oberkörperhochlagerung bis hin zur **Herzbettlage** (☞ Abb. 2.2) als angenehm, bei der er sowohl Füße als auch Hände abstützen kann. Je nach Zustand des Betroffenen sind Dekubitus-, Thrombose-, Pneumonie- und/oder Kontrakturenprophylaxe erforderlich.

Atmen

Herzkranke Patienten leiden oft unter *Atemnot*. Daher werden Herzkranke auf Atembeschwer-

den, z.B. bei Belastung, beobachtet. Atemunterstützende Maßnahmen verschaffen dem Kranken oft Linderung.

Körpertemperatur regulieren

Bei entzündlichen Herzerkrankungen (☞ 2.8) muß die Körpertemperatur (☞ 12.3.1) engmaschig überprüft werden, da sie rasch ansteigen und sehr hohe Werte erreichen kann. Zum Nachweis der Krankheitserreger werden vom Arzt während des Fieberanstiegs häufig Blutkulturen (☞ 12.4.3) abgenommen.

Aber auch beim Myokardinfarkt ist eine (reaktive) Erhöhung der Körpertemperatur auf subfebrile oder febrile Werte möglich.

Essen und trinken

Viele Risikofaktoren für kardiovaskuläre Erkrankungen sind ernährungsabhängig (z.B. Übergewicht, ☞ 8.7.1, Hyperlipoproteinämie, ☞ 8.7.4) und können durch eine Ernährungsumstellung positiv beeinflußt werden.

Ausscheiden

Die bei Herzkranken oft erforderliche körperliche Schonung begünstigt das Entstehen einer Obstipation. Diese ist für den Patienten nicht nur unangenehm, sondern evtl. auch gefährlich: Durch die Druckerhöhung im Abdomen während des obstipationsbedingten Pressens steigt der Widerstand in der Aorta, und das Herz muß mehr Kraft aufwenden, um das Blut aus der linken Kammer auszuwerfen. Die intrathorakale Druckerhöhung kann (zusätzliche) Atemnot auslösen. Zur Erleichterung der Defäkation ist daher eine Obstipationsprophylaxe durchzuführen. Bei bestehender Obstipation werden Abführmittel (*Laxantien*, ☞ Pharma-Info 5.17), Klistiere oder Einläufe verabreicht. Da diese den Kreislauf belasten und einige Präparate Elektrolytverschiebungen bewirken können, sollten sie nur

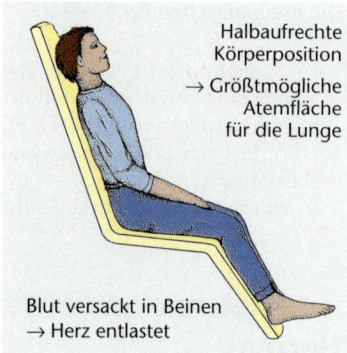

Halbaufrechte Körperposition
→ Größtmögliche Atemfläche für die Lunge

Blut versackt in Beinen
→ Herz entlastet

Abb. 2.2: Herzbettlage. Diese Lagerung kann in den Standard-Krankenbetten nicht durchgeführt werden. Dafür geeignet sind Sitzwagen oder Herzbetten (Besonderheit: Fußende ist nach *unten* verstellbar). [L 157]

auf Arztanordnung eingesetzt werden.

Gelegentlich kann eine Flüssigkeitsbilanzierung notwendig sein, z.B. um bei einer Rechtsherzinsuffizienz das Ausmaß der Flüssigkeitseinlagerungen bestimmen zu können.

Für Sicherheit sorgen

Akut Herzkranke sollten niemals das Gefühl haben, von den Pflegenden alleingelassen zu sein. Es mag den Patienten zwar auf der einen Seite lästig sein, ständig wegen Pflegemaßnahmen gestört zu werden, doch sind sie in dieser Phase gleichzeitig dankbar für eine fortwährende Überwachung.

Sich beschäftigen
Sinn finden

Herzkrank zu sein bedeutet für die meisten Betroffenen, sich in ihren Aktivitäten einschränken bzw. sich neue Beschäftigungsfelder suchen zu müssen. In dieser Zeit sollten Pflegende dem Patienten durch Anteilnahme und Gesprächsbereitschaft helfend zur Seite stehen sowie ihn in die Therapie- und Pflegemaßnahmen aktiv miteinbeziehen und Entscheidungen *gemeinsam* mit ihm treffen.

2.2.2 **Pulskontrolle**

Pulsfrequenz

> ⋮ **Pulsfrequenz:** Anzahl der Pulswellen pro Minute. Entspricht beim Gesunden der Herzfrequenz.

Ermitteln der Pulsfrequenz

Es wird eine Uhr mit Sekundenzeiger oder eine Pulsuhr benötigt. Die Pulswellen werden 15 Sekunden lang gezählt und mit 4 multipliziert. Bei Patientenneuaufnahmen, postoperativ oder bei Pulsarrhythmien (☞ unten) sollte 60 Sekunden lang gezählt werden. Pulsarrhythmien sind bei der Dokumentation in der Patientenkurve hervorzuheben.

Liegt die Herzfrequenz beim Erwachsenen über 100 Schlägen/Minute, spricht man von einer **Tachykardie** (☞ 2.7.2).

Eine Herzfrequenz beim Erwachsenen unter 60 Schlägen/Minute wird als **Bradykardie** (☞ 2.7.4) bezeichnet.

Bei einem **Pulsdefizit** kommen nicht alle vom Herz ausgehenden Pulswellen in der Peripherie an. Die peripher ermittelte Pulsfrequenz liegt unter der im EKG (☞ 2.4.3) oder durch Auskultation nachweisbaren Herzfrequenz. Meist handelt es sich um zu *schwache* Muskelkontraktionen.

Pulsrhythmus

Beim Gesunden ist der Puls regelmäßig, d.h. der Abstand zwischen zwei Herzschlägen immer gleich. Physiologisch („normal") sind aber geringe Schwankungen mit der Atmung (beim Einatmen wird der Puls schneller, beim Ausatmen wieder langsamer, **respiratorische Arrhythmie** genannt). Andere Unregelmäßigkeiten des Pulses, also **Arrhythmien,** *können* Zeichen krankhafter Herzrhythmusstörungen sein.

> 🖑 **Normalwerte der Pulsfrequenz**
>
> **Neugeborene:** 140 Schläge/Min.
>
> **Kleinkinder:**
> • 2 Jahre: 120 Schläge/Min.
> • 4 Jahre: 100 Schläge/Min.
>
> **Kinder und Jugendliche:**
> • 10 Jahre: 90 Schläge/Min.
> • 14 Jahre: 85* Schläge/Min.
>
> **Erwachsene:**
> • Männer: 60–70* Schläge/Min.
> • Frauen: 70–75* Schläge/Min.
> • Hohes Lebensalter: 80–85 Schläge/Min.
>
> * Leistungssportler in Ruhe erheblich weniger

Pulsqualität

Die Pulsqualität umfaßt Spannung und Füllung des Pulses:

• Die **Spannung** *(Härte)* ist von der Intensität der Kammerkontraktion abhängig. Je nachdem, wieviel Widerstand die Pulswelle dem Druck der Fingerkuppen entgegensetzt, handelt es sich um einen *weichen* oder einen *harten* Puls. Gering ist der Widerstand bei Hypotonie, Fieber oder Herzinsuffizienz. Ein harter Puls kommt z.B. bei Hypertonie und Arteriosklerose vor. Als Druckpuls wird der harte, langsame Puls bei Hirndrucksteigerung bezeichnet

• Die **Füllung** der Pulswelle hängt vom Schlagvolumen und der Elastizität der Arterienwände ab. Voll (und hart) fühlt er sich beim Druckpuls an, schlecht gefüllt bei Hypotonie, *fadenförmig* bei Schock und Kreislaufversagen.

> 🖑 Der Puls des Gesunden ist an allen zugänglichen großen Gefäßen leicht palpierbar, weich und gut gefüllt.

2.2.3 **Messung des zentralen Venendruckes**

> ⋮ *Zentraler Venendruck* (kurz **ZVD**): Blutdruck im intrathorakalen Hohlvenensystem. Maß für die Funktion des rechten Herzens und den Füllungszustand des venösen Systems.

Gemessen wird der ZVD in der *oberen Hohlvene* (V. cava superior) unmittelbar vor dem rechten Vorhof. Voraussetzung ist ein korrekt liegender zentraler Venenkatheter.

Hauptindikationen der ZVD-Messung sind die Überwachung der Herz-Kreislauf-Funktion von Schwerkranken (z.B. bei Schock oder hochgradiger Herzinsuffizienz) und während einer Infusionstherapie sowie die Diagnostik mechanischer Störungen des Blutstroms im Herzen (z.B. Klappenstenosen). Die ZVD-Messung gehört zu den Aufgaben der Pflegenden (Meßprinzip ☞ Abb. 2.3).

Der normale ZVD beträgt 2 – 12 cm H_2O bzw. 1,5 – 9 mmHg. Atemabhängig treten geringe Schwankungen auf. Bei Hypovolämie (Volumenmangel) ist der ZVD erniedrigt, bei Hypervolämie, Herzinsuffizienz (vor allem Rechtsherzinsuffizienz, ☞ 2.6), Lungenembolie (☞ 4.10.1), Einengung der Vena cava oder Herzbeuteltamponade (Füllung des Herzbeutels mit Blut) erhöht.

> 🖑 Ein einzelner ZVD-Wert hat eher geringe Aussagekraft. Erst durch die Beurteilung im Vergleich mehrerer Werte kann eine Tendenz abgeschätzt werden.

2.2.4 Zentraler Venenkatheter (ZVK) und zentralvenöse Infusion

Zentralvenöse Infusionen werden mit Hilfe eines *zentralen Venenkatheters* (kurz **ZVK,** auch *Kavakatheter*) direkt in die großen, klappenlosen Venen unmittelbar vor dem rechten Herzen geleitet.

Ein ZVK ist für Langzeitinfusionen, Massen- und Druckinfusionen, hypertone Infusionslösungen, Infusionen mit gefäßwandreizenden Medikamenten (z.B. Zytostatika), eine längerdauernde parenterale Ernährung und zur Messung des *zentralvenösen Druckes* erforderlich.

Venenzugänge beim zentralen Venenkatheter

Ein zentraler Venenkatheter kann entweder:
- Auf kurzem Weg („von zentral") über die V. subclavia, die V. jugularis externa oder – heute bevorzugt – über die V. jugularis interna (Länge des Katheters: 30 cm) oder
- Mit einem langen Venenkatheter über eine periphere Vene, vorzugsweise der V. basilica oder V. cephalica (Länge des Katheters: 70 cm) vorgeschoben werden.

☞ Auch wenn ein Venenkatheter von peripher gelegt wird, handelt es sich um einen zentralen Venenkatheter, da seine Spitze unmittelbar vor dem rechten Herzen mündet (im Gegensatz zur peripheren Verweilkanüle = peripherer Zugang).

Zentrale Venenkatheter werden immer vom Arzt gelegt. Aufgaben der Pflegekraft sind die Betreuung des Patienten und Assistenz des Arztes.

⑤ Komplikationen

Das *Legen* eines ZVK ist heute eine Routinemaßnahme und in der Hand des Geübten komplikationsarm, aber nicht komplikationsfrei. Häufigste Komplikationen aller Zugangswege sind:
- Pneumothorax (☞ 4.9)
- Irrtümliche *arterielle* Punktion mit Gefahr des *Hämatothorax* (Ansammlung von Blut im Pleuraraum, ☞ 4.13.2)
- Hämatome
- Bei linksseitiger Punktion Verletzung des Ductus thoracicus mit *Chylothorax* (Ansammlung der fetthaltigen Lymphe des Ductus thoracicus im Pleuraraum)
- Luftembolie

- Verletzungen des *Plexus brachialis* (den Arm versorgendes Nervengeflecht in der Halsregion)
- Katheterfehllage mit Herzrhythmusstörungen bei Armbewegungen
- Infektionen
- Thrombose der Vene.

Die wichtigsten Risiken während der (zentralvenösen) Infusion faßt Tab. 2.4 zusammen. In diesem Zusammenhang zu beachten ist, daß viele Patienten mit einem ZVK aufgrund der Schwere ihrer Grunderkrankung anfälliger gegenüber Infektionen sind.

◎ Krankenbeobachtung und Dokumentation

- Allgemeinzustand des Patienten und Vitalzeichen
- Zustand der Einstichstelle
- Bei ZVK: ZVD (☞ 2.2.3)
- Bei größeren Infusionsprogrammen tägliche Flüssigkeitsbilanzierung und Blutuntersuchungen nach ärztlicher Anordnung.

Zusätzliche Dokumentation:
- Alle Infusionen mit genauer Bezeichnung, Menge, ggf. Zumischungen, eingestellter Tropfenzahl, Einlaufbeginn und Einlaufende
- Alle Abweichungen und Unterbrechungen im Infusionsprogramm
- Alle Komplikationen (Art der Komplikation, Erstmaßnahmen, durchgeführte Arztanordnungen)
- Alle durchgeführten Pflegemaßnahmen, z.B. Wechsel der Infusionssysteme, Verbandwechsel am Venenzugang oder Korrekturen der Tropfgeschwindigkeit sowie alle von der Norm abweichenden Beobachtungen.

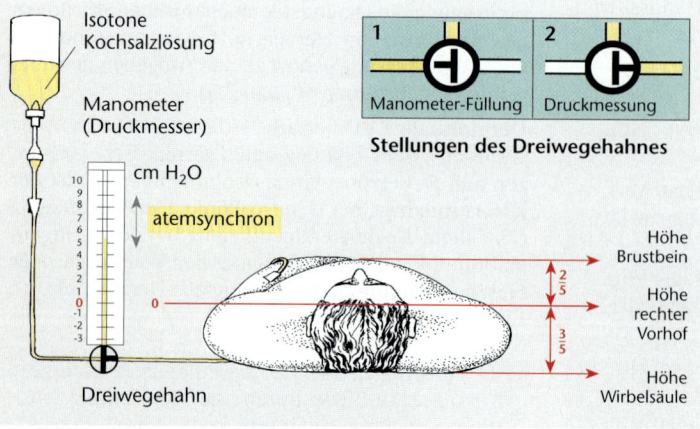

Abb. 2.3: Meßprinzip der ZVD-Messung. [L 190]

Komplikation	Beobachtungskriterien	(Sofort-)Maßnahmen
Allergische Reaktionen (☞ auch 11.4.1)	• Hautrötung, Juckreiz, Hautausschlag • Kopf-, Gelenk- und Gliederschmerzen • Unruhe, Angst • Übelkeit, Erbrechen • Temperaturanstieg, Hitzewallungen • Atemnot • Schockzeichen (☞ 3.6.1)	• Infusion sofort abstellen, Venenzugang belassen • Unverzüglich Arzt rufen (lassen) • Beim Patienten bleiben, ihn beobachten und beruhigen • Kreislaufsituation einschätzen (RR, Puls, Gesichtsfarbe, Schweiß, Äußerungen des Patienten), Patienten evtl. in Schocklage bringen • Atemsituation einschätzen (Atemgeräusche, Zyanose, Einsatz der Atemhilfsmuskulatur, Äußerungen des Patienten), ggf. Oberkörper erhöht lagern, Sauerstoff auf Arztanordnung verabreichen
Luftembolie	• Plötzlicher, stechender Schmerz im Brustkorb • Atemnot, Zyanose • Tachykardie, Hypotonie, Schock	• Verbindung zwischen Infusionssystem und Venenkatheter/Venenverweilkanüle unterbrechen („dekonnektieren"), den venösen Zugang verschließen • Arzt rufen (lassen) • Patienten in Kopftieflage bringen • Beim Patienten bleiben, ihn beobachten und beruhigen • Kreislauf und Atmung, ☞ Allergie
Blutverlust	• Austritt größerer Blutmengen aus dem venösen Zugang (z.B. bei Ablösen im Schlaf) • Umfangreiche Hämatome im Hals- und Thoraxbereich (bei ZVK)	• Verschließen des dekonnektierten Zugangs oder Infusion mit neuem Infusionssystem wieder anhängen • Kreislaufkontrolle • Arzt sofort informieren und Anordnungen abwarten
Thrombophlebitis (☞ auch 3.10.2)	• Entzündungszeichen im Venenverlauf • Schmerzäußerungen des Patienten	• Beim ZVK Arzt informieren und Anordnungen abwarten • Periphere Verweilkanüle entfernen, evtl. Alkoholumschläge machen oder heparinhaltige Salben auftragen, Arzt informieren, wenn nötig, neuen peripheren Zugang legen lassen
Sepsis (☞ auch 12.5)	• Plötzlich auftretendes, hohes Fieber, oft mit Schüttelfrost • „Verfall" des Patienten	• Arzt sofort informieren • Blutkultur vorbereiten (☞ 12.4.3) • Weitere Anordnungen abwarten, z.B. ZVK entfernen und Katheterspitze zur mikrobiol. Untersuchung einschicken

Tab. 2.4: Die Hauptrisiken von Infusionen. [B 200]

2.3 Hauptbeschwerden und Leitbefunde des Herzpatienten

Atemnot (Dyspnoe), ☞ 4.2.3

2.3.1 Retrosternaler Schmerz („Herzschmerz")

> ⊡ **„Herzschmerzen":** Im allgemeinen Sprachgebrauch zusammenfassende Bezeichnung für alle Schmerzen in der linken Thoraxhälfte oder hinter dem Brustbein *(retrosternal)* unabhängig von ihrer Ursache.

Die wichtigsten Krankheitsbilder, die sich in „Herzschmerzen" äußern können, sind:
• *Koronare Herzkrankheit* (kurz *KHK*, ☞ 2.5.1): Führt eine Verengung der Herzkranzgefäße zu einer Unterversorgung des Herzmuskels mit Sauerstoff, treten vor allem unter körperlicher und psychischer Belastung Schmerzen und Engegefühl in der Herzgegend *(Angina pectoris)* mit Atemnot auf. Typischerweise strahlen die Schmerzen in den linken Arm aus und bessern sich auf Gabe von Nitraten (☞ Pharma-Info 2.16)
• *Herzinfarkt* (☞ 2.5.2): Leitsymptom für den Herzinfarkt ist bei 2/3 aller Patienten das plötzliche Auftreten *heftigster* retrosternaler Schmerzen, häufig kombiniert mit Vernichtungsgefühl (Todesangst) und starker Unruhe. Die Schmerzen werden auch durch Ruhe oder Nitrat-Gabe nicht beseitigt
• *Entzündliche Herzerkrankungen* (insbesondere *Perikarditis,* ☞ 2.8.3): Die Schmerzen sind hier meist atem- und lageabhängig. Der Patient atmet oft flach und schnell und hat oft Fieber
• *Lungenembolie* (☞ 4.10.1): Sind größere Gefäße im Lungenkreislauf verschlossen, leidet der Patient unter atemabhängigen Brustschmerzen (meist inspiratorisch stärker werdend), Atemnot, Zyanose (☞ 2.3.4) und Schocksymptomatik
• *Pneumothorax* (☞ 4.9): Neben der Atemnot und den Brustschmerzen sind asymmetrische Atembewegungen und einseitig eingeschränkte oder fehlende Atemgeräusche richtungweisend
• *Erkrankungen des Magen-Darm-Traktes:* In den Thorax ausstrahlende Schmerzen sind möglich bei

Entzündungen der Speiseröhre *(Ösophagitis,* ☞ 5.4.1), Magenschleimhautentzündungen *(Gastritis,* ☞ 5.5.1), Magen- und Zwölffingerdarmgeschwüren *(Ulcus ventriculi, Ulcus duodeni,* ☞ 5.5.2) sowie *Gallenwegs-* und *Bauchspeicheldrüsenerkrankungen* (☞ 6.5, 6.6).

Insbesondere bei erstmaligem Auftreten der Schmerzen ist eine Klärung der Ursache ohne Hilfsmittel (EKG, Ultraschall, Labor) kaum möglich.

> Jeder akute „Herzschmerz" wird bis zum Beweis des Gegenteils als bedrohlich eingestuft.

🖳 Erstmaßnahmen bei akuten retrosternalen oder linksthorakalen Schmerzen

- Arzt benachrichtigen
- Patienten absolute Bettruhe einhalten lassen und jede körperliche Anstrengung untersagen
- Patienten beruhigen
- Beengende Kleidungsstücke entfernen und Patienten nach Wunsch lagern
- Fenster öffnen
- Auf Arztanordnung Sauerstoff geben
- Bei einem systolischen Blutdruck von mindestens 100 mmHg 1 – 2 Hübe Nitroglycerin-Spray (z.B. Nitrolingual-Spray®) auf Arztanordnung verabreichen
- Vitalzeichen, Hautfarbe und Bewußtseinslage des Patienten beobachten und dokumentieren
- Ggf. durch eine zweite Pflegekraft EKG (☞ 2.4.3) anmelden oder durchführen lassen, ggf. Materialien zur Blutabnahme richten.

2.3.2 Herzklopfen, Herzrasen, Herzstolpern

Der Mensch verspürt seinen eigenen Herzschlag nur, wenn er bewußt darauf achtet oder wenn sich Rhythmus, Frequenz oder Qualität der Herzschläge auffallend verändern. Dies kann physiologisch sein, etwa bei körperlicher oder psychischer Belastung, aber auch auf eine Herzerkrankung hinweisen:

- Als **Herzklopfen** *(Palpitation)* bezeichnet man ganz allgemein das (unangenehme) Empfinden des eigenen Herzschlages
- Beim **Herzrasen** schlägt das Herz zu schnell (Tachykardie). Die Zeit reicht für eine vollständige Füllung und Entleerung der Kammern nicht mehr aus, und das Schlagvolumen verringert sich. Hält das Herzrasen länger an, wird dem Betroffenen schwindelig, evtl. wird er sogar bewußtlos (Synkope, ☞ 2.3.3)
- Mit dem Begriff **Herzstolpern** umschreiben die Betroffenen meist Extrasystolen (☞ 2.7.1).

🖳 Erstmaßnahmen bei Herzrasen und -stolpern

Die pflegerischen Erstmaßnahmen entsprechen denen bei unklaren Herzrhythmusstörungen (☞ 2.7):

- Benachrichtigung des Arztes. Patienten nicht alleine lassen
- Beobachtung und Dokumentation von Pulsfrequenz, -rhythmus, -qualität, Blutdruck, Hautfarbe und Bewußtseinslage
- Ableitung eines EKGs
- Vermeidung von körperlicher Anstrengung
- Bei Atemnot atemunterstützende Maßnahmen (☞ 4.2.3)
- Bei drohendem Herz-Kreislauf-Stillstand (Puls extrem schwach, nicht zählbar oder > 180/Min.) Reanimationsvorbereitung, ggf. unverzügliche Reanimation (☞ 3.6.5).

2.3.3 Synkopen

> 🗋 **Synkope** (griech.: plötzlicher Kräfteverlust): Plötzlich auftretender, reversibler, kurzdauernder Bewußtseinsverlust infolge einer vorübergehenden Minderversorgung des Gehirns mit Sauerstoff oder Glukose.

Die häufigsten und zugleich harmlosesten Formen der Synkope sind die vasovagale und die orthostatische Synkope. Ihre Prognose ist meist gut, der Kreislauf normalisiert sich in der Regel innerhalb von Sekunden.

Die **vasovagale Synkope** kann z.B. durch Schreck, Angst, Hysterie oder Aufregung hervorgerufen werden. Häufige Vorboten sind Übelkeit, Schwäche- oder Kältegefühl, Sehstörungen und Schwindel.

Die **orthostatische Synkope** kommt vor allem bei jungen Frauen mit niedrigem Blutdruck nach längerem Stehen oder schnellem Aufstehen vor. Sie ist der vasovagalen Synkope sehr ähnlich.

Synkopen können auch Zeichen ernstzunehmender Erkrankungen sein, z.B.:

- Kardiale Synkopen beim *Adams-Stokes-Anfall* (☞ 2.7.3) oder beim *Herzinfarkt* (☞ 2.5.2)
- Synkopen beim *Karotissinus-Syndrom* (☞ 2.7.4)
- Zerebrale oder zerebro-vaskuläre Synkopen bei Epilepsie (zerebrale Krampfanfälle) oder TIA *(transitorisch ischämische Attacke,* ☞ 3.8.2)
- Synkopen durch Stoffwechselstörungen wie etwa Hypoglykämie (☞ 8.5.4).

> Unabhängig von der Häufigkeit ihres Auftretens muß *jede* Synkope diagnostisch geklärt werden.

⊞ Erstmaßnahmen bei Synkopen

- Patienten sofort hinlegen, dabei Kopf tief und Beine hochlagern *(Schocklage)*
- Konnte der Betroffene nicht rechtzeitig hingelegt werden und ist gestürzt, ihn auf Verletzungen oder Folgeerkrankungen untersuchen (Kopfplatzwunde? Gehirnerschütterung?)
- Pulsfrequenz, -rhythmus und -qualität, Blutdruck, Hautfarbe und Bewußtseinslage überwachen und dokumentieren, nach Möglichkeit EKG ableiten.

2.3.4 Zyanose

> 🔲 **Zyanose:** Bläulich-rote Verfärbung der Haut und/oder Schleimhäute durch verminderten Sauerstoffgehalt des Blutes. Besonders gut sichtbar im Bereich der Lippen und der Akren (Fingerspitzen, Zehenspitzen, Nasenspitze).

Häufiges Begleitsymptom ist Atemnot. Der „Zyanotiker" leidet oft unter Kopfschmerzen, Müdigkeit und Konzentrationsschwäche, häufig ist ihm kalt.

Zwei häufige Formen der Zyanose werden unterschieden:

- **Zentrale Zyanose** *(pulmonale Zyanose):* Die arterielle O_2-Sättigung ist vermindert, d.h. die Erythrozyten sind nicht vollständig mit Sauerstoff besetzt. Häufige Ursachen sind Lungenerkrankungen mit Behinderung des Gasaustausches oder Verlegungen der Lungenstrombahn (z.B. bei der Lungenembolie). Auch Herzfehler, bei denen es über einen Shunt (☞ 2.11) zu einer Vermischung von venösem (sauerstoffarmem) und arteriellem (sauerstoffreichem) Blut kommt, können eine zentrale Zyanose hervorrufen. Typisch ist, daß auch gut durchblutete Organe wie z.B. die Zunge zyanotisch sind
- **Periphere Zyanose:** Dem Blut wird im Gewebe vermehrt Sauerstoff entzogen (erhöhte Sauerstoffausschöpfung). Sie tritt bei Erkrankungen auf, die mit einer verlangsamten Blutzirkulation einhergehen (z.B. Herzinsuffizienz, Schock), sowie bei einem erhöhten Sauerstoffbedarf der Gewebe. Ein lokal verringertes Sauerstoffangebot, etwa bei einem durch Arteriosklerose minderdurchbluteten Fuß, führt zu einer lokalen Zyanose.

⊞ Pflegerische Maßnahmen bei Zyanose

Die Pflegenden achten insbesondere bei gefährdeten Patienten bei allen Pflegemaßnahmen auf eine (zunehmende) Zyanose. Am besten können Veränderungen der Haut und Schleimhäute während der Ganzkörperwäsche beurteilt werden.
Da Patienten mit einer Zyanose häufig frieren, sollte für ausreichende Wärmezufuhr gesorgt werden. Die weiteren Pflegemaßnahmen sind von der jeweiligen Grunderkrankung abhängig.

Maßnahmen bei akuter Atemnot, ☞ 4.2.3

2.4 Der Weg zur Diagnose in der Kardiologie

2.4.1 Anamnese und körperliche Untersuchung

Anamnese

Fragen zur Vorgeschichte sollten sich nicht nur auf die Leitsymptome (☞ 2.3) erstrecken, sondern auch auf weitere Symptome wie:

- Beinödeme oder Gewichtszunahme als Zeichen von Wassereinlagerungen (z.B. bei Herzinsuffizienz, ☞ 2.6.1)
- Nachts vermehrtes Wasserlassen (z.B. bei Herzinsuffizienz)
- Verminderte Belastungsfähigkeit.

Körperliche Untersuchung

Gezielte Untersuchungen bei V.a. Herzerkrankungen sind Inspektion und Palpation des Thorax, Auskultation von Herz und Lunge, Fühlen des Pulses und Blutdruckmessung.

Inspektion und Palpation des Thorax

Der Brustkorb eines herzkranken Patienten ist äußerlich meist unauffällig.

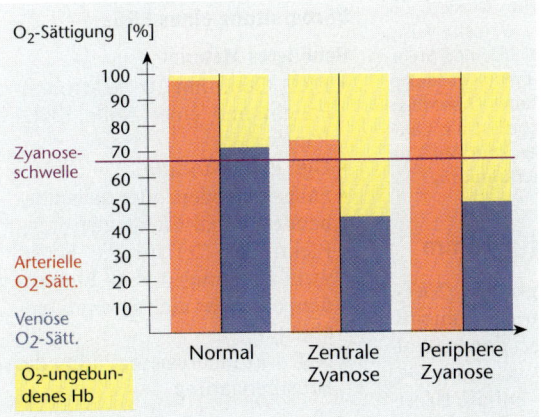

Abb. 2.5: Unterschiede der arteriellen und venösen O_2-Beladung des funktionsfähigen Hämoglobins (O_2-Sättigung). Zu einer Zyanose kommt es, wenn mehr als ein Drittel der Hämoglobinmoleküle der Erythrozyten nicht mit Sauerstoff beladen sind. Die Zyanoseschwelle gilt für den normalen Gesamt-Hb (bei Anämie ist die Zyanoseschwelle erniedrigt, d.h. eine Zyanose wird schwerer bemerkt). [B 200]

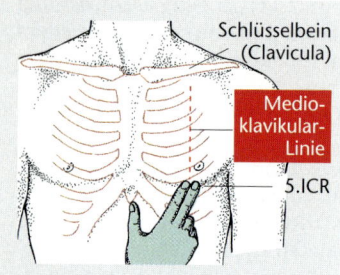

Abb. 2.6: Palpation des Herzspitzensto-ßes. [L 190]

Bei der *Palpation* des Thorax wird nach dem **Herzspitzenstoß** getastet (☞ Abb. 2.6). Der Herz-spitzenstoß sollte dort liegen, wo eine von der linken Schlüssel-beinmitte *(Medioklavikular-Li-nie)* nach unten gezogene Linie den 5. Zwischenrippenraum *(In-terkostalraum)* kreuzt. Ist er wei-ter lateral oder über eine Breite von mehr als 2 cm zu spüren, ist das Herz möglicherweise krank-haft vergrößert.

Das Abklopfen der Wirbelsäule und die Palpation der präverte-bralen Muskulatur und der Tho-raxwand geben Hinweise auf an-dere Ursachen der „Herzbe-schwerden", z.B. von der Wirbel-säule ausgehende Nervenreizun-gen, die zum Herzbereich aus-strahlen (Interkostalneuralgie).

Die Auskultation des Herzens

Physiologisch: die beiden Herztöne
Beim Erwachsenen lassen sich am gesunden Herzen *zwei* **Herz-töne** auskultieren:
- Den **ersten Herzton** hört man in der Anspannungsphase der Kammern, deswegen heißt er auch *Anspannungston*. Er kommt durch die ruckartigen Kontraktionen des Kammer-myokards zustande, durch das das Blut in den Kammern in Schwingungen gerät
- Der **zweite Herzton** entsteht durch das „Zuschlagen" der Aorten- und der Pulmonalklap-pe. Er kennzeichnet das Ende der Systole.

Oft pathologisch: Herzgeräusche
Sind noch andere Geräusche zu hören, werden diese als **Herzge-räusche** bezeichnet. Sie können auch beim Gesunden vorkom-men, sind jedoch meist krankhaft und weisen auf einen gestörten Blutfluß hin. Beispielsweise „zwängt" sich das Blut bei einer *Klappenstenose* (☞ 2.10) durch eine zu enge Öffnung. Dadurch entstehen Wirbel, die – ähnlich wie bei einer Flußenge – Geräu-sche erzeugen. Schließt eine Klappe nicht dicht (bei einer *Klappeninsuffizienz*), kommt es zum „Zurückschwappen" von Blut. Auch dies erzeugt abnorme Herzgeräusche.

> Läßt sich ein Herzge-räusch während der Kam-mersystole auskultieren, handelt es sich um ein **Systo-likum**, ist es während der Kammerdiastole zu hören, um ein **Diastolikum**.

Aufgrund der zeitlichen Zuord-nung der Herzgeräusche kann der Arzt oft bereits den Verdacht auf einen bestimmten Herzklap-penfehler äußern.

Nach ihrer Lautstärke werden die Herzgeräusche von 1/6 (sehr leises Herzgeräusch, das nur in einer Atem-pause hörbar ist) bis 6/6 (sehr lautes, ohne Stethoskop hörbares *Distanzge-räusch*) eingeteilt. Dabei ist die Laut-stärke des Geräusches kein Maß für die Schwere der Herzerkrankung.

2.4.2 Phonokardiogramm

Das **Phonokardiogramm** *(PKG, Herzschallschreibung)* objekti-viert die subjektiv bei der Auskul-tation des Herzens gehörten Ge-räusche. Mit einem auf die Brust-wand aufgesetzten Mikrophon und einem Verstärker werden die Herztöne und ggf. Herzgeräusche des Patienten registriert und auf einem Papierausdruck dokumen-tiert. Zur besseren Beurteilung wird gleichzeitig ein EKG abge-leitet.

2.4.3 Elektrokardiogramm (EKG)

Bei der Weiterleitung des elektri-schen Impulses über das Herz entsteht ein geringer Stromfluß, der sich über die Herzoberfläche hinaus bis auf die Körperoberflä-che ausbreitet und sich an der Thoraxwand oder an Armen und Beinen messen läßt. Diese Strom-flußkurve des Herzens heißt **Elektrokardiogramm** oder kurz **EKG.** Das EKG gibt zum einen Auskunft über den Herzrhyth-mus, zum anderen über die Ar-beitsmuskulatur des Herzens.

Meist wird ein **Ruhe-EKG** abgeleitet, bei dem der Patient ruhig auf einer Lie-ge oder im Bett liegt. Sonderformen des EKGs sind das **Belastungs-EKG** (☞ 2.4.4) und das **Langzeit-EKG** (☞ 2.4.5).

Bei einem **Monitor-EKG** wird das EKG zur Überwachung des Patienten kontinuierlich abgeleitet. Die Herz-ströme können auf dem Monitor sicht-bar gemacht und auch ausgedruckt werden.

Ein **Ösophagus-EKG,** bei dem die Meßelektrode im Ösophagus liegt, er-laubt genauere Aussagen z.B. über Er-regungsabläufe in Kammerseptum und Herzhinterwand.

Vorbereitung eines EKGs
Benötigtes Material
- EKG-Gerät mit 10 Elektroden-kabeln und einer Rolle EKG-Papier
- Ggf. EKG-Monitor
- Saugelektroden oder selbstkle-bende Einmal-Elektroden
- Elektroden-Gel für die Brust-wandableitungen und Elektro-denpapier für die Extremitäten-ableitungen
- Ggf. Einmalrasierer für die Brustbehaarung.

Der Patient soll den Oberkörper, die Unterarme und die Unter-schenkel freimachen. Seine Füße sollen Metallteile des Bettgestells nicht berühren, da Impulse vom 50 Hz-Wechselstromnetz im Raum leicht die EKG-Signale stö-ren.

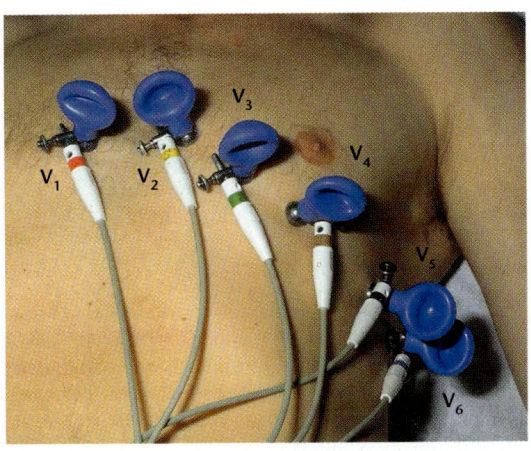

Abb. 2.7: Korrekt angelegte Brustwandableitungen mit Saugelektroden. [D 200]

Durchführung eines EKGs

Um standardisierte und damit auswertbare Ergebnisse zu erhalten, sind die Punkte zur Ableitung der Herzströme genau definiert. Auf diesen Punkten werden die Elektroden angebracht. Zur Steigerung der Leitfähigkeit wird auf Saugelektroden Elektroden-Gel aufgetragen, selbstklebende Einmal-Elektroden enthalten das Gel unter der Folie. Bei den Extremitätenableitungen wird angefeuchtetes Elektrodenpapier verwendet. Haften alle Elektroden gut, werden sie mit den Ableitungen des Gerätes verbunden. Dann kann das Gerät eingeschaltet und die Herzstromkurve abgeleitet werden. Der *Elektrokardiograph* zeichnet die Ströme auf einem Streifen Papier auf. Es gibt unterschiedliche Ableitungssysteme. Die beiden gebräuchlichsten seien hier genannt:

Bipolare Extremitätenableitungen nach Einthoven

Nach Anfeuchten des Elektrodenpapiers werden die Elektroden ca. 2 cm oberhalb der Fuß- oder Handgelenke angebracht und mit den Ableitungen des Gerätes verbunden. Der genaue Ort spielt hier im Gegensatz zu den Brustwandableitungen keine entscheidende Rolle. Die verschiedenfarbigen Kabel sind folgendermaßen anzuschließen:

Elektrode	Ableitungsort	Elektrodenfarbe
1. Elektrode	rechter Arm	
2. Elektrode	linker Arm	
3. Elektrode	linkes Bein	
4. Elektrode (Erdung)	rechtes Bein	
Merkregel für 1. – 3. Elektrode: Ampelfarben im Uhrzeigersinn, beginnend mit **r**ot beim **r**echten Arm		

Tab. 2.9: Farbvereinbarungen der Elektroden bei der bipolaren Extremitätenableitung nach Einthoven. [B 200]

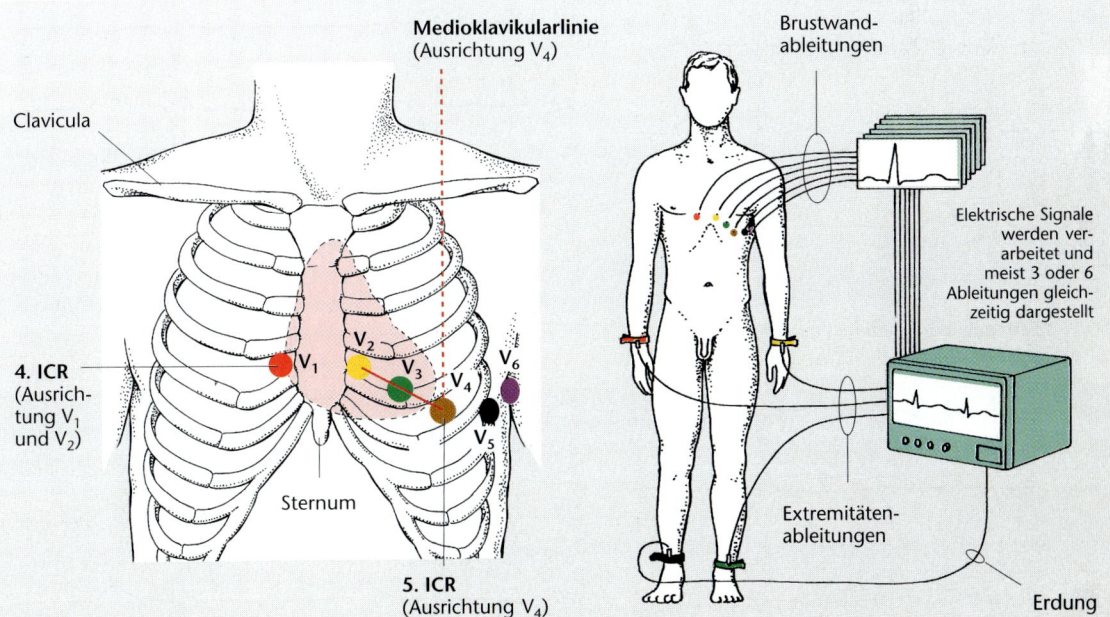

Abb. 2.8: Plazierung der EKG-Elektroden an der Brustwand und den Extremitäten. Man unterscheidet die 6 Brustwandableitungen V_1 bis V_6 von den 4 Extremitätenableitungen. Üblicherweise werden beide Verfahren gemeinsam durch-

Unipolare Brustwandableitungen nach Wilson

Die Saugelektroden werden genau an den unten genannten Punkten angebracht und mit den Ableitungen des Gerätes verbunden. Die Brustwandableitungen werden mit V_1 bis V_6 bezeichnet und folgendermaßen angelegt:

- V_1 = parasternal (am Sternumrand) im 4. ICR (Interkostalraum)
- V_2 = links parasternal im 4. ICR
- V_3 = auf der 5. Rippe zwischen V_2 und V_4 (etwas oberhalb der Herzspitze)
- V_4 = in der linken MCL im 5. ICR links (Herzspitze, bei Patientinnen mit großen Brüsten wird die Elektrode unter der Brustfalte befestigt)
- V_5 = vordere Axillarlinie (am vorderen Rand der Achselhöhle) links in Höhe V_4
- V_6 = mittlere Axillarlinie links in Höhe V_4.

Der Patient darf sich während der Ableitung des EKGs nicht bewegen.

Nachsorge

- Qualität des EKGs beurteilen (Linien in der richtigen Position? Wechselstromsignale bei Kontakt von Händen/Füßen des Patienten zum Metallbettrahmen?)

- Auf dem EKG-Streifen Namen und Geburtsdatum des Patienten sowie Datum und Uhrzeit notieren, Ableitungsmodus kennzeichnen, Besonderheiten vermerken
- EKG dem Arzt vorlegen
- Saugelektroden reinigen und desinfizieren, Einmalelektroden in den Müll entsorgen
- Durchführung des EKGs dokumentieren.

Auswertung des EKGs

Die beim Gesunden regelmäßig wiederkehrenden *Zacken, Wellen, Strecken* und *Komplexe* im EKG beziehen sich auf eine Einteilung von *Einthoven:* Die **P-Welle,** mit der der elektrische Herzzyklus beginnt, entspricht der *Vorhoferregung.* Die **PQ-Zeit,** die mit der P-Welle beginnt und mit Beginn des QRS-Komplexes aufhört, gibt die *atrioventrikuläre Überleitungszeit* an.

Der **QRS-Komplex** entspricht der *Kammererregung,* die **T-Welle** der *Erregungsrückbildung* in der Kammer. Die Erregungsrückbildung in den Vorhöfen wird vom QRS-Komplex überlagert und ist daher nicht sichtbar. Die **Q-Zacke** zeigt die Erregung des Kammerseptums, die **R-Zacke** die Erregung des größten Anteils des Kammermyokards und die **S-**

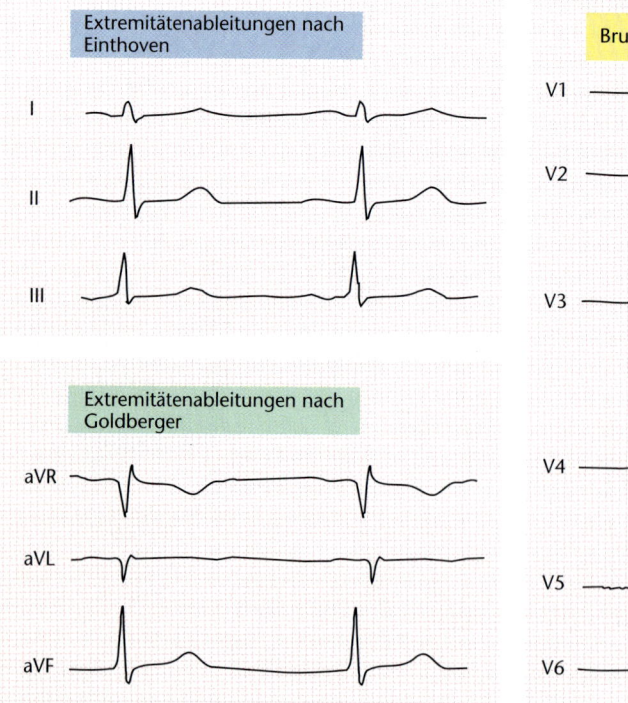

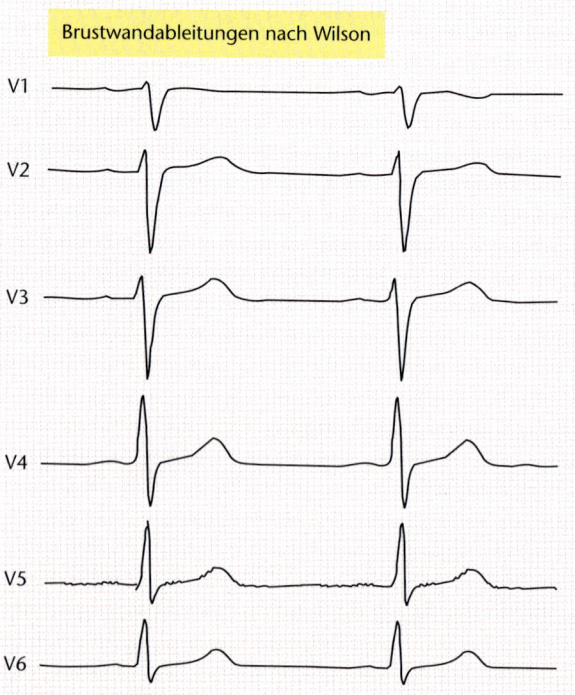

Abb. 2.10: Das Standard-EKG besteht aus den Standard-Ableitungen I, II, III, aVR, aVL, aVF und V_1-V_6. Hier der Normalbefund einer 27jährigen Frau. [B152]

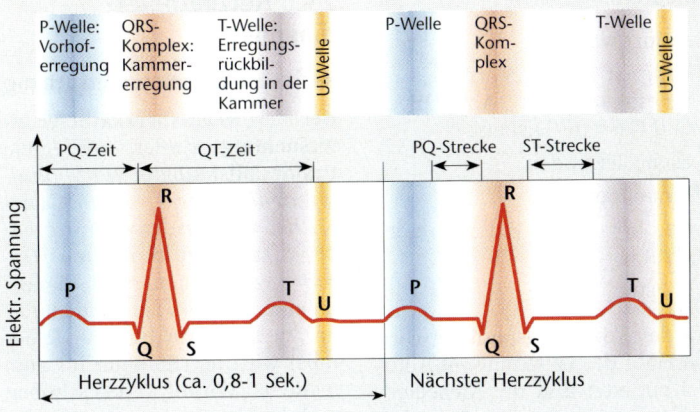

Abb. 2.11: Zacken, Wellen, Strecken und Komplexe im EKG (Ableitung II). [B 101]

Zacke die Erregung der „letzten Ecke" des Myokards, der linken Kammer. Die **QT-Zeit** deckt die gesamte elektronische Kammersystole ab. Die Bedeutung der U-Welle ist noch unklar.

Bei der Auswertung eines EKGs überprüft der Arzt, ob alle Zacken, Wellen, Komplexe und Strecken normal aussehen und ob ihre Dauer im Normbereich liegt.

2.4.4 Belastungs-EKG

Ein physiologisches Ruhe-EKG schließt eine Herzerkrankung nicht aus. Es kann z.B. bei einer Verengung der Herzkranzgefäße (☞ 2.5.1) unauffällig sein, obwohl die Durchblutung des Herzens unter Anstrengung und erhöhtem Sauerstoffverbrauch stark vermindert ist.

Um die Verschlechterung der Durchblutungssituation des Herzens bei Belastung zu erkennen, muß ein **Belastungs-EKG** *(Ergometrie)* erfolgen. Beim Belastungs-EKG versucht man, durch eine genau definierte Belastung einen erhöhten Sauerstoffverbrauch und damit möglicherweise EKG-Veränderungen zu provozieren.

Vorbereitung des Patienten

Bei einigen Medikamenten ist eine Medikationspause vor dem Belastungs-EKG erforderlich, sofern es sich nicht um eine Verlaufskontrolle während der Therapie handelt.

> Unmittelbar vor jeder Ergometrie muß ein vollständiges Ruhe-EKG aufgezeichnet werden, um z.B. einen frischen Herzinfarkt oder eine Mangeldurchblutung auszuschließen. Nur wenn dieses in Ordnung ist, darf anschließend die Ergometrie erfolgen.

Durchführung des Belastungs-EKGs

Weit verbreitet ist die **Fahrrad-Ergometrie** im Liegen oder Sitzen, bei der der Patient während der gesamten Belastungszeit mit einer vorgeschriebenen Geschwindigkeit in die Pedalen treten muß. Der Tretwiderstand wird stufenweise erhöht, bis der Patient 80–90% der altersabhängigen maximalen Herzfrequenz erreicht hat (Faustregel: 220 minus Alter). Die Ergometrie muß sofort abgebrochen werden bei Erschöpfung, stark zunehmender Dyspnoe, Erreichen der

maximalen Herzfrequenz, Schwindel, Kopfschmerz, Zyanose, Angina pectoris, EKG-Veränderungen, die eine akute Schädigung des Herzens anzeigen, ausgeprägten Herzrhythmusstörungen, Blutdruck-Anstieg über 250/130 mmHg oder Blutdruck-Abfall. Seltener wird die **Laufband-Ergometrie** eingesetzt, bei der der Patient auf einem Laufband geht oder läuft.

Material

- (Fahrrad-)Ergometer
- EKG-Gerät mit Elektrodenkabeln und EKG-Papier
- EKG-Monitor
- Saugelektroden
- Elektroden-Gel und/oder Elektrodenpapier
- Blutdruckmeßgerät und Stethoskop
- Vorgefertigtes Formular zum Protokollieren.

> ⓘ **Vorsicht!** Da bei jeder Ergometrie lebensbedrohliche Zwischenfälle auftreten können, müssen Notfallkoffer/ -wagen, Defibrillator und Sauerstoffgerät immer bereitstehen.
> Das Belastungs-EKG darf nur in ständiger Anwesenheit eines Arztes durchgeführt werden.

Die Punkte zur Ableitung der Herzströme entsprechen im Prinzip denen des normalen Ruhe-EKGs. Damit der Patient aber beim Fahrradfahren nicht durch Kabel behindert wird, werden die Elektroden für die Extremitätenableitungen meist am Rumpf statt an Armen und Beinen fixiert. Während der gesamten Belastung und 10–15 Minuten danach wird:

- Das EKG des Patienten (und damit auch seine Herzfrequenz) kontinuierlich aufgezeichnet
- In regelmäßigen Abständen *(ohne* Belastungsunterbrechung) ein EKG-Streifen ausge-

druckt. Beschwerden des Patienten müssen zum entsprechenden Zeitpunkt auf dem EKG-Streifen vermerkt werden

- Der Blutdruck des Patienten engmaschig kontrolliert.

Nachsorge

Da auch nach Beendigung des Belastungs-EKGs Beschwerden auftreten können, ist der Zustand des Patienten weiterhin regelmäßig zu kontrollieren. Ggf. muß noch einmal ein (Ruhe-)EKG angefertigt werden.

2.4.5 **Langzeit-EKG**

Häufig treten Herzrhythmusstörungen nur zeitweise auf und werden deshalb im Ruhe-EKG nicht erfaßt. Dann ist es sinnvoll, die Herzströme über einen längeren Zeitraum abzuleiten, meist 24 Stunden. Da der Patient in dieser Zeit seinen gewohnten Tätigkeiten nachgehen soll, werden tragbare Langzeit-EKG-Rekorder verwendet, die die Herzströme kontinuierlich ableiten und auf Kassetten oder Disketten aufzeichnen. Die Aufzeichnungen werden anschließend mit einem Computer ausgewertet.

Vorbereitung

Benötigt werden:

- Langzeit-EKG-Rekorder mit Befestigungsgurt, Ableitungen und Kassette/Diskette
- Klebeelektroden
- Einmalrasierer
- Alkohol zum Entfetten der Haut
- Pflaster.

An den Ableitungspunkten wird die Haut des Patienten mit Alkohol entfettet und die Klebeelektroden angebracht. Vor der sicheren Fixierung der Elektroden und Kabel (Kabel in Schleifen legen, damit ein geringer Zug durch Bewegungen des Patienten nicht gleich zum Abreißen der Elektrode führt) wird die Übertragung der Herztöne geprüft. Erst dann wird der Rekorder eingeschaltet.

Der Patient soll sich während der Ableitzeit völlig normal verhalten. Er erhält einen Protokollbogen, auf dem er besondere Belastungen oder Beschwerden (z.B. Herzrasen, Herzstolpern, Schwindel) unter Angabe der Uhrzeit vermerkt. Bei manchen Geräten kann er über Knopfdruck eine entsprechende Markierung im EKG setzen.

2.4.6 **Herzkatheter-diagnostik**

Rechtsherzkatheteruntersuchung

Bei der **Rechtsherzkatheteruntersuchung** werden mit einem **Pulmonaliskatheter** *(Pulmonalarterienkatheter, Swan-Ganz-Katheter, Einschwemm-Katheter)* Messungen im *rechten Herzen* vorgenommen. Nach Punktion einer Vene (V. jugularis interna, V. subclavia oder V. femoralis) wird der Katheter bis zum rechten Vorhof vorgeschoben und der an seinem Ende befindliche Ballon mit Luft gefüllt, so daß er über den rechten Vorhof und Ventrikel in eine Lungenarterie eingeschwemmt wird. Auf ihrem Weg durch das rechte Herz und bis zu ihrer Position in der Lungenarterie mißt die Katheterspitze den Druck im rechtem Vorhof, in der rechten Kammer und in der A. pulmonalis (dieser kann bei geblocktem Ballon mit dem Druck im linken Vorhof gleichgesetzt werden). Die gleichzeitige Injektion von gekühltem NaCl 0,9% erlaubt die Bestimmung des Herzminutenvolumens. Der Ballon muß nach der Messung sofort entblockt werden, da er sonst die A. pulmonalis verstopfen würde.

Die Rechtsherzkatheteruntersuchung wird auf vielen Intensivstationen zur Kreislaufüberwachung eingesetzt. Der Pulmonaliskatheter hat mehrere Lumina und kann neben der Druckmessung als normaler ZVK genutzt werden. Bei einer einmaligen Rechtsherzkatheteruntersuchung wird er nach der Untersuchung wieder entfernt.

Komplikationen der Rechtsherzkatheteruntersuchung sind Herzrhythmusstörungen, Perikardtamponade bei Perforation des Myokards und ein Pulmonalarterienverschluß, wenn der Ballon sich nicht mehr entblocken läßt.

Die Untersuchung erfordert das (schriftliche) Einverständnis des Patienten.

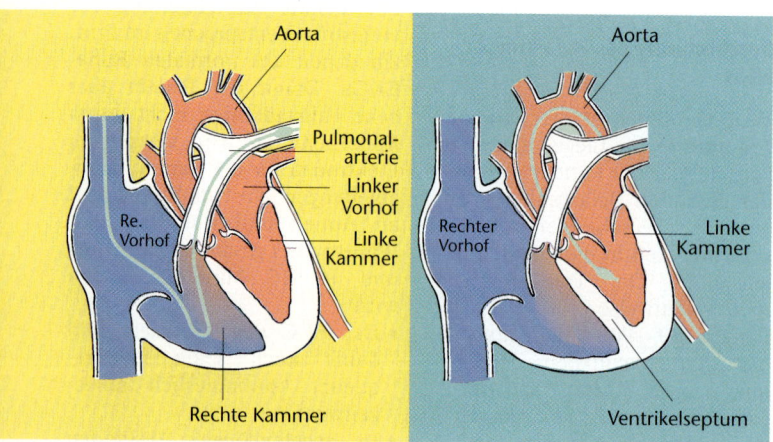

Abb. 2.12: Katheterverlauf bei Rechts- und Linksherzkatheteruntersuchung. [L 190]

Linksherzkatheteruntersuchung und Koronarangiographie

Bei der wesentlich invasiveren **Linksherzkatheteruntersuchung** wird der Katheter nach Punktion der A. femoralis in der Leiste *retrograd*, also entgegen dem Blutstrom, über die Aorta bis in die linke Herzkammer vorgeschoben. Dabei kann unter Röntgendurchleuchtung Kontrastmittel in die Koronararterien gespritzt werden **(Koronarangiographie)**, um festzustellen, wie stark die Herzkranzgefäße bei einer koronaren Herzkrankheit (☞ 2.5.1) verengt sind oder welches Herzkranzgefäß bei einem Herzinfarkt (☞ 2.5.2) verschlossen ist. Engstellen oder Verschlüsse werden als Kontrastmittelaussparungen bzw. -abbrüche in den kontrastmittelgefüllten Gefäßen sichtbar.

Für eine Linksherzkatheteruntersuchung bzw. Koronarangiographie muß der Patient vom Arzt aufgeklärt werden und schriftlich einwilligen.

Die Komplikationen der Linksherzkatheteruntersuchung bestehen in:
- Kontrastmittelzwischenfällen (z.B. anaphylaktischer Schock, ☞ 11.4.1)
- Herzrhythmusstörungen (z.B. Kammerflimmern)
- Infarkt bei Koronarangiographie
- Perikardtamponade bei Perforation des Myokards (☞ 2.5.2)
- Blutungen und Thrombosen im Bereich der Punktionsstelle mit der Gefahr arterieller Embolie.

⊡ Aufgaben des Pflegepersonals bei der Linksherzkatheteruntersuchung

Vor der Untersuchung:
- Blutgruppe bestimmen, Blutgerinnung kontrollieren sowie Lungenfunktionsprüfung organisieren
- Rechte Leistengegend des Patienten rasieren
- Patienten nüchtern lassen.

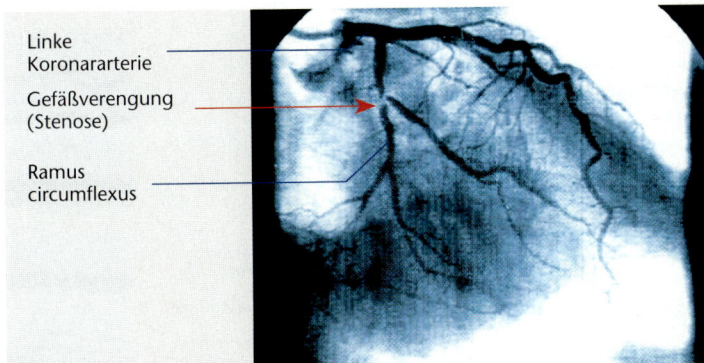

Abb. 2.13: Koronarangiographie eines Patienten mit schwerer koronarer Herzerkrankung. Man erkennt einen fast vollständigen Verschluß des Ramus circumflexus der linken Koronararterie. [X 112]

Linke Koronararterie

Gefäßverengung (Stenose)

Ramus circumflexus

⊡ Vor einer Linksherzkatheteruntersuchung die Fußpulse an beiden Füßen aufsuchen und die Palpationsstellen mit einem wasserfesten Stift markieren. So können sie nach der Untersuchung bei der (seitenvergleichenden) Fußpulskontrolle zuverlässig wiedergefunden werden.

Nach der Untersuchung:
- Muß der Patient mit Druckverband und Sandsack auf der Einstichstelle strenge Bettruhe einhalten (Flachlagerung), der Sandsack kann nach 6 Stunden, der Druckverband (vom Arzt) nach 24 Stunden entfernt werden.
  Bei komplikationslosem Verlauf kann der Patient nach acht Stunden wieder aufstehen
- Werden die Vitalzeichen engmaschig überprüft
- Wird der Druckverband zunächst halbstündlich, dann stündlich auf Zeichen einer Blutung kontrolliert
- Dienen das Tasten der Fußpulse und die Beurteilung der Haut des punktierten Beines (Blässe, Kälte?) der Früherkennung einer Durchblutungsstörung
- Darf der Patient meist sofort trinken und nach wenigen Stunden essen.

2.4.7 Echokardiographie

Bei der **Echokardiographie** *(Ultraschallkardiographie, kurz UKG)* wird ein Ultraschallkopf auf den Thorax aufgesetzt. Bei der **eindimensionalen Echokardiographie** *(M-Mode-Echokardiographie)* wird ein Schallkopf benutzt, der die Schallwellen *punktuell* ausstrahlt. Im Ultraschallbild zu sehen sind Dicke und Bewegungsabläufe der Herzklappen, Herzhöhlen sowie die Herzwände.

Für die **zweidimensionale Echokardiographie** *(2-D-Echokardiographie)* wird ein Schallkopf benötigt, der die Schallwellen *fächerförmig* über das Herz laufen läßt. Dadurch wird ein größerer Auschnitt des Herzens erfaßt.

Bei der **transösophagealen Echokardiographie** *(TEE)* wird der Schallkopf in die Speiseröhre eingeführt, um die Vorhöfe, die Aorten- und Mitralklappe sowie die Anfangsabschnitte der Aorta besser beurteilen zu können. Im Gegensatz zu den obigen Verfahren muß der Patient nüchtern sein und eine Einverständniserklärung unterzeichnen. In den zwei Stunden nach der Untersuchung darf er nichts essen.

Die **Farb-Doppler-Echokardiographie** zeigt Geschwindigkeit und Richtung des Blutstromes durch das Herz in verschiedenen Farben an. Damit ermöglicht sie z.B. Aussagen über die Schwere von Herzfehlern.

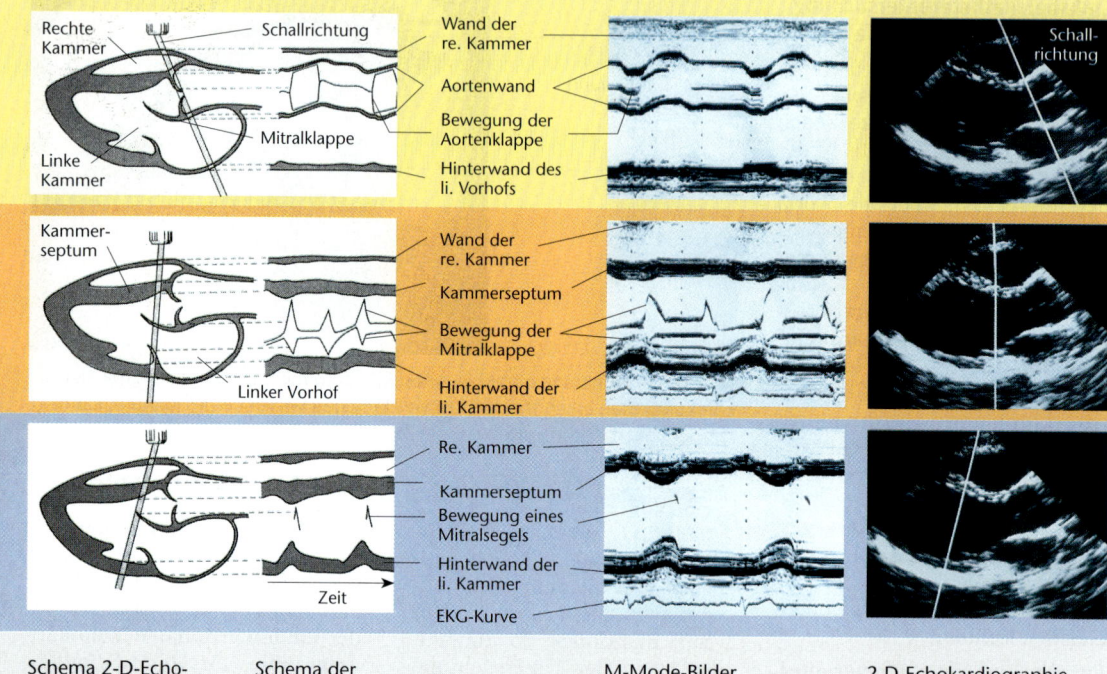

Schema 2-D-Echo-kardiographie mit Schallrichtung des M-Mode-Schallkopfs

Schema der entsprechenden M-Mode-Bilder

M-Mode-Bilder

2-D-Echokardiographie-bilder mit Schallrichtung des M-Mode-Schallkopfs

Abb. 2.14: Ein- und zweidimensionale Echokardiographie am Beispiel von drei verschiedenen Schnittebenen (Aortenklappe, Mitralklappe, rechte Kammer). Links jeweils schematisch, rechts die entsprechenden Bilder. Die 2-D-Echokardiographie wird unter M-Mode-Kontrolle durchgeführt (☞ Schallrichtung des M-Mode-Schallkopfes im 2-D-Bild). [E 176]

2.4.8 Laboruntersuchungen

Generell aussagekräftige laborchemische Untersuchungsmethoden für Herzkrankheiten gibt es nicht. Ausnahme ist der Nachweis oder Ausschluß eines Herzinfarkts (Muskelenzymdiagnostik, ☞ 2.5.2).

2.4.9 Konventionelle radiologische Untersuchungen

Die röntgenologische Darstellung von Herz und Lunge (☞ 4.6.2) gehört neben dem EKG zu den unerläßlichen diagnostischen Maßnahmen bei Herz-Kreislauferkrankungen. **Röntgen-Aufnahmen des Thorax** ermöglichen Aussagen über Herzgröße und -form sowie über benachbarte Strukturen wie Ösophagus, Lunge, Mediastinum und Aorta.

2.4.10 Nuklearmedizinische Untersuchungen

Große Bedeutung bei der Abklärung von Herzerkrankungen haben Untersuchungen mit radioaktiven Stoffen erlangt. Vor diesen Untersuchungen muß der Patient nüchtern bleiben.

Myokardszintigraphie

Die **Myokardszintigraphie** dient der bildhaften Darstellung von Myokardvitalität und (indirekt) Myokarddurchblutung. Je nach verwendeter radioaktiver Substanz kann entweder lebendes (vitales) Myokard oder infarziertes Gewebe markiert werden.

> ⚕ Die Myokardszintigraphie weist zuverlässig infarktbedrohte oder bereits geschädigte Herzmuskelbezirke nach.

Radionuklidventrikulographie

Bei der **Radionuklidventrikulographie** (kurz *RNV*, auch *Herzbinnenraumszintigraphie* genannt) wird ^{99m}Technetium intravenös im Bolus gegeben. Kommt dieser Bolus im linken Ventrikel an, wird eine Aufnahme angefertigt. Das Verteilungsmuster in der linken Herzkammer erlaubt Aussagen über die Auswurf- und Kontraktionsleistung der Herzmuskulatur.

2.5 Durchblutungsstörungen des Herzens

2.5.1 Koronare Herzkrankheit (KHK)

⊡ *Koronare Herzkrankheit* (kurz **KHK**)**:** Mangeldurchblutung *(Ischämie)* und dadurch Sauerstoffmangel *(Hypoxie)* des Herzmuskels durch Einengung oder Verschluß von Koronararterien.

Die KHK ist eine häufige Erkrankung. Schätzungsweise 5 – 10% der männlichen Bevölkerung sind betroffen. Bei Frauen ist eine KHK vor der Menopause selten. Danach steigt das Risiko aber rasch an. Je nachdem, wie viele Herzkranzgefäße von der koronaren Herzkrankheit betroffen sind, spricht man von einer *1-, 2- oder 3-Gefäß-Erkrankung.*

↻ Die KHK kann sich äußern in:
- Herzrhythmusstörungen (☞ 2.7)
- Herzinsuffizienz (☞ 2.6)
- Angina pectoris-Anfällen (☞ unten)
- Herzinfarkt (☞ 2.5.2)
- **Plötzlichem Herztod** (plötzliches Herzversagen, z.B. infolge Kammerflimmern, das ohne sofortige Reanimation zum Tod des Patienten führt).

➡ Krankheitsentstehung

Ursache der KHK ist in der Regel eine fortschreitende arteriosklerotische Verengung der Herzkranzgefäße, die zu Minderdurchblutung und Sauerstoffmangel des Herzmuskels führt.

Risikofaktoren für eine KHK sind:
- Hypercholesterinämie (☞ 8.7.4), dabei insbesondere die Erhöhung des LDL-Cholesterins

- Rauchen
- Hypertonie (☞ 3.5.1)
- Diabetes mellitus (☞ 8.5)
- Die Kombination mit anderen Risikofaktoren wie Übergewicht (☞ 8.7.1), Hyperurikämie und Gicht (☞ 8.8) sowie Streß.

▣ Leitsymptom der KHK: Angina pectoris-Anfälle

Führt die Verengung der Herzkranzgefäße zu einer Unterversorgung des Herzmuskels mit Sauerstoff, so bekommt der Patient typischerweise **Angina pectoris-Anfälle.** Dabei handelt es sich um Sekunden bis Minuten anhaltende Schmerzen im Brustkorb, die mit Beklemmung und Engegefühl (Angina pectoris = Brustenge) einhergehen und vom Patienten als äußerst bedrohlich empfunden werden (viele Patienten haben sogar Todesangst). Meist strahlen die Schmerzen in den linken Arm aus, seltener in den Oberbauch, den rechten Arm, den Hals, den Unterkiefer oder den Oberkiefer (☞ Abb. 2.15).

Häufigste Auslöser der Schmerzanfälle sind körperliche oder psychische Belastungen. Auch Kälte oder schwere Mahlzeiten können einen Anfall provozieren.

Von einer **stabilen Angina pectoris** spricht man, wenn der Schmerzcharakter der Anfälle immer gleich ist und die Beschwerden durch entsprechende Gegenmaßnahmen (körperliche Ruhe, Medikamente) nachlassen.

Eine **instabile Angina pectoris** liegt vor, wenn Anfallsdauer, Anfallshäufigkeit und Schmerzintensität rasch zunehmen und Medikamente von Mal zu Mal schlechter helfen *(Crescendo-Angina, Präinfarktangina).*

⚠ Eine instabile Angina pectoris bedeutet immer höchste Herzinfarktgefahr.

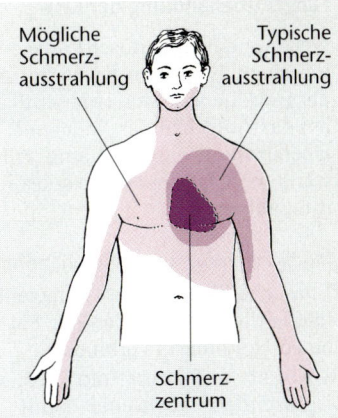

Abb. 2.15: Charakteristische Ausbreitung des Angina pectoris-Schmerzes. [L 190]

⌕ Diagnostik und Differentialdiagnose

Bei einem Angina pectoris-Anfall muß zuerst ein akuter Herzinfarkt (☞ 2.5.2) ausgeschlossen werden. Hierzu sind wiederholte Puls- und Blutdruckmessungen, Ruhe-EKGs und Blutentnahmen mit Bestimmung der Herzmuskelenzyme notwendig. Wenn ein Infarktereignis sicher ausgeschlossen ist, folgen in aller Regel weitergehende kardiologische Untersuchungen wie Belastungs-EKG, Langzeit-EKG und Echokardiographie. Bei der Einschätzung des Schweregrades der Erkrankung helfen Koronarangiographie und evtl. Myokardszintigraphie weiter. Die Blutfette werden bestimmt, um abzuklären, ob eine Hypercholesterinämie (Risikofaktor) vorliegt.

▣ Behandlungsstrategie im akuten Angina pectoris-Anfall

(☞ auch Pflege)

Ziel aller Maßnahmen muß es sein, die Sauerstoffversorgung des Herzens zu verbessern. Der Sauerstoffbedarf sinkt bei körperlicher Ruhe, Vermeidung von Aufregung (Sedierung) und bei medikamentöser Herzentlastung (Glyceroltrinitrat).

Langzeitbehandlung der KHK

Neben medikamentöser Langzeittherapie und/oder invasiven Eingriffen ist es besonders wichtig, daß der Betroffene seinen Lebensstil ändert. Hierzu zählen das Aufgeben des Rauchens, die Reduktion von Übergewicht, eine Senkung erhöhter Cholesterinwerte (☞ 8.7.4), maßvolle sportliche Betätigung und Streßabbau.

Medikamentöse Langzeitbehandlung

Eine medikamentöse Langzeitbehandlung kann häufig die Beschwerden der Patienten bessern und einen Herzinfarkt verhindern:

- Nitrate, ☞ Pharma-Info 2.16. Alternativ oder tageszeitlich wechselnd kann auch Molsidomin (z.B. Corvaton®) gegeben werden
- Die Gabe von β-Blockern (z.B. Tenormin®, ☞ Pharma-Info 3.22) senkt ebenfalls durch die Reduzierung des myokardialen O_2-Verbrauchs Anfallshäufigkeit und Anfallsschwere
- Reichen Nitrate nicht aus, sind Kalziumantagonisten (☞ Pharma-Info 3.22), z.B. Adalat® oder Dilzem®, angezeigt, die direkt erweiternd auf die Herzkranzarterien wirken
- Niedrig dosierte Azetylsalizylsäure (z.B. Aspirin®100) soll eine Thrombenbildung in den Herzkranzgefäßen mit nachfolgendem Herzinfarkt verhindern.

Therapie bei Bluthochdruck, ☞ 3.5.1

Perkutane transluminale koronare Angioplastie (PTCA)

Die *perkutane transluminale koronare Angioplastie* (kurz **PTCA,** oft auch als *koronare Ballondilatation* bezeichnet) ist die wichtigste *nichtoperative* invasive Behandlungsmethode der KHK. Dabei wird unter Röntgendurchleuchtung ein dünner Ballonkatheter von der A. femoralis aus in das erkrankte Koronargefäß vorgeschoben, der Ballon in der Engstelle aufgeblasen (☞ Abb. 2.17) und dadurch die Stenose aufgedehnt. Die PTCA vermag die Lebensqualität der Patienten deutlich zu verbessern, ein prognostischer Vorteil (Lebensverlängerung) ist aber noch nicht gesichert. Die PTCA ist technisch relativ einfach und erfordert nur einen kurzen stationären Aufenthalt. Sie muß aber in der Nähe kardiochirurgischer Zentren durchgeführt werden, da Zwischenfälle während des Eingriffs eine notfallmäßige Bypass-Operation (☞ unten) erfordern können. Die übrigen Komplikationen entsprechen denen der Koronarangiographie (☞ 2.4.6).

Koronarchirurgie

Falls die Aufdehnung der Herzkranzstenose durch eine PTCA nicht gelingt oder nicht möglich ist, wird operativ eine „Umleitung", ein **Bypass,** angelegt.

✐ Pharma-Info 2.16 Nitrate

Nitrate werden insbesondere bei der Koronaren Herzkrankheit eingesetzt. Sie sind sowohl zur Anfallsbehandlung („Kupierung") als auch zur Anfallsprophylaxe geeignet. Ihre Wirkung beruht auf einer Entspannung der glatten Gefäßmuskulatur:

- Nitrate erweitern die venösen Kapazitätsgefäße *(venöses Pooling).* Dadurch wird der Blutrückstrom zum Herzen geringer, die sog. *Vorlast* sinkt
- Nitrate dilatieren die peripheren Gefäße im arteriellen System. Dadurch sinkt der Widerstand, gegen den das Herz anpumpen muß, die sog. *Nachlast.*

Das erkrankte Herz muß insgesamt weniger Arbeit leisten und wird besser mit Sauerstoff versorgt.

Die hauptsächlich verwendeten Substanzen sind:

- Zur *Anfallsbehandlung* **Glyceroltrinitrat** (Nitroglycerin), z.B. Nitrolingual® oder Coro Nitro®
- Zur *Anfallsprophylaxe* **Isosorbidmononitrat** (z.B. Ismo®, Mono-Mack®, Corangin®) oder **Isosorbiddinitrat,** kurz *ISDN* (z.B. Isoket®, ISDN-Stada®, Iso-Mack®).

Hauptnebenwirkung der Nitrate sind Kopfschmerzen („Nitratkopfschmerzen"), die aber häufig nach 2 – 3 Tagen wieder verschwinden. Weitere Nebenwirkungen sind Gesichtsröte und, vor allem bei höherer Dosierung, Blutdruckabfall bis hin zum Kollaps sowie als Gegenregulation der verminderten Auswurfleistung des Herzens ein Frequenzanstieg.

Beim akuten Angina pectoris-Anfall werden vorzugsweise Zerbeißkapseln und Dosiersprays verabreicht. Die Resorption des Wirkstoffes erfolgt über die Mundschleimhaut. Die Wirkung tritt bereits nach 1 – 5 Minuten ein und hält ca. eine halbe Stunde an. Werden die Kapseln ohne Aufbeißen geschluckt, kann die Wirkung erst nach Auflösung der Kapselhülle einsetzen, also zur Anfallsbehandlung viel zu spät.

Für die Dauerbehandlung werden Tabletten bevorzugt, deren Wirkung ungefähr 4 – 6 Stunden anhält. Problematisch ist, daß bei wiederholter Gabe von Nitraten bereits nach wenigen Tagen eine Gewöhnung eintritt und die Wirkung auf das Herz nachläßt. Eine nächtliche „Nitratpause" reicht zumeist wieder aus, um die Wirksamkeit wiederherzustellen (Dosierung z.B. Ismo® 20 retard 1-1-0). Bei anhaltendem Nitratkopfschmerz oder zur Überbrückung der nächtlichen „Nitratpause" kann Nitrat durch **Molsidomin** (z.B. Corvaton®) ersetzt werden, eine chemisch völlig andere Substanz, die ebenfalls über eine Gefäßerweiterung wirkt.

Bei Patienten beliebt sind *Nitratpflaster* und *-salben* (z.B. Nitroderm® TTS). Auch hier muß die nächtliche „Nitratpause" eingehalten werden, d.h. das Pflaster nach 12 Stunden abgezogen werden.

Eine **Bypass-Operation** erfordert den Einsatz einer Herz-Lungen-Maschine und kann nur in kardiochirurgischen Zentren vorgenommen werden. Die Letalität einer Bypass-Operation liegt insgesamt bei unter 4%.

Pflege

Da die KHK die Vorstufe zum Herzinfarkt ist, ist alles zu unternehmen, damit kein Herzinfarkt eintritt.

Weitere Aufgaben des Pflegepersonals

- Patienten Bettruhe einhalten lassen oder nach Arztanordnung mobilisieren
- Obstipationsprophylaxe durchführen
- Patienten vor Kälte schützen, da diese einen Anfall provozieren kann

- Ggf. Reduktionskost und/oder cholesterinarme Kost reichen. Blähende Speisen vermeiden.

Pflege bei Herzrhythmusstörungen, ☞ 2.7;
Pflege bei Herzinsuffizienz, ☞ 2.6;
Pflege bei Bluthochdruck, ☞ 3.5.1;
Pflege bei Dyspnoe, ☞ 4.2.3

> Solange ein Herzinfarkt nicht ausgeschlossen ist: Pflege wie bei Herzinfarkt (☞ 2.5.1).

Prognose

Die Langzeitprognose der KHK ist entscheidend davon abhängig, ob es gelingt, das Fortschreiten der arteriosklerotischen Veränderungen der Herzkranzgefäße aufzuhalten.

> **Notfall! Erstmaßnahmen bei akuter Angina pectoris**
> - Über die Rufanlage Alarm auslösen
> - Patienten mit erhöhtem Oberkörper lagern
> - Beengende Kleidung entfernen
> - Vitalzeichen kontrollieren
> - Sauerstoff geben (Arztanordnung)
> - Bei einem systolischen Blutdruckwert über 100 mmHg 1 – 2 Hübe Nitro-Spray verabreichen
> - Je nach Zustand des Patienten Verlegung auf die Intensivstation vorbereiten

2.5.2 Herzinfarkt

> **Herzinfarkt** *(Myokardinfarkt):* Akute und schwerste Manifestation der KHK mit umschriebener *Nekrose* (Gewebsuntergang) des Herzmuskelgewebes infolge *Ischämie* (Mangeldurchblutung).

Der Herzinfarkt ist eine der häufigsten Todesursachen in Deutschland. Ca. 13% aller Männer und 8% aller Frauen versterben daran. Herzrhythmusstörungen, Nachlassen der Pumpfunktion oder ein Riß in der Herzwand können die Folge sein und je nach Ausdehnung der Nekrose rasch zum Tod führen. Die Letalität steigt, wenn schon frühere Herzinfarkte das Myokard geschädigt haben.

Krankheitsentstehung

Dem Herzinfarkt zugrunde liegt der Verschluß einer oder mehrerer Koronararterien oder ihrer Äste, meist infolge einer Thrombusbildung in arteriosklerotisch veränderten Gefäßabschnitten. Das distal des Verschlusses gelegene Myokard wird nicht mehr (ausreichend) mit Sauerstoff ver-

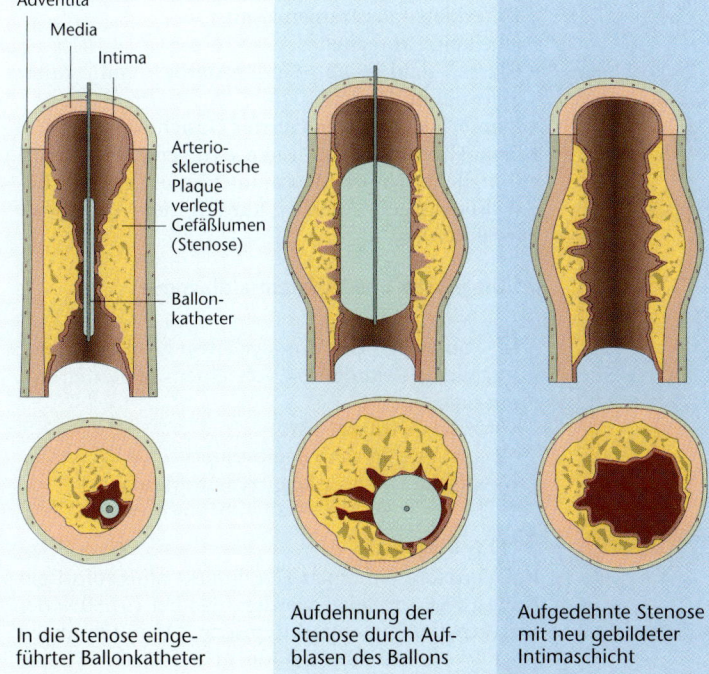

Adventita
Media
Intima

Arteriosklerotische Plaque verlegt Gefäßlumen (Stenose)

Ballonkatheter

In die Stenose eingeführter Ballonkatheter

Aufdehnung der Stenose durch Aufblasen des Ballons

Aufgedehnte Stenose mit neu gebildeter Intimaschicht

Abb. 2.17: Durchführung der perkutanen transluminalen (koronaren) Angioplastie. Nach Aufdehnung der Stenose wächst über die Plaquereste eine neue Intimaschicht. [L 115]

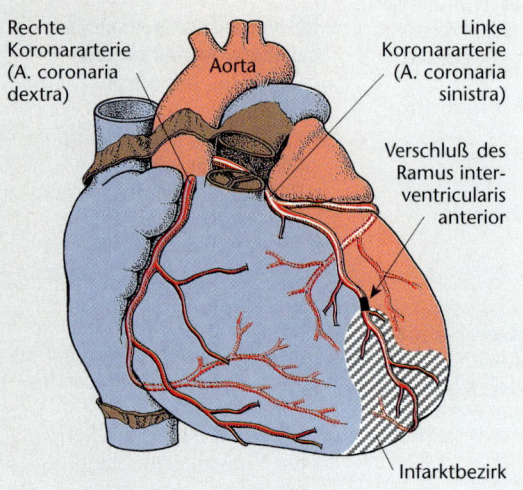

Rechte
Koronararterie
(A. coronaria
dextra)

Aorta

Linke
Koronararterie
(A. coronaria
sinistra)

Verschluß des
Ramus inter-
ventricularis
anterior

Infarktbezirk

Abb. 2.18: Herzinfarkt. Durch Verschluß einer Koronararterie stirbt das von dieser Arterie versorgte Herzmuskelgewebe ab. [L 190]

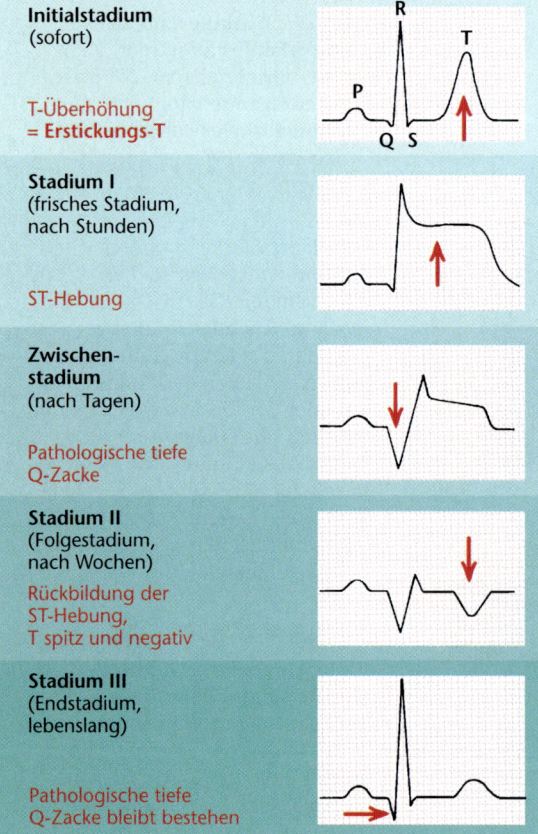

Initialstadium
(sofort)

R

T

P

Q S

**T-Überhöhung
= Erstickungs-T**

Stadium I
(frisches Stadium,
nach Stunden)

ST-Hebung

**Zwischen-
stadium**
(nach Tagen)

**Pathologische tiefe
Q-Zacke**

Stadium II
(Folgestadium,
nach Wochen)

**Rückbildung der
ST-Hebung,
T spitz und negativ**

Stadium III
(Endstadium,
lebenslang)

**Pathologische tiefe
Q-Zacke bleibt bestehen**

Abb. 2.19: Zeitlicher Verlauf typischer EKG-Veränderungen beim Herzinfarkt. [B 101]

sorgt. Nach ungefähr 3 – 6 Std. hat sich eine irreversible Nekrose des betroffenen Muskelgewebes ausgebildet. Die Nekrose kann alle Wandschichten erfassen **(transmuraler Herzinfarkt,** schlechtere Prognose) oder auf Teilschichten begrenzt bleiben **(nicht transmuraler Herzinfarkt,** bessere Prognose).

Infarkte betreffen meist den Ramus interventricularis anterior der linken Koronararterie **(Vorderwandinfarkt).** Bei einem **Hinterwandinfarkt** sind die rechte Koronararterie oder der Ramus circumflexus der linken Koronararterie verschlossen.

Infarkt-Symptome

- Bei 2/3 aller Patienten treten plötzlich heftige retrosternale Schmerzen auf, häufig mit starkem Engegefühl, Todesangst und Unruhe
- Ca. 20% der Patienten mit einem Herzinfarkt haben nur wenig oder gar keine Schmerzen *(stummer Herzinfarkt).* Häufig ist dies bei Diabetikern und älteren Menschen der Fall
- In ca. 60% sind sich häufende Angina pectoris-Anfälle Vorstadium des Herzinfarkts.

Weitere Infarkt-Anzeichen sind:
- Anhaltender Brustschmerz, der in die Arme, den Bauch, zwischen die Schulterblätter oder in den Unterkiefer ausstrahlen kann
- Übelkeit, Erbrechen
- Blasse, fahl-graue Gesichtsfarbe und kalter Schweiß im Gesicht
- Durch Todesangst verzerrter Gesichtsausdruck
- Zum Hinsetzen oder -legen zwingende Dyspnoe
- Plötzlicher Kreislaufzusammenbruch, ggf. mit Bewußtlosigkeit und kardiogenem Schock (☞ unten).

Diagnostik und Differentialdiagnose

Faustregel: Bei Vorliegen von zwei der drei folgenden Kriterien ist von einem Herzinfarkt auszugehen:
- Typisches Infarkt-EKG
- Typische klinische Symptome
- Typische Herzmuskelenzymerhöhung.

EKG-Diagnostik

Bei Verdacht auf einen Herzinfarkt muß sofort ein Ruhe-EKG abgeleitet werden, das bei ca. 80% der Infarktpatienten infarkttypische Veränderungen zeigt (☞ Abb. 2.19). Gerade in der ersten Stunde kann das EKG jedoch noch unauffällig sein. Je nach Haus werden dann oft zusätzliche EKG-Ableitungen durchgeführt, die vor allem die Herzhinterwand beurteilen helfen sollen.

☑ Labordiagnostik

Zweite Säule der Herzinfarktdiagnostik ist die Blutuntersuchung.

Aus den geschädigten Herzmuskelzellen gelangen vermehrt Enzyme ins Blut und können dort in erhöhter Konzentration nachgewiesen werden. Während **Troponin T** und die Kreatinphosphokinase der Untergruppe MB (kurz **CK-MB**) herzmuskelspezifisch sind, kommen Gesamt-CK, GOT, HBDH und Myoglobin auch in anderen Organen vor, so daß ihre (alleinige) Erhöhung nicht beweisend für einen Herzinfarkt ist.

Allerdings steigen die Werte erst nach einigen Std. meßbar an. Sind sechs Std. nach dem Schmerzereignis EKG und CK normal, ist ein Herzinfarkt unwahrscheinlich.

Zum sicheren Infarktausschluß werden die Untersuchungen ca. 12 Std. nach dem Schmerzereignis wiederholt.

Wahrscheinlich kann in dieser therapie- und prognoseentscheidenden Frühphase in Zukunft ein sofort ablesbarer Schnelltest helfen, der Troponin bereits sehr früh (z.B. im Notarztwagen) und ohne Zuhilfenahme eines Labors nachweist.

☑ **Verdacht auf akuten Herzinfarkt besteht bei:**
- Gesamt-CK > 80 U/l
- GOT > 19 U/l
- HBDH > 135 U/l

Beweisend für einen Herzinfarkt sind:
- Troponin T-Nachweis
- CK-MB > 6 – 10 % einer erhöhten Gesamt-CK

⚠ Auch Muskelschädigungen durch Sturz oder eine i.m.-Injektion führen zum CK-Anstieg!

🔎 Weitere Diagnostik

Um das Ausmaß des Herzinfarkts und somit des funktionsgestörten Myokards feststellen zu können, wird möglichst frühzeitig eine Echokardiographie (☞ 2.4.7) und/oder eine Koronarangiographie (☞ 2.4.6) durchgeführt.

Differentialdiagnose des akuten Brustschmerzes, ☞ 2.3.1

🔊 Komplikationen

Insbesondere in den ersten Stunden und Tagen nach dem Infarkt können folgende lebensbedrohliche Komplikationen auftreten:

Kardiogener Schock. Bei ca. 15% der Patienten pumpt das Herz nur noch so wenig Blut, daß ein kardiogener Schock entsteht (häufigste Todesursache bei Infarktpatienten *während* der Intensivbehandlung).

⚠ **Kardiogener Schock:** Lebensbedrohliches Kreislaufversagen infolge schweren Sauerstoffmangels des Organismus, hervorgerufen durch ein primäres Herzversagen („Pumpversagen"). Leitsymptome sind Herzinsuffizienz (☞ 2.6), Tachykardie (mit unregelmäßigem Puls, ☞ 2.7.2), systolischer Blutdruck ≤ 90 mmHg, veränderte Bewußtseinslage (Somnolenz), Kaltschweißigkeit, fahle, blasse Haut und Oligurie (☞ 7.2.1).

Herzrhythmusstörungen. Ca. 80% der Herzinfarktpatienten entwickeln Herzrhythmusstörungen. In 10% kommt es sogar zum Kammerflimmern, das auch bei sofortiger Reanimation häufig zum Tode des Patienten führt.

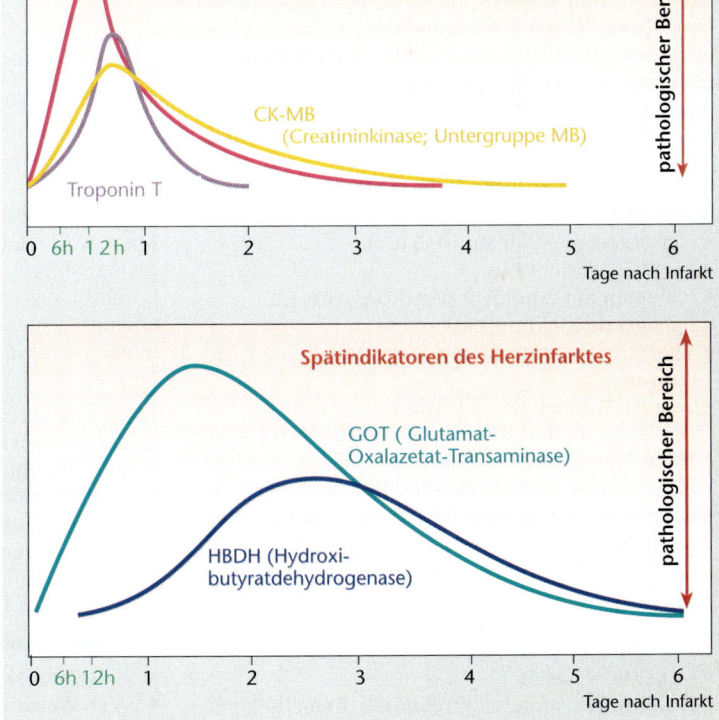

Abb. 2.20: Herzmuskelenzyme im Blut bei Herzinfarkt. [B 101]

Herzrhythmusstörungen sind die häufigste Todesursache bis zum Eintreffen des Infarktpatienten auf der Intensivstation!

Linksherzinsuffizienz. Je größer die Nekrosen und damit die nicht-funktionellen Muskelanteile sind, desto eher kommt es zu einer (Links-)Herzschwäche mit Lungenstauung bis hin zum akuten Lungenödem (☞ 2.6.3).

Herzwandaneurysma und Myokardruptur. Im Bereich der Nekrosen bilden sich bindegewebige Narben, die bei starker Belastung nach außen gedrückt werden können, so daß eine Aussackung der Herzwand **(Herzwandaneurysma)** entsteht. Ein Aneurysma schränkt nicht nur die Herzfunktion ein, sondern kann auch perforieren (platzen) oder zum Entstehungsort von Thromben werden.

Auch ohne Bildung eines Aneurysmas kann die Myokardnarbe reißen **(Myokardruptur)** und zur **Perikardtamponade** (Austritt von Blut aus dem Herzen in den kaum dehnbaren Herzbeutel) führen.

Re-Infarkt. Gut 1/3 der Herzinfarktpatienten erleidet einen zweiten Infarkt mit insgesamt schlechter Prognose.

◪ Behandlungsstrategie bei Herzinfarkt

Bei etwa 50% der verstorbenen Herzinfarktpatienten ist der Tod innerhalb der ersten 15 Minuten nach dem Infarktereignis eingetreten. Diese 15 Minuten beeinflussen den Verlauf der Erkrankung also ganz wesentlich. Deswegen sollte jeder Patient mit Herzinfarktverdacht unter notärztlicher Transportbegleitung *unverzüglich* in ein Krankenhaus eingeliefert und dort intensivmedizinisch betreut werden.

Pflegerische und ärztliche Erstmaßnahmen bei Herzinfarkt

- Ggf. sofort reanimieren (☞ 3.6.5)
- Arzt benachrichtigen
- Patienten mit erhöhtem Oberkörper lagern
- Beengende Kleidung entfernen
- Vitalzeichen kontrollieren. Nach Möglichkeit Monitoring
- Sauerstoff geben (2 – 4 l/Min.)
- Bei systolischem Blutdruck > 110 mmHg 1 – 2 Hübe Nitroglycerin-Spray verabreichen, anschließend Nitroglycerin-Gabe über Perfusor
- Schmerzen bekämpfen. Mittel der Wahl ist Morphin, jedoch nie i.m., da dies die Laborwerte verfälscht und eine (relative) Kontraindikation für die Lysetherapie darstellt, ☞ unten
- Patienten sedieren (Mittel der Wahl: Diazepam, z.B. Valium® oder Diazepam-ratiopharm®)
- Heparin i.v. geben
- Bei Schocksymptomatik evtl. die Katecholamine Dopamin (Dopamin Nattermann®) und/oder Dobutamin (Dobutrex®) über Perfusor verabreichen

- Bei Bluthochdruck medikamentös Blutdruck senken, evtl. Herzrhythmusstörungen regulieren
- Zentralen Venenkatheter legen
- Blutentnahme vorbereiten
- Patienten auf die Intensivstation verlegen (genaue Übergabe vom behandelnden Arzt), ggf. dort Lysetherapie durchführen.

Lysetherapie

Auf der Intensivstation werden die Erstmaßnahmen fortgesetzt. Außerdem kann dort eine **Lysetherapie** *(Thrombolyse)* durchgeführt werden. Zu unterscheiden sind die *lokale intrakoronare Lyse,* bei der thromboseauflösende Substanzen über einen Koronarkatheter direkt in die betroffene Koronararterie injiziert werden, und die *systemische Lyse* über einen peripher- oder zentralvenösen Zugang. Ziel ist, den Thrombus in der Koronararterie aufzulösen und so die Durchblutung wiederherzustellen. Häufig gelingt es hierdurch, das Infarktareal zu begrenzen.

Die am häufigsten verwendeten Substanzen sind Streptokinase, Urokinase und rt-PA (kurz für *recombinant tissue plasminogen activator).* Eine Lysetherapie ist aber nur in den ersten Stunden nach dem Infarkt erfolgversprechend. Bei der Gabe von rt-PA ist eine *gleichzeitige* Vollheparinisierung erforderlich, bei Streptokinase- und Urokinase-Behandlung erst *nach* der Lysetherapie.

Die Lysetherapie ist für den Patienten nicht ungefährlich (Blutungen, Embolien, Herzrhythmusstörungen und Überempfindlichkeitsreaktionen). Absolute Kontraindikationen einer Lysetherapie sind frische OPs sowie Gerinnungsstörungen.

Weiterführende Maßnahmen

Meist wird nach der Akutphase eine Koronarangiographie durchgeführt, um festzustellen, ob das Risiko eines Zweitinfarktes durch PTCA oder Bypass-Operation gesenkt werden kann. Risikofaktoren müssen konsequent behandelt werden.

Die langfristige Therapie mit β-Blockern und 100 mg Azetylsalizylsäure täglich senkt das Riskio eines erneuten Infarkts. Die Gefahr einer Herzinsuffizienz kann nach neueren Erkenntnissen durch die Einnahme von ACE-Hemmern (☞ Pharma-Info 3.21) verringert werden. Evtl. wird der Patient digitalisiert (☞ Pharma-Info 2.26).

▣ Pflege des Infarktpatienten

◎ Krankenbeobachtung und Überwachung

- Vitalzeichenkontrolle
- ZVD-Messung ca. alle 4 – 12 Stunden
- Evtl. Messung der Füllungsdrucke des rechten Vorhofs, des rechten Ventrikels und der A. pulmo-

nalis über einen Pulmonalarterienkatheter (☞ 2.4.6)
- Flüssigkeitsbilanzierung
- Regelmäßige Temperaturkontrollen
- Bewußtseinslage
- Schmerz
- Haut (Farbe, Schweißbildung).

Der Herzinfarkt-Patient wird in den ersten Tagen auf einer Intensivstation gepflegt.

Ernährung
Am ersten Tag bleibt der Patient in der Regel nüchtern. Nur auf Arztanordnung dürfen dem Patienten einige Schlückchen Wasser oder Tee, ggf. auch Zwieback oder Weißbrot gegeben werden. Danach wird die Ernährung *langsam* aufgebaut.

Mobilisation
In den ersten Tagen muß der Patient strenge Bettruhe einhalten.

Danach erfolgt die Mobilisation nach detaillierter Arztanordnung. Häufig existieren *Mobilisationspläne* (oft auch *Stufenpläne* genannt), die genau festlegen, was dem Patienten zugemutet werden darf (☞ Tab. 2.21). Meist kann die Belastung alle 1 – 2 Tage um eine Stufe gesteigert werden. Die Entscheidung diesbezüglich fällt der Arzt, ebenso wie jede mobilisierende Maßnahme mit diesem abgesprochen werden muß.

> 🛏 Sitzen am Bettrand und Aufstehen nur mit Antithrombosestrümpfen oder gewickelten Beinen, solange keine anderslautende Verordnung vorliegt (Vermeidung von Herz-Kreislauf-Belastung durch in den Beinen versacktes Blut).

Der *Belastungskontrolle* dienen Blutdruck- und Pulskontrollen vor, während sowie nach der Belastung. Blutdruckabfall oder Herzrhythmusstörungen während der Belastung machen einen sofortigen Abbruch des Trainings, kontinuierliche Kontrollen und Benachrichtigung des Arztes erforderlich.

Ist die während der Belastung angestiegene Herzfrequenz bis drei Minuten nach Belastungsende nicht deutlich zurückgegangen, so weist dies auf eine zu hohe Belastung und eine geringe Leistungsfähigkeit des kardiopulmonalen Systems hin. Der Patient sollte sich dann hinlegen, und Puls und Blutdruck werden weiter engmaschig kontrolliert. Bleibt der Puls deutlich erhöht, sollte der Arzt hinzugezogen werden.

Außerdem achten die Pflegenden bzw. Physiotherapeuten während und nach den Übungen auf Warnsymptome wie z.B. Blässe, Tachypnoe oder Schweißausbruch und fragen den Patienten mehrfach nach seinem Befinden.

> 🛏 Durch Motivation des Patienten im Verlauf der zunehmenden Mobilisation zu selbständigen Pulskontrollen vor, während und nach einer Belastung wird er in seinen Genesungsprozeß aktiv einbezogen und lernt, seine Belastbarkeit einzuschätzen.

Allgemeine Maßnahmen
Keine Aufregung: Besucher beispielsweise können für den Patienten Aufregung bedeuten, was evtl. diesbezügliche Einschränkungen erfordert.

Prophylaxen: Alle notwendigen Prophylaxen einschließlich der Obstipationsprophylaxe werden sorgfältig durchgeführt. Bei der Pneumonieprophylaxe ist auf das Abklopfen zu verzichten. Der Patient sollte nicht zum Husten aufgefordert werden (Erhöhung des intrathorakalen Drucks).

> ⚠ **Keine i.m.-Injektionen bei Herzinfarkt**
> I.m.-Injektionen verfälschen die Enzymwerte (CK) und können zu Blutungen während der Lysetherapie führen.

Psychische Zuwendung
Ein Infarkt stellt einen tiefen Einschnitt ins Leben des Patienten dar. Die Pflegenden können dem Patienten in dieser Krise oftmals durch ihr Zuhören helfen. Wichtig ist die Kontaktvermittlung zu Selbsthilfegruppen.

Notfallausweis
Der Patient erhält einen Herzpaß oder Notfallausweis, auf dem sein Name mit Geburtsdatum und Adresse, die Diagnose, seine derzeit einzunehmenden Medikamente, sein behandelnder Arzt und die Notarzt-Rufnummer festgehalten sind.

🫀 Prognose und 📄 Patienteninformation
Vor dem Eintreffen im Krankenhaus versterben ca. 15% der Infarktpatienten, im Krankenhaus ca. 10% und in den 12 Monaten danach weitere 10%. Die Prognose nach einem Herzinfarkt wird entscheidend mitbestimmt durch den Anteil noch funktionsfähigen Herzmuskelgewebes sowie das Fortbestehen von Risikofaktoren (Rauchen, Hypertonie, Fettstoffwechselstörungen, Übergewicht, Streß).

Einleitung einer Anschlußheilbehandlung
Daher ist es ganz wichtig, den Patienten zur Änderung seiner bisherigen Lebensgewohnheiten zu motivieren. Dabei hilfreich ist eine *Anschlußheilbehandlung,* kurz **AHB,** in direktem Anschluß an den Krankenhausaufenthalt. Berufliche Belastungen bei noch berufstätigen Patienten sollten überdacht werden, ggf. ist die Berentung in Erwägung zu ziehen.

Stufe	Bewegung	Körperpflege	Essen und Trinken	Ausscheidung	Krankengymnastik (auf Arztanordnung)
1	Strenge Bettruhe in herzentlastender Oberkörperhoch-, Beintieflage	Körperpflege wird von den Pflegenden übernommen	• Trinken mit Schnabelbecher oder Strohhalm • Essen wird Pat. dargereicht	• Urinflasche und/oder Steckbecken benutzen • Ggf. Blasendauerkatheter	• Bewegungsübungen im Bett, z.B. Faustschluß oder Füße kreisen • Atemübungen, z.B. tief einatmen und mit Lippenbremse ausatmen lassen • Entspannungsübungen • Thromboseproyhylaxe
2	Strenge Bettruhe mit geringen Eigenaktivitäten	Im Bett liegend wäscht sich der Patient Gesicht und Oberkörper selbständig	• Langsamer Kostaufbau • Mahlzeiten mundgerecht zubereiten		• Erweiterte Bewegungsübungen (Beuge- und Streckübungen) im Bett • Atemübungen • Entspannungsübungen
3	Sitzen am Bettrand zu Bewegungsübungen	Patient wäscht sich im Bett liegend mit Unterstützung	Selbständige Nahrungsaufnahme		• Leichtere Bewegungsübungen am Bettrand sitzend • Atemvertiefende Übungen, z.B. gezieltes Atmen mit taktilen Reizen • Preßatmung (z.B. beim Stuhlgang) vermeiden • Entspannungsübungen
4	Selbständiges Aufsetzen im Bett	Patient wäscht sich im Bett sitzend mit Unterstützung		Nachtstuhl (neben dem Bett) in Begleitung einer Pflegekraft benutzen	
5	Selbständiges Sitzen am Bettrand	Patient wäscht sich mit Unterstützung am Bettrand sitzend	Essen und Trinken am Bettrand sitzend		• Erweiterte Bewegungsübungen am Bettrand sowie Spannungsübungen der gesamten Körpermuskulatur (einschließlich Bauch- und Rückenmuskulatur) • Erstes Aufstehen in Begleitung, Pressen vermeiden
6	• Gelockerte Bettruhe • Häufiges Sitzen am Bettrand	Patient wäscht sich selbständig am Bettrand sitzend			• Erweiterung der aktiven Übungen in Dauer und Schnelligkeit • Bewegungsabläufe üben: Hinsetzen, Aufstehen, Gehen, An- und Ausziehen, Bücken
7	• Gelockerte Bettruhe • Selbständiges Aufstehen	Patient wäscht sich mit Unterstützung am Waschbecken	Essen und Trinken am Tisch	Toilette in Begleitung einer Pflegekraft benutzen	• Erweiterung der aktiven Übungen • In Begleitung auf der Station herumgehen
8	• Ausreichende Bettruhe • Selbständiges Aufstehen • 2 Std./Tag außerhalb des Bettes verbringen	Patient wäscht sich selbst, Duschen nach Absprache mit Arzt erlaubt		Selbständig zur Toilette gehen	• Gruppengymnastik im Sitzen • Erstes Treppensteigen in Begleitung • Gehen im Freien
9	• Ausruhen im Bett • Sonst überwiegend aufstehen				• Gruppengymnastik im Stehen • Selbständiges Treppensteigen
10	Nur noch Mittagsruhe im Bett				• Treppensteigen fortführen

Tab. 2.21: Mobilisationsplan nach Herzinfarkt (verändert nach dem Plan der kardiologischen Abteilung, Allgemeines Krankenhaus Celle). Dieser Plan kann und muß individuell angepaßt werden. Beispielsweise kann eine frühe Benutzung des Toilettenstuhls (auch wenn der Stufenplan dies noch nicht vorsieht) für den Patienten weniger belastend sein, als das Steckbecken zu benutzen. Der Patient darf auf keinen Fall überfordert werden. [B 200]

2.6 Herzinsuffizienz

> ☒ **Herzinsuffizienz** *(Herzmuskelschwäche):* Unvermögen des Herzens, das zur Versorgung des Körpers erforderliche Blutvolumen zu fördern.

Die Herzinsuffizienz ist keine eigenständige Krankheit, sondern eine Folge bereits existierender Herz-Kreislauf-Erkrankungen. Dabei ist entweder die Auswurfleistung der linken Herzkammer **(Linksherzinsuffizienz),** der rechten Herzkammer **(Rechtsherzinsuffizienz)** oder des gesamten Herzens **(Globalinsuffizienz)** herabgesetzt.

Nach der Zeitdauer der Entwicklung der Herzinsuffizienz unterscheidet man die **akute Herzinsuffizienz** (☞ 2.6.2) von der **chronischen Herzinsuffizienz** (☞ 2.6.1).

In der Klinik spricht man von einer **kompensierten Herzinsuffizienz,** wenn die Pumpleistung des Herzens durch Gegenregulationen soweit verbessert wird, daß ein ausreichendes Herzzeitvolumen gefördert werden kann. Bei einer **dekompensierten Herzinsuffizienz** ist dies nicht mehr möglich.

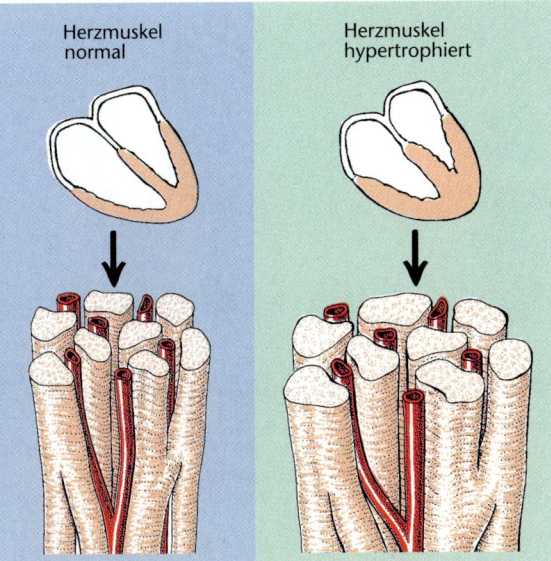

Herzmuskel normal

Herzmuskel hypertrophiert

Abb. 2.22: Hypertropher Herzmuskel im Vergleich zum normalen, nicht hypertrophen Herzen.
Das linke Bild zeigt die Ernährungssituation für ein normales, ca. 300 g schweres Herz. Bei der Herzmuskelhypertrophie werden die einzelnen Muskelfasern dicker, und es verlängert sich daher die Transportstrecke für Sauerstoff und Nährstoffe. Ab einem sog. *kritischen Herzgewicht* von ca. 500 g kann das Innere der Herzmuskelfaser nicht mehr ausreichend ernährt werden, so daß Zellen absterben. Kritische Folge ist oft ein Herzinfarkt. [L 190]

2.6.1 Chronische Herzinsuffizienz

⇨ Krankheitsentstehung

Am häufigsten beruht die chronische Herzinsuffizienz auf einer Hypertonie im kleinen oder großen Kreislauf *(chronische Rechtsherz- bzw. Linksherzinsuffizienz),* bei der der Herzmuskel gegen den erhöhten Gefäßdruck anpumpen, die Kammer also mehr Leistung erbringen muß. Um diese Leistungssteigerung zu erreichen, verändern sich die Muskelfasern, sie werden länger und dicker. Es entwickelt sich eine **Herzmuskelhypertrophie** (☞ Abb. 2.22).

Hält die Mehrbelastung des Herzens länger an, ist das Herz überfordert, seine Auswurfleistung nimmt ab. Das nach jeder Systole im Herzen verbleibende Volumen erhöht sich, und die Herzkammern „leiern aus" **(Dilatation).** Oft besteht gleichzeitig eine KHK, die die Herzleistung zusätzlich begrenzt.

⊡ Symptome und Untersuchungsbefund

Die Symptome einer Herzinsuffizienz sind in erster Linie **Stauungszeichen** durch den Blutstau *vor* der geschwächten Kammer.

Bei der *Linksherzinsuffizienz* staut sich das Blut in den kleinen Kreislauf zurück. Hauptbeschwerden des Patienten sind Ruhe- und Belastungsdyspnoe bis zur Orthopnoe (☞ 4.2.3), Zyanose, Hustenreiz mit rostbraunem Sputum, Tachykardie und Herzrhythmusstörungen.

Bei der *Rechtsherzinsuffizienz* staut sich das Blut im Körperkreislauf. Sichtbare Zeichen sind lagerungsabhängige Ödeme **(Anasarka),** v.a. an Knöcheln und Unterschenkeln, Halsvenenstauung und Zyanose. Leber und Milz sind vergrößert tastbar. Durch den Rückstau in den Magenvenen leiden die Patienten unter Appetitlosigkeit und Übelkeit. Evtl. läßt sich bei einer Gastroskopie eine Entzündung der Magenschleimhaut feststellen *(Stauungsgastritis).*

Die Nachtruhe des Patienten ist sowohl bei der Rechts- als auch bei der Linksherzinsuffizienz gestört, da er nachts mehrfach aufstehen muß, um Wasser zu lassen **(Nykturie).** Nachts ist das geschwächte Herz durch die Bettruhe entlastet, und die meist in ihrer Leistungsfähigkeit eingeschränkten Nieren werden besser durchblutet, so daß Ödeme leichter ausgeschwemmt werden können.

⌕ Diagnostik

Die Verdachtsdiagnose einer Herzinsuffizienz wird *klinisch* gestellt. Das EKG kann erste Hinweise auf die Grunderkrankung geben (z.B. unbemerkte Infarkte). Die Röntgenaufnahme des Thorax zeigt eine Herzvergrößerung und evtl. Zeichen einer Lungenstauung. Die Echokardiographie ermöglicht die Beurteilung von Größe und Funktion der Herzkammern und die Diagnose von Herzklappenfehlern. Ergänzend können Herzkatheteruntersuchung, Myokardszintigraphie, CT oder eine Herzmuskelbiopsie (z.B. bei V.a. Kardiomyopathie) angezeigt sein.

📊 Behandlungsstrategie

Ziel der Therapie ist zunächst die Milderung der Symptome, dann möglichst die Beseitigung der Ursache der Herzinsuffizienz, z.B. durch eine Operation bei Herzklappenfehlern oder durch Medikamente bei Entzündungen oder Hypertonie.

Grundlage der Behandlung ist die dem Stadium der Erkrankung angepaßte körperliche Schonung bis hin zur strengen Bettruhe.

Medikamentöse Therapie der Herzinsuffizienz

Die Herzinsuffizienz wird in erster Linie mit Medikamenten behandelt, wobei folgende Wirkstoffgruppen einzeln oder in Kombination eingesetzt werden:
- **Diuretika** (☞ Pharma-Info 7.27): Diuretika schwemmen die Ödeme aus und entlasten so durch Senkung der Vor- und Nachlast das geschwächte Herz
- **Digitalisglykoside** (☞ Pharma-Info 2.26): Digitalisglykoside steigern die Herzkraft
- **Nitrate** (☞ Pharma-Info 2.16): Nitrate erleichtern die Herzarbeit durch ihre gefäßerweiternde Wirkung
- **Kalziumantagonisten** (☞ Pharma-Info 3.22): Kalziumantagonisten erweitern die Arterien. Sie werden in erster Linie zur Senkung eines erhöhten Blutdrucks eingesetzt
- **ACE-Hemmer** (☞ Pharma-Info 3.22): ACE-Hemmer (z.B. Lopirin®, Pres®) wirken gefäßerweiternd und werden bei der Herzinsuffizienz oft zusammen mit Diuretika gegeben.

Insuff.-Stadium	Beschwerden
I	Keine Beschwerden bei normaler Belastung, aber Nachweis einer beginnenden Herzerkrankung durch (technische) Untersuchungen
II	Leichte Beschwerden bei normaler Belastung, mäßige Leistungsminderung
III	Erhebliche Leistungsminderung bei normaler Belastung
IV	Ruhedyspnoe

Tab. 2.23: Stadieneinteilung der Herzinsuffizienz (gemäß der *New York Heart Association*, kurz **NYHA**). [B 200]

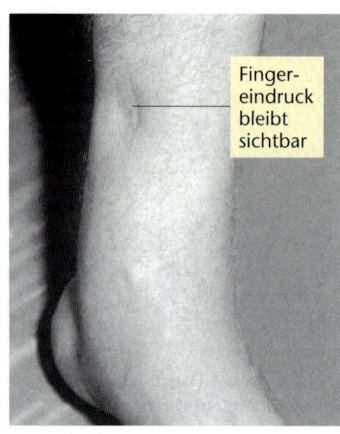

Fingereindruck bleibt sichtbar

Abb. 2.24: Knöchelödem bei Herzinsuffizienz. [T 127]

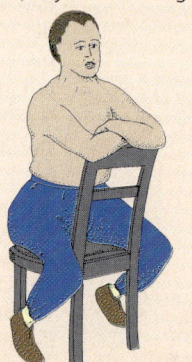
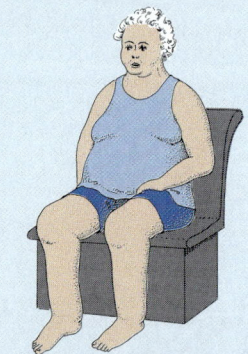

Linksherzinsuffizienz	Rechtsherzinsuffizienz
Häufige Ursachen: Arterielle Hypertonie, Klappenfehler (v.a. des linken Herzens), KHK, Herzinfarkt, Rhythmusstörungen	**Häufige Ursachen:** Linksherzinsuffizienz, Herzklappenfehler (v.a. des rechten Herzens), Lungenerkrankungen

Symptome bei Linksherzinsuffizienz	Symptome bei Rechtsherzinsuffizienz
• Schwäche und Ermüdbarkeit • Belastungs-, Ruhedyspnoe, Orthopnoe • Rasselgeräusche über Lunge, Husten • Lungenödem • Zyanose • Einsatz der Atemhilfsmuskulatur	• Gestaute, erweiterte Halsvenen • Ödeme (Bauch, Unterschenkel, Füße) • Gewichtszunahme • Leber- und Milzvergrößerung • Aszites

Gemeinsame Symptome
• Eingeschränkte Leistungsfähigkeit • Nykturie • Tachykardie bei Belastung, Herzrhythmusstörungen • Herzvergrößerung, Pleura- und Perikarderguß • Im Spätstadium niedriger Blutdruck

Abb. 2.25: Häufige Ursachen und unterschiedliche wie auch gemeinsame Symptome von Links- und Rechtsherzinsuffizienz. [L 190]

✏ Pharma-Info 2.26 Digitalisglykoside

Digitalisglykoside *(Herzglykoside, herzwirksame Glykoside):*

- Steigern die Kontraktionskraft des Herzmuskels *(positive Inotropie)*
- Verlangsamen die Herzschlagfrequenz *(negative Chronotropie)*
- Verzögern die Erregungsleitung *(negative Dromotropie)*
- Steigern die Reizbildung *(positive Bathmotropie).*

Das geschwächte Herz kann mehr Blut auswerfen, d.h. es arbeitet ökonomischer, und alle peripheren Organe werden besser durchblutet. Die Digitalisglykoside unterscheiden sich v.a. hinsichtlich ihrer Resorption und Auscheidung. Allen gemeinsam ist aber die *geringe therapeutische Breite,* d.h. das Auftreten ernster Nebenwirkungen bereits bei geringfügiger Überdosierung:

- *Übelkeit und Erbrechen* können bereits bei therapeutischen Dosierungen auftreten
- *Sehstörungen* (v.a. Farbensehen, Augenflimmern), Kopfschmerzen und Halluzinationen oder Verwirrtheit sind Zeichen einer Digitalisüberdosierung und zwingen zum Absetzen des Präparates

- Das Auftreten von (vor allem bradykarden) *Herzrhythmusstörungen* wird durch die Digitalistherapie begünstigt.

Nebenwirkungen treten vermehrt bei Hypokaliämie, Hyperkalzämie und Hypomagnesiämie (☞ 7.15.3 – 7.15.5) auf. Ältere Menschen reagieren empfindlicher als jüngere. Besondere Vorsicht ist bei gleichzeitiger Gabe von β-Blockern (☞ Pharma-Info 3.22, Verstärkung der negativen Chronotrophie) oder Theophyllinen (☞ Pharma-Info 4.29, Auftreten von vermehrten Extrasystolen) angebracht.

Neben dem nur i.v. zu verabreichenden **Strophantin** werden **Digitoxin** und **Digoxinabkömmlinge** verwendet. Meist wird in den ersten Tagen eine Mehrfachdosis zur „Aufsättigung" gegeben, um einen schnelleren Wirkungseintritt zu erzielen:

- Digitoxin (z.B. Digimerck®) wird am wenigsten über die Niere ausgeschieden. Deshalb wird es von vielen Ärzten bei älteren Patienten bevorzugt, da bei diesen praktisch immer eine zumindest latente Niereninsuffizienz vorliegt. Allerdings braucht es am längsten, bis es

seine Wirkung erreicht hat, und bei einer Überdosierung klingen die Erscheinungen aufgrund der langen Halbwertzeit von ca. einer Woche nur langsam ab

- Digoxin und -abkömmlinge (z.B. Methyldigoxin, etwa in Lanitop®, oder Acetyldigoxin, etwa in Novodigal®) werden zu einem Großteil über die Nieren ausgeschieden. Ihre Wirkung tritt schneller ein und klingt auch rascher wieder ab als die des Digitoxins. Daher ist die Behandlung mit Digoxinpräparaten besser steuerbar, aber für Patienten mit Einschränkungen der Nierenfunktion wegen der Kumulationsgefahr ungeeignet.

Zur Vermeidung einer *Digitalisintoxikation* gehören regelmäßige Kontrollen des EKG, des Serum-Kreatinin und -Kalium sowie evtl. des Digitalisspiegels im Blut.

🛏 Pflege bei Therapie mit Herzglykosiden

- Pulsfrequenz und -qualität (regelmäßig? Extrasystolen?) kontrollieren und dokumentieren
- Zunächst täglich Körpergewicht kontrollieren
- Medikamentenwirkung beobachten: Dyspnoe, Zyanose und Ödeme sollten zurückgehen
- Auf mögliche Nebenwirkungen achten: Allergische Reaktionen (Erythem? Urtikaria?), Störungen des ZNS und der Psyche (z.B. Alpträume, Verwirrtheit, Halluzinationen, Depressionen, Kopfschmerzen, Müdigkeit, Schlaflosigkeit, allgemeine Leistungsminderung), Störungen des Verdauungstraktes (Inappetenz, Übelkeit bis zum Erbrechen, Diarrhoe, abdominelle Beschwerden, ☞ Kapitel 5). Ggf. Pat. entsprechend pflegen.

Wirkstoff	Handelsname (Bsp.)	Wirkungseintritt nach i.v.-Gabe	Abklingdauer (Tage)	Ausscheidung v.a. über	Bemerkungen
Digoxin	Lanicor®, Lenoxin®	Rasch	1–2	Nieren	Gut steuerbar, bei eingeschränkter Nierenfunkt. ungeeignet
β-Acetyldigoxin	Digotab®, Novodigal® Tbl.	Rasch	1–2	Nieren	
β-Methyldigoxin	Lanitop®	Sehr rasch	1–2	Nieren	
Digitoxin	Digimerck®	Langsam	6–8	Leber, Nieren	Schlecht steuerbar, auch bei Niereninsuff. Mittel der Wahl

Herztransplantation

Kann eine dekompensierte Herzinsuffizienz weder durch medikamentöse noch durch chirurgische Maßnahmen wie z.B. eine Klappenoperation gebessert werden, muß bei Patienten unter ca. 65 Jahren eine Herztransplantation erwogen werden.

Zwar ist eine Herztransplantation auch heute noch ein riskanter Eingriff, doch hat sich in den letzten Jahren die 5 Jahres-Überlebensrate auf ca. 70% erhöht.

Voraussetzung für eine Herztransplantation ist wie bei anderen Transplantationen auch, daß keine weiteren prognostisch ungünstigen Erkrankungen, wie z.B. eine Krebserkrankung, vorliegen. Da eine Herztransplantation immer eine psychische Belastung darstellt und regelmäßige ärztliche Kontrollen einschließlich invasiver Untersuchungen sowie eine zuverlässige Medikamenteneinnahme zur Verhinderung von Abstoßungsreaktionen erfordert, sollten der Patient und möglichst auch seine Angehörigen psychisch stabil sein.

> Nach einer geglückten Herztransplantation ist der Patient nicht gesund im Sinne von geheilt, sondern weiterhin als chronisch krank zu betrachten. Die meisten Patienten bleiben berufsunfähig.

Pflege bei chronischer Herzinsuffizienz

Pflege bei Dyspnoe, ☞ *4.2.3;*
Pflege bei Zyanose, ☞ *2.3.4*

• Wunschkost ermöglichen. Dabei auf kochsalzarme Kost und (je nach Arztanordnung) Beschränkung der Trinkmenge achten, um die Entstehung von Ödemen nicht zu begünstigen. Kaffee und Tee sind in geringen Mengen gestattet. Mehrere kleine, eiweißreiche Mahlzeiten sind üppigen Mahlzeiten vorzuziehen. Auf blähende, fettreiche und schwer verdauliche Nahrungsmittel sollte der Patient verzichten. Darmtätigkeit anregen, z.B. mit Laktulose oder Weizenkleie (☞ ATL Ausscheiden). Das Rauchen sollte sich der Patient unbedingt abgewöhnen

• Langandauernde Kälteeinwirkung vermeiden. Bei einer Stauungsleber wird von den Patienten lokal feuchte Wärme als angenehm empfunden

• Körperliche Schonung ermöglichen, evtl. strenge Bettruhe einhalten lassen (Arztanordnung)

• Patienten mit erhöhtem Oberkörper lagern. Optimale Schlafbedingungen schaffen

• Psyche des Patienten durch Anteilnahme und Gespräche stärken.

👁 Krankenbeobachtung bei chronischer Herzinsuffizienz

• Vitalzeichen
• ZVD (☞ 2.2.3)
• Flüssigkeitsbilanzierung
• Körpergewicht
• Beobachtung des Sputums (☞ 4.2.6).

🔑 Prognose und 📋 Patienteninformation

Die Prognose einer Herzinsuffizienz ist nur dann gut, wenn es *im Anfangsstadium* der Erkrankung gelingt, die Ursache der Erkrankung zu beseitigen. Aus diesem Grund sollten Patienten mit Hypertonie und KHK für die Mitarbeit bei der Behandlung und für einen gesunden Lebensstil gewonnen werden. Die Prognose von Patienten mit einer Herzinsuffizienz der Stadien III und IV ist schlecht. Etwa ein Drittel sterben innerhalb eines Jahres.

2.6.2 Akute Herzinsuffizienz

Bei der **akuten Herzinsuffizienz** entwickelt sich durch plötzliche Ereignisse im Herzen selbst oder im Kreislaufsystem eine Druck- oder Volumenbelastung des Herzens, die dieses durch Kompensationsmechanismen wie Steigerung der Herzfrequenz und der Kontraktionskraft nicht ausgleichen kann.

Akute Linksherzinsuffizienz

Ursachen der **akuten Linksherzinsuffizienz** sind vor allem der Herzinfarkt und die hypertensive Krise (☞ 3.5.2), aber auch der plötzliche Abriß von (Teilen der) Herzklappen. Folge ist ein akutes **Lungenödem** (☞ 2.6.3) oder der *kardiogene Schock* (☞ 2.5.2).

Akute Rechtsherzinsuffizienz

Zur **akuten Rechtsherzinsuffizienz** führen am häufigsten die Lungenembolie mit plötzlichem Druckanstieg im Lungenkreislauf (☞ 4.10.1) und die akute Linksherzinsuffizienz (oben).

🔲 Symptome und Untersuchungsbefund

Aus der Unfähigkeit des Herzens, das erforderliche Blutvolumen zu transportieren, entwickeln sich:

• Ein Blutrückstau in den Körperkreislauf, der sich durch Halsvenenstauung und später auch periphere Ödeme zeigt

• Ein unzureichendes Blutangebot an die linke Kammer (und damit den Körperkreislauf), was zu Tachykardie, Blutdruckabfall und Schocksymptomatik führt.

Therapie und Pflege, ☞ *4.10.1*

2.6.3 Akutes Lungenödem

> ⊡ **Akutes Lungenödem:** Ansammlung von (seröser) Flüssigkeit im Lungeninterstitium oder den Lungenalveolen mit lebensbedrohlicher Atemstörung.

⇨ Krankheitsentstehung

Häufigste Ursache eines Lungenödems ist die akut dekompensierte Linksherzinsuffizienz, etwa im Rahmen eines Herzinfarktes oder einer Kardiomyopathie (☞ 2.9). Die Pumpschwäche des linken Herzens führt zu einem Blutrückstau im Lungenkreislauf. Weitere Ursachen eines Lungenödems sind Überwässerung oder Proteinmangel, Infekte, anaphylaktischer Schock oder toxische Reaktionen.

⬛ Symptome, Befund und 🔎 Diagnose

Zur Anfangsphase des Lungenödems gehören Dyspnoe, Husten und Atemnot *(Asthma cardiale)*. Die Atemnot nimmt im weiteren Verlauf rasch zu, und es sind ohne Stethoskop „brodelnde" feuchte Rasselgeräusche hörbar *(Distanzrasseln)*. Der Kranke hustet schaumig-rotes Sputum ab, er ist zyanotisch, und die Herzfrequenz steigt bei sinkendem Blutdruck schnell an. Der Patient ist unruhig und hat Todesangst.

Die Diagnose eines Lungenödems wird klinisch gestellt. Das EKG kann Hinweise auf die Ursache geben (z.B. Herzrhythmusstörungen, ☞ 2.7, Herzinfarkt, ☞ 2.5.2). Eine Blutgasanalyse (☞ 4.4.4) hilft bei der Einschätzung der Prognose. Hat sich der Zustand des Patienten unter Therapie stabilisiert, sind eine Röntgenaufnahme des Thorax und eine Echokardiographie angezeigt.

▣ Behandlungsstrategie

Beim Lungenödem ist der sofortige Behandlungsbeginn lebensrettend. Dabei arbeiten Ärzten und Pflegende Hand in Hand:
- Oberkörper des Patienten hoch, Beine tief lagern (Herzbettlage, ☞ Abb. 2.10, ATL Sich bewegen)
- Atemwege freimachen
- Sauerstoff (2 – 8 l/Min.) verabreichen
- 2 Hübe Nitroglycerin sublingual geben, danach meist Fortsetzung der Behandlung mittels Perfusor
- Venösen Zugang legen
- 20 – 80 mg Furosemid (z.B. Lasix®) i.v. injizieren
- Evtl. zur Steigerung der Herzkraft Dobutamin und/oder Dopamin (etwa Dobutrex® bzw. Dopamin-Nattermann®) über Perfusor verabreichen
- Bei starker Unruhe niedrigdosiert Diazepam (etwa Diazepam-ratiopharm® oder Valium®) geben.

▭ Pflege bei Lungenödem
◉ Krankenbeobachtung

> - Vitalzeichen
> - Haut: Zyanose? Blässe? Schweißausbrüche? Kaltschweißigkeit?
> - Flüssigkeitsbilanzierung
> - ZVD
> - Sputum (☞ 4.2.6).

Weitere Maßnahmen
- Bettruhe einhalten lassen
- Blasendauerkatheter zur Flüssigkeitsbilanzierung legen, stündlich Ausscheidung dokumentieren
- In der Akutphase Patienten nüchtern lassen
- Nach der Akutphase Trinkmengenbeschränkung (Arztanordnung) einhalten lassen. Evtl. künstlichen Speichel (z.B. Glandosane®) zur Verfügung stellen
- Kochsalzarme Kost geben.

Pflege bei Dyspnoe, ☞ 4.2.3

2.7 Herzrhythmusstörungen

> ⊡ **Herzrhythmusstörung:** Störung der Herzfrequenz oder der Regelmäßigkeit des Herzschlags.
>
> **Tachykardie:** Die Herzfrequenz liegt über 100 Schlägen/Minute.
>
> **Bradykardie:** Die Herzfrequenz liegt unter 60 Schlägen/Minute.
>
> **Arrhythmie:** Das Herz schlägt, unabhängig von seiner Frequenz, unregelmäßig.
>
> **Tachyarrhythmie:** Das Herz schlägt unregelmäßig und zu schnell.
>
> **Bradyarrhythmie:** Das Herz schlägt unregelmäßig und zu langsam.

Herzrhythmusstörungen können auch beim Gesunden vorkommen. Die Differenzierung erfolgt durch die Situation, in der die Herzrhythmusstörung auftritt (z.B. physiologische Tachykardie nach sportlicher Anstrengung), und die Diagnostik.

Die Diagnose wird in nahezu allen Fällen durch das EKG gesichert. Eine Klassifikation der Herzrhythmusstörungen erfolgt durch Ruhe-EKG mit langem Rhythmusstreifen, Langzeit-EKG und Belastungs-EKG. Hinweise auf die Prognose von Herzrhythmusstörungen und ihre Beeinflußbarkeit durch Medikamente versucht die aufwendige *programmierte Stimulation* im Herzkatheterlabor zu geben.

⊘ Pharma-Info 2.27 Antiarrhythmika

Unter dem Begriff **Antiarrhythmika** werden verschiedene Substanzgruppen zur medikamentösen Behandlung von Herzrhythmusstörungen zusammengefaßt (☞ Tabelle).

Insbesondere *tachykarde* Herzrhythmusstörungen, die trotz einer Behandlung der Grundkrankheit rezidivieren, werden mit Antiarrhythmika behandelt.

Bei den meisten *bradykarden* Herzrhythmusstörungen ist dagegen die Implantation eines Schrittmachers (☞ 2.7.5) Therapie der Wahl.

Die Antiarrhythmika werden nach *Vaughan/Williams* je nach ihrem Wirkmechanismus in vier Klassen eingeteilt:
- **I A-C:** Na$^+$-Antagonisten mit unterschiedlicher Wirkung auf das Aktionspotential der Herzmuskelzellen: Chinidin, Disopyramid, Ajmalin
- **II:** β-Rezeptorenblocker
- **III:** K$^+$-Antagonisten: Amiodaron, Sotalol
- **IV:** Ca^{2+}-Antagonisten.

Digitalisglykoside werden ebenfalls häufig verwendet, besonders zur Therapie akuter Tachykardien, zählen aber nicht zu den klassischen Antiarrhythmika. Bei nicht wenigen Patienten müssen nacheinander mehrere Antiarrhythmika ausprobiert werden, bis ein wirksames Präparat gefunden ist. Gelegentlich ist eine Kombinationstherapie erforderlich.

Viele Antiarrhythmika können zu Übelkeit und zentralnervösen Störungen führen. Darüber hinaus können sie auch ernste und für den Patienten gefährliche *Nebenwirkungen* auf das Herz haben:
- Die meisten Antiarrhythmika schwächen die Kontraktionskraft des Herzens *(negative Inotropie)*. Hierdurch kann eine bis dahin gerade noch kompensierte Herzinsuffizienz entgleisen
- Alle Antiarrhythmika können selbst zu lebensbedrohlichen Herzrhythmusstörungen führen. Welche Patienten davon betroffen sein können, kann nicht zuverlässig vorausgesagt werden.

Verschiedene Studien haben ergeben, daß Antiarrhythmika zwar oft das EKG-Bild verbessern, nicht aber die Prognose der zugrundeliegenden Störung. Deshalb werden sie derzeit zurückhaltend eingesetzt.

Substanz/ Substanzgruppe	Handelsname (Bsp.)	Bevorzugt bei ... Störungen	Spezifische Nebenwirkungen
Ajmalin	Gilurytmal®	Supraventrikulär (sv), ventrikulär (v)	Gastrointest. Beschwerden, Kopfschmerzen, Cholestase, Leberschädigung
Amiodaron	Cordarex®	sv, v	Hornhauttrübung, Schilddrüsenfunktionsstörungen, Photosensibilisierung, Lungenfibrose
β-Blocker (z.B. Metoprolol, Sotalol)	Beloc® bzw. Sotalex®	sv, v	Bronchokonstriktion, negative Inotropie, Bradykardie, Müdigkeit, Depression
Chinidin	Chinidin duriles®	sv, (v)	Gastrointest. Beschwerden, Ohrensausen, Synkopen, Knochenmark-Depressionen, anticholinerge Nebenwirkungen (z.B. Mundtrockenheit)
Disopyramid	Rhythmodul®	sv, v	Gastrointest. Beschwerden, Müdigkeit, Cholestase, Mundtrockenheit, Miktionsstörung
Flecainid	Tambocor®	sv, v	Doppelsehen, Schwindel, Kopfschmerzen
Lidocain	Xylocain®	v	Benommenheit, Schwindel, zerebrale Krampfanfälle
Mexiletin	Mexitil®	v	Hypotonie, gastrointest. Beschwerden, ZNS-Störungen
Prajmalin	Neo-Gilurytmal®	sv, v	☞ Ajmalin
Phenytoin	Phenhydan®	v	ZNS-Störungen
Propafenon	Rytmonorm®	sv, v	Mundtrockenheit, Salz-Geschmack, gastrointest. Beschwerden, Kopfschmerzen
Verapamil	Isoptin®	sv	Hypotonie, gastrointest. Beschwerden

👁 Krankenbeobachtung und Überwachung bei Antiarrhythmika-Therapie

- Erfolg der Therapie: Rückbildung der Rhythmusstörung und der Symptome (Pulsfrequenz, -qualität, Blutdruck, Dyspnoe, allg. Leistungsfähigkeit)?
- Auftreten von Nebenwirkungen oder neuen Beschwerden?
- Therapieinduzierte neue Herzrhythmusstörungen?
- Bei i.v.-Therapie mit Antiarrhythmika in jedem Fall Monitorüberwachung des EKG.

2.7.1 Extrasystolen

> ⊡ **Extrasystole** (kurz *ES):* Außerhalb des regulären Grundrhythmus auftretender Herzschlag.

Extrasystolen können vorzeitig oder verspätet, einzeln oder gehäuft auftreten.

Ist der Abstand zwischen einer (vorzeitig einfallenden) Extrasystole und der nächsten regulären Herzaktion größer als derjenige zwischen zwei normalen Herzaktionen, wird dies als **kompensatorische** (= ausgleichende) **Pause** bezeichnet.

Supraventrikuläre Extrasystolen

Eine **supraventrikuläre Extrasystole** (kurz *SVES*) hat ihr Erregungszentrum oberhalb des His-Bündels im Sinusknoten, AV-Knoten oder Vorhofmyokard. Sie kommt sowohl bei Gesunden als auch bei Herzkranken vor. Der Betroffene hat meist keine Beschwerden. Gelegentlich be-

merkt er Herzklopfen, Herzjagen oder „Aussetzer". Eine Behandlung ist nur bei gehäuftem Auftreten direkt hintereinander („in Salven") erforderlich, da dann Vorhofflattern oder Vorhofflimmern drohen. Medikamente der Wahl sind Digitalis (☞ Pharma-Info 2.26) und/oder β-Blocker (☞ Pharma-Info 3.22).

Ventrikuläre Extrasystolen

Ventrikuläre Extrasystolen (kurz *VES*) können von allen Teilen des Kammermyokards oder dem His-Bündel ausgehen. Einzelne VES haben meist keinen Krankheitswert. Wiederholen sich die VES häufiger, liegt oft eine organische Herzkrankheit (z.B. KHK, ☞ 2.5.1) vor, und lebensgefährliche ventrikuläre Tachykardien (☞ unten) können die Folge sein.

Dann müssen die Grunderkrankungen behandelt und die VES mit Antiarrhythmika unterdrückt werden. Ggf. ist die Implantation eines automatischen Defibrillators (☞ Tab. 2.30) angezeigt.

2.7.2 Tachykarde Herzrhythmusstörungen

> ⊡ **Tachykarde Herzrhythmusstörung:** Herzrhythmusstörung mit einer Herzfrequenz über 100 Herzmuskelkontraktionen/Minute.

Mit zunehmender Herzfrequenz wird immer weniger Blut in das Kreislaufsystem gepumpt, weil den Kammern nicht genügend Zeit zur Erschlaffung und Neufüllung verbleibt oder die Herzkontraktionen zu schwach und unkoordiniert sind.

Unterschieden werden:

- **Supraventrikuläre Tachykardien** (lat. supra: über; lat. ventriculus: Kammer), bei denen das Erregungsbildungszentrum im Bereich der Vorhöfe liegt
- **Ventrikuläre Tachykardien** *(Kammertachykardie),* bei denen das Erregungsbildungszentrum in den Herzkammern liegt.

> 🔺 **Akuter Notfall!**
> Ventrikuläre Tachykardien entsprechen funktionell einem Herz-Kreislauf-Stillstand und erfordern eine sofortige Reanimation und Defibrillation (☞ 3.6.5)!

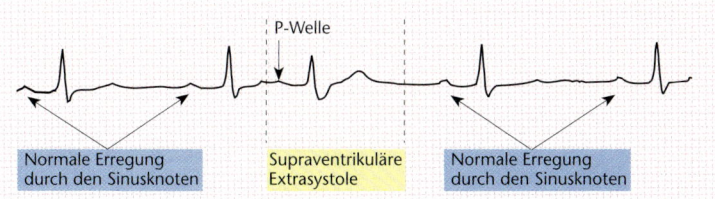

Abb. **2.28:** EKG-Bild bei supraventrikulärer Extrasystolie. Jeder Kammererregung (QRS-Komplex) geht eine Vorhoferregung (P-Welle) voraus. Da die Erregungswelle der Extrasystole in den Vorhöfen einen anderen Weg nimmt als bei einer vom Sinusknoten ausgehenden Erregung, sieht die P-Welle der Extrasystole abnorm aus. Sie ist deformiert oder auch negativ. [B 152]

Tab. 2.30 gibt eine Zusammenfassung der verschiedenen tachykarden Herzrhythmusstörungen, ihrer Ursachen, Symptome und Therapie.

2.7.3 Reizleitungsstörungen des Herzens

Reizleitungsstörungen des Herzens liegen dann vor, wenn die normale Erregung aus dem Sinusknoten nicht auf normalem Weg und in normaler Geschwindigkeit bis zum Myokard weitergeleitet wird.

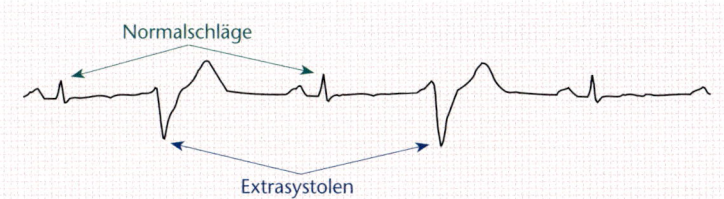

Abb. **2.29:** EKG-Bild bei ventrikulärer Extrasystolie. Typisch ist, daß dem verbreiterten und deformierten QRS-Komplex keine P-Welle vorangeht. In diesem Fall folgt jedem Normalschlag eine Extrasystole *(Bigeminus).* [B 152]

Erkrankung	Definition	Wichtige Ursachen/Symptome	Therapie
Supraventrikuläre Tachykardien			
Sinusknoten-tachykardie (☞ Abb. 2.31)	Vom Sinusknoten ausgehende Erregungen, F = 100 – 160/Min., Herzschlag meist regelmäßig	**U:** Körperliche/psychische Belastungen, Fieber, Hyperthyreose, Blutverlust, Anämie, Herzinsuffizienz, Koffein, best. Medikamente **S:** Beschleunigter Herzschlag	Beseitigung der Ursache Symptomatische Gabe von β-Blockern (selten)
Paroxysmale supraventrikuläre Tachykardie (☞ Abb. 2.32)	Von den Vorhöfen ausgehende Erregungen, die alle auf die Kammern übergeleitet werden, F = 160 – 200/Min.	**S:** Plötzliche Anfälle von Herzrasen, evtl. mit Schwindel und Bewußtlosigkeit	Beruhigung Steigerung des Vagotonus (Trinken von kaltem Wasser, Karotisdruckversuch durch den Arzt) Verapamil (z.B. Isoptin®) oder β-Blocker
Vorhofflattern (☞ Abb. 2.33)	250 – 350 Vorhof-kontraktionen/Min., i.d.R. Überleitung nur jeder 2. oder 3. zu den Kammern (2:1 bzw. 3:1-Überleitung) → F = 125 – 150/Min.	**U:** Meist vorbestehende Herz-erkrankungen **S:** Herzrasen, Schwäche, bei Überleitung aller Vorhofaktionen auf die Kammern akute Herzdekompensation mit Luftnot	Digitalis Verapamil (z.B. Isoptin®) Elektrostimulation der Vorhöfe über einen Schrittmacher
Vorhofflimmern (☞ Abb. 2.34)	350 – 600 Vorhof-kontraktionen/Min. mit unregelmäßiger Überleitung auf die Kammern	**U:** Z.B. Überlastung des Vorhofs bei Klappenfehler **S:** Völlig unregelmäßiger Herzschlag **(absolute Arrhythmie).** Evtl. Bildung von Vorhofthromben mit Emboliegefahr im Körperkreislauf	Medikamentöse Rhythmisie-rung **(Konvertierung):** erst Digitalis, dann Antiarrhythmika Elektrokardioversion: EKG-gesteuerte Defibrillierung in Kurznarkose Evtl. Antikoagulation
Ventrikuläre Tachykardien			
Kammerflattern (☞ Abb. 2.36)	Kammerfrequenz 250 – 350/Min.	**U:** Z.B. KHK, Herzinfarkt, Kardiomyo-pathie, Myokarditis **S:** (Funktioneller) Herz-Kreislauf-Still-stand mit akuter Lebensgefahr!	Reanimation und Defibrillie-rung Behandlung der Grund-erkrankung Antiarrhythmika Evtl. Implantation eines AICD*
Kammer-flimmern (☞ Abb. 2.36)	Kammerfrequenz > 350/Min.		

Tab. 2.30: Übersicht über die tachykarden Herzrhythmusstörungen. F = Herzfrequenz (Kammerfrequenz)
* AICD: *Automatic implantable cardioverter defibrillator,* der die Tachykardien erkennt und durch Gabe von Elektroschocks selbständig behandelt. [B 200]

Präexzitationssyndrome

Bei **Präexzitationssyndromen,** z.B. dem **WPW-Syndrom** *(Wolff-Parkinson-White-Syndrom),* wird die Vorhoferregung nicht über den AV-Knoten geleitet, sondern über einen zusätzlichen schnelleren Leitungsweg zwischen Vorhöfen und Kammern. Dies führt zu einer verfrühten Kammererregung. Gefährdet wird der Patient durch die Möglichkeit „kreisender Erregungen" **(reentry-Tachykardien),** einer Art elektrischem Kurzschluß mit vom Vorhof ausgehender paroxysmaler supraventrikulärer Tachykardie (☞ Tab. 2.30).

Das Herzrasen kann oft durch reflektorische Steigerung des Vagotonus (z.B. Karotisdruckversuch) beendet werden. Ansonsten müssen Antiarrhythmika, vorzugsweise Ajmalin (z.B. Gilurytmal®) i.v. gespritzt werden. Gelegentlich ist im Anschluß an die akute Rhythmisierung eine medikamentöse Prophylaxe mit anderen Antiarrhythmika erforderlich.

Alternativ muß wegen der Nebenwirkungen der Langzeittherapie eine Durchtrennung des zusätzlichen Leitungswegs erwogen werden, die durch Anwendung von Hochfrequenzsströmen über einen Katheter möglich ist *(Katheter-ablation).*

Sinuatrialer Block

[:] **Sinuatrialer Block** (kurz *SA-Block):* Verzögerte oder unterbrochene Erregungsleitung vom Sinusknoten zur Vorhofmuskulatur.

Wenn den AV-Knoten keine Erregung mehr erreicht, übernimmt er nach einer Pause die Erregungsbildung **(Knoten-rhythmus** mit einer Frequenz von 40 – 60/Min.). Bei langer Pause kann es zur Synkope (☞ 2.3.3) kommen.

Sinusknotentachykardie

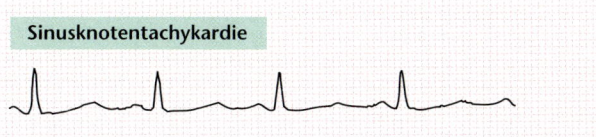

Abb. 2.31: EKG-Bild bei Sinusknotentachykardie. Jedem P folgt ein normaler QRS-Komplex. [B 152]

Paroxysmale supraventrikuläre Tachykardie

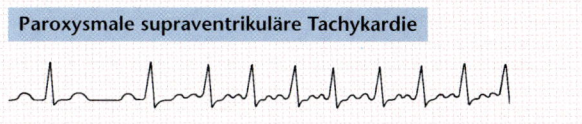

Abb. 2.32: EKG-Bild bei paroxysmaler supraventrikulärer Tachykardie. Die P-Wellen sind kaum erkennbar. [A 112]

Vorhofflattern

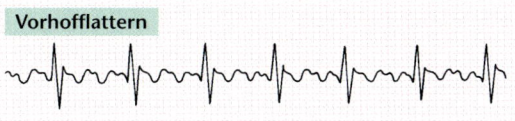

Abb. 2.33: EKG-Bild bei Vorhofflattern mit 2:1-Überleitung, d.h. die Vorhoffrequenz ist doppelt so hoch wie die Kammerfrequenz. Typisch ist das Auftreten von sägezahnförmigen Vorhofwellen anstelle der normalen P-Wellen. [A 112]

Absolute Arrhythmie mit Vorhofflimmern

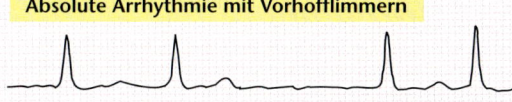

Abb. 2.34: EKG-Bild mit absoluter Arrhythmie bei Vorhofflimmern. Die völlig unkoordinierten Vorhofaktionen zeigen sich nur noch durch eine „unruhige" Null-Linie im EKG. [B 152]

Kammertachykardie

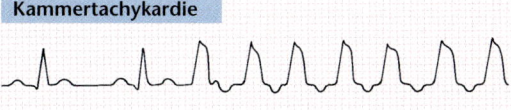

Abb. 2.35: EKG-Bild bei ventrikulärer Tachykardie. Auf zwei normale, vom Sinusknoten ausgehende Erregungen folgt eine Kammertachykardie. [A 112]

Kammerflattern

Kammerflimmern

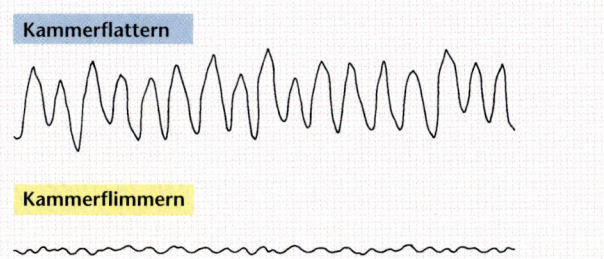

Abb. 2.36: Oben: EKG-Bild bei Kammerflattern mit einer Frequenz von ca. 200/Min. Die Kammerkomplexe sind haarnadelförmig deformiert.
Unten: EKG-Bild bei Kammerflimmern. Die einzelnen Kammerkomplexe können im EKG nicht mehr voneinander getrennt werden. [A 112]

Atrioventrikuläre Blockierungen

> **Atrioventrikulärer Block** (kurz **AV-Block**): Verzögerte oder unterbrochene Erregungsleitung von den Vorhöfen zu den Kammern.

- Beim **AV-Block I. Grades** ist die Überleitung verzögert, aber nicht aufgehoben. Im EKG ist die PQ-Zeit verlängert. Eine Behandlung ist meist nicht erforderlich

- Beim **AV-Block II. Grades** ist die Überleitung nicht nur verzögert, sondern intermittierend werden Vorhofaktionen nicht zu den Kammern übergeleitet. Auch hier ist oft keine Behandlung erforderlich, wohl aber Langzeit-EKG-Kontrollen

- Beim **AV-Block III. Grades** ist die Überleitung der Vorhoferregung auf die Kammern aufgehoben, so daß Vorhöfe und Kammern unabhängig voneinander schlagen **(AV-Dissoziation)**. Die Kammerfrequenz ist mit weniger als 40 Schlägen/Min. sehr niedrig, und es können sich Zeichen der Herzinsuffizienz entwickeln. Es besteht die Gefahr der zerebralen Durchblutungsminderung mit Synkopen **(Adams-Stokes-Anfall)**. Daher muß der AV-Block III. Grades zunächst medikamentös (z.B. mit Atropin), dann durch Einsetzen eines (permanenten) Schrittmachers behandelt werden (☞ 2.7.5).

Schenkelblockierungen

> **Schenkelblock** *(intraventrikulärer Block, faszikulärer Block):* Verzögerte oder unterbrochene Reizleitung in rechtem und/oder linkem Kammerschenkel **(Rechtsschenkelblock,** kurz *RSB,* bzw. **Linksschenkelblock,** kurz *LSB).*

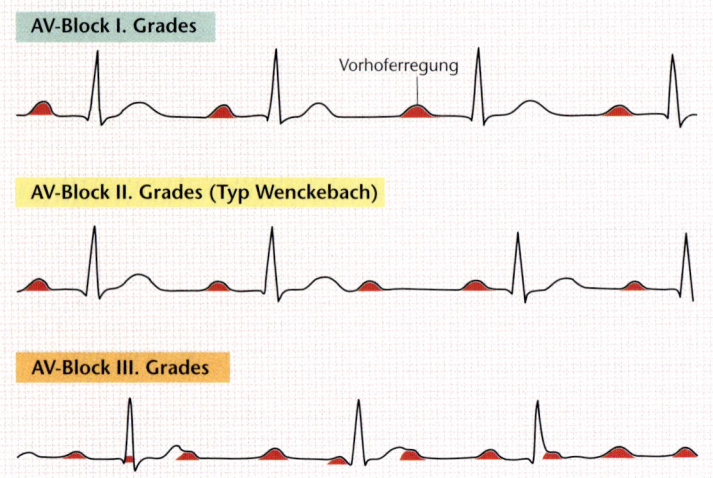

AV-Block I. Grades

Vorhoferregung

AV-Block II. Grades (Typ Wenckebach)

AV-Block III. Grades

Abb. 2.37: EKG-Bild bei den verschiedenen AV-Blöcken. [B 200]

Die Blockade *eines* Schenkels ist meist asymptomatisch, da die etwas verzögerte Erregung der betroffenen Kammer ohne hämodynamische Konsequenzen bleibt.

Bei Blockade *beider* Schenkel muß das Kammermyokard selber die Erregung bilden. Die Kammereigenfrequenz von ≤ 40 Schlägen/Minute ist jedoch für eine ausreichende Blutversorgung des Organismus zu gering (☞ AV-Block III. Grades, mit der Gefahr einer Herzinsuffizienz und einer zerebralen Minderdurchblutung).

Die Therapie besteht dann in der Implantation eines Schrittmachers (☞ unten).

2.7.4 Bradykarde Herzrhythmusstörungen

AV-Block III. Grades, Schenkelblock, ☞ oben

Sinusbradykardie

Sinusbradykardien werden meist nur zufällig diagnostiziert, eine Behandlung ist in der Regel nicht erforderlich.

Karotissinus-Syndrom

Beim **Karotissinus-Syndrom** *(hypersensitiver Karotissinus)* werden durch Druck auf den **Sinus caroticus** (Erweiterung an der Gabelung der A. carotis communis mit intravasalen Druckrezeptoren) reflektorisch eine Bradykardie bis hin zum Herzstillstand und eine Gefäßweitstellung ausgelöst. Typisch ist, daß die Patienten bei bestimmten Kopfbewegungen Schwindel angeben oder sogar bewußtlos werden.

Die Diagnose wird durch einen **Karotis-Druckversuch** gestellt. Dabei wird die Karotisgabelung vom Arzt unter EKG-Kontrolle und in Reanimationsbereitschaft massiert und die Herz-Kreislauf-Reaktionen des Patienten beobachtet. Einzig wirksame Behandlung ist die Implantation eines Herzschrittmachers.

2.7.5 Herzschrittmachertherapie

Defibrillation bei tachykarden Herzrhythmusstörungen, ☞ Abb. 3.29

Ein **künstlicher Herzschrittmacher** (kurz *Schrittmacher*, engl. *pacemaker*) ist immer dann erforderlich, wenn das Herz des Patienten durch Erregungsbildungs- oder Erregungsleitungsstörun- gen so langsam schlägt, daß der Sauerstoffbedarf des Körpers nicht mehr gedeckt wird. Die kritische Herzfrequenz liegt bei ungefähr 40 Schlägen/Minute. Herzschrittmacher stimulieren die Herzmuskulatur durch elektrische Impulse zur Kontraktion und führen so wieder zu einem regelmäßigen Herzschlag. Die häufigste Indikation für eine Schrittmacherimplantation ist ein höhergradiger AV-Block (☞ 2.7.3).

Temporäre Herzschrittmacher

Temporäre Herzschrittmacher gelangen in Notfallsituationen zum Einsatz, etwa bei kurzzeitigen Bradykardien im Rahmen von Vergiftungen oder zur Überbrückung bis zur Implantation eines permanenten Herzschrittmachers. Die Elektroden werden über eine größere Vene eingeführt, der Impulsgeber liegt *außerhalb* des Körpers. Der Patient muß Bettruhe einhalten, um eine Dislokation (Verschiebung) der Sonde im rechten Ventrikel zu vermeiden.

Permanente Herzschrittmacher

Ein **permanenter Herzschrittmacher** wird dem Patienten operativ implantiert. In Lokalanästhesie oder Vollnarkose wird das Schrittmacheraggregat subkutan meist im Bereich des rechten M. pectoralis major eingesetzt (☞ Abb. 2.38 – 2.39). Die Elektrode(n) für die Impulsübermittlung wird/werden über die V. subclavia und die V. cava superior in das rechte Herz vorgeschoben und dort verankert, je nach Schrittmachertyp mit nur einer Elektrode in Vorhof oder Kammer oder mit je einer Elektrode in beiden Herzhöhlen.

Noch im Operationssaal wird die Funktion des Schrittmachers überprüft und die für den Patienten geeignete Impulsfrequenz eingestellt.

Schrittmachertypen

Meist werden **Demand-Schrittmacher** *(Bedarfs-Schrittmacher)* gewählt, die das Herz nicht in regelmäßigen Abständen stimulieren, sondern die Eigenaktionen des Herzens registrieren und nur dann einen Impuls abgeben, wenn nach einer festgesetzten Zeit keine Eigenaktion erfolgt ist.

Außerdem lassen sich heute Vorhöfe und Kammern durch **Zweikammer-Schrittmacher** zeitlich koordiniert anregen, damit die Vorhofaktionen zur Kammerfüllung beitragen.

Schrittmacher-Code

Welchen Schrittmachertyp man vor sich hat, ist am **Schrittmacher-Code** erkennbar, der aus drei Buchstaben besteht (z.B. DDD):
- Der 1. Buchstabe gibt den Ort der Stimulation an (Vorhof, Kammer oder beides)
- Der 2. Buchstabe gibt den Ort der Wahrnehmung, d.h. der Reiz-Registrierung, an (Vorhof oder Kammer). Registriert er dort keinen Reiz, wird eine Stimulation eingeleitet
- Der 3. Buchstabe gibt die Arbeitsweise des Schrittmachers an (z.B. Hemmung des Schrittmachers bei Eigenaktionen).

Schrittmacher-Fehlfunktion

Fehlfunktionen des Schrittmachers (z.B. Elektrodenbruch, Batterienerschöpfung) sind relativ selten, aber für den Patienten aufgrund der Grunderkrankung gefährlich.

🖾 Pflege nach Schrittmacher-Implantation

- Postoperativ Monitorüberwachung sowie Beobachten der Wunde auf Blutung
- Evtl. Bettruhe
- Regelmäßiger Verbandswechsel.

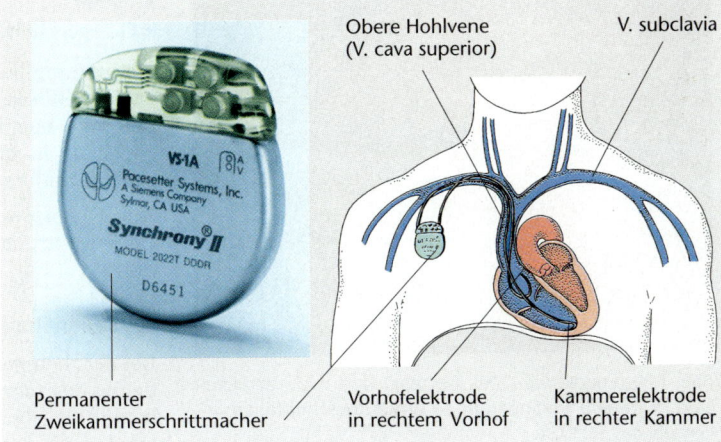

Obere Hohlvene (V. cava superior) — **V. subclavia**
VS-1A — Pacesetter Systems, Inc. — A Siemens Company — Sylmar, CA USA — **Synchrony® II** — MODEL 2022T DDDR — D6451
Permanenter Zweikammerschrittmacher — **Vorhofelektrode in rechtem Vorhof** — **Kammerelektrode in rechter Kammer**

Abb. 2.38 – 39: Permanenter Herzschrittmacher. Links: Bei diesem Modell handelt es sich um einen DDD-Zweikammer-Schrittmacher. [V 137]
Rechts: Lage eines permanenten Herzschrittmachers im Körper. Die Elektroden liegen hier in der rechten Herzkammer und im rechten Vorhof. Das Schrittmacheraggregat wird in Lokalanästhesie oder Vollnarkose subkutan implantiert. [L 190]

🖾 Patienteninformation

Heute leben viele Menschen mit einem Herzschrittmacher, ohne im Alltag durch das Gerät beeinträchtigt zu sein. Die meisten Patienten fühlen sich nach der Schrittmacher-Implantation sogar besser und leistungsfähiger.

Regelmäßige ärztliche Kontrollen sind zur Schrittmacherüberwachung erforderlich.

Aufpassen müssen die Patienten im Bereich von Magnetfeldern (etwa bei Personenkontrollen am Flughafen, Diebstahlsicherungen am Ausgang von Kaufhäusern oder Kernspinuntersuchungen), da die Magnetfelder die Funktion des Schrittmachers beeinträchtigen.

> ⚠ Auch **tragbare Telefone** sollten wegen der elektromagnetischen Wellen nach derzeitigem Kenntnisstand möglichst nicht benutzt werden.

2.8 Entzündliche Herzerkrankungen

> 🖸 **Entzündliche Herzerkrankungen:** Entzündung der Innenhaut **(Endokarditis)**, der Muskelschicht **(Myokarditis)**, der Außenhaut des Herzens **(Perikarditis)** oder aller Herzschichten **(Pankarditis).** Bedingt durch eine Vielzahl von Ursachen (Bakterien, Viren, Autoimmunphänomene, oft auch nicht erkennbar).

2.8.1 Endokarditis

> 🖸 **Endokarditis:** Autoimmunogene (☞ 11.5) oder bakterielle Entzündung der Herzinnenhaut *(Endokard)* mit drohender Zerstörung der Herzklappen.
> Befall vor allem der Mitral- (80%) und Aortenklappe (20%).

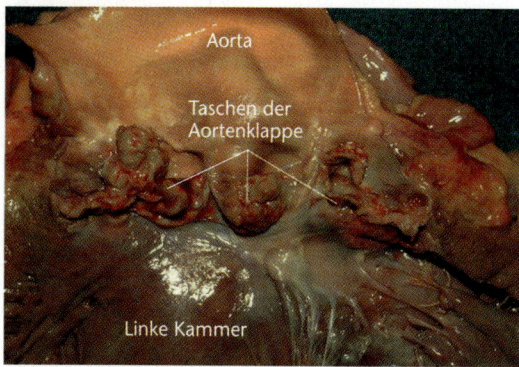

Abb. 2.40: Endokarditis der Aortenklappe mit ulzerativen (geschwürigen) Veränderungen am aufgeschnittenen linken Herzen. [T 173]

⇨ Krankheitsentstehung

Bei einer *bakteriellen Endokarditis* besiedeln Bakterien, vor allem im Rahmen einer Sepsis, die Herzklappen und schädigen diese. Besonders gefährdet sind vorgeschädigte Herzklappen.
Bei Immungeschwächten können auch Pilze zu einer Endokarditis führen.

Die früher häufigste Ursache für eine Endokarditis war das *rheumatische Fieber,* eine Folgekrankheit nach Infektionen mit Streptokokken (☞ auch 12.6.4). Die gegen die Streptokokken gebildeten Antikörper richten sich gegen strukturähnliche Anteile des Endokards und können auch zu Veränderungen der Herzklappenränder mit Funktionsbeeinträchtigung führen **(Endocarditis verrucosa rheumatica).** Besonders häufig ist die Mitralklappe betroffen.

▣ Symptome und ⌕ Diagnostik

Typisch für die früher häufige *Endocarditis rheumatica* sind:
- Gelenkschmerzen (Polyarthritis der großen Gelenke mit starkem Berührungsschmerz)
- Hauterscheinungen (ringförmige Hautausschläge, kleine subkutane Knötchen)
- Allgemeine Schwäche und Krankheitsgefühl bei zunächst kaum vorhandenen Herzbeschwerden.

Die Anamnese ergibt meist einen (Streptokokken-) Infekt, z.B. eine Tonsillitis, 1 – 3 Wochen vor Beginn der Beschwerden.

Eine *bakterielle Endokarditis* kann – je nach Erreger und Abwehrsituation des Patienten – hochakut, aber auch schleichend beginnen. Typische Symptome sind:
- Schwäche
- Gewichtsverlust
- Nachtschweiß
- Anämie

- Fieber
- Gelegentlich Herz- und Gelenkbeschwerden.

Hauptkomplikation der bakteriellen Endokarditis ist das Ablösen der Ablagerungen auf den Herzklappen mit nachfolgendem Einschwemmen in den Kreislauf. Es bilden sich Embolien in Gehirn, Nieren und anderen Organen („septische Metastasen").

Zur Diagnosesicherung sind Blutuntersuchungen, EKG-Kontrollen und Echokardiographie notwendig.

▣ Behandlungsstrategie

Bei der rheumatischen Endokarditis wird zur Beseitigung des (chronischen) Streptokokkeninfekts Penicillin gegeben. Die rheumatischen Beschwerden werden mit Azetylsalizylsäure, evtl. auch mit Glukokortikoiden behandelt.
Bei den übrigen bakteriellen Endokarditisformen hängt die Wahl des Antibiotikums vom Erreger ab. Bei Klappenperforationen oder entzündeten Kunstklappen ist bereits im Akutstadium der Erkrankung eine Operation erforderlich.

▣ Pflege bei Endokarditis

- Patienten strenge Bettruhe einhalten lassen
- Alles richten zur Abnahme von Blutkulturen (☞ 12.4.3). Arzt über Fieberanstieg informieren
- Richtlinien der Infektionsprophylaxe gewissenhaft beachten, insbesondere Venenverweilkanülen regelmäßig inspizieren und wechseln
- Bei starkem Schwitzen häufig die Bettwäsche wechseln.

⊚ Krankenbeobachtung

- Vitalzeichen
- Temperaturkontrollen mehrmals täglich
- Anämie? Zyanose? Ödeme? Gelenkschwellungen? Rheumaknötchen bei rheumatischer Endokarditis? Mikroembolien bei bakterieller Endokarditis, die sich durch kleine Gefäßverschlüsse und schmerzhafte Knötchen an Fingern und Zehen äußern? Nachtschweiß? Herzschmerzen? Sehstörungen durch „septische Metastasen"?
- Flüssigkeitsbilanzierung v.a. bei vermuteter Nierenschädigung bei bakterieller Endokarditis.

Pflege bei Antibiotikaeinnahme, ☞ *Pharma-Info 12.12;*
Pflege bei Herzinsuffizienz, ☞ *2.6.*

▤ Prognose

Die Letalität der Endokarditis beträgt auch heute noch ca. 30%. Bei Überlebenden bleiben häufig schwere Klappenschäden zurück, die einen herzchirurgischen Eingriff erforderlich machen.

Patienteninformation

Nach einem rheumatischen Fieber ist zur Vermeidung von Rezidiven eine langjährige Penicillin-Prophylaxe notwendig. Nach einer bakteriellen Endokarditis muß der Patient zwar nicht dauernd, wohl aber bei besonderen Risiken (z.B. Zahnsanierung, endoskopische Eingriffe, Operationen) vorbeugend Antibiotika erhalten **(Endokarditisprophylaxe),** da sonst ein gefährlicher Rückfall droht.

2.8.2 Myokarditis

▣ **Myokarditis:** Akute oder chronische Entzündung der Muskelschicht des Herzens.

Häufige Ursache einer Myokarditis sind Virusinfektionen. Sie kann aber auch bakteriell oder toxisch bedingt oder Folge eines rheumatischen Fiebers (☞ 12.6.4) sein.

Die Beschwerden des Patienten sind manchmal völlig unspezifisch. Sie reichen von allgemeiner Schwäche, Leistungsminderung und Fieber über Atemnot, Herzschmerzen und Herzrhythmusstörungen bis hin zu allen Schweregraden einer Herzinsuffizienz.

Die Diagnose wird durch Blutuntersuchungen, EKG, Röntgen und Echokardiographie gestellt. Manchmal ist auch eine Herzmuskelbiopsie erforderlich.

Therapiert wird meist symptomatisch (Bekämpfung von Herzinsuffizienz und Herzrhythmusstörungen). Manchmal ist eine Antikoagulation erforderlich. Der Nutzen von Glukokortikoiden ist umstritten. Bei einer bakteriellen Myokarditis ist eine kausale Behandlung mit Antibiotika möglich. Der Patient sollte strenge Bettruhe einhalten.

2.8.3 Perikarditis

▣ **Perikarditis:** Entzündung des Herzbeutels.

Eine Perikarditis kann bedingt sein durch Bakterien, Viren, Autoimmunerkrankungen (z.B. Lupus erythematodes, ☞ 10.8.1), Erkrankungen der Nachbarorgane (z.B. Herzinfarkt, Pleuritis) oder Stoffwechselentgleisungen (z.B. Urämie). In 70% der Fälle bleibt die Ursache jedoch unklar (sog. *idiopathische Perikarditis).*

Zu Beginn der Erkrankung (Stadium der **Perikarditis sicca** oder *fibrinosa)* klagt der Patient über allgemeine Schwäche, Atemnot, zunehmendes Beklemmungsgefühl im Liegen und einen retrosternalen, oft lage- und atemabhängigen Schmerz. Bei der Auskultation hört man ein charakteristisches *Perikardrei-*

ben. Häufig bildet sich in der Folge ein entzündlicher Erguß im Herzbeutel **(Pericarditis exsudativa** oder *feuchte Perikarditis),* der zu einer verminderten Auswurfleistung des Herzens und damit zu einer Herzinsuffizienz führt.

Die Diagnose stützt sich auf Auskultation, EKG, Röntgenbefund, Echokardiographie und Laboruntersuchungen. Manchmal ist eine **Perikardpunktion** erforderlich, die das Herz gleichzeitig vom Erguß entlastet.

Bettruhe, Schmerzbekämpfung, Entzündungshemmung und evtl. der gezielte Einsatz von Antibiotika oder Glukokortikoiden stehen im Vordergrund der therapeutischen Maßnahmen.

Die günstigste Prognose hat die idiopathische Perikarditis, die nach 4 – 6 Wochen meist folgenlos abheilt. Ansonsten hängt die Prognose ganz entscheidend von der Grunderkrankung ab.

Bei häufigen Rezidiven mit Ergußbildung kann eine **Perikardfensterung** notwendig sein, um den Erguß abzuleiten und die Herzfunktion zu verbessern.

Chronische Perikardergüsse können zu Kalkablagerungen und zu einem sog. *Panzerherz* führen, bei dem sich die Herzhöhlen kaum noch füllen können. Auch dann ist eine Operation erforderlich.

2.9 Kardiomyopathien

▣ **Kardiomyopathie:** Herzmuskelerkrankung mit Verdickung des Herzmuskels (☞ 2.6.1) und/oder Dilatation (Ausweitung) der Herzhöhlen, ohne daß andere Herz- oder Gefäßleiden (z.B. Perikarditis, KHK, Bluthochdruck) zugrundeliegen.

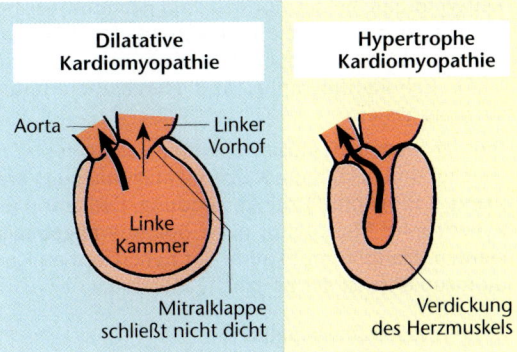

Abb. **2.41:** Die beiden häufigsten Formen der primären Kardiomyopathie in der Kammersystole. [B 101]

Primäre Kardiomyopathien

Bei den **primären Kardiomyopathien** bleibt der Auslöser der Erkrankung unbekannt. Es werden drei Formen unterschieden:

Dilatative Kardiomyopathie

Die **dilatative** *(kongestive)* **Kardiomyopathie,** kurz *DCM* oder *CCM,* ist die häufigste primäre Kardiomyopathie. Sie ist durch Ventrikelerweiterung *(Ventrikeldilatation),* evtl. mangelnden Verschluß der AV-Klappe und eine eingeschränkte Pumpleistung gekennzeichnet. Die Patienten klagen über retrosternales Engegefühl, Herzstolpern und kurzzeitige Bewußtseinsstörungen (Synkopen) und zeigen die Zeichen einer Links- und/oder Rechtsherzinsuffizienz. Die Diagnose wird durch EKG, Röntgenaufnahme des Thorax, Echokardiographie, Herzkatheteruntersuchung und Endomyokardbiopsie gestellt.

Die Behandlung besteht in der symptomatischen Therapie von Herzinsuffizienz und Herzrhythmusstörungen. Da ca. 20% der Patienten an arteriellen Embolien durch Vorhofthromben versterben, ist in fortgeschrittenen Krankheitsstadien eine orale Antikoagulation (☞ Pharma-Info 3.57) erforderlich. Bei Patienten, die aufgrund ihres Alters und ihres Allgemeinzustandes eine gute postoperative Prognose haben, muß eine Herztransplantation erwogen werden.

Hypertrophe Kardiomyopathien

Bei der **hypertrophen Kardiomyopathie** (kurz *HCM)* verdickt sich der Herzmuskel, ohne dabei leistungsstärker zu werden. Die Herzmuskelverdickkung ist nicht überall gleich stark. Man unterscheidet die **hypertroph-obstruktive Kardiomyopathie** (kurz *HOCM),* bei der eine Verdickung im Septumbereich die Ausflußbahn des Blutes in Richtung Aorta behindert, von der **hypertroph, nicht-obstruktiven Kardiomyopathie** ohne diese Verengung.

Leitsymptome beider Formen sind Atemnot bei Belastung, pektanginöse Beschwerden, Herzklopfen, Schwindel und Synkopen. Die Diagnose wird durch EKG, Echokardiographie und Herzkatheteruntersuchung gestellt.

Bei der medikamentösen Therapie gelangen v.a. β-Blocker und bestimmte Kalziumantagonisten (Verapamil, z.B. Isoptin®) zur Anwendung. Evtl. kann die hypertrophe Muskulatur auch operativ abgetragen werden. Hauptkomplikation der hypertrophen Kardiomyopathie ist der plötzliche Herztod.

Restriktive Kardiomyopathie

In Mitteleuropa ist die **restriktive** oder *obliterative* **Kardiomyopathie** (kurz *RCM, OCM)* sehr selten. Die Ventrikelfüllung ist durch starre Ventrikelwän-

de behindert. Die Kontraktionskraft des Herzens bleibt normal. Therapeutisch versucht man, die Beschwerden symptomatisch zu bessern. Im Endstadium hilft nur noch eine Herztransplantation.

Sekundäre Kardiomyopathien

Bei den **sekundären Kardiomyopathien** ist die Ursache der Erkrankung bekannt. Häufigste Ursache ist chronischer Alkoholmißbrauch.

2.10 Herzklappenfehler

> 🔳 **Herzklappenfehler:**
> Krankhafte Veränderung und Funktionsstörung einer Herzklappe.

Herzklappenfehler können *angeboren* oder *erworben* sein:
- **Angeborene Herzklappenfehler** treten isoliert oder in Kombination mit anderen Herzfehlern (☞ 2.11) auf. Meist handelt es sich um Aorten- oder Pulmonalklappenstenosen (☞ Tab. 2.43)
- **Erworbene Herzklappenfehler** sind in der Regel Folge einer Endokarditis (☞ 2.8.1). Am häufigsten ist die Mitralklappe betroffen, am zweithäufigsten Mitral- und Aortenklappe kombiniert.

Es werden zwei Formen von Herzklappenfehlern unterschieden: Klappenstenosen und Klappeninsuffizienzen. Sie können einzeln oder kombiniert auftreten.

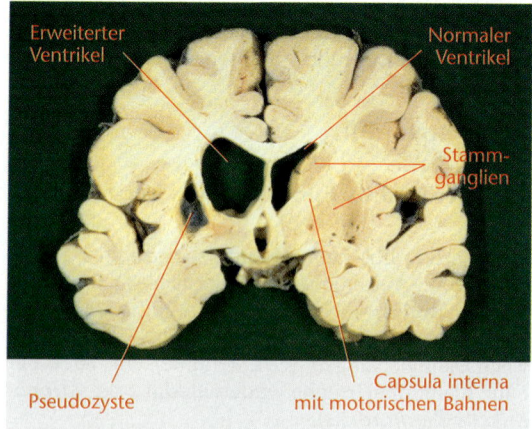

Abb. 2.42: Zustand nach Hirnembolie bei Mitralstenose. Ein Vorhofthrombus hatte sich gelöst und zum Verschluß der Hirnarterie geführt, die Stammganglien und Capsula interna versorgt. Neben einer Pseudozyste erkennt man auch eine Erweiterung des Ventrikels infolge des Verlustes von Hirnsubstanz. [M 207]

	Mitralklappenstenose	Mitralklappeninsuffizienz	Aortenklappen-stenose	Aortenklappen-insuffizienz
Symptome	• **Fazies mitralis** (Rötung beider Wangen = *Mitralbäckchen* bei gleichzeitiger Lippenzyanose) • Atemnot, Husten, evtl. blutiges Sputum und Lungenödem • Vorhofflimmern • Später retrosternales Engegefühl, Zeichen der Rechtsherzinsuffizienz (☞ 2.6.1)	• Belastungsdyspnoe, Schwindel, Zeichen der Rechtsherzinsuffizienz (☞ 2.6.1) • Bei akuter Insuffizienz (z.B. bei Myokardinfarkt) akute Herzinsuffizienz mit Lungenödem	Linksherz-insuffizienz (☞ 2.6.1), Schwindel und Synkopen v.a. bei Belastung, Angina pectoris	Linksherz-insuffizienz, Belastungs-dyspnoe, Angina pectoris
Aus-kultations-befund	Diastolisches Geräusch	Systolisches Geräusch	Systolisches Geräusch	Diastolisches Geräusch
Diagnose-sicherung (Grunddia-gnostik)	EKG, Röntgenaufnahme des Thorax, Echokardiographie, Herzkatheteruntersuchung			
Therapie	• Zunächst Behandlung der Herzinsuffizienz und der Rhythmusstörung • Bei absoluter Arrhythmie Antikoagulation • In fortgeschrittenen Stadien-operative Erweiterung der Klappe (**Kommissurotomie**) oder Klappenersatz durch eine künstliche Herzklappe	• Bei Mitralklappeninsuffizienz nach rheumatischem Fieber zunächst konservative Behandlung, später operative Herzklappenrekonstruktion oder operativer Klappenersatz • Bei akuter Mitralklappeninsuffienz z.B. nach Herzinfarkt Intensivtherapie und schnellstmögliche Operation	Frühzeitiger operativer Klappenersatz	

Tab. 2.43: Diagnostik und Therapie der häufigsten erworbenen Herzklappenfehler. [B 200]

Klappenstenosen

Wenn sich die Segel bzw. die Taschen nicht weit genug öffnen, ist die Lichtung der Klappe zu eng. Man spricht dann von einer **Klappenstenose.** Bei einer Klappenstenose müssen die vorgeschalteten Herzabschnitte einen höheren Druck aufbringen, um das Blut durch die kleinere Öffnung zu pressen. Übersteigt dies die Leistungsfähigkeit des Herzens, entsteht eine Herzinsuffizienz.

Klappeninsuffizienzen

Wenn die Sehnenfäden oder die Papillarmuskeln reißen oder Entzündungsprozesse Teile der Herzklappe „zerfressen", können die Segel nicht mehr „gehalten" werden: Die Klappe schließt nicht mehr dicht, ihre Ventilfunktion geht verloren, und bei jedem Herzschlag wird ein Teil des Blutes in die Vorhöfe zurückgepreßt. Schließen die Taschenklappen nicht mehr richtig, so fließt nach jeder Kammersystole ein Teil des ausgeworfenen Blutes in die Kammern zurück. Folge dieser **Klappeninsuffizienzen** ist eine Herzinsuffizienz, da das hin- und herpendelnde Blut eine schließlich kaum mehr zu leistende Mehrarbeit erfordert.

Mitralklappenprolaps

Beim **Mitralklappenprolaps** ist die Mitralklappe im Verhältnis zur Öffnungsfläche zu groß angelegt. Dadurch wölbt sich das Mitralsegel während der Ventrikelsystole in den linken Vorhof vor.

Der Mitralklappenprolaps ist relativ häufig (ca. 6% aller Erwachsenen), bereitet in aller Regel aber keine Beschwerden und wird nur zufällig diagnostiziert.

Patienten, die Beschwerden haben, klagen meistens über Schwindel- und Schwächegefühle, über Kollapsneigung und Angstgefühle oder über Angina pectoris-ähnliche Beschwerden.

Die Diagnose wird durch Auskultation (systolisches Herzgeräusch) und Echokardiographie gestellt.

Eine Behandlung ist nur bei schwerwiegenden Symptomen erforderlich und besteht in erster Linie in der Gabe von β-Blockern.

Wichtigste Konsequenz aus der gestellten Diagnose ist, wie immer bei vorgeschädigten Herzklappen, die Durchführung einer Endokarditisprophylaxe.

2.11 Angeborene Herzfehler

Ungefähr 6 – 10 von 1000 Neugeborenen haben einen **angeborenen Herzfehler.** Angeborene Herzfehler werden durch Störungen während der embryonalen Entwicklung hervorgerufen. Die Ursache bleibt in der Regel unklar. Wahrscheinlich spielt ein Zusammenspiel von genetischen Schäden und exogenen Faktoren (z.B. Infektionen der Mutter während der Schwangerschaft) eine Rolle.

Viele Herzfehler werden schon im Babyalter symptomatisch, einige, z.B. der Vorhofseptumdefekt (☞ unten), erst im Erwachsenenalter. Die meisten angeborenen Herzfehler sind operabel, so daß die rechtzeitige Diagnosestellung lebensrettend sein kann. In ca. einem Drittel der Fälle liegen weitere Fehlbildungen, v.a. des Urogenitalsystems (☞ 7.6), vor.

Einen Überblick über häufige angeborene Herzfehler gibt Tab. 2.40. Die beiden häufigsten davon, der Vorhofseptumdefekt und der Ventrikelseptumdefekt, seien im folgenden näher besprochen.

Vorhofseptumdefekt

Beim **Vorhofseptumdefekt** *(Atriumseptumdefekt,* kurz *ASD)* hat sich die Scheidewand im Bereich der Vorhöfe nicht völlig verschlossen. Durch das Loch in der Vorhofwand strömt Blut vom kräftigeren linken Vorhof zurück in den schwächeren und dehnbareren rechten Vorhof. Durch diesen *Links-Rechts-Shunt* (**Shunt** = Kurzschlußverbindung zwischen arteriellen und venösen Herzteilen bzw. Gefäßschenkeln) wird der Lungenkreislauf langfristig überlastet. Es entsteht ein später unumkehrbarer Hochdruck im kleinen Kreislauf (**pulmonale Hypertonie**). Folge ist eine Rechtsherzhypertrophie, die über eine Druckerhöhung im rechten Herzen schließlich zu einer Umkehrung der Shuntfließrichtung führt. Das Blut fließt nunmehr vom rechten in den linken Vorhof (**Shuntumkehr** zum Rechts-Links-Shunt, sog. *Eisenmenger-Reaktion),* und der linke Vorhof wird zunehmend belastet.

Der Krankheitsverlauf hängt von Größe und Lage des Defektes ab. Häufig treten im 2. oder 3. Lebensjahrzehnt vermehrt bronchitische Infekte oder Pneumonien, Atemnot unter Belastung und eine allgemeine Leistungsminderung auf. Eine Zyanose kommt erst im Spätstadium der Erkrankung hinzu.

Die Diagnose wird durch Auskultation, EKG, Röntgenaufnahme des Thorax, Echokardiographie und Herzkatheteruntersuchung gestellt.

Kleine Vorhofseptumdefekte verschließen sich in den ersten Lebensjahren oft von selbst. Bei einem großen Shuntvolumen muß der Defekt möglichst noch im Vorschulalter operativ verschlossen werden. Nach einer Shuntumkehr ist eine Operation nicht mehr möglich.

Defekt	Anatomie und Physiologie des Defekts	Klinik	Therapie
Angeborene Herzfehler ohne Zyanose			
Vorhofseptumdefekt (ASD, ☞ Text)			
Ventrikelseptumdefekt (VSD, ☞ Text)			
Persistierender Ductus arteriosus	Ausbleibender Verschluß des Ductus arteriosus Botalli → Blutfluß aus der Aorta zurück in die Lungenarterie	Je nach Shuntgröße Entwicklungsverzögerung des Kindes, Infekte, später Shuntumkehr (☞ Text)	Endokarditisprophylaxe, Operation, bei Frühgeborenen evtl. medikamentöser Verschluß möglich
Pulmonalstenose	Druckbelastung des rechten Herzens durch Verengung der Pulmonalklappe	Atemnot, Rechtsherzinsuffizienz	Endokarditisprophylaxe, Operation
Aortenisthmusstenose	Einengung der Aorta vor oder nach dem Abgang des Ductus arteriosus Botalli	Je nach Typ sehr unterschiedlich, v.a. Hypertonie im Kopf-Arm-Bereich bei gleichzeitiger Abschwächung der Fußpulse, Zyanose der unteren Körperhälfte, Herzinsuffizienz	Endokarditisprophylaxe, Operation
Aortenklappenstenose, ☞ 2.10			
Angeborene Herzfehler mit Zyanose			
Fallot-Tetralogie	• Pulmonalstenose • Ventrikelseptumdefekt • Nach rechts verlagerte Aorta • Hypertrophie der rechten Kammer	Zyanose, Gedeihstörung, Atemnot, hypoxämische Anfälle, evtl. mit Bewußtlosigkeit. Typische Hockstellung der Kinder zur Verbesserung der Sauerstoffversorgung	Endokarditisprophylaxe, Operation .
Transposition der großen Gefäße	Ursprung der Aorta aus dem rechten, der Pulmonalarterie aus dem linken Ventrikel (nur lebensfähig, wenn gleichzeitig Shunt, z.B. durch persistierenden Ductus oder offenes Foramen ovale)	Zyanose, Atemnot, Herzinsuffizienz	Endokarditisprophylaxe, Operation

Tab. 2.44: Übersicht über die häufigsten angeborenen Herzfehler. [B 200]

Ventrikelseptumdefekt

Bei einem **Ventrikelseptumdefekt** (kurz *VSD)* besteht ein „Loch" zwischen linkem und rechtem Ventrikel. Das Loch kann von Patient zu Patient unterschiedlich groß ausfallen. Über 80% der Ventrikelseptumdefekte liegen direkt unterhalb des Aortenabgangs. Oft bestehen weitere Fehlbildungen am Herzen.

Durch das Loch in der Kammerwand strömt Blut von der kräftigeren linken Kammer in die schwächere rechte Kammer. Wie beim Vorhofseptumdefekt entsteht eine Rechtsherzhypertrophie, die schließlich zu einer Umkehrung des Blutflusses durch den Defekt und damit zu einer Linksherzbelastung führt.

In Abhängigkeit von Größe und Lage des Herzfehlers können Symptome schon früh vorhanden sein oder ganz fehlen. Die Kinder gedeihen schlecht, haben wiederholt bronchitische Infekte und zeigen die Symptome einer Herzinsuffizienz.

Die technischen Untersuchungen entsprechen denen bei einem Vorhofseptumdefekt.

Größere Ventrikelseptumdefekte werden möglichst früh operativ verschlossen, bei kleineren kann dagegen zunächst abgewartet werden. Dann ist aber eine Endokarditisprophylaxe mit Antibiotika erforderlich.

Wiederholungsfragen

1. Was versteht man unter dem Herzminutenvolumen? (☞ 2.1)

2. Warum ist es wichtig, bei Herzpatienten eine Obstipationsprophylaxe durchzuführen? (☞ 2.2.1)

3. Welche pflegerischen Maßnahmen sind bei akuten linksthorakalen Schmerzen zu ergreifen? (☞ 2.3.1)

4. Welche Maßnahmen sind wichtig bei Herzrasen/-stolpern? (☞ 2.3.2)

5. Wie werden die EKG-Elektroden angelegt? (☞ 2.4.3)

6. Aus welchen Gründen werden Belastungs-EKGs durchgeführt? (☞ 2.4.4)

7. Welche Aufgaben übernehmen Pflegende bei der Linksherzkatheteruntersuchung? (☞ 2.4.6)

8. Wozu dient die Myokardszintigraphie? (☞ 2.4.10)

9. Welche Risikofaktoren sind für die KHK bekannt? (☞ 2.5.1)

10. Wann spricht man von instabiler Angina pectoris? (☞ 2.5.1)

11. Welche Medikamente werden zur Langzeittherapie der KHK eingesetzt? (☞ 2.5.1)

12. Welche invasiven Methoden werden zur Therapie der KHK eingesetzt? (☞ 2.5.1)

13. Welche Erstmaßnahmen stehen beim Angina pectoris-Anfall im Vordergrund? (☞ 2.5.1)

14. Welche Symptome weisen auf einen Herzinfarkt hin, und welche Untersuchungen werden daraufhin durchgeführt? (☞ 2.5.2)

15. Welche Komplikationen können infolge eines Herzinfarktes auftreten? (☞ 2.5.2)

16. Welche pflegerischen Maßnahmen sind wichtig beim Herzinfarkt? (☞ 2.5.2)

17. Wie werden Patienten mit chronischer Herzinsuffizienz gepflegt? (☞ 2.6.1)

18. Welche Symptome können auf eine Digitalisüberdosierung hinweisen? (☞ Pharma-Info 2.26)

19. Welche Therapiemaßnahmen stehen bei Patienten mit Lungenödem im Vordergrund? (☞ 2.6.3)

20. Worauf ist bei Patienten unter Antiarrhythmika-Therapie zu achten? (☞ Pharma-Info 2.27)

21. Was versteht man unter einem Schenkelblock? (☞ 2.7.3)

22. Wie werden Patienten mit Endokarditis gepflegt, und worauf ist bei der Krankenbeobachtung zu achten? (☞ 2.8.1)

23. Wodurch wird bei den drei Formen der primären Kardiomyopathie die Herzleistung beeinträchtigt? (☞ 2.9)

24. Welche Symptome zeigen Patienten mit Mitralklappenstenose? (☞ 2.10)

25. Welche Probleme treten langfristig bei einem größeren Vorhofseptumdefekt auf? (☞ 2.11)

3

Pflege bei Kreislauf- und Gefäß- erkrankungen

Die medizinischen Fachgebiete

⚃ **Angiologie:** Teilgebiet der Inneren Medizin, das sich mit den Erkrankungen von Arterien, Kapillaren, Venen und Lymphgefäßen befaßt. Hierin eingeschlossen sind Prophylaxe, Diagnostik, *konservative* Therapie und Indikationsstellung zu operativen und interventionellen Therapieverfahren.

Chirurgische Eingriffe am Gefäßsystem werden von **Gefäßchirurgen** durchgeführt.

3.1 Anatomie und Physiologie des Kreislaufsystems

Das *Herz-Kreislauf-* oder **kardiovaskuläre System** besteht aus zwei großen Abschnitten: dem **Körperkreislauf** *(großer Kreislauf)* und dem **Lungenkreislauf** *(kleiner Kreislauf).*

Eingeschaltet in den venösen Schenkel des Körperkreislaufs ist der **Pfortaderkreislauf.** Die *Pfortader* **(V. portae)** leitet das nährstoffreiche Blut aus den Verdauungsorganen zur Leber.

⚃ **Arterien:** Gefäße, in denen das Blut *vom Herzen weg* strömt. Im Körperkreislauf führen die Arterien sauerstoffreiches, hellrot gefärbtes Blut, im Lungenkreislauf fließt in ihnen sauerstoffarmes, dunkelrotes Blut.

Arteriolen: Kleinere Arterien am Übergang zu den Kapillaren.

Venen: Gefäße, die das Blut *zum Herzen zurückleiten* und im Körperkreislauf sauerstoffarmes, dunkelrot gefärbtes Blut enthalten, während sie im Lungenkreislauf sauerstoffreiches, hellrot gefärbtes Blut transportieren.

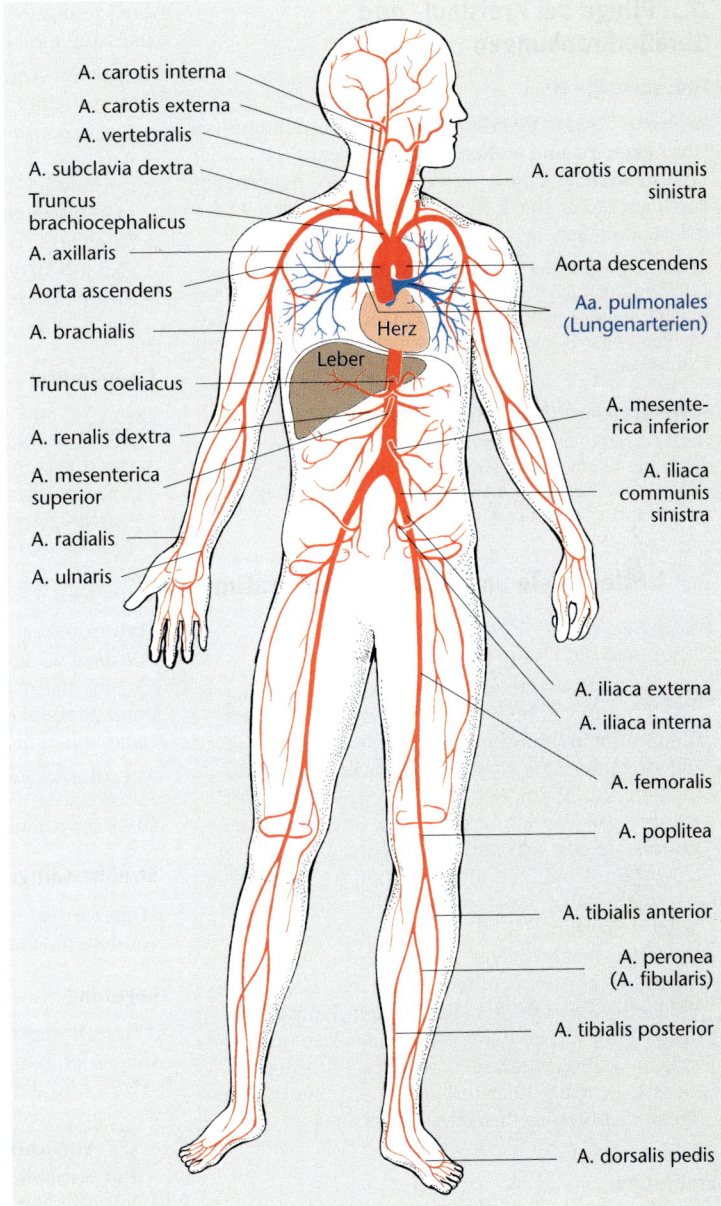

A. carotis interna
A. carotis externa
A. vertebralis
A. subclavia dextra
Truncus brachiocephalicus
A. axillaris
Aorta ascendens
A. brachialis
Truncus coeliacus
A. renalis dextra
A. mesenterica superior
A. radialis
A. ulnaris

A. carotis communis sinistra
Aorta descendens
Aa. pulmonales (Lungenarterien)
Herz
Leber
A. mesenterica inferior
A. iliaca communis sinistra
A. iliaca externa
A. iliaca interna
A. femoralis
A. poplitea
A. tibialis anterior
A. peronea (A. fibularis)
A. tibialis posterior
A. dorsalis pedis

Abb. 3.1: Wichtige Arterien des Menschen. [L 190]

⚃ **Kapillaren:** Feine Blutgefäße, die – von wenigen Ausnahmen abgesehen – im ganzen Körper ein dichtes Netz zwischen Arterien und Venen bilden. Je stoffwechselaktiver ein Gewebe ist, desto mehr Kapillaren enthält es.

⚃ **Blutdruck:** Kraft, die das Blut auf die Gefäßwände ausübt. Da ein zu hoher oder zu niedriger Blutdruck den Organismus schädigt, muß der Blutdruck relativ konstant gehalten werden (Normwerte, ☞ 3.4.2).

3.2 Pflege bei Kreislauf- und Gefäßerkrankungen

Todesursache Nr. 1

Kreislauf- und Gefäßerkrankungen nehmen an Häufigkeit zu und stellen inzwischen mit 54% aller Todesursachen einen entscheidenden begrenzenden Faktor für die Lebenserwartung in den Industriestaaten dar.

In der Regel entwickeln sich Kreislauf- und Gefäßerkrankungen allmählich und nehmen einen chronischen Verlauf. Seltener handelt es sich um ein plötzlich einsetzendes Geschehen wie z.B. eine Venenentzündung oder eine akute Thrombose.

Mitverursacher: „Moderner" Lebensstil

Gefäßerkrankungen, darunter die Arteriosklerose, werden durch die heutige Lebensweise mit ihrem hohen Nikotin- und Alkoholkonsum, unausgewogener Ernährung, mangelnder Bewegung und/oder Streß begünstigt.

3.2.1 Pflegeziele und Gesundheitsberatung

Pflege bei Lyse, ☞ *Pharma-Info 3.58 ;*
Pflege bei Ulcus cruris, ☞ *3.3.4*

> 🛏 Voraussetzung für eine erfolgreiche Vorbeugung oder Behandlung von Kreislauf- und Gefäßerkrankungen ist eine ausführliche Gesundheitsberatung des Betroffenen. Sie wird im folgenden ausführlich besprochen. Die Pflegeziele unterscheiden sich teilweise stark zwischen den einzelnen Gefäßpatientengruppen (☞ Tab. 3.9). Deshalb weist das einführende fettgedruckte Stichwort darauf hin, welche Patientengruppe von den nachfolgend geschilderten Maßnahmen am meisten profitiert. Weitere, detaillierte Pflegehinweise finden sich bei den Krankheitslehre-Texten. Die häufigsten arteriellen und venösen Gefäßkrankheiten sind die periphere arterielle Verschlußkrankheit (☞ 3.7.2) und die chronisch-venöse Insuffizienz (☞ 3.9.5).

Ernährung

Alle Kreislauf- und Gefäßerkrankten sollen ein bestehendes Übergewicht abbauen, da Übergewicht einen Risikofaktor für Kreislauf- und Gefäßerkrankungen darstellt.

Venöse Erkrankungen. Einer Obstipation sollte durch reichlich Ballaststoffe, ausreichendes Trinken und Bewegung vorgebeugt werden, um den venösen Rückfluß im Becken durch Stuhlverstopfung nicht zu erschweren.

Hypertonie (☞ 3.5.1). Die Kost sollte cholesterin-, fettarm sowie evtl. kochsalzarm sein, da Hyperlipidämie (☞ 8.7.4) ein wichtiger Risikofaktor der Arte-

riosklerose (☞ 3.7.1) ist und eine kochsalzreiche Ernährung die Hypertonie begünstigen kann.

Wird vom Arzt eine Kochsalzreduktion angeordnet, unterscheidet man:

- *Kochsalzreduzierte* oder *natriumbeschränkte Kost,* bei der 6 g NaCl (entsprechend 2,4 g Natrium) täglich erlaubt sind (Durchschnittsverbrauch in Deutschland: 15 g NaCl)
- *Kochsalz-* oder *natriumarme Kost* mit 3 g NaCl (1,2 g Natrium) täglich
- *Streng kochsalz-* oder *natriumarme Kost* mit 1 g NaCl (0,4 g Natrium) täglich.

Genußmittel

> 🛏 *Rauchen* begünstigt die Entwicklung und das Fortschreiten einer peripheren arteriellen Verschlußkrankheit (☞ 3.7.2) und die Manifestation weiterer arteriosklerosebedingter Erkrankungen, besonders Schlaganfall und Herzinfarkt.

Hypotoniker (☞ 3.5.3) **und Venenkranke**
Alkohol wirkt sich bei dieser Patientengruppe negativ aus, da er die Blutgefäße erweitert, so daß z.B. beim Stehen noch mehr Blut in den Venen „versackt" als üblich.

Auf arteriosklerotische Gefäße scheinen allerdings übliche Alkoholmengen eher positive Wirkungen auszuüben, jedenfalls legen mehrere Studien dies nahe.

Streßbewältigung

Hypertonie. Hetze und Streß zu vermeiden ist besonders für Patienten mit Bluthochdruck wichtig.

Lagerung

Arteriell bedingte Krankheiten. Nach Möglichkeit sollte sich der Patient gelegentlich an den Bettrand setzen und die Beine herunterhängen lassen.

> ⊘ **Vorsicht!**
> Bei Patienten mit arteriell bedingten Gefäßerkrankungen darf das betroffene Bein auf keinen Fall hochgelagert werden, da dies die Durchblutungsstörungen fördern würde. Das Bein wird vielmehr leicht abwärts gelagert.

Venös bedingte Krankheiten. Patienten mit venösen Gefäßkrankheiten werden mit leicht erhöhten Beinen gelagert.

Arteriell *und* venös bedingte Krankheiten. Bei gleichzeitigem Vorliegen von arteriell und venös bedingten Gefäßerkrankungen ist eine Flachlagerung der Beine mit kurzen Einschüben einer Tieflagerung (keine Hochlagerung!) sinnvoll.

Körperliche Bewegung und Gefäßtraining

Alle Kreislauf- und Gefäßerkrankungen. Hervorzuheben ist vor allem das *Ausdauertraining*, das bei konsequenter Durchführung nach einiger Zeit zu einer Entlastung des Herz-Kreislauf-Systems führt, indem der mit dem Blut herbeigeführte Sauerstoff besser ausgenutzt wird. Außerdem beeinflußt das Ausdauertraining die Fließeigenschaft des Blutes positiv, es wird dünnflüssiger, so daß sich nicht so leicht Thromben bilden können. Zusätzlich hilft Ausdauertraining, die Blutfettwerte zu senken und das Körpergewicht zu regulieren. Geeignete Sportarten sind Wandern, Schwimmen, Dauerlauf, Radfahren, Tanzen, Skilanglauf und Gymnastik.

Tab. 3.2: Übersicht über die wichtigsten Pflegeziele und -maßnahmen am Beispiel der arteriellen Verschlußkrankheit und der chronisch-venösen Insuffizienz. [B 200]

Gefäßtraining im Krankenhaus

Arteriell bedingte Krankheiten. Hier eignen sich die Übungen zum Gefäßtraining der Abb. 3.4 oder die sog. Rollübung im Liegen, bei der es durch das anschließende Aufsetzen nach der Übung zu einer stoßartigen Mehrdurchblutung kommt. Dadurch nimmt die Strömungsgeschwindigkeit des Blutes zu, und die Umgehungskreisläufe erweitern sich.

Venöse Erkrankungen

> 📖 **„S-L-Faustregel" für Venenkranke**
>
> **S** wie **S**tehen und **S**itzen ist schlecht
> **L** wie **L**aufen und **L**iegen ist gut

Ist längeres Stehen unvermeidlich, fördert z.B. „Gehen auf der Stelle" den venösen Rückfluß.

3.2.2 Physikalische Therapie, Körperpflege und Bekleidung

Wärme

Arteriell bedingte Erkrankungen. Hier soll das erkrankte Bein mit Wollsocken, einer Wolldecke, Wattepackungen oder indirekter Wärmezufuhr durch heiße Getränke warmgehalten werden. Von *lokalen* Wärmeanwendungen wie Heizkissen und Wärmflaschen ist sowohl bei arteriell bedingten als auch bei venösen Gefäßerkrankungen abzuraten, da diese nur die gesunden, nicht aber die erkrankten arteriellen

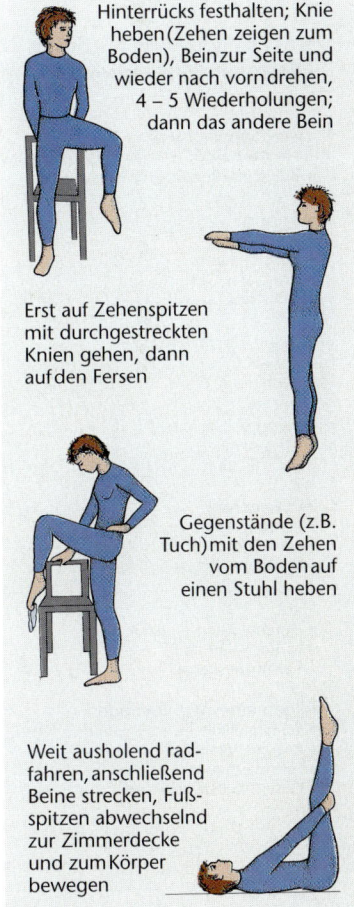

Hinterrücks festhalten; Knie heben (Zehen zeigen zum Boden), Bein zur Seite und wieder nach vorn drehen, 4 – 5 Wiederholungen; dann das andere Bein

Erst auf Zehenspitzen mit durchgestreckten Knien gehen, dann auf den Fersen

Gegenstände (z.B. Tuch) mit den Zehen vom Boden auf einen Stuhl heben

Weit ausholend radfahren, anschließend Beine strecken, Fußspitzen abwechselnd zur Zimmerdecke und zum Körper bewegen

Abb. 3.3: Vier wichtige Übungen zum Gefäßtraining. [L 157]

	Periphere arterielle Verschlußkrankheit (☞ 3.7.2)	Chronisch venöse Insuffizienz (☞ 3.9.5)
Wichtigstes Pflegeziel	Verbesserung der Gewebsdurchblutung	Verbesserung des venösen Blutrückflusses
Maßnahmen		
Ernährung	Cholesterinarme Kost	Abbau von Übergewicht
Genußmittel	Nikotinverzicht	Alkoholverzicht
Streßbewältigung	• Streß abbauen • Entspannungstechniken	
Körperliche Bewegung	• Gehtraining • Gefäßtraining	• Gefäßtraining
Physikalische Therapie	• Warmhalten der Beine, aber keine direkte Wärmeapplikation • Tieflagerung der Beine	• Wechselduschen • Kaltwasseranwendungen • Hochlagerung der Beine (leicht gebeugt) • Vermeiden von Stehen und Sitzen („S-L-Regel")
Kleidung	• Keine engen Schuhe • Keine einschnürende Wäsche	• Keine dicken Strümpfe • Tragen von Kompressionsstrümpfen • Keine hohen Absätze • Keine einschnürende Wäsche
Verhütung von Schäden	• Sorgfältige Hautpflege (trocken, sauber halten) • Vorsicht beim Nägelschneiden (Feile benutzen) • Kein Barfußgehen	

Gefäße erweitern und so die Durchblutung in den minderversorgten Bezirken noch mehr verschlechtern *(steal-Phänomen)*.

Venös bedingte Erkrankungen. Hier führt die Wärme über die Erschlaffung der Gefäße zu einer Venenstauung und damit zu einer Bildung von Varizen. Gegen eine Wärmezufuhr mittels Heizkissen oder Infrarotlampe in der Kreuz- und Lendengegend ist dagegen nichts einzuwenden, denn von hier geht das Wärmegefühl in die Beine über.

Kälte

Hypotoniker und Venenerkrankte. Äußerst nutzbringend sind kalte Wasseranwendungen wie Knie- und Schenkelgüsse, Waschungen, Lehmwickel, Wasser- und Tautreten oder Schwimmen in temperiertem Wasser (22 – 28 °C), die die Gefäße straffen und den Kreislauf in Schwung bringen. Sie dürfen jedoch nur bei warmem Körper und warmen Beinen durchgeführt werden.

Arteriell bedingte Erkrankungen. Von sich aus meiden Patienten unnötige Kälteexpositionen ihrer minderdurchbluteten Körperteile.

Baden und Duschen

Venenkranke. Von warmen oder heißen Voll- und Fußbädern ist generell abzuraten. Abgesehen davon, daß die Haut davon nicht profitiert, erschlaffen die Gefäße. Durch Überwärmung bei Vollbädern oder in der Sauna erweitern sie sich noch mehr. Günstiger ist zügiges Abduschen.

Für alle gut: Wechselduschen

Für Patienten beider Krankheitsgruppen bewirken *Wechselduschen* ein effektives Gefäßtraining.

Pediküre und Hautpflege

Sowohl bei arteriellen als auch bei venösen Gefäßerkrankungen heilen selbst kleine Wunden nur schlecht, und Infektionen breiten sich in dem min-

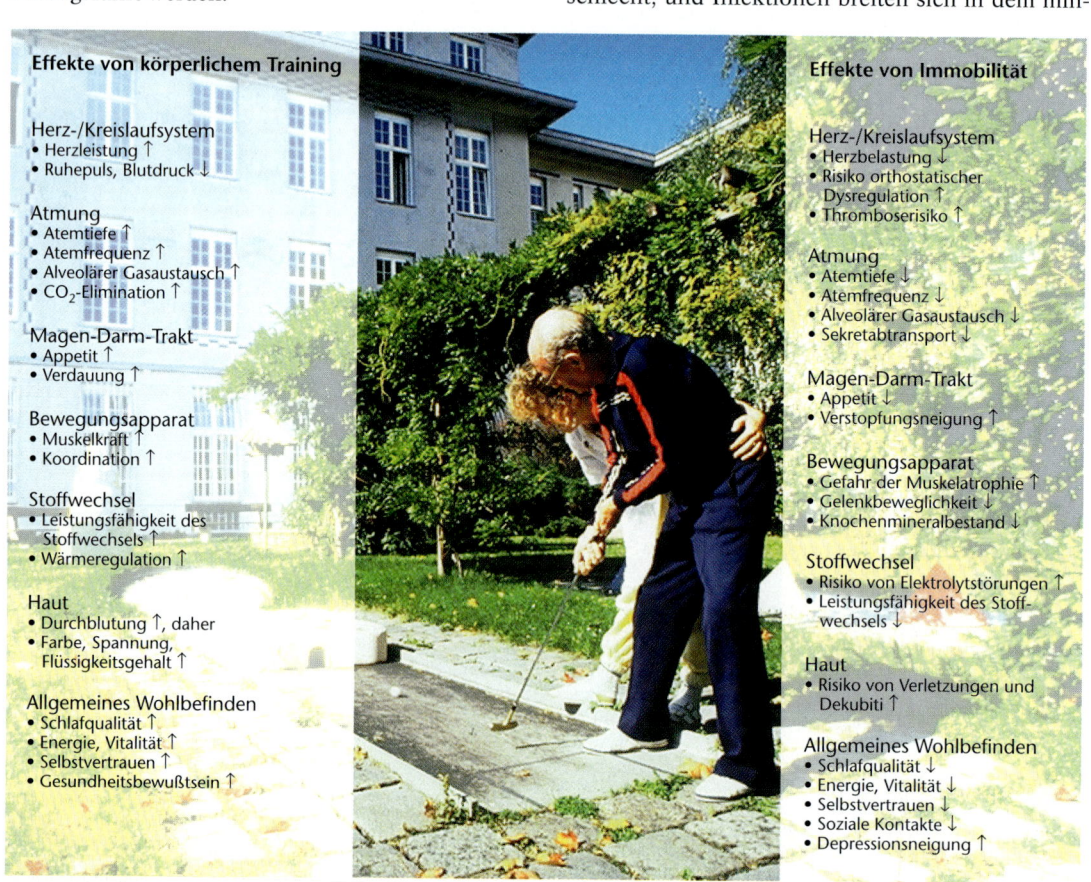

Effekte von körperlichem Training

Herz-/Kreislaufsystem
• Herzleistung ↑
• Ruhepuls, Blutdruck ↓

Atmung
• Atemtiefe ↑
• Atemfrequenz ↑
• Alveolärer Gasaustausch ↑
• CO_2-Elimination ↑

Magen-Darm-Trakt
• Appetit ↑
• Verdauung ↑

Bewegungsapparat
• Muskelkraft ↑
• Koordination ↑

Stoffwechsel
• Leistungsfähigkeit des Stoffwechsels ↑
• Wärmeregulation ↑

Haut
• Durchblutung ↑, daher
• Farbe, Spannung, Flüssigkeitsgehalt ↑

Allgemeines Wohlbefinden
• Schlafqualität ↑
• Energie, Vitalität ↑
• Selbstvertrauen ↑
• Gesundheitsbewußtsein ↑

Effekte von Immobilität

Herz-/Kreislaufsystem
• Herzbelastung ↓
• Risiko orthostatischer Dysregulation ↑
• Thromboserisiko ↑

Atmung
• Atemtiefe ↓
• Atemfrequenz ↓
• Alveolärer Gasaustausch ↓
• Sekretabtransport ↓

Magen-Darm-Trakt
• Appetit ↓
• Verstopfungsneigung ↑

Bewegungsapparat
• Gefahr der Muskelatrophie ↑
• Gelenkbeweglichkeit ↓
• Knochenmineralbestand ↓

Stoffwechsel
• Risiko von Elektrolytstörungen ↑
• Leistungsfähigkeit des Stoffwechsels ↓

Haut
• Risiko von Verletzungen und Dekubiti ↑

Allgemeines Wohlbefinden
• Schlafqualität ↓
• Energie, Vitalität ↓
• Selbstvertrauen ↓
• Soziale Kontakte ↓
• Depressionsneigung ↑

Abb. 3.4: Effekte von körperlichem Training und von Immobilität auf wichtige Funktionskreise des Organismus. Wie die Übersicht zeigt, droht bei Immobilität die Verschlechterung sehr vieler physiologischer, aber auch psycho-sozialer Lebensaktivitäten.
↑ bedeutet Erhöhung oder Verbesserung, ↓ Verminderung oder Verschlechterung der genannten Körperfunktion. [K 199]

derdurchbluteten Gewebe schnell aus. Deswegen ist bei der *Pediküre* darauf zu achten, daß keine Verletzungen gesetzt werden (statt Scheren also lieber Feilen verwenden). Kleine Hautrisse, z.B. durch trockene Haut, stellen ebenfalls eine mögliche Eintrittspforte für Erreger dar. Daher ist eine sorgfältige Hautpflege wichtig. Häufig sind auch Pilzinfektionen (☞ 12.8), v.a. zwischen den Zehen. Pilze bevorzugen warme, feuchte, aufgequollene Haut. Da warmes Wasser und Seife das Aufquellen der Haut begünstigen, sollten die Füße morgens und abends nur mit kaltem Wasser und ohne Reinigungszusatz abgewaschen und gut abgetrocknet werden. Zusätzlich wird die Pilzerkrankung mit *Antimykotika* (☞ Pharma-Info 12.30), z.B. Canesten®, behandelt. Die Strümpfe sollten täglich gewechselt werden.

Kleidung

Beide Patientengruppen. Aufgabe der Bekleidung ist es, den Körper warm zu halten, die Feuchtigkeit des Körpers aber nicht zu speichern, sondern an die Außenluft abzugeben. Hier bieten sich Naturfasern wie Wolle oder Seide an. Da die Kleidung die Blutzirkulation nicht behindern darf, sind Strümpfe oder Unterwäsche mit einengenden Gummibändern nicht geeignet.

Venöse Gefäßerkrankungen. Patienten mit Venenerkrankungen sollten zumindest bei längerem Sitzen oder Stehbelastung zur Förderung des venösen Rückflusses Kompressionsstrümpfe tragen. Da die Bauchatmung mitverantwortlich ist für den Blutabfluß aus den Beckenvenen, sind einengende Kleidungsstücke oder Gürtel ungünstig.

Arterielle Gefäßerkrankungen. Bei höhergradigen arteriellen Durchblutungsstörungen sind – etwa zum Zweck der Thromboseprophylaxe – Kompressionsmaßnahmen durch Kompressionsstrümpfe („Gummistrümpfe") oder Druckverbände kontraindiziert.

3.3 Hauptbeschwerden bei Kreislauf- und Gefäßerkrankungen

3.3.1 Beinschmerzen

Schmerzen treten bei *unvollständigen* oder *vollständigen* Gefäßverschlüssen auf. Bei einem arteriellen Verschluß werden sie durch die Minderdurchblutung der betroffenen Organe bzw. Körperabschnitte ausgelöst, bei Verschlüssen von Venen durch die Stauung des Blutes und der Gewebeflüssigkeit.

Aufgrund der Lokalisation der befallenen Arterien kommt es besonders häufig zu **Beinschmerzen**.

Akute Beinschmerzen

- Schmerzen durch *Venenverschlüsse* beginnen eher schleichend und sind in der Regel nicht so stark wie diejenigen bei arteriellen Verschlüssen. Insbesondere Schmerzen in der Wadenmuskulatur, die beim Auftreten zu- und bei Hochlagerung abnehmen, weisen auf eine tiefe Beinvenenthrombose hin. Eine Thrombophlebitis ist v.a. auf Druck schmerzhaft

- Beim klassischen Fall eines *Arterienverschlusses* am Bein hat der Patient starke Schmerzen in der betroffenen Extremität, das Bein ist blaß und kalt, und die Fußpulse sind nicht mehr tastbar. Bei ausgedehnten Verschlüssen besteht außerdem eine Schocksymptomatik (☞ 3.6.1).

🄰 Notfall! Akuter Beinschmerz

Der akut einsetzende, heftige und nicht nachlassende Beinschmerz ist als Leitsymptom des kompletten Arterienverschlusses (☞ 3.7.3) ein Notfall! (Erstmaßnahmen, ☞ Kasten rechts)

🖾 Maßnahmen bei akuten Beinschmerzen

Plötzlich einsetzende oder sich verschlimmernde Beinschmerzen sind typisch für den akuten Verschluß einer Extremitätenarterie. Sie können aber auch bei venösen Verschlüssen auftreten. Für die Pflegenden gilt:

- Den Arzt benachrichtigen
- Bei blasser, kalter Haut und Fehlen der Fußpulse: dringender Verdacht auf arteriellen Gefäßverschluß. Dann (auf Arztanordnung) Patienten Bettruhe einhalten lassen, betroffene Extremität tieflagern, Wattepackung anlegen und/oder Wollstrümpfe anziehen. Venösen Zugang für die Schmerztherapie und die intravenöse Heparinisierung vorbereiten. Eventuell OP-Vorbereitung durchführen
- Bei livider, warmer Haut: Wahrscheinliche Ursache ist eine Thrombose. Dann (auf Arztanordnung) Patienten Bettruhe einhalten lassen, Bein mit Beinschienen hochlagern und Materialien für venösen Zugang stellen
- Bei akutem Verschluß einer Extremität Dekubitusprophylaxe vor allem an der betroffenen Extremität durchführen
- Schmerzlokalisation und Schmerzintensität, Hautfarbe und Hautwärme, Bein- und Fußpulse, Beinumfang, Sensibilität und Motorik beobachten und dokumentieren. Je nach ärztlicher Anordnung Vitalzeichen engmaschig kontrollieren (bei beginnendem Schock durch ausgedehnten arteriellen Verschluß muß der Patient rasch operiert oder intensivtherapiert werden).

Intermittierende Beinschmerzen

Intermittierende, d.h. wiederkehrende, **Beinschmerzen** treten charakteristischerweise unter Belastung auf und verschwinden in Ruhe. Sie zeigen zwar meist keinen Notfall an, sind aber ein wichtiges Alarmsignal.

Typisches Beispiel ist die **Claudicatio intermittens** *(intermittierendes Hinken),* auch „Schaufensterkrankheit" genannt: Patienten mit höhergradigen Stenosen (Verengungen) von Beinarterien (☞ 3.7.2) können etwa 100 – 150 Meter gehen, bevor Beinschmerzen durch die wegen der Minderdurchblutung nicht ausreichend ausgeschiedenen Stoffwechselprodukte sie zum Ausruhen – Schaufenster gukken – zwingen. Durch das ruhige Stehen verbessert sich die Durchblutung, die Schmerzen lassen nach, und der Patient kann ein Stück weitergehen.

3.3.2 Schwellung und Ödem

> Die **akute Schwellung** der Extremität ist Leitsymptom eines *venösen* Verschlusses.

Im klinischen Alltag ist die akute Beinschwellung infolge einer tiefen Bein- oder Beckenvenenthrombose am häufigsten. Meist ist die Haut gleichzeitig verfärbt (Rötung, mäßige Zyanose) und überwärmt. Auf Druck gibt der Patient Schmerzen an (weitere Thrombosezeichen ☞ 3.9.3).

Andere Ursachen einer Beinschwellung sind:
- Varizen ohne tiefe Beinvenenthrombose (☞ 3.9.1)
- Lymphödeme
- Rechtsherzinsuffizienz
- Einseitige Verletzungen.

Messen des Umfangs einer Extremität

Bei Verdacht auf eine Thrombose, aber auch bei Gelenkerkrankungen müssen Extremitätenumfänge, meist die Beinumfänge, gemessen werden:
- Meßhöhe (z.B. Ober- und Unterkante des Maßbandes) am Patienten mit wasserfestem Stift markieren, damit wirklich immer auf gleicher Höhe gemessen wird. Dabei hausinterne Richtlinien beachten, z.B. bei V.a. tiefe Beinvenenthrombose 15 cm oberhalb des Innenknöchels sowie 10 und 20 cm oberhalb der Kniescheibe oder des tastbaren Spaltes am Kniegelenk
- Stets im Seitenvergleich messen
- Maßband eng, aber ohne Zug, anlegen
- Messung stets in der gleichen Position des Patienten vornehmen.

> **i** Viele Menschen haben eine physiologische, meist geringe Beinumfangsdifferenz.

3.3.3 Chronische Hautveränderungen und trophische Störungen

Sowohl arterielle als auch venöse Gefäßleiden führen über einen herabgesetzten Zellstoffwechsel zu Störungen der Ernährung *(Trophik)* in den betroffenen Körperabschnitten bis hin zu Zellnekrosen. Am ausgeprägtesten und augenfälligsten sind die **Veränderungen der Haut** mit der Schwerstform der **Gangrän** (☞ 3.3.5) und der **Ulkusbildung,** da die Haut das relativ am schlechtesten versorgte Organ ist („letzte Wiese") und zudem in ständigem Kontakt zur Außenwelt steht.

3.3.4 Ulcus cruris

> **·** **Ulcus cruris** *(Unterschenkelulkus, [verallgemeindernd:] „offenes Bein"):* Hautdefekt am Unterschenkel, der mindestens bis in die Lederhaut reicht. Einzeln oder mehrfach auftretend, in 85% venös, seltener arteriell bedingt. Kombinierte Formen *(Ulcus mixtum)* kommen vor.

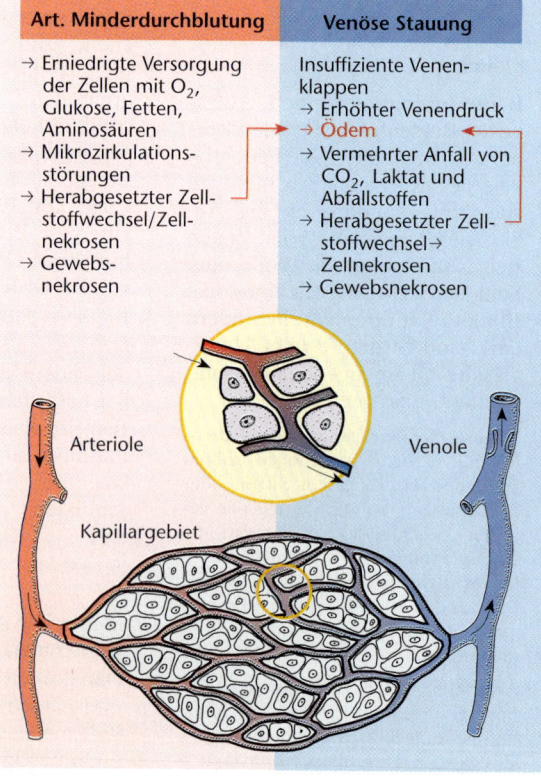

Art. Minderdurchblutung	Venöse Stauung
→ Erniedrigte Versorgung der Zellen mit O_2, Glukose, Fetten, Aminosäuren → Mikrozirkulationsstörungen → Herabgesetzter Zellstoffwechsel/Zellnekrosen → Gewebsnekrosen	Insuffiziente Venenklappen → Erhöhter Venendruck → Ödem → Vermehrter Anfall von CO_2, Laktat und Abfallstoffen → Herabgesetzter Zellstoffwechsel→ Zellnekrosen → Gewebsnekrosen

Arteriole

Venole

Kapillargebiet

Abb. **3.5:** Entstehungsmechanismus arterieller und venöser Ulcera cruris. Ein arterielles Ulkus kann durch die Ödembildung ein venöses Ulkus zur Folge haben. [L 190]

Typische Hautveränderungen bei Ulcera cruris sind:
- Glänzende, dünne und leicht verletzbare Haut durch Elastizitätsverlust
- Braun-gelbe und/oder livide Hyperpigmentierung, besonders bei venösem Grundleiden
- Verletzungsbedingte *unregelmäßige*, kleine Narben am Bein des Patienten infolge der schlechten Heilungstendenz
- Entzündliche Veränderungen bei bakterieller oder mykotischer Folgeinfektion
- Nagelveränderungen
- Harte, rote, schmerzhafte „Platten", kurz bevor sich ein Ulcus cruris entwickelt.

Venös bedingte Ulcera cruris

Die *venös bedingten* Ulcera im Rahmen einer *chronisch-venösen Insuffizienz* (CVI, ☞ 3.9.5) sind vor allem am Innenknöchel und medialen Unterschenkel lokalisiert. Sie sind münz- bis handtellergroß und können bis auf die Faszie oder den Knochen reichen. Der Geschwürgrund ist in der Regel infolge einer bakteriellen Folgeinfektion schmierig-eitrig belegt, die Ulcusränder wulstig und verhärtet.

Arteriell bedingte Ulcera

Arteriell bedingte Hautdefekte sind meist Endzustand einer peripheren arteriellen Verschlußkrankheit (pAVK, ☞ 3.7.2), selten Folge einer ausgeprägten Polyneuropathie (☞ 8.5.5). Sie sitzen vor allem an den Zehen und an Druckstellen (Zehen, Ferse). Fast immer sind Haut und Weichteile (Muskeln, Faszie, Sehnen) und auch der Knochen zerstört.

Viele Diabetiker haben ebenfalls arteriell (mit-)bedingte Ulcera, die außer an Zehen und Fersen häufig auch tiefreichend unter den Mittelfußköpfchen sitzen (☞ auch 8.5.5).

🖼 Pflege bei Ulcus cruris

Unterstützung des Blutstroms

Ein Ulcus cruris heilt nur ab, wenn die Ursache seiner Entstehung beseitigt wird, z.B. die Stauung bei venös bedingten Erkrankungen. In diesem Fall muß dem erhöhten Innendruck in den Gefäßen ein erhöhter Außendruck entgegengesetzt werden, indem ein Kompressionsverband angelegt wird. Statt Bettruhe einzuhalten, sollte der Patient mit dem Kompressionsverband viel herumlaufen, damit das gestaute Blut abgepumpt wird.

Wundversorgung

Gereinigt wird das Geschwür mit Kamillebädern oder mit physiologischer Kochsalz- oder Ringer-Lösung.

Infektionen werden mit Kaliumpermanganatfußbädern (nicht zu warm), Fibrolan®, Varidase®, Mercurochrom®, Wasserstoffperoxyd oder Betaisodona®

	Chronisch-venöses Ulcus cruris	Arterielles Ulcus cruris
Bevorzugte Lokation	Innenknöchel, medialer Unterschenkel	Druckstellen (z.B. Ferse, Zehen)
Beobachtbare Veränderungen	Stauungsdermatose, evtl. Ödeme	Kühle Haut, evtl. livide verfärbt, Fußpulse meist fehlend
Schmerzen	Evtl. Spannungsgefühl	Ja

Tab.3.6: Die Zuordnung eines Ulcus cruris läßt sich nach bevorzugter Lokalisation, Veränderungen des umgebenden Gewebes und der Schmerzintensität treffen. Polyneuropathisches Ulkus, ☞ 8.5.5 [B 200]

bekämpft. Die Verbände sind mindestens zwei Tage zu belassen, da sich in der Absonderung des Ulkus Fermente befinden, die eine Heilung begünstigen.

Erst wenn das Geschwür anfängt zu brennen oder faulig zu riechen, muß der Verband erneuert werden, da dies anzeigt, daß Bakterien die Absonderung zersetzen. Zur Granulationsförderung eignen sich 10%ige Kochsalzlösung und Streuzucker.

Bewährt haben sich auch **Hydrokolloid-Verbände** zur feuchten Wundbehandlung wie z.B. Comfeel® (☞ Abb. 3.8 – 3.9).

Nach Abheilung des Ulcus cruris können bei instabilen Narben Hautplastiken oder Hauttransplantationen vorgenommen werden.

Hautpflege

Die Umgebung um das Ulcus cruris herum sollte mit Öl gereinigt und mit Bepanthen® oder Linola Fett® gepflegt, bei einer enzymatischen Wundversorgung (Varidase®, Fibrolan®, Iruxol®) zum Schutz zusätzlich mit einer Zinkpaste abgedeckt werden.

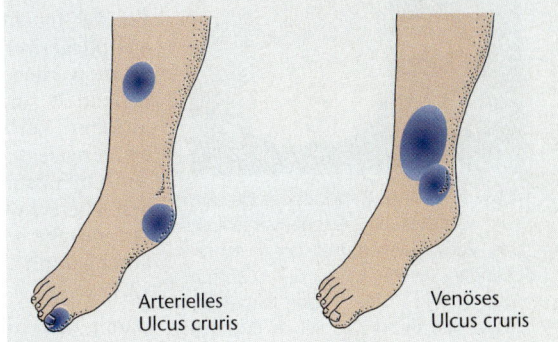

Arterielles Ulcus cruris

Venöses Ulcus cruris

Abb. 3.7: Bevorzugte Lokalisationen arterieller und venöser Ulcera. [L 190]

Allgemeinmaßnahmen

Ein intaktes Immunsystem und eine ausgewogene Ernährung (☞ 3.2.1, Gesundheitsberatung) unterstützen die Ulkusheilung.

3.3.5 Nekrose und Gangrän

Die einfache **Nekrose** ist ein abgestorbener Gewebebezirk. Durch Verdunstungs- und Schrumpfungsvorgänge kann sich ein blauschwarzes bis schwarzes Areal entwickeln, das wie mumifiziert aussieht. Das Gewebe ist trocken und hart. Man

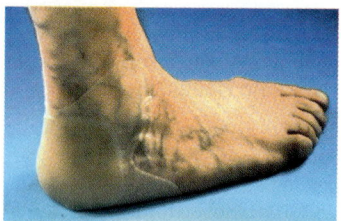

Abb. 3.8: Hydrokolloide Verbände können auch bei sonst schwer zu verbindenden Wunden genutzt werden. [V 130]

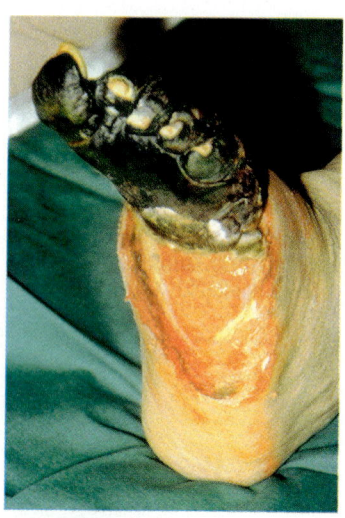

Abb. 3.9: Feuchte Gangrän des gesamten Vorfußes bei Arterienverschluß. Das Versorgungsgebiet der entsprechenden Arterie ist an der scharfen Abgrenzung des abgestorbenen, schwarzen Bezirks zu sehen *(Demarkation)*. Zusätzlich besteht ein großer Weichteildefekt der Fußsohle mit infektiösem Belag. [T 195]

spricht von **trockener Gangrän.** Diese anfängliche Nekrose entsteht bei AVK-Patienten und Diabetikern häufig nach kleinen Verletzungen (z.B. durch nicht fachgerechte Fußpflege) oder an Druckstellen (z.B. durch enge Schuhe).

Besiedelt sich die Nekrose mit Bakterien, so zersetzen diese allmählich das abgestorbene Gewebe. Es kommt zum Bild der **feuchten Gangrän** mit matschig-schmierigem Aussehen und übelfauligem Geruch der Wunde.

Eine feuchte Gangrän ist lebensbedrohlich für den Patienten – es drohen eine Sepsis und insbesondere bei Abwehrschwäche und Diabetes auch eine Gasbrandinfektion (☞ 12.6.14).

> Jede noch so kleine Nekrose oder Gangrän bedarf der Information des Arztes und der (chirurgischen) Behandlung.

✉ Pflege bei Gangrän

Trockene Gangrän

Aufgabe der Pflegenden bei der trockenen Gangrän ist das Trockenhalten und das Vermeiden von Infektionen. Gelingt dies, mumifiziert das Gewebe (zu Berginn meist der Zeh), fällt ab und das darunterliegende granulierende Gewebe wird sichtbar.

Feuchte Gangrän

Bei der feuchten Gangrän kann aus pflegerischer Sicht nicht viel getan werden. Sie wird trocken behandelt, meist wird nur ein lockerer Verband aus Mullbinden angelegt. Da die Bakterien den Organismus mit ihren Toxinen überschwemmen, wird eine systemische Antibiotikatherapie durchgeführt (☞ Pharma-Info 12.12).

Damit sich die Gangrän nicht weiter ausbreiten kann, sollte so früh wie möglich die Amputation erfolgen.

3.4 Der Weg zur Diagnose bei Kreislauf- und Gefäßerkrankungen

3.4.1 Anamnese und körperliche Untersuchung

Bei der **Anamneseerhebung** gibt die Darstellung von Art und Lokalisation der Schmerzen sowie früheren ähnlichen Schmerzereignissen erste Hinweise auf die Erkrankung.

Bei der **Inspektion** der Haut achtet der Untersucher besonders auf Blässe oder Marmorierungen, Rötung und Zyanose, Hyperpigmentierungen, schlecht verheilte oder infizierte Wunden, Pilzinfektionen (☞ 12.8), Krampfadern und Ulcera.

Bei der **Palpation** hervorzuheben sind das Tasten der Pulse, das Abtasten von Varizen, die Suche nach Verhärtungen und Schmerzzeichen bei Verdacht auf tiefe Beinvenenthrombose (☞ 3.9.3).

Schmerz
- Beginn (akut, allmählich?)
- Art (intermittierend, Ruheschmerz?)
- Schmerzfreie Gehstrecke?

Kältegefühl
- In Ruhe?
- Nach Belastung?

Risikofaktoren
- Nikotin?
- Hypertonie?
- Adipositas?
- Diabetes mellitus?
- Hyperlipidämie?
- Gicht?

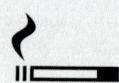

Abb. 3.10: Wichtige Fragen, die bei der „Gefäßanamnese" Hinweise auf die Erkrankungsursache geben können. [B 200]

Hört der Arzt bei der **Auskultation** der Gefäße reibende Stenosegeräusche, weist dies auf Einengungen des Arterienlumens hin.

Viele Gefäßkrankheiten treten nicht *lokalisiert*, sondern *generalisiert* auf. Deshalb leiden zahlreiche Patienten mit einer arteriosklerotisch bedingten Einengung der hirnversorgenden Gefäße (☞ 3.8.1) auch an einer KHK (☞ 2.5.1).

3.4.2 Blutdruckmessung

Die **Blutdruckmessung** dient der Kontrolle der Herz-Kreislauf-Situation des Patienten und kann erste Hinweise auf (arterielle) Erkrankungen liefern. Der Blutdruck wird in der traditionellen Maßeinheit *Millimeter Quecksilbersäule* (**mmHg**) angegeben. Die neue Maßeinheit Pascal konnte sich nicht durchsetzen.

Indirekte Blutdruckmessung

Bei der **indirekten Blutdruckmessung** wird der Blutdruck *unblutig*, d.h. nicht-invasiv, gemessen. Sie ist im klinischen Alltag am häufigsten (☞ auch Abb. 3.11).

Zu beachten ist, daß bei Kindern sowie Erwachsenen mit sehr dicken Armen die entsprechenden Spezialmanschetten benutzt werden, da mit den 13 cm breiten Standardmanschetten falsche Werte gemessen werden.

> (!) **Vorsicht! Keine Blutdruckmessung**
> Bei venösen oder arteriellen Gefäßzugängen, Lymphödem (☞ 9.9.2) oder Shunt (für die Dialyse, ☞ 7.13.1) darf am betroffenen Arm kein Blutdruck gemessen werden, da Blutungen drohen.

Direkte Blutdruckmessung

Die **direkte** *(blutige)* **Blutdruckmessung** ist nur selten notwendig, etwa während großer Operationen oder bei manchen intensivmedizinisch betreuten Patienten.

Normalwerte

Beim Gesunden liegt der Blutdruck in Ruhe etwa bei 120/80 mmHg (☞ Kasten). Bei zu hohen Blutdruckwerten spricht man von einer **Hypertonie** (☞ 3.5.1), bei zu niedrigen von einer **Hypotonie** (☞ 3.5.3).

Abnorme Blutdruckdifferenzen zwischen rechtem und linkem Arm weisen auf eine (einseitige) Verengung der A. subclavia hin, solche zwischen Armen und Beinen auf eine Aortenstenose. Daher sollte der Blutdruck bei neuaufgenommenen Patienten immer seitenvergleichend an Armen und möglichst auch Beinen gemessen werden.

Die **Blutdruckamplitude** ist die Differenz zwischen systolischem und diastolischem Blutdruck (z.B. bei einem Blutdruck von 120/80 mmHg: 120 – 80 = 40 mmHg). Alte Menschen haben durch den Elastizitätsverlust der Gefäße oft eine große Amplitude.

> ☝ **Blutdrucknormalwerte (Arteria brachialis)**
> Neugeb.
> syst.   60 – 80 mmHg
> Kinder
> bis 10 J.   90/60 mmHg
> 10 – 30 J.   bis 110/75 mmHg
> 30 – 40 J.   bis 125/85 mmHg
> 40 – 60 J.   bis 140/90 mmHg
> Über 60 J.   bis 150/90 mmHg

> ✉ Bei körperlicher Anstrengung oder psychischen Belastungen (Aufregung, z.B. vor der Arztvisite) steigt der Blutdruck an. Deshalb sollte bei hohen Werten durch wiederholte Kontrollen auch durch verschiedene Personen festgestellt werden, ob erhöhte Werte wirklich dem Ruheblutdruck des Patienten entsprechen.

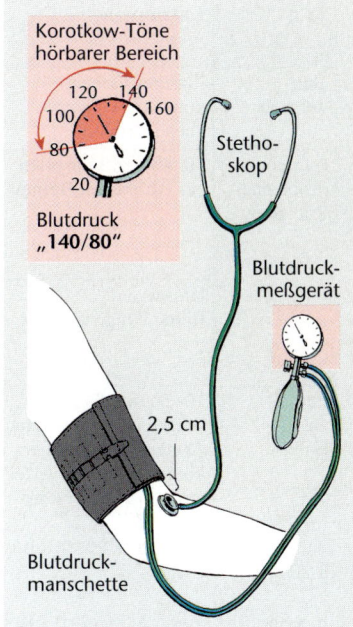

Abb. 3.11: Blutdruckmessung nach Riva Rocci. [L 190]

3.4.3 Klinische Funktionsprüfungen

Schellong-Test, ☞ 3.5.3

Durch einfache klinische Funktionsprüfungen, die den Patienten nicht belasten, kann der Schweregrad einer Gefäßerkrankung eingeschätzt werden.

Funktionsprüfungen bei arteriellen Erkrankungen

Gehtest. Der Gehtest dient der weiteren Differenzierung einer arteriellen Verschlußkrankheit (AVK, ☞ 3.7.2) im Stadium II, d.h. einer AVK mit Belastungsschmerz. Der Patient geht in zügigem Tempo auf ebenem Boden. Die schmerzfreie und die maximal mögliche Gehstrecke werden in Metern, manchmal auch in Minuten, gemessen.

Lagerungsprobe nach Ratschow. Bei der Lagerungsprobe nach Ratschow soll der Patient in Rückenlage die Beine senkrecht in die Höhe halten und mit den Füßen kreisen (ca. 30mal

Test	Ausführung	Bewertung	
		normal	pathologisch
Geh-versuch	Zügiges Gehen, konstantes Tempo, ebener Boden	Unbegrenzte Gehstrecke ohne Beschwerden	Einschränkung der Gehstrecke durch Beinschmerzen
Lagerungs-probe nach Ratschow	30–40 mal Fußrollen bei erhobenen Beinen	Keine oder nur geringe Blässe der Fußsohle	Deutliche und anhaltende Blässe der Füße, Schmerzen der Wadenmuskulatur
	Hinsetzen, Beine hängen lassen	Deutliche reaktive Hyperämie, Venenfüllung in 10–15 Sek.	Rötung und Venen-füllung deutlich verzögert (> 15 Sek.)
Faust-schluß-probe	10–20 mal Faust-schluß bei erhobenen Armen, Untersucher komprimiert die Arte-rien am Handgelenk	Sofortige Rötung nach Versuchs-ende	Weißbleiben der Hand oder verzögerte Rötung

Tab. 3.12: Klinische Funktionsprüfungen bei arteriellen Gefäßerkrankungen. [B 200]

in ungefähr zwei Minuten). Bei arteriellen Verengungen oder Verschlüssen blaßt die Haut an Fußrücken und Fußsohle stark ab, und evtl. hat der Patient auch Schmerzen.
Dann setzt sich der Patient auf und läßt die Füße herabhängen. Während sich beim Gesunden die Haut nach maximal zehn Sekunden rötet und sich die Venen nach 15 – 20 Sekunden füllen, treten diese Reaktionen bei einer AVK erst verzögert auf.

Faustschlußprobe.
Die Faustschlußprobe testet die Durchblutung der oberen Extremität. Der Patient schließt die Hand mit erhobenem Arm 15 – 20 mal kräftig zur Faust, während der hinter ihm stehende Untersucher die arterielle Blutzufuhr durch Handgelenkskompression unterbindet.

Beim Gesunden rötet sich die Haut an Handinnenfläche und Fingern unmittelbar nach Ende der Kompression, bei einer Durchblutungsstörung entweder nur verzögert oder gar nicht.

Allen-Test. Der Allen-Test prüft die Blutversorgung der Hand. Zum Nachweis von Durchblutungsstörungen der Hand komprimiert der Untersucher die A. radialis *oder* A. ulnaris am Handgelenk des Patienten, und der Patient schließt dabei ca. zehnmal die Faust. Wird die Handfläche weiß, so ist das nichtkomprimierte Gefäß verengt.

Funktionsprüfungen bei venösen Erkrankungen

Trendelenburg-Test. Der Trendelenburg-Test testet die Funktionsfähigkeit der Venenklappen der V. saphena magna. Am liegenden Patienten werden die Varizen ausgestrichen und eine Staubinde distal der Leiste an der Mündungsstelle der V. saphena magna in die V. femoralis angelegt. Dann soll der Patient aufstehen. Bei intakten Venenklappen füllt sich die V. saphena magna nicht oder nur langsam und von unten her (= Trendelenburg-Test

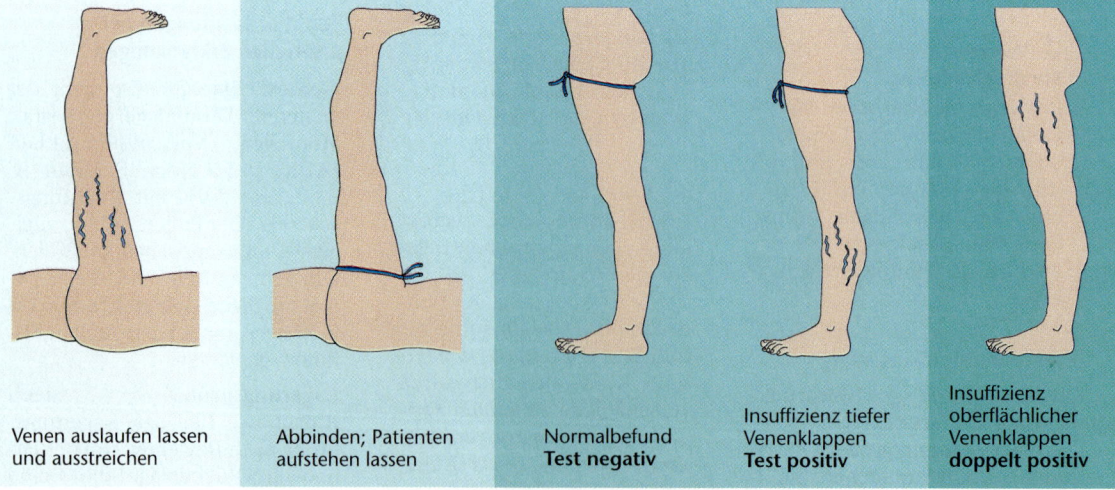

| Venen auslaufen lassen und ausstreichen | Abbinden; Patienten aufstehen lassen | Normalbefund **Test negativ** | Insuffizienz tiefer Venenklappen **Test positiv** | Insuffizienz oberflächlicher Venenklappen **doppelt positiv** |

Abb. 3.13: Der Trendelenburg-Test ist eine einfache Methode, die Funktionsfähigkeit der Venenklappen der V. saphena magna zu prüfen. [L 215]

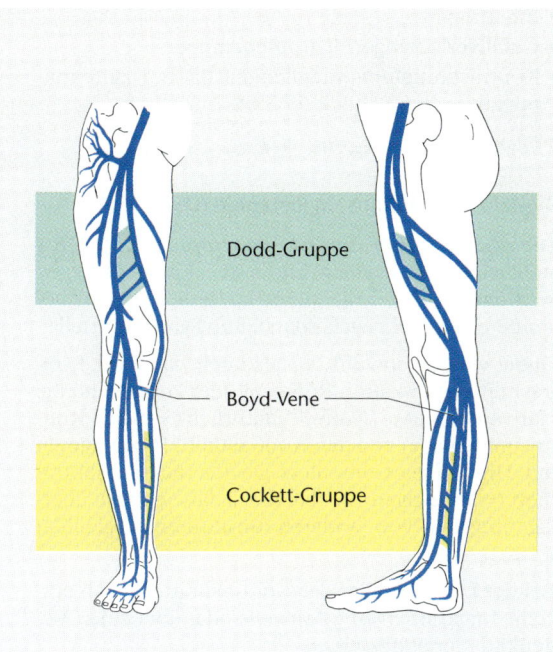

Abb. 3.14: Die wichtigsten **Perforansvenen**. Am Bein leiten Perforansvenen das Blut aus den oberflächlichen Venen in die tiefen Beinvenen. [L 215]

negativ). Sind die Perforansvenen (☞ Abb. 3.14) funktionsunfähig, so füllen sich die Varizen innerhalb von ca. 20 Sekunden (= Trendelenburg-Test positiv). Erst dann wird die Stauung gelöst. Kommt es danach zu einer raschen Füllung der V. saphena magna, ist deren Mündungsklappe in die V. femoralis insuffizient, und man spricht von einem doppelt positiven Trendelenburg-Test.

Perthes-Test. Mit dem Perthes-Test wird die Durchgängigkeit der tiefen Beinvenen bei Patienten mit einer Varikosis (☞ 3.9.1) geprüft. Am stehenden Patienten wird eine Staubinde oberhalb der Varizen angelegt. Entleeren sich die Venen nach Umhergehen (Betätigung der Muskelpumpe), so sind die tiefen Beinvenen durchgängig und die Perforansvenen funktionsfähig.

3.4.4 **Doppler-Ultraschall und Duplexsonographie**

Dopplerultraschalluntersuchungen (*Dopplersonographien*, kurz *Doppler*, ☞ auch 1.5.7) eignen sich:

• Zur Diagnose und Schweregradeinschätzung arterieller Stenosen sowohl der Extremitätenarterien als auch der großen hirnversorgenden Gefäße

• Zum Nachweis einer tiefen Arm- oder Beinvenenthrombose, eines postthrombotischen Syndroms oder Venenklappeninsuffizienzen.

Doppler-Ultraschalluntersuchungen erfordern keine besondere Vorbereitung oder Nachkontrolle des Patienten.

Die **Duplexsonographie** stellt eine Weiterentwicklung des Dopplerverfahrens dar und ist wie dieses nicht-invasiv und nebenwirkungsfrei. Sie kombiniert das Ultraschall-Bildverfahren zur Darstellung von Gefäßstenosen und -ablagerungen mit dem Dopplerultraschall zur Darstellung der Strömungsgeschwindigkeit des Blutes.

Eine Farbkodierung neuester Geräte erlaubt mittlerweile auch die *direkte* Darstellung der Strömungsrichtung und Turbulenzen *(Farbduplex)*.

Insbesondere das Farbduplex ist der Doppler-Ultraschalluntersuchung bei der Diagnose von Gefäßerweiterungen, Aneurysmen, Ablagerungen in den Gefäßen, Thrombosen und auch Shuntverschlüssen (☞ 7.14.1) überlegen.

3.4.5 **Angiographie (Arteriographie)**

Obwohl der Begriff **Angiographie** (kurz *Angio*, ☞ 1.5.3) strenggenommen die Darstellung aller Gefäße (also der Arterien *und* Venen) bezeichnet, wird er im klinischen Sprachgebrauch nur für die *Arteriendarstellung* benutzt. Korrekt wäre *Arteriographie* –im Gegensatz zur **Phlebographie**.

Üblicherweise wird bei der (arteriellen) Angiographie das Kontrastmittel über einen Katheter in den krankheitsverdächtigen Gefäßbezirk injiziert. Am häufigsten wird der Katheter über die A. femoralis eingebracht und unter Röntgenkontrolle nach pro-

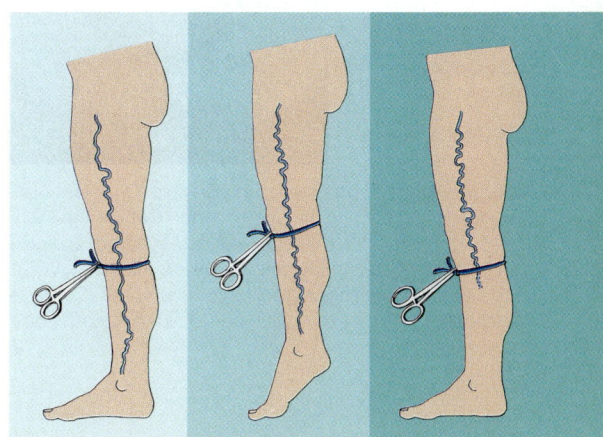

Abb. 3.15: Perthes-Test. [L 215]

ximal vorgeschoben. Man spricht von **transfemoraler Katheterangiographie**. Sie ist insbesondere zur Vorbereitung einer Gefäßoperation notwendig.

Interventionelle Angiographie

Bei der Katheterangiographie läßt sich die Gefäßdarstellung mit therapeutischen Maßnahmen *(Interventionen)* verbinden:

- So können unter Röntgenkontrolle Stenosen gedehnt werden, indem ein am Katheter angebrachter Ballon aufgeblasen wird *(**p**erkutane **t**ransluminale Angioplastie*, kurz **PTA).** Die Methode läßt sich sowohl an Extremitäten- als auch Koronararterien *(PTCA, ☞ 2.4.6)* anwenden
- Aufgedehnte Stenosen können mit einer über einen Spezialkatheter eingebrachten Gefäßstütze aus Metall *(Stent)* offengehalten werden
- Als *lokale Lyse* wird die Injektion thrombenauflösender Medikamente direkt an den Ort des Gefäßverschlußes bezeichnet (☞ Pharma-Info 3.59). Auf diese Weise könnensehr hohe lokale Konzentrationen des Medikaments erreicht werden, die bei systemischer Gabe nicht möglich wären.

Die Angiographie ist eine invasive Methode, die mit Risiken für den Patienten behaftet ist. Die wichtigsten Komplikationen sind:

- (Nach-)Blutungen und Hämatome an der Punktionsstelle
- Infektionen
- Gefäßverletzungen, Thromboembolien
- Kontrastmittelunverträglichkeit bis hin zum anaphylaktischen Schock (☞ 3.6).

Pflege bei Angiographie, ☞ 1.5.3

Digitale Subtraktionsangiographie (DSA)

Die *digitale Subtraktionsangiographie,* kurz **DSA** stellt eine technische Weiterentwicklung der konventionellen Arteriographie dar und bietet insbesondere in der Hirngefäßdarstellung große Vorteile.

Dabei werden sowohl *vor* als auch *nach* der Kontrastmittelapplikation Röntgenbilder erstellt und die Nativaufnahmen (Nativ = „natürlich" = „vor" Kontrastmittelgabe) von den Kontrastmittel-Aufnahmen mit Hilfe eines Computers gewissermaßen subtrahiert (= abgezogen), so daß die Gefäße nahezu überlagerungsfrei von anderen Strukturen abgebildet werden.

Bei der i.v.-DSA wird das Kontrastmittel durch einfache Injektion in eine Armvene oder über einen Venenkatheter appliziert.

Pflege, ☞ 1.5.3

3.4.6 Phlebographie

Die **Phlebographie,** d.h. die Darstellung der Venen mit Röntgenkontrastmittel, ist nach wie vor die sicherste Methode zur Beurteilung der tiefen Venen, insbesondere auch zum Nachweis oder Ausschluß von Thrombosen. Bei der medikamentösen (Lyse-) Therapie von Thrombosen dient sie der Verlaufskontrolle.

Das Kontrastmittel wird in eine Fußrücken- oder Handvene injiziert und dann das venöse Abflußgebiet dargestellt.

Das Hauptrisiko der Phlebographie liegt in einer Kontrastmittelunverträglichkeit bzw. -allergie. Außerdem ist die Strahlenbelastung durch die Untersuchung relativ hoch.

Pflege, ☞ 1.5.3.

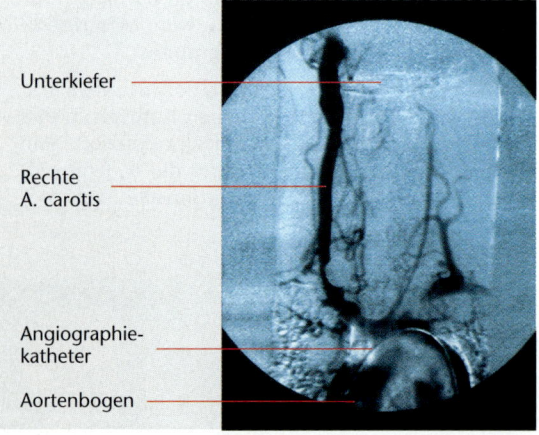

Unterkiefer

Rechte A. carotis

Angiographiekatheter

Aortenbogen

Abb. 3.16: Digitale Subtraktionsangiographie **(DSA)** des Aortenbogens und der von ihm abgehenden Gefäße.
Die Patientin leidet an einem *Takayasu-Syndrom* (chronische Arterien-Entzündung mit Gefäßverschlüssen). Während sich z.B. die rechte A. carotis communis mit Kontrastmittel füllt, läßt sich die verschlossene linke A. carotis communis nicht darstellen. [T 170]

> 📖 Bei schlechten Venenverhältnissen können ein vor dem Transport durchgeführter feuchtwarmer Umschlag, ein warmes Fußbad oder evtl. ein Heizkissen die Fußgefäße erweitern und so die Punktion in der Röntgenabteilung erleichtern.

3.5 Blutdruck-regulationsstörungen

3.5.1 Hypertonie

▣ **Arterielle Hypertonie** *(Bluthochdruck):* Dauerhafte, nicht situationsabhängige Blutdruckerhöhung über 160/90 mmHg. Eine der häufigsten Erkrankungen überhaupt. Hat durch ihre Spätkomplikationen große soziale Bedeutung (etwa 25% aller Todesfälle sind Folgen der Hypertonie).

Schätzungsweise jeder vierte Deutsche erkrankt in seinem Leben an Bluthochdruck. Aber nur etwa die Hälfte der Betroffenen weiß überhaupt etwas von der Erkrankung, und von den Behandelten ist über die Hälfte nicht zufriedenstellend therapiert!

⇨ Krankheitsentstehung

Ätiologisch werden die primäre Hypertonie und die sekundären Hypertonieformen unterschieden.

Bei der **primären** *(essentiellen)* **Hypertonie,** die über 90% der Fälle ausmacht, ist die Ursache der Blutdruckregulationsstörung unbekannt. Vermutlich führen äußere Einflüsse (Streß, Überge-

wicht etc.) bei entsprechend veranlagten Menschen zu einer Manifestation der Hypertonie.

Bei den **sekundären Hypertonieformen** (weniger als 10% der Fälle) ist der Bluthochdruck Folge anderer Grunderkrankungen (☞ Abb. 3.18).

▣ Symptome, Untersuchungsbefund und Stadieneinteilung

Die meisten Patienten mit essentieller Hypertonie haben überhaupt keine Beschwerden, und die Blutdruckerhöhung wird nur zufällig diagnostiziert. Einige Patienten klagen über Kopfdruck oder Kopfschmerzen, Ohrensausen, Herzklopfen, Schwindel oder Schweißausbrüche, besonders bei Belastung. Bei Patienten mit einer sekundären Hypertonie bestehen zusätzlich die Symptome der Grunderkrankung.

Bei der körperlichen Untersuchung sind die Blutdruckwerte erhöht. Ansonsten ist der körperliche Untersuchungsbefund bei der primären Hypertonie anfangs normal.

Die Schweregrade der Hypertonie zeigt Tab. 3.17, die davon etwas abweichende Stadieneinteilung nach WHO der nachfolgende Kasten. Im klinischen Alltag ist nach wie vor die erstgenannte Einteilung am gebräuchlichsten.

🕮 **Stadien der Hypertonie nach WHO (Weltgesundheits-Organisation)**
Stadium I: Ohne Organveränderungen
Stadium II: Organ*beteiligung:* Linksherzhypertrophie und/oder hypertoniebedingte Veränderungen der Netzhaut
Stadium III: Hypertone Organ*schäden:* Herz (Linksherzinsuffizienz), Gehirn (z.B. Hirnblutung, hypertensive Enzephalopathie) und Auge (z.B. Netzhautblutungen).

Primäre (essentielle) Hypertonie
mehr als 90% der Fälle, Ursache unbekannt

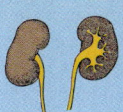
Niere (5%)
Erkrankungen des Nierenparenchyms (2 – 3%) bzw. der Nierengefäße (1 – 2%)

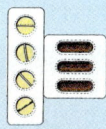
Medikamentös (3%)
z.B. Glukokortikoide, Psychopharmaka, Schilddrüsenhormone, Antirheumatika, „Pille"

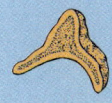
Endokrin (< 1%)
z.B. Schilddrüsenüberfunktion, Schwangerschaft

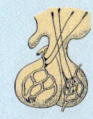
Neurogen (<< 1%)
z.B. Hirndruck ↑, Sympathikotonus ↑

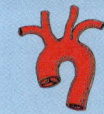
Vaskulär (<< 1%)
z.B. Aortenklappenstenose, Gefäßmißbildungen

Abb. 3.18: Ursachen der Hypertonie und ihre Häufigkeit. Es dominieren die ursächlich nicht zuordbaren primären Hypertonien. [B 101]

	Systolischer RR	Diastolischer RR
Grenzwerthypertonie	140–159 mmHg	90–94 mmHg
Labile Hypertonie	Hypertone Werte nur bei körperlicher und/oder seelischer Belastung	
Milde Hypertonie	≥ 160 mmHg	95–104 mmHg
Mittelschwere Hypertonie	≥ 160 mmHg	105–114 mmHg
Schwere Hypertonie	≥ 160 mmHg	115–120 mmHg
Maligne Hypertonie		> 120 mmHg
	Schwere Netzhautschäden (Retinopathie Grad III – IV) + Niereninsuffizienz	
Hypertensive Krise	Krisenhafter RR-Anstieg auf > 230/120 mmHg mit lebensbedrohlichen neurologischen und/oder kardialen Symptomen	

Tab. 3.17: Schweregrade der Hypertonie. [B 200]

✿ Spätkomplikationen

Je länger eine Hypertonie besteht und je höher der Blutdruck ist, desto größer ist die Gefahr von Komplikationen. Folgeschäden sind insbesondere an folgenden Organen zu befürchten:

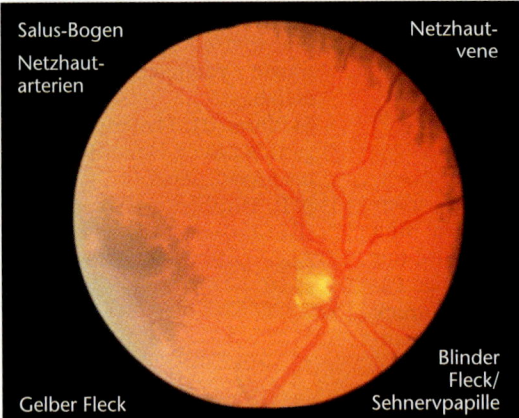

Abb. 3.19: Augenhintergrund eines Patienten mit beginnenden Hypertoniezeichen. Der „blinde Fleck" ist eine Aussparung in der Netzhaut, durch die der Sehnerv und die Netzhautgefäße eintreten bzw. das Auge verlassen. Der „gelbe Fleck" ist der Ort schärfsten Sehens mit der größten Ansammlung an Zapfen und ohne Stäbchen. Hinweise auf die Hypertonie sind schmale, geschlängelte Venen, die im Kreuzungsbereich mit Arterien bogenförmig über die Arterien hinwegziehen (Salus-Bogen). [E 143]

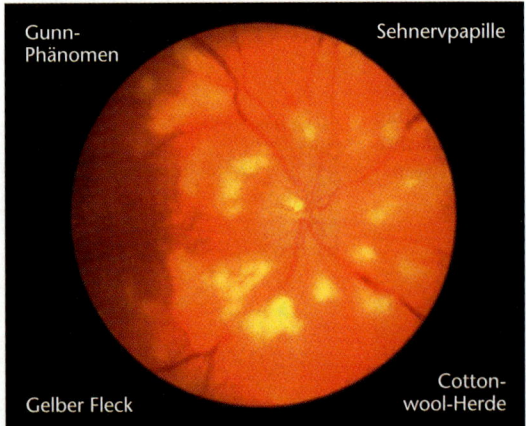

Abb. 3.20: Augenhintergrund bei erheblichen Hypertonieschäden. Weiße, wattige (Cotton-wool-)Herde rund um die Papille sind Zeichen von Infarkten der Netzhaut, die bei Gefäßverschlüssen entstehen. Ein weiteres Hypertonie-Zeichen sieht man im Kreuzungsbereich von Arterien und Venen: Die Blutsäule der Vene ist dort kaum sichtbar, weil sie vom hohen Druck in der Arterie fast ganz verdrängt wird (Gunn-Phänomen). [E 143]

- **Gefäße.** Der Bluthochdruck beschleunigt stark die Arterioskleroseentwicklung aller arteriellen Gefäße. Der Schweregrad dieser hypertoniebedingten Gefäßveränderungen ist gut durch die Betrachtung (Netzhaut-Spiegelung) der Gefäße des *Augenhintergrundes* (☞ Abb. 3.19 und 3.20) zu beurteilen
- **Auge.** Die hypertoniebedingten Netzhautschäden reichen über Netzhautblutungen bis hin zur völligen Erblindung
- **Herz.** Da die linke Herzkammer gegen den erhöhten Widerstand im Körperkreislauf anpumpen muß, entwickelt sich eine Linksherzhypertrophie (☞ 2.6.1 und Abb. 2.22). Zusätzlich besteht häufig eine KHK durch eine Arteriosklerose der Herzkranzgefäße (☞ 2.5.1)
- **Niere.** Bei langjähriger Hypertonie bildet sich auf dem Boden der erwähnten Gefäßveränderungen eine sog. *arteriosklerotische Schrumpfniere* mit Niereninsuffizienz bis hin zum Nierenversagen (☞ 7.13) aus
- **Gehirn.** Wichtigste Komplikation des Hypertonus am Gehirn ist der Schlaganfall (☞ 3.8).

🔍 Diagnostik

Die Diagnostik hat zwei Ziele:
- Zum einen die Abgrenzung der verschiedenen Hypertonieformen
- Zum anderen die Erfassung von Folgeschäden.

Das Basisprogramm wenig belastender Untersuchungen umfaßt:
- **Blutdruckmessungen.** Während Patienten mit einer primären Hypertonie bei wiederholten Blutdruckmessungen *(RR-Tagesprofil, 24-Std.-Blutdruckmessung)* relativ konstante Blutdruckerhöhungen zeigen, sind für Kranke mit einem Phäochromozytom (meist gutartiger Tumor des Nebennierenmarks) krisenhafte Entgleisungen des Blutdrucks typisch.

> 👆 Unerläßlich ist die Messung des Blutdrucks zumindest einmal an *beiden* Armen *und* Beinen.

- **Blutuntersuchungen.** Schilddrüsenwerte, Elektrolyte, Kreatinin, Blutbild, Blutzucker, Blutfette und Harnsäure
- **Urinuntersuchung**
- **Röntgenaufnahme des Thorax, EKG und Echokardiographie** (☞ 2.4.7) v.a. zur Erfassung hypertoniebedingter Herzschäden
- **Augenärztliche Untersuchung** mit Spiegelung des Augenhintergrundes zur Gefäßbeurteilung.

Weiterführende Diagnostik bei V.a. sekundäre Hypertonie:

- Bildgebende Diagnostik. Ultraschall der Bauchorgane (Nierenveränderungen), Dopplersuntersuchung (☞ 1.5.7) der Nierenarterien, Nierenszintigramm (☞ 7.5.6) und DSA (☞ 3.4.5); bei Verdacht auf Nebennierenveränderungen (z.B. Tumoren) Angiographie und CT

> Patienten vor allen Untersuchungen nüchtern lassen, evtl. entblähen (z.B. 2 x 2 Tbl. Lefax® oder Sab simplex® Tropfen geben).

- Hormonanalysen, wie z.B. Cortisolbestimmung, Dexamethasonkurztest , Renin- und Aldosteronbestimmung, Untersuchung des 24-Stunden-Urins auf Katecholamine und Vanillinmandelsäure („VMS" = Abbauprodukt des Adrenalin).

> Drei Tage vorher „VMS-Kost" ohne Bananen, Zitrusfrüchte, Nüsse, Käse, schwarzen Tee, Kaffee, Vanille. Medikamente auf Arztanordnung absetzen. 24-Stunden-Urin in dunklem Gefäß unter Zusatz von Salzsäure sammeln (☞ 7.4.3).

Behandlungsstrategie

Bei den sekundären Hypertonieformen wird – falls möglich – die Grunderkrankung behandelt. Hier sind in erster Linie die Entfernung von Nebennierentumoren (☞ 8.6.1), die Beseitigung einer Nierenarterienstenose durch Aufdehnung oder direkte Gefäßoperation (☞ 7.11) und die Operation von Aortenklappenfehlern (☞ 2.10) zu nennen.

Bei der Mehrzahl der Patienten mit einer primären Hypertonie und den Patienten mit einer sekundären Hypertonie, die nicht operabel sind oder bei denen der Bluthochdruck auch nach der Behandlung der Grunderkrankung weiterbesteht, ist neben blutdruckregulierenden Allgemeinmaßnahmen (☞ Pflege und Patienteninformation) auch eine medikamentöse Therapie erforderlich.

Die medikamentöse Therapie richtet sich nach dem Schweregrad der Hypertonie. Etablierte Richtlinie für die essentielle Hypertonie ist heute das in Tab. 3.21 dargestellte Stufenschema der medikamentösen Bluthochdruck-Therapie, das je nach Begleiterkrankungen des Patienten (z.B. Herzinsuffizienz, Diabetes, Niereninsuffizienz, pAVK, Asthma) modifiziert werden muß. Es sollte möglichst versucht werden, mit *einem* Medikament auszukommen, da die Patientencompliance mit zunehmender Zahl der Tabletten abnimmt. Generell sind bei älteren Patienten Diuretika und Kalziumantagonisten, bei jüngeren dagegen β-Blocker oder evtl. ACE-Hemmer zu bevorzugen.

Pflege und Patienteninformation

Die Prognose der Erkrankung ist nur dann gut, wenn es gelingt, den erhöhten Blutdruck *dauerhaft* zu normalisieren und so die Spätkomplikationen zu vermeiden oder wenigstens hinauszuzögern.

> Typischerweise hat der Hypertoniker keine Symptome durch die Erkrankung, aber v.a. zu Beginn der Behandlung Beschwerden durch die Nebenwirkungen der Medikamente (☞ Pharma-Info 3.22).
>
> Nur bei einem guten Vertrauensverhältnis zu Pflegenden und ärztlichem Personal wird der Patient diese Nebenwirkungen ansprechen (sonst eher seine Tabletten „entsorgen").

- Bei vielen Patienten steht die Reduktion von Übergewicht (☞ 8.7.1) an erster Stelle. Nach Erreichen des Normalgewichtes kann versucht werden, die Medikation zu reduzieren
- Viele Patienten profitieren von einer regelmäßigen **Blutdruckselbstkontrolle**. Die im Handel befindlichen Geräte sind einfach zu bedienen. Die Werte werden in ein Tagebuch eingetragen, in dem auch Besonderheiten (z.B. Kopfschmerzen, Schwindelgefühl, Sport) vermerkt werden
- Der Hypertoniker sollte, auch wenn er sich wohl fühlt, regelmäßig den Arzt aufsuchen, damit Spätkomplikationen und weitere Risikofaktoren für Gefäßerkrankungen möglichst frühzeitig diagnostiziert werden. Hierzu gehören auch regelmäßige augenärztliche Kontrollen.

Milde Hypertonie	Mittelschwere Hypertonie	Schwere Hypertonie
$RR_{diastolisch}$ 95–104 mmHg	$RR_{diastolisch}$ 105–114 mmHg	$RR_{diastolisch}$ > 115 mmHg
Monotherapie mit	Zweier-kombination von	Dreier-kombination von
• β-Blocker • Diuretikum • Ca^{2+}-Antagonist	• Diuretikum *plus* • β-Blocker oder Ca^{2+}-Antagonist oder ACE-Hemmer oder Prazosin oder Clonidin	• Diuretikum *plus* • β-Blocker oder Clonidin *plus* • Ca^{2+}-Antagonist oder ACE-Hemmer oder Dihydralazin oder Prazosin oder Minoxidil
• ACE-Hemmer	• Ca^{2+}-Antagonist *plus* • β-Blocker oder ACE-Hemmer	

Tab. 3.21: Stufenschema der medikamentösen Hypertonietherapie. Weitere Informationen zu den Medikamenten, ☞ Pharma-Info 3.22. [B 200]

✐ Pharma-Info 3.22 Antihypertensiva

Antihypertensiva *(Antihypertonika)* senken einen krankhaft erhöhten Blutdruck. Dabei gelangen vor allem Diuretika zur Steigerung des Harnflusses (☞ Pharma-Info 7.27), β-Blocker und andere Hemmer des Sympathikotonus *(Sympatholytika, Antisympathotonika)*, Kalziumantagonisten, Vasodilatatoren und ACE-Hemmer zur Anwendung.

Regelmäßige Blutdruckmessungen dienen der Kontrolle des Therapieerfolges und der Dosisfindung.

Allen Substanzen gemeinsam sind folgende Nebenwirkungen:
• Eine (zu schnelle) Blutdrucksenkung kann insbesondere bei älteren Patienten die Gehirndurchblutung verschlechtern und zu Verwirrtheit, Lethargie und Antriebslosigkeit führen
• Vor allem zu Therapiebeginn sind Orthostase-Probleme (☞ 3.5.3) häufig. Wichtig ist, daß der Patient langsam aufsteht und vor dem Stehen erst auf der Bettkante sitzt. Es ist auch zu erwägen, daß der Patient nach Therapiebeginn so lange nur in Begleitung aufsteht (z.B. zum Toilettengang), bis er sicher stehen und gehen kann
• Der Patienten darf die Medikation nie eigenmächtig abbrechen: Es drohen ein überschießender Blutdruckanstieg *(Rebound-Effekt)* und Herzrhythmusstörungen
• Müdigkeit und Magen-Darm-Beschwerden treten meist nur zu Beginn der Behandlung auf.

β-Blocker
β-Blocker sind für junge Patienten und für Patienten mit einer gleichzeitigen KHK Mittel der Wahl. Sie zählen zu den *Sympatholytika* und führen über eine Verminderung von Herzfrequenz und Herzkraft zu einer Senkung des Herzzeitvolumens und damit auch des Blutdrucks. Die Wirkung der β-Blocker auf den Blutdruck ist noch nicht in allen Einzelheiten geklärt. Ein weiteres Anwendungsgebiet der β-Blocker ist die Koronare Herzkrankheit (☞ 2.5.1). Oft eingesetzte Substanzen sind:
• Atenolol (Tenormin®)
• Metoprolol (Beloc®, Lopresor®)
• Pindolol (Visken®)
• Propranolol (Dociton®).

> ⊞ **Pflege bei Therapie mit β–Blockern**
> • Insbesondere zu Beginn einer Behandlung mit β-Blockern häufig Puls kontrollieren, um starke Herzfrequenzabfälle frühzeitig zu erkennen
> • Bei Diabetikern verschleiern β-Blocker die Zeichen einer Hypoglykämie (☞ 8.5.4). Daher Blutzucker häufiger als sonst überprüfen

---

Weitere Sympatholytika im Überblick (Reservemedikamente)

Substanz	Handelsname (Bsp.)	Nebenwirkungen, Besonderheiten und Pflege
Wirkung über zentrale Hemmung des Sympathikus		
Clonidin	Catapresan®	Müdigkeit, Bradykardie, Blutdruckabfall im Stehen, Mundtrockenheit → häufige RR- und Pulskontrollen, sorgfältige Mundpflege. Potenzstörungen. Zu Beginn der Behandlung und bei plötzlichem Absetzen des Medikaments krisenhafte Blutdruckentgleisung möglich
α-Methyldopa	Presinol®	Müdigkeit, Mundtrockenheit, Potenzstörungen. Bedeutung v.a. in der Hypertonietherapie Schwangerer
Urapidil	Ebrantil®	Gut geeignet für die Behandlung hypertensiver Krisen, i.v.-Gabe möglich
Wirkung über periphere Hemmung des Sympathikus		
Prazosin	Minipress®	Reflektorischer Anstieg der Herzfrequenz, Blutdruckabfall v.a. im Stehen (Kollapsgefahr) → häufige RR- und Pulskontrollen, einschleichende Dosierung zur Milderung dieser Nebenwirkungen

Kalziumantagonisten
Kalziumantagonisten *(Kalziumkanal-Blocker, kurz Ca^{2+}-Antagonisten)* erweitern die peripheren Blutgefäße und senken damit den Widerstand im Gefäßsystem und den Blutdruck. Außerdem verringern sie die Herzkraft und damit die Herzarbeit sowie den Sauerstoffverbrauch des Herzens, weshalb sie auch in der Behandlung der KHK einen festen Platz haben.

Kalziumantagonisten gelangen eher bei älteren Patienten (evtl. mit gleichzeitiger KHK) zur Anwendung. In der Bluthochdrucktherapie werden (länger wirksame) Tabletten, Kapseln oder Dragees bevorzugt. Für die Behandlung akuter Blutdruckentgleisungen oder Angina-pectoris-Anfälle gibt es rasch wirksame Sublingual-Kapseln zum Zerbeißen oder Ampullen zur Injektion.

Auch Kalziumantagonisten haben in der Regel nur geringe Nebenwirkungen, vor allem Kopfschmerz, Hitzegefühl und Beinödeme sowie Magen-Darm-Beschwerden (Appetitlosigkeit, Übelkeit) und Herzrhythmusstörungen.

Bei einer Herzinsuffizienz dürfen Kalziumantagonisten nur mit besonderer Vorsicht gegeben werden, da sie die Herzkraft weiter schwächen.

Pflege bei Therapie mit Ca^{2+}-Antagonisten

Wegen des relativ schnellen Wirkungseintritts sind häufige Blutdruckkontrollen empfehlenswert. Bei Gabe von Verapamil ist zusätzlich eine Obstipationsprophylaxe nötig, da das Präparat zu hartnäckiger Obstipation führen kann.

Häufig eingesetzte Substanzen sind:
- Nifedipin (Adalat®)
- Nitrendipin (Bayotensin®)
- Diltiazem (Dilzem®)
- Verapamil (Isoptin®).

Vasodilatatoren

(Periphere) **Vasodilatatoren** wirken über eine direkte Wirkung auf die glatten Muskelzellen gefäßerweiternd und blutdrucksenkend, z.B. *Dihydralazin* (z.B. Nepresol®) und *Minoxidil* (z.B. Lonolox®).

ACE-Hemmer

ACE-Hemmer hemmen das *Angiotensin converting enzyme,* so daß aus dem Angiotensin I nicht mehr das (blutdruckerhöhende) Angiotensin II gebildet werden kann. Unter anderem wird der periphere Gefäßwiderstand vermindert, was zur Blutdrucksenkung sowie zur Entlastung des Herzens führt. Hauptvertreter dieser Substanzgruppe sind:
- Captopril, z.B. Lopirin®, Tensobon®
- Enalapril, z.B. Pres®, Xanef®
- Lisinopril, z.B. Acerbon®, Coric®.

Nebenwirkungen von ACE-Hemmern sind chronischer Reizhusten (in ca. 10%), Blutbildstörungen (Abfall der weißen Blutkörperchen), Geschmackstörungen, Obstipation und Hautausschläge.
Da ACE-Hemmer auch die Aldosteronsekretion hemmen, sollten sie wegen der Gefahr einer Hyperkaliämie (☞ 7.16.3) nicht mit kaliumsparenden Diuretika oder Kaliumpräparaten kombiniert werden. Für Diabetiker sind ACE-Hemmer das Mittel der ersten Wahl, da sie die Glukosetoleranz verbessern und wahrscheinlich die Entwicklung von diabetischen Nierenschäden (☞ 8.5.5) hinauszögern.

Pflege bei Therapie mit ACE-Hemmern
- Wegen besonders starker Blutdrucksenkung nach der *ersten* Gabe anfangs Blutdruck engmaschig kontrollieren. Diuretika möglichst 1 – 2 Tage vorher absetzen (lassen). Falls dies nicht möglich ist, zu Therapiebeginn Bettruhe!
- Auf Zeichen einer Hyperkaliämie, Sensibilitätsstörungen oder Obstipation achten.

3.5.2 Hypertensive Krise

Hypertensive Krise: Krisenhafte Entgleisung des Bluthochdrucks mit Blutdruckwerten über 230/120 mmHg. Notfall, der umgehender Behandlung bedarf. Es drohen v.a. Hirnblutungen (☞ 3.8), zerebrale Krampfanfälle und eine akute Linksherzinsuffizienz (☞ 2.6.2).

Warnzeichen sind Kopfschmerzen, verschwommenes Sehen, Unruhe, Schwindel, Übelkeit sowie evtl. neurologische Störungen (z.B. Sprachstörungen) oder Angina pectoris. Behandlungsziel ist zunächst eine Blutdrucksenkung auf Werte um 170/100 mmHg. V.a. bei älteren Menschen darf der Blutdruck nicht zu rasch gesenkt werden, um eine Minderdurchblutung des Gehirns zu vermeiden.

Nach Beseitigung der akuten Gefahr besteht die weitere Pflege in der regelmäßigen Kontrolle der Vitalzeichen, der Überwachung der medikamentösen Behandlung und der Mobilisation nach Anordnung.

Notfall! Hypertensive Krise
- Bei einem diastolischen Druck über 120 mmHg einen Arzt benachrichtigen
- Den Patienten beruhigen, Vitalzeichen engmaschig kontrollieren
- 10 – 20 mg Nifedipin auf Arztanordnung geben, z.B. Adalat®-Kapsel zerbeißen und Inhalt schlucken lassen. Bei Bedarf nach 30 Minuten wiederholen
- Bei Überwässerung oder (drohendem) Lungenödem 20 – 40 mg Furosemid (z.B. Lasix®) intravenös spritzen (Arzt) und 2 – 3 Hübe Glyceroltrinitrat (z.B. Nitrolingual®) sublingual geben
- Bei Erfolglosigkeit der bisherigen Maßnahmen Nitroperfusor vorbereiten (50 mg auf 50 ml NaCl 0,9%, 1 – 6 ml/Std.)
- Bei Tachykardie (Herzfrequenz über 120/Min.) Clonidin (z.B. Catapresan®) i.m. oder i.v. spritzen (Arzt), bei Bradykardie (Herzfrequenz unter 60/Min.) Dihydralazin (z.B. Nepresol®). Frequenzneutral ist Urapidil (z.B. Ebrantil®).

3.5.3 Hypotonie

Hypotonie: Dauernde Blutdruckerniedrigung auf Werte unter 105/60 mmHg bei *gleichzeitigen Beschwerden* des Patienten durch die Minderdurchblutung der peripheren Organe. Ein Mensch, der sich bei hypotonen Blutdruckwerten wohl fühlt, ist nicht behandlungsbedürftig!

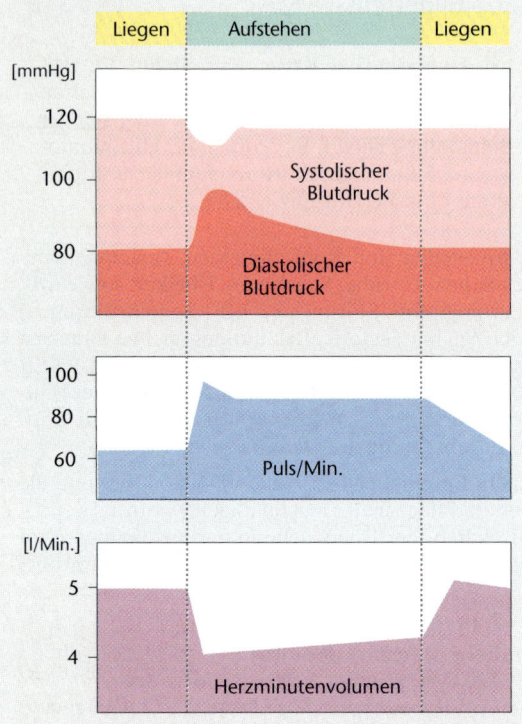

Abb 3.23: Normale Veränderungen von Blutdruck, Puls und Herzzeitvolumen beim Aufrechtstehenden und beim Liegenden. [B 108]

:| **Orthostatische Dysregulation** *(orthostatische Hypotonie):* Wiederkehrender Blutdruckabfall beim Lagewechsel vom Liegen zum Stehen. Durch die kurzzeitige Minderdurchblutung des Gehirns wird dem Patienten schummrig und schwarz vor Augen, er kann stürzen und ohnmächtig werden. Von der Hypotonie abzugrenzen, aber oft zusammen mit ihr auftretend.

▷ Krankheitsentstehung

Ätiologisch werden folgende Hypotonieformen unterschieden:

- **Essentielle Hypotonie:** Hier hat die Hypotonie keine erkennbare Ursache
- **Symptomatische Hypotonien:** Sie sind Ausdruck einer Grunderkrankung, etwa einer Herzinsuffizienz (☞ 2.6.1), einer Aortenstenose (☞ 2.10), einer Nebennierenrindeninsuffizienz (☞ 8.6.2) oder einer Hypovolämie sowie Folge von Bettlägerigkeit oder Medikamenten-Nebenwirkung
- **Orthostatische Dysregulation:** Diese ist oft mit der Hypotonie assoziiert. Viele, insbesondere älte-

re Patienten leiden aber isoliert an Orthostase-Problemen. Ursachen sind eine allgemeine Gefäßsklerose mit nachlassender Reaktivität der Gefäßwände oder die Einnahme bestimmter Medikamente (v.a. Herz-, Hochdruck- und psychiatrische Medikamente).

▣ Symptome und Untersuchungsbefund

Die Patienten klagen typischerweise über Abgeschlagenheit, Leistungs- und Konzentrationsschwäche sowie Schwindel mit Schwarzwerden vor den Augen, besonders beim Aufstehen oder längerem Stehen. (Kurze) Bewußtlosigkeiten sind dabei möglich. Nicht selten sind auch depressive Verstimmungen, Frösteln, Blässe und Stiche oder Beklemmungsgefühl in der Herzgegend.

Bei der essentiellen Hypotonie handelt es sich sehr häufig um sehr schlanke Patientinnen mit ansonstem unauffälligem Untersuchungsbefund. Bei den sekundären Hypotonieformen stehen die Befunde der Grunderkrankung im Vordergrund.

⌕ Diagnostik

Die Diagnose wird durch mehrfache Blutdruckmessungen und durch einen Schellong-Test gestellt.

Durchführung eines Schellong-Tests

Der Patient soll unter Kontrolle von Puls und Ruheblutdruck ca. zehn Minuten ruhig auf dem Rücken liegen.

Dann steht er (rasch) auf und bleibt möglichst zehn Minuten lang stehen, ohne sich abzustützen. Vor dem Aufstehen und während des Stehens werden jede Minute oder zumindest alle zwei Minuten Puls und Blutdruck gemessen und sofort auf einem vorgefertigten Diagramm eingetragen. Nach zehn Minuten legt sich der Patient wieder hin, und Puls und Blutdruck werden so lange gemessen, bis die Ausgangswerte wieder erreicht sind.

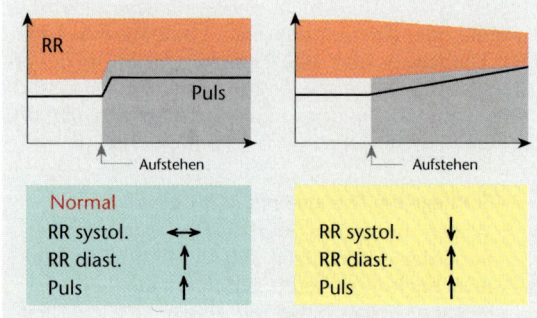

Abb 3.24: Schellong-Test beim Gesunden (links) und möglicher Untersuchungsbefund bei orthostatischer Hypotonie (rechts). [B 200]

Behandlungsstrategie

Bei symptomatischen Hypotonien wird die ursächliche Erkrankung behandelt.

Viel häufiger aber ist die essentielle Hypotonie, die nur in schweren Fällen einer medikamentösen Behandlung z.B. mit Dihydroergotamin (z.B. Dihydergot®) oder Sympathomimetika (z.B. Effortil®) bedarf. Ganz wichtig bei der essentiellen Hypotonie ist, daß der Arzt den Patienten über die Harmlosigkeit der Erkrankung aufklärt.

Pflege und Patienteninformation

Vielfach können insbesondere die essentielle Hypotonie und Orthostase-Probleme durch einfache, nebenwirkungsfreie Maßnahmen gebessert oder beseitigt werden:

- Gefäßtraining durch Wechselduschen, Bürstenmassagen oder klimatische Reize sind bei konsequenter Durchführung wirksam
- Regelmäßige körperliche Betätigung wirkt auch bei der Hypotonie blutdruckregulierend. Sich wegen Leistungsschwäche zu schonen, verstärkt die Kreislaufstörung
- Der Patient sollte nicht abrupt aus dem Liegen aufstehen, sondern sich zunächst aufsetzen und z.B. mit den Füßen kreisen oder die Beine anziehen
- Bei längerem Stehen sind Wippen auf dem Zehenballen, Betätigung der Bauchpresse oder andere Muskelbetätigungen hilfreich.

Notfall! Kollaps bei orthostatischer Hypotonie

Nicht selten kollabiert der Patient mit einer (orthostatischen) Hypotonie, z.B. bei einer längeren Stehbelastung. Im typischen Fall verspürt der Patient zunächst Vorboten wie z.B. Schwindel oder Schwarzwerden vor den Augen und sackt dann langsam zu Boden.

Folgende Maßnahmen führen meist innerhalb kürzester Zeit zum Erwachen:
- Patienten hinlegen, nicht hinsetzen, und Beine hochlagern
- Arzt benachrichtigen (lassen)
- Vitalzeichen kontrollieren
- Medikamente, z.B. Sympathomimetika, nach ärztlicher Anordnung geben
- Tip: Bei Diabetikern und Alkoholikern kann auch eine Hypoglykämie vorliegen. BZ-Stix durchführen, falls Patient nicht prompt aufklart.

3.6 Schock

Schock: Akutes, lebensbedrohliches Kreislaufversagen mit kritischer Verminderung der Organdurchblutung und nachfolgender Schädigung der Zellfunktionen.

Vier Hauptursachen sind im Hinblick auf unterschiedliche Behandlungsstrategien möglichst frühzeitig zu unterscheiden:
- Hypovolämischer Schock
- Kardiogener Schock
- Septischer Schock
- Anaphylaktischer Schock.

Der **hypovolämische Schock** entsteht durch eine Verminderung des intravasalen Volumens, etwa durch Blutverluste (über ca. 10% des Gesamtblutvolumens) sowie andere Plasma- oder Flüssigkeitsverluste, z.B. bei Verbrennungen, Durchfall, Erbrechen, Bauchspeicheldrüsen- oder Bauchfellentzündung.

Dem **kardiogenen Schock** liegt eine stark verringerte Pumpleistung des Herzens, beispielsweise durch einen Herzinfarkt (☞ 2.5.2), eine akute Herzinsuffizienz (☞ 2.6.2), Herzrhythmusstörungen (☞ 2.7), entzündliche Herzerkrankungen (☞ 2.8) oder eine Lungenembolie (☞ 4.10.1) zugrunde.

Zum **septischen Schock** kommt es bei schweren bakteriellen Infektionen, wenn die Freisetzung von Bakterientoxinen (☞ 12.5) zu einer Gefäßweitstellung und damit zu einem *relativen* Flüssigkeitsmangel in den Gefäßen führt. Ausgangspunkt sind oft Infektionen der ableitenden Harnwege (☞ 7.7.2), Gallenwegsinfektionen (☞ 6.5.3), Bauchfellentzündung (*Peritonitis,* ☞ 5.7.1), Lungenentzündung (*Pneumonie,* ☞ 4.5.3) oder Katheterinfektionen, z.B. eines ZVK. Besonders gefährdet sind Patienten mit Diabetes mellitus (☞ 8.5), Verbrennungen, Tumoren (☞ 9.3.3), Abwehrschwäche, nach großen Operationen oder bei Einnahme bestimmter Medikamente (z.B. Glukokortikoide, Zytostatika).

Der **anaphylaktische Schock** ist die schwerste Form einer allergischen Reaktion (☞ 11.4.1). Die enorme Histaminfreisetzung führt u.a. zu Gefäßweitstellung mit Blutdruckabfall, Abnahme des Herzminutenvolumens und Verengung der Bronchien. Im Extremfall verstirbt der Patient im Herz- und Atemstillstand. Häufige Allergene sind Antibiotika oder andere Medikamente (z.B. Lokalanästhetika), Röntgenkontrastmittel, Insekten- oder Schlangengifte oder die Allergene bei Hyposensibilisierungstherapien.

3.6.1 Symptome und Untersuchungsbefund

Ein Teil der Krankheitszeichen ist bei allen Schockformen gleich:
- Die Bewußtseinslage ändert sich: Zunächst wird der Patient meist unruhig und ängstlich, dann folgen Apathie, Somnolenz und Koma
- Tachykardie, d.h. die Pulsfrequenz ist > 100/Min.
- Trotz der hohen Herzfrequenz ist der Blutdruck niedrig, in der Regel systolisch unter 90 mmHg. Der **Schockindex** ist > 1.

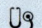 **Berechnung des Schockindex**

$$\text{Schockindex} = \frac{\text{Puls}}{\text{RR}_{\text{systolisch}}}$$

Bewertung:
- Schockindex beim Gesunden ≈ 0,5
- Schockindex bei Schock > 1.

- Die Extremitäten sind kalt-feucht und blaßgrau (Ausnahme: Frühphase des septischen Schocks, ☞ unten). Ursache ist die *Zentralisation des Kreislaufs* im Schock, d.h. lebenswichtige Organe werden bevorzugt vor den „weniger wichtigen" Organen, etwa der Haut, durchblutet
- Haut und Schleimhäute sind durch den Sauerstoffmangel *zyanotisch* (Ausnahme: Kohlenmonoxid-Vergiftung)
- *Atemstörungen*, in erster Linie Hyperventilation (☞ 4.2.1) oder Dyspnoe
- *Oligurie* (☞ 7.3.1), d.h. Verminderung der Urinmenge auf unter 20 – 25 ml/Std.

Differenzierung der einzelnen Schockformen

Zusätzlich gibt es einige Krankheitszeichen, die nur bei bestimmten Schockformen auftreten:
- Typisch für den *hypovolämischen Schock* sind kollabierte Halsvenen und starker Durst
- Beim *kardiogenen Schock* liegt der Patient häufig nicht, sondern sitzt und ringt nach Luft. Häufig bestehen außerdem die Zeichen einer Herzinsuffizienz (☞ 2.6), wie „Brodeln" über der Lunge, Beinödeme, eine Halsvenenstauung oder Herzrhythmusstörungen (☞ 2.7)
- Der Patient im *septischen Schock* hat oft hohes Fieber, evtl. mit Schüttelfrost. Anfangs ist seine Haut noch warm und gut durchblutet, und dadurch sieht der Kranke gesünder aus, als er es ist
- Der *anaphylaktische Schock* beginnt rasch nach dem Allergenkontakt mit Unruhe, Juckreiz, Niesen und Quaddelbildung auf der Haut. Es folgen Schwindel, Übelkeit, Erbrechen, Durchfall, Fieber, Schüttelfrost, Angstgefühl sowie Luftnot mit Bronchospasmus (☞ 4.6.1) und Kehlkopfödem.

3.6.2 Diagnostisches Vorgehen

Die Diagnostik hat zum Ziel, so rasch wie möglich die Ursache des Schocks herauszufinden, um eine *kausale* Therapie beginnen zu können:
- EKG
- Röntgenleeraufnahme des Thorax und des Abdomens: z.B. Lungenödem, Ileus?
- Sonographie
- Blut- und Urinuntersuchung
- ZVD
- Evtl. Liquorpunktion und -untersuchung.

3.6.3 Behandlungsstrategie

Notfall! Ärztliche Erstmaßnahmen beim Schock
Die sofortige Behandlung ist lebensrettend:
- Patienten hinlegen und Beine hochlagern. Ausnahme: Oberkörperhochlagerung bei Herzinsuffizienz und bei Blutungen im Bereich von Kopf, Lunge und oberem Magen-Darm-Trakt
- Sauerstoffgabe (4 – 6 l/Min.), evtl. Intubation und Beatmung
- Legen von mehreren großlumigen venösen Zugängen, evtl. eines ZVK (☞ 2.2.4)
- Schmerzbekämpfung (Opioid wie z.B. Piritramid, etwa in Dipidolor®), evtl. auch medikamentöse Sedierung (z.B. Diazepam, etwa in Valium®)
- Korrektur von Elektrolytstörungen (☞ 7.16) und einer evtl. bestehenden metabolischen Azidose (☞ 7.16.1)
- Bei Herz-Kreislaufstillstand Reanimation (☞ 3.6.5).

Hinzu treten spezifische Maßnahmen in Abhängigkeit von der Ursache des Schocks:
- Bei *Volumenmangelschock* ausreichende Flüssigkeitszufuhr (möglichst Plasmaexpander, z.B. HAES®) unter ZVD-Kontrolle, bei hochgradigem Blutverlust Gabe von Erythrozytenkonzentraten
- Bei *kardiogenem Schock* Nitratgabe (zunächst als Sprühstöße sublingual, dann über Perfusor), Dopamin- und/oder Dobutaminperfusor, Schleifendiuretika i.v. (z.B. Lasix®)
- Bei *septischem Schock* Antibiotika und Vollheparinisierung zur Prophylaxe einer Verbrauchskoagulopathie (☞ 9.9.3)
- Bei *anaphylaktischem Schock* Allergenzufuhr sofort stoppen (z.B. Infusion unterbrechen), Volumenzufuhr, Adrenalin langsam i.v. (0,25 – 1 mg verdünnt in 10 ml NaCl 0,9%), hochdosiert Glukokortikoide i.v., Antihistaminika i.v. (z.B. Tavegil®), bei Bronchospasmus Theophyllin i.v. (z.B. Euphyllin®).

3.6.4 Pflege bei Schock

Für alle Schockformen gilt:

- Vitalzeichen je nach Zustand des Patienten engmaschig kontrollieren
- Haut des Patienten beobachten (Blässe, Zyanose)
- Regelmäßig Körpertemperatur messen
- Flüssigkeitshaushalt bilanzieren, Blasendauerkatheter legen. Stündliche Urinmenge messen
- ZVD kontrollieren (☞ 2.2.3).

> ⚠ **Vorsicht! Analgetika bei Schock**
> Beim anaphylaktischen Schock keine Analgetika geben, die wie z.B. die Opioide Übelkeit und Erbrechen hervorrufen können (dem Patienten ist ohnehin schon schlecht).

3.6.5 Allgemeine Maßnahmen in Notfallsituationen

Prüfung der Vitalfunktion

Befindet sich ein Patient in einem akut lebensbedrohlichen Zustand, z.B. im Schock, verschafft sich die ersthelfende Pflegekraft zunächst einen Überblick über die lebenswichtigen Körperfunktionen des Patienten. Diese Prüfung der Vitalfunktionen geschieht in folgender Reihenfolge:

- Prüfung des Bewußtseins
- Prüfung der Atmung
- Prüfung des Pulses und damit der Kreislaufsituation.

Prüfung des Bewußtseins

> ⊡ **Bewußtlosigkeit:** Schwere Bewußtseinsstörung, bei der der Mensch nicht ansprechbar ist, das heißt, er hat die Fähigkeit der räumlichen und zeitlichen Orientierung verloren und reagiert weder auf Fragen zur Person (z.B. nach dem Namen) noch auf Reize (z.B. Schmerzreize).

Reagiert ein angesprochener, offensichtlich bewußtloser Patient nicht, so sollte er direkt angefaßt werden. Erfolgt auch bei kräftigem Anfassen keine Reaktion, so ist der Patient bewußtlos.

Prüfung der Atmung

Um die **Atemfunktion** zu prüfen, beugt der Ersthelfer seine Wange über Mund und Nase des Bewußtlosen und blickt gleichzeitig zu dessen Brustkorb. Die Atemwege des Verletzten müssen dabei für den Luftstrom frei sein.

> 👂 **Atemfunktion sehen, hören und fühlen**
> Atmet der Patient, so kann der Helfer dies *sehen* (Heben und Senken des Brustkorbes), *hören* (Atemgeräusche) und *fühlen* (Luftbewegung an seiner Wange).

Prüfung des Kreislaufs

Zur Prüfung des Kreislaufs eignet sich am besten die **Pulskontrolle.** Wenn kein Stethoskop verfügbar ist, prüft die Pflegekraft den Puls beim bewußtlosen Patienten an der Halsschlagader (☞ 2.2.2). Ist ein Stethoskop zur Hand, wird der Herzschlag direkt über dem Herzen auskultiert.

> ⚠ **Vorsicht beim Tasten der Halsschlagadern!**
> Niemals sollten beide Halsschlagadern gleichzeitig getastet werden; die Zufuhr von Blut zum Gehirn wird dadurch evtl. eingeschränkt. Auch ein zu starkes Drücken auf die Halsschlagader ist gefährlich – es können bedrohliche Kreislaufreflexe ausgelöst werden, die im Extremfall zum Herzstillstand führen.

Nach der Prüfung der Vitalfunktionen löst im Krankenhaus jeder, der einen Patienten in bedrohlichem Zustand vorfindet, zunächst Stationsalarm aus bzw. verständigt weitere Helfer.

Maßnahmen, wenn nicht reanimiert werden muß

Muß nicht wiederbelebt werden (Reanimation, ☞ unten), schließen sich folgende Maßnahmen an:

- Patienten bei Bewußtlosigkeit in stabiler Seitenlage lagern: oberer Arm und oberes Bein nach vorne, unterer Arm und unteres Bein nach hinten
- Ansprechbare Patienten hinlegen und Beine hochlagern. Ausnahme: Oberkörperhochlagerung bei Herzinsuffizienz und bei Blutungen im Bereich von Kopf, Lunge und oberem Magen-Darm-Trakt
- Dem Patienten gegenüber beruhigend und sicher auftreten
- Regelmäßig Vitalzeichen kontrollieren (☞ Pflege)
- Infusionen (z.B. 0,9% NaCl, 5% Glukose oder HAES) und Sauerstoffgabe vorbereiten bzw. bei Atemnot Sauerstoffgabe selbständig durchführen.

Reanimation

> ⊡ **Reanimation** *(Wiederbelebung)*: Notfallmaßnahmen bei bewußtlosen Patienten mit Atem- oder Herz-Kreislauf-Stillstand zur Sicherung einer ausreichenden Sauerstoffversorgung der Gewebe (v.a. von Herz und Gehirn) und zur Wiederherstellung der Vitalfunktionen.

Die Reanimation erfolgt nach der ABCD-Regel:

A: **A**temwege freimachen
B: **B**eatmung
C: **C**irculation = Kreislauf z.B. durch Herz(druck)massage stabilisieren
D: **D**rugs = Medikamente

A = Atemwege freimachen

• Der Helfer entfernt alle sichtbaren Fremdkörper, z.B. Erbrochenes, aus dem Mund (Ausräumung mit dem Finger, bei Verfügbarkeit auch mit Kornzange und Tupfer oder durch Absaugen). Fest sitzende Zahnprothesen werden belassen, lockere herausgenommen
• Beim Bewußtlosen sackt die Zunge oft nach hinten und verlegt die Atemwege. **Überstrekken des Kopfes nackenwärts** und zusätzliches Anheben des Unterkiefers beseitigen das

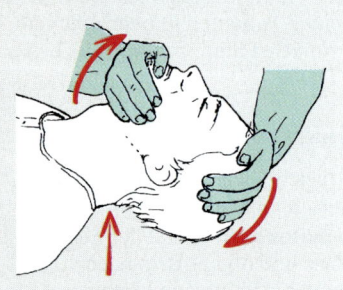

Abb. 3.25: Überstrecken des Halses zur Schaffung freier Atemwege. [B 101]

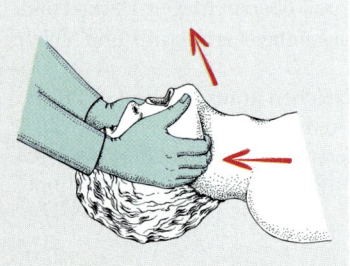

Abb. 3.26: Esmarch-Handgriff: Beide Hände fassen das Kinn des Verletzten und schieben den Unterkiefer so nach vorne, daß die untere Zahnreihe vor die obere kommt. Gleichzeitig muß der Hals des Patienten überstreckt sein. [B 101]

Hindernis (☞ Abb. 3.25). Die Überstreckung des Kopfes sollte am besten schon bei der Prüfung der Atmung durchgeführt werden

• Reichen diese Maßnahmen nicht aus, um eine Spontanatmung in Gang zu setzen, so wird der Unterkiefer durch einen speziellen Griff weit nach vorne geschoben **(Esmarch-Handgriff,** ☞ Abb. 3.26).

> ⚠ **Vorsicht bei HWS-Verletzungen**
> Bei Verdacht auf eine Halswirbelsäulenverletzung darf der Kopf des Patienten weder überstreckt noch zur Seite gedreht werden. Eine (vorsichtige) Durchführung des Esmarch-Handgriffes ist in einer Mittelposition des Kopfes aber möglich.

B = Beatmung

Setzt nach Freimachen der Atemwege keine Spontanatmung ein, wird unverzüglich mit der künstlichen Beatmung durch die **Atemspende** begonnen.

Behelfsweise erfolgt die Atemspende zunächst durch **Mund-zu-Nase-Beatmung** bzw., falls die Nase verletzt oder beim Einblasen nicht durchlässig ist,

durch **Mund-zu-Mund-Beatmung.** Wegen der Gefahr von Infektionen sollte die Beatmung aber mit Maske und Beatmungsbeutel (z.B. Ambu®-Beutel) durchgeführt und so früh wie möglich durch den Arzt intubiert werden.

Mund-zu-Nase-Technik:

• Als erstes überstreckt der Helfer den Kopf des Patienten
• Der Helfer verschließt den Mund durch Druck des Daumens auf die Unterlippe in Richtung Oberlippe. Ist der Mund nicht richtig verschlossen, kann die in die Nase eingeblasene Luft wieder entweichen!
• Ist der Mund verschlossen, bläst der Helfer seine Ausatemluft vorsichtig in die Nase des Patienten ein
• Nach zweimaliger Atemspende fühlt er den Puls an der Halsschlagader
• Danach setzt er die Beatmung nach seinem eigenen Atemrhythmus (entspricht ca. 15 mal pro Minute beim Erwachsenen) fort

Mund-zu-Mund-Technik:

Auch bei der Mund-zu-Mund-Beatmung ist das Überstrecken des Halses entscheidend. Diesmal muß jedoch die Nase ver-

		Ersthelfer	**Arzt**
A	Atemwege frei machen	• Mechanische Reinigung von Mund und Rachen • Überstrecken des Kopfes, evtl. Esmarch Handgriff • Stabile Seitenlage	• Gezieltes Absaugen mit Gerät • Endotrachealer Tubus
B	Beatmung	• Mund-zu-Nase-Beatmung oder Mund-zu Mund-Beatmung	• Beutelbeatmung mit Maske • Beutelbeatmung über Endotrachealtubus • Maschinelle Beatmung
C	Cirkulation herstellen	• Herzdruckmassage	• Infusion (Volumenersatzmittel) • Defibrillation
D	Drugs (Medikamente)		• Adrenalin • Evtl. Xylocain, Atropin, Dopamin

Tab. 3.27: Das ABCD der Wiederbelebung. [B 200]

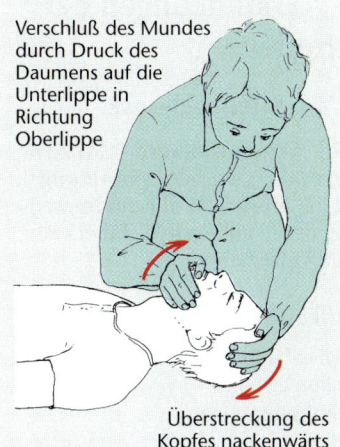

Verschluß des Mundes durch Druck des Daumens auf die Unterlippe in Richtung Oberlippe

Überstreckung des Kopfes nackenwärts

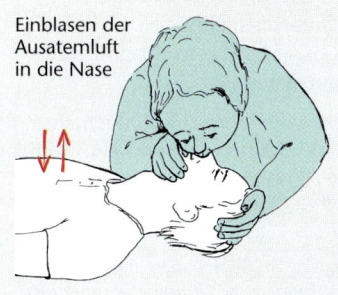

Einblasen der Ausatemluft in die Nase

Abb. 3.28: Mund-zu-Nase-Beatmung. Das leichte Anheben des Brustkorbs ist ein sicheres Zeichen dafür, daß die eingeblasene Luft auch die Lunge erreicht. [B 101]

schlossen werden. Dies geschieht mit Daumen und Zeigefinger der auf der Stirn liegenden Hand. Der Helfer setzt seinen Mund fest um den Mund des Betroffenen herum auf. Durch die Zahnreihen oder den leicht geöffneten Mund bläst er nach seinem eigenen Atemrhythmus Luft ein.

Beutel-Masken-Beatmung:
• Individuelle Auswahl der Maskengröße (Maske muß Nase und Mund dicht umschließen)
• Lagerung auf Kopfkissen mit leicht überstrecktem Kopf
• Esmarch-Handgriff (☞ Abb. 3.26) mit Vorziehen des Unterkiefers
• Fixation des Kiefers mit 3. bis 5. Finger, Aufsetzen der Maske, „C-Griff" mit Zeigefinger und Daumen (☞ Abb. 3.29).

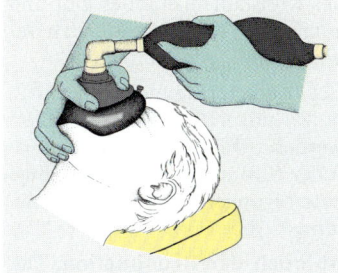

Abb. 3.29: Beutel-Masken-Beatmung mit C-Griff. [B 200]

Vorgehen bei der Beatmung:
Atemkontrolle. Wenn keine Spontanatmung vorhanden ist, zweimalige Mund-zu-Nase-Beatmung, dann Pulskontrolle am Hals:
• Bei tastbarem Puls: Beatmung fortsetzen. Dabei gegebenenfalls die Kopflage korrigieren und Fremdkörper aus Mund und Rachen entfernen
• Bei nicht tastbarem Puls: Herz-Lungen-Wiederbelebung.

Beenden der Beatmung:
Die Beatmung muß so lange fortgeführt werden, bis sie entweder erfolgreich ist oder ein approbierter Arzt abbrechen läßt.

C = Herzdruckmassage
Ist auch nach zweimaliger Atemspende noch immer kein Karotispuls tastbar, führt der Helfer die *Herzdruckmassage* (kurz **Herzmassage**) durch.

Da die Herzmassage immer gleichzeitig mit der Atemspende ablaufen muß, spricht man auch von **kardiopulmonaler Reanimation** *(Herz-Lungen-Wiederbelebung).*

⚠ **Unerläßlich: Harte Unterlage!** Voraussetzung für erfolgreiche Herzmassage ist eine harte Unterlage (Fußboden, Bettbrett), da auf einer weichen Unterlage (z.B. Bett) die Kompressionsbewegungen des Helfers „verpuffen".

Außerdem muß der Brustkorb freigemacht werden, um den richtigen Druckpunkt für die Herzmassage aufzufinden (☞ Abb. 3.31). Ist der Druckpunkt zu hoch angesetzt, so besteht die Gefahr einer Brustbeinfraktur, liegt er zu tief, können Leber und Milz geschädigt werden. Ein seitlich des Brustbeins angesetzter Druckpunkt kann zu Rippenbrüchen mit Verletzung der darunterliegenden Organe führen.

Für eine erfolgreiche Herzmassage bei einem Erwachsenen muß mindestens 80 mal pro Minute „gedrückt" werden. Der Helfer muß dabei das Brustbein etwa 4 – 5 cm tief eindrücken. Ebenso wesentlich ist es, daß er den Druck danach vollkommen lockert, damit das Herz sich wieder mit Blut füllen kann.

Herzmassage und Beatmung müssen immer im rhythmischen Wechsel erfolgen. Dabei wird grundsätzlich mit der Atemspende begonnen.

Ein-Helfer-Methode: Steht nur ein Helfer zur Verfügung, beginnt er die Reanimation mit zwei Beatmungen und führt anschließend 15 Kompressionen durch (Verhältnis 2 : 15). Danach wieder zweimal Atemspende und wieder 15 Kompressionen usw.

Zwei-Helfer-Methode: Bei der Zwei-Helfer-Methode beatmet der eine Helfer, und der andere führt die Herzmassage durch. Die beiden Helfer stimmen sich dabei so ab, daß auf jeweils einen Atemstoß fünf Herzmassagen folgen (Verhältnis 1 : 5).

☞ Die geglückte Wiederbelebung erkennt man daran, daß der Puls am Hals tastbar wird und die Atmung wieder einsetzt. Daher wird der Puls an der A. carotis nach je 4 Zyklen (oder einmal pro Minute) überprüft. Die Hautfarbe des Reanimierten sollte sich normalisieren, die Pupillen klein bleiben.

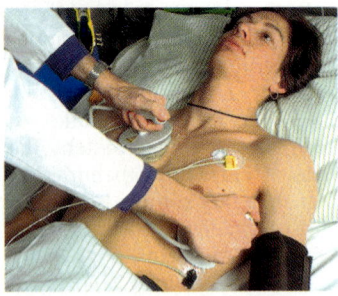

Abb. 3.30: Defibrillation eines Patienten mit Kammerflimmern. Um die Stromüberleitung an der Haut zu verbessern, bestreicht man die Elektroden zunächst mit Elektrodenpaste. Dann setzt man die Elektroden unter Druck unterhalb des rechten Schlüsselbeines und unterhalb der linken Brustwarze auf. Während der Defibrillation jede Berührung mit dem Patienten oder dem Bett vermeiden! [K 183]

Defibrillation. So bald wie möglich wird ein EKG (☞ 2.4.3) aufgezeichnet, da es in vielen Fällen Auskunft über Form und Ursache des Kreislaufstillstandes gibt und auch eine Kontrolle der Therapiebemühungen ermöglicht.

Bei Kammerflimmern (☞ 2.7.2) muß unverzüglich defibrilliert werden. Dabei soll ein elektrischer Stromschlag die Herzmuskelerregungen wieder koordinieren (☞ Abb. 3.30).

Abbruch der Reanimation. Der Abbruch der Reanimationsbemühungen kann grundsätzlich nur von einem approbierten Arzt angeordnet werden.

D = Medikamente für die kardiopulmonale Reanimation

Um rasch Medikamente geben zu können, legt der Arzt einen venösen Zugang (z.B. Braunüle®). Einige Notfallmedikamente (z.B. Adrenalin, Lidocain) können mit NaCl 0,9% verdünnt auch direkt über den Tubus gegeben werden. Sie werden dann von der Bronchialschleimhaut resorbiert.

3.7 Erkrankungen der Arterien

3.7.1 Arteriosklerose

Die **Arteriosklerose** *(Atherosklerose, „Arterienverkalkung")* ist in unserer Wohlstandsgesellschaft die häufigste Gefäßerkrankung überhaupt.

Risikofaktoren

Risikofaktoren für Arteriosklerose sind:
- Nikotinabusus
- Hypertonie
- Fettstoffwechselstörungen
- Diabetes mellitus sowie
- Gicht, Übergewicht und Bewegungsmangel.

Die weiblichen Geschlechtshormone üben eine Schutzfunktion aus, Frauen sind bis zur Menopause seltener betroffen als Männer.

Neuere Studien haben ergeben, daß das Bakterium *Chlamydia pneumoniae* in arteriosklerotischen Gefäßen signifikant häufiger nachweisbar ist als in gesunden Gefäßen. Ob es sich hierbei um einen *kausalen* (= ursächlichen) Zusammenhang handelt, kann noch nicht abschließend beurteilt werden.

Folgen der Arteriosklerose

> 🕮 Über arterielle Gefäßverengungen bzw. Verschlüsse kommt es zu Durchblutungsstörungen bis hin zum Gewebsuntergang **(Infarkt)** in den nachgeschalteten Organen.

Je nach Lokalisation der Gefäßverengungen kommt es zu folgenden Krankheitsbildern:
- Die **periphere arterielle Verschlußkrankheit** der Leisten- und Beinarterien *(pAVK,* ☞ unten)
- **Akute arterielle Verschlüsse** v.a. von Bauch-, Leisten- und Beinarterien (☞ 3.7.3, 3.7.4)

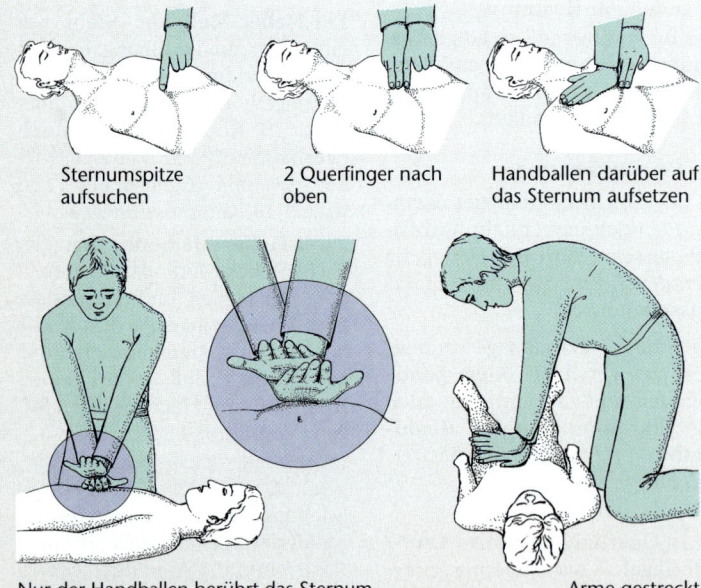

Sternumspitze aufsuchen

2 Querfinger nach oben

Handballen darüber auf das Sternum aufsetzen

Nur der Handballen berührt das Sternum

Arme gestreckt

Abb. 3.31: Herzmassage. Der Druckpunkt liegt beim Erwachsenen im unteren Sternumdrittel (ca. 3 Finger oberhalb der Sternumspitze). Darauf wird der Handballen einer Hand gesetzt. Die Finger dieser Hand sind nach oben gestreckt. Der andere Handballen legt sich auf den Handrücken der ersten Hand. Die Finger dieser Hand sind ebenfalls gestreckt. Wie der Ausschnitt zeigt, überträgt nur der Handballen den mit gestreckten Armen ausgeübten Druck. [L 190]

- Vor allem im Bauch und im Gehirn **arteriosklerotische Aneurysmen,** die platzen und zu tödlichen Blutungen führen können (☞ auch 3.7.6)
- **Zebrebrovaskuläre Insuffizienz** mit dem klinischen Bild des **Schlaganfalls** (☞ 3.8) oder der **Multiinfarkt-Demenz** (☞ 3.7.7)
- Insuffizienz der Eingeweidearterien (☞ 3.7.4)
- Am Herzen zur **Koronaren Herzkrankheit** (☞ 2.5.1).

Ein Patient mit *einem* dieser Krankheitsbilder hat meist ein *generalisiertes* Gefäßleiden und leidet daher (früher oder später) sehr oft auch an den anderen genannten Erkrankungen.

☑ Die Folgeerkrankungen der Arteriosklerose bilden nicht nur die Todesursache Nummer 1 in den Industriestaaten, sondern schränken die Lebenqualität der betroffenen Patienten erheblich ein und haben enorme soziale Bedeutung (etwa durch hohe Zahl von Frühberentungen).

3.7.2 Periphere arterielle Verschlußkrankheit (pAVK)

🖰 **Periphere arterielle Verschlußkrankheit** *(pAVK):* Arteriosklerotische Verengungen und Verschlüsse der Extremitätenarterien, in über 90% der unteren Extremität.

🖰 Symptome und Untersuchungsbefund

Da fast immer die unteren Extremitäten betroffen sind, sucht der Patient den Arzt wegen Beinschmerzen auf. Typisch ist die **Claudicatio intermittens** ☞ 3.3.1). Weitere Krankheitszeichen sind belastungsabhängige Schwäche der betroffenen Extremität, Kältegefühl und Gefühlsstörungen.

Eine Verschlimmerung der Erkrankung wird durch das Auftreten dauernder **Ruheschmerzen** gekennzeichnet. Die Durchblutung ist in diesem Stadium auch in Ruhe nicht mehr ausreichend. Nekrosen und Ulcera können auftreten.

Einteilung der pAVK

Im klinischen Alltag wird die pAVK nach *Lokalisation* und *Schweregrad* eingeteilt:
- Bei der Einteilung nach der Lokalisation werden bei der unteren Extremität eine pAVK vom Unterschenkel-, Oberschenkel- und Beckentyp unterschieden. Die Schmerzen des Patienten sind jeweils eine Etage tiefer als die befallene Arterie lokalisiert, also im Hüft-Oberschenkelbereich, im Unterschenkel (Wade!) und im Fuß
- Für den Schweregrad der Erkrankung hat sich für die untere Extremität die **Stadieneinteilung nach Fontaine** etabliert (☞ Tab. 3.40).

🔎 Diagnostik und Differentialdiagnose

Die Diagnosestellung ist in der Regel durch einfache klinische Untersuchungen wie Tasten der Pulse, seitenvergleichende Blutdruckmessung an Armen *und* Beinen, Auskultation der Arterien, Überprüfung der schmerzfreien Gehstrecke, Lagerungsprobe nach Ratschow und andere klinische Funktionsprüfungen (☞ 3.4.3) möglich.

Doppler-Ultraschall und Arteriographie bzw. DSA zeigen Ausmaß und Lokalisation der Stenosen auf.

Die Mehrzahl der Patienten sind Raucher („Raucherbein") und/oder langjährige Diabetiker. Da häufig weitere Gefäßregionen von der Erkrankung betroffen sind, wird nach weiteren Manifestationen gesucht: Die Anamnese fragt gezielt nach den Symptomen einer Angina pectoris (☞ 2.5.1) oder zerebraler Durchblutungsstörungen (☞ 3.8).

🗐 Behandlungsstrategie

Die Therapie der pAVK richtet sich nach Kompensationsgrad und Lokalisation des Verschlusses.
Grundsätzlich gilt, daß unabhängig vom Stadium der pAVK Grunderkrankungen bzw. Risikofaktoren behandelt werden müssen (v.a. Nikotinkarenz, medikamentöse Einstellung eines Bluthochdrucks, Senkung erhöhter Blutfette).

Konservative Therapie

In den Stadien I und II ist das Vorgehen *konservativ* und umfaßt folgende Maßnahmen:
- Am wichtigsten ist das **Gehtraining,** das zwar nicht die Gefäßverengung beseitigt, aber durch wiederholte Beanspruchung der Muskulatur *hinter* der Stenose zur Ausbildung von **Kollateralen** führt. Dies sind kleine („seitliche" = kollaterale) Arterien, die das gleiche Versorgungsgebiet wie die stenosierte Arterie erreichen und so einen Umgehungskreislauf um die Gefäßverengung bilden. Der Patient soll dabei 70 – 90% der ausgetesteten Maximalgehstrecke zügig gehen (bzw. bestimmte fußgymnastische Übungen ausführen) – also fast

I	Keine Beschwerden, aber nachweisbare Veränderungen (Stenose, Verschluß)	
II	Claudicatio intermittens („Schaufensterkrankheit")	**II a:** Schmerzfreie Gehstrecke >200 m
		II b: Schmerzfreie Gehstrecke < 200 m
		Kompliziertes Stadium II: nichtheilende Verletzung
III	Ruheschmerz in Horizontallage	
IV	Ruheschmerz, Ulkus bzw. Nekrose/Gangrän	

Tab. 3.32: Stadieneinteilung der pAVK nach Fontaine. [B 200]

bis zur Schmerzgrenze – dann anhalten und nach einer Pause weitergehen. Ein Weitergehen trotz Schmerz ist nicht sinnvoll, da dies zu Zellschädigungen und damit einer Abnahme der Trainierbarkeit führt.

Das Gehtraining ist nur erfolgversprechend, wenn der Patient über längere Zeit insgesamt *mindestens* 1 Std. pro Tag übt

- Die Gabe sog. **Rheologika** (z.B. Trental®), die die Durchblutung verbessern sollen, ist zwar üblich, aber in ihrer Wirkung umstritten
- Bei hohem Hämatokrit wird ein Aderlaß (je 400 – 500 ml) durchgeführt, bis der Hämatokrit unter 38% liegt.

Eine Durchblutungsverbesserung wird in den Stadien IIb – IV auch durch **Hämodilutionstherapie** *(Blutverdünnung)* erzielt. Dabei wird Hydroxyethylstärke 10% oder – bei Vorliegen einer Herzinsuffizienz – 6% (z.B. HAES-steril®) infundiert, das die *Viskosität* (Zähigkeit) des Blutes herabsetzt und seine Fließeigenschaften verbessert.

In den Stadien III und IV können bei Inoperabilität Prostaglandine intravenös zur Gefäßerweiterung ge-

geben werden. Da hierbei starke Schmerzen in den minderdurchbluteten Extremitäten auftreten können, ist oft eine begleitende Schmerzmedikation erforderlich.

Rekanalisierende Maßnahmen

Die Stadien III und IV (evtl. bereits das Stadium II b) erfordern in der Regel *rekanalisierende Maßnahmen.* Haben sich bereits Nekrosen oder gar eine Gangrän entwickelt, ist die Amputation des betroffenen Extremitätenabschnittes oft unumgänglich, um das Leben des Patienten zu retten.

Lokale Lyse

Bei der lokalen Lyse werden Streptokinase, Urokinase oder Plasminogenaktivator (rt-PA) mit einem *arteriellen* Katheter direkt an den Thrombus gebracht, um diesen aufzulösen und so das Gefäß wieder zu öffnen.

PTA (perkutane transluminale Angioplastie)

Bei der **PTA** wird die Stenose durch einen kleinen, aufblasbaren Ballon aufgedehnt, der an einem Katheter bis zur Stenose vorgeschoben wird (☞ Abb. 2.17). Die PTA wird hauptsächlich bei isolierten, kurzstreckigen Stenosen angewendet und kann mit der lokalen Lyse kombiniert werden.

Operative Verfahren

Bei der **TEA** (*Thrombendarteriektomie, Desobliteration*) wird der Thrombus zusammen mit der krankhaft veränderten Gefäßinnenwand „ausgeschält" (☞ Abb. 3.33). Da die Gefahr einer erneuten Stenose- oder Verschlußbildung mit der Länge des operierten Gefäßabschnittes steigt, bleibt die TEA kurzen Stenosen vorbehalten.

Bei langstreckigen oder multiplen Stenosen sind **Bypass-Operationen** (☞ auch 2.5.1) besser geeignet. Dabei wird der verengte oder verschlossene Gefäßabschnitt durch Implantation einer Prothese aus körperfremdem Material oder eines körpereigenen Gefäßes umgangen.

🔲 Pflege

- Der Patient muß zur Ausschaltung von Risikofaktoren (Einstellen des Rauchens, „stramme" Diabeteseinstellung, Abbau von Übergewicht) und zur Einhaltung des Gehtrainings motiviert werden
- Vor einer PTA werden die Röntgenbilder besorgt, die Laborwerte bestimmt und die Leistenregion des Patienten rasiert. Heparin wird nach Anordung gegeben. Der Patient bleibt für den Eingriff nüchtern. Nach der PTA werden die Vitalzeichen und die korrekte Lage von Druckverband und Sandsack auf der Punktionsstelle engmaschig kontrolliert. Der Patient soll Bettruhe einhalten und flach liegen.

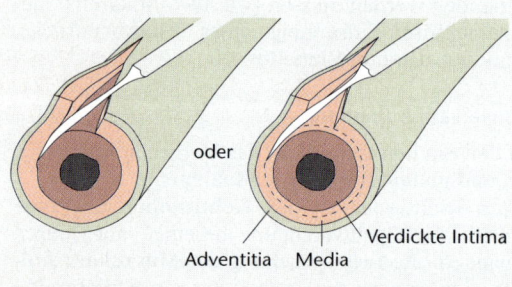

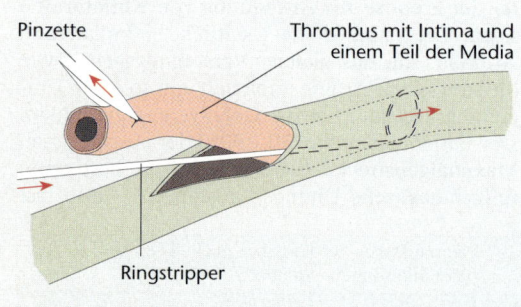

Abb. 3.33: Direkte und indirekte Thrombendarteriektomie (TEA).
Oben: Bei der direkten TEA wird die Arterie eröffnet und der Thrombus einschließlich der verdickten Intima (links) oder einschließlich der Intima und eines Teils der Media (rechts) mit einem Spatel ausgeschält.
Unten: Bei der indirekten TEA wird ein Ringstripper eingeführt, mit dem entfernter gelegene Anteile des Thrombus ausgeschnitten werden können. Der Thrombus wird anschließend durch Zug mit einer Pinzette entfernt. [L 115]

3.7.3 Akuter arterieller Verschluß einer Extremitätenarterie

☐ **Akuter arterieller Verschluß einer Extremitätenarterie:** Durch plötzliche Verlegung einer Arterie – meist der unteren Extremitäten – bedingter Durchblutungsstop mit akuter Gefährdung der abhängigen Organe bzw. Gewebe. Gefäßchirurgischer Notfall!

⇨ Krankheitsentstehung

90% der akuten arteriellen Verschlüsse sind Folge einer Embolie aus dem linken Herzen, z.B. bei Vorhofflimmern (☞ 2.7.2), Herzinfarkt (☞ 2.5.2) oder Endokarditis (☞ 2.8.1).

Die übrigen 10% haben extrakardiale Ursachen, z.B. eine aufgepfropfte Thrombose bei Arteriosklerose (etwa Beinarterienverschluß bei zuvor bereits bestehender Stenose und pAVK).

▣ Symptome und Untersuchungsbefund

🫁 Typisch für einen akuten arteriellen Verschluß sind die „6 englischen P's":
- **P**ain: (plötzlich einsetzender) stärkster Schmerz
- **P**aleness: Blässe des betroffenen Körperteiles
- **P**araesthesia: Gefühlsstörungen
- **P**ulslessness: Pulslosigkeit der Extremität
- **P**aralysis: Bewegungseinschränkungen
- **P**rostration: Schock.

🔍 Diagnostik

Die Diagnose wird klinisch gestellt. Besonders bei einem thrombotischen Verschluß auf dem Boden einer Arteriosklerose können die Symptome aber langsam entstehen und evtl. einzelne

Symptome fehlen, da sich ein Kollateralkreislauf ausgebildet hat.

Doppler-Ultraschall- und Duplexuntersuchung sichern die Lokalisation des Verschlußes. Eine Arteriographie erleichtert die OP-Planung. EKG, Röntgenaufnahme des Thorax und Echokardiographie erlauben die Feststellung bzw. den Ausschluß einer kardialen Emboliequelle.

Eine vorbestehende AVK legt einen thrombotischen Verschluß nahe.

▣ Behandlungsstrategie

Erstmaßnahmen bei einem arteriellen Gefäßverschluß sind:
- Sofortige Gabe von 5000 – 10 000 IE Heparin i.v.
- Schmerzbekämpfung, meist mit Opiaten (z.B. Dolantin®)
- Hämodilutions-Infusionen, z.B. HAES-steril® (außer bei gleichzeitiger Herzinsuffizienz).

Die weitere Behandlung richtet sich in erster Linie nach der Ursache des Verschlusses:
- Beim *embolischen Verschluß* ist die Operation innerhalb der ersten sechs Stunden Methode der Wahl. Da das „eingeschleppte" Gerinnsel (noch) keine feste Verbindung zur Gefäßwand hat, ist die **Embolektomie** *(Thrombektomie)* in der Regel unkompliziert. Häufig ist keine direkte Eröffnung des Gefäßes notwendig, sondern der Embolus kann *indirekt* über einen Ballonkatheter (z.B. Fogarty-Katheter) entfernt werden (☞ Abb. 3.42). Diese Operationsmethode erfordert nur eine Lokalanästhesie
- Beim *thrombotischen Verschluß* kommen je nach Thrombuslokalisation, Allgemeinzustand des Patienten und Erfahrungen der Klinik Lyse (☞ 3.10), TEA (☞ 3.7.2) oder Bypass-OP (☞ 2.5.1) in Frage.

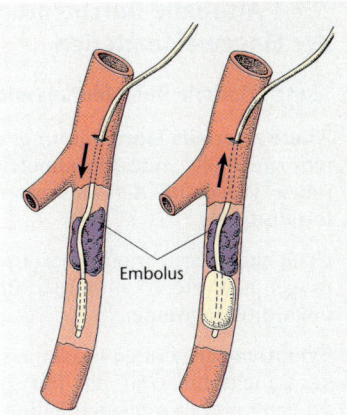

Abb. 3.34: Embolektomie mit einem Fogarty-Ballonkatheter.
Der Katheter wird nach Inzision in die Arterie eingeführt (links) und mit entblocktem Ballon durch den Embolus geschoben. Dann wird der Ballon geblockt und beim Herausziehen des Katheters der Embolus mit entfernt. [L 190]

Im Anschluß an die Operation schließt sich oft eine Antikoagulation, z.B. mit Cumarinderivaten (☞ Pharma-Info 3.57), an.

▤ Pflege

Erstmaßnahmen, ☞ 3.3.1; Pflege bei Lyse, ☞ Pharma-Info 3.59

⚠ **Vorsicht bei Arterienverschluß**
- Keine i.m.-Injektionen, da diese eine Kontraindikation für eine evtl. Lyse darstellen!
- Keine AT-Strümpfe, keine schnürenden Socken oder Verbände!

▣ Prognose

Abgesehen von den seltenen und prognostisch viel günstiger verlaufenden Verschlüssen von Armarterien ist die Prognose ernst: Ca. 1/3 der Patienten versterben in der Akutphase; 7% verlieren die betroffenen Gliedmaßen.

3.7.4 Arterielle Durchblutungsstörungen der Eingeweidearterien

Akute arterielle Durchblutungsstörungen

Akute arterielle Durchblutungsstörungen des Darmes sind Folge eines thrombotischen oder embolischen *Verschluß der Mesenterialarterie* (**Mesenterialinfarkt**).

Ursächlich liegen arteriosklerotische Gefäßveränderungen bzw. Herzrhythmusstörungen oder eine Endokarditis zugrunde.

Symptome der akuten Ischämie sind zu Beginn starke Bauchschmerzen bis hin zum Vernichtungsschmerz und in schweren Fällen ein Schock. Nach einer „fatalen Pause" von ca. 12 Stunden, in denen die Bauchschmerzen nachlassen, folgen ein paralytischer Ileus (☞ 5.6.1) und meist eine Peritonitis (☞ 5.7.2).

Die **Diagnostik** ist durch den meist reduzierten Zustand der älteren Patienten schwierig. Die Angiographie (☞ 3.4.5) zur Darstellung der Mesenterialgefäße *(Mesenterikographie)* ist ein invasives Verfahren mit hoher Belastung für den Patienten, aber neben der Doppler-Sonographie (☞ 3.4.4) die einzige Untersuchungsmethode, die die Thrombose direkt darstellt. Oft ist sogar eine Probelaparotomie (☞ 1.7.2) erforderlich.

Wird die Diagnose rechtzeitig gestellt (dies ist leider selten), besteht die **Behandlung** in der Entfernung des Embolus bzw. des Thrombus. Sind bereits Darmnekrosen vorhanden, müssen die betroffenen Darmabschnitte reseziert werden.

Die **Prognose** ist mit einer Letalität um 70% ernst.

Chronische Durchblutungsstörungen

Bei **chronischen Durchblutungsstörungen,** am häufigsten bei älteren Patienten mit arteriosklerotischen Gefäßen, entsteht durch die langsam zunehmenden Gefäßeinengung das Krankheitsbild der **Angina abdominalis** *(Angina intestinalis).*

Die Patienten klagen vor allem über Bauchschmerzen nach dem Essen, weil der Darm zur Verdauung vermehrt Blut und Sauerstoff benötigt, diese aber aufgrund der verengten Gefäße nicht ausreichend zur Verfügung gestellt werden können. Essensvermeidung und Malabsorptionssyndrom aufgrund der Darmischämie führen zu Gewichtsverlust.

Die **Behandlung** besteht in der Verabreichung mehrerer kleiner Mahlzeiten. Die Blutversorgung des Darmes sollte operativ, z.B. durch Ballondilatation zur Weitung der Engstelle oder Umgehung der Engstelle mit einem Interponat, verbessert werden.

3.7.5 Funktionelle Durchblutungsstörungen

Raynaud-Syndrom

Raynaud-Syndrom: Anfallsweise Minderdurchblutung der Finger, seltener auch der Zehen. Zu 80% Frauen betreffend.

Das **primäre Raynaud-Syndrom** ist funktionell bedingt, d.h. es ist keine organische Ursache für die vorübergehenden Spasmen der Gefäße zu finden. Bei den Anfällen werden die Finger der Patienten blaß und kalt, und die Schweißabsonderung ist vermehrt. Die Anfälle werden oft durch Kälte ausgelöst. Diese Art des Raynaud-Syndroms ist harmlos, der Anfall „löst sich" von selbst.

Das **sekundäre Raynaud-Syndrom** hingegen tritt im Rahmen bestimmter Grunderkrankungen auf, beispielsweise einer Sklerodermie (☞ 10.8.2), eines systemischen Lupus erythematodes (☞ 10.8.1), einer Arteriosklerose mit Gefäßverschlüssen an den Akren oder bei einigen Medikamenten. Die Anfälle treten öfter auf und dauern länger an. Die Finger der Patienten werden zunächst weiß, kalt und schmerzen, es folgt eine Blauverfärbung (Zyanose) und zuletzt eine Rötung. Durch die Ernährungsstörung entwickeln sich punktförmige Nekrosen an den Kuppen.

Die Therapie besteht bei den funktionellen Durchblutungstörungen im Vermeiden von Kälte sowie strikter Nikotinkarenz. Medikamentös wird z.B. Guanethidin (etwa in Ismelin®) eingesetzt. Die intraarterielle Gabe von Reserpin und die *Grenzstrangresektion* (Unterbrechung sympathischer Fasern im Thorakal- oder Lumbalbereich, der Sympathikus führt zu einer Gefäßverengung) können in fortgeschrittenen Fällen des sekundären Raynaud-Syndroms die Beschwerden bessern.

Migräne

Migräne: Kopfschmerzerkrankung mit rezidivierenden Kopfschmerzanfällen (Dauer: Stunden bis Tage). Der Kopfschmerz ist typischerweise einseitig und von pulsierendem oder klopfendem Charakter.

Man geht heute davon aus, daß alle Kopfschmerzformen auch *somatische* Ursachenkomponenten haben und daß das mechanistische psychosomatische Konzept „Probleme machen Sorgen machen Kopfschmerzen" zu einfach ist.

Oft wird der Anfall durch bestimmte Auslöser provoziert, z.B. Wetterumstellung oder besondere Belastungen, aber auch freudige Ereignisse oder Entlastung („Wochenendmigräne"). Typisch sind vorausgehende Symptome wie etwa Müdigkeit oder Heißhunger und vegetative Begleiterscheinungen wie Übelkeit, Licht- und Lärmempfindlichkeit. Neurologische Funktionsstörungen, z.B. Sehstörungen, sind möglich.

Behandlungsstrategie

Bei Anfallsbeginn hilft Ruhe, evtl. auch starker Kaffee. Azetylsalizylsäure (z.B. Aspirin®) kann einen Migräneanfall stoppen, wenn es frühzeitig, in hoher Dosierung (mindestens 1000 mg) und in schnell resorbierbarer Form (z.B. als Brausetablette) genommen wird. Alternativ kann Paracetamol (z.B. ben-u-ron®) gegeben werden. Bei schweren Anfällen werden meist Ergotaminabkömmlinge (z.B. Dihydergot®) oder der Serotonin-Agonist Sumatriptan (Imigran®) eingesetzt, der aber wegen seiner Nebenwirkungen umstritten ist. Zusätzlich ist die Gabe eines Antiemetikums (z.B. Paspertin®) erforderlich.

Bei häufigen Migräneattacken gibt es die Möglichkeit einer medikamentösen Prophylaxe z.B. mit Metoprolol (z.B. Beloc®), Flunarizin (z.B. Sibelium®) oder Pizotifen (z.B. Sandomigran®). Bei guter Wirksamkeit wird das Präparat über 6 – 9 Monate verabreicht und dann ausschleichend abgesetzt.

Während eines Migräneanfalls ist der Kranke möglichst reizabgeschirmt in einem dunklen und ruhigen Raum unterzubringen.

Spannungskopfschmerz

Spannungskopfschmerz: Dumpfdrückender Kopfschmerz im gesamten Kopf ohne vegetative Begleiterscheinungen mit oft abendlichem Maximum. Häufigste Form des *vasomotorischen* (= gefäßbedingten) Kopfschmerzes.

Zur Behandlung werden z.B. Paracetamol (z.B. ben-u-ron®) oder Azetylsalizylsäure (z.B. Aspirin®) eingesetzt. Diese dürfen aber maximal 10 – 15 mal im Monat genommen werden, da sie sonst als Nebenwirkung neue Kopfschmerzen verursachen können. Prophylaktisch werden – nur teilweise erfolgreich – trizyklische Antidepressiva (z.B. Saroten®) verwendet. Viele Patienten versuchen, sich selbst zu behandeln mit z.T. im Handel frei verkäuflichen Präparaten, die *Koffein, Kodein, Barbiturate* (z.B. Phenobarbital) oder *Tranquilizer* (z.B. Diazepam) enthalten. Solche Medikamente sind wegen der Gefahr der Suchtbildung abzulehnen.

Noch wichtiger als bei der Migräne ist dagegen die Anleitung des Patienten zu allgemeinem Gefäßtraining (z.B. Wechselduschen), geregelter Lebensweise (auch mit Sport an schmerzfreien Tagen) und Streßbewältigung (z.B. autogenes Training). Da dies für die Patienten zunächst nicht der bequemste Weg ist, ist die Aufklärungsarbeit oft schwierig.

Patient und Arzt sollten wie bei allen chronischen Erkrankungen vor dem Griff zur Tablette überlegen, ob nicht durch eine geregelte Lebensweise mit Vermeiden der bekannten Auslöser, Ruhe und Entspannungsübungen auf Medikamente verzichtet werden kann. Erfahrungsgemäß wird eine einmal begonnene Behandlung über Jahre beibehalten, und es besteht ein hohes Gewöhnungs- und Nebenwirkungsrisiko auch oder gerade bei den sog. „harmlosen" Schmerzmitteln. V.a. die Ergotaminabkömmlinge können selbst zu einem Dauerkopfschmerz führen! Oft helfen auch alternativmedizinische Therapien, z.B. Akupunktur.

Chronische Kopfschmerzen können auch durch zu häufige Schmerzmitteleinnahme bedingt sein. Auch wenn die Patienten Angst haben vor einer Zunahme ihrer Kopfschmerzen – es hilft nur das Absetzen des Schmerzmittels.

3.7.6 Aneurysmen

Aneurysma: Arterienausweitung, am häufigsten in der Bauchaorta. Zurückzuführen auf angeborene (selten) oder erworbene (häufig) Gefäßveränderungen und für den Patienten durch Blutungen und Durchblutungsstörungen gefährlich.

Einteilung

Folgende Formen werden unterschieden (☞ Abb. 3.34):

• **Aneurysma verum** *(echtes Aneurysma):* Alle drei Schichten der Gefäßwand sind ausgesackt

• **Aneurysma spurium** *(falsches Aneurysma):* Nach Gefäßverletzungen tritt Blut aus und bildet ein Hämatom um das Gefäß. Dieses wird narbig umgebaut und bildet dann die Aneurysmawand

• **Aneurysma dissecans** *(dissezierendes Aneurysma):* Durch einen Riß in der Intima strömt Blut zwischen Intima und Media. Folge ist eine fortschreitende Aufsplitterung der Gefäßwand mit ständiger Vergrößerung des Aneurysmas. Evtl. strömt das Blut durch einen zweiten Intimariß auch wieder in das ursprüngliche Gefäß zurück.

Eine Sonderform ist das **arteriovenöse Aneurysma**, eine sackförmige **Fistel** *(Kurzschlußverbindung)* zwischen Arterie und Vene, die angeboren, traumatisch oder operativ bedingt sein kann.

⊕ Komplikationen aller Aneurysmen

- **Ruptur** mit Blutaustritt in die Nachbarschaft: Die aufgeweitete Aneurysmawand ist nur noch dünn, so daß sie bei Blutdruckerhöhungen, etwa bei körperlicher Anstrengung, platzen kann, und das Blut mit arteriellem Druck (!) in die Umgebung strömt. Bei Aortenaneurysma kann der Patienten in 10 Minuten verbluten. Bei zerebralen Aneurysmen droht eine tödliche Einblutung ins Gehirn
- **Größenzunahme** mit Verdrängung benachbarter Strukturen
- **Thrombose**: Das Aneurysma verändert die Strömungsverhältnisse im Blut, weshalb die Thrombosegefahr in aneurysmatisch veränderten Gefäßabschnitten größer ist als in intakten Gefäßen
- **Arterielle Embolie** mit akutem Gefäßverschluß (☞ z.B. 3.7.3) durch Verschleppung thrombotischen Materials in weiter peripher gelegene Arterien: Auch eine Thrombose, die das Aneurysma nur teilweise verlegt, gefährdet den Patienten, da sich Teile des Thrombus lösen und mit dem Blutstrom in kleinere Arterien verschleppt werden können, wo sie „steckenbleiben" und einen akuten Gefäßverschluß hervorrufen können *(arterio-arterielle Embolie)*.

Bauchaortenaneurysma

> ▯ **Bauchaortenaneurysma** *(BAA):* Aneurysma der Aorta zwischen Durchtritt durch das Zwerchfell und Aufgabelung der Aorta (ungefähr auf Höhe von LWK 4), am häufigsten unterhalb des Abganges der Nierenarterien *(infrarenal)*. Meist arteriosklerotisch bedingt, Altersgipfel nach dem 50. Lebensjahr.

> ▣ **Notfall!**
> **Bauchaortenaneurysmaruptur**
> Lebensbedrohliche Komplikation des Bauchaortenaneurysmas ist die Ruptur, die sich als „akutes Abdomen" (☞ 5.2.4) mit starken Schmerzen und Schockzustand zeigt. Während die Rupturstelle bei der *gedeckten Perforation* z.B. durch Darmschlingen oder Mesenterium etwas abgedichtet wird, fließt das Blut bei der *freien Perforation* völlig ungehindert in die Bauchhöhle. 70% der Patienten versterben vor Operationsbeginn, von den Operierten weitere zwei Drittel während oder nach der Operation, bei der der betroffene Gefäßabschnitt durch eine Gefäßprothese überbrückt wird.

⊡ Symptome und Untersuchungsbefund

Viele Patienten mit einem Aortenaneurysma haben überhaupt keine Beschwerden, und das Aneurysma wird nur zufällig, z.B. bei einer Ultraschalluntersuchung, diagnostiziert. Andere Patienten haben Rücken- und Bauchschmerzen.

🔎 Diagnostik

Die Diagnose wird durch Ultraschalluntersuchung oder besser Duplexsonographie des Abdomens, (Kontrastmittel-)CT und evtl. Angiographie (insbesondere auch zur Operationsplanung) gesichert.

▦ Behandlungsstrategie und ⊞ Pflege

Auch bei einem noch intakten Aneurysma ist das Vorgehen meist operativ. Die Sterblichkeit eines solchen Wahleingriffes mit sorgfältiger Vorbereitung des Patienten ist mit ca. 5% erheblich niedriger als die eines Notfalleingriffes.

Für die Pflege ist neben der allgemeinen Operationsvorbereitung besonders wichtig:

- Aufklärung des Patienten, daß ein Blutdruckanstieg z.B. beim Heben oder ruckartige Bewegungen zur Aneurysmaruptur führen kann
- Obstipationsprophylaxe, da auch die Bauchpresse das Aneurysma zum Platzen bringen kann
- Häufige RR-Kontrollen und Überwachung einer evtl. antihypertensiven Medikation
- Gewichtsreduktion zur Senkung des OP-Risikos.

Bei kleinen Aneurysmen mit ausreichend dicker Wand, die dem Patienten keine Beschwerden bereiten, oder bei schweren Begleiterkrankungen des Patienten und daher sehr hohem Operationsrisiko kann unter vierteljährlichen sonographischen Kontrollen (zunächst) abgewartet werden.

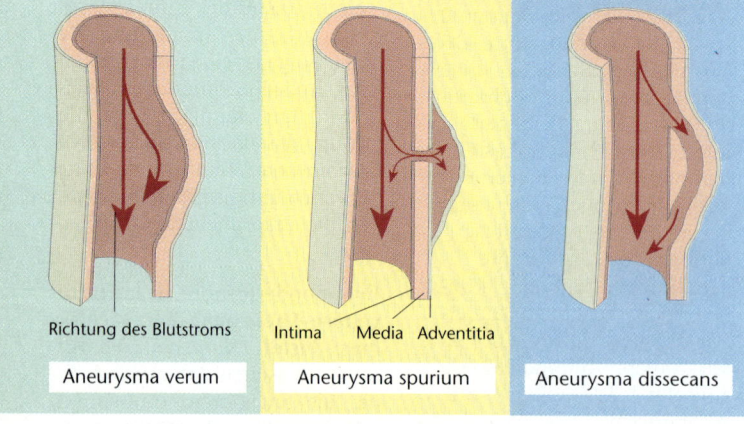

Richtung des Blutstroms   Intima   Media   Adventitia

Aneurysma verum   Aneurysma spurium   Aneurysma dissecans

Abb. 3.35: Die drei häufigsten Aneurysmaformen. [L 115]

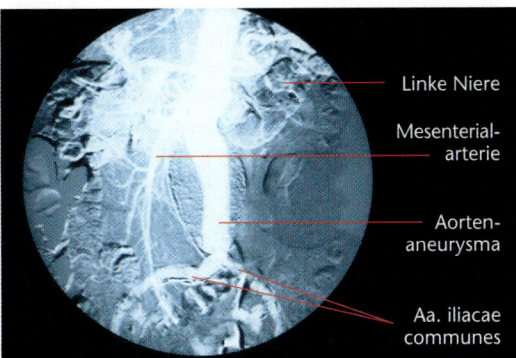

Abb. 3.36: Bauchaortenaneurysma in der DSA (Digitale Subtraktionsangiographie). Die gesamte Bauchaorta ist bis zu ihrer Gabelung in die Aa. iliacae communes (dort als Einschnürung zu sehen) etwa auf das Doppelte erweitert. [T 170]

> Bei Leistenaneurysma keine Gymnastik und kein Belastungs-EKG mit Fahrradergometer!

Disseziierende Aneurysmen

Disseziierende Aneurysmen (☞ Abb. 3.36) beginnen am häufigsten in der thorakalen Aorta (meist im aufsteigenden Teil) und reichen in bis zu 50% der Fälle bis zur Bauchaorta. Meist liegt eine Arteriosklerose zugrunde. Weitere Ursachen sind Aortenentzündungen (z.B. bei der Syphilis) oder das **Marfan-Syndrom,** eine erbliche Bindegewebserkrankung, die u.a. mit einer angeborenen Gefäßwandschwäche einhergeht.

Auch ärztliche Eingriffe, z.B. Katheteruntersuchungen, können zu einem disseziierenden Aneurysma führen.

Symptome und Untersuchungsbefund

Meist hat der Patient bei Einbruch des Blutes in die Gefäßwand stärkste Schmerzen, vor allem im Brustkorbbereich und zwischen den Schulterblättern. Je nach Ausmaß des inneren Blutverlustes kann sich rasch ein Schock entwickeln. Die Abgänge der Aortenäste im Dissektionsbereich werden durch das Hämatom komprimiert, so daß Durchblutungsstörungen, etwa ein Herzinfarkt, ein Schlaganfall, ein Nierenversagen oder Darmnekrosen die Folge sind.

Diagnostik, ☞ *Bauchaortenaneurysma*

Behandlungsstrategie

Je nach Lage und Größe des Aneurysmas wird entweder eine Gefäßprothese eingesetzt oder abgewartet, ob das Blut durch einen zweiten Intimariß von selbst wieder in das Ursprungsgefäß zurückgelangt. Auf jeden Fall muß der Patient absolute Bettruhe einhalten und engmaschig kontrolliert werden.

Zerebrale Aneurysmen

Zerebrale Aneurysmen sind am häufigsten in den vorderen Abschnitten des Circulus arteriosus Willisii (☞ Abb. 3.38) lokalisiert. Ursächlich liegt meist eine anlagebedingte Gefäßwandschwäche zugrunde, die bis zum 40. – 50. Lebensjahr so weit ausgesackt ist, daß bereits eine geringe Blutdruckerhöhung das Aneurysma platzen läßt.

Symptome und Untersuchungsbefund

Im typischen Fall erleidet der Patient beim Platzen des Aneurysmas eine **Subarachnoidalblutung** (Hirnhäute ☞ Abb. 3.37), die sich durch folgende Symptome zeigt:
- Plötzliches Auftreten stärkster Kopfschmerzen („solche Kopfschmerzen habe ich noch nie zuvor in meinem Leben gehabt")
- Verbunden mit Übelkeit und Erbrechen
- Sowie in 2/3 der Fälle eine rasche Bewußtseinstrübung bis hin zur Bewußtlosigkeit.

Im neurologischen Untersuchungsbefund fällt ein **Meningismus** (typischer Symptomenkomplex bei Reizung der Hirnhäute mit Nackensteife, kann bei Bewußtlosen fehlen) auf. Neurologische Ausfälle wie beispielsweise Lähmungen fehlen insbesondere bei leichteren Verlaufsformen. Eventuell bestehen Zeichen eines Hirndrucks.

Es kann aber auch direkt in das Gehirngewebe hineinbluten **(intrazerebrale Blutung),** und das klinische Bild entspricht dem eines Schlaganfalls (☞ 3.8).

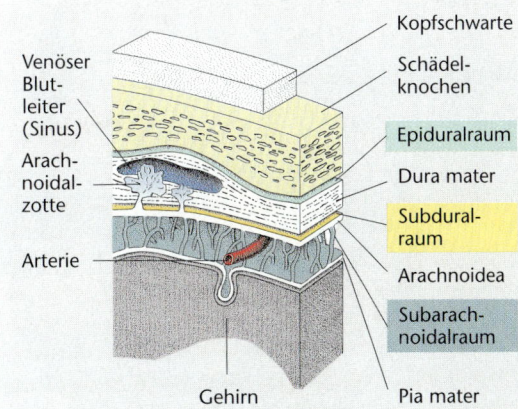

Abb. 3.37: Die Hirnhäute im Schädelraum.
Die beiden Blätter der **Dura mater** *(harte Hirnhaut)* sind im Hirnbereich verwachsen, ein breiter **Epiduralraum** wie im Rückenmarkbereich existiert praktisch nicht. Zwischen Dura mater und **Arachnoidea** *(Spinnwebenhaut)* liegt der Subduralraum, zwischen Arachnoidea und **Pia mater** *(zarte innere Hirnhaut)* der **Subarachnoidalraum.** [L 190]

Bereits vor der Blutung können bestimmte Warnsymptome, z.B. kurzzeitiges Doppeltsehen, bestanden haben, die aus der Kompression benachbarter Strukturen durch das Aneurysma herrühren.

Diagnostik

Die Erstdiagnostik umfaßt CT des Gehirns, evtl. Lumbalpunktion und vor allem bei Patienten in gutem Zustand eine zerebrale Angiographie, die eine Darstellung der Blutungsquelle (Voraussetzung für eine Operation) in ca. 90% ermöglicht.

Behandlungsstrategie: Früh- oder Spät-OP

Die besten Erfolge bringt die frühzeitige Gefäßoperation. Dabei wird das Aneurysma, z.B. durch spezielle Clips, an seinem Gefäßabgang von seiner Blutzufuhr abgetrennt, um eine erneute Blutung zu verhindern.

Falls die Früh-OP, z.B. wegen des schlechten Zustandes des Patienten, nicht bis zum dritten Tag möglich ist, muß ca. 2 – 3 Wochen gewartet werden, weil während dieser Zeit krampfartige Hirngefäßverengungen die Hirndurchblutung weiter verschlechtern und dadurch das Operationsrisiko, insbesondere das Risiko eines Schlaganfalls, unvertretbar erhöhen. In diesem Falle erfolgt bis zur OP eine konservative Behandlung mit dem *Kalziumantagonisten* Nimodipin, z.B. Nimotop, und mit Infusio-

nen, die die Gehirndurchblutung trotz des Vasospasmus weitestmöglich aufrechterhalten sollen (☞ Pharma-Info 3.22).

Pflege

Anfangs steht die Intensivüberwachung des Patienten im Vordergrund. Für die Pflegenden bedeutet dies:
- Vitalzeichen und Temperatur kontrollieren
- Bewußtseinslage überwachen. Außerdem auf Pupillendifferenzen, Nackensteifigkeit und vegetative Symptome achten
- Oberkörper hochlagern (30 – 40º), um den Hirndruck zu senken
- Patienten auf Zeichen einer erneuten Blutung oder Gefäßspasmen beobachten: z.B. Verschlechterung des Allgemeinbefindens, abermaliger Kopfschmerz, Übelkeit oder weitere neurologische Ausfälle.

Unverzichtbar ist auch die Obstipationsprophylaxe, da der Patient beim Stuhlgang nicht pressen darf.

Bei der Pneumonieprophylaxe darf der Patient nicht abgeklopft oder zum Husten aufgefordert werden.

Da auch psychischer Streß den Blutdruck und damit das Nachblutungsrisiko erhöht, kann eine Besuchsbeschränkung sinnvoll sein. Aus dem gleichen Grund sollte der Patient auf koffeinhaltige Getränke verzichten.

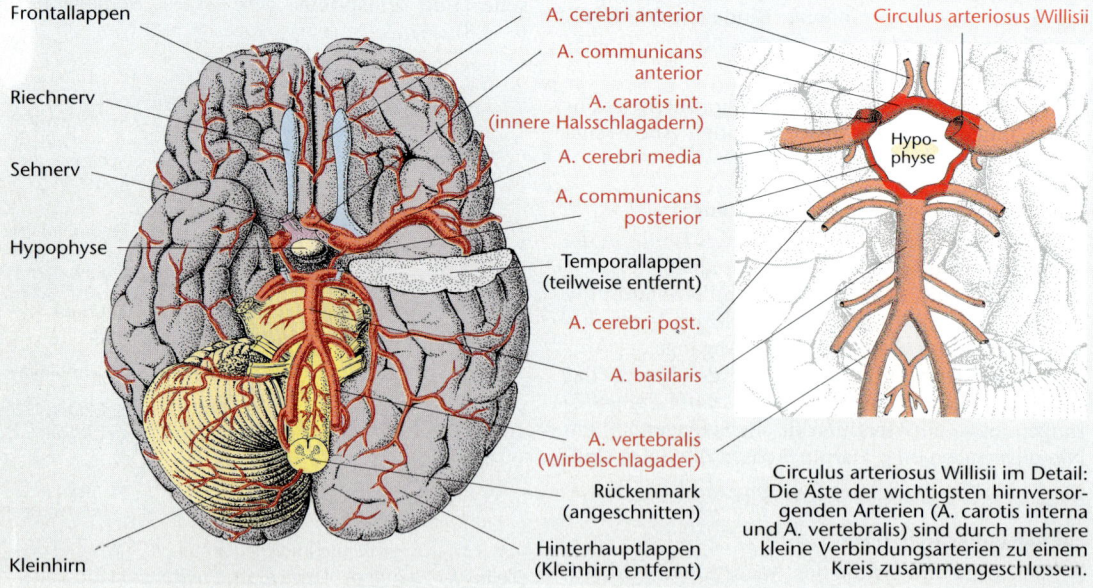

Abb. 3.38: Der Blick von unten auf das Gehirn zeigt die Hirnarterien im Bereich der Hirnbasis mit dem Circulus arteriosus Willisii. Die Durchblutung des Gehirns erfolgt über die beiden inneren Halsschlagadern (Arteriae carotides internae) sowie (in geringerem Umfang) über die Wirbelschlagadern (Arteriae vertebrales). [L 190]

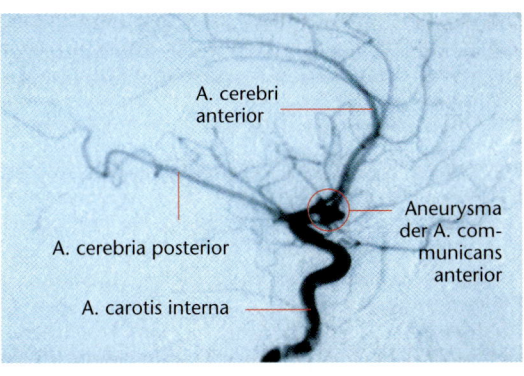

Abb. 3.39: Hirnarterien-Aneurysma in der Angiographie (Ansicht von der Seite). Im Bereich der A. communis anterior (☞ Abb. 3.38), die normalerweise sehr schmal ist, ist eine Gefäßerweiterung zu sehen. Zerreißt dieses Aneurysma, kann es zu einer lebensbedrohlichen Hirnblutung kommen. [T 170]

🛏 Komplette Übernahme der Grundpflege

Sowohl bei konservativ behandelten Patienten als auch bei operierten Patienten muß je nach Arztanordnung für mindestestens zwei Wochen wegen der sonst erhöhten Nachblutungsgefahr jegliche körperliche Anstrengung vermieden werden, d.h. das Pflegepersonal muß die Grundpflege komplett übernehmen.

🔖 Prognose

Die Prognose ist insgesamt ungünstig. Bei konservativer Behandlung stirbt innerhalb eines Jahres ca. die Hälfte der Patienten. Auch nach geglückter Operation kann sich ein *Hydrozephalus* (krankhafte Erweiterung der Liquorräume im Gehirn, möglicherweise mit Verlust von Hirnsubstanz) entwickeln. Oft bleibt eine Hirnleistungsschwäche mit Leistungsminderung und Konzentrationsschwäche zurück.

	Alzheimer-Demenz	Multiinfarkt-Demenz
Beginn	Unmerklich	Meist plötzlich
Verlauf	Sich langsam verschlechternd	Sich schubweise verschlechternd
Schlaganfälle	Meist keine	Häufig in der Vorgeschichte
Lähmungen/ Taubheitsgefühle	Fehlen normalerweise	Häufig vorhanden
EEG	Nur Allgemeinveränderungen	Umschriebene Veränderungen
CCT	Globale Hirnschrumpfung	Umschriebene Defekte

3.7.7 **Multiinfarkt-Demenz**

> 🔅 **Demenz:** Organisch bedingter, fortschreitender Verlust geistiger Fähigkeiten. Komplexes Symptombild eines *chronischen Verwirrtheitszustandes* mit Gedächtnis-, Wahrnehmungs- und Denkstörungen (z.B. Wahnvorstellungen), Desorientiertheit, Persönlichkeitsveränderungen und in der Folge auch körperlichem Abbau. Betrifft v.a. Patienten nach dem 50. Lebensjahr.

Ca. 70% der Betroffenen leiden an einer **Alzheimer-Demenz**), der häufigsten Form der ursächlich ungeklärten **primär degenerativen Demenzen.** Ungefähr 20% der Demenzen sind Folge anderer Grunderkrankungen **(sekundäre Demenzen),** schätzungsweise 10% Mischformen. Von den sekundären Demenzen sind in der geriatrischen Altersgruppe die *Multiinfarktdemenz* mit 8% und die **Parkinson-assoziierte Demenz** (4%) am häufigsten (Häufigkeitsangaben nach Paulus, 1995).

> 🔅 **Multiinfarkt-Demenz:** *Vaskuläre Demenz,* also auf Gefäßerkrankungen zurückzuführen. Sie ist durch viele kleine Schlaganfälle (☞ 3.8) bedingt und Spätfolge einer ausgeprägten *Arteriosklerose* der Hirngefäße (☞ 3.7.1).

⚙ Symptome und Untersuchungsbefund

ᨆ Typische Symptome einer Demenz

Intellektueller und kognitiver Bereich:
- Zerstreutheit, Konzentrationsstörung
- Massive Störungen der Merkfähigkeit
- Räumliche und zeitliche Orientierungsstörungen mit Verlust des Tag-Nacht-Rhythmus
- Probleme im sprachlichen Ausdruck.

Stimmung und Befindlichkeit:
- Interesselosigkeit
- Affektiver Rückzug (keine Gefühlsregungen mehr erkennbar)
- Ängstlichkeit
- Stimmungslabilität
- Neigung zu diffuser Verstimmtheit.

Verhalten:
- Apathie
- Reizbarkeit und Aggressivität.

Körperliche Funktionen:
- Gangstörungen (kleinschrittiges Trippeln)
- Stuhl- und Harninkontinenz.

Tab. 3.40 (links): Unterschiede zwischen Alzheimer- und Multiinfarkt-Demenz. [B 200]

Typisch für die Multiinfarkt-Demenz ist ein wechselhafter, oft auch schubweiser Verlauf (plötzliche Verschlechterung durch erneute Phasen der Mangeldurchblutung), wobei die Persönlichkeit des Patienten verhältnismäßig lange erhalten bleibt. Bei etwa jedem sechsten Betroffenen treten epileptische Anfälle auf.

🔍 Diagnostik und Differentialdiagnose

Wichtige Hinweise liefern bildgebende Verfahren (z.B. CCT = kraniales CT). Differentialdiagnostisch müssen die Alzheimer-Demenz, Hirntumoren, chronische Hirnblutungen, Medikamentennebenwirkungen und Depressionen (Pseudodemenz) ausgeschlossen werden.

📋 Behandlungsstrategie

Die Therapie der zugrundeliegenden Gefäßerkrankung soll erneute Mangeldurchblutungen des Gehirns mit Verschlechterung der Hirnleistung vermeiden. Hierzu gehört die Behandlung einer Herzrhythmusstörung (☞ 2.7) und eines Hypertonus (☞ 3.5.1). Dabei darf der Blutdruck nur langsam und mäßig gesenkt werden, um Hypotonien (vor allem *nächtliche* Blutdruckabfälle) und eine dadurch bedingte Minderdurchblutung des Gehirns zu vermeiden. Außerdem werden Medikamente zur Hemmung der Blutplättchenaggregation gegeben (z.B. niedrigdosiert Azetylsalizylsäure, etwa in Aspirin 100®). Marcumar® wird nur bei hoher Embo-

liegefahr und zuverlässiger Medikamenteneinnahme mit regelmäßiger Gerinnungskontrolle gegeben, da die Patienten sonst zu sehr durch Blutungen gefährdet werden.

Zusätzlich zur internistischen Basistherapie werden folgende Behandlungen eingesetzt:
- **Nootropika** *(Neurotropika)*, d.h. Medikamente zur Verbesserung der Hirnleistung. Sie sind wegen ihrer fraglichen Wirksamkeit umstritten, aber zumindest bei einem Teil der Patienten hilfreich
- **Aktivierende Betreuung** zur Minderung von Verhaltensauffälligkeiten. Sinnvoll sind ergotherapeutisches und körperliches Training, Selbsthilfetraining und angepaßte Ernährung sowie evtl. der gezielte Einsatz von Psychopharmaka etwa zur Behandlung von Schlaf-Wach-Rhythmusstörungen oder Erregungszuständen
- **Angehörigenberatung** und **-betreuung.** Meist ruht die Hauptlast der Betreuung in der Familie auf den Schultern *einer* Person (meist des Ehepartners, der Tochter oder Schwiegertochter), die oft selbst schon älter und auf Dauer der enormen Belastung nicht gewachsen ist. Daher sollten frühzeitig Hilfen für die Angehörigen organisiert werden (z.B. ambulante Dienste).

♿ Pflege von Demenzkranken

„Rezepte" für den Umgang mit dementen Patienten gibt es nicht. Beispielhaft seien die Prinzipien des Geriaters *Füsgen* aufgeführt:

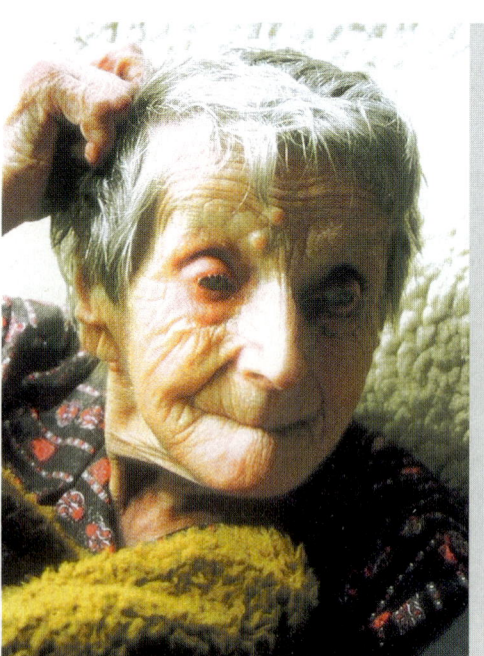

Was seht ihr Schwestern?

Was seht ihr Schwestern, was seht ihr?
Denkt ihr, wenn ihr mich anschaut:
Eine mürrische, alte Frau, die nicht besonders schnell,
verunsichert in ihren Gewohnheiten, mit abwesendem Blick,
die ständig beim Essen kleckert, die nicht antwortet
wenn ihr mit ihr meckert, weil sie wieder nicht pünktlich fertig wird.
Die nicht so aussieht als würde sie merken, was ihr mit ihr macht.
Die willenlos alles mit sich machen läßt:
„Füttern, waschen und alles was dazugehört".
Denkt ihr denn so von mir, **Schwestern***, wenn ihr mich seht, sagt?*
Öffnet die Augen und schaut mich an!

Ich will Euch erzählen wer ich bin, die hier so still sitzt,
die macht was ihr möchte, die ißt und trinkt, wenn es Euch paßt.

Die Natur ist grausam,
wenn man alt und krumm ist und verrückt wirkt.

Ich bin jetzt eine alte Frau, die ihre Kräfte dahinsiechen sieht
und der Charme verschwindet.
Aber in diesem alten Körper wohnt noch immer ein junges
M ä d c h e n, ab und zu wird mein mitgenommenes Herz erfüllt.
Ich erinnere mich an meine Freuden, ich erinnere mich
an meine Schmerzen und ich liebe und lebe mein Leben noch einmal.
Wenn ihr Eure Augen aufmacht **Schwestern** *so seht ihr nicht*
nur eine mürrische, alte Frau.

Kommt näher seht mich!

Abb. 3.41: Gedicht einer alten schottischen Frau, die als Demenzpatientin behandelt wurde. [N 332]

🙂 Kommunikation und Umgang mit dem Patienten

- Klare Anweisungen in kurzen Sätzen geben
- Deutlich und bestimmt sprechen
- Sich um einen fürsorglichen, aber bestimmten Umgang bemühen
- Wichtige Informationen bei Bedarf wiederholen. Geduldig sein, dem Patienten Zeit geben für seine Reaktion bzw. Antwort
- Bei richtigem Reagieren durch Worte, Berühren, Lächeln o.ä. loben, anstatt unerwünschte Reaktionen zu kritisieren
- Anschuldigungen überhören und sinnlose Diskussionen vermeiden. Ablenken und Einlenken führen schneller zum Erfolg
- Feste Regeln und Gewohnheiten etablieren
- Nicht den Leistungsmaßstab Gesunder anwenden. Patienten nicht überfordern, sondern sanft aktivieren (auf Überschreiten einer immer niedriger werdenden „Streßschwelle" reagiert der Kranke oft mit Zorn und Aggressivität)
- Konkrete Angaben wie Zeit, Datum, Ort und Namen als Erinnerungshilfen einsetzen
- Uhr, Kalender und Orientierungstafel z.B. für Geburtstage oder Gedenktage zum Erhalt der Orientierung nutzen
- Das Denken in der Vergangenheit akzeptieren und versuchen, davon ausgehend zur Gegenwart überzuleiten
- Jede sinnvolle selbständige Aktivität des Kranken ermutigen
- Bei nachlassendem Sprachverständnis des Kranken versuchen, ihn durch nonverbale Zuwendung, z.B. Gesten, Blicke oder Berührungen, zu erreichen und zu beruhigen.

🖐 Ernährung und Ausscheidung

- Verwirrte vergessen oft zu trinken und zu essen, oder aber sie essen übermäßig viel. Deswegen wird auf eine vernünftige Ernährung geachtet
- Im fortgeschrittenen Krankheitsstadium ist auf Einhaltung der Hygieneregeln zu achten, zu denen nicht nur die Zahn- und Mundpflege sowie das Einhalten der Hygieneregeln nach dem Toilettenbesuch gehören, sondern auch die regelmäßige Nahrungsaufnahme und der Schlaf
- Häufiges und sehr belastendes Problem ist die Stuhlinkontinenz. So setzt der Kranke ein- bis zweimal täglich Stuhl im Bett oder Kleidung ab, meist unmittelbar nach den Mahlzeiten. Zu diesem Zeitpunkt sorgen starke Kolonbewegungen für die Füllung des Mastdarmes, und der Patient kann den Stuhlgang nicht bremsen. Bei vielen Kranken kann der Stuhlgang dadurch „abgefangen" werden, daß man dem Betroffenen zu bestimmten Tageszeiten (z.B. morgens) ein heißes Getränk reicht, danach bequem auf einen Toilettenstuhl setzt und den Stuhlgang abwartet.

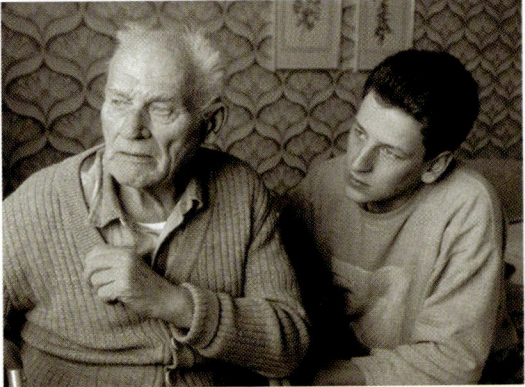

Abb. 3.42: Demente Patienten brauchen noch mehr als psychisch gesunde Menschen kontinuierliche Zuwendung von Pflegenden und Angehörigen, damit Lebensfreude und -orientierung wenigstens ein Stück weit erhalten bleiben. [K 151]

🕮 Tagesgestaltung und Tag-Nacht-Rhythmus

- Günstig sind Beständigkeit und Routine im Tagesablauf des Patienten sowie eine verläßliche Umgebung. Sinnesüberforderungen (z.B. durch Gedränge mit Lärm) wirken sich ungünstig aus
- Der Kranke sollte täglich leichte Gymnastik betreiben, z.B. Gehen
- Bei Störungen des Schlaf-Wach-Rhythmus ist eine mäßige Stimulierung tagsüber zu empfehlen. Evtl. kann auch mit einer Tasse Kaffee oder medikamentös „nachgeholfen" werden. Nachts kann es helfen, das Krankenzimmer richtig abzudunkeln. Ist dies aus Sicherheitsgründen nicht vertretbar, ist „volles Licht" besser als „Schummerlicht", da letzteres Halluzinationen und Nachtaktivitäten erfahrungsgemäß fördert
- Am ehesten kann der Kranke durch solche Betätigungen, die er früher gern ausübte, aktiviert werden (etwa Handarbeiten). Allerdings sollte hierbei wie auch beim Hirnfunktions- oder Selbständigkeitstraining jede Überforderung des Patienten vermieden werden
- Beruhigungsmittel werden nicht „routinemäßig" gegeben. Es kann aber angezeigt sein, bei Angstzuständen Neuroleptika (wenig sedierende Substanzen wie z.B. Haldol® oder Neurocil®) zu geben oder das abendliche Einschlafen z.B. mit einem vorwiegend sedierenden Neuroleptikum wie Atosil® zu fördern.

⚓ Prognose

Die Multiinfarkt-Demenz schreitet nicht zwangsläufig immer weiter fort. Bei einer erfolgreichen Therapie der Risikofaktoren versterben viele Betroffene an anderen Erkrankungen und nicht an ihrer Multiinfarkt-Demenz.

3.8 Schlaganfall

> ⊡ **Schlaganfall** *(zerebraler Insult, Apoplex, Gehirnschlag,* engl. *stroke):* Akute Durchblutungsstörung des Gehirns mit neurologischen Ausfällen (Bewußtseinstrübung, Lähmungen, Sensibilitätsstörungen). Fast immer Folge arteriosklerotischer Prozesse der hirnversorgenden Arterien oder der Hirngefäße.
>
> **Zerebrovaskuläre Insuffizienz:** Sammelbegriff für alle Durchblutungsstörungen des Gehirns. Umfaßt also nicht nur den Schlaganfall, sondern auch die „Vorstadien" Verwirrtheit, Gedächtnisverlust, TIA und PRIND (☞ 3.8.2). Meist durch Arteriosklerose, seltener z.B. durch Gefäßentzündungen oder veränderte Blutzusammensetzung bedingt. Im klinischen Sprachgebrauch meint der Begriff vielfach nur die chronischen Durchblutungsstörungen.

Der Schlaganfall ist eine sehr häufige Erkrankung (15% aller Todesfälle sind Folge eines Schlaganfalls). Sechs Monate nach einem Schlaganfall sind ca. 50% der Patienten verstorben, und von den Überlebenden sind 30% dauernd pflegebedürftig.

3.8.1 Ursachen und Risikofaktoren

⇨ Krankheitsentstehung

Dem klinischen Bild eines Schlaganfalles liegt in 85% der Fälle eine *verminderte Blutversorgung* (Ischämie) des Gehirns zugrunde, die zum nekrotischen Untergang von Hirngewebe *(Hirninfarkt)* führt. Mögliche Ursachen einer Hirnischämie sind:

- Thrombotischer Gefäßverschluß einer Hirnarterie oder einer hirnversorgenden Arterie bei Arteriosklerose
- Arterio-arterielle Embolie: Blutgerinnsel oder atheromatöses Material aus arteriosklerotisch geschädigten Arterien können sich lösen, mit dem Blutstrom in das Gehirn verschleppt werden und dort zu einer Verlegung von Hirngefäßen führen
- Embolie aus dem Herzen: z.B. bei Vorhofflimmern (☞ 2.7.2)
- Selten: entzündliche Gefäßerkrankungen.

In den übrigen 15% der Fälle ist der Schlaganfall Folge einer geplatzten Hirnarterie mit nachfolgender Blutung in das Gehirn **(intrazerebrale Blutung, Hirnmassenblutung).**

Risikofaktoren für eine thrombotisch bedingte Hirnischämie sind Bluthochdruck, Diabetes mellitus, Rauchen, Fettstoffwechselstörungen und Ovulationshemmer. Hauptrisikofaktor für einen Schlaganfall durch Gehirnblutung ist der Bluthochdruck.

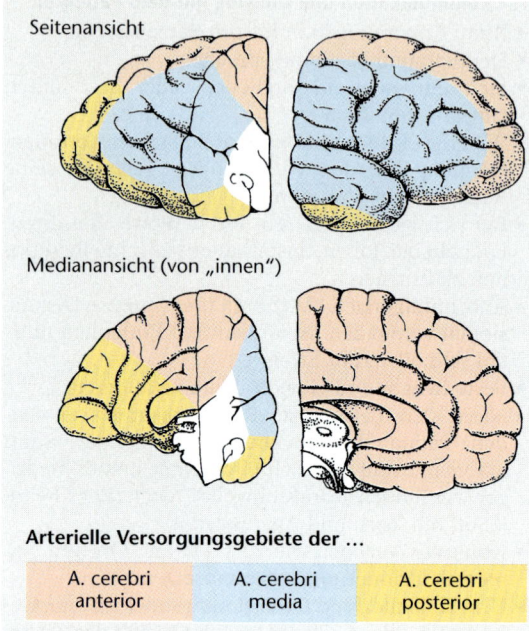

Seitenansicht

Medianansicht (von „innen")

Arterielle Versorgungsgebiete der ...

A. cerebri anterior	A. cerebri media	A. cerebri posterior

Abb. 3.43: Arterielle Versorgung der Großhirnabschnitte. Während A. cerebri anterior und media von der A. carotis interna gespeist werden, erhält die A. cerebri posterior ihr Blut überwiegend aus der A. vertebralis (☞ auch Abb. 3.38). Entsprechend der Versorgungsgebiete der Hirnarterien bilden sich beim Verschluß der einzelnen Arterien ganz unterschiedliche neurologische Ausfallerscheinungen aus. [L 190]

3.8.2 Beschwerden des Schlaganfallpatienten und Diagnose

⊡ Symptome und Untersuchungsbefund

Typisch für einen Schlaganfall ist der plötzliche, „schlagartige" Ausfall von Hirnfunktionen. Die Kombination der Symptome kann sehr verschieden sein und ist abhängig davon, welche Hirnarterie betroffen ist und welche Hirnzentren deshalb ausfallen. Eine Übersicht gibt Tab. 3.45. Beim häufigsten Schlaganfall, dem Cerebri-media-Infarkt sind zu erwarten:

- **Halbseitenlähmung**: Vollständige *(Hemiplegie)* oder teilweise *(Hemiparese)* Lähmung der Muskulatur einer Körperseite. Die Lähmung ist anfangs *schlaff* und wird nach Tagen bis Wochen *spastisch*. Der pathologische **Babinski-Reflex** (Anheben der Großzehe und Beugung der übrigen Zehen bei Bestreichen des seitlichen Fußrandes) ist meist von Anfang an auslösbar
- **Sensibilitätsstörungen,** z.B. Taubheitsgefühl, Kribbelparästhesien („Ameisenlaufen")

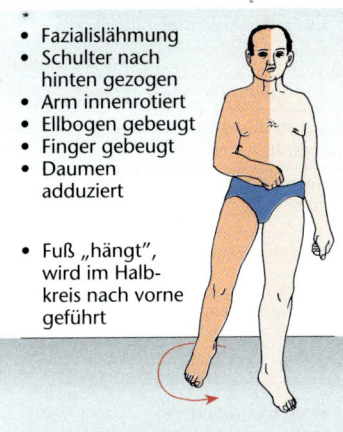

- Fazialislähmung
- Schulter nach hinten gezogen
- Arm innenrotiert
- Ellbogen gebeugt
- Finger gebeugt
- Daumen adduziert

- Fuß „hängt", wird im Halbkreis nach vorne geführt

Abb. 3.44: Rechtsseitige Hemiparese nach Schlaganfall. [L 215]

- **Bewußtseinstrübung** bis zu tagelanger Bewußtlosigkeit *(Koma)*
- **Aphasie** (= *Sprachstörung* durch Schädigung des ZNS) bei Verschluß der linken A. cerebri media: Störung des Sprachverständnisses oder der Sprachproduktion, die abzugrenzen sind von *Sprechstörungen* bei behinderter Artikulation
- Akute **Verwirrtheit** mit Orientierungsverlust und Teilnahmslosigkeit
- **Apraxien** (Unfähigkeit zu zweckgerichteten Handlungen trotz erhaltener Beweglichkeit)
- **Harninkontinenz** oder **-verhalt**.

Aufgrund der Kreuzung sowohl der (absteigenden) Pyramidenbahn als auch der (aufsteigenden) sensiblen Bahnen ist bei einem Verschluß der rechten A. cerebri media die linke Körperhälfte betroffen und umgekehrt.

Ein „*rechtshirniger*" Schlaganfall führt zur *linksseitigen* Lähmung und sensiblen Störung (und umgekehrt).

Bleibt die Hirndurchblutung so lange gestört, daß das zugehörige Hirngewebe abstirbt, so sind die neurologischen Ausfälle irreversibel.

Warnzeichen: TIA und PRIND

Bei nur kurzzeitig gestörter Hirndurchblutung zeigen sich Schlaganfallsymptome (zunächst) lediglich stunden- bis tageweise (je nachdem, wie lange die Durchblutungsstörung anhält):

- Häufigstes und wichtigstes Warnzeichen für einen drohenden Schlaganfall ist die *transitorisch ischämische Attacke* **(TIA).** Hierunter versteht man neurologische Ausfälle, die sich nach Minuten bis höchstens 24 Stunden völlig zurückbilden
- Bei einem *prolongierten ischämischen neurologischem Defizit* **(PRIND)** dauert die Rückbildung der Symptome länger als 24 Stunden, ist aber ebenfalls noch vollständig.

Häufige Ausfälle bei einer TIA sind beispielsweise Sehstörungen auf einem Auge für wenige Minuten *(Amaurosis fugax)*, aber auch Sensibilitätsstörungen und kurzzeitige Lähmungen („gestern morgen fiel mir irgendwie die Tasse aus der Hand, und kurz danach war wieder alles in Ordnung"). Diese Episoden werden vom Patienten oft in ihrer Bedeutung unterschätzt. Da aber knapp die Hälfte der Betroffenen innerhalb der nächsten fünf Jahre einen Schlaganfall erleiden wird, ist bei einer TIA eine weitergehende Diagnostik unbedingt angezeigt. Oft kann ein Schlaganfall durch eine Gefäßoperation oder durch die Gabe von Thrombozytenaggregationshemmern (☞ Pharma-Info 3.58) verhindert werden.

🔎 Diagnostik

Zur Erstdiagnostik bei Schlaganfallsymptomen gehören neben der (Gefäß-)Anamnese und neurologischen Untersuchung:

Betroffene Arterie	Dominierende neurologische Ausfälle*
A. cerebri media oder A. carotis interna	• Halbseitenlähmung, gesicht- und armbetont • Halbseitige Empfindungsstörungen • Auge: Halbseitiger Gesichtsfeldausfall • Bei Befall der linken** Arterie: Aphasie
A. cerebri anterior	• Halbseitenlähmung, beinbetont • Inkontinenz
A. cerebri posterior	• Halbseitiger Gesichtsfeldausfall • Bei Befall der linken** Arterie: *Dyslexie* (Unfähigkeit zu lesen)
A. basilaris	• Drehschwindel • Übelkeit und Erbrechen • *Drop attacks* (plötzliches Hinfallen) • Schluck- und Sprechstörungen, Sehstörungen Bei komplettem Basilarisverschluß: Para- und Tetraparesen (untere Extremität bzw. alle vier Extremitäten gelähmt)
A. cerebelli inferior posterior	Sog. *Wallenberg-Syndrom:* Drehschwindel, Erbrechen, Heiserkeit, Nystagmus, Trigeminusparese, Gaumensegelparese, Schmerz- und Temperaturempfindungsstörung
* Bei allen Gefäßen: Bewußtseinstrübung unterschiedlichen Ausmaßes, psychische Veränderung des Patienten	
**Korrekter wäre, vom Befall der Arterie der dominanten Hirnseite zu sprechen. Dies ist bei Rechtshändern meist die linke, bei Linkshändern meist die rechte Hirnhälfte	

Tab. 3.45: Schlaganfall ist nicht gleich Schlaganfall. Die neurologischen Ausfälle unterscheiden sich stark, je nachdem welches Gefäßversorgungsgebiet betroffen ist und welche Hirnleistungszentren ausfallen. Die Ausführungen im Text konzentrieren sich auf den häufigsten Typ, den Cerebri-media-Schlaganfall. [B 200]

- BZ-Stix, da auch ein **Unterzuckerungskoma**
  (☞ 8.5.4) zu Bewußtlosigkeit und den Zeichen einer (vorübergehenden) Halbseitenlähmung führen kann
- EKG (Vorhofflimmern?, ☞ 2.7.2)
- CT des Gehirns (**CCT** = kraniales CT) zum Ausschluß einer Hirnblutung.

Die weiterführende Diagnostik besteht in:
- Langzeit-EKG (☞ 2.4.5)
- Doppler-Sonographie (☞ 3.4.4) der hirnversor-
  genden Arterien
- Ultraschall des Herzens (*Echokardiographie*,
  ☞ 2.4.7)
- Evtl. Angiographie (vor geplanter Operation).

3.8.3 Therapie und Rezidivprophylaxe

Behandlungsstrategie

> **Notfall! Erstmaßnahmen bei Verdacht auf akuten Schlaganfall**
> - Atmung sichern (☞ 3.6.5)
> - Arzt verständigen
> - Venösen Zugang legen (lassen), Infusion (z.B. Ringer®-Lösung) anhängen
> - Notfall-Labor: Blutbild, BZ, Krea, Elektrolyte, Gerinnungsstatus (Quick, PTT); BZ-Stix auf Station.

Die Therapie beginnt so früh wie möglich:
- **Sicherung der Atmung:** Evtl. ist eine Intubation erforderlich
- **Sicherung der Herz- und Kreislauftätigkeit:** Eine eventuelle Herzinsuffizienz und Herzrhythmus-störungen müssen unbedingt behandelt werden
- **Optimierung der zerebralen Sauerstoffversorgung:** Um eine größtmögliche Sauerstoffmenge in noch nicht endgültig abgestorbene Infarktrandgebiete zu bringen, gibt man Medikamente zur Förderung der Durchblutung und Verbesserung der Fließeigenschaften des Blutes, z.B. Hydroxyethylstärke (HAES®) 10% oder 6% i.v. über 10 Tage. In dem z.Zt. favorisierten Verfahren wird die HAES-Infusion bei hohem Hämatokritwert mit einem Aderlaß kombiniert (**isovolämische Hämodilution** = Blutverdünnung ohne Änderung des Gesamtvolumens), bis ein Hämatokrit (☞ 9.4.3) von 40% erreicht oder etwas unterschritten wird. Hintergrund: Das „dicke" Blut besitzt ungünstige Fließeigenschaften und kann die kleinsten Blutgefäße nur schlecht durchfließen. Dies soll durch die Blutverdünnung entscheidend verbessert werden. Die Wirksamkeit dieser Behandlung ist umstritten, sie wird nicht an allen Kliniken durchgeführt

Spastisches Muster	Typische Haltung
Kopf	
Lateralflexion	Zur gelähmten Seite geneigt
Rotation	Zur nicht betroffenen Seite gedreht
Extension	Gestreckt
Schulterblatt	
Retraktion	Nach hinten an die Wirbelsäule gezogen
Depression	Heruntergezogen
Schultergelenk	
Adduktion	An den Körper herangezogen
Innenrotation	Nach innen gedreht
Flexion	Etwas nach vorne angebeugt
Ellenbogen	
Flexion	Gebeugt
Pronation	Zur kleinen Fingerseite gedreht
Handgelenk	
Flexion	Gebeugt
Ulnarduktion	Zur kleinen Fingerseite abgeknickt
Finger	
Flexion	Gebeugt
Daumen	
Flexion	Gebeugt
Adduktion	Zur Handinnenfläche gezogen
Rumpf	Verkürzt
Becken	
Retraktion	Nach hinten gedreht
Elevation	Hochgezogen
Hüftgelenk	
Adduktion	An den Körper herangezogen
Innenrotation	Nach innen gedreht
Extension	Gestreckt
Knie	
Extension	Gestreckt
Sprunggelenk	
Plantarflexion	Fußspitze nach unten
Inversion/ Supination	Insgesamt nach innen gedreht
Zehen	
Flexion	Gebeugt
Adduktion	Zur Fußsohle gezogen

Tab. 3.46: Das typische spastische Muster bei Schlaganfall (Wernicke-Mann-Muster). Varianten des oben genannten Musters sind häufig! [B 200]

- **Behandlung des Hirnödems:** Bei großen Infarkten kann ein Hirnödem entstehen, das mit Mannit oder Sorbit behandelt wird (diese Maßnahme ist aber umstritten). Der Oberkörper des Patienten wird hochgelagert (ca. 30°), um den venösen Rückfluß aus dem Kopf zu verbessern
- **Thromboseprophylaxe** durch low dose-Heparinisierung (☞ Pharma-Info 3.56)
- **Vollheparinisierung** zur Hemmung weiterer Blutgerinselbildungen in den Herzhöhlen nur bei Embolie infolge Herzrhythmusstörungen nach Ausschluß einer Hirnblutung als Ursache des Schlaganfalls (☞ Pharma-Info 3.56)
- **Verhinderung der Entwicklung einer Spastik:** Unbehandelt entwickelt sich Tage bis Wochen nach dem Schlaganfall eine spastische Tonuserhöhung der Muskulatur. Wichtigste prophylaktische Maßnahme ist eine neurophysiologisch ausgerichtete Pflege, heute nach dem Bobath-Konzept (☞ 3.8.5 – 3.8.7)
- **Verhinderung weiterer Komplikationen:** Vorgebeugt werden muß durch die entsprechenden Prophylaxen insbesondere einer Pneumonie, einem Dekubitus und einer (bleibenden) Harninkontinenz
- **Aufklärung der Angehörigen.**

✗ Verhütung von Rezidivschlaganfällen

Die konsequente Behandlung von Grunderkrankungen und die Beseitigung von Risikofaktoren vermindert das Wiederholungsrisiko erheblich:

- Praktisch alle Patienten erhalten Azetylsalizylsäure, meist 100 – 300 mg/Tag (z.B. Aspirin® 100), um einer Thrombozyten-Verklumpung und somit weiteren Durchblutungsstörungen entgegenzuwirken

- Bei erhöhtem Blutdruck ist eine *Blutdrucksenkung* zwingend erforderlich
- Die Behandlung von Herzrhythmusstörungen (☞ 2.7) verringert das Risiko der Gerinnselbildung in den Herzhöhlen
- Bestehen Blutgerinnsel in den Herzhöhlen, wird eine langfristige orale Hemmung der Blutgerinnung, z.B. mit Marcumar®, eingeleitet
- Bei Carotisstenosen wird abhängig vom Ausmaß der Verengung und der aufgetretenen neurologischen Symptome sowie vom Allgemeinzustand des Patienten eine **Carotis-Thromb-endarteriektomie** (Carotis-TEA, ☞ 3.7.2 und Abb. 3.33) vorgenommen.

Im Anschluß an die stationäre Pflege im Krankenhaus ist oft ein Aufenthalt in einer Reha-Klinik angezeigt.

Durch intensive Bewegungs- und Sprachübungen gelingt es häufig, die Fähigkeiten der Patienten so zu verbessern, daß eine Rückkehr nach Hause möglich ist.

3.8.4 **Komplikationen**

Pneumonie, ☞ 4.5.3;
Harnverhalt und/oder -inkontinenz, ☞ 7.3.5, 7.3.6;
Dehydratation, ☞ 7.16.2;
Dyspnoe, ☞ 4.2.3

Die subluxierte Schulter

Bei 80% aller halbseitengelähmten Patienten sitzt der Humeruskopf der betroffenen Seite nicht mehr korrekt in der Schultergelenkspfanne. Weil der Humeruskopf nicht ausgerenkt, sondern lediglich verschoben ist, heißt dieses Phänomen **subluxierte Schulter.** Ursachen sind die Fehlstellung des Schulterblattes und die fehlende muskuläre Gelenkführung durch die Lähmungen im Schulter-Arm-Bereich. Die subluxierte Schulter ist im allgemeinen nicht schmerzhaft. Werden die Richtlinien des Bobath-Kon-

zeptes beachtet, bedarf sie keiner weiteren isolierten Therapie. Mit der Rückkehr von Hand- und Armfunktionen bildet sich die Subluxation meist zurück.

Pflegefehler und Selbstverletzung durch den Patienten können zu einer **schmerzhaften Schulter** führen. Deshalb sind folgende Regeln bei der Pflege von Schlaganfallpatienten zu beachten:

- Der betroffene Arm wird von Anfang an in die Bewegungsabläufe mit einbezogen. Dies geschieht über die **bilaterale Armführung.**

📖 **Bilaterale Armführung**

Der nicht betroffene Arm führt den betroffenen Arm durch *Händefalten* (☞ Abb. 3.47), wobei der Daumen der betroffenen Hand oben liegt. Diese Armstellung bewirkt, daß der betroffene Arm in Außenrotationsstellung (Aufhebung des „spastischen" Musters, ☞ Tab. 3.46) geführt und der Daumen abduziert wird. Dadurch wird die Spastik gehemmt. Manche Patienten kommen aber damit nicht zurecht, etwa, weil die Finger zu geschwollen sind. Diese Patienten sollen mit der nicht betroffenen Hand den betroffenen Unterarm in der Nähe des Handgelenks von außen umfassen, damit dieser in Außenrotationsstellung mitgeführt werden kann.

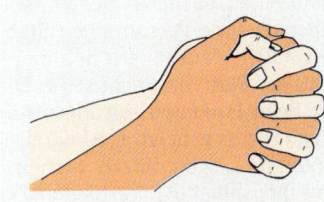

Abb. 3.47: Für die bilaterale Armführung faltet der Patient seine Hände so, daß der Daumen der betroffenen Seite oben liegt. [L 215]

- Der betroffene Arm wird bei Transfers (Umlagerung) und beim Bewegen im Bett durch bilaterale Armführung mitgenommen
- Der betroffene Arm wird beim Sitzen am Tisch auf dem Tisch, beim Sitzen im Rollstuhl auf dem Rollstuhltisch gelagert. Der Rollstuhltisch ist ein spezielles Zubehör und wird über die Armlehnen des Rollstuhls geschoben
- Die betroffene Schulter wird bei Aktivitäten des betroffenen Armes vorgezogen
- Die betroffene Schulter wird bei der *Lagerung auf der gelähmten Seite* (☞ 3.8.6) vorgezogen
- Der Arm wird nur in Außenrotation und mit Unterstützung im Ellenbogenbereich angehoben. Gefährlich ist das Auflegen des gelähmten Armes bei Transfers auf die Schulter der Pflegenden. Der Arm wird dabei in Innenrotation über 90° angehoben, was zwangsläufig zu einer Verletzung führt.

Das Schulter-Hand-Syndrom

Die betroffene Hand neigt wegen der Veränderungen von Muskeltonus und Innervation zum ödematösen Anschwellen. Die Schwellung bildet sich bei Lagerung des Armes am Tisch oder im Bett zurück. Unter ungünstigen Bedingungen kann ein **Schulter-Hand-Syndrom** mit irreversibler Schädigung entstehen. Gefährdet sind v.a. Patienten, die Schmerzen nicht mehr spüren. Vermieden werden daher:

- Das längere Herunterhängen des betroffenen Armes und Einklemmen der Finger im Rollstuhl
- Das Abknicken der Hand zur Handinnenfläche (Volarflexion)
- Die Behinderung des venösen und lymphatischen Rückflusses des Armes im Achselbereich durch einschnürende Kleidung
- Infusionen und Blutentnahmen am betroffenen Arm. Paravenöse Infusionen und Hämatome werden hier sehr schlecht resorbiert!

Das Pusher-Syndrom

Bei ca. 30% aller linksseitig gelähmten Patienten tritt das **Pusher-Syndrom** (engl. to push = drücken, schieben) auf. Die Patienten drücken sich mit ihrer nicht betroffenen Seite auf die linke Seite. Befragt man einen Pusher-Patienten, wann die ihm gegenüberstehende Person einen Stab (Besenstiel) senkrecht hält, glaubt er erst bei einer Neigung von ca. 7°, daß der Stab senkrecht steht. Die Körpermittellinie ist beim Patienten mit Pusher-Syndrom um ca. 7° nach rechts geneigt. Deshalb drücken sich die Patienten im Liegen, Sitzen, Stehen, Gehen nach links, um ihre subjektive Vertikale zu erreichen.

Weitere Merkmale des Pusher-Syndroms sind:
- Massive Störungen der Oberflächen- und Tiefensensibilität
- Überaktivität der nicht betroffenen rechten Seite

- Fehlendes Wahrnehmen und Erkennen der linken Körperhälfte **(Neglect-Phänomen)**
- Häufiges Herausrutschen aus dem Rollstuhl, weil sich der Patient im Sitzen nach links drückt
- Häufige Stürze, weil der Kranke im Stehen das betroffene Bein in Beugestellung anzieht, ohne das Gewicht mit dem rechten Bein zu übernehmen
- Unfähigkeit, im Liegen den Kopf abzulegen (der Patient liegt wie ein großes „C" im Bett). Durch das stete Wegdrücken besteht Dekubitusgefahr an Trochanter, Knie und Fersen auf beiden Seiten.

> Die Patienten haben in der Regel kein Störungsbewußtsein (*Anosognosie*). Sie glauben, daß sie jederzeit aus dem Rollstuhl aufstehen und weggehen können. Pusher sind daher extrem sturzgefährdet!

3.8.5 Pflege des Schlaganfallpatienten nach dem Bobath-Konzept

Physiologische Grundlagen

Das Bobath-Konzept geht von folgenden Überlegungen aus:
- Die linke motorische Hirnrinde gibt Impulse für bewußte Bewegungen der rechten Körperseite, die rechte Hirnhälfte für Bewegungen der linken. Die Planung selbst einseitiger Bewegungen (z.B. linken Arm anheben) erfordert jedoch das Zusammenspiel beider Hirnhälften. Deshalb können auch Bewegungsabläufe in der nicht betroffenen Körperseite beeinträchtigt sein, auch wenn diese nicht „gelähmt" ist.

> Der Schlaganfallpatient hat keine „gesunde" Seite. In der Regel wird die anfänglich gelähmte Seite als *betroffene*, die andere – nicht ganz korrekt – als *nicht betroffene Seite* bezeichnet.

- Das Gehirn speichert Bewegungen als zusammengesetzte Information ab, wobei Motorik und Sensorik eine funktionelle Einheit bilden. So wird verständlich, daß ein Kranker mit Wahrnehmungsstörungen auch Schwierigkeiten hat, sich normal zu bewegen
- Das menschliche Gehirn ist nicht vollständig ausgenutzt und auch beim Erwachsenen noch innerhalb gewisser Grenzen „flexibel". Verlorengegangene Funktionen können zum Teil außerhalb der geschädigten Bereiche neu „angesiedelt" werden *(Plastizität des Gehirns)*
- Das Gehirn ist lebenslang lernfähig *(fortgesetztes neuronales Lernen)*. Es unterscheidet jedoch nicht zwischen positiven und negativen Lerninhalten, z.B. spastische Bewegungsmuster werden als „normal" erlernt.

Grundelemente des Bobath-Konzeptes

Die Hauptelemente des Bobath-Konzeptes sind:
- **Wahrnehmungsförderung:** z.B. durch Lagerung auf der betroffenen Seite (☞ 3.8.6), regelmäßigen Lagerungswechsel, Durchführung der Transfers über die hemiplegische Seite und bilaterale Armführung
- **Normalisierung des Muskeltonus**
- **Förderung der normalen Bewegung**
- **24 Stunden-Management:** Das Bobath-Konzept wird rund um die Uhr angewendet
- **Therapeutisches Team:** Eine optimale Wirkung kann nur erzielt werden, wenn alle Berufsgruppen das Konzept anwenden
- **Frührehabilitation**: Die ersten 6 – 8 Wochen entscheiden darüber, ob die in unmittelbarer Nähe des Infarktes funktionslos gewordenen, aber noch vitalen Nervenzellen reaktiviert werden können.

3.8.6 Lagerung des Schlaganfallpatienten

Die **Lagerung des Hemiplegikers** ist von größter Bedeutung. Außer den allgemeinen Zielen der Lagerung (Dekubitus-, Pneumonie-, Kontrakturen- und Thromboseprophylaxe) verfolgt das Bobathkonzept besondere Ziele bei der Lagerung:
- Hemmung der Spastizität
- Förderung der Wahrnehmung
- Regulierung des Muskeltonus
- Verhinderung der schmerzhaften Schulter und des Schulter-Hand-Syndroms
- Vorbereitung von normalen Bewegungen.

Patienten mit einem ischämischen Hirninfarkt können bereits am 2. Tag in den Stuhl gesetzt werden, sofern der Allgemeinzustand des Patienten es erlaubt.

Weil der Schlaganfallpatient in der Akutphase nur wenig belastbar ist, ermüdet er rasch. Dann muß er wieder ins Bett gebracht werden, da das Schlafen im (Roll-)Stuhl abnormen Tonus und Fehlhaltungen fördert.

> 🛏 In der Akutphase muß der Patient alle 2 – 3 Stunden umgelagert werden. Die verschiedenen Lagerungsarten werden dabei je nach Toleranz und Belastbarkeit des Patienten unterschiedlich intensiv und häufig eingesetzt.

Im Bett soll der Patient parallel zur Bettkante liegen, um seine verminderte räumliche Orientierung zu verbessern. Das Hochziehen am Bettbügel, am Gitter oder an einer Strickleiter sollte vermieden werden, weil der Halbseitengelähmte auf diese einseitige Belastung mit Spastizität reagiert. Deshalb sollte der Bettbügel entfernt werden.

Kontrakturenprophylaxe

Durch die fehlende Hemmung der übergeordneten Gehirnzentren können normalerweise unterdrückte, pathologische Reflexe auftreten und in der Folge zu Kontrakturen führen. Typisch sind:
- Der **Handgreifreflex,** bei dem es durch Berührung der Handinnenfläche zur Beugung der Finger kommt
- Die **spastische Beugung des Fußes in der Spitzfußstellung** durch Druck auf die Zehenballen. Deshalb soll bei Patienten mit zentralen Hirn- und Nervenschädigungen die sonst sinnvolle Methode der Spitzfußprophylaxe in Form von Sandsäcken, Kissen oder Bettkisten nicht angewendet werden, da so pathologische Reflexe *gebahnt* (erleichtert, eingeübt) werden.

> 🛏 Die einzig sinnvolle **Kontrakturenprophylaxe** beim Schlaganfallpatient ist die frühzeitige Mobilisation.

Spitzfußprophylaxe

> 🛏 Die **Spitzfußprophylaxe** erfolgt nur in Form von Transfers, durch Beckenanheben, beim Sitzen am Tisch oder durch Stehen und Gehen.

Lagerung auf dem Rücken

Die **Rückenlage** hat zahlreiche Nachteile für den Schlaganfallpatienten. Sie gilt als die reflexaktivste Lagerungsart. Spastische Reaktionen treten nahezu zwangsläufig auf und werden sogar provoziert, wenn das Kopfteil des Bettes nicht absolut flach gestellt ist. Außerdem wird in der Rückenlage die Wahrnehmung nicht stimuliert. Deshalb sollte auf die Rückenlage möglichst verzichtet werden.

Sitzen im Bett (Langsitz)

Das Sitzen im Bett **(Langsitz)** stellt eine Kompromißlösung dar, wenn der Patient noch nicht in den Stuhl oder Rollstuhl mobilisiert werden darf. Auch wenn diese Lagerung die Atmung und das Schlucken erleichtert, fördert sie selbst bei korrekter Durchführung die Spastizität. Erst recht sind spastische Reaktionen vorprogrammiert, wenn sich der Patient in halbhoher Lage (Kopfteil ist nicht senkrecht gestellt oder der Patient tiefer gerutscht) befindet. Der Langsitz eignet sich in der Akutphase zum Trinken und Essen und für kommunikative Zwecke.

Lagerung auf der betroffenen Seite

> ☑ Aus therapeutischer Sicht ist die **Lagerung auf der betroffenen Seite** die beste Lagerungsart im Bett.

Die beeinträchtigte Seite wird durch den Auflagedruck stimuliert. Kopf, Schulter und Arm werden aus dem spastischen Muster herausgeholt. Die Drehung des Oberkörpers wirkt regulierend auf den Muskeltonus. Die Schrittstellung der Beine hat für das Gehirn einen hohen Wiedererkennungswert und dient der Vorbereitung des späteren Gehens.

Der Patient bleibt aktiv, weil er die oben liegende, nicht betroffene Seite bewegen kann.

Durchführung, ☞ *Abb. 3.48*

Die Lagerung auf der nicht betroffene Seite

Auch diese Lagerung wirkt tonusregulierend und dient der Vorbereitung des Gehens.

Allerdings fördert sie die Wahrnehmung nicht und macht den Patient hilflos, weil er auf seiner aktiven Seite liegt.

Durchführung, ☞ *Abb. 3.49*

Sitzen im Stuhl am Tisch und im Rollstuhl

> 🖼 Das Sitzen im Stuhl am Tisch vermittelt Normalität, fördert das Interesse des Patienten an seiner Umwelt und ist die effektivste Form der *Spitzfußprophylaxe*. Streckspasmen werden durch die Hüftbeugung gehemmt.

Der *Rollstuhl* sollte in erster Linie ein Transportmittel sein, denn er führt häufig zu ungünstigen Sitzpositionen und bei spastischen Patienten zum Herausrutschen aus dem Rollstuhl.

- Im Rollstuhl hat der Patient seine Füße nur für Transporte auf den Trittbrettern
- Der Arm wird vor dem Körper auf dem Rollstuhltisch gelagert.

Abb. 3.48 (rechts): Bobath-Lagerung auf der betroffenen Seite. [L 215]

3.8.7 Bewegen und Bewegungsförderung des Patienten

Raumgestaltung

Die **Bewegungsförderung** und Mobilisierung des Schlaganfallkranken beginnt bereits mit der Raumgestaltung: z.B. steht der Nachttisch auf der hemiplegischen Seite, ebenso wie jeder Kontakt über diese erfolgen soll (Angehörige und Besucher unterrichten). Dadurch, daß sich dort „alles Interessante" abspielt, wird der Patient motiviert, den Kopf zur betroffenen Seite zu drehen.

🖐 Bewegen des Halbseitengelähmten im Bett

Anheben des Beckens

Das Anhebenlassen des Beckens ist ein zentraler Bewegungsablauf und neben dem Sitzen am Tisch die wichtigste *Spitzfußprophylaxe* des Halbseitengelähmten. Zudem lassen sich weitere Bewegungen und Pflegemaßnahmen anknüpfen:

- Bewegen an den Bettrand
- Hoch- und Tieferrutschen im Bett
- Drehen zur Seite und zum Sitzen an den Bettrand
- Anlegen des Steckbeckens.

Durchführung:
- Der Patient liegt auf dem Rücken und stellt seinen nicht betroffenen Fuß selbst auf
- Bei Patienten mit einer schlaffen Lähmung faßt der Pflegende

den Fuß am Fußrücken, greift mit der anderen Hand auf das Knie und schiebt den Fuß auf der Matratze Richtung Gesäß. Dabei wird das Bein gebeugt

- Bei spastischen Patienten greift der Pflegende den Fuß an den Zehen (spastikhemmend), unterstützt das Bein oberhalb der Kniekehle und stellt den Unterschenkel senkrecht auf
- Der Pflegende fixiert das Bein mit einem Gabelgriff am Fußknöchel oder vermeidet durch sein Knie oder seinen Fuß, daß der Fuß wegrutscht
- Der Patient soll sein Becken möglichst aktiv anheben. Der Pflegende unterstützt ihn dabei, indem er mit einer Hand das betroffene Knie führt.

Bewegen des Patienten zur Seite

- Das Becken des Patienten wird über das *Beckenanheben* seitlich versetzt
- Der Patient hält den betroffenen Arm mit der anderen Hand ausgestreckt vor dem Körper (bilaterale Armführung, ☞ 3.8.4)
- Die Pflegende greift von oben flächig unter die Schulterblätter des Patienten
- Auf das Kommando „Kopf hoch" hebt der Patient seinen Kopf. Die Pflegende lehnt sich zurück und bewegt durch ihre eigene Gewichtsverlagerung den Oberkörper des Patienten.

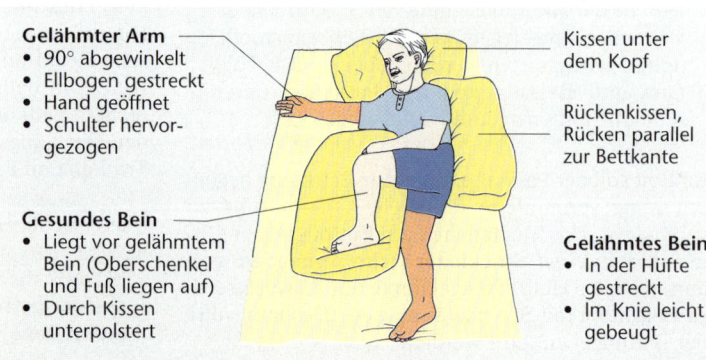

Gelähmter Arm
- 90° abgewinkelt
- Ellbogen gestreckt
- Hand geöffnet
- Schulter hervorgezogen

Gesundes Bein
- Liegt vor gelähmtem Bein (Oberschenkel und Fuß liegen auf)
- Durch Kissen unterpolstert

Kissen unter dem Kopf

Rückenkissen, Rücken parallel zur Bettkante

Gelähmtes Bein
- In der Hüfte gestreckt
- Im Knie leicht gebeugt

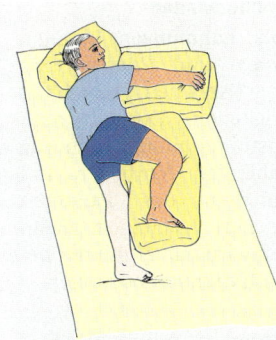

Gelähmter Arm
• 90° abgewinkelt
• Ellbogen gestreckt
• Hand geöffnet, bei Schwellung hochgelagert
• Schulter vorgelagert

Gelähmtes Bein
• Liegt vor gesundem Bein
• Durch Kissen unterpolstert (Oberschenkel und Fuß liegen auf)

Gelähmtes Bein wird in Beugestellung festgehalten und abgestützt (Gabelgriff)

Patient hebt Hüfte selbständig an

Bilaterale Armführung

Abb. 3.49: Bobath-Lagerung auf der nicht betroffenen Seite. [L 215]

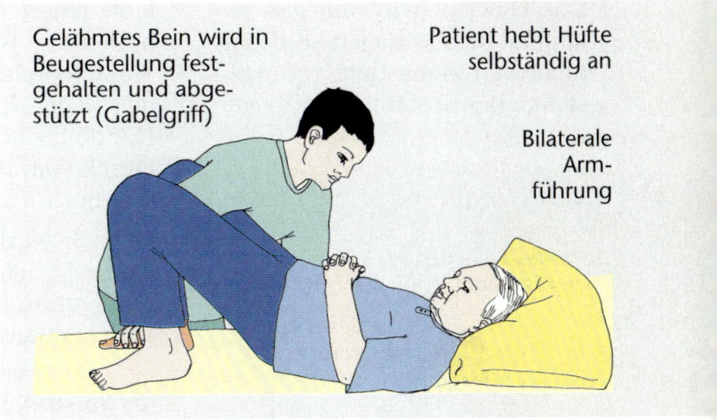

Abb. 3.50: Anheben des Beckens. [L 215]

Bewegen des Patienten nach oben

• Der Patient liegt auf dem Rücken, das Kopfkissen liegt nur unter dem Kopf, damit dieser sich beim Abstoßen nicht in die Matratze bohrt. Gleichzeitig erleichtert es als Gleithilfe das Hochrutschen
• Der Pflegende läßt den Patienten das *Becken anheben*
• Der Pflegende fixiert das Bein über den Gabelgriff, mit der anderen Hand greift sie unter das betroffene Schulterblatt
• Gleichzeitig mit dem Kommando „Kopf hoch und abstoßen" wird auf der hemiplegischen Seite durch Druck das Abstoßen unterstützt (fazilitiert).

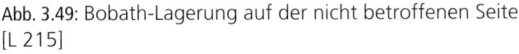 Aufrichten des Patienten vom Liegen zum Sitzen auf der Bettkante

• Der Patient wird an den Bettrand (der betroffenen Seite) bewegt
• Der Patient schiebt mit seinem nicht betroffenen Bein das andere Bein aus dem Bett
• Der Patient dreht sich mit dem Oberkörper zur Seite und stützt sich mit dem nicht betroffenen Arm ab.Gleichzeitig bewegt der Patient sein nicht betroffenes Bein aus dem Bett und setzt sich auf.

Transfer von der Bettkante in den Rollstuhl

Der Transfer aus dem Bett in den Rollstuhl unterstützt neben dem Ortswechsel wichtige therapeutische Ziele:
• Übernahme von Gewicht auf der betroffenen Seite
• Wahrnehmungsförderung auf der hemiplegischen Körperseite
• Spitzfußprophylaxe
• Vorbereitung des Stehens und des Gehens.

Bei inaktiven Patienten wird der **tiefe Transfer** („Schwenken" des Patienten, ☞ Abb. 3.51) durchgeführt, bei aktiven der **Transfer über das Stehen**.

Durchführung des tiefen Transfers:
• Der Patient sitzt am Bettrand und hat vollständigen Fußsohlenkontakt zum Boden
• Der Rollstuhl steht mit angezogenen Bremsen im 90°-Winkel auf der gelähmten Seite. Die Seitenlehne ist herausgenommen und die Fußrasten entfernt oder zur Seite geklappt (Sturzgefahr!)
• Da der Schwerpunkt des Patienten bei diesem Transfer über die Unterstützungsfläche (Füße) gebracht werden muß und der Patient eine kreisförmige Bewegung vollzieht, werden die Füße möglichst nahe beieinander und auf den gedachten Kreismittelpunkt gestellt. Die Knie sind mindestens rechtwinklig gebeugt
• Die Pflegekraft steht vor dem Patienten. Der Patient faltet die Hände oder führt sie bilateral auf die nicht betroffenen Seite
• Das betroffene Bein oder beide Beine werden seitlich in Kniehöhe durch die Knie des Pflegenden fixiert
• Der Pflegende greift mit einer Hand unter der Achsel der nichtbetroffenen Seite hindurch auf das Schulterblatt und hilft dem Patienten, sein Gewicht auf diese Seite zu verlagern. Mit der anderen Hand unterstützt er die betroffene Gesäßhälfte unterhalb des Sitzbeinhöckers
• Nun verlagert der Pflegende das Gewicht des Patienten weit nach vorn über seine Füße und dreht ihn dann zum Stuhl; dabei übernimmt er vor allem mit seinen Knien und der Hand am Sitzbeinhöcker die Führung.

Gehen mit dem Patienten

Das Gehen mit dem Patienten ist erst dann sinnvoll, wenn der Patient sein betroffenes Bein (mit Hilfe der Pflegenden) belasten kann.

• Der Pflegende stellt sich an die hemiplegische Seite und stützt mit beiden Händen flächig das Becken des Patienten

• Das Gewicht wird auf das gelähmte Bein verlagert und das nicht betroffene Bein vorangestellt. Bei instabilem Kniege-

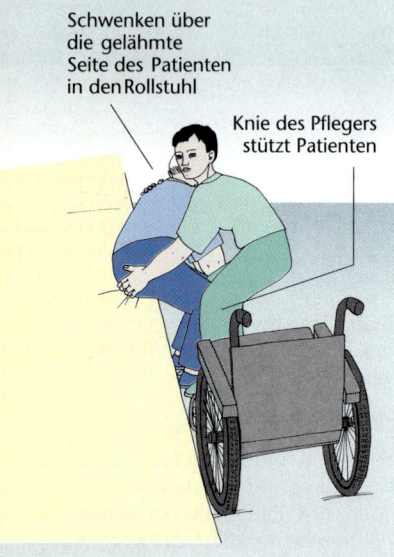

Schwenken über die gelähmte Seite des Patienten in den Rollstuhl

Knie des Pflegers stützt Patienten

Abb. 3.51: Transfer vom Bett zum Rollstuhl. [L 215]

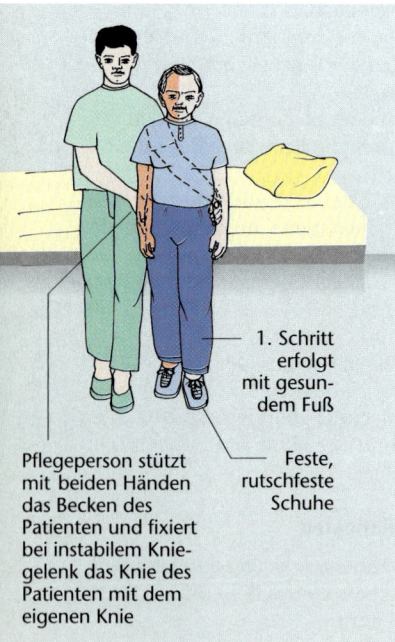

1. Schritt erfolgt mit gesundem Fuß

Pflegeperson stützt mit beiden Händen das Becken des Patienten und fixiert bei instabilem Kniegelenk das Knie des Patienten mit dem eigenen Knie

Feste, rutschfeste Schuhe

Abb. 3.52: Gehen mit dem Patienten. [L 215]

lenk fixiert die Pflegende das betroffene Bein während der Standbeinphase mit ihrem eigenen Knie in Streckung. Die Hände fazilitieren mit leichtem Druck vom Becken aus die Bewegung

• Danach wird das Gewicht auf das nicht betroffene Bein verlagert, und das andere Bein schwingt nach vorne.

> ⚠ **Vorsicht! Keine vorzeitigen Gehversuche**
>
> Nie den Patienten nur um des Gehens Willen mit je einem Pflegenden rechts und links in einem Gehwagen oder mit Gehstützen über den Flur zerren! Solche Versuche enden beim Patienten meist mit Frustration, spastischen Reaktionsmustern und Traumatisierung der betroffenen Schulter.

3.8.8 Unterstützung bei weiteren ATL

🖼 Sich waschen und kleiden

Waschen und **Kleiden** haben einen hohen Stellenwert in der Rehabilitation des Schlaganfallpatienten. Der Patient sollte möglichst früh beginnen, diese Aktivitäten selbst auszuüben.

Waschen

Das Waschen sollte so früh wie möglich am Waschbecken erfolgen. Der Patient soll wegen der Wahrnehmungsstörung immer zuerst mit der nicht betroffenen Hand die Wassertemperatur kontrollieren.

Kleiden

Aufgrund der beeinträchtigten Gleichgewichtsreaktionen ist das Bett mit seiner weichen Matratze für das An- und Ausziehtraining ungeeignet. Die Übungen sollten auf einem Stuhl sitzend durchgeführt werden.

Apraxien überwinden

Mehr als Lähmungen bereiten *Handlungs-* und *Planungsstörungen* (Apraxien, ☞ 3.8.2) Schwierigkeiten. Deshalb muß das Selbsthilfetraining jeden Tag gleich ablaufen. Vorlieben und Gewohnheiten des Patienten sind zu berücksichtigen. Beim Anziehen wird immer mit der betroffenen Extremität begonnen.

> 🛏 Wegen der erhöhten *Ablenkbarkeit* braucht der Patient beim Selbsthilfetraining Ruhe und erhält nur absolut notwendige Anweisungen.

🖼 Essen und trinken

In der Akutphase ist die ausreichende Versorgung des Schlaganfallpatienten mit Nahrung und Flüssigkeit ein Problem. Behinderungen im Gesichts-, Mund- und Rachenraum äußern sich in:
• Der Unfähigkeit, den Mund zu schließen
• Der fehlenden Zungenbeweglichkeit
• Der Unfähigkeit, zu kauen und zu schlucken.

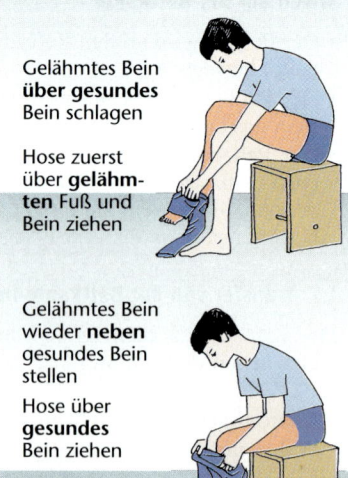

Gelähmtes Bein **über gesundes** Bein schlagen

Hose zuerst über **gelähmten** Fuß und Bein ziehen

Gelähmtes Bein wieder **neben** gesundes Bein stellen

Hose über **gesundes** Bein ziehen

Aufstehen und Hose hochziehen

Abb. 3.53: Selbsthilfetraining zum Anziehen. [L 215]

Das Trinken bereitet größere Schwierigkeiten als die Einnahme von breiiger oder fester Nahrung. Dabei soll der Patient zur Erleichterung der Atmung und des Schluckens seine Mahlzeiten im Sitzen essen. In der Akutphase ist die Ein- und Ausfuhrkontrolle (*Flüssigkeitsbilanz*) wegen der Exsikkosegefahr zwingend notwendig. Damit sich der Patient nicht verschluckt, sollten keine Speisen mit unterschiedlicher Konsistenz gleichzeitig verabreicht werden. Der Patient wird angehalten, auch auf der betroffenen Seite zu kauen. Auf Breikost sollte so bald wie möglich verzichtet werden, weil sie das Kauen nicht fördert. Der Schluckakt kann durch Ausstreichen des Mundbodens vom Kinn zum Kehlkopf eingeleitet werden. Nach jeder Mahlzeit soll der Mund auf Speisereste in den Backentaschen inspiziert werden. Anschließende Mundpflege, möglichst mit Zähneputzen, ist unabdingbar.

⚠ Vorsicht! Fehlerquellen bei der Pflege von Schlaganfallpatienten

- Erlauben oder ermuntern, daß der Patient sich am Bettbügel, Bettgitter oder an der Strickleiter im Bett hochzieht
- Ermuntern, daß der Patient sich beim Aufstehen mit der nicht betroffenen Seite abdrückt
- Infusionen am betroffenen Arm
- Rautek-Griff zum Hochziehen des Patienten
- Stützen oder Heben des Patienten unter der betroffenen Achsel
- Gehen im Gehwagen oder den Patienten rechts und links untergehakt über den Gang schleifen
- Binde oder Tennisball in die Hand
- Patient läuft mit (nicht angepaßten) Gehstock
- Spitzfußprophylaxe mit Bettkiste, Sandsack, Kissen, Turnschuhen oder Moonboots
- Bettdecke unter den Füßen einrollen
- Den Arm über dem Kopf in Rückenlage lagern
- Das Becken in Rückenlage unterlagern

🔖 Ausscheiden

Stuhl- und (viel häufiger) Harninkontinenz sind meistens nur in der Akutphase ein Problem. Ursachen sind Immobilität, die Unfähigkeit, infolge der Wahrnehmungsstörungen die volle Blase bzw. den vollen Enddarm zu spüren oder bei Aphasie das Unvermögen, den Ausscheidungsdrang zu artikulieren. Durch frühzeitige Mobilisation bildet sich die Inkontinenz meist rasch zurück. Zusätzlich wird der Patient nach den Mahlzeiten auf die Toilette geführt. Besteht die Harninkontinenz länger als einige Tage, ist ein suprapubischer Dauerkatheter (☞ 7.2.2) das geeignete Mittel zur Harnableitung.

Gegen die häufige Obstipation helfen reichliches Trinken oder intravenöse Flüssigkeitsgabe, ballaststoffreiche Kost und Mobilisation.

3.9 Erkrankungen der Venen

3.9.1 Varikosis

> ⦂ **Varikosis** *(Krampfaderleiden):* Ausgedehnte Varizen der Beine.
>
> **Varizen** *(Krampfadern):* Geschlängelte und erweiterte (oberflächliche) Venen, am häufigsten an den Beinen auftretend.

Jeder Dritte entwickelt im Laufe seines Lebens Varizen. Frauen erkranken 4mal häufiger als Männer.

⇨ Krankheitsentstehung

Bei der **primären Varikosis** *(idiopathische Varikosis)* sind eine Venenwandschwäche oder eine Klappeninsuffizienz für die Venenerweiterung verantwortlich. Fast immer liegt eine familiäre Belastung vor. Begünstigt wird die Manifestation der Varikosis z.B. durch stehende Tätigkeit, Übergewicht und Schwangerschaft.

Die **sekundäre Varikosis** entsteht als Folge anderer Venenerkrankungen, die zu einer Abflußbehinderung im tiefen Venensystem oder Zerstörung der Venenklappen führen. Die oberflächlichen Venen müssen dann mehr Blut transportieren und werden langfristig überlastet.

Selten sind Varizen Folge anderer Erkrankungen, z.B. von Tumoren, die den Blutrückfluß behindern.

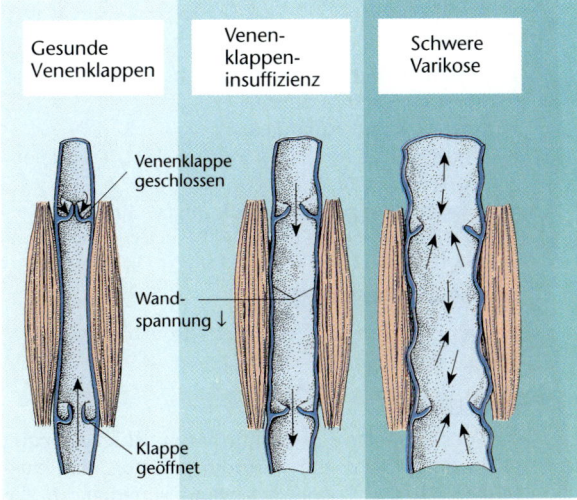

Abb. 3.54: Varikosis.
Links: Intakte Venenklappenfunktion. Mitte: Unvollständiger Klappenverschluß mit Blutrückstrom in die Körperperipherie bei erweiterten Venen. Rechts: Varikosis als Folge einer längerbestehenden Klappeninsuffizienz. [L 190]

Einteilung

Je nach Lokalisation der Varizen werden folgende Formen der Varikosis unterschieden:

- Sind nur ganz kleine, in der Haut gelegene Venen erweitert, spricht man von **Besenreiservarizen.** Typisch ist netz- oder kranzartige Anordnung
- **Retikuläre Varizen** liegen im Subkutangewebe. Die *Perforansvenen* sind intakt
- Sehr häufig sind aber die großen „tiefen" Venenhauptstämme, also die V. saphena magna und V. saphena parva betroffen. Diese **Stammvarizen** liegen an der Innenseite von Ober- und Unterschenkel bzw. Rück- und Außenseite des Unterschenkels. Häufig sind auch die Perforansvenen oder die Mündungsklappe der V. saphena magna in die V. femoralis funktionsunfähig.

📟 Symptome und Untersuchungsbefund

Eine Varikosis kann lange symptomlos bleiben und die Patienten nur in kosmetischer Hinsicht stören. Viele Patienten klagen aber über Schwellneigung, Schwere- und Spannungsgefühl der Beine sowie nächtliche Muskelkrämpfe. Wichtig ist, den Patienten immer im Stehen zu untersuchen, da die Varizen im Liegen oft „leerlaufen".

🔞 Komplikationen

Bedeutsam sind die Komplikationen einer Varikosis: Thrombophlebitis (☞ 3.9.2), Blutung aus geplatzten Varizen (Varizenruptur), bei langjähriger Varikosis eine chronisch-venöse Insuffizienz (☞ 3.9.5).

🔎 Diagnostik

Ziel ist die Unterscheidung zwischen primären und sekundären Varizen durch:

- Inspektion und Anamnese
- Funktionstests (☞ 3.4.3): Perthes-Test, Trendelenburg-Test
- Ultraschalldoppleruntersuchung (☞ 3.4.4)
- Evtl. Phlebographie (☞ 3.4.6).

🔲 Behandlungsstrategie

Varizen können mit zwei Verfahren beseitigt werden:

Sklerosierung

Bei der ambulant durchführbaren **Sklerosierung** *(Verödung)* wird ein Verödungsmittel, das ausschließlich die Veneninnenwand schädigt, in die Varizen eingespritzt. Vorzugsweise wird *Aethoxysklerol* verwendet. Anschließend wird ein Kompressionsverband angelegt, und der Patient geht zügig umher. Der Kompressionsverband wird für ca. zwei Wochen belassen. Komplikationen der Sklerosierung sind Nekrosen bei paravenöser Injektion, Hautpigmentierungen und allergische Reaktionen. Die Sklerosierung wird in erster Linie bei Insuffizienz der Perforansvenen und auf den Unterschenkel beschränkte Varizen angewendet.

Operative Varizenentfernung

Die operative Varizenentfernung wird hauptsächlich bei der Stammvarikosis der V. saphena magna durchgeführt und ist nur erlaubt, wenn das tiefe Beinvenensystem eindeutig durchgängig ist.

🗒 Patienteninformation

Häufig läßt sich die Progredienz eines (beginnenden) Krampfaderleidens durch geeignete Lebensführung so verlangsamen, daß keine invasiven Maßnahmen erforderlich werden:

- Frühzeitiges Tragen von Stütz- oder Kompressionsstrümpfen bzw. -strumpfhosen, insbesondere bei Patienten mit Stehberufen
- Nicht längere Zeit Sitzen oder Stehen. Häufiges Hochlagern der Beine („S-L-Regel", ☞ 3.2.1)
- Kein Tragen schwerer Lasten
- Schließlich: Rauchen und Übergewicht verstärken die Symptome!

3.9.2 Thrombophlebitis

> 🔲 **Thrombophlebitis:** Entzündung (einer) oberflächlichen Vene(n).

⮕ Krankheitsentstehung

Bei der **abakteriellen Thrombophlebitis** bildet sich ein Gerinnsel in einer oberflächlichen Vene und es kommt zu einer *lokal begrenzten* Entzündung.

Die **bakterielle Thrombophlebitis** ist zumeist Folge eines Bagatelltraumas, Injektionen oder venösen Zugängen an nicht varikös veränderten Venen (im Krankenhaus also meist an einer Armvene lokalisiert). Als Komplikation droht eine hämatogene Aussaat der Bakterien.

📟 Symptome und Untersuchungsbefund

Die *abakterielle Thrombophlebitis* an Krampfadern zeigt sich durch einen derben, druckschmerzhaften (Venen-)Strang, dessen Umgebung gerötet und überwärmt ist. Evtl. besteht auch eine lokale Schwellung. Das Allgemeinbefinden des Patienten ist nicht beeinträchtigt.

Die lokalen Symptome der *bakteriellen Thrombophlebitis* ähneln denjenigen der abakteriellen Thrombophlebitis, jedoch können Allgemeinsymptome wie Fieber, Schüttelfrost oder gar eitrige Einschmelzung des Entzündungsherdes hinzutreten.

Diagnostik

Die Diagnose einer Thrombophlebitis wird klinisch gestellt. Bei Verdacht auf bakterielle Beteiligung sollte ein Blutbild angefertigt und eine Blutkultur zur Erregeridentifizierung entnommen werden.

Behandlungsstrategie und Pflege

Bei einer Thrombophlebitis oberflächlicher Varizen:
- *Keine* Bettruhe einhalten, sondern Patienten mit Kompressionsverband viel umhergehen lassen
- Nachts Bein gewickelt lassen und hochlagern
- Zur Linderung der Beschwerden lokal Alkoholumschläge machen und Heparinsalben auftragen.

Bei großem Gerinnsel ist evtl. eine Stichinzision mit Auspressen des Koagels erforderlich. Bei bettlägerigen Patienten ist eine Antikoagulation angezeigt. Wiederholte Thrombophlebitiden erfordern eine Varizensanierung durch Operation oder Sklerosierung nach Abheilen der Entzündung.

Bei bakterieller Thrombophlebitis:
- Kanüle bzw. Katheter entfernen, Katheterspitze (steril) abschneiden und zur bakteriologischen Prüfung ins Labor geben
- Lokale Maßnahmen wie bei abakterieller Thrombophlebitis durchführen
- Patienten bei tiefer Venenbeteiligung Bettruhe einhalten lassen
- Antibiotika und evtl. Heparin nach Anordnung verabreichen.

3.9.3 Tiefe Venenthrombose (Phlebo-thrombose)

Thrombose: Lokale *intravasale* Gerinnung (Blutpfropfbildung).

Tiefe Venenthrombose *(Phlebothrombose):* Verschluß einer tiefen Vene durch eine Thrombose. Meist in den tiefen Bein- und Beckenvenen auftretend und v.a. durch ihre Komplikationen (☞ unten) gefährlich. In 60% linkes Bein, in 10% beide Beine, in 2% Arm(e) betroffen.

Embolie: Gefäßverschluß durch einen **Embolus,** d.h. in die Blutbahn verschleppter Substanzen, die sich nicht im Blut lösen, z.B. Thromben *(Thromboembolie,* häufigste Form), Luft, Fremdkörper oder Bakterien.

Lungenembolie, ☞ *4.10.1*

Krankheitsentstehung

Die Entstehung eines Thrombus wird vor allem durch drei Risikofaktoren begünstigt, die auch als **Virchow Trias** bezeichnet werden:

- Veränderung der Blutströmung, v.a. Strömungsverlangsamung (beispielsweise bei Bettlägerigkeit)
- Gefäßwandschädigung (z.B. nach OP)
- Veränderte Blutzusammensetzung, z.B. *Hyperkoagulabilität* (erhöhte Gerinnungsneigung) bei bestimmten Tumorleiden.

Thrombosegefährdet sind insbesondere ältere, bettlägerige und übergewichtige Patienten sowie solche mit vorbestehenden Venenerkrankungen.

Symptome und Untersuchungsbefund

Als erstes bemerkt der Patient meist ein Schwere- und Spannungsgefühl am betroffenen Bein, einen belastungsabhängigen Fußsohlen- oder Wadenschmerz und evtl. einen ziehenden Schmerz entlang der Venen. Mäßig hohes Fieber ist möglich.

Der Untersucher stellt eine Schwellung von Unterschenkel oder gesamtem Bein (Umfänge beider Beine messen! ☞ 3.3.2), evtl. aber nur ein diskretes Ödem der Knöchelregion fest. Die Haut der betroffenen Extremität ist bläulich-rot verfärbt, warm und glänzend. Evtl. sind die tiefen Beinvenen druckschmerzhaft. Weitere klinische Thrombosezeichen sind Schmerzen beim Beklopfen der Wade, bei der Dorsalflexion der Fußsohle *(Hohmann-Zeichen)* oder bei Druck auf die Fußsohle *(Payr-Zeichen)*.

Vielfach verläuft eine tiefe Bein-/Beckenvenenthrombose symptomarm und wird erst nach Auftreten einer Lungenembolie (☞ 4.10.1) diagnostiziert.

Schwerste Verlaufsform ist die **Phlegmasia coerula dolens** mit (praktisch) vollständiger Verlegung der venösen Strombahn und Stillstand des venösen Rückstromes in der betroffenen Extremität. Das Bein nimmt rasch an Umfang zu und verfärbt sich blau-rot, die Pulse sind nicht mehr tastbar. Der Patient hat stärkste Schmerzen und gerät in einen Schock.

Komplikationen

Wichtigste und lebensgefährliche Komplikation einer tiefen Bein- oder Beckenvenenthrombose ist die *Lungenembolie* (☞ 4.10.1). Eine Lungenembolie tritt bei jedem 3. Patienten mit Beckenvenenthrombose auf.

Außerdem gefährdet die Phlebothrombose das betroffene Bein durch Verlegung des venösen Abstromes und führt bei ca. 40 – 50% der Patienten als Spätkomplikation zur chronisch venösen Insuffizienz (☞ 3.9.5). Thrombose-Rezidive sind häufig, da die vorgeschädigten Venenwände neue Thromboseherde darstellen.

🔍 Diagnostik

Zur Erhärtung und Sicherung der klinischen Verdachtsdiagnose sind erforderlich:
- Dopplerultraschall und Duplexsonographie (☞ 3.4.4)
- Bei weiter bestehender Unklarheit und therapeutischen Konsequenzen Phlebographie (☞ 3.4.6)
- „Großer" Gerinnungsstatus (erhöhte Gerinnbarkeit des Blutes?).

📊 Behandlungsstrategie

Ziel der Behandlung ist es:
- Eine Lungenembolie zu verhindern
- Der Entstehung neuer Thromben entgegenzuwirken
- Die Auswirkungen der venösen Abflußbehinderung (Schmerzen, Ödem) zu minimieren.

Dies wird durch folgende fünf Therapiemaßnahmen erreicht:
- **Kompressionsverband**
- **Bettruhe** für 7 – 10 Tage
- **Medikamentöse Antikoagulation** beginnend mit Heparin (☞ Pharma-Info 3.66), bei distalen Thrombosen schon ab dem ersten Tag, bei massiven Thrombosen oder Lungenembolie ab 3. – 7. Tag Übergang auf Marcumar zur Rezidivprophylaxe für 6 – 12 Monate
- **Thrombolysetherapie:** Bei frischen, bis zu fünf Tage alten Thromben bestehen gute Erfolgschancen, den Thrombus medikamentös aufzulösen. Am häufigsten wird hierbei die *ultrahohe Streptokinase-Lyse* (1,5 Mio. E/Std. über 6 Std.) angewandt. Leider bestehen zahlreiche Kontraindikationen (☞ Pharma-Info 3.59).

Bei schwerwiegenden, anders nicht beherrschbaren, frischen Verschlüssen von Becken- und Oberschenkelvenen kommt auch eine Thrombektomie in Betracht.

Alle genannten Maßnahmen gelten insbesondere für die Oberschenkel- und Beckenvenenthrombose, wo die Lungenemboliegefahr besonders groß ist. Bei Unterschenkelthrombosen kann auf viele Maßnahmen verzichtet werden (Bettruhe nur bis Heparinisierung wirksam, Marcumar-Prophylaxe in der Regel nicht erforderlich).

📊 Thromboseprophylaxe und Rezidivprophylaxe

Neben der Marcumarisierung sind weitere Maßnahmen zur Rezidivprophylaxe die Reduktion von Übergewicht, der Verzicht auf Rauchen und das Absetzen thrombosefördernder Medikamente, insbesondere der „Pille". Außerdem sollen die Patienten Kompressionsstrümpfe tragen (☞ auch Pflege und Patienteninformation).

📋 Thromboseprophylaxe

Für viele Patienten prognosebestimmend ist eine sorgfältige **Thromboseprophylaxe**
- (Früh-)Mobilisation
- Lagerung
- Ausstreichen der Venen
- Venenkompression durch Antithrombose-(AT-) Strümpfe und Kompressionsverbände
- Rückstromfördernde Gymnastik
- Heparinisierung.

🩹 Pflege bei tiefer Venenthrombose

📋 Fehler vermeiden

- Bereits bei Verdacht auf Phlebothrombose keine i.m.-Injektionen (z.B. zur Schmerzbekämpfung), da diese eine Kontraindikation für eine Lyse darstellen. Das gleiche gilt auch für die Zeit der Antikoagulation
- Während der Bettlägerigkeit des Patienten auf die Fersen achten (Gefahr von Druckschäden)
- Bei Kompressionsverband Pflasterzug über Ferse und Knöchel anlegen, um ein Verrutschen der Bindentouren zu verhindern

- Bei einer Lysetherapie (☞ 3.10) werden die Gerinnungsparameter regelmäßig überprüft und Pulse, Wärme und Farbe der Haut sowie Sensibilität engmaschig kontrolliert

- Wegen der Gefahr einer Lungenembolie sind abrupte Bewegungen und Pressen beim Stuhlgang ungünstig (Obstipationsprophylaxe)

- Die betroffene Extremität wird auf einer Schiene hochgelagert und mit *Binden* gewickelt. Der Verband wird zweimal täglich erneuert, um Hautschäden durch Einschnürung zu vermeiden

- Unterstützung bei den ATL

- Noch während des Krankenhausaufenthaltes werden Kompressionsstrümpfe angepaßt.

📄 Patienteninformation

Patienten nach einer durchgemachten Phlebothrombose bleiben auch nach gutem Therapieerfolg erhöht thrombosegefährdet. Sie sollten daher bei jedem neuen Arztkontakt auf die Erkrankung aufmerksam machen, da viele Medikamente die Thrombosegefahr weiter vergrößern.

Bei jeder Bettlägerigkeit muß eine low dose-Heparinisierung erwogen werden, die auch unter ambulanten Bedingungen möglich ist (z.B. Fragmin®-Fertigspritzen einmal täglich s.c.).

3.9.4 Paget-Schroetter-Syndrom

⊡ **Paget-Schroetter-Syndrom:** Thrombose der V. axillaris oder der V. subclavia. Meist sind junge, muskulöse Männer betroffen.

⇨ Krankheitsentstehung

Typischerweise tritt eine Thrombose der V. axillaris oder der V. subclavia nach (sportlichen) Belastungen der Arme auf. Seltener ist eine chronische Venenkompression (Halsrippe, Mediastinaltumor, überschießende Knochenneubildung nach Schlüsselbeinfraktur) verantwortlich.

▣ Symptome und Untersuchungsbefund

Die Patienten klagen über Schmerzen, Schweregefühl und Schwäche im Arm. In späteren Stadien ist der Arm livide verfärbt und ödematös geschwollen.

▣ Behandlungsstrategie

Die Therapie besteht in einer einer medikamentösen Thrombolyse oder in einer operativen Entfernung des Thrombus innerhalb der ersten fünf Tage.

3.9.5 Chronisch-venöse Insuffizienz (CVI)

⊡ **Chronisch-venöse Insuffizienz** (kurz *CVI*, auch *postthrombotisches Syndrom* genannt): Typische Kombination von Venen- und/oder Hautveränderungen bei länger bestehender primärer oder sekundärer (postthrombotischer) Varikosis.

⇨ Krankheitsentstehung

Die Stauung des Blutes läßt den Blutdruck im venösen Schenkel der Kapillaren und in den Venolen ansteigen.

Zunächst resultiert eine Ödemneigung, langfristig entsteht eine Sklerose (Verhärtung) der Haut und Unterhaut. Die Hautanhangsgebilde (Haare, Nägel, Drüsen) werden geschädigt, Pigmente lagern sich vermehrt ein, und im Endstadium bilden sich Ulzerationen und Nekrosen. Die Haut wird anfällig gegenüber Keimen und heilt nach Verletzungen nur schlecht.

▣ Symptome und Untersuchungsbefund

Am häufigsten klagen die Patienten über Wadenschmerzen oder ein „Berstungsgefühl" im betroffenen Bein bei längerem Stehen oder Sitzen. Wadenkrämpfe können ebenfalls auftreten.

Sta- dium	Klinische Befunde	Behandlungsstrategie und Pflege
I	Varikosis ohne Hautveränderungen	☞ 3.9.1
II	Varikosis, Hyper-/Depigmentierung, Stauungsdermatitis, weißfleckige Hautatrophie	Chirurgische oder sklerosierende Maßnahmen, Gefäßtraining, Kompression
III	Ulcus cruris	Ulkuspflege (☞ 3.3.4), i.d.R. keine Sklerosierung oder OP mehr möglich. Kompressionsverband

Tab. 3.55: Stadieneinteilung und stadienabhängige Therapie der chronisch venösen Insuffizienz. [B 200]

Abhängig vom Schweregrad der Erkrankung liegen Ödeme, Pigmentstörungen der Haut, Entzündungen, Narben, Varizen sowie vorzugsweise am Innenknöchel lokalisierte *Ulcera cruris* (☞ 3.3.4) vor.

▣ Behandlungsstrategie

Die Behandlung der chronisch venösen Insuffizienz ist stadienabhängig, wie Tab. 3.65 im Überblick zeigt.

3.10 Antikoagulation und Lyse

⊡ **Lysetherapie** (Lyse = Auflösung): Medikamentöse Wiederauflösung akuter Gefäßverschlüsse – sowohl arterieller als auch venöser.

Antikoagulation: Medikamentöse Gerinnungshemmung, Vorbeugung der Entstehung von (oder der Ausweitung bestehender) Thrombosen.

Die **Antikoagulation** spielt als Thromboseprophylaxe im täglichen Stationsablauf eine wichtige Rolle.

Die **Lysetherapie** kann organerhaltend sein oder das Leben des Patienten retten, z.B. beim Herzinfarkt.

Aufgrund der großen Bedeutung dieser Therapiemethoden – auch für die Pflege – werden die wichtigsten Arzneimittel im folgenden ausführlich diskutiert:

- Heparine, ☞ Pharma-Info 3.56
- Cumarine, ☞ Pharma-Info 3.57
- Thrombozytenaggregationshemmer, ☞ Pharma-Info 3.58
- Fibrinolytika, ☞ Pharma-Info 3.59

✏ Pharma-Info 3.56 Heparine

Heparin bildet im Blut einen Komplex mit Antithrombin III, der dann die Blutgerinnung an mehreren Stellen der Gerinnungskaskade hemmt, vor allem aber die Umwandlung von Fibrinogen in Fibrin. In der therapeutischen Anwendung wird zwischen der niedrigdosierten prophylaktischen (low dose-) und der hochdosierten therapeutischen (high dose-) Heparinisierung unterschieden.

Low dose-Heparinisierung

Die *prophylaktische Heparinisierung* **(low dose-Heparinisierung)** dient der Vorbeugung venöser Thrombosen nach Operationen oder bei (überwiegend) bettlägerigen Patienten auf internistischen Stationen. Eine weitere Indikation ist die Embolieprophylaxe z.B. bei Vorhofflimmern oder Herzklappenerkrankungen, falls keine Cumarine gegeben werden dürfen. Kontraindikationen sind eine Heparinallergie oder ein heparininduzierter Thrombozytenabfall.

Bei **unfraktionierten Heparinen** (z.B. Liquemin®) werden dreimal täglich 5 000 IE s.c. gespritzt (alternativ zweimal täglich 7 500 IE), bei Übergewicht des Patienten bis zu dreimal täglich 10 000 IE. **Niedermolekulare**, sog. *fraktionierte* **Heparine** (z.B. Fraxiparin®) erfordern dagegen nur eine Injektion täglich mit 2 500 – 5 000 IE. Beide Substanzen sind als Injektionslösung zum Aufziehen und als Fertigspritze erhältlich. Nachteilig sind die hohen Kosten der Fertigspritzen (ca. 14 DM je Fraxiparin®-Spritze) Kontrollen der Blutgerinnung sind nicht erforderlich, wohl aber der Thrombozytenzahl (☞ unten). Insgesamt ist die prophylaktische Heparinisierung nebenwirkungsarm. Das Heparin wird am günstigsten subkutan in die Bauchdecke oder den Oberschenkel gespritzt. Dabei wird ein Sicherheitsabstand von ca. 5 cm zum Bauchnabel eingehalten (dort ist die Gefahr, ein Gefäß zu treffen, größer).

> 👍 Die low dose-Heparinisierung ist die sicherste einzelne Vorbeugungsmaßnahme gegen Thrombosen bei Immobilisation. Sie ist deshalb bei allen Patienten indiziert, die weniger als sechs Stunden täglich das Bett verlassen.

High dose-Heparinisierung

Die *therapeutische Heparinisierung* **(high dose-Heparinisierung, Vollheparinisierung)** ist angezeigt z.B. bei thromboembolischen Erkrankungen (frische Venenthrombose, Lungenembolie), Herzinfarkt, Verbrauchskoagulopathie (☞ 9.9.3) oder extrakorporaler Zirkulation (Dialyse, Herz-Lungen-Maschine).

Kontraindikationen für eine Vollheparinisierung sind z.B. eine Heparinallergie, ein heparininduzierter Thrombozytenabfall, eine Operation innerhalb der letzten zehn Tage, frische Verletzungen, Blutungen oder Magengeschwüre, ein schwerer Bluthochdruck oder bestimmte Gehirnerkrankungen (etwa Schlaganfall vor weniger als sechs Monaten oder Hirnarterienaneurysma).

In der Regel wird das Heparin i.v. (nur selten s.c.) appliziert. Zu Beginn wird ein Bolus von 10 000 IE unfraktioniertem Heparin (z.B. Liquemin®) gespritzt. Dann wird die Behandlung über eine Dauerinfusion mittels Perfusor fortgesetzt (z.B. 20 000 IE unfraktioniertes Heparin auf 50 ml NaCl 0,9% entsprechend 200 IE/ml). Die Wirkung setzt praktisch sofort ein. Therapieziel ist eine Verlängerung der PTT auf das 1,5 – 2fache (alternativ – je nach Labor – der Thrombinzeit [TZ] auf das 2 – 4fache) des Ausgangswertes. Daher werden diese Gerinnungsparameter anfangs alle 4 – 8 Stunden und später 1 – 2mal täglich kontrolliert. Bei einer zu starken Hemmung der Blutgerinnung ist eine Therapiepause von 1 – 2 Stunden mit nachfolgender Dosisreduktion erforderlich. Bei Blutungen kann als Antidot Protamin (z.B. Protamin „Roche"®) langsam i.v. gegeben werden.

> 🛏 Wichtigste Pflegeaufgabe: Achten auf Blutungen (auch Blut im Stuhl)!

Die Blutproben für die 8, 12 oder 24stündlichen Gerinnungskontrollen dürfen nicht aus der Extremität mit dem Heparinperfusor (und erst recht nicht aus dem Zugang selbst) entnommen werden. Nach der Blutabnahme wird die Punktionsstelle wegen der Gerinnungshemmung über mehrere Min. komprimiert. Bei Schmerzen darf kein ASS (z.B. Aspirin®) gegeben werden, da dies die Blutungsgefahr weiter steigert.

⊗ Komplikation: Heparininduzierte Thrombopenie

Bei beiden Formen der Heparinbehandlung kann es nach wenigen Tagen bis zwei Wochen zu einem heparininduzierten Abfall der Blutplättchen kommen. Während die Frühform eine gute Prognose hat, sinken die Thrombozyten bei der Spätform auf unter 100 000/ml Blut (= 100/nl) ab, und die Letalität beträgt trotz sofortigen Absetzens bis zu 20%. Weitere, z.T. sehr seltene, Nebenwirkungen sind allergische Reaktionen, (reversibler) Haarausfall, Hautnekrosen, Anstieg der Leberwerte sowie bei längerdauernder Anwendung eine Osteoporose. Bei der Vollheparinisierung ist außerdem die Blutungsgefahr erheblich erhöht (schwere Blutungen bei 2 – 7% der Patienten).

🖉 Pharma-Info 3.57 Cumarine

Wirkprinzip und Indikationen

Cumarine sind Vitamin K-Antagonisten und hemmen die Synthese bestimmter Gerinnungsfaktoren in der Leber, indem sie das hierzu notwendige Vitamin K aus seiner Bindung verdrängen. Angezeigt sind sie ganz allgemein bei jeder *Langzeitkoagulation*, z.B. bei Vorhofflimmern oder Thromben in den Herzhöhlen, nach Herzklappenersatz, bei dilatativer Kardiomyopathie (☞ 2.9), nach tiefen Bein- und Beckenvenenthrombosen (☞ 3.9.3) oder nach Lungenembolien (☞ 4.10.1).

Kontraindikationen

Kontraindikationen sind neben den Gegenanzeigen der Vollheparinisierung (☞ oben): Verbrauchskoagulopathie (☞ 9.9.3), schwere Leberschäden (☞ 6.4.6) mit Abfall des Quick-Wertes sowie Schwangerschaft (dann Ausweichen auf Heparin). Besondere Vorsicht ist außerdem bei solchen Patienten geboten, bei denen eine zuverlässige Tabletteneinnahme und regelmäßige Blutkontrollen nicht gewährleistet scheinen (z.B. verwirrte Patienten, Alkoholkranke), oder bei denen die Verletzungsgefahr hoch ist (z.B. nicht anfallsfreie Epileptiker).

Präparate und Dosierung

In Deutschland wird in erster Linie Phenprocoumon (z.B. Marcumar®) verwendet, in anderen Ländern, z.B. den USA, ist Warfarin (Coumadin®) gebräuchlicher. Die Wirkung setzt erst nach einigen Tagen ein, da zu Beginn der Behandlung noch genügend funktionsfähige Gerinnungsfaktoren im Blut vorhanden sind. Am ersten Tag werden vier Tabletten Marcumar® zu je 3 mg (also 12 mg Phenprocoumon), am zweiten drei Tabletten und am 3. Tag zwei Tabletten Marcumar® gegeben. Die weitere Dosierung richtet sich nach dem Quick-Wert (Zielbereich laborabhängig 20 – 25%), Die Erhaltungsdosis liegt meist bei 1 – 2,5 Tabletten Marcumar® täglich.

Bei *Überdosierung* (oder z.B. vor geplanten Operationen) wird das Medikament abgesetzt. Zusätzlich kann Vitamin K (z.B. 5 – 10 Tropfen Konakion® oral) gegeben werden. Die Wirkung setzt aber erst nach 6 –12 Stunden ein, da die Gerinnungsfaktoren erst in der Leber synthetisiert werden müssen. Ist ein sofortiger Wirkungseintritt erforderlich (etwa bei schweren Blutungen oder einer Notfalloperation), muß PPSB i.v. gegeben werden. *Nebenwirkungen* der Cumarinbehandlung sind vor allem Blutungen, Allergien, „Marcumarnekrosen" (Hautnekrosen, meist in der ersten Woche der Cumarinbehandlung und vorzugsweise an Brüsten, Hüften, Gesäß und Oberschenkeln lokalisiert), Ikterus und Haarausfall.

🛏 Pflege

Für die Pflege von Patienten unter Marcumarbehandlung gelten folgende Richtlinien:

- Wegen der Blutungsgefahr sind i.m.-Injektionen kontraindiziert
- Der Patient muß sorgfältig auf Blutungen beobachtet und jede Blutung sofort dem diensthabenden Arzt mitgeteilt werden
- Der Patient wird noch während des Krankenhausaufenthaltes sorgfältig über die notwendigen Vorsichtsmaßnahmen bei Langzeitkoagulation informiert, denn ein gut aufgeklärter Patient ist in der Regel kooperativer, und die Komplikationsgefahr ist geringer als bei einem unzureichend informierten Patienten.

🖉 Patienteninformation: Leben mit Marcumar

Die Blutungsgefahr ist unter Langzeitkoagulation erhöht. Besondere Schutzmaßnahmen sind nötig:

- Hierzu gehören der Verzicht auf Sportarten mit hohem Verletzungsrisiko, aber auch die Trockenrasur statt der Naßrasur. Fernreisen in Länder, wo Blutkonservengaben nicht gewährleistet oder risikoreich sind (☞ auch 9.5.7), sind verboten
- Schwarzer Stuhl kann durch Blut im Stuhl bedingt sein und erfordert eine sofortige Vorstellung beim Arzt. Auch gehäufte „blaue Flecke" können auf eine zu starke Hemmung der Blutgerinnung hinweisen
- Bei jedem (neuen) Arztkontakt muß der Arzt über die Medikation mit Marcumar® informiert werden. Dies gilt insbesondere auch für Zahnarztbesuche. Umgekehrt sollte der Arzt, der die Marcumarbehandlung steuert, über alle weiteren Erkrankungen und Medikamente informiert werden, da evtl. Gerinnungskontrollen notwendig sind
- Der Patient erhält noch im Krankenhaus einen **Marcumar-Paß**, den er immer bei sich tragen sollte
- Der Patient soll seine Marcumar®-Tabletten immer zur gleichen Tageszeit nehmen. Hat er die Einnahme vergessen, darf er auf keinen Fall am Tag darauf die Dosis „nachholen", sondern soll seinen Arzt aufsuchen
- Da die Marcumarwirkung von dem Verhältnis zwischen Vitamin K und seinem Antagonisten Marcumar® abhängt, ist eine möglichst konstante Vitamin K-Zufuhr wichtig. Dies bedeutet, die besonders Vitamin K-haltigen grünen Gemüsen und Salate sowie Kohl nur in Normalportionen zu verzehren
- Viele auch frei verkäufliche Medikamente beeinflussen die Wirkung des Marcumar®. Der Patient soll keinerlei Medikamente eigenmächtig einnehmen, sondern auch bei scheinbar leichten Befindlichkeitsstörungen beim behandelnden Arzt anrufen und fragen, was er machen kann und worauf er zu achten hat

- Ganz wichtig sind auch die regelmäßigen Kontrollen der Blutgerinnung mit nachfolgender individueller Dosierung der Tabletten nach dem aktuell gemessenen Quick-Wert. In der Anfangszeit sind sie ca. zweimal pro Woche erforderlich, später wird das Intervall meist auf eine Kontrolle wöchentlich verlängert. Bei sehr stabilen Werten und zuverlässigen Patienten reichen Kontrollen alle zwei Wochen aus
- Die „Pille" ist – für immer – kontraindiziert, da sie ganz erheblich das Thromboserisiko erhöht.

⊘ Pharma-Info 3.58 Thrombozyten-aggregationshemmer

Thrombozytenaggregationshemmer hemmen in *Arterien* die Zusammenballung von Thrombozyten mit nachfolgender Thrombusbildung. Sie sind z.B. bei einem akuten oder abgelaufenen Herzinfarkt (☞ 2.5.2), Koronarangioplastie oder koronarer Bypass-Operation (☞ 2.5.1), pAVK (☞ 3.7.2), TIA oder Schlaganfall (☞ 3.8) angezeigt. Zur Prophylaxe venöser Thrombosen eignen sie sich bei alleiniger Gabe *nicht.*

Gebräuchlichstes Präparat ist die als Schmerzmittel lange bekannte **Azetylsalizylsäure** (kurz *ASS*, z.B. Aspirin®). Meist werden zur Thrombozytenaggregationshemmung 100 – 300 mg täglich empfohlen.

Häufigste *Nebenwirkungen* sind Magen-Darm-Beschwerden bis hin zu Geschwüren oder Magen-Darm-Blutungen bei entsprechend Veranlagten, Allergien und Verengungen der Atemwege („ASS-Asthma" – deshalb Vorsicht bei Asthmatikern!).

⊘ Pharma-Info 3.59 Fibrinolytika

Wirkprinzip und Indikationen

Fibrinolytika *(Thrombolytika)* aktivieren die *Fibrinolyse,* d.h. den Abbau von Fibrin. In der Medizin werden sie zur **Thrombolyse** (medikamentöse Auflösung eines Thrombus oder eines Embolus) vor allem bei einem Herzinfarkt (☞ 2.5.2), einer massiven Lungenembolie (☞ 4.12.1), einer tiefen Bein- oder Beckenvenenthrombose (☞ 3.9.3) oder einem akuten Arterienverschluß (☞ 3.7.3) eingesetzt.

Kontraindikationen

Bei Störungen der Blutgerinnung, manifesten Blutungen, einigen entzündlichen Erkrankungen und Infektionen (Sepsis, Endokarditis, Pankreatitis), fortgeschrittenen Tumorleiden, Aneurysmen, nach einem Schlaganfall oder kurz nach Operationen, größeren Verletzungen und bestimmten Punktionen

darf eine Lyse nicht durchgeführt werden, da unbeherrschbare Blutungen drohen.

Präparate und Vorbereitung der Lysetherapie

Unterschieden werden:

- Die **systemische Lyse,** bei der das Medikament i.v. gespritzt wird und seine Konzentration im ganzen Körper gleich hoch ist
- Die **lokale Lyse,** bei der das Medikament mit einem Katheter direkt an den Thrombus gebracht wird und dort die höchste Konzentration erreicht.

Derzeit zugelassene Fibrinolytika sind:

- **Streptokinase**
- **Urokinase**
- **rt-PA** (**r**ecombinant **t**issue **p**lasminogen **a**ctivator)
- **APSAC** (**a**zetylierter **P**lasminogen-**S**treptokinase-**A**ktivator-**K**omplex).

Welches Fibrinolytikum verwendet wird, entscheidet der Arzt unter Berücksichtigung der Erkrankung (APSAC z.B. nicht für tiefe Beinvenenthrombose zugelassen), Vorerkrankungen des Patienten (Streptokinase nicht bei vorausgegangenem Streptokokkeninfekt) und hausinterner Verfügbarkeit (durch die extremen Kosten bis über DM 30 000 pro Behandlung oft eingeschränkt). Wegen der Gefahr schwerwiegender Nebenwirkungen, v.a. Blutungen und Unverträglichkeitsreaktionen, erfordert die Lysetherapie die eingehende Aufklärung des Patienten durch den Arzt und sein (schriftliches) Einverständnis. Vor Beginn der Lysetherapie müssen Blutbild, Blutgruppe und Gerinnungsstatus bestimmt und zwei Erythrozytenkonzentrate bereitgestellt werden. Gesteuert wird die Lysetherapie nach den zweimal täglich bestimmten Gerinnungswerten. Eine Lysetherapie wird möglichst auf der Intensivpflegestation durchgeführt.

▤ Pflege bei Lysetherapie

- Medikament in verordneter Verdünnung über Perfusor geben (hausinterne Richtlinien beachten)
- Während der Infusion genau auf Nebenwirkungen achten. Dies sind besonders allergische Reaktionen (z.B. Hautrötung), Blutungen (Bewußtseinsstörungen als Zeichen einer Hirnblutung!) und Temperaturanstieg. Bei V.a. Nebenwirkungen sofort Arzt informieren
- Täglich Stuhl auf Blut untersuchen
- Wegen der Gefahr lebensbedrohlicher Blutungen keine i.m.-Spritzen und keine nichtsteroidalen Antiphlogistika (z.B. Aspirin®, Voltaren®) bei Schmerzen verabreichen!

⟳ Wiederholungsfragen

1. Was sollten Patienten mit Gefäßerkrankungen bei ihrer Ernährung beachten? (☞ 3.2.1)

2. Was ist bei der Fußpflege von Gefäßkranken zu beachten? (☞ 3.2.2)

3. Welche Maßnahmen sind zu ergreifen, wenn ein Patient über akute Beinschmerzen klagt? (☞ 3.3.1)

4. Wie wird der Beinumfang gemessen? (☞ 3.3.2)

5. Wie wird die Wundversorgung bei Ulcus cruris durchgeführt? (☞ 3.3.4)

6. Wie unterscheiden sich eine trockene und eine feuchte Gangrän in Symptomatik und Therapie? (☞ 3.3.5)

7. Bei welchen Erkrankungen darf am betroffenen Arm kein Blutdruck gemessen werden? (☞ 3.4.2)

8. Welche Komplikationen können bei der Angiographie auftreten? (☞ 3.4.5)

9. Welche pflegerischen Maßnahmen können eine Gefäßpunktion, z.B. der Fußgefäße zur Phlebographie, erleichtern? (☞ 3.4.6)

10. Welche Spätkomplikationen können vor allem bei lange bestehender Hypertonie auftreten? (☞ 3.5.1)

11. Welche Informationen umfaßt die Gesundheitsberatung des Hypertoniepatienten? (☞ 3.5.1)

12. Welche Maßnahmen sind bei einer Hypertensiven Krise zu ergreifen? (☞ 3.5.2)

13. Wie sollte sich ein Patient mit Orthostase-Problemen verhalten? (☞ 3.5.3)

14. Wie wird der Schockindex berechnet und bewertet? (☞ 3.6.1)

15. Welche Pflegemaßnahmen stehen bei Patienten mit Kreislaufschock im Vordergrund? (☞ 3.6.4)

16. Wie prüfen Sie die Atemfunktion bei einem auf Schmerzreize nicht ansprechbaren Patienten? (☞ 3.6.5)

17. Was bedeutet die ABCD-Regel bei der Reanimation? (☞ 3.6.5)

18. Welche Maßnahmen gehören zur konservativen Therapie der pAVK? (☞ 3.7.2)

19. Welche Symptome sind typisch für einen akuten arteriellen Beinarterienverschluß? (☞ 3.7.3)

20. Wie äußert sich eine Angina abdominalis für den erkrankten Patienten? (☞ 3.7.4)

21. Bei welchen Grunderkrankungen kann ein sekundäres Raynaud-Syndrom auftreten? (☞ 3.7.5)

22. Welche Komplikationen sind bei einem Aneurysma zu erwarten? (☞ 3.7.6)

23. Was sind typische Symptome für eine Demenz? (☞ 3.7.7)

24. Welche Ursachen führen zu einer Minderdurchblutung des Gehirns? (☞ 3.8.1)

25. Welche Symptome lenken den Verdacht auf einen Schlaganfall? (☞ 3.8.2)

26. Welche Erstmaßnahmen sind bei Verdacht auf einen akuten Schlaganfall zu ergreifen? (☞ 3.8.3)

27. Welches sind die Grundelemente des Bobath-Konzepts? (☞ 3.8.5)

28. Welche Maßnahmen fördern die Wahrnehmung der Schlaganfallpatienten? (☞ 3.8.5)

29. Was ist bei Gehübungen mit dem Schlaganfallpatienten zu beachten? (☞ 3.8.7)

30. Was müssen Patienten unter Marcumar-Therapie beachten? (☞ Pharma-Info 3.57)

31. Wie unterscheiden sich die Symptome einer Thrombophlebitis von denen einer tiefen Venenthrombose? (☞ 3.9.2, 3.9.3)

32. Welche Patienten sind sehr thrombosegefährdet? (☞ 3.9.3)

33. Wie werden Patienten mit tiefer Venenthrombose gepflegt? (☞ 3.9.3)

4 Pflege bei Lungen-erkrankungen

Die medizinischen Fachgebiete

> 🔲 **Pneumonologie** *(Lungen- und Bronchialheilkunde,* auch *Pneumologie, Pulmonologie* oder *Pulmologie):* Teilgebiet der Inneren Medizin, das sich mit den Erkrankungen der *unteren* Atemwege (Kehlkopf, Luftröhre, Bronchien) und der Lungen befaßt. Es umfaßt außer den Erkrankungen der Bronchien und der Lunge diejenigen der Pleura und des Mediastinums.
>
> Erfordert eine Lungen- oder Bronchialerkrankung eine Operation, ist dies Aufgabe des für Eingriffe in den Brustraum spezialisierten **Thoraxchirurgen.**

4.1 Anatomie und Physiologie der Atmungsorgane

Anatomie von Luftröhre, Bronchien und Lungen

Die **Lunge** besteht aus zwei Lungenflügeln, die sich in fünf **Lungenlappen** aufteilen. Im Bereich der *Lungenwurzel* **(Lungenhilus)** treten die Lymph- und Blutgefäße zusammen mit den Hauptbronchien in die Lungen ein.

Beide Lungenflügel werden von einer hauchdünnen Hülle, dem **Lungenfell** *(Pleura visceralis)* überzogen. Das Lungenfell grenzt, nur durch einen Flüssigkeitsspalt **(Pleuraspalt)** getrennt, an das **Rippenfell** *(Pleura parietalis),* das Brustwand, Zwerchfell und Mediastinum bedeckt. Beide Pleurablätter werden zusammen als *Brustfell* **(Pleura)** bezeichnet.

Atemmechanik

Die **Atmung** dient dem Gasaustausch zwischen Körper und äußerer Umgebung:
- Bei der aktiven **Inspiration** *(Einatmung)* dehnt sich die Lunge aus, und von außen gelangt frische, sauerstoffreiche Atemluft in die **Alveolen** *(Lungenbläschen)*
- Bei der überwiegend passiven **Exspiration** *(Ausatmung)* hingegen zieht sich die Lunge wieder zusammen, und kohlendioxidreiche, sauerstoffarme Luft wird nach außen abgegeben.

Physiologie

> 🔲 **Atemminutenvolumen** *(Atemzeitvolumen):* Gasvolumen, das pro Zeiteinheit ein- oder ausgeatmet wird. Errechnet sich aus Atemzugvolumen x Atemfrequenz und beträgt beim gesunden Erwachsenen in Ruhe ca. 7,5 l/Min.

Lungenvolumina
☞ Abb. 4.9

Pathophysiologie

> 🔲 **Ventilationsstörung:** Störung der Lungenbelüftung. Unterteilt in **obstruktive Ventilationsstörungen** mit Erhöhung des Strömungswiderstandes in den Atemwegen (z.B. bei Asthma bronchiale oder chronisch-obstruktiver Bronchitis) und **restriktive Ventilationsstörungen** mit verminderter Lungendehnbarkeit (z.B. bei Lungenfibroseoder Pleuraschwarten).
>
> **Diffusionsstörung:** Störung des Gasaustausches zwischen Alveolen und Kapillaren, z.B. bei Emphysem.
>
> **Perfusionsstörung:** Störung der Lungendurchblutung, z.B. bei Lungenembolie.
>
> **Respiratorische Insuffizienz:** Unfähigkeit der Lunge, die normalen Blutgaswerte im Blut aufrechtzuerhalten (☞ Tab. 4.15), unabhängig von der Ursache. Bei erniedrigtem Sauerstoffgehalt des arteriellen Blutes und normalem oder erniedrigtem Kohlendioxidgehalt spricht man von einer **respiratorischen Partialinsuffizienz,** bei zusätzlicher Erhöhung des Kohlendioxidpartialdrucks im Blut von einer **respiratorischen Globalinsuffizienz.**

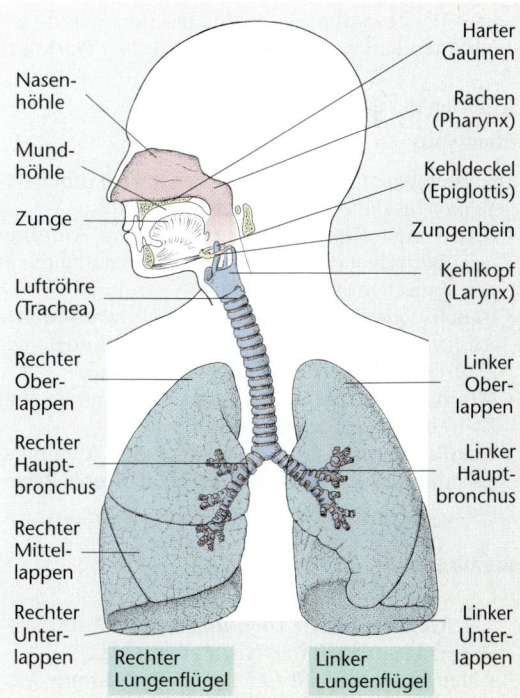

Abb. 4.1: Übersicht über das Atmungssystem. [L 190]

4.2 Krankenbeobachtung und Leitsymptome bei Lungenerkrankungen

4.2.1 Atembeobachtung

Die Atmung gehört neben Puls, Blutdruck und Körpertemperatur zu den **Vitalzeichen**.

> ☞ Sobald sich der Mensch seiner Atmung bewußt wird, fängt er an, sie willkürlich zu beeinflussen. Die Pflegenden sollten also die Atmung des Patienten für ihn unbemerkt beobachten, da dieser sonst unbewußt oder bewußt seine Atmung verändert. Empfehlenswert ist beispielsweise, nach der Pulsmessung das Handgelenk des Patienten noch eine weitere Minute zu halten, während dieser Zeit aber gezielt seine Atmung zu beobachten.

Eine gezielte **Atembeobachtung** ist erforderlich bei:
- Allen neuaufgenommenen Patienten im Rahmen der Pflegeanamnese
- Patienten mit Lungen- oder Herzerkrankungen
- Engmaschig oder sogar fortlaufend bei Sauerstoffbehandlung, bei instabiler Kreislaufsituation, unter einer Behandlung mit atemdepressiven (die Atmung dämpfenden) Medikamenten (z.B. Opiaten), bei bewußtlosen, beatmeten oder gerade extubierten Patienten sowie während einer Narkose.

Kriterien der Atembeobachtung sind:

Atemtypus

Die Atemtypen werden nach der jeweils überwiegenden Muskelbeteiligung unterschieden:
- **Brust**- oder **Rippenatmung** *(= kostale Atmung)* bei überwiegender Leistung der Atemarbeit von den Zwischenrippenmuskeln
- **Bauch**- oder **Zwerchfellatmung** *(= abdominale Atmung)* überwiegend durch Senkung des Zwerchfells mit Vorwölbung des Bauches
- **Mischatmung** bei in etwa gleichem Einsatz von Zwischenrippen- und Bauchmuskulatur
- **Auxiliaratmung**: bei Aktivierung der Atemhilfsmuskulatur (☞ Abb. 4.24, nur bei schwerer Atemnot).

Atemfrequenz

> 📋 **Atemfrequenz** *(Atemhäufigkeit):* Zahl der Atemzüge pro Minute. **Normalwert** beim
> - Neugeborenen: 40 – 45 Atemzüge/Minute
> - Kleinkind: 25 – 30 Atemzüge/Minute
> - Erwachsenen: 16 – 20 Atemzüge/Minute.

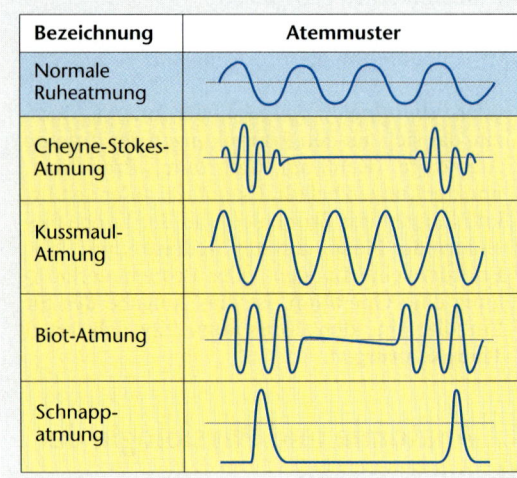

Bezeichnung	Atemmuster
Normale Ruheatmung	
Cheyne-Stokes-Atmung	
Kussmaul-Atmung	
Biot-Atmung	
Schnappatmung	

Abb. 4.2: Pathologische Atmungstypen. [B 101]

Eine beschleunigte Atmung mit mehr als 20 Atemzügen/Min. beim Erwachsenen wird als **Tachypnoe**, eine verlangsamte Atmung mit weniger als 12 Atemzügen/Min. beim Erwachsenen als **Bradypnoe** bezeichnet.

Atemintensität

Beim Gesunden richtet sich die Atemintensität nach den Stoffwechselbedürfnissen des Körpers. Abweichend hiervon werden unterschieden:
- Die **Hypoventilation** mit im Verhältnis zum Sauerstoffbedarf des Körpers zu geringem Atemminutenvolumen und daraus resultierendem Abfall des Sauerstoff- und evtl. Anstieg des Kohlendioxidpartialdruckes, z.B. als Schonatmung bei Schmerzen
- Die **Hyperventilation** mit einem gesteigerten Atemminutenvolumen über die Stoffwechselbedürfnisse des Körpers hinaus und typischerweise erniedrigtem Kohlendioxidpartialdruck bei normalem oder erhöhtem Sauerstoffpartialdruck. Am häufigsten ist die psychogen bedingte Hyperventilation (☞ 7.17.2).

Atemrhythmus und Atemtiefe

Die (unbewußte) Atmung eines Gesunden ist regelmäßig und gleichmäßig tief **(Eupnoe)**, wobei die Dauer der Einatmung etwas kürzer ist als die der Ausatmung. Folgende pathologische Atmungstypen lassen sich unterscheiden:

Kussmaul-Atmung

Bei der **Kussmaul-Atmung** handelt es sich um eine abnorm tiefe, aber regelmäßige Atmung mit normaler oder erniedrigter Atemfrequenz. Sie tritt auf bei einer metabolischen Azidose (☞ 7.17.1).

Cheyne-Stokes-Atmung

Für die **Cheyne-Stokes-Atmung** ist ein periodisches An- und Abschwellen der Atmung mit kurzen Pausen typisch: Flache Atemzüge werden zunächst immer tiefer und flachen dann wieder ab, bis die Atmung für ca. 20 Sekunden völlig aussetzt. Hierauf beginnt der Zyklus von neuem.

Die Cheyne-Stokes-Atmung tritt beispielsweise bei einer schweren Schädigung des Atemzentrums auf.

Schnappatmung

Die **Schnappatmung** tritt vor allem kurz vor dem Tod auf *(agonale Atmung)*. Sie zeigt schwerste Schädigungen des Atemzentrums an und ist gekennzeichnet durch einzelne, schnappende Atemzüge, die von langen Pausen unterbrochen werden.

Biot-Atmung

Bei der **Biot-Atmung** *(intermittierende Atmung)* wechseln mehrere gleich tiefe, kräftige Atemzüge periodisch mit plötzlichen Atempausen ab.

Bei Erwachsenen kommt sie z.B. bei erhöhtem Hirndruck vor.

4.2.2 Apnoe

> ⊡ **Apnoe:** *Atemstillstand.* Verlangt sofortiges Eingreifen.

Ursächlich können eine Verlegung der Atemwege, eine Lähmung des Atemzentrums und/oder eine Lähmung der Atemmuskulatur zugrunde liegen. Eine Apnoe bedeutet immer akute Lebensgefahr für den Patienten.

> 🖾 **Notfall! Sofortige Reanimation bei Atemstillstand**
> Falls nicht ausdrücklich vorher anders vereinbart und vom Arzt angeordnet, müssen beim Atemstillstand *immer* Erste-Hilfe-Maßnahmen durchgeführt werden (Freimachen der Atemwege, Atemspende, evtl. Herzdruckmassage, ☞ 3.6.5). Andernfalls verstirbt der Patient innerhalb weniger Minuten.

4.2.3 Dyspnoe

> ⊡ **Dyspnoe:** Mit subjektiver Atemnot einhergehende Erschwerung der Atmung. Ausdruck einer respiratorischen Insuffizienz unterschiedlicher Ursache und in der Regel mit sichtbar verstärkter Atemarbeit (z.B. Tachypnoe, Auxiliaratmung) einhergehend.

Eine schwere Dyspnoe, die der Patient nur durch aufrechte Haltung und Einsatz der Atemhilfsmuskulatur kompensieren kann, wird differenzierend oft als **Orthopnoe** („ortho" = aufrecht) bezeichnet.

Patienten mit schwerer Dyspnoe sitzen mit aufgerissenen Augen und einem Gesichtsausdruck voller Panik und Todesangst im Bett und ringen nach Luft.

Einteilung und Ursachen

Die Ursachen für eine Dyspnoe sind vielfältig (Näheres ☞ Tab. 4.4).

Hilfreich ist es, auf Charakter und Begleitsymptome zu achten. Tritt die Dyspnoe z.B. anfallsweise auf, weist dies auf Asthma bronchiale (☞ 4.6.1) hin. Eine zusätzliche saisonale Abhängigkeit würde für eine allergische Ursache des Asthmas, z.B. durch Pollenflug, sprechen, eine Besserung der Dyspnoe an arbeitsfreien Tagen für eine berufsbedingte Allergie, wie beim Bäcker das „Bäckerasthma". Atemnot im Liegen, die hauptsächlich nachts auftritt, ist häufig durch Herzerkrankungen bedingt. Geht die Dyspnoe mit Fieber und weiteren Zeichen einer Allgemeininfektion einher, ist an eine Pneumonie zu denken.

Die Dyspnoe wird in *vier Schweregrade* eingeteilt.

Grad I	Atemnot nur bei größeren körperlichen Anstrengungen wie etwa schnellem Gehen auf ebener Strecke, Bergaufgehen oder Treppensteigen
Grad II	Atemnot schon bei mäßiger körperlicher Anstrengung, z.B. beim langsamen Gehen auf ebener Strecke
Grad III	Atemnot bereits bei geringen körperlichen Anstrengungen wie An- und Ausziehen oder leichten Verrichtungen im Haushalt
Grad IV	Atemnot auch in Ruhe (Ruhedyspnoe)

Tab. 4.3: Schweregrade der Dyspnoe. Grad I – III umfaßt die Belastungsdyspnoe zunehmender Schwere und Grad IV die schwerste Form, die Ruhedyspnoe. [B 200]

Psychische Betreuung der Patienten mit Atemnot

> 🖾 **Atemnotpatienten die Angst nehmen!**
> Zentrales Pflegeziel ist es, dem Patienten die Angst zu nehmen durch:
> • Schaffen eines ruhigen Umfeldes ohne Hektik auch in „brenzligen" Situationen
> • Vermittlung des Gefühls „Ich bin nicht allein"
> • Erleichterung der Atmung, z.B. durch Lageveränderungen. Jede Verbesserung der Atmung mindert die Angst des Patienten und steigert das Vertrauen in die Pflegenden, was sich auch bei künftigen Notfällen positiv auswirkt.

Pulmonale Ursachen
Atemwegswiderstand ↑ • Asthma bronchiale (☞ 4.6.1) • Chron.-obstruktive Bronchitis (☞ 4.6.2) • Fremdkörperaspiration (☞ 4.13) **Gasaustauschfläche** ↓ **und/oder Lungendehnbarkeit** ↓ • Pneumonie (☞ 4.5.3) • Lungenfibrose (☞ 4.7) • Pleuraerguß (☞ 4.11.2) • Atelektasen • Lungenemphysem (☞ 4.6.3) • Tumoren (☞ 4.8, 4.11.3) • Pneumothorax (☞ 4.9) **Alveolendurchblutung** ↓ • Lungenembolie (☞ 4.10.1) • Lungeninfarkt **Atemmechanik** ↓ • Thoraxverletzungen • Skoliose
Kardiale Ursachen
• Myokardinfarkt (☞ 2.5.2) • Perikarditis, Perikarderguß (☞ 2.8.3) • Angeborene Herzerkrankungen (☞ 2.11)
Extrathorakale Ursachen
Hyperventilation bei metabolischer Azidose • Schock (☞ 3.6) • Coma diabeticum (☞ 8.5.3) • Urämie (☞ 7.13) **Störungen im Bereich des Atemzentrums** • Schlaganfall (☞ 3.8) • Hirntumor • Enzephalitis **Anämie** (☞ 9.3.2) **Adipositas** **Emotionale Faktoren** **Physiologisch bei körperlicher Anstrengung**

Tab. 4.4: Überblick über die wichtigsten Ursachen einer Dyspnoe (↑ erhöht, ↓ erniedrigt). [B 200]

4.2.4 Atemgeräusche

Pathologische Atemgeräusche sind Stridor, Husten und Rasseln. Schnarchen ist dagegen meist harmlos.

Hat der Schnarcher allerdings längere Atempausen (> 10 Sek.), so besteht der Verdacht auf ein **Schlafapnoesyndrom** mit gefährlichem Sauerstoffmangel. Symptome des Schlafapnoesyndroms sind Leistungsknick, Konzentrationsstörungen, morgendliche Kopfschmerzen und Tagesschläfrigkeit sowie Depressionen. Eine diagnostische Abklärung in *Schlaflabors* ist erforderlich.

Stridor

Ein **Stridor** (lat. Zischen, Pfeifen) ist ein pfeifendes Atemgeräusch infolge Verengung der Atemwege. Patienten mit Stridor leiden meist gleichzeitig unter Dyspnoe (☞ 4.2.3).

⚠ Notfall! Erstmaßnahmen bei Atemnot
- Über die Rufanlage Alarm auslösen
- Atemunterstützende Lagerungen einsetzen oder „Haltung einnehmen lassen", Patienten zu ökonomischer Atmung anleiten, z.B. zur *dosierten Lippenbremse*
- Beengende Kleidung entfernen, evtl. Fenster öffnen
- Auf Arztanordnung Sauerstoff geben. **Vorsicht:** Wird der Patient dann plötzlich ruhiger, kann dies für eine Verbesserung der Atemnot sprechen, aber auch ein Hinweis auf einen Anstieg des pCO_2 (Kohlendioxidpartialdruckes) sein, da durch die Sauerstoffgabe der Atemantrieb Sauerstoffmangel wegfällt. In diesem Fall trübt der Patient zunehmend ein
- Je nach Zustand Verlegung des Patienten auf die Intensivstation oder Intubation vorbereiten
- Bewußtseinslage, Hautfarbe, Atmung, Blutdruck und Pulsfrequenz engmaschig kontrollieren.

Ein Stridor gibt erste Hinweise auf die Krankheitslokalisation:
- Ein *inspiratorischer Stridor* tritt auf bei einer Verengung der oberen Luftwege, z.B. Kompression der Trachea von außen bei Schilddrüsenvergrößerung oder teilweiser Verlegung der Stimmritze (Glottis) bei Stimmbandlähmung
- Ein *exspiratorischer Stridor* ist am ehesten durch eine Verengung der Bronchien, etwa beim Asthma bronchiale (☞ 4.6.1), bedingt
- Auch ein *gemischter Stridor* ist möglich.

Rasselgeräusche

Bei **Rasselgeräuschen** *(RG)* handelt es sich um pathologische Atemgeräusche, die im Bereich der Bronchien entstehen:
- **Trockene RG** sind Folge schwingender Schleimfäden in den Luftwegen, etwa beim Asthma bronchiale (☞ 4.6.1) oder einer obstruktiven Bronchitis (☞ 4.6.2). Je nach Klangqualität werden *Pfeifen*, *Giemen* und *Brummen* unterschieden
- **Feuchte fein-, mittel- oder grobblasige RG** sind durch Flüssigkeitsansammlung in Luftwegen oder Lungenbläschen bedingt. Durch die strömende Atemluft kommt es zur Blasenbildung. Feuchte RG sind am ehesten mit dem Perlen von Mineralwasser zu vergleichen, können aber auch brodelnden Charakter haben
- Eine Sonderstellung nimmt das **Pleurareiben** ein, das bei einer Pleuraentzündung (☞ 4.11.1) zu hören ist und an das Knarren von Leder erinnert.

Rasselgeräusche werden mit Hilfe der Lungenauskultation (☞ 4.4.1) differenziert und dokumentiert.

4.2.5 Husten

> ⊡ **Husten:** Heftige Ausatmung gegen die zunächst geschlossene, dann plötzlich geöffnete Stimmritze (Glottis), wobei der ausströmende Atem Geschwindigkeiten bis 1000 km/Std. erreichen kann.

> ℧ Husten kann Ausdruck einer harmlosen Erkältung, aber auch Anzeichen einer ernsten Erkrankung wie z.B. eines Bronchialkarzinoms sein. Daher wird jeder Husten, der länger als 3 – 4 Wochen anhält, diagnostisch abgeklärt.

Der Hustenreflex ist ein Schutzreflex, der die Atemwege von Fremdkörpern und anderen schädigenden Reizen freihält. Man unterscheidet den:
- **Akuten Husten** (z.B. bei einer akuten Bronchitis oder Lungenentzündung)
- **Chronischen Husten** (z.B. bei langjährigem Rauchen, Tuberkulose oder Bronchialkarzinom)
- Anfallsweise **rezidivierenden Husten** (z.B. bei Asthma bronchiale).

Ein trockener Reizhusten tritt vor allem zu Beginn einer Bronchitis und bei chronischen Reizungen auf, aber auch beim Keuchhusten und Bronchialkarzinom. Er wird auch als **unproduktiver Husten** bezeichnet. Wird beim Husten Sekret aus dem Bronchialbaum in die oberen Luftwege befördert, bezeichnet man diesen Husten als **produktiv**.

4.2.6 Sputum

> ⊡ **Sputum** *(Auswurf, Expektoration):* Ausgehustetes Bronchialsekret. Abgesehen von geringen Mengen gelegentlichen, glasig-hellen Sputums immer pathologisch.

Neben Menge, Farbe und Geruch sind mögliche Beimengungen bedeutsam. Mit dem bloßen Auge können Blut, Gewebeteile, Eiter oder Nahrungsreste erkannt werden.

Sputum kann folgende Veränderungen aufweisen:
- Zäh-fadenziehendes, glasiges Sputum ist beispielsweise beim Asthma bronchiale (☞ 4.6.1) zu beobachten
- Vor allem morgens auftretende größere Mengen weißlichen Schleims beim sog. Raucherhusten sind Zeichen einer chronischen Bronchitis (☞ 4.6.2) durch das Rauchen
- Gelblicher oder gelbgrün-eitriger Auswurf mit oft leicht süßlichem Geruch ist Hinweis auf eine bakterielle Infektion der Atemwege

- Dünnflüssiges oder schaumiges, leicht blutiges Sputum tritt z.B. beim akuten Lungenödem auf (☞ 2.6.3)
- Rotbraune Verfärbungen des Sputums deuten auf Blutbeimengungen hin und können z.B. bei Lungenentzündungen (☞ 4.5.3) und Bronchialkarzinom (☞ 4.8) auftreten
- Ein fade-süßlicher Geruch des Sputums spricht für bakteriell-entzündliche Erkrankungen, ein übelriechend-fauliger Geruch für Gewebszerfall wie etwa beim Karzinom.

Die Menge des Sputums kann bei massiven Infekten oder Bronchiektasen (☞ 4.15) bis zu 2 l täglich betragen. Dann muß die Sputummenge auch in einer evtl. Flüssigkeitsbilanz berücksichtigt werden.

Hämoptyse und Hämoptoe

> ⊡ **Hämoptyse:** Aushusten von blutigem Sputum oder geringen Blutmengen.
>
> **Hämoptoe:** Aushusten größerer Blutmengen.

Bereits eine starke Bronchitis oder eine Pneumonie können zu einer Hämoptyse führen, manchmal nur als rotbraune Fädchen sichtbar. Besonders bei älteren Menschen ist blutiges Sputum aber oft Zeichen einer schweren Erkrankung wie beispielsweise eines Bronchialkarzinoms oder eines Lungeninfarktes. Die Ursache eines Bluthustens kann auch *außerhalb* der Lunge liegen. So können beispielsweise Herzerkrankungen mit Lungenstauung (☞ 2.6.2) oder Gerinnungsstörungen (☞ 9.8) zu blutigem Sputum führen.

> 🄻 **Notfall! Erstmaßnahmen bei Hämoptoe**
> Jede Hämoptoe ist ein Notfall, da eine starke, lebensgefährliche Blutung, ein **Blutsturz**, droht:
> - Sofortige Benachrichtigung des Arztes
> - Oberkörperhochlagerung
> - Beruhigung des Patienten
> - Auffangen des Blutes, etwa in einer Nierenschale
> - Evtl. Absaugen des Sekrets
> - Mundpflege.

Das Bluthusten ist von der **Hämatemesis**, dem *Bluterbrechen* (☞ 5.2.5), abzugrenzen: Stammt das Blut aus dem Magen, so ist es durch Einwirkung des sauren Magensafts meist schwärzlich und erinnert an Kaffeesatz. Bei einer Ösophagusvarizenblutung (☞ 6.4.6) dagegen ist es hellrot-schaumig, und die Blutung ist meist erheblich. Auch Blutungen aus Nase oder Rachen können mit dem Aushusten von Blut verwechselt werden.

Ⓢ Hämoptoe und Hämatemesis lassen sich mit einem Streifen Indikatorpapier unterscheiden: Blut aus dem Magen reagiert sauer (pH < 7), Blut aus den Luftwegen dagegen alkalisch (pH > 7).

Sputumgewinnung

Zur Laboruntersuchung eignet sich am besten **Morgensputum** *(Nüchternsputum)*, d.h. Sekret, das vor dem Frühstück und vor dem Zähneputzen ohne Speichel in einem sterilen, beschrifteten Gefäß aufgefangen wurde. Wichtig ist, daß der Patient nicht einfach Speichel ausspuckt, sondern mit Hilfe geeigneter Abhustetechniken Sekret aus den unteren Abschnitten der Luftwege abhustet.

Kann nicht genug Sputum gewonnen werden, sind evtl. sekretlösende Maßnahmen angezeigt. Evtl. verordnet der Arzt auch entsprechende Medikamente.

Ist auch dies erfolglos, muß ein bronchoskopisches Absaugen von Sekret in Betracht gezogen werden.

4.2.7 Atemgeruch

Der Atem des Gesunden ist nahezu geruchlos.

Ein (unangenehmer) Geruch der Ausatmungsluft ist oft Hinweis auf eine Krankheit:

- **Azetongeruch** ist typisch für das *diabetische Koma* (☞ 8.5.3) und tritt dann häufig zusammen mit einer Kussmaul-Atmung (☞ 4.2.1) auf. Er kann aber auch auf langandauernden Hunger hinweisen. Vergleichbar ist der Geruch mit dem Obstgeruch fauler Äpfel
- **Ammoniakgeruch** erinnert an den Geruch von Salmiakgeist. Er kommt z.B. beim Leberkoma (☞ 6.4.6) vor
- **Fade-süßlicher Geruch** (Eitergeruch) kennzeichnet bakterielle Infektionen wie etwa eine *Bronchitis* (☞ 4.5.2) oder *Pneumonie* (☞ 4.5.3)
- **Fäulnisgeruch** ist übelriechend und jauchig-stinkend und Hinweis auf Zerfallsprozesse im Atemsystem (z.B. bei *Bronchialkarzinom*, ☞ 4.8)
- **Urinöser Geruch** tritt als Zeichen einer Urämie (☞ 7.14) im Endstadium einer *Niereninsuffizienz* auf.

Übler Mundgeruch **(Foetor ex ore)** kann auch durch Erkrankungen im Mund-Rachen-Raum (Angina, kariöse Zähne) oder im Verdauungstrakt (insbesondere bakterielle Besiedlung des Magens mit dem Bakterium *Helicobacter pylori)*, durch Ernährung mit viel Knoblauch oder durch längeres Fasten bedingt sein

4.3 Pflege bei Lungenerkrankungen

Zentrales Pflegeziel bei Patienten mit **Lungenerkrankungen** ist die Erleichterung und Verbesserung der Atmung, z.B. durch psychischen Beistand und atemunterstützende Maßnahmen. An speziellen Maßnahmen sei hier die Pleuradrainage hervorgehoben, die z.B. bei einem Pneumothorax (☞ 4.9) angewandt wird.

4.3.1 Pflege bei Pleuradrainage

Prinzip der Pleuradrainage

Pleura- oder **Thoraxdrainagen** dienen der Ableitung von Blut, Sekreten oder Luft aus der Pleurahöhle. Synonym wird heute vielfach der Ausdruck **Bülau-Drainage** verwendet, der sich ursprünglich nur auf auf eine spezielle Technik der Pleuradrainage bezog.

Der Drainageschlauch wird an das geschlossene Absaugsystem (z.B. Pleura-evac-System®) angeschlossen und das Sekret oder Blut in den Sammelkammern aufgefangen.

Die Luft, z.B. bei einem Pneumothorax, entweicht in die Kammer mit dem destillierten Wasser (**Wasserschloß**), steigt im Wasser auf und wird über die angeschlossene elektrische Saugpumpe oder einen Vakuum-Wandanschluß abgesaugt. Der Weg zurück durch das Wasser in die Sammelkammern bleibt der einmal entwichenen Luft verschlossen, d.h. sie kann nicht mehr in den Pleuraspalt zurückgelangen.

Die Sogstärke wird entweder durch die Füllhöhe in der Saugkontrollkammer (bei *nasser Saugung*) oder durch das mechanische Manometer am Drainagesystem (bei *trockener Saugung*) reguliert. Meist wird ein Sog von 15 – 20 cm Wassersäule eingestellt.

Die Summe aus der eingestellten Sogstärke und der Höhe der Wassersäule im Wasserschloß entspricht in etwa dem Unterdruck im Thorax des Patienten. Ist der Sog im Absaugsystem bzw. der Unterdruck im Thorax zu hoch, kann er durch Druck auf ein Ventil (Hochnegativitäts-Entlastungsventil) ausgeglichen werden.

Legen einer Pleuradrainage
🔖 Vorbereitung

- *Benötigtes Material richten:* Hautdesinfektionsmittel, Lokalanästhetikum mit 10 ml-Spritze und Kanülen zur Infiltrationsanästhesie, Skalpell, steriles Lochtuch, sterile Handschuhe, Thorax-Drainageschlauch (mit Mandrin), ggf. Kornzange, Saugpumpe (alternativ: Vakuumanschluß), geschlossenes Absaugsystem, Nahtmaterial, sterile Kompressen (diese auf 2,5 x 2,5 cm zurechtschnei-

den), 2,5 cm breites Pflaster (z.B. Omnipor® oder Omniplast®), Verbandsschere
- *Saugung vorbereiten:* Schläuche verbinden, Wasserschloß (2 cm Wasserpegel) und Saugkontrollkammer (bis zur 20 cm-Marke) mit sterilem Wasser auffüllen, Saugung überprüfen
- *Aktuelle Röntgenaufnahme des Thorax* bereitlegen
- *Patienten vorbereiten:* Evtl. Prämedikation und Hustendämpfer verabreichen sowie Punktionsstelle rasieren. Patienten möglichst halbsitzende Lagerung einnehmen lassen. Patienten über Funktion der Saugung und die dabei entstehenden Geräusche informieren.

Durchführung

Während der Arzt die Pleuradrainage legt, beruhigt eine Pflegekraft den Patienten (z.B. durch Halten der Hände), und eine andere reicht das benötigte Material an.

Nachsorge
- Patienten in Rückenlage mit leicht erhöhtem Oberkörper lagern
- Drainage mit Pflaster fixieren. Dazu die zurechtgeschnittenen 2,5 x 2,5 cm-Kompressen einschneiden und versetzt um die Drainageaustrittsstelle legen. Vier 8 – 10 cm lange Pflasterstreifen abschneiden und sie etwa in der Mitte in dem Abstand 1,5 cm tief einschneiden, der dem Durchmesser des Drainageschlauches entspricht. Diese von vier Seiten so um die Drainageaustrittsstelle legen, daß der eingeschnittene Teil am Drainageschlauch und der restliche Teil des Plasters auf den Kompressen und der Haut klebt. Anschließend einen schmalen Pflasterstreifen zirkulär um die mit Pflaster bedeckte Stelle des Drainageschlauches kleben
- Sog der Drainage kontrollieren

- Vitalzeichen überprüfen
- Röntgenaufnahme des Thorax zur Lagekontrolle der Drainage organisieren
- Bei Schmerzen angeordnete Medikamente geben (Bedarfsmedikation)
- Patienten auf Nachblutungen kontrollieren.

Pflege bei liegender Pleuradrainage

Allgemeine Maßnahmen
- Alle Prophylaxen, insbesondere Pneumonieprophylaxe
- Kontrolle von Atmung, Puls, RR, Temperatur und Allgemeinbefinden
- Unterstützung bei der Körperpflege.

Spezielle Maßnahmen

Unabhängig von der Art des Systems sind während der Liegezeit einer Pleuradrainage folgende Pflegemaßnahmen erforderlich:

- Die Drainageaustrittsstelle wird nach Bedarf verbunden. Sind der Verband und die umliegende Haut unauffällig, braucht der Verband nicht gewechselt zu werden. Der Verbandswechsel erfolgt unter aseptischen Bedingungen. Dabei ist die Wunde auf Infektionszeichen (z.B. Rötung) und Zeichen einer Blutung oder eines Hautemphysems (Schwellung, auf Druck typisches Knistern) zu kontrollieren und die Befunde zu dokumentieren
- Die Drainage darf nicht in Schleifen durchhängen, da dies die Sogstärke beeinflußt

Folgende Parameter werden regelmäßig überprüft:
- **Sogstärke**. Bei angeschlossener Saugung und einem leichten Sprudeln ist der Flüssigkeitspegel ein ungefähres Maß für die Saugleistung (normalerweise 20 cm Wassersäule)

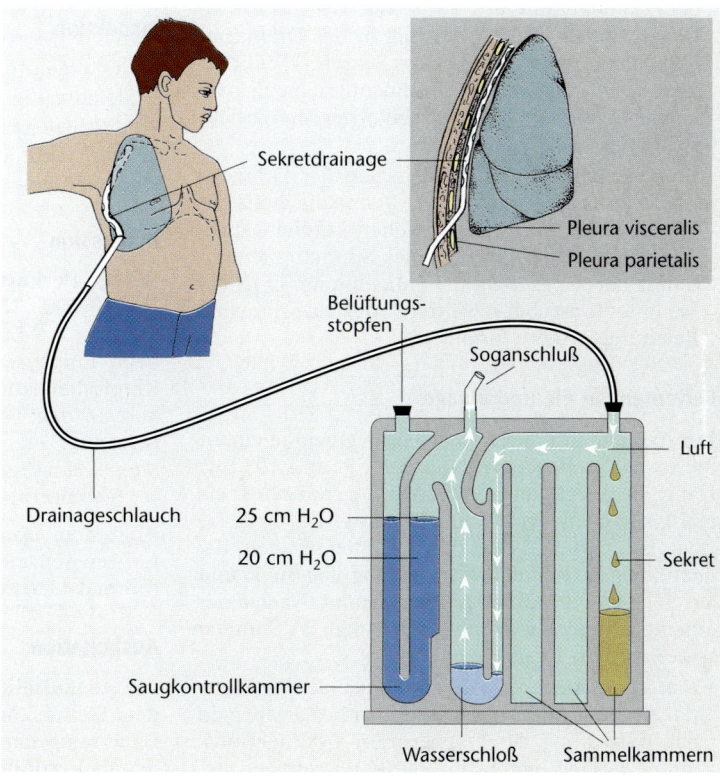

Abb. 4.5: Das Prinzip der Pleuradrainage. [L 215]

- **Wasserstand im Wasserschloß und in der Saug-kontrollkammer**. Ist der Wasserstand durch Verdunstung gesunken, Flüssigkeit nur bei unterbrochener Saugung auffüllen. Atemsynchrone Schwankungen des Wasserspiegels im Wasserschloß sind normal. Sind keine atemsynchronen Schwankungen im Wasserschloß zu beobachten, ist das System zwischen Patient und Wasserschloß verstopft oder abgeknickt. Dann den Drainageschlauch kontrollieren. Bei unauffälligem Schlauch probieren, ob Lagewechsel oder Atemübungen helfen
- **Durchgängigkeit des Systems**. Ein vernehmbares Blubbern im Wasserschloß bei einem Pneumothorax (oder bei älteren Absaugsystemen) ist normal. Blubbert das Wasserschloß in einem geschlossenen System, obwohl kein Pneumothorax vorliegt, ist die Schlauchverbindung zwischen Patient und Absaugsystem undicht oder es besteht ein Leck innerhalb der Pleurahöhle („Fistelbildung"). Dann körpernah abklemmen. Blubbert es danach nicht mehr, ist das Leck innerhalb der Pleurahöhle oder an der Punktionsstelle (Arzt informieren). Blubbert es weiter, nach Leck im Schlauchsystem suchen
- Das Absaugsystem wird am Bett befestigt. Es sollte immer unter Patientenniveau hängen, um ein Zurücklaufen von Sekret zu verhindern (hängt es über Patientenniveau, kann der hydrostatische Druck stärker sein als der Sog in der Drainage). Menge und Beschaffenheit des Sekretes (Wundsekret, Blut, Eiter) werden dokumentiert, die Sekretmenge bei einer Flüssigkeitsbilanzierung berücksichtigt
- Bei versehentlichem Rausrutschen der Drainage wird sofort ein Verband angelegt und die Stelle mit Folie oder breiten Pflasterstreifen luftdicht abgedeckt (wegen der Gefahr eines Spontanpneumothorax allerdings nicht bei Patienten mit frischem Pneumothorax oder während der maschinellen Beatmung). Arzt informieren.

Entfernen der Pleuradrainage

Der Arzt entfernt die Drainage nach einem Pneumothorax in der Regel zwischen dem 5. und 10. Tag. Hat er sie gelegt, um Sekret abzusaugen, zieht er sie meist zwischen dem 7. und 14. Tag. Bevor er sie zieht, läßt er den Thorax des Patienten röntgen. Bei unauffälligem Befund wird der Sog abgestellt und anschließend die Drainage abgeklemmt. Nach einer erneuten Röntgenaufnahme der Lunge 24 Stunden später wird die Drainage entfernt:

- *Benötigtes Material:* Abwurf für gebrauchte Materialien, unsterile Kompressen und Wundbenzin zur Entfernung der Pflasterreste, Desinfektionsmittel, sterile Kompressen, sterile Wattträger, sterile Handschuhe, sterile Pinzette und Schere,

Nahtmaterial, Verbandsmaterial (Kompressen und Fixiervlies, z.B. Omnifix®, oder Pflaster für Dachziegelverband)
- *Durchführung:* Nach Entfernung der Fixierung und der Hautdesinfektion zieht der Arzt die Drainage zügig heraus und verschließt die Drainageaustrittsstelle sofort mit ein bis zwei Hautnähten. Es folgen das Anlegen eines sterilen Verbandes und die Röntgenkontrollaufnahme des Thorax.

4.4 Diagnostik bei Lungenerkrankungen

4.4.1 Anamnese und körperliche Untersuchung der Lunge

Anamnese

Von Interesse sind Herzerkrankungen, frühere allergische Erkrankungen, Tuberkulose, Tumoren (Lungenmetastasen?) und tiefe Beinvenenthrombosen. Entscheidend interessiert schließlich, ob, seit wann und wieviel der Patient raucht, da Rauchen einer der Hauptrisikofaktoren für das Bronchialkarzinom, die chronisch obstruktive Bronchitis und das Emphysem ist.

Inspektion

- Thoraxdeformitäten, z.B. Trichterbrust
- Gleichmäßigkeit der Atembewegungen
- **Paradoxe Atmung**, z.B. bei einem Pneumothorax. Dabei wird die betroffene Thoraxhälfte beim Einatmen kleiner und beim Ausatmen größer.

Perkussion

Bei der **Perkussion** der gesunden Lunge ergibt sich ein typischer Klopfschall, der als **sonor** bezeichnet wird. Ist der Luftgehalt der Lunge erhöht (wie z.B. beim Emphysem oder Pneumothorax), so ist der Klopfschall lauter und tiefer **(hypersonor)** und erinnert an den Ton, den das Beklopfen einer leeren Schachtel erzeugt. Bei einer Lungenentzündung oder einem Erguß ist der Schall dagegen deutlich leiser **(gedämpft)**.

Außerdem können mit Hilfe der Perkussion die Lungengrenzen und ihre Atemverschieblichkeit (normal 4 – 6 cm) bestimmt werden.

Auskultation

Die **Auskultation** (das „Abhorchen") der Lunge mit dem Stethoskop zeigt beim Gesunden während der Einatmung ein leises, rauschendes Atemgeräusch, das als **Vesikuläratmen** bezeichnet wird. Pathologische Auskultationsbefunde sind:

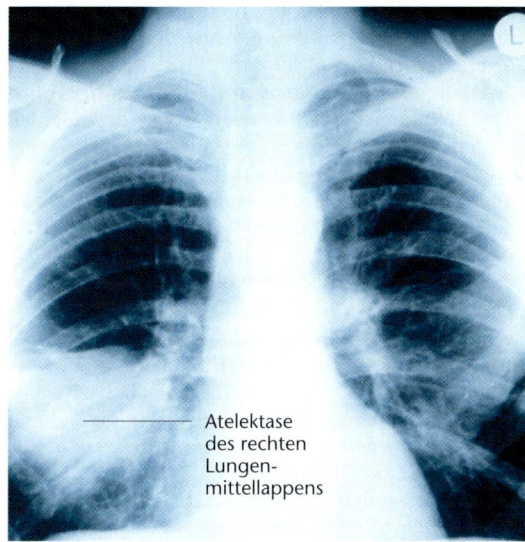

Atelektase
des rechten
Lungen-
mittellappens

Abb. 4.6: Röntgenaufnahme des Thorax bei einem 57jährigen Patienten mit Bronchialkarzinom.
Deutlich ist eine Atelektase (= nicht belüftete Lungenabschnitte mit kollabierten Alveolen) des rechten Mittellappens zu erkennen, die zu einer Verdichtung (im Röntgenbild Aufhellung) des entsprechenden Lungenareals führt.
Die Atelektase ist Folge des tumorbedingten Verschlusses des dazugehörenden Bronchus. [T 127]

- Über kollabierten Lungenpartien oder beim Emphysem ist das **Atemgeräusch abgeschwächt,** bei großen Ergüssen fehlt es völlig

- Ein fauchendes **Bronchialatmen** ist beim Gesunden nur über der Luftröhre und den Hauptbronchien zu hören und spricht ansonsten z.B. für eine Lungenentzündung.

Ebenfalls pathologisch sind sämtliche *Neben-* oder **Rasselgeräusche** (RG, ☞ 4.2.4).

4.4.2 **Bildgebende Diagnostik**

Konventionelles Röntgen

Die häufigste radiologische Untersuchung zur Diagnostik von Lungenerkrankungen ist die **Röntgennativaufnahme des Thorax** in zwei Ebenen (von hinten und von der Seite, ☞ Abb. 4.6). Wenn irgend möglich, sollte der Patient bei der Röntgenaufnahme stehen, da dies die Beurteilbarkeit verbessert.

Flächige Verschattungen oder Verdichtungen, die im Röntgenbild hell erscheinen, können z.B. durch eine Lungenentzündung oder eine Lungenstauung bedingt sein. Runde Gebilde haben oft einen Tumor oder eine Tuberkulose zur Ursache. Bei einem Pneumothorax ist der betroffene Bezirk völlig schwarz, und die feine Zeichnung der gesunden Lunge fehlt. Eine Verbreiterung des Lungenhilus ist häufig Folge von Tumoren oder Lymphknotenvergrößerungen.

Eine besondere Vorbereitung des Patienten ist nicht erforderlich.

Tomographie

Bei der **Tomographie** *(Schichtaufnahme)* wird nicht der gesamte Thorax abgebildet, sondern nur auf eine Schicht „scharfgestellt". Die Tomographie

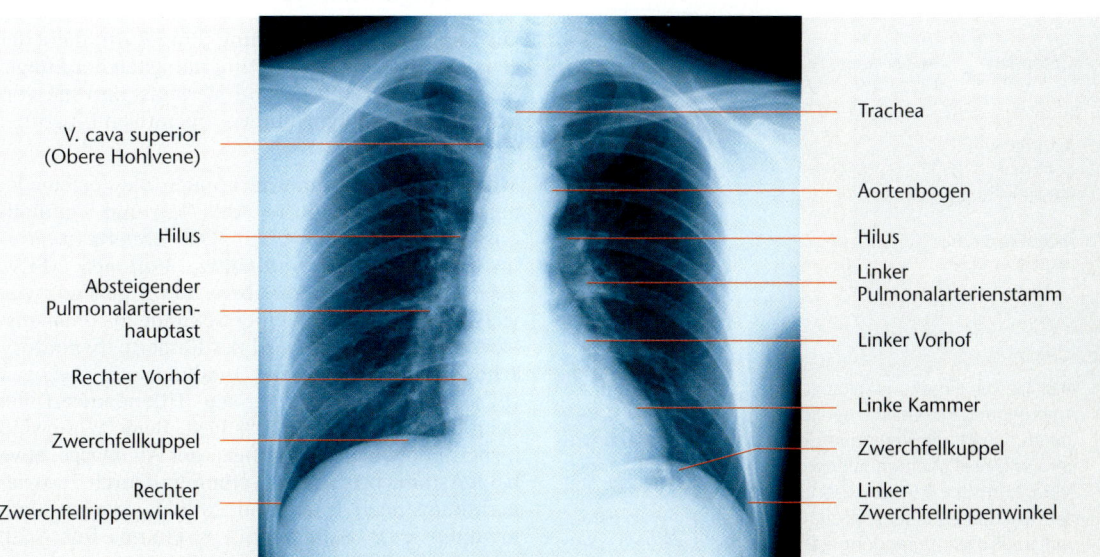

V. cava superior
(Obere Hohlvene)

Hilus

Absteigender
Pulmonalarterien-
hauptast

Rechter Vorhof

Zwerchfellkuppel

Rechter
Zwerchfellrippenwinkel

Trachea

Aortenbogen

Hilus

Linker
Pulmonalarterienstamm

Linker Vorhof

Linke Kammer

Zwerchfellkuppel

Linker
Zwerchfellrippenwinkel

Abb. 4.7: Röntgennativaufname des Thorax, p.a.-Aufnahme (posterior-anteriorer Strahlengang), Normalbefund. [D 200]

wird zur Ausblendung von Überlagerungen vor allem bei Verdacht auf (tuberkulöse) Kavernen (☞ 4.5.4) oder Prozesse am Lungenhilus eingesetzt.

Durchleuchtung

Bei einer **Durchleuchtung** werden die Thorax- und Lungenbewegungen während der Atmung kontinuierlich beobachtet.

CT und MRT

CT und **MRT** (☞ 1.5.4 bzw. 1.5.5) werden in erster Linie bei Verdacht auf bösartige Tumoren eingesetzt. Sie erlauben insbesondere eine Darstellung des Mediastinums und kleiner Lungenveränderungen, was mit anderen Methoden kaum möglich ist.

Nuklearmedizinische und Kontrastmitteluntersuchungen

Drei Spezialuntersuchungen stellen die Lungendurchblutung bzw. -belüftung bildlich dar:

- Die **Lungenperfusionsszintigraphie** (☞ Abb. 4.10) macht die Lungendurchblutung sichtbar und wird in erster Linie bei Verdacht auf Lungengefäßerkrankungen (z.B. Lungenembolie, ☞ 4.10.1) angewandt. Dem Patienten wird intravenös eine radioaktive Substanz gespritzt, die sich in durchbluteten Lungenkapillaren absetzt. Die Radioaktivität über der Lunge wird z.B. mit einer Gammakamera registriert. Eine Vorbereitung des Patienten für die Untersuchung ist nicht erforderlich

- Da auch eine mangelhafte Belüftung der Lunge reflektorisch zu einer Minderdurchblutung der betreffenden Lungenabschnitte führt, ist manchmal zusätzlich eine **Lungenventilationsszintigraphie** zur Belüftungsdarstellung angezeigt, bei der der Patient die radioaktive Substanz einatmet. Während bei einer Embolie die Durchblutung, nicht aber die Belüftung der Lunge gestört ist, fallen beispielsweise bei einem zentral sitzenden Bronchialkarzinom (☞ 4.8) oder Bronchiektasen (☞ 4.15) beide Untersuchungen pathologisch aus

- Die *digitale Subtraktionsangiographie* der A. pulmonalis (kurz **Pulmonalis-DSA**) ist die sicherste, aber auch invasivste Methode zum Nachweis einer Lungenembolie (☞ 4.10.1). Dabei wird ein Katheter über eine zentrale Vene bis in die Pulmonalarterie vorgeschoben und dann Kontrastmittel zur Gefäßdarstellung gespritzt (Pflege, ☞ 1.5.3). Thromben stellen sich als Defekte im Kontrastmittelstrom dar.

Sonographie

Die **Sonographie** (☞ 1.5.7) erlaubt die Diagnose und Punktion von Pleuraergüssen und die gezielte Punktion von Tumoren der Thoraxwand (☞ 4.11.3). Auch brustwandnahe Tumoren sind oft gut darstellbar. Die Untersuchung ist für den Patienten nebenwirkungs- und schmerzfrei. Insgesamt hat die Sonographie in der Lungenheilkunde einen relativ geringen Stellenwert, verglichen beispielsweise mit der Untersuchung bei Erkrankungen der Bauch- und Beckenorgane.

4.4.3 Lungenfunktionsdiagnostik

Die **Lungenfunktionsprüfung** (kurz *Lufu*) dient der genauen Messung der Leistungsfähigkeit der Lunge. Sie wird zur Diagnose und Verlaufskontrolle von Lungenerkrankungen und vor operativen Eingriffen eingesetzt.

Mit Hilfe der **Spirometrie** können die verschiedenen **Lungenvolumina** (☞ Abb. 4.9) und Ventilationsgrößen gemessen werden. Das *forcierte exspiratorische* bzw. *inspiratorische Volumen* (**FEV_1** = *Einsekundenkapazität* bzw. **FIV_1**) gibt an, wieviel Luft der Patient in einer Sekunde maximal aus- bzw. einatmen kann. Wird das forcierte exspiratorische Volumen auf die Vitalkapazität bezogen (FEV_1/VC), ergibt sich der sog. **Tiffeneauwert**, der beim Gesunden bei ca. 70% liegt. Beide Werte sind insbesondere bei Verengungen der Atemwege, etwa beim Asthma bronchiale, verändert. Durch Testwiederholung nach Inhalation eines β_2-Sympathomimetikums (z.B. Salbutamol®, ☞ Pharma-Info 4.29) kann getestet werden, ob sich die verengten Atemwege wieder erweitern können.

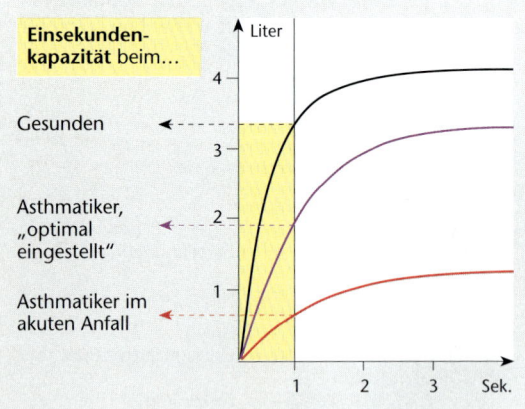

Abb. 4.8: Die Einsekundenkapazität ist das unter maximaler Anstrengung innerhalb einer Sekunde ausatembare Gasvolumen. Durch die Verengung der Luftwege bei Asthmatikern und bei Patienten mit chronisch-obstruktiver Lungenerkrankung (☞ 4.6) ist besonders die Ausatmung behindert. Die Einsekundenkapazität gibt einen Hinweis darauf, wie stark diese Verengung ist. Je flacher die Kurve, desto größer ist der Strömungswiderstand in den Atemwegen. [B 101]

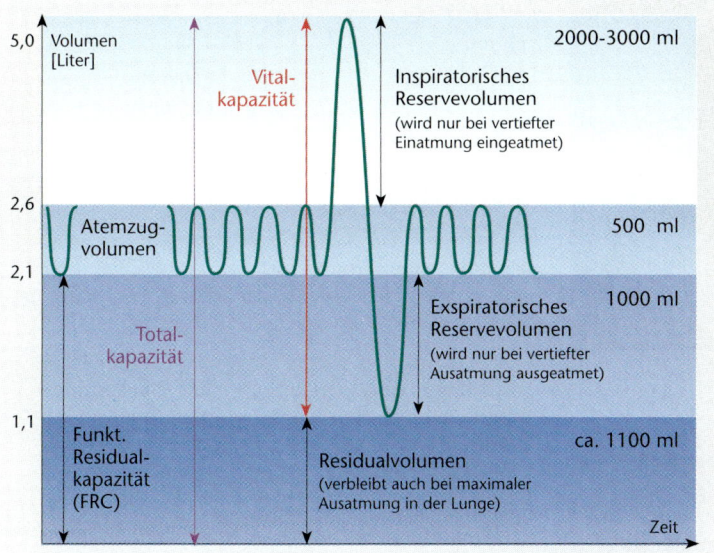

Abb. 4.9: Statische Atemvolumina des Gesunden bei Ruheatmung und bei vertiefter Ein- und Ausatmung. [B 101]

Aus Abweichungen der einzelnen Lungenvolumina vom jeweiligen Normwert kann auf die Art der Lungenveränderung geschlossen werden.

Die **Ganzkörperplethysmographie** ist eine aufwendige Methode, die die Berechnung des *Atemwegswiderstandes* (**Resistance**) in Ruhe ermöglicht. Dabei sitzt der Patient in einer geschlossenen Kammer, und Kammerdruck und Atemstrom am Mund des Patienten werden ständig gemessen.

Ein einfaches Gerät, das vielfach auf Station vorhanden ist, ist der

Peak-flow-Meter. Das ungefähr handgroße Gerät mißt den Höchstwert des Ausatmungsstroms bei forcierter Ausatmung (☞ Abb. 4.11) und ermöglicht damit eine einfache Therapiekontrolle z.B. bei Asthmatikern.

🖿 Aufgaben des Pflegepersonals

Größe, Gewicht, Geschlecht und Alter des Patienten werden dokumentiert, da alle Lungenvolumina und damit die exakte Auswertung der Untersuchung von diesen Faktoren abhängig sind.

4.4.4 Blutgasanalyse

> :: **Blutgasanalyse** *(BGA):* Messung der **Partialdrücke** (d.h. der *Teilkonzentrationen*) der Atemgase im arteriellen oder arterialisierten Blut.
> Zusätzlich wird meist der pH-Wert und das *Standardbikarbonat* (wirkungsvollstes Puffersystem des Blutes) des Blutes bestimmt, da Blutgase und Säure-Basen-Haushalt eng zusammenhängen.

Die BGA erlaubt eine Beurteilung des Gasaustausches in der Lunge. Hierfür ist arterielles Blut oder arterialisiertes Kapillarblut erforderlich.

Die Normwerte der Partialdrücke sind altersabhängig, einen Überblick gibt Tabelle 4.15.

Arterielle Blutentnahme

Die Arterienpunktion ist eine ärztliche Aufgabe. Meist wird die A. radialis im Handgelenkbereich oder die A. femoralis im Leistenbereich punktiert.

Nach der Punktion ist eine Kompression der Punktionsstelle für mindestens fünf Minuten erforderlich, da sich sonst große Blutergüsse bilden können. Auch danach muß die Punktionsstelle noch auf Nachblutungen kontrolliert werden. An der punktierten Extremität müssen zunächst stündlich Puls und Hautdurchblutung geprüft werden.

Das gefüllte BGA-Röhrchen wird nach der Punktion sofort luftdicht verschlossen und (gekühlt) zum Labor gebracht.

Für die korrekte Auswertung der BGA sind zusätzlich (für Patienten unter Sauerstofftherapie) die O_2-Konzentration der Atemluft und (bei Fieber) die Körpertemperatur des Patienten zu notieren.

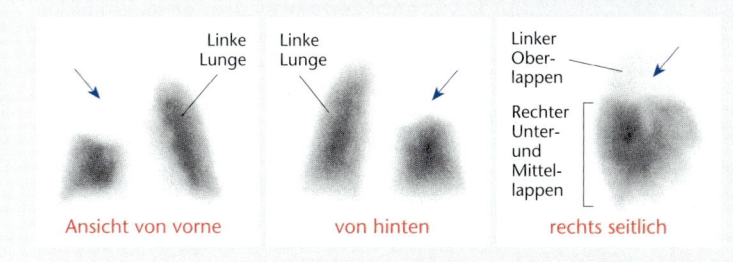

Abb. 4.10: Lungenperfusionsszintigraphie bei einem Patienten mit Lungenembolie. Nicht durchblutete Lungenbezirke stellen sich im Lungenszintigramm als weiße Flächen dar (Pfeile). In diesem Fall besteht eine Embolie der Arterie, die den rechten Oberlappen versorgt. [T 165]

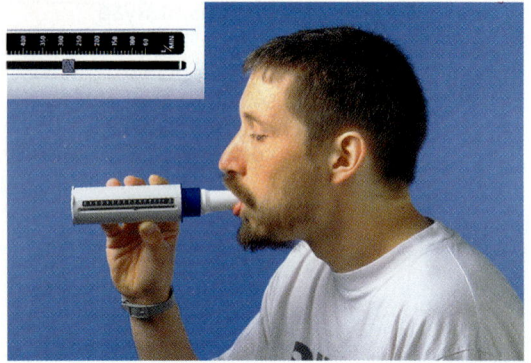

Abb. 4.11: Peak-flow-Meter. [K 183]

Normwerte:	
pH art.	7,36–7,44
p_aO_2 (art. pO_2)	70–110 mmHg (9,5–14,5 kPa)
p_aCO_2 (art. pCO_2)	35–45 mmHg (4,6–6,1 kPa)
Standardbikarbonat (HCO_3^-)	22–26 mmol/l

Tab. 4.15: Normwerte des pH, des arteriellen Sauerstoff- (p_aO_2) und Kohlendioxidpartialdruckes (p_aCO_2) sowie des Standardbikarbonats in arteriellen Blut. [B 200]

⊡ **Hypoxie:** Erniedrigung des Sauerstoffgehalts in einzelnen Körperregionen oder im Gesamtorganismus. Ursachen können z.B. Durchblutungsstörungen, Anämie oder Hypoxämie sein.

Hypoxämie: Erniedrigung des Sauerstoffpartialdruckes im arteriellen Blut (p_aO_2) auf Werte unter 70 mmHg.

Hypokapnie: Erniedrigung des Kohlendioxidpartialdrucks im arteriellen Blut (p_aCO_2) unter 35 mmHg. Durch Hyperventilation (☞ 4.2.1) oder metabolische Azidose mit respiratorischer Kompensation bedingt.

Hyperkapnie: Erhöhung des Kohlendioxidpartialdruckes im arteriellen Blut (p_aCO_2) auf über 45 mmHg. Hervorgerufen durch respiratorische Insuffizienz mit Hypoventilation (☞ 4.2.1) oder metabolische Alkalose mit respiratorischer Kompensation.

⚠ **Vorsicht! Blutspritzer bei Arterienpunktion**
Während der Punktion sollten sich der/die Punktierende und die Pflegekraft vor Blutspritzern schützen (Arteriendruck nicht unterschätzen).

Die Arterienpunktion ist für den Patienten belastend und trotz aller Vorsicht mit Risiken (Nachblutung, Embolie) behaftet. Daher wird häufig auf arterialisiertes Kapillarblut ausgewichen, das durch Einreiben der Blutentnahmestelle mit durchblutungsfördernden Salben und nachfolgende kapillare Blutentnahme gewonnen wird.

Durchführung der kapillaren Blutentnahme, ☞ 1.4.1

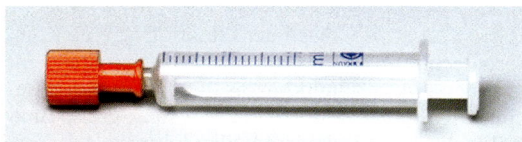

Abb. 4.12: Normale, heparinisierte 2 ml-Spritze mit rotem Stopfen als gasdichtem Verschluß zur BGA. [K 183]

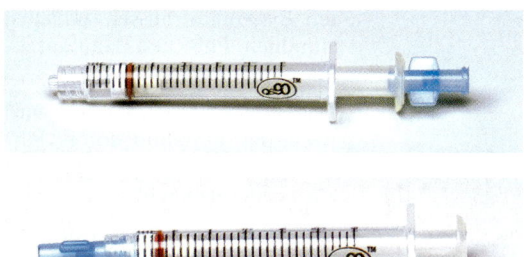

Abb. 4.13 – 4.14: Spezielles BGA-Röhrchen, dessen blauer Stopfen nach der Entnahme vom Kolben (oben) auf den Konus umgesteckt wird (unten). [K 183]

4.4.5 Endoskopische Untersuchungen

Bronchoskopie

Bei der **Bronchoskopie** werden (in Lokalanästhesie oder Vollnarkose) die Luftwege mit einem Spezialendoskop betrachtet. Die *diagnostische Bronchoskopie* (evtl. mit Biopsie) wird in erster Linie bei Verdacht auf bösartige Tumoren durchgeführt. Bei einer *therapeutischen Bronchoskopie* werden Fremdkörper entfernt, Tumoren z.B. mittels Laser verkleinert oder Schleim aus den Atemwegen abgesaugt.

Hauptkomplikationen einer Bronchoskopie sind Herzrhythmusstörungen, Blutungen, Infektionen, Asthmaanfälle, Perforationen oder Pneumothorax.

Vor der Untersuchung müssen Röntgen-Thorax, Lungenfunktionsprüfung, arterielle BGA, Gerinnungsstatus, Blutbild und Blutgruppe vorliegen und in manchen Fällen Erythrozytenkonzentrate bestellt werden.

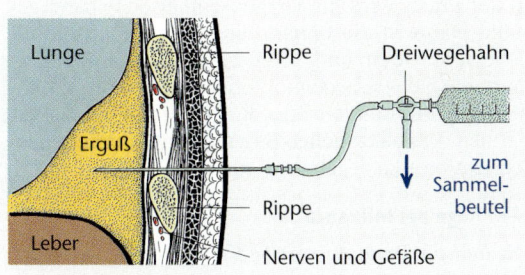

Abb. 4.16: Lage der Pleurapunktionsnadel nach der Punktion. Der Erguß wird mit der Spritze aspiriert und nach Umstellen des Dreiwegehahns in den Sammelbeutel gefüllt. [L 157]

Aufgaben des Pflegepersonals

Allgemeine Richtlinien für endoskopische Untersuchungen, ☞ 1.6

Nach dem Eingriff ist meist eine Bettruhe von wenigen Stunden angebracht. Die Vitalzeichen sollen engmaschig kontrolliert werden. Bis zum völligen Abklingen der Lokalanästhesie (ca. zwei Stunden) darf der Patient wegen der Aspirationsgefahr nicht essen oder trinken. Nach einer Vollnarkose sind diesbezüglich die Anordnungen des Anästhesisten zu beachten.

Bronchoalveoläre Lavage

Im Rahmen einer Bronchoskopie ist auch eine **bronchoalveoläre Lavage** (kurz *BAL*, auch *Bronchiallavage*) möglich. Dabei werden die Bronchien mit physiologischer Kochsalzlösung gespült, um einen Erreger bei Infektionen nachzuweisen oder Tumorzellen zu gewinnen. Auch eine *therapeutische* bronchoalveoläre Lavage kann manchmal notwendig sein, etwa um borkiges Sekret zu entfernen.

Mediastinoskopie

Eine **Mediastinoskopie** kann bei unklaren Lungenerkrankungen mit Vergrößerung der Hiluslymphknoten oder bei Krankheiten des Mediastinums angezeigt sein. Die Mediastinoskopie ist eine kleine Operation und erfordert eine Intubationsnarkose.

Aufgaben des Pflegepersonals

- Die Vorbereitung zur Mediastinoskopie entspricht der zu einer kleinen Operation
- Nach dem Eingriff wird der Patient in Oberkörperhochlage gelagert (mindestens 30°). Seine Vitalzeichen müssen zuerst halbstündlich und später stündlich kontrolliert werden
- Nach einigen Stunden (Arztanordnung) darf der Patient trinken
- Temperatur- und Wundkontrollen dienen der Früherkennung von Infektionen.

4.4.6 Pleurapunktion

Eine *diagnostische Pleurapunktion* wird bei Pleuraergüssen zur Artdiagnose des Ergusses durchgeführt (☞ Tab. 4.48). *Therapeutische Pleurapunktionen* dienen dem Ablassen des Ergusses oder der *Instillation* (dem Einbringen) von Medikamenten (z.B. Zytostatika bei Tumoren). Die Hauptkomplikationen der Pleurapunktion sind Pneumothorax (☞ 4.9), Blutungen aus der Punktionsstelle oder Infektionen.

Durchführung. Zunächst stellt der Arzt die Ergußlokalisation sonographisch oder durch Perkussion fest. Dann sticht er nach vorheriger Desinfektion und Lokalanästhesie der Punktionsstelle am Oberrand einer Rippe ein. Die Punktionsstelle liegt am Rücken zwischen hinterer Axillarlinie und Scapularlinie. Nach der Punktion wird die Stichstelle mit einem Pflasterkompressionsverband versorgt.

Aufgaben des Pflegepersonals

An *Materialien* werden benötigt:
- Steril abgepacktes Punktionsset
- Desinfektionsmittel (gefärbt), sterile Tupfer und Kompressen, steriles Abdecktuch
- Materialien für eine Lokalanästhesie
- Sterile Handschuhe, evtl. Mundschutz und Haube
- Drei beschriftete Untersuchungsröhrchen (je eins für Klinische Chemie, Pathologie und Mikrobiologie), nach Anordnung evtl. Blutkulturflaschen (anaerob und aerob)
- Evtl. Codein gegen Hustenreiz, Verbandmaterial (evtl. auch Nahtmaterial).

Nach der Untersuchung müssen Atmung, Puls, Blutdruck des Patienten engmaschig überwacht und der Wundverband regelmäßig kontrolliert werden.

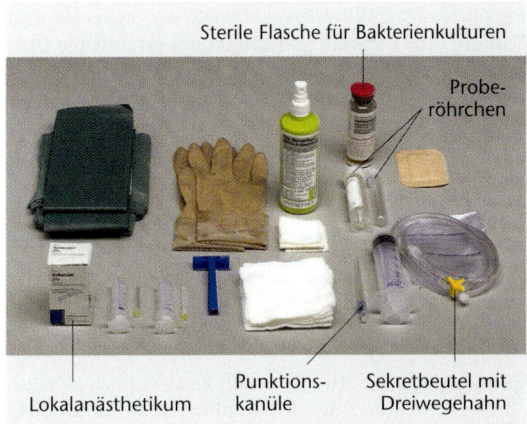

Abb. 4.17: Set Pleurapunktion. [K 183]

4.5 Infektiöse Erkrankungen der Atmungsorgane

4.5.1 Influenza und grippeähnliche „Erkältungskrankheiten"

Influenza

> ⊡ **Influenza** (*Virusgrippe, „echte Grippe"*): Akute Infektion der Atemwege, die den Patienten besonders durch ihre Komplikationen gefährdet. Influenza-Viren werden in erster Linie durch Tröpfcheninfektion übertragen und schädigen nicht nur die Schleimhäute der Atemwege, sondern bereiten auch Toxinen und Bakterien den Weg.

Todesfälle durch Influenza sind meldepflichtig (☞ 12.11).

⇨ Krankheitsentstehung

Die Influenza wird durch *Influenza-Viren der Typen A, B oder C* hervorgerufen. Da sich die Viren von Saison zu Saison stark verändern, ist eine erneute Erkrankung bereits nach relativ kurzer Zeit möglich.

🔲 Symptome, Befund und Diagnose

Nach einer Inkubationszeit von 1 – 3 Tagen bekommt der Patient innerhalb weniger Stunden hohes Fieber. Er fühlt sich schwer krank, klagt über Schnupfen, Husten, Halsschmerzen und Heiserkeit und hat Kopf-, Glieder- und Rückenschmerzen. Die körperliche Untersuchung ist nur wenig ergiebig. Meist ist der Rachen des Patienten gerötet, und evtl. sind Rasselgeräusche über der Lunge auskultierbar.

🕉 Komplikationen

Besonders bei Abwehrgeschwächten, Älteren und Patienten mit Vorerkrankungen der Atemwege drohen Komplikationen:
- Gefürchtet sind *toxisch bedingte Schädigungen* praktisch aller Organe
- Die Schädigung der Schleimhäute begünstigt bakterielle Folgeinfektionen
- Vorerkrankungen der Atemwege (Asthma!) verschlimmern sich oft und können bis zur beatmungspflichtigen respiratorischen Insuffizienz führen (☞ 4.1).

🔳 Behandlungsstrategie

In den ersten 48 Stunden nach Krankheitsausbruch *kann* eine antivirale Medikation mit Amantadin (z.B. PK-Merz®) den Krankheitsverlauf abschwächen.

In der Praxis wird die Diagnose aber erst später gestellt. Dann ist die Behandlung symptomatisch mit fiebersenkenden und schmerzlindernden Medikamenten (z.B. Paracetamol, etwa in ben-u-ron®) sowie schleimlösenden oder hustendämpfenden Präparaten. Bei bakteriellen Sekundärinfektionen müssen Antibiotika gegeben werden.

🛏 Pflege bei Influenza

Die meisten Patienten mit Influenza werden zu Hause versorgt. Nur schwer erkrankte Patienten mit Vorschädigungen oder aus anderen Gründen stationär aufgenommene Patienten werden im Krankenhaus gepflegt:
- Patienten mit einer Influenza sollten bis drei Tage nach Entfieberung Bettruhe einhalten. Daher sind eine Thrombose-, Pneumonie- und Obstipationsprophylaxe erforderlich
- V.a. im Anfangsstadium der Erkrankung sind eine engmaschige Kontrolle der Vitalzeichen und der Temperatur nötig. Wichtig ist auch das Achten auf Husten und Sputum
- Die Patienten bedürfen der Hilfestellung bei den ATL
- Die Kost sollte leicht verdaulich und vitaminreich sein (ausreichende Flüssigkeitszufuhr)
- Das hohe Infektionsrisiko für die Pflegenden kann durch Tragen eines Mundschutzes vermindert werden. Bei Verlassen des Patientenzimmers müssen die Hände desinfiziert werden.

🗐 Patienteninformation

Bei komplikationslosem Verlauf klingen die Krankheitserscheinungen nach wenigen Tagen bis einer Woche wieder ab. Es dauert dann aber noch einige Zeit, bis der Patient sich wieder völlig gesund fühlt.

Eine Schutzimpfung gegen die Influenza ist möglich, bietet aber keinen sicheren und zudem nur kurzzeitigen Schutz. Da sich die Viren außerdem rasch verändern, muß jedes Jahr mit den *wahrscheinlich* „aktuellen" Stämmen neu geimpft werden. Aus diesen Gründen wird die Impfung nur für besonders komplikationsgefährdete Patienten empfohlen (☞ oben).

Grippeähnliche „Erkältungskrankheiten"

> ⊡ **Sog. Erkältung** *(„Grippe"):* Praktisch immer viral bedingte Infektion der oberen und unteren Luftwege. Eine der häufigsten Erkrankungen überhaupt mit Gipfel in den Wintermonaten. Für ansonsten Gesunde eher nur lästig, aber für Patienten mit Vorerkrankungen (v.a. der Lunge) oder Abwehrgeschwächte eine ernstzunehmende Gefahr.

⇨ Krankheitsentstehung

Bis heute konnten Hunderte verschiedener „Schnupfenviren" identifiziert werden. Wichtige Erreger von Erkältungen sind *Adeno-, Myxo-, Echo-* und *Rhinoviren*.

◆ Symptome, Befund und Diagnose

Nach kurzer Inkubationszeit von meist nur 1 – 2 Tagen bekommen die Patienten – abhängig von der Art des Virus und der individuellen Veranlagung:

- Schnupfen (zunächst dünnflüssig-klar, später schleimig-eitrig)
- Halsschmerzen mit einem oft brennenden „Kratzen" im Rachen
- Heiserkeit
- Husten.

Viele Patienten sind durch Kopf- und Gliederschmerzen sowie Fieber erheblich in ihrem Allgemeinbefinden beeinträchtigt. Insgesamt sind die Symptome leichter als bei der Influenza, doch sind die Übergänge im klinischen Bild fließend.

Die körperliche Untersuchung ist bei einer einfachen Erkältung bis auf eine mäßige Rötung der Rachenschleimhaut unauffällig.

Die Diagnose wird meist anhand des klinischen Bildes gestellt. Stehen Halsschmerzen und hohes Fieber um 39 °C im Vordergrund der Beschwerden, so kann ein *Streptokokkenschnelltest* die Abgrenzung zur beginnenden bakteriellen Angina erleichtern. Ein erneuter Fieberanstieg mit Husten und grünlichem Sputum ist nicht mehr Zeichen einer banalen Erkältung, sondern weist auf eine bakterielle Folgeinfektion der geschädigten Bronchialschleimhaut hin.

Behandlung und Pflege wie bei Influenza, ☞ oben

⬜ Patienteninformation

Auch heute noch gilt, daß eine Erkältung unbehandelt sieben Tage und behandelt eine Woche dauert.

4.5.2 Akute (Tracheo-)Bronchitis

> ◯: **Akute Bronchitis:** *Entzündung der Bronchien*. Häufige Erkrankung mit Jahresgipfel im Winter, meist mit einer Entzündung der Luftröhre **(Tracheitis)** einhergehend.

⇨ Krankheitsentstehung

Meist ist die akute Bronchitis Folgestadium einer viralen Infektion der oberen Luftwege, die sich nach „unten" ausbreitet. Manchmal ist die akute Bronchitis durch chemische Reize bedingt (z.B. Inhalation von Rauch) oder tritt im Rahmen allgemeiner Viruserkrankungen (z.B. Masern) auf.

◆ Symptome und Untersuchungsbefund

Bei der unkomplizierten Virusbronchitis hat der Patient zunächst für kurze Zeit Schnupfen, Hals-, Kopf- und Gliederschmerzen und allgemeines Krankheitsgefühl als Zeichen eines Infektes der oberen Luftwege. Dann beginnt ein trockener Husten, der bald produktiv wird. Das Sputum ist meist schleimig-eitrig. Oft klagt der Patient über Brustschmerzen. Fieber über 39 °C ist selten.

◼ Behandlungsstrategie

Die Behandlung ist symptomatisch mit fiebersenkenden und evtl. schmerzlindernden Medikamenten (z.B. Azetylsalizylsäure, etwa in Aspirin®) und bei behinderter Nasenatmung mit Nasentropfen (z.B. Nasivin®).

Bei einer (drohenden) bakteriellen Sekundärinfektion sind Antibiotika angezeigt. Hustendämpfende Medikamente (*Antitussiva* ☞ Pharma-Info 4.43) sind nur selten angebracht, da sie das erwünschte Abhusten des Sputums hemmen.

▤ Pflege bei Tracheobronchitis

- Solange Fieber besteht, soll der Patient Bettruhe einhalten
- Empfehlenswert ist eine leichte, vitaminreiche Kost. Bei Fieber oder starker Verschleimung der Atemwege ist auf reichliche Flüssigkeitszufuhr (ca. 3 – 4 l täglich) zu achten
- Bei trockenem, unproduktivem Husten hilft dem Patienten oft die Hustentechnik bei Reizhusten
- Löst sich vorhandenes Bronchialsekret schlecht, kann durch Anfeuchten der Raumluft, Inhalationen, Vibrationsmassage oder durch Einreibung mit ätherischen Ölen die bronchiale Reinigung verbessert werden
- Wichtig ist auch ausreichend Frischluft. Der Patient sollte nicht rauchen.

⬜ Patienteninformation und ⬛ Prognose

Die akute Virusbronchitis heilt beim Gesunden in der Regel folgenlos aus.

Bei Patienten mit vorbestehenden Lungenerkrankungen dagegen (z.B. Emphysem) ist die Gefahr einer Pneumonie erhöht (☞ unten). Außerdem kann sich eine schwere Beeinträchtigung des Gasaustausches entwickeln (respiratorische Insuffizienz). Asthmatiker können gehäufte und schwere Anfälle erleiden.

Auf die geschädigte Schleimhaut kann sich auch eine bakterielle Infektion aufpfropfen (sog. *Folge*- oder **Sekundärinfektion**, fälschlich auch Superinfektion genannt).

4.5.3 Pneumonie

> ⊡ **Pneumonie** *(Lungenentzündung):* Entzündung des Lungenparenchyms durch allergische, physikalisch-chemische oder infektiöse Ursachen. Pneumonien sind in vielen Industrieländern die häufigste zum Tode führende Infektionskrankheit.

Ältere und schwerkranke Menschen, Patienten mit Abwehrschwäche, mangelhafter Belüftung der Lunge (z.B. bei Bettlägerigkeit, Schonatmung) oder beeinträchtigter Drainage der Atemwege (etwa durch einen Tumor) sowie langjährige Raucher sind besonders gefährdet.

⇨ Krankheitsentstehung und Einteilung

Für die *Einteilung der Pneumonien* existieren mehrere verschiedene Prinzipien nebeneinander, die z.T. historisch bedingt sind. Sie dienen auch der Wahl einer geeigneten (vorläufigen) Therapie bis zum Vorliegen des mikrobiologischen Erregernachweises.

Je nach der Krankheitsentstehung wird zwischen **nichtinfektiösen** und **infektiösen** Pneumonien unterschieden. Nichtinfektiöse Pneumonien sind z.B. allergisch oder durch physikalisch-chemische Reize (etwa Giftinhalation), infektiöse Pneumonien durch Bakterien, Viren, Pilze, Mykoplasmen oder Protozoen bedingt.

Nach dem hauptsächlichen Befallstyp werden unterschieden:

- **Lobärpneumonie**: Ein ganzer Lungenlappen ist betroffen (häufigste Erreger: Pneumokokken).
- **Bronchopneumonie**: Die Entzündung betrifft herdförmig die Bronchiolen und das sie umgebende Gewebe
- **Interstitielle Pneumonie**: Hierbei ist in erster Linie das Lungeninterstitium und nur gering der Alveolarraum betroffen. Sie ist die häufigste Form der Pneumonie bei immungeschwächten Patienten, z.B. mit AIDS (☞ 11.3.1) oder unter immunsuppressiver Therapie (☞ Pharma-Info 11.16)
- **Pleuropneumonie:** Neben der Lunge ist auch die Pleura entzündet (Pleuritis, ☞ 4.11.1).

Eine dritte Einteilung differenziert **primäre** und **sekundäre Pneumonie**, je nachdem, ob der Patient zuvor völlig gesund (und zu Hause) war oder prädisponierende Vorerkrankungen wie Asthma, eine Herzerkrankung oder Abwehrschwäche bestanden. Als **nosokomiale Pneumonie** wird eine im Krankenhaus erworbene Pneumonie bezeichnet. Da meist geschwächte Patienten betroffen sind, handelt es sich oft um eine *opportunistische Infektion* (☞ 12.1).

In Abhängigkeit von den Symptomen wird auch zwischen der **typischen**, hochakut einsetzenden, und der **atypischen Pneumonie** unterschieden, bei der die Krankheitszeichen langsam entstehen. Die wichtigste „atypische" Pneumonie ist die *Lungentuberkulose* (☞ 4.5.4). Bei HIV-Patienten steht die *Pneumocystis carinii-Pneumonie* (PCP, ☞ 11.3.4) im Vordergrund.

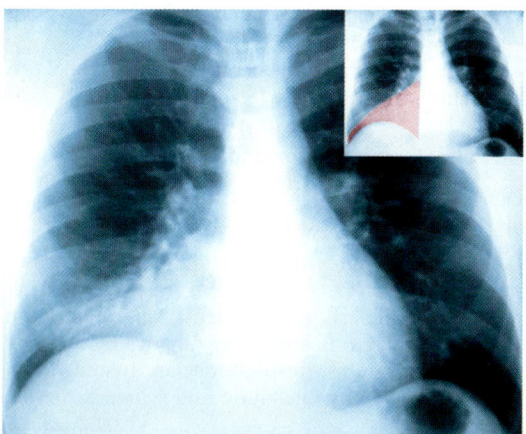

Abb. 4.18: Lobärpneumonie in der p.a.-Aufnahme. Der Röntgenbefund wird als **Verschattung** bezeichnet, erscheint aber im Röntgenbild als helle Fläche, da es sich um einen Röntgen-Negativfilm handelt. [T 197]

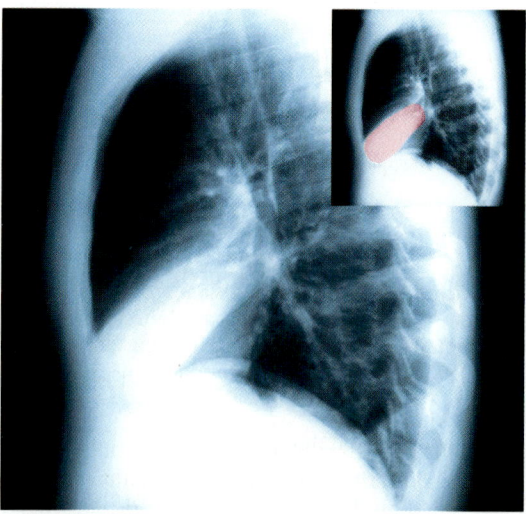

Abb. 4.19: Lobärpneumonie in der seitlichen Aufnahme. Zusammen mit p.a.-Aufnahme (☞ links) läßt sich die Pneumonie dem rechten Mittellappen zuordnen. [T 197]

Symptome und Untersuchungsbefund

Typische Pneumonie

Bei einer *typischen Pneumonie*, die in der Regel durch bakterielle Erreger verursacht ist, entwickelt sich innerhalb von 12–24 Stunden ein schweres Krankheitsbild. Der Patient bekommt plötzlich hohes Fieber und hat oft Schüttelfrost. Gleichzeitig tritt Husten auf, und nach kurzer Zeit hustet der Patient eitriges, gelbliches oder grünes Sputum aus. Blutbeimengungen färben den Auswurf rötlich-braun. Oft klagt der Patient über Dyspnoe (☞ 4.2.3) und Schmerzen beim Atmen (*pleuritischer Schmerz*, ☞ 4.11.1).

Auffallend ist ein süßlicher oder auch übelriechender Mundgeruch. Einige Patienten atmen schnell und flach, wobei die Nasenflügel sich deutlich mitbewegen (*Nasenflügeln*) und die erkrankte Brustkorbhälfte deutlich weniger an der Atmung teilnimmt (*Schonatmung*). Manchmal ist der Kranke auch zyanotisch (☞ 2.3.4).

Bei der physikalischen Untersuchung der Lunge ist bei der Perkussion der Klopfschall über dem betroffenen Lungenabschnitt gedämpft, und es sind Bronchialatmen und Rasselgeräusche auskultierbar.

Atypische Pneumonie

Atypische Pneumonien werden oft durch Chlamydien, Mykoplasmen (= kleinste, bekannte Bakterien), Legionellen oder Viren hervorgerufen.

Sie beginnen langsam und uncharakteristisch mit trockenem Husten und Fieber, das meist unter 39 °C liegt. Das Allgemeinbefinden der Patienten ist in der Regel nur mäßig beeinträchtigt. Daher werden atypische Pneumonien häufig zunächst als „Grippe" fehldiagnostiziert.
Die physikalische Untersuchung der Lunge ist meist wenig ergiebig.

Diagnostik und Differentialdiagnose

Zentrale Bedeutung hat die Röntgenaufnahme des Thorax, die flächige oder herdförmige Verschattungen zeigt.

Zum Ausschluß einer Tuberkulose ist ein Tuberkulin-Test erforderlich (☞ 4.5.4). Bei allen unklaren Fällen ist vor Therapiebeginn ein Erregernachweis durch Untersuchung des Sputums oder Bronchoskopie mit Bronchiallavage (☞ 4.4.5) anzustreben. Bei Abwehrgeschwächten sind zur Erregeridentifizierung auch Blutkulturen und invasive Maßnahmen (Punktion, Biopsie) angezeigt. Serologische Blutuntersuchungen ermöglichen bei atypischen Pneumonien die Erregerdiagnose.

Behandlungsstrategie

Grundlage der Behandlung infektiöser Pneumonien ist die *antiinfektiöse Therapie*:

- Bei *bakteriellen Pneumonien* muß bis zum Vorliegen des Kulturergebnisses zunächst eine vorläufige, *kalkulierte* Therapie erfolgen (oft auch „Blindtherapie" genannt). Dabei überlegt der Arzt, welche Keime am wahrscheinlichsten sind und wählt das Antibiotikum dementsprechend aus. Schwierig ist die Entscheidung vor allem bei sekundären Pneumonien, da hier „Problemkeime" häufiger auftreten. Nach Vorliegen der mikrobiologischen Untersuchungsergebnisse muß die Behandlung evtl. geändert werden
- Bei *atypischen Pneumonien* durch Mykoplasmen oder Chlamydien (☞ auch 12.6.17) sind Tetrazykline Mittel der Wahl, z.B. Vibramycin®
- Bei *Pilzpneumonien* müssen Antimykotika (z.B. Amphotericin B oder Fluconazol, ☞ Pharma-Info 12.30) i.v. und inhalativ gegeben werden
- Bei *Viren* kommt eine Behandlung mit Virustatika in der Regel zu spät, weil diese nur in ganz frühen Krankheitsstadien die Vermehrung der Viren verhindern können. Dann ist nur eine symptomatische Behandlung möglich.

Hinzu treten *allgemeine Maßnahmen*:
- Bei unstillbarem Husten ohne Sputum werden hustendämpfende Medikamente (etwa Codeinpräparate wie Tussipect® Codein Tropfen) verordnet
- Bei produktivem Husten unterstützen Expektorantien die Schleimlösung (☞ Pharma-Info 4.34)
- Bei starken Schmerzen oder hohem Fieber sind fiebersenkende und schmerzstillende Mittel, beispielsweise Paracetamol (etwa ben-u-ron®) angezeigt
- Eine Thromboseprophylaxe ist bei bettlägerigen Patienten erforderlich.

Pflege bei Pneumonie

Patienten mit einer leichten Viruspneumonie werden, wenn möglich, besser zu Hause versorgt. Viele Patienten sind aber schwer krank und benötigen stationäre Pflege.

Pflegeziele sind Verbesserung des Befindens, Fördern der Sekretlösung, eine möglichst gute Lungenbelüftung, Fiebersenkung und Verhindern von Komplikationen.

Entscheidend: Atemtherapie

Eine gewissenhafte Atemtherapie trägt entscheidend zur raschen Gesundung des Patienten bei. Für die Pflege bedeutet dies die Anwendung aller pflegerischen Maßnahmen zur Unterstützung der Atmung.

🔍 Krankenbeobachtung und Dokumentation

- Allgemeinzustand des Patienten: Müdigkeit, Angst, Wunsch nach Ruhe oder Bewegung, Mobilität, Appetit
- Regelmäßige Temperaturkontrollen
- Atmung, ☞ 4.2.1
- Sputum, ☞ 4.2.6
- Puls, Blutdruck, Ausscheidungen (Schweiß, Urin, Stuhl, evtl. Flüssigkeitsbilanz).

Pneumonieprophylaxe

🛏 Die Pneumonie ist die zweithäufigste nosokomiale, d.h. im Krankenhaus erworbene, Infektion. Angesichts der großen Zahl der Erkrankungen und der relativ hohen Sterblichkeit der zumeist geschwächten Patienten spielt die Pneumonieprophylaxe im Krankenhaus eine überragende Rolle (☞ Tab. 4.20)

🩺 Prognose

Bei vorher Gesunden ist die Prognose einer bakteriellen oder viralen Pneumonie heute meist gut.

Bei vorbestehenden Herz-Lungen-Erkrankungen oder Immunschwäche sind Komplikationen häufiger. Hierzu gehören respiratorische Insuffizienz, eitrige Einschmelzung von Lungengewebe **(Lungenabszeß)**, Pleuraerguß und **Pleuraempyem** (eitriger Pleuraerguß), Herzinsuffizienz, Kreislaufsymptome bis hin zum Schock, Thrombosen mit Thromboemboliegefahr und systemische Erregerausbreitung.

Nicht selten ist eine Pneumonie jedoch erstes Zeichen eines Bronchialkarzinoms.

4.5.4 Tuberkulose

📋 **Tuberkulos**_e (Tb, Tbc, Schwindsucht):_ Weltweit verbreitete, bakterielle Infektionskrankheit mit chronischem Verlauf. Meist in den Atmungsorganen lokalisiert, jedoch grundsätzlich Befall aller Organe möglich. Besonders gefährdet sind Ältere, Alkoholkranke und Abwehrgeschwächte (z.B. HIV-Infizierte).

Weltweit sind über 1 Milliarde Menschen infiziert, mindestens 3 Millionen versterben jährlich an der Tuberkulose. In den letzten Jahren tritt die Tuberkulose in Deutschland wieder häufiger auf, vor allem durch zunehmende Mobilität der Menschen und als HIV-assoziierte Infektion (☞ 11.3.4). Die Tuberkulose ist auch heute noch eine wichtige Berufsinfektion medizinischer Berufe.

Erkrankungen und Todesfälle an Tuberkulose sind meldepflichtig.

⇨ Krankheitsentstehung und -verlauf

Erreger der ansteckenden Tuberkulose ist das sehr widerstandsfähige Stäbchen-Bakterium _Mycobacterium tuberculosis_. Tuberkulosebakterien werden in der Regel durch Tröpfcheninfektion übertragen, also durch Husten, Niesen oder Sprechen.

Situationen mit erhöhter Pneumoniegefährdung	Pflegemaßnahmen zur Pneumonieprophylaxe
Unzureichende Lungenbelüftung	
• Eingeschränkte Atemmechanik z.B. durch Bettruhe, Erschöpfung, Störungen des Atemzentrums (etwa bei Vergiftungen) • Schmerzbedingte Schonatmung • Atelektasen (durch Sekretverlegung oder nach OP)	• (Früh-)Mobilisation • Atemstimulierende Einreibung • Atemunterstützende Lagerungen • Atemübungen und Atemgymnastik • Sauerstoffverabreichung
Vermehrte Sekretansammlung in den Atemwegen	
• Vermehrte Sekretproduktion (Rauchen, Bronchitis, Asthma bronchiale, nach Narkose) • Sehr zähes Sekret (Asthma bronchiale) • Mangelndes Abhusten bei Schmerzen, Erschöpfung, Bewußtseinsstörungen, Intubation	• Regelmäßige und ausreichende Flüssigkeitszufuhr • Schleimlösende Tees (z.B. Spitzwegerich) • Sekretlösende Maßnahmen • Unterstützung bei der Sekretentleerung
Absteigende Infektionen (aus der Mundhöhle)	
• Störung der normalen Mundflora • Mangelhafte Mundhygiene • Erkrankungen der Mundhöhle, z.B. Mundsoor • Immunschwäche	• Regelmäßige Schleimhautinspektion • Mund- und Nasenpflege • Aseptisches Arbeiten
Aspiration (☞ 4.13)	
• Unfähigkeit, richtig zu kauen und zu schlucken (z.B. nach Schlaganfall)	• Oberkörperhochlagerung • Angemessene Ernährung • Schlucktraining • Bei Risikopatienten: Absauggerät bereithalten

Tab. 4.20: Mögliche Ursachen einer erhöhten Pneumoniegefährdung und geeignete Maßnahmen zur Pneumonieprophylaxe. [B 200]

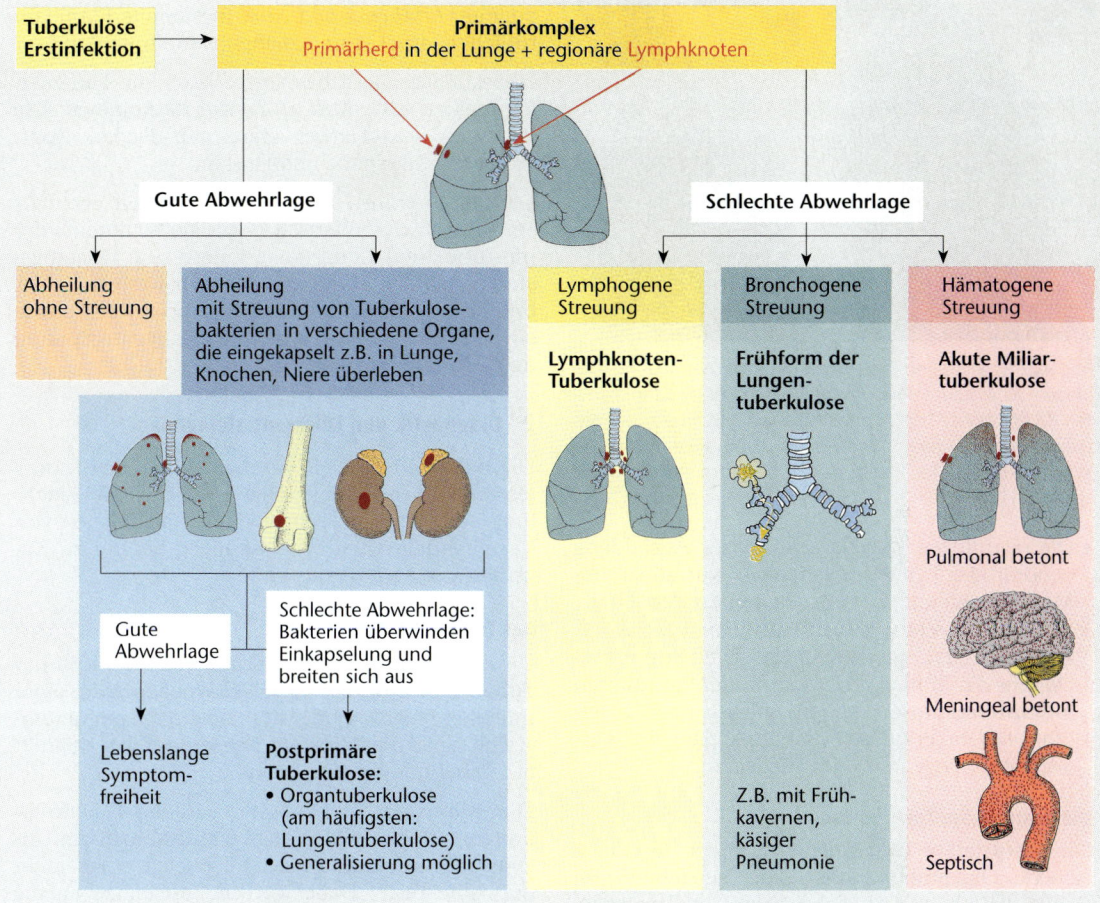

Abb. 4.21: Pathogenese der Tuberkulose. [B 200 / L 215]

Die tuberkulöse Erstinfektion

Die Tuberkulosebakterien gelangen mit dem Atemstrom in die Lungen.

In den Folgewochen bildet sich ein kleiner **Primärherd**, der zusammen mit den ebenfalls beteiligten regionären Lymphknoten des Lungenhilus als **Primärkomplex** bezeichnet wird **(primäre Tbc)**.

Die Gewebereaktion

> ⊡ **Granulome:** Zell- und gefäßreiche Bindegewebsknötchen. Entstehen meist aufgrund chronisch-entzündlicher Reize.

Typischer histologischer Befund ist der sog. **Tuberkel**. Dabei handelt es sich um Granulome mit zentraler Nekrose, die bei der Tuberkulose auch **Verkäsung** oder *tuberkulöser Käse* genannt wird.

Der weitere Krankheitsverlauf

Bei guter Abwehrlage heilt der Primärherd in der Lunge ab, häufig ohne jegliche Krankheitssymptome. Einziger Ausdruck der abgelaufenen Infektion ist dann ein positiver Tuberkulin-Test (☞ Pflege). Während dieser Krankheitsphase können aber durch *hämatogene Streuung* der Tuberkulosebakterien zahlreiche kleine Herde im gesamten Körper gesetzt werden, die lebenslang ohne Krankheitswert bleiben, aber auch zur sog. *postprimären Tuberkulose* führen können (☞ unten und Abb. 4.21).

Bei schlechter Abwehrlage breiten sich die Erreger weiter aus:

• Wird ein Bronchus in die tuberkulöse Nekrose mit einbezogen, so kommt es zur Bildung einer **Frühkaverne** (Kaverne = krankhafte Höhle). Die Tuberkulosebakterien können sich nun über das Bronchialsystem ausbreiten und z.B. zum Bild einer **käsigen Pneumonie** führen

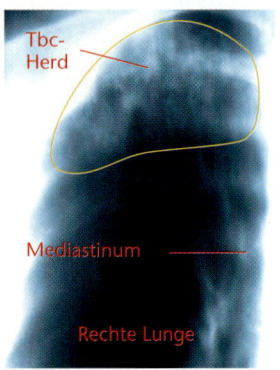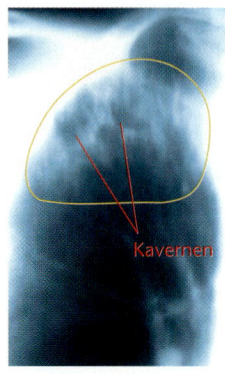

Abb. 4.22: Oberlappen-Tbc rechts, mit Kavernenbildung. Die beiden Schichtaufnahmen zeigen einen Tbc-Herd im rechten Oberlappen. Durch entzündliche Einschmelzung des Lungengewebes bilden sich Hohlräume (Kavernen), deren Wände durch Kalkeinlagerungen im Röntgenbild sichtbar werden. [T 197]

- Die *lymphogene Streuung* führt zur Ausbildung tumorartiger Lymphknotenpakete vor allem im Mediastinum und am Hals **(Lymphknoten-Tbc)**
- Bei sehr schlechter Abwehrlage kommt es zur *hämatogenen Frühgeneralisation*. Die Erreger brechen in die Blutbahn ein und führen zur **akuten Miliartuberkulose** (miliar = hirsekorngroß) mit schweren tuberkulösen Entzündungen vorzugsweise der Lunge und/oder Hirnhäute.

Die postprimäre Tuberkulose

Die **postprimäre Tuberkulose** ist in der Regel eine isolierte Organtuberkulose. Meist entsteht sie in Zeiten der Abwehrschwäche durch *Reaktivierung* (Wiederaufflackern) der während der Frühphase gesetzten Organherde.

Bei einer sehr schlechten Abwehrlage kann es auch im Stadium der postprimären Tuberkulose wieder zur hämatogenen Streuung *(hämatogene Spätgeneralisation)* und zum Bild der Miliartuberkulose kommen.

Offene und geschlossene Tuberkulose

Die Unterscheidung zwischen offener und geschlossener Tuberkulose ist für die Einschätzung des Ansteckungsrisikos wichtig. Von einer **offenen Tuberkulose** spricht man, wenn z.B. in Sputum, Magensaft, Liquor oder Urin des Patienten Tuberkulosebakterien nachweisbar sind. Bei einer **geschlossenen Tuberkulose** ist dies nicht der Fall.

🔲 Symptome und Untersuchungsbefund

Die *primäre Tbc* verläuft meist symptomlos. Evtl. hat der Patient grippeähnliche Beschwerden. Selten treten Fieber, Nachtschweiß, Husten, Auswurf,

Pleuritis, evtl. mit Pleuraerguß (☞ 4.11.1, 4.11.2) oder ein *Erythema nodosum* (bestimmte Form von rötlichen, druckschmerzhaften Hautknoten) auf.

Insbesondere bei abwehrgeschwächten Patienten kann es zu einer *Miliartuberkulose* kommen. Die Patienten sind schwer krank mit Fieber, Kopfschmerzen, Dyspnoe und Husten.

Die *postprimäre Tbc der Lunge* verläuft ebenfalls zunächst uncharakteristisch. Typische Symptome der (postprimären) Lungentuberkulose sind Leistungsabfall, ständige Müdigkeit, Gewichtsverlust, subfebrile Körpertemperatur mit Nachtschweiß sowie chronischer Husten, evtl. mit (blutigem) Sputum und Thoraxschmerzen.

🔍 Diagnostik und Differentialdiagnose

Die Befunde bei der Röntgenaufnahme des Thorax (einschließlich Tomographie und ggf. Durchleuchtung oder CT) sind sehr variabel und reichen von Verschattungen und Verkalkungen bis hin zu Kavernen und Pleuraergüssen.

Der Tuberkulin-Test

Unverzichtbar in der Tuberkulosediagnostik ist der **Tuberkulin-Test,** der ca. 5 – 6 Wochen nach einer Infektion positiv wird. Mit ihm wird die immunologische (Spät-)Reaktion des Körpers auf den Kontakt mit Tuberkuloprotein getestet.

Durchführung: Am häufigsten wird das Tuberkuloprotein mit einem Multistempel intrakutan am Unterarm etwas unterhalb der Ellenbeuge eingebracht (z.B. Tine-Test®). Dabei wird der Teststempel auf die zuvor mit der Hand gespannte Unterarmhaut des Patienten gedrückt. Die Teststellen müssen danach als punktförmige Einstiche sichtbar sein.

Als *Mendel-Mantoux-Test* wird das intrakutane Einspritzen der Testsubstanz bezeichnet.

Die Teststelle wird mit Fettstift oder Kugelschreiber markiert und darf bis zum Ablesen nicht gewaschen werden.

> 👆 Viele Patienten waschen die Markierung der Teststelle trotzdem ab. Daher stets an der gleichen Stelle testen (z.B. am linken Unterarm knapp unterhalb der Ellenbeuge) und dies auch in der Krankenakte vermerken.

Ablesen: Der Tuberkulintest wird meist am vierten Tag nach der Applikation, frühestens aber nach 72 Stunden, abgelesen.

Als positiv wird eine Rötung, Schwellung und Verhärtung bewertet. Dabei genügt ein einziges *tastbares* Knötchen.

Bewertung: Ein positiver Tuberkulin-Test ist Ausdruck der *zellulären Immunität* des Getesteten gegenüber den Tuberkuloseerregern. Diese kann sowohl durch eine „natürliche" Infektion mit den pathogenen Tuberkulosebakterien als auch durch eine „künstliche" Infektion mit Impfstämmen bedingt sein.

☞ Ein negativer oder positiver Tuberkulin-Test ist immer nur *Hinweis*, nicht aber Beweis. Im Zweifelsfall müssen andere Methoden zur Tuberkulosediagnostik angewendet werden.

Nachweis der Tuberkulosebakterien

Eine sichere Diagnose ist nur durch Erregernachweis in *Magensaft oder Sputum* möglich (Gewinnung von Untersuchungsmaterial ☞ 4.2.6). Evtl. ist hierzu auch eine bronchoalveoläre Lavage (☞ 4.6.4) erforderlich.

▣ Behandlungsstrategie

Die Tuberkulose wird heute über 6 – 9 Monate (!) mit einer Dreier- oder Viererkombination **tuberkulostatischer Medikamente** behandelt (☞ Tab. 4.23). Kooperati-

ve Patienten können in der Regel bereits nach wenigen Wochen aus dem Krankenhaus entlassen werden.

Chirurgische Maßnahmen sind heute nur noch selten erforderlich.

▣ Pflege bei Lungentuberkulose

An erster Stelle der pflegerischen Maßnahmen stehen die Information des Patienten und die Überwachung der medikamentösen Therapie.

◉ Krankenbeobachtung

- Vitalzeichen, Temperatur, Allgemeinbefinden
- Husten, Sputum
- Appetit, Gewicht.

Allgemeine Maßnahmen

Pflege bei Pneumonie, ☞ 4.5.3

In der Regel ist bei infektiösen Patienten in den ersten 2 – 3 Wochen nach Behandlungsbeginn eine Isolierung notwendig (☞ 12.2).

Weitere Hygienemaßnahmen sind:

- Der Patient darf sein Zimmer während dieser Zeit nicht verlassen. Alle Gebrauchsgegenstände verbleiben im Zimmer.

Beim Husten ist ein Mundschutz erforderlich

- Das Personal muß zum Eigenschutz immer einen Mund-Nasenschutz, Schutzkittel und Handschuhe anlegen
- Zur Desinfektion dürfen nur Desinfektionsmittel benutzt werden, die nach der Liste der Deutschen Gesellschaft für Hygiene (DGHM-Liste) wirksam sind, z.B. Desderman®
- Besucher müssen sich vor Betreten des Patientenzimmers beim Stationspersonal melden und über Infektionsgefährdung und Hygienemaßnahmen informiert werden.

▣ Patienteninformation

Noch vor wenigen Jahrzehnten starben viele Patienten an der Tuberkulose, heute können fast alle durch eine konsequente medikamentöse Behandlung geheilt werden. Eine Ausnahme sind stark abwehrgeschwächte Patienten, z.B. HIV-Infizierte.

☞ „Unsichere" Patienten vor eigenmächtigem Therapieabbruch warnen – sie gefährden sich und andere durch ein Wiederaufflackern der Tbc!

▣ Prophylaxe und Sekundärprävention

Kontakt mit Tbc-Kranken sollte möglichst vermieden werden.

Eine Impfung gegen Tuberkulose ist zwar verfügbar (**BCG-Impfung**). Sie wird aber angesichts eines auf ca. fünf Jahre begrenzten und nur mäßigen Schutzes lediglich bei besonderer Gefährdung empfohlen.

Tuberkulintests sollen symptomlose Tuberkuloseträger früh erfassen und durch rechtzeitige Behandlung Spätschäden bei den Betroffenen und eine Weiterverbreitung der Infektion verhindern.

Substanz (Abk.)	Handelsname (Bsp.)	Wichtigste Nebenwirkungen	Besonderes
Isoniazid (INH)	Isozid®	Hepatotoxisch, sensible Polyneuropathie	Alkoholverbot, Leberenzymkontrollen
Rifampicin (RMP)	Rifa®	Hepatotoxisch	„Pille" evtl. unwirksam
Ethambutol (EMP)	Myambutol®	Optikusneuritis bis zur Erblindung	Regelmäßige Sehtests
Pyrazinamid (PZA)	Pyrazinamid® Lederle	Harnsäureanstieg, hepato- und nephrotoxisch	Zusätzliche Gabe von Allopurinol, Leberenzymkontrollen
Streptomycin (SM)	Strepto-Fatol®	Nephro- und ototoxisch	Regelmäßige Gehörkontrollen, Reservepräparat

Tab. 4.23: Überblick über die wichtigsten Tuberkulostatika (= gegen Tuberkulosebakterien wirksame Chemotherapeutika). [B 200]

4.6 Chronisch-obstruktive Lungenerkrankungen

> ☉ **Chronisch-obstruktive Lungenerkrankungen** (kurz *COLE* oder engl. *COLD):* Lang andauernde entzündliche Erkrankungen der Bronchien und der Lunge, mit Verengung (Obstruktion) der Atemwege einhergehend.

Zu den chronisch-obstruktiven Lungenerkrankungen zählen:
- Asthma bronchiale
- Chronisch-obstruktive Bronchitis
- (Obstruktives) Lungenemphysem.

Diese Erscheinungsformen überschneiden sich erheblich.

4.6.1 Asthma bronchiale

> ☉ **Asthma bronchiale** (*Bronchialasthma*, oft kurz *Asthma*, griech.: Atemnot): Anfallsweise auftretende Atemnot durch ganz oder teilweise reversible Atemwegsobstruktionen.
> 1 – 2 % der Erwachsenen und 2 – 4 % der Kinder sind betroffen. Schwerstes Bild ist der **Status asthmaticus** mit über 6 – 12 Stunden andauerndem Asthmaanfall.

⇨ Krankheitsentstehung

Es werden zwei Hauptformen des Asthma bronchiale unterschieden:
- Beim **exogen-allergischen Asthma** *(„extrinsic"-Asthma)* handelt es sich um eine allergische Typ I-Reaktion (☞ 11.4.1), z.B. gegen Hausstaubmilben, Blütenpollen, Mehlstaub, Nahrungsmittel oder Tierhaare. Diese Form des Asthma ist dem *atopischen Formenkreis* zuzurechnen (☞ 11.4.1)
- Beim häufigeren **nicht-allergischen Asthma** *(„intrinsic"-Asthma, Infektasthma)* lösen Infekte, körperliche Anstrengungen, kalte Luft, psychische Faktoren (z.B. Streß) oder Inhalation atemwegsreizender Substanzen die Anfälle aus
- Mischformen sind häufig.

▣ Symptome und Untersuchungsbefund

Leitsymptom des Asthma bronchiale ist der Atemnotanfall mit typisch *erschwerter und verlängerter Ausatmung* und giemenden, pfeifenden und brummenden Nebengeräuschen.

Oft hat der Patient vor allem zu Beginn eines Anfalls auch Husten. Er wird von Erstickungs- und Todesangst gequält. Meist am Ende des Anfalls hustet der Patient zähen, glasigen Schleim aus. Fast alle Patienten nehmen im Anfall eine „Asthmatikerstellung" ein, d.h. sie sitzen aufrecht mit vornübergeneigtem Oberkörper und sprechen nur ganz leise nach der Ausatmung.

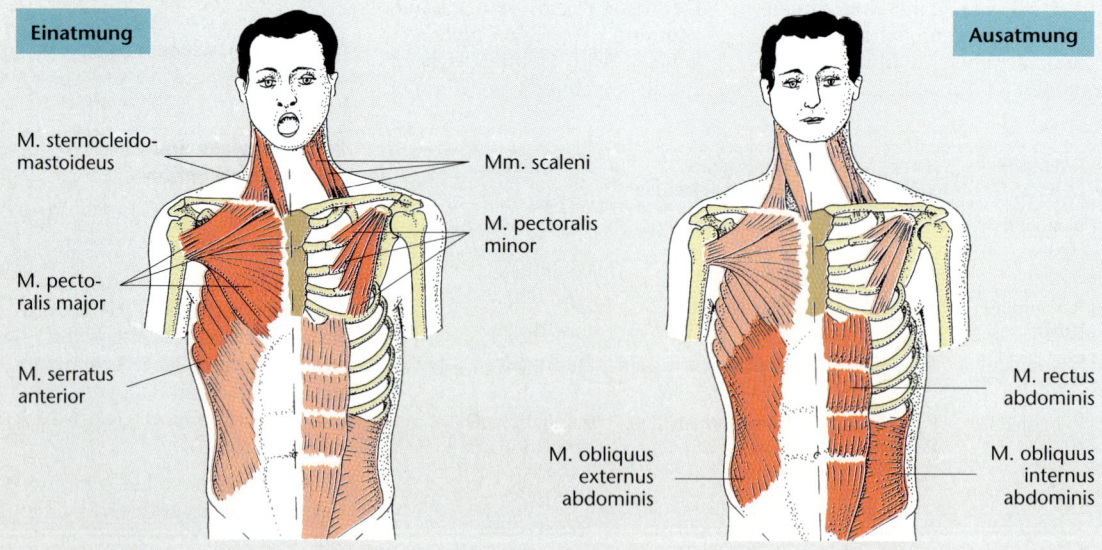

Abb. 4.24: Atemhilfsmuskulatur.
Links Hilfseinatmer: M. pectoralis major und minor, M. serratus anterior, Mm. scaleni, M. sternocleidomastoideus.
Rechts Hilfsausatmer: Die Bauchmuskeln M. rectus abdominis, M. obliquus internus und externus abdominis. [L 190]

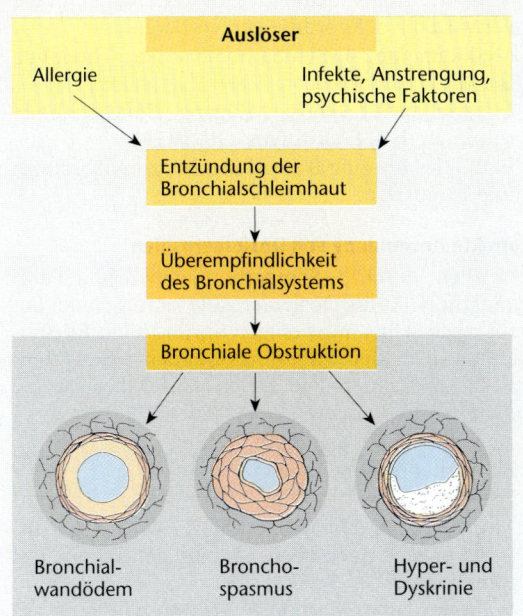

Auslöser

Allergie | Infekte, Anstrengung, psychische Faktoren

Entzündung der Bronchialschleimhaut

Überempfindlichkeit des Bronchialsystems

Bronchiale Obstruktion

Bronchial- wandödem | Broncho- spasmus | Hyper- und Dyskrinie

Abb. 4.25: Pathogenese und Pathophysiologie des Asthma bronchiale. Starke Schwellung der Bronchialschleimhaut (Ödem), Kontraktion der Bronchialmuskulatur (Broncho- spasmus) sowie übermäßige und zähe Schleimbildung (Hy- per- und Dyskrinie) führen zum Atemnotanfall. [B 101]

Alarmsymptome sind der Gebrauch der Atemhilfs- muskulatur (☞ Abb. 4.24), verlangsamte, unregel- mäßige Atmung, vermindertes Atemgeräusch oder Zyanose. Oft hat der Patient auch einen **paradoxen Puls**, d.h. der systolische Blutdruck ist bei der Einat- mung niedriger als bei der Ausatmung.

Lebensgefahr besteht bei allgemeiner Erschöpfung des Patienten, verminderter Ansprechbarkeit oder Abfall der Herzfrequenz.

Diagnostik

Bei bekanntem Asthma bronchiale ist die Diagnose eines Asthmaanfalles in der Regel offensichtlich. Zur Ursachenklärung und Einschätzung der Patien- tengefährdung sind erforderlich: Röntgenaufnahme des Thorax, Lungenfunktionsprüfung, EKG, Labor (BB, BGA, Elektrolyte), bei Erstmanifestation Aller- gietestung im anfallsfreien Intervall.

Behandlungsstrategie

Bei einem allergischen Asthma ist Meiden der auslö- senden Stoffe die wichtigste Maßnahme. Dies ist aber nicht immer möglich (z.B. bei Pollen). Vor al- lem bei jüngeren Patienten mit einer Allergie gegen nur eine Substanz kann eine Hyposensibilisierung

(☞ 11.4.3) erfolgversprechend sein. Eine Anfallspro- phylaxe ist durch Medikamente wie z.B. Cromogli- cinsäure (etwa Intal®) möglich, die die Mastzellen stabilisieren und so die Freisetzung der anfallsauslö- senden Botenstoffe verhindern. Im akuten Anfall bringt dies jedoch keine Hilfe.

Therapie beim akuten Asthmaanfall

- β_2-Sympatomimetika (☞ Pharma-Info 4.29)
- Theophyllin intravenös (☞ Pharma-Info 4.29)
- Sauerstoff 2 – 3 l/Min. über Nasensonde oder 5 – 8 l/Min. über O_2-Maske unter Bewußtseins- und evtl. auch BGA-Kontrolle
- Ausreichende Flüssigkeitszufuhr (oral oder i.v.), d.h. 2 – 4 l täglich
- Glukokortikoide: z.B. 100 – 250 mg Prednison i.v. (etwa Decortin®)
- Möglichst keine sedierenden Medikamente (dämpfen den Atemantrieb)
- Antibiotika, falls ein Atemwegsinfekt den Asthma- anfall provoziert hat
- Evtl. bronchoalveoläre Lavage zur Sekretentfer- nung (☞ 4.4.5)
- Intubation und Beatmung bei zunehmendem An- stieg des pCO_2 oder der Atemfrequenz, abfallen- dem pO_2 oder pH sowie zunehmender Erschöp- fung oder Bewußtseinsstörung.

Antiobstruktive Dauertherapie

Bei nur sehr seltenen Anfällen ist keine Dauermedi- kation notwendig. Dann reicht die Inhalation von β_2-Sympathomimetika bei Bedarf aus.

Die meisten Patienten bedürfen jedoch einer antiob- struktiven Dauertherapie, die sich in vier Stufen nach dem Schweregrad der Erkrankung richtet (☞ Tab. unten).

Stufe 1	Inhalative **Glukokortikoide,** z.B. Beclomethason (etwa Sanasthmax®) 2–3 x täglich 2 Hübe
Stufe 2	**Zusätzlich β_2-Sympathomimetika** als Aerosol, z.B. Salbutamol (etwa Sultanol®) 4 x täglich 2 Hübe. Bei Patienten, die mit dem Aerosol nicht zurechtkommen, statt dessen orale Gabe von Retardpräparaten, z.B. Terbutalin (etwa Bricanyl®)
Stufe 3	**Zusätzlich Theophyllin** oral (z.B. Broncho retard®) oder Parasympatholytika als Aerosol, z.B. Ipratropiumbromid 3 x 2 Hübe (etwa Atrovent®)
Stufe 4	**Zusätzlich systemische Glukokortikoide,** anfangs meist höher dosiert (z.B. 30–100 mg Prednison, etwa Decortin®), dann Reduktion auf geringste noch ausreichende Dosis

Tab. 4.26: Stufenschema der antiobstruktiven Dauerthera- pie bei Asthma bronchiale. [B 200]

Insbesondere bei Patienten mit nicht-allergischem Asthma spielen auch psychosoziale Faktoren als Anfallsauslöser eine Rolle. Dann können stützende psychotherapeutische Behandlungsmaßnahmen hilfreich sein.

🔲 Pflege bei Asthma bronchiale

Pflege im akuten Anfall

Erstmaßnahmen bei Atemnot, ☞ 4.2.3

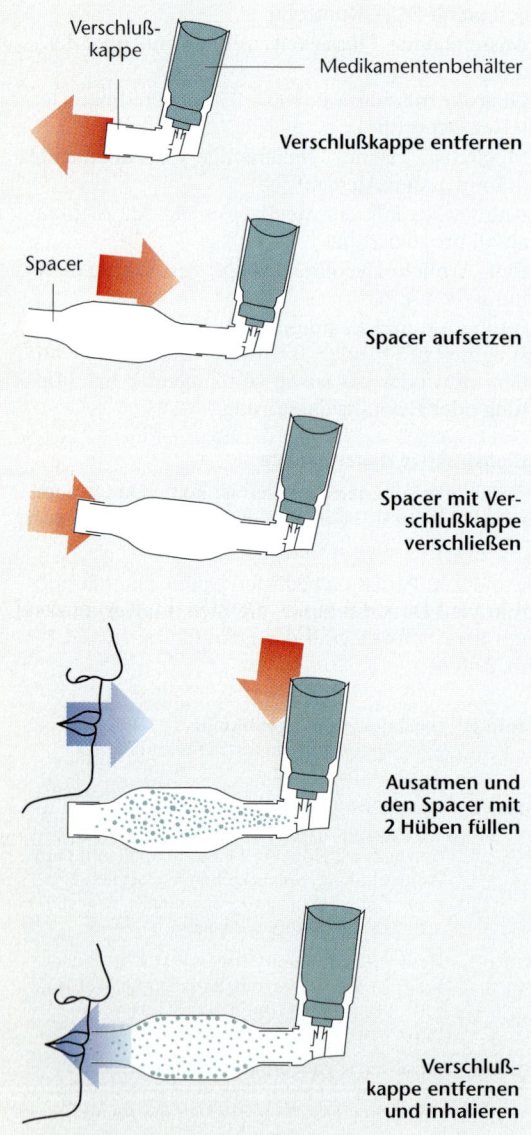

Verschluß-kappe

Medikamentenbehälter

Verschlußkappe entfernen

Spacer

Spacer aufsetzen

Spacer mit Ver-schlußkappe verschließen

Ausatmen und den Spacer mit 2 Hüben füllen

Verschluß-kappe entfernen und inhalieren

Abb. 4.27: Anwendung eines Spacers als Inhalationshilfe für ein Dosieraerosol. [B 200]

Bis zum Eintreffen des Arztes die Materialien für die zu erwartenden Anordnungen vorbereiten:
- Medikamente: β_2-Sympathomimetika, Theophyllin, Glukokortikoide
- Materialien für venösen Zugang, Blutentnahmeröhrchen (BB, Elektrolyte, evtl. BGA)
- Evtl. alles für eine Sauerstoffgabe, zum Absaugen und Intubieren.

Korrekte Anwendung von Dosieraerosolen

Vor allem durch β_2-Sympathomimetika und Parasympatholytika als Dosieraerosole kann sich der Patient rasch selbst mit wenigen Sprühstößen Erleichterung verschaffen. Allerdings wenden viele Patienten die Dosieraerosole falsch an. Daher ist die Anleitung des Patienten entscheidend:
- Aerosolbehälter schütteln
- Schutzkappe abnehmen
- Tief ausatmen
- Mundstück in den Mund führen (Medikamentenbehälter zeigt nach oben) und mit den Lippen fest umschließen
- Während langsamer, tiefer Einatmung Druck auf den Kanister ausüben (Medikament wird freigesetzt)
- Ca. 5 Sekunden Luft anhalten
- Langsam wieder ausatmen.

> 🖉 **Kein Aspirin bei Asthma bronchiale**
>
> Die Patienten müssen wissen, daß sie bei Schmerzen oder Fieber keine Azetylsalizylsäure (z.B. Aspirin®) einnehmen dürfen, da diese Asthmaanfälle provozieren kann. Besser ist das ebenfalls rezeptfreie Paracetamol (z.B. ben-u-ron®). Außerdem müssen sie bei jedem neuen Arztkontakt auf ihre Asthmaerkrankung hinweisen, da viele Medikamente bei Asthma kontraindiziert sind.

📄 Patientenschulung und Patienteninformation

Im anfallsfreien Intervall erfolgt die Schulung des Patienten. Schwerpunkte sind:
- Einübung von Entspannungs- und Atemübungen zur besseren Wahrnehmung der Atmung
- Umgang mit dem Peak-flow-Meter (☞ Abb. 4.11) mit Dokumentation der Ergebnisse
- Kenntnis der wichtigsten Anfallsauslöser und Möglichkeiten zu ihrer Vermeidung
- Atemtechniken zur Verminderung der Atemwegsverengung wie z.B. die dosierte Lippenbremse oder langsames Einatmen mit nachfolgendem Luft-Anhalten
- Hinweise auf Selbsthilfegruppen, z.B. den „Allergiker- und Asthmatikerbund e.V." in Mönchengladbach.

⚕ Prognose

Für Patienten mit mäßig häufigen Asthmaanfällen ist die Prognose gut. Allerdings kann ein schwerer Asthmaanfall auch tödlich sein.

Die Langzeitprognose hängt davon ab, ob im Krankheitsverlauf irreversible Schädigungen wie Lungenemphysem (☞ 4.6.3) oder Cor pulmonale (☞ 4.10.2) entstehen.

Trotz wirkungsvoller Therapiemöglichkeiten und stetiger Weiterentwicklung der Medikamente ist eher wieder eine Zunahme der Asthmamortalität zu verzeichnen. Eine wichtige Ursache hierfür ist der unkritische Umgang mit den Dosieraerosolen.

> ⚠ Jeder Patient muß wissen, daß im Asthmaanfall, wenn sich nach den ersten 3 – 4 Sprühstößen die Atemnot nicht bessert, ein Arzt zu Rate gezogen werden sollte

4.6.2 **Chronische Bronchitiden**

> 🔲 **Chronische Bronchitis**: Gemäß Weltgesundheitsorganisation (WHO) „Husten und Auswurf an den meisten Tagen von mindestens drei Monaten zweier aufeinanderfolgender Jahre".
> Drei Schweregrade:
> - **Einfache chronische Bronchitis**: schleimig-weißer Auswurf ohne bronchiale Obstruktion (sog. „Raucherhusten")
> - **Chronisch-obstruktive Bronchitis**: Auswurf bei Obstruktion durch Bronchospasmus (☞ Abb. 4.25), zähes Sputum **(Dyskrinie)** und Schleimhautödem
> - **Obstruktives Emphysem**: wie chronisch-obstruktive Bronchitis, aber zusätzlich mit vergrößertem Residualvolumen (☞ Abb. 4.9) und verminderter Gasaustauschfläche.

⇨ Krankheitsentstehung

Der *primären* chronischen Bronchitis liegen oft langjähriges, regelmäßiges Zigarettenrauchen und nur selten andere Luftverunreinigungen zugrunde.

Von einer *sekundären* chronischen Bronchitis spricht man, wenn andere Grunderkrankungen, z.B. eine Lungenfibrose (☞ 4.7), verantwortlich sind.

📋 Symptome und Untersuchungsbefund

Typischerweise hat der Patient zunächst jahrelang kaum Beschwerden. Der (morgendliche) Husten mit schleimig-weißem Auswurf wird von den meisten Patienten nicht ernst genommen („Raucherhusten").

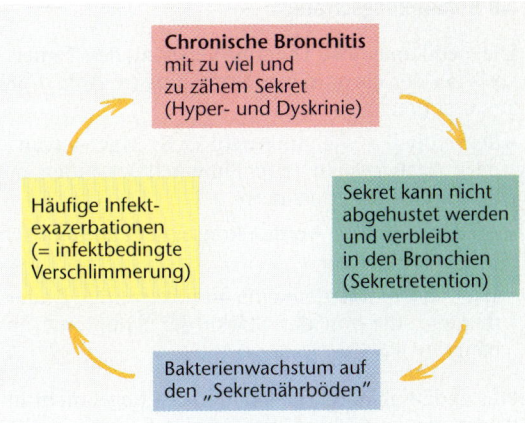

Abb. 4.28: Bei der chronischen Bronchitis entsteht ein Teufelskreis, der zur zunehmenden Verschlimmerung der Erkrankung führt. [B 200]

Im weiteren Verlauf der Erkrankung bekommt der Patient eine oft anfallsartige Belastungsdyspnoe.

Immer häufiger treten akute **infektiöse Exazerbationen** (infektbedingte Verschlimmerungen) der chronisch obstruktiven Bronchitis durch bakterielle Besiedelung des vorgeschädigten Gewebes auf.

Im Endstadium der Erkrankung kommen Sauerstoffmangel, eine Kohlendioxidanreicherung, eine Rechtsherzbelastung (☞ 2.6) und später eine Rechtsherzinsuffizienz (*Cor pulmonale*, ☞ 4.10.2) hinzu.

Bei der körperlichen Untersuchung zeigt sich oft ein Faßthorax (☞ 4.6.3). Der Klopfschall über der Lunge ist hypersonor. Bei der Auskultation sind Giemen und Brummen als Ausdruck der Obstruktion hörbar (Zeichen des Lungenemphysems ☞ 4.6.3).

🔍 Diagnostik und Differentialdiagnose

Die Diagnosestellung ist in der Regel anhand des klinischen Bildes möglich. Zur Einschätzung des Schweregrades und zum Ausschluß weiterer Erkrankungen sind aber erforderlich:

- Mikrobiologische und zytologische Untersuchung des Sputums zum Ausschluß von Atemwegsinfekten und Bronchialkarzinomen
- Blutbilduntersuchung, da BSG-Beschleunigung und Leukozytose auf behandlungsbedürftige Infekte und eine Polyglobulie (☞ 9.6.5) auf Sauerstoffmangel hinweisen
- Röntgenaufnahme des Thorax zum Ausschluß einer Pneumonie oder eines Bronchialkarzinoms und zur Diagnose einer Überblähung
- Lungenfunktionsprüfung und in Spätstadien BGA zur Einschätzung der Leistungsfähigkeit der Lunge und der Gefährdung des Patienten.

Behandlungsstrategie

Die medikamentöse Therapie versucht, den Teufelskreis bei der chronischen Bronchitis (☞ Abb. 4.28) zu durchbrechen:

- Sekretolytika wie Ambroxol (z.B. Mucosolvan®) oder Acetylcystein (z.B. Fluimucil®) können die Schleimlösung erleichtern

- Atemwegsinfekte werden konsequent antibiotisch behandelt werden

- Wichtig ist außerdem eine antiobstruktive Dauertherapie, die von der Stärke der Symptome abhängt (☞ 4.6.1).

Hustendämpfende Mittel sind in der Regel nicht indiziert, da sie verhindern, daß das Sekret aus den Atemwegen entfernt wird. Auf keinen Fall dürfen sie zusammen mit Expektorantien (☞ Pharma-Info 4.34) gegeben werden!

Die Gabe von Azetylsalizylsäure (z.B. Aspirin®) verstärkt bei einem Teil der Patienten die Bronchialobstruktion und ist daher kontraindiziert.

Pflege bei chronischer Bronchitis

Der Patient muß zur Aufgabe des Rauchens motiviert werden, weil langfristig nur so eine Besserung der Beschwerden zu erwarten ist. Ungünstig ist auch Passivrauchen. Weitere schädigende Einflüsse sind Kälte oder Nebel, da sich hierdurch die Obstruktion verstärkt. Reichliche Flüssigkeitszufuhr fördert die Schleimlösung.

Weitere Maßnahmen sind:
- Anleitung des Patienten zur richtigen Medikamentenanwendung, vor allem von Dosieraerosolen (☞ Pharma-Info 4.29)
- Gymnastische Übungen zum Erhalt oder zur Verbesserung der Thoraxbeweglichkeit
- Ausdauertraining
- In fortgeschrittenen Stadien Sauerstoffgabe nach Anordnung.

Pharma-Info 4.29 Bronchospasmolytika

Bronchospasmolytika: Substanzen, die über eine Erschlaffung der verengten Bronchialmuskulatur die Atemwege erweitern. Bei chronisch-obstruktiven Lungenerkrankungen (☞ 4.6) und allergischen Reaktionen mit Bronchospastik eingesetzt. Hauptvertreter sind β_2-Sympathomimetika, Parasympatholytika und Theophylline.

β_2-Sympathomimetika

Die Wirkung des Sympathikus wird durch α-, β_1- und β_2-Rezeptoren an der Oberfläche der Zielzellen vermittelt. Während am Herzen die β_1-Rezeptoren überwiegen und einen Pulsanstieg sowie eine Erhöhung der Kontraktionskraft bewirken, sind an den Bronchien in erster Linie β_2-Rezeptoren zu finden. Ihre Stimulation führt zu einer *Erschlaffung der Bronchialmuskulatur* und so zu einer Erweiterung der Atemwege.

Es konnten zwar β-Sympathomimetika synthetisch hergestellt werden, die *bevorzugt* auf β_1- oder β_2-Rezeptoren wirken, doch werden – wenn auch in geringem Maße – stets die anderen β-Rezeptoren miterregt. Daher entfalten die in der Lungenheilkunde verwendeten β_2-**Sympathomimetika** immer auch Wirkungen auf das Herz, was zu Tachykardie, Herzklopfen, Rhythmusstörungen, Angina pectoris und Blutdruckkrisen führen kann. Weitere Nebenwirkungen der β_2-Sympathomimetika sind Unruhe, Zittern und Kopfschmerzen. Deshalb werden β_2-Sympathomimetika bei Patienten mit Bluthochdruck, Herzrhythmusstörungen, koronarer Herzkrankheit oder Schilddrüsenüberfunktion nur unter sorgfältiger Kontrolle eingesetzt.

Wichtigste Darreichungsform sind **Dosieraerosole** *(DA)*. Mit einer Dosierung von 1 – 2 Sprühstößen bei Bedarf (in leichten Fällen) oder 4 x (1 –) 2 Sprühstößen täglich kommen die meisten Patienten gut zurecht. DA wirken bei korrekter Anwendung (☞ Pflege) sekundenschnell, in geringer Dosierung und mit geringen Nebenwirkungen.

Für viele Präparate sind auch weitere Inhalationshilfen (z.B. Spacer® oder Volumatik®) erhältlich. Da diese aber nicht mehr in Hosen-, Jacken- oder kleinere Handtaschen passen, sind sie bei vielen Patienten trotz ansonsten sehr guter Eignung nicht beliebt. Bei Kindern sollte beim Gebrauch eines Dosieraerosols ein Erwachsener anwesend sein.

Parasympatholytika

Parasympatholytika *(Anticholinergika)* sind Atropinabkömmlinge, die durch Hemmung des Parasympathikus die Bronchien erweitern. Nebenwirkungen, die bei Dosieraerosolen jedoch in der Regel gering sind, bestehen in Mundtrockenheit und einer verminderten Produktion von Bronchialsekret. Parasympatholytika werden vorzugsweise bei Patienten mit Vorerkrankungen des Herzens angewendet. Dosierung und Anwendung entsprechen denen der Sympathomimetika-Aerosole.

👁 Krankenbeobachtung und Dokumentation

- Atmung, Husten und Sputum
- Körpertemperatur (Fieber als Infektzeichen?)
- Hautfarbe, Puls und RR
- Bewußtseinslage (Unruhe oder Somnolenz bei Hyperkapnie, drohende CO_2-Narkose bei Sauerstoffgabe).

📑 Prognose

In Frühstadien der Erkrankung ist die Prognose recht gut, falls es gelingt, die Schädigungsursache auszuschalten. Meist aber führt die Erkrankung nach jahre- und jahrzehntelangem Verlauf zu einer respiratorischen Insuffizienz (☞ 4.1).

Turbohaler-Anwendung [U124]

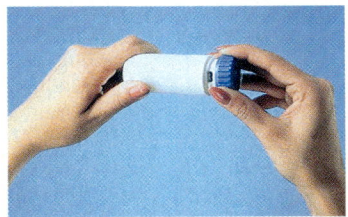

Abb. 4.30: Schutzkappe abnehmen.

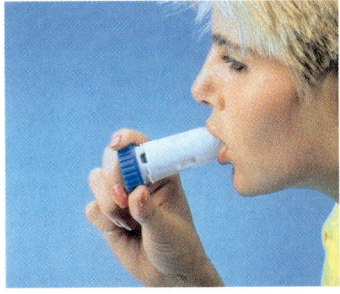

Abb. 4.32: Inhalieren.

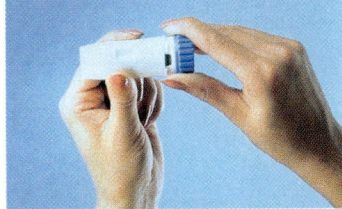

Abb. 4.31: Dosierrad drehen.

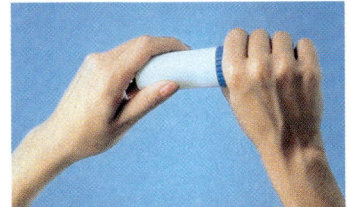

Abb. 4.33: Schutzkappe aufsetzen.

Die Wirkung der Parasympatholytika ist insgesamt geringer als die der β_2-Sympathomimetika. Im akuten Asthmaanfall reichen sie in der Regel nicht aus.

Theophylline

Theophyllin und Theophyllinabkömmlinge erweitern u.a. die Bronchien und Gefäße durch Erschlaffung der glatten Muskulatur, senken den Lungengefäßwiderstand und steigern den Atemantrieb.

Durch den Angriff an mehreren Organen erklären sich auch die Nebenwirkungen der Theophylline. Am häufigsten sind Herzbeschwerden (Tachykardie, Herzrhythmusstörungen), Magen-Darm-Beschwerden (Übelkeit, Erbrechen, Durchfall) und ZNS-Symptome wie Unruhe, Kopfschmerz und Muskelzittern. Eine Bestimmung des Serumtheophyllinspiegels kann die Dosisfindung erleichtern (Blutentnahme mittags um 12 Uhr bei letzter Einnahme um 8 Uhr). Die *therapeutische Breite* der Theophylline ist gering, d.h. die Spanne zwischen „zu wenig" (= unwirksam) und „zu viel" (= Vergiftungserscheinungen) nur eng. Besonders betroffen sind Patienten mit Herzinsuffizienz oder Leberfunktionsstörungen.

Theophylline werden grundsätzlich systemisch gegeben. Die verschiedenen Präparate (z.B. Afonilum®, Bronchoparat®, Bronchoretard®, Euphyllin® und Solosin®) stehen u.a. als (Retard-)Kapseln, Tabletten, Trinkampullen, Granulat zum Auflösen, Klysmen, Suppositorien und Injektionslösungen zur Verfügung.

Substanz (Bsp.)	Handelsname (Bsp.)	Darreichungsformen*
β_2-Sympathomimetika		
Fenoterol	Berotec®	DA, Inhalationslsg., Kps. zur Inhalation, Saft, Tbl.
Reproterol	Bronchospasmin®	DA, Injektionslsg., Tbl.
Salbutamol	Sultanol®, Volmac®	DA, Inhalationslsg., Fertiginhalat, Pulverinhalat, Injektionslsg., Supp., (Retard-)Tbl.
Terbutalin	Bricanyl®	DA, Inhalationslsg., Injektionslsg., (Retard-) Kps., (Retard-)Tbl.
Andere Sympathomimetika		
Orciprenalin	Alupent®	DA, Inhalationslsg., Injektionslsg., Lsg. zum Einnehmen, Tbl.
Parasympatholytika		
Ipratropiumbromid	Atrovent®	DA, Inhalationslsg., Inhaletten
Oxitropiumbromid	Ventilat®	DA, Pulver zur Inhalation
Fenoterol plus Ipratropiumbromid	Berodual®	DA, Inhalationslsg.

*: DA = Dosieraerosol, Lsg. = Lösung, Kps. = Kapsel, Tbl. = Tablette, Supp. = Suppositorien

Antihistaminika, ☞ *Pharma-Info 11.13*

🖉 Pharma-Info 4.34 Expektorantien

> 🔅 **Expektorantien** *(auch Expektoranzien):*
> Chemisch uneinheitliche Gruppe von Medikamenten, die:
> - Die Bronchialsekretion steigern
> - Den bereits gebildeten Schleim verflüssigen (*Mukolytika, Sekretolytika*)
> - Den Abtransport des Sekrets fördern (*Sekretomotorika*).

Das wichtigste: Expektorantien wirken nur, wenn der Patient ausreichend (2 – 3 l täglich) trinkt (Vorsicht allerdings bei Herzinsuffizienz). Bei Patienten, die zu schwach zum Abhusten sind, dürfen Expektorantien nicht gegeben werden, da das Sekret dann in den Atemwegen verbleibt.

Für *Inhalationen* werden neben Acetylcystein, Ambroxol und Bromhexin v.a. auch Tyloxapol (Tacholiquin®), Mesna (Mistabronco®) und Inhalationslösungen ätherischer Öle eingesetzt. Die Medikamente werden einzeln oder in Kombination mit NaCl 0,9% oder destilliertem Wasser verdünnt und ein- bis viermal täglich inhaliert. Beachtet werden sollte, daß Inhalationen zu einem Bronchospasmus führen können.

Bei der *oralen Gabe* von Expektorantien können Magen-Darm-Beschwerden (v.a. Übelkeit) auftreten.

Häufig verwendet werden Salben und Gele zum Auftragen auf die Haut, die hauptsächlich ätherische Öle wie etwa Eukalyptus-, Anis- oder Pfefferminzöl enthalten (z.B. Pinimenthol®, Transpulmin®, Wick VapoRub®). Ihre Wirkung erklärt sich durch die Inhalation und zum Teil auch die perkutane Resorption der wirksamen Substanzen.

Substanz	Handelsname (Bsp.)	Verabreichungsformen (Bsp.)
Acetylcystein	Bromuc®, Fluimucil®, Mucolytikum „Lappe"®	Brausetabletten, Granulat, Inhalationslösung, Injektionslösung, Kapseln, Saft, Tabletten
Ambroxol	Ambrohexal®, Mucosolvan®	Brausetabletten, Inhalationslösung, Injektionslösung, (Retard-)Kapseln, Saft, Suppositorien, Tabletten, Tropfen
Bromhexin	Bisolvon®	Inhalationslösung, Injektionslösung, Saft, Tabletten
Carbocistein	Transbronchin®	Brausegranulat, Lösung zum Einnehmen, Kapseln, Sirup

4.6.3 **Lungenemphysem**

> 🔅 **Lungenemphysem**: Überdehnung des Lungengewebes mit unwiderruflicher Zerstörung sowohl von Alveolen als auch von Alveolarsepten. Dadurch Bildung immer größerer Emphysemblasen, Verminderung der Gasaustauschfläche und Totraumvergrößerung. Unheilbares Endstadium der Erkrankung ist die respiratorische (Global-)Insuffizienz.

⇨ Krankheitsentstehung

Meist liegt dem Lungenemphysem eine chronisch-obstruktive Lungenerkrankung bei langjährigem Rauchen zugrunde. Bei jungen Patienten ohne Risikofaktoren kann auch ein erblicher Enzymmangel (α_1-Antitrypsin-Mangel) vorliegen, der ebenfalls zum Abbau des Lungengewebes führt. Bei alten Menschen verliert das Lungengewebe seine Elastizität, und es entsteht ein sozusagen physiologisches *Altersemphysem*.

Nicht nur die Gasaustauschfläche, sondern auch die Lungengefäße sind beim Emphysem verringert. Es kommt zu einer Druckerhöhung im Lungenkreislauf und infolgedessen zu einem *chronischen Cor pulmonale* (☞ 4.10.2).

🔲 Symptome und Untersuchungsbefund

Patienten mit einem Lungenemphysem haben chronische Atemnot, die bei Belastung rasch zunimmt. Manche zeigen eine Zyanose. Hinzutreten können die Symptome einer chronisch-obstruktiven Lungenerkrankung (☞ 4.6).

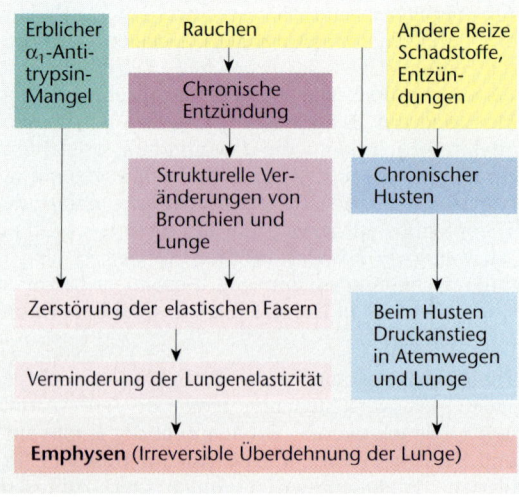

Abb. 4.35: Pathogenese und Pathophysiologie des Lungenemphysems. [B 200]

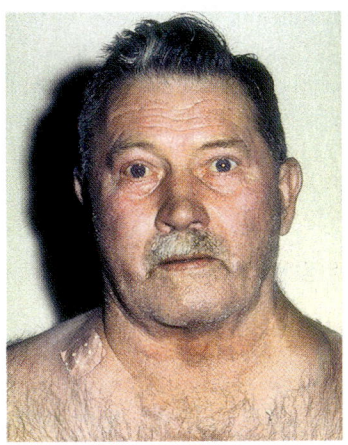

Abb. 4.36: Blue bloater. Charakteristische Merkmale sind das eher übergewichtige Erscheinungsbild und die bläuliche Hautfärbung infolge der Zyanose. [T 127]

In den medizinischen Lehrbüchern werden zwei Gruppen von Lungenemphysematikern unterschieden, für die die anschaulichen Begriffe **blue bloater** („blauer Bläser") und **pink puffer** („rosa Schnaufer") geprägt wurden. In der Praxis überwiegen jedoch Mischformen.

Bei der körperlichen Untersuchung des Emphysematikers fällt ein *Faßthorax* auf. Die Rippen stehen fast horizontal, d.h. der Brustkorb des Patienten verharrt ständig in Inspirationsstellung. Bei der Perkussion ist der Klopfschall durch den vermehrten Luftgehalt hypersonor, und die Perkussion bei In- und Exspiration zeigt, daß die Lungengrenzen kaum mehr verschieblich sind (2 – 4 cm im Vergleich zu ca. 6 cm beim Gesunden). Die Atem- und Herzgeräusche sind bei der Auskultation nur leise hörbar. In Spätstadien der Erkrankung bestehen zusätzlich Zeichen einer Rechtsherzinsuffizienz (☞ 2.6.1).

🔎 Diagnostik und Differentialdiagnose

Die Diagnosestellung ist anhand des klinischen Bildes möglich. Röntgen des Thorax, Lungenfunktionsprüfung und Blutunter-

suchungen (BB, BGA) sind zur Einschätzung der respiratorischen Situation und zum Ausschluß einer Pneumonie erforderlich. Das EKG zeigt in Spätstadien die Zeichen der Rechtsherzhypertrophie. Bei jüngeren Patienten ist zur Ursachenklärung die α_1-Antitrypsin-Bestimmung im Blut angezeigt.

▶ Behandlungsstrategie

Eine Wiederherstellung der zerstörten Strukturen ist nicht möglich. Entscheidend ist, die Progredienz der Emphysemerkrankung aufzuhalten. Schlüsselmaßnahme ist absolutes Rauchverbot.

Die medikamentöse antiobstruktive Therapie entspricht im wesentlichen der beim Asthma bronchiale (☞ 4.6.1). Die häufigen bakteriellen Atemwegsinfekte müssen antibiotisch behandelt werden. Bei einer Rechtsherzinsuffizienz sind Diuretika angezeigt (☞ Pharma-Info 7.27), bei einer Polyglobulie wiederholte Aderlässe. Häufig verbessert eine Sauerstoff-Langzeittherapie (über 18 Stunden täglich) das Befinden des Patienten erheblich.

🔲 Pflege bei Lungenemphysem

Die Pflegeziele bei Patienten mit einem Lungenemphysem entsprechen im wesentlichen denen bei chronisch-obstruktiver Lungenerkrankung.

🗐 Patienteninformation und 🔊 Prognose

Den meisten Patienten muß immer wieder vor Augen geführt werden, daß sie selbst durch Rauchen oder Nicht-Rauchen entscheidend mitbestimmen, wie rasch die Erkrankung fortschreitet.

Das *Altersemphysem* schränkt die Lebenserwartung des Patienten kaum ein. Dagegen schreiten die übrigen Formen in der Regel bis zur respiratorischen Globalinsuffizienz fort (☞ 4.1).

4.7 Lungenfibrosen

> 🛈 **Lungenfibrosen**: Erkrankungen mit bindegewebigem Umbau (*Fibrosierung*) des Lungengerüsts und daraus resultierender *restriktiver Ventilationsstörung* (☞ 4.1).

4.7.1 Lungensarkoidose

> 🛈 **Sarkoidose** (*Morbus Boeck, M. Besnier-Boeck-Schaumann, gutartige Lymphogranulomatose*): Granulombildende, meist chronische Systemerkrankung mit Bevorzugung der Lymphknoten (meist Lungenhiluslymphknoten), der Lunge, der Gelenke und der Haut. Altersgipfel 20. – 40. Lebensjahr.
>
> **Löfgren-Syndrom**: Akute Form der Sarkoidose, an der v.a. junge Frauen erkranken.

⮑ Krankheitsentstehung

Die Ursache der Erkrankung ist unklar. Diskutiert werden insbesondere immunologische Reaktionen auf ein noch unbekanntes Antigen.

📷 Symptome und Untersuchungsbefund

Die schleichend beginnende *chronische Form* der Lungensarkoidose verläuft in den Anfangsstadien häufig symptomlos und wird oft nur zufällig diagnostiziert. In späteren Stadien der Erkrankung hat der Patient Husten, Fieber, Belastungsdyspnoe und Gelenkbeschwerden.

Das *Löfgren-Syndrom* ist seltener als die chronische Verlaufsform. Es beginnt akut mit Fieber, Erythema nodosum und Gelenkschmerzen. Besonders typisch sind Schmerzen in beiden Sprunggelenken.

🔍 Diagnostik

An erster Stelle der diagnostischen Maßnahmen steht die Röntgenaufnahme des Thorax, die auch eine Stadieneinteilung und Prognoseeinschätzung der Erkrankung erlaubt:

- **Stadium I:** Hiluslymphknoten beidseits vergrößert, spontane Rückbildung der Symptome *(Spontanremission)* in 90%
- **Stadium II:** Zusätzlich streifige oder fleckige Zeichnungsvermehrung der Lunge, Spontanremission in 40%
- **Stadium III:** Irreversible Lungenfibrose, keine Spontanremission.

Die Lungenfunktionsprüfung zeigt in fortgeschrittenen Krankheitsstadien die typischen Zeichen einer restriktiven Ventilationsstörung.

Die weitere Diagnostik umfaßt: Serumspiegel des Hormons Angiotensin converting enzyme, Tuberkulin-Test (☞ 4.5.4), Bronchoskopie mit bronchoalveolärer Lavage (☞ 4.4.5) und evtl. Mediastinoskopie mit Lymphknotenbiopsie.

📊 Behandlungsstrategie

Das Stadium I der Erkrankung ist wegen des günstigen Spontanverlaufs nur kontroll-, nicht aber therapiebedürftig. In späteren Stadien und beim Löfgren-Syndrom werden in erster Linie Glukokortikoide eingesetzt.

🛏 Pflege bei Lungensarkoidose

Die Pflege bei Lungensarkoidose hängt vom Krankheitsstadium ab und umfaßt:

- Anleitung zur Aerosoltherapie (☞ 4.6.1)
- Atemerleichternde und unterstützende Maßnahmen
- Sekretlösende und sekretentleerende Maßnahmen.

Erkrankung	Antigenquelle
Befeuchterfieber	Befeuchtungs- und Klimaanlagen
Byssinose	Baumwolle
Dachdeckerlunge	Organische Dachmaterialen (Stroh, Schilf)
Farmerlunge	Feuchtes, schimmeliges Material (Heu, Komposterde)
Käsewäscherlunge	Verschimmelter Käse
Mälzerlunge	Verschimmelte Gerste und Malz
Hühnerzüchterlunge	Vogelexkremente (auch Tauben)

Tab. 4.37: Verschiedene Formen der exogen-allergischen Alveolitis und die je nach Antigen hauptsächlich betroffenen Berufsgruppen. [B 200]

📄 Patienteninformation und 📊 Prognose

Da Spontanheilungen sehr häufig sind, ist die Prognose für die Mehrzahl der Patienten gut. Die Patienten müssen aber auf die Notwendigkeit von Kontrollen hingewiesen werden. Bei ca. 10% kommt es zur Lungenfibrose mit respiratorischer Insuffizienz und chronischem Cor pulmonale (☞ 4.10.2).

4.7.2 Exogen-allergische Alveolitis

> 🔲 **Exogen-allergische Alveolitis** (kurz *EAA*, auch *Hypersensitivitätspneumonie, allergische interstitielle Pneumonie*): Chronische, entzündliche Lungenerkrankung, die unbehandelt zu einer irreversiblen Lungenfibrose führt. Hervorgerufen durch die Inhalation organischer Stäube, die bei entsprechend Veranlagten zu einer Typ III- und Typ IV-Immunreaktion (☞ 11.4.1) mit Entzündung der Lunge führt.

Leitsymptome der exogen-allergischen Alveolitis sind rezidivierende Fieberschübe mit Schüttelfrost, Husten und Atemnot. Die Diagnose wird durch Röntgenaufnahme des Thorax, bronchoalveoläre Lavage und Blutuntersuchungen gestellt.

Viele Patienten kommen nur im Beruf mit dem auslösenden Antigen in Kontakt (☞ Tab. 4.37). Dann liegt eine **Berufskrankheit** vor, die der Berufsgenossenschaft bereits bei Verdacht gemeldet werden muß und *entschädigungspflichtig* ist.

Die wichtigste Behandlungsmaßnahme und zugleich Voraussetzung für die Anerkennung als Berufskrankheit ist das Meiden der auslösenden Substanz (*Antigenkarenz*). Medikamentös werden Glukokortikoide (☞ Pharma-Info 8.21) und Immunsuppressiva eingesetzt. Infektionen müssen antibiotisch behandelt werden.

Die Prognose der Erkrankung ist nur bei rechtzeitiger Antigenkarenz gut.

4.7.3 Pneumokoniosen

Auch die Inhalation zahlreicher *anorganischer Stäube* kann zur Lungenfibrose führen. Häufig ist die Erkrankung beruflich bedingt (☞ oben). Hauptbeschwerden des Patienten sind Atemnot und trockener Husten. Zu den **Pneumokoniosen** (*Staublungenerkrankungen*) zählen auch:

- Die **Silikose** durch Quarzstäube, bei der in 10% eine Tuberkulose komplizierend hinzutritt
- Die **Asbestose** durch Asbeststaub, bei der v.a. bei Rauchern zusätzlich ein Bronchialkarzinom oder ein Pleuramesotheliom entstehen kann.

4.8 Primäre Bronchialkarzinome

> 🔳 **Bronchialkarzinom** *(bronchogenes Karzinom, Lungenkarzinom):* Primäres Lungenmalignom mit Ausgang vom Bronchialepithel.
>
> **Lungenalveolarzellkarzinom:** Malignom mit Ausgang von den Lungenalveolarzellen, sehr selten (und hier nicht weiter ausgeführt).

Das Bronchialkarzinom ist der häufigste Tumor überhaupt und für rund 25 % aller Krebstodesfälle verantwortlich. Noch sind bevorzugt Männer von der Erkrankung betroffen, doch „ziehen" die Frauen infolge zunehmenden Zigarettenkonsums „nach". Der Altersgipfel der Erkrankung liegt bei 55 – 65 Jahren.

⇨ Krankheitsentstehung und Einteilung

Beim größten Teil der Bronchialkarzinome spielen eingeatmete Noxen für die Entstehung eine entscheidende Rolle. Dabei ist an erster Stelle das Tabakrauchen – aktiv und passiv! – zu nennen. Nach zwanzigjährigem Rauchen von 20 Zigaretten täglich ist das Risiko, an einem Bronchialkarzinom zu erkranken, im Vergleich zu einem Nichtraucher auf ungefähr das Zehnfache erhöht.

Berufliche Karzinogene (z.B. Asbest, Chrom, Kohlenteer) können ebenfalls von Bedeutung sein. Bei gleichzeitigem Rauchen potenziert sich das Risiko.

Histologische Einteilung

Die WHO-Klassifikation unterteilt die Bronchialkarzinome in vier histologische Typen. Wichtig für die Behandlungsstrategie ist vor allem die Unterscheidung zwischen kleinzelligen und nicht-kleinzelligen Karzinomen.

Histologischer Tumortyp	Häufigkeit (ca.)
Kleinzelliges Karzinom	20 %
Nicht-kleinzellige Karzinome • Plattenepithelkarzinom • Adenokarzinom • Großzelliges Karzinom • Sonstige	 40 % 20 % 10 % 10 %

Tab. 4.39: WHO-Klassifikation der Bronchialkarzinome. [B 200]

🔣 Symptome und Untersuchungsbefund

> 🖑 Die Erstsymptome des Bronchialkarzinoms sind in der Regel Spätsymptome!

Dem Patienten fallen zunächst länger anhaltender, eher trockener Husten oder Veränderungen seines „Raucherhustens" auf. Auch blutiges Sputum oder Atemnot können erste Zeichen der Erkrankung sein. Verlegt der Tumor einen Bronchus, so können sich dahinter gelegene Lungenabschnitte entzünden **(Retentionspneumonie)**, was zu wiederholten „Atemwegsinfekten" führt. Später kommen Appetitlosigkeit, Gewichtsverlust und Leistungsknick hinzu.

Symptome invasiven Wachstums und Metastasierung

Heiserkeit durch Kompression des N. laryngeus recurrens oder gestaute Halsvenen sind in der Regel Zeichen organüberschreitenden Wachstums und

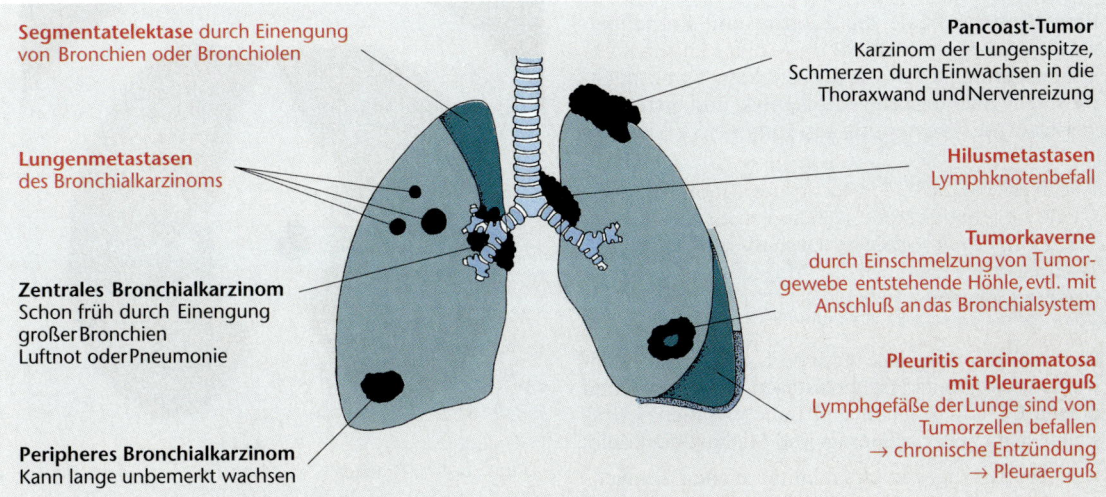

Segmentatelektase durch Einengung von Bronchien oder Bronchiolen

Lungenmetastasen des Bronchialkarzinoms

Zentrales Bronchialkarzinom
Schon früh durch Einengung großer Bronchien Luftnot oder Pneumonie

Peripheres Bronchialkarzinom
Kann lange unbemerkt wachsen

Pancoast-Tumor
Karzinom der Lungenspitze, Schmerzen durch Einwachsen in die Thoraxwand und Nervenreizung

Hilusmetastasen
Lymphknotenbefall

Tumorkaverne
durch Einschmelzung von Tumorgewebe entstehende Höhle, evtl. mit Anschluß an das Bronchialsystem

Pleuritis carcinomatosa mit Pleuraerguß
Lymphgefäße der Lunge sind von Tumorzellen befallen
→ chronische Entzündung
→ Pleuraerguß

Abb. 4.38: Mögliche Befunde in der Röntgenaufnahme des Thorax bei einem Bronchialkarzinom. [L 215]

damit der Inoperabilität. Ein **Pancoast-Tumor,** der in der Lungenspitze liegt, führt typischerweise durch Einwachsen in die Thoraxwand und Nervenreizung zu hartnäckigen Thoraxschmerzen.

Manchmal geht der Patient auch wegen Rückenschmerzen, Kopfschmerzen oder Lähmungen zum Arzt, die Ausdruck einer bereits erfolgten Knochen- oder Gehirnmetastasierung sind.

Paraneoplastische Symptome

Viele Bronchialkarzinome, vor allem die kleinzelligen, verursachen **paraneoplastische Symptome.** Dies sind Erscheinungen in Zusammenhang mit bösartigen Erkrankungen, die weder durch direkte Tumorinfiltration noch durch Metastasen erklärbar sind und dem Tumornachweis auch vorangehen können. Häufig produziert der Tumor hormonähnliche Stoffe. Beim kleinzelligen Bronchialkarzinom werden z.B. oft Substanzen mit ACTH-ähnlicher Wirkung produziert, die zu einem Cushing-Syndrom des Patienten führen können (☞ 8.6.1).

Die körperlichen Untersuchungsbefunde sind in Abhängigkeit von Tumorlokalisation und Tumorausdehnung sehr variabel.

🔍 Diagnostik

An erster Stelle der diagnostischen Maßnahmen stehen Röntgen-Thorax-Aufnahmen in zwei Ebenen (evtl. auch eine Schichtaufnahme, ☞ 4.4.2) und das Thorax-CT mit Kontrastmittel. Auch die Sputumzytologie als nichtinvasive Methode kann Aufschlüsse geben (Sputumgewinnung ☞ 4.2.6). Wichtige *Tumormarker* (☞ 9.4.8) insbesondere für die spätere Verlaufskontrolle sind NSE (Neuronspezifische Enolase), SCC (squamous cell carcinoma antigen), TPA (tissue polypeptide antigen) und CEA (Carcinoembryonales Antigen).

Eine Bronchoskopie mit Biopsie und bronchoalveolärer Lavage oder die Biopsie eines Hiluslymphknotens ermöglichen oft den direkten Tumornachweis, eine histologische Artdiagnose und erste Hinweise auf die Ausbreitung des Tumors.

> 👍 Erst wenn die Gewebeart des Bronchialkarzinoms genau bekannt ist, kann eine spezifische Tumortherapie erfolgen. Deshalb müssen zum Teil invasive diagnostische Maßnahmen durchgeführt werden.

Ist die Tumordiagnose gesichert, muß festgestellt werden, ob bereits Fernmetastasen vorliegen. Dazu dienen CT von Schädel und Bauchorganen, Ultraschall, Knochenszintigramm und Mediastinoskopie.

Zur Beurteilung der Operabilität dienen Lungenfunktionsprüfung (☞ 4.4.3), BGA (☞ 4.4.4) und Lungenszintigraphie (☞ 4.4.2).

Peripheres Bronchialkarzinom [T 197]

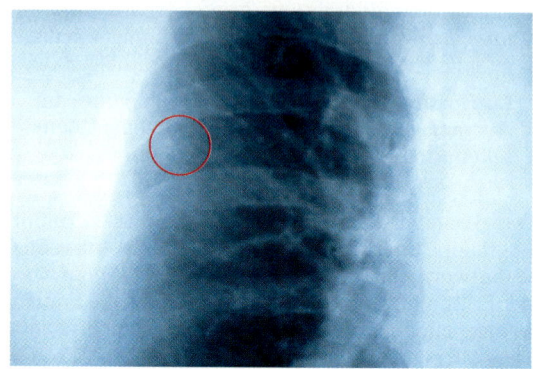

Abb. **4.40:** Der Rundherd in der rechten Lunge ist fast nur zu erahnen.

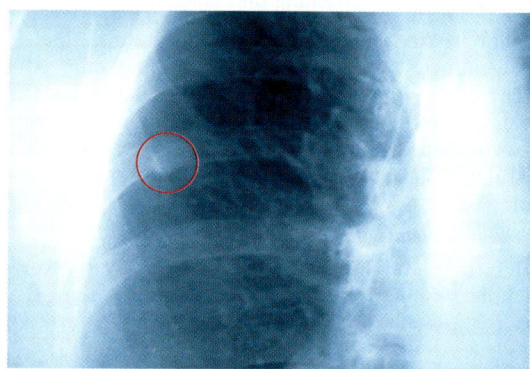

Abb. **4.41:** Der Rundherd kann erst im Vergleich mit dieser 3 Monate später angefertigten Aufnahme als Anfangsstadium eines Bronchialkarzinoms gedeutet werden.

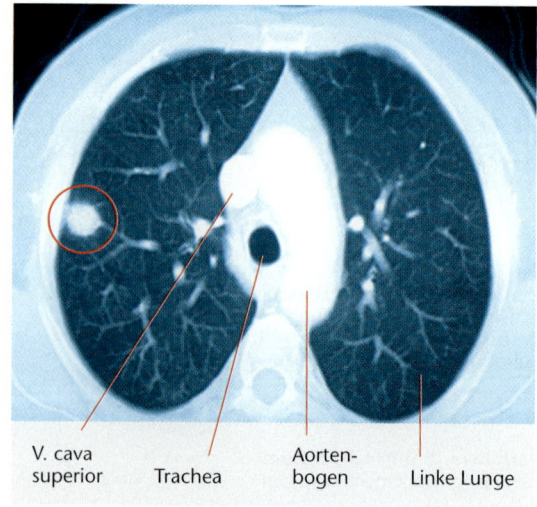

V. cava superior   Trachea   Aortenbogen   Linke Lunge

Abb. **6.42:** Die Bestätigung eines Tumors liefert das CT.

Behandlungsstrategie

Kurative Therapieansätze

Ob ein kurativer, d.h. auf Heilung gerichteter, Therapieansatz möglich ist, hängt von Größe und Art des Tumors ab:

- Bei *nicht-kleinzelligen* Karzinomen ist die Behandlung bei kurativem Therapieansatz primär operativ. In der Regel muß zumindest ein Lungenlappen **(Lobektomie),** manchmal sogar eine Lungenhälfte entfernt werden **(Pneumektomie).** Dies ist aber nur möglich, wenn die Restlunge einen ausreichenden Gasaustausch gewährleisten kann. Nach der OP erfolgt je nach genauer Art des Tumors oft eine postoperative Strahlen- oder Chemotherapie
- *Kleinzellige Karzinome* metastasieren sehr früh auf dem Blutweg, so daß zum Zeitpunkt der Diagnosestellung in aller Regel keine *lokale*, sondern eine *generalisierte* Tumorerkrankung anzunehmen ist, auch wenn zunächst noch keine Fernmetastasen nachgewiesen werden können. Eine kurative Zielsetzung ist also nur sehr selten möglich. Therapie der Wahl ist eine Kombinations-Chemotherapie.

Palliative Therapieansätze

Bei der Mehrzahl der Patienten ist die Erkrankung zum Zeitpunkt der Diagnose schon so weit fortgeschritten, daß eine kurative Therapie nicht mehr möglich ist. Und bei vielen mit kurativer Zielsetzung behandelten Patienten kommt es nach anfänglichen Therapieerfolgen zu einem Tumorrezidiv oder Metastasen. Dann können **palliative Therapien** wie Laser-, Chemo- oder Strahlentherapie (☞ 9.5) den Tumor (nochmals) über Monate verkleinern und so zur Besserung von Beschwerden und Lebensqualität sowie zur Lebensverlängerung des Patienten führen. Manchmal ist auch eine *palliative Operation* angezeigt. Der Einsatz bronchialer Endoprothesen aus Silikon oder Metall *(Stents)* kann verengte Bronchien offenhalten.

In Spätstadien der Erkrankung ist meist eine medikamentöse Schmerzbehandlung (☞ 9.5.6) und eine umfangreiche Begleitmedikation erforderlich, etwa:

- Hustendämpfer zur Linderung des unstillbaren Hustenreizes (☞ Pharma-Info 4.43)
- Antiemetika (z.B. Vomex®, Paspertin®) gegen Übelkeit und Erbrechen
- Laxantien (z.B. Bifiteral®, Dulcolax®) gegen Obstipation
- Neuroleptika und Antidepressiva zur Unterstützung der medikamentösen Schmerztherapie
- Glukokortikoide (z.B. Fortecortin®) bei Hirnödem oder Leberkapselspannungsschmerz infolge von Metastasen

Pflege bei Bronchialkarzinom

Pflege bei Tumor-Erkrankungen, ☞ 9.2

Prinzipielle **Pflegeziele** sind größtmögliche Erhaltung der Lebensqualität und die Angstfreiheit des Patienten. Neben der Erhaltung der Mobilität und Selbständigkeit bei den täglichen Verrichtungen ist auch die Vermeidung von Sekundärerkrankungen (z.B. Pneumonie) besonders wichtig.

Prognose

Die Prognose eines Bronchialkarzinoms ist u.a. abhängig von histologischem Typ, Lokalisation und Ausbreitung des Tumors. Insgesamt ist sie sehr schlecht. Die 5 Jahres-Überlebensrate beträgt selbst bei kurativ behandelten Patienten nur 25%. Für palliativ Behandelte liegt sie unter 5%.

Pharma-Info 4.43 Antitussiva

Husten ist ein Schutzreflex, der die Atemwege von schädigenden Substanzen reinigen soll. Manchmal aber ist ein Husten nutzlos, so etwa beim Bronchialkarzinom. Bei diesen Patienten oder bei Erschöpfung des Kranken durch den ständigen Husten kann eine medikamentöse Unterdrückung des Hustens sinnvoll sein.

Antitussiva (*Hustendämpfer, Hustenmittel*) blockieren über zentrale oder periphere Angriffspunkte den Hustenreflex und lindern so den Hustenreiz.

Die meisten Antitussiva sind *Opiatabkömmlinge.* Sie haben deshalb die gleichen Nebenwirkungen wie Opioide (v.a. Obstipation, Atemdepression, Sedierung), wenn auch schwächer ausgeprägt. Suchtgefahr besteht zwar prinzipiell, ist aber bei Patienten mit nur noch kurzer Lebenserwartung (z.B. bei Bronchialkarzinom) vernachlässigbar. Ambulante Patienten müssen auf eine Beeinträchtigung der Fahrtüchtigkeit hingewiesen werden.

Substanz-gruppe	Arznei-substanz	Handelsnamen (Bsp.)
Opiatab-kömmlinge	Codein	Codicaps mono®, Dicton®
	Dihydro-codein	Paracodin®, Remedacen®
	Hydrocodon	Dicodid®
	Dextro-methorphan	Contac® H, Wick Formel 44 Plus® Hustenstiller, Rhinotussal®
Andere Substanzen	Noscapin	Capval®
	Clobutinol	Silomat®

4.9 **Pneumothorax**

> 📖 **Pneumothorax** *("Pneu"):* Ansammlung von
> Luft im normalerweise spaltförmigen Raum zwi-
> schen den beiden Pleurablättern. Durch Aufhe-
> bung des Unterdrucks im Pleuraspalt kommt es
> zu einem teilweisen oder kompletten Kollaps
> des betroffenen Lungenflügels, der dann nur
> noch vermindert oder gar nicht mehr am Gas-
> austausch teilnimmt.

⇨ Krankheitsentstehung und Formen

Die häufigste Form des Pneumothorax ist der **Spontanpneumothorax,** von dem vor allem Männer zwischen dem 20. und 40. Lebensjahr betroffen sind.
Meist liegt dem Krankheitsbild die Ruptur einer direkt unter der Pleura gelegenen Emphysemblase zugrunde. Manchmal ist auch keine Ursache zu finden.

Demgegenüber steht der **traumatische Pneumothorax**. Unterschieden werden:
- **Offener Pneumothorax,** bei dem ein Brustwand-
  defekt besteht (z.B. nach einer Stichverletzung)
- **Geschlossener Pneumothorax,** bei dem nur die
  Pleura selbst verletzt ist (z.B. nach Rippenfraktur
  oder Bronchusriß).

Auch bei zahlreichen diagnostischen oder therapeutischen Maßnahmen droht als Komplikation ein
Pneumothorax.

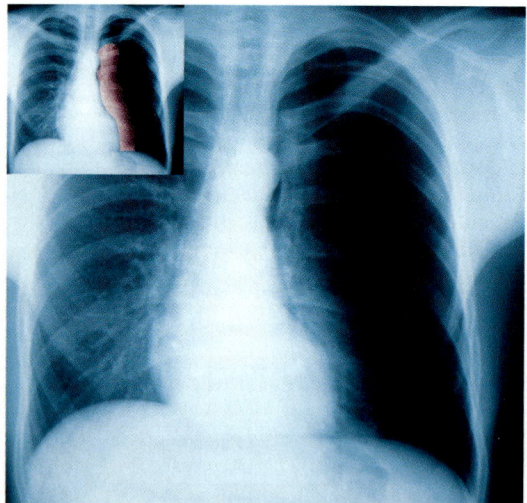

Abb. 4.44: Spannungspneumothorax links. Die linke Lunge
ist völlig kollabiert und grenzt sich am linken Herzrand als
Verschattung ab. Die Röntgenstrahlen werden nicht mehr
(wie auf der rechten Thoraxseite) teilweise vom Lungengewebe absorbiert und schwärzen daher den Röntgenfilm
mehr. Das Mediastinum und das Herz sind zur gesunden
Seite hin verdrängt. [T 197]

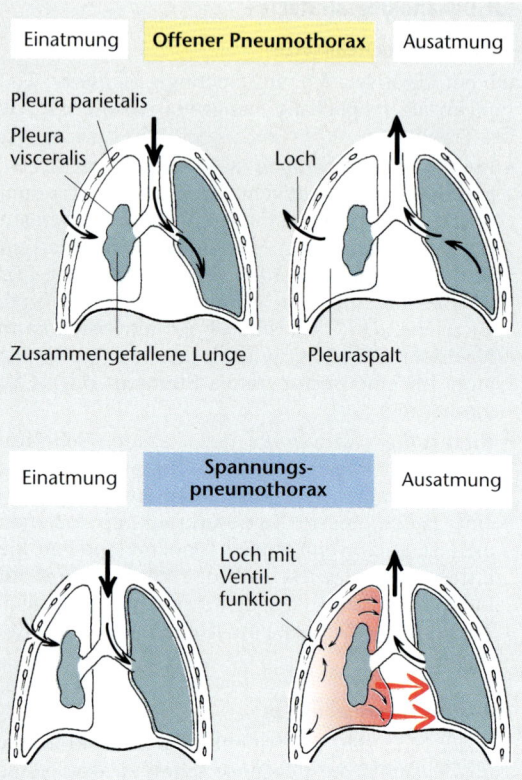

| Einatmung | **Offener Pneumothorax** | Ausatmung |

Pleura parietalis
Pleura visceralis
Loch

Zusammengefallene Lunge
Pleuraspalt

| Einatmung | **Spannungs-pneumothorax** | Ausatmung |

Loch mit Ventil-funktion

Abb. 4.45: Verschiedene Formen des Pneumothorax. Beim
offenen Pneumothorax tritt Luft durch einen Brustwandde-
fekt in den Pleuraspalt ein. Atmet der Patient aus, so wird
die Luft wieder nach außen gepreßt. Im Gegensatz dazu
kann beim Spannungs- oder Ventilpneumothorax die bei
jeder Atembewegung in den Pleuraspalt eindringende Luft
nicht mehr entweichen, weil z.B. ein Hautlappen an der
Wunde als (Einweg-)Ventil wirkt. Es entsteht ein Überdruck
im Pleuraraum der kranken Seite, der zur Verdrängung des
Herzens und zu einer Kompression der gesunden Lunge
führt. Dieser lebensbedrohliche Zustand muß rasch durch
Ablassen des Überdruckes über eine Pleuradrainage behandelt werden. [B 101]

Lebensbedrohlicher Notfall ist der **Spannungspneumothorax** *(Ventilpneumothorax),* bei dem die
betroffene Pleurahöhle immer mehr aufgepumpt
und das Mediastinum zur gesunden Lungenseite hin
verdrängt wird. Der Blutrückfluß zum Herzen,
Herz- und Lungenfunkion werden mit jedem Atem-
zug mehr beeinträchtigt (☞ Abb. 4.44).

🔲 Symptome und Untersuchungsbefund

Meist hat der Patient akut einsetzende Atemnot,
einseitige, stechende Schmerzen im Brustkorb und
Husten. Dem Untersucher fallen Tachypnoe und
asymmetrische Atembewegungen auf, oft auch Zya-

nose. Es sind mit dem Stethoskop nur sehr leise oder gar keine Atemgeräusche auskultierbar.

Während der Patient in leichten Fällen überhaupt keine Symptome zeigt, entwickelt sich bei einem Spannungspneumothorax oft in Minuten ein lebensbedrohlicher Schock mit stärkster Atemnot, Zyanose, Tachykardie und Blutdruckabfall.

🔍 Diagnostik und Differentialdiagnose

Die Diagnose wird durch eine Röntgenaufnahme des Thorax gesichert. Ein EKG ist zum Ausschluß kardialer Erkrankungen, eine BGA zur Einschätzung der respiratorischen Situation erforderlich.

📋 Behandlungsstrategie

Bei einem kleinen Spontanpneumothorax absorbiert sich die Luft innerhalb von 3 – 4 Tagen oft von selbst. Ist dies nicht der Fall oder ist der Pneumothorax größer, muß die Luft durch eine **(Saug-) Drainage** entfernt werden (☞ 4.3.1). Der Sog wird so lange aufrechterhalten, bis Röntgenaufnahmen eine voll entfaltete Lunge zeigen.

Schließt sich die Verbindung zwischen Pleuraspalt und Bronchialsystem nach Wiederausdehnung der Lunge nicht, muß sie operativ verschlossen werden. Auch beim wiederholt auftretenden Spontanpneumothorax auf der gleichen Seite sind invasive Maßnahmen, etwa eine Verklebung der Pleurablätter durch Einbringen von Fibrinkleber (*Fibrinpleurodese*) oder eine offene Operation, angezeigt.

🛏 Pflege bei Pneumothorax

Die *Erstmaßnahmen* bei Pneumothorax entsprechen den Erstmaßnahmen bei Atemnot (☞ 4.2.3).

Pflege bei Pleura-Drainage, ☞ 4.3.1

🏥 Notfall! Spannungspneumothorax

Lebensrettende Sofortmaßnahme bei einem Spannungspneumothorax ist die Umwandlung in einen offenen Pneumothorax: Falls kein spezielles Besteck zur Verfügung steht, wird mit einer möglichst großen Braunüle im 2. oder 3. ICR in der Medioklavikularlinie der betroffenen Seite eingestochen. Hierdurch kommt es zu einer sofortigen Entlastung des Überdrucks. Falls vorhanden, kann ein eingeschlitzter Fingerling aufgesetzt und so ein *Ventil* (sog. *Tiegel-Ventil*) geschaffen werden. Die endgültige Versorgung besteht in einer Dauersaugdrainage.

📋 Patienteninformation und 🔧 Prognose

Die Prognose des Spontanpneumothorax ist heute meist gut. Ansonsten ist die Prognose von der Grunderkrankung abhängig.

4.10 **Erkrankungen des Lungenkreislaufs**

Lungenödem, ☞ 2.6.3

4.10.1 **Lungenembolie**

⬛ Lungenembolie: Plötzliche oder schrittweise Verlegung der Lungengefäße durch Thromben aus dem venösen Gefäßsystem (in 90% aus der unteren Körperhälfte). Eine der häufigsten „plötzlichen" Todesursachen überhaupt. Meist Folge einer (nichtentdeckten) tiefen Bein- oder Beckenvenenthrombose (☞ 3.9.3).

➡ Krankheitsentstehung

Die Verlegung der Lungenstrombahn führt zu einer akuten Widerstandserhöhung im kleinen Kreislauf mit Entwicklung eines Pumpversagens *(Dekompensation)* der rechten Herzkammer **(akutes Cor pulmonale).**

🔲 Symptome und Untersuchungsbefund

Die Symptome einer Lungenembolie hängen von dem Ausmaß der Strombahnverlegung ab. Typisch sind das plötzliche Auftreten von Atemnot, Zyanose und Husten (evtl. mit blutigem Sputum). Charakteristisch sind *atemabhängige Thoraxschmerzen.* Der Patient ist sehr ängstlich und unruhig, seine Haut ist blaß und schweißig, Herz- und Atemfrequenz sind erhöht, oft mit unregelmäßigem Puls.

Zusätzlich bestehen meist die Symptome einer tiefen Beinvenenthrombose (☞ 3.9.3), die vom Patienten oft aber nicht bemerkt wurden.

Als Zeichen einer zentralvenösen Druckerhöhung sind die Halsvenen gestaut. Der Puls des Patienten ist oft arrhythmisch und tachykard.

🔖 Eine Bradykardie bei Thoraxschmerzen spricht eher gegen eine Lungenembolie.

🔍 Diagnostik

Die Röntgenaufnahme des Thorax ist nur selten pathologisch. Das EKG zeigt meist Zeichen einer Rechtsherzbelastung und evtl. Rhythmusstörungen. Diagnostisch entscheidend sind das Lungenperfusionsszintigramm (☞ Abb. 4.10) und bei zweifelhaftem Szintigramm oder Indikation zur Lyse die Pulmonalisangiographie (☞ 4.4.2).

📋 Behandlungsstrategie

Medikamentöse Erstmaßnahmen bei einer Lungenembolie sind Schmerzbekämpfung mit Opioiden i.v.

	I (klein)	II (submassiv)	III (massiv)	IV (fulminant)
Ausdehnung der Gefäßverschlüsse	Periphere Äste	Segmentarterien	Ein Pulmonalarterienast	Pulmonalarterienhauptstamm oder mehrere Lappenarterien
Klinik	• Leichte Dyspnoe • Thoraxschmerz	• Akute Dyspnoe • Thoraxschmerz • Tachypnoe	• Akute schwere Dyspnoe • Thoraxschmerz • Zyanose • Unruhe • Synkope	• Dyspnoe • Schocksymptomatik • drohender Herz-Kreislauf-Stillstand
Blutdruck	Normal	Leicht erniedrigt	Stark erniedrigt	Schock

Tab. 4.46: Schweregradeinteilung der Lungenembolie anhand ihrer Symptome und Befunde. [B 200]

(z.B. Fentanyl®), die Sedierung, z.B. mit Diazepam (z.B. Valium®) und intravenöse Gabe eines Heparinbolus (meist 10 000 IE). Bei Hypoxie sind Sauerstoffgabe und in Extremfällen Beatmung erforderlich.

Eine intravenöse Vollheparinisierung (☞ 3.10) über einen Perfusor verhindert relativ zuverlässig die weitere Ausbreitung der Lungenembolie. In kritischen Fällen, d.h. den Stadien III und IV, muß nach der initialen Schocktherapie die rasche Auflösung bzw. Entfernung des Embolus versucht werden (*Lysetherapie* mit Streptokinase, Urokinase oder rt-PA, ☞ 3.10). Eine offene Operation zur Entfernung des Embolus ist nur selten angezeigt. Manchmal kann der Embolus auch über einen Katheter entfernt werden.

Nach Überwinden des Akutstadiums hat die medikamentöse Behandlung mit Antikoagulantien (z.B. Marcumar®, ☞ Pharma-Info 3.57) die Rezidivverhütung zum Ziel.

Pflege bei Lungenembolie

Überwachung bei Lysetherapie, ☞ *Pharma-Info 3.59*
Pflege bei tiefer Beinvenenthrombose, ☞ *3.9.3*

Erstmaßnahmen

• Patienten absolute Bettruhe einhalten lassen
• Oberkörper des Patienten hochlagern
• Arzt benachrichtigen
• Fenster öffnen, evtl. nach Arztanordnung O_2 über Nasensonde geben (2 – 3 l/Min.)
• Bei Atemnot entsprechende Hilfestellung leisten (☞ 4.2.3)
• Vitalzeichen kontrollieren. Bei Schockzeichen (Blutdruckabfall, Pulsanstieg) Beine auf Herzniveau anheben, dabei leichte Oberkörperhochlagerung belassen. Keine Kopftieflage als Schocktherapie, da die Volumenverschiebung zu einem akuten Herzversagen führen kann!
• Materialien für einen venösen Zugang mit Blutabnahme, eine BGA, einen zentralvenösen Katheter und die oben genannten medikamentösen Maßnahmen richten lassen.

⚠ **Vorsicht!** Bei Verdacht auf eine Lungenembolie keine i.m.-Injektionen (z.B. zur Schmerzbekämpfung), da diese eine Kontraindikation für die Lysetherapie darstellen!

Pflege im weiteren Krankheitsverlauf

Auch während der nächsten Tage bleibt der Patient pflegebedürftig:
• Bei einer Lysetherapie muß der Patient Bettruhe einhalten
• Zur Atemerleichterung sind Oberkörperhochlagerung und zusätzliche Weichlagerung im Rahmen der Dekubitusprophylaxe sinnvoll
• Die Körperpflege des Patienten muß vom Pflegepersonal weitgehend übernommen werden
• Die Kost darf nicht blähend oder stopfend sein, weil hierdurch die Atmung weiter beeinträchtigt würde. Da die Patienten zur Verhinderung neuer Embolien zum Stuhlgang nicht pressen sollen, ist eine Obstipationsprophylaxe erforderlich
• Bei Rechtsherzbelastung ist das Führen einer Flüssigkeitsbilanz notwendig
• Die Thromboseprophylaxe mit Kompressionsverbänden oder strümpfen und Beinhochlagerung muß konsequent fortgesetzt werden
• Wegen der erhöhten Pneumoniegefahr ist eine sorgfältige Atemtherapie erforderlich.

👁 Krankenbeobachtung und Dokumentation

• Atmung, Bewußtsein, Puls, RR, Hautfarbe, Temperatur, Allgemeinbefinden
• Bei Lysetherapie zusätzlich Achten auf Blutungen.

📋 Patienteninformation

Patienteninformation bei Behandlung mit Antikoagulantien, ☞ *Pharma-Info 3.57*

Die Patienten müssen nach einer durchgemachten Lungenembolie wissen, wie sie sich vor einer (erneuten) Thrombose, v.a. der Beinvenen, schützen können (☞ 3.9.3). Sie müssen bereits bei dem geringsten Verdacht einer Thrombose den Arzt aufsuchen.

4.10.2 Pulmonale Hypertonie und chronisches Cor pulmonale

> ⊡ **Pulmonale Hypertonie**: Erhöhung des mittleren Pulmonalarteriendrucks auf > 20 mmHg.
>
> **Chronisches Cor pulmonale**: Pulmonale Hypertonie mit Rechtsherzbelastung und nachfolgender Hypertrophie der rechten Herzkammer (☞ auch 2.6.1) infolge von Lungenerkrankungen. Oft Folge von Emphysem, chronisch-obstruktiver Bronchitis, Lungenfibrose oder wiederholter Lungen(mikro)embolien.

Die **Prognose** des chronischen Cor pulmonale ist insgesamt schlecht, da es über Jahre zu einer zunehmenden Rechtsherzinsuffizienz (☞ 2.6.1) und schließlich zu einem Rechtsherzversagen kommt. Wie schnell dies geschieht, hängt davon ab, ob es gelingt, die Grunderkrankung zu bessern oder gar zu heilen.

4.11 Pleuraerkrankungen

4.11.1 Pleuritis

> ⊡ **Pleuritis** *(Brustfellentzündung, Rippenfellentzündung):* Entzündung der Pleura.

Zu einer Pleuritis kommt es meist sekundär im Rahmen einer Lungenentzündung, einer Lungentuberkulose, eines Lungeninfarkts oder eines Lungen- oder Pleuratumors. Auch Herzinfarkt, Bauchspeicheldrüsenentzündung oder Kollagenosen (☞ 10.8) können zu einer Pleuritis führen.

Als **Pleuritis sicca** *(Pleuritis fibrinosa, trockene Rippenfellentzündung)* wird die „trockene" Form der Pleuraentzündung ohne Erguß bezeichnet. Aus ihr entwickelt sich meist eine **Pleuritis exsudativa** *(feuchte Rippenfellentzündung),* bei der sich ein *entzündlicher Pleuraerguß* bildet (☞ unten).

🔲 Symptome, Befund und 🔎 Diagnose

Bei der Pleuritis hat der Patient atemabhängige Thoraxschmerzen, die oft so stark sind, daß es zu einer ausgeprägten Schonhaltung kommt. Beim Übergang der Pleuritis sicca in eine Pleuritis exsudativa lassen die Schmerzen oft nach. Je nach Größe des Pleuraergusses treten dann Atemnot und Druckgefühl in der Brust in den Vordergrund. Zusätzlich bestehen die Symptome der jeweiligen Grunderkrankung. Kennzeichnend für eine Pleuritis sicca ist das „Pleurareiben" oder „Lederknarren" bei der Lungenauskultation.

Wichtig ist, die Grunderkrankung der Pleuritis herauszufinden. Hierzu dienen Blutuntersuchungen (BB, BSG, CRP), Röntgen-Thorax und immer auch ein Tuberkulin-Test (☞ 4.5.4), dem sich bei positivem Ausfall Sputum- und Magensaftdiagnostik anschließen. Bei der Pleuritis exsudativa wird der Erguß stets punktiert und untersucht (☞ unten).

📊 Behandlungsstrategie

An erster Stelle steht die Behandlung der Grunderkrankung. Symptomatisch ist bei der Pleuritis sicca eine Schmerzmittelgabe erforderlich, damit der Patient durchatmen kann.

🛏 Pflege

Pflegerisch ist wegen der schmerzbedingten Atemeinschränkung vor allem eine konsequente Pneumonieprophylaxe wichtig. Der Kranke sollte möglichst auf der gesunden Seite gelagert werden, um die Belüftung der erkrankten Lungenabschnitte zu fördern.

🔧 Prognose

Die Prognose der Erkrankung ist abhängig vom Grundleiden.

Hauptkomplikationen sind Verdickung und Verwachsungen beider Pleurablätter, die sog. **Pleuraschwarten**. Bei großer Ausdehnung können sie die Entfaltung der Lunge beim Atmen behindern und somit zum Bild der „gefesselten Lunge" mit restriktiver Ventilationsstörung führen (☞ 4.1).

4.11.2 Pleuraerguß

> ⊡ **Pleuraerguß**: Flüssigkeitsansammlung in der Pleurahöhle. Prognose ist abhängig von der Ursache.

Je nach Art der Flüssigkeit werden unterschieden:
- **Seröser Pleuraerguß** *(Serothorax)*: klares, gelbliches Sekret. Entsteht meist im Rahmen einer Herzschwäche, von Entzündungen oder bösartigen Tumoren
- **Pleuraempyem** *(Pyothorax)*: eitriger Erguß, z.B. bei bakterieller Pneumonie (☞ 4.5.3)
- **Hämatothorax**: Blut im Pleuraraum. Meist durch Verletzungen. Seltener z.B. durch **Pleurakarzinose** (Durchsetzung der Pleura von zahlreichen Karzinommetastasen) hervorgerufen
- **Chylothorax**: milchig-trübes Sekret durch den Austritt von Lymphflüssigkeit in den Pleuraraum. Durch Lymphabflußstörungen (z.B. bei malignen Lymphomen, ☞ 9.8) oder Verletzungen des Ductus thoracicus.

Da 50% aller Pleuraergüsse durch bösartige Tumoren bedingt sind, wird jeder neu aufgetretene Pleuraerguß punktiert und das Punktat chemisch, zytologisch und bakteriologisch untersucht. Differentialdiagnostisch unterscheidet man, abhängig vom Eiweißgehalt des Pleuraergusses, zwischen *Transsudat* und *Exsudat* (☞ Tab. 4.48).

Symptome, Befund und Diagnose

Hauptsymptome eines (ausgedehnten) Pleuraergusses sind Atemnot und atemabhängige Schmerzen im Brustkorb. Insbesondere langsam entstehende Pleuraergüsse werden aber lange nicht bemerkt.

Der Klopfschall über dem Erguß ist gedämpft und das Atemgeräusch mit dem Stethoskop nur noch leise oder gar nicht mehr hörbar.

Gesichert wird die Diagnose durch Röntgen-Thorax, Ultraschalluntersuchung und diagnostische Pleura-punktion (☞ 4.4.6).

Behandlungsstrategie

Die Behandlungsstrategie eines Pleuraergusses hängt von seiner Ursache ab:
- Bei entzündlichen Ergüssen steht die antiinfektiöse Therapie im Vordergrund. Zusätzlich muß der Erguß abpunktiert werden, um Pleuraschwarten vorzubeugen. Bei Pleuraempyemen ist eine Pleuradrainage mit Spülung erforderlich
- Bei ständig wiederkehrenden Pleuraergüssen, z.B. bei unheilbaren Tumoren, kann eine **Pleurodese** (medikamentöse Verklebung der Pleurablätter) versucht werden. Hierzu wird nach Abpunktion des Ergusses z.B. das Zytostatikum Mitoxanthron (Novantron®) in den Pleuraraum eingebracht
- Bei verletzungsbedingten Ergüssen ist in der Regel eine Operation notwendig.

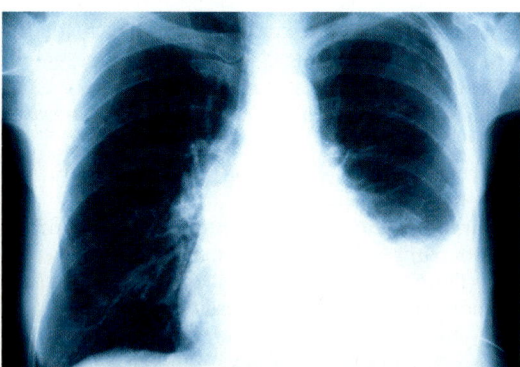

Abb. 4.47: Röntgenaufnahme des Thorax bei Pleuraerguß links. Typisch für einen Pleuraerguß ist das seitliche Ansteigen der glatt begrenzten Verschattung. [T 170]

	Transsudat	**Exsudat**
Spezifisches Gewicht	1010–1015 g/l	> 1015 g/l
Äußerliche Beurteilung	Klar, hellgelb, serös	Serös-eitrig, fibrinös, blutig, übelriechend
Eiweiß	< 30 g/l	> 30 g/l
Sediment	Wenig Zellen, keine Bakterien	Viele Zellen und Leukozyten, Erythrozyten, Endothelzellen, evtl. Bakterien oder Tumorzellen
Menge	Bis mehrere Liter	Wenige ml bis 1 l
Ursachen	Stauungen (Herzinsuff.), Trauma	Entzündungen (z.B. Pleuritis), Tumoren

Tab 4.48: Pleurapunktate. Vergleich von Transsudat und Exsudat. [B 200]

4.11.3 Pleuramesotheliom

Pleuramesotheliom: Hochmaligner Tumor, der von der Pleura seinen Ausgang nimmt. Er ist ungefähr tausendmal seltener als das Bronchialkarzinom, wobei Männer infolge beruflicher Schadstoffexposition bevorzugt erkranken.

Krankheitsentstehung

Ca. 65% der Pleuramesotheliome sind durch Asbest bedingt, das früher v.a. bei Bauarbeiten zur Isolierung und in der Autoindustrie breite Anwendung fand.

Symptome, Befund und Diagnose

Leitsymptome der Erkrankung sind hartnäckiger Husten, zunehmende Atemnot, starke Thoraxschmerzen und trotz Punktionen rasch nachlaufende Pleuraergüsse.

Die Diagnose wird durch Röntgenaufnahmen des Thorax, CT, Kernspintomographie, Untersuchung des Pleurapunktats, Pleurastanzbiopsie und ggf. Thorakoskopie (endoskopische Untersuchung der Pleurahöhle) gesichert.

Behandlungsstrategie

Eine chirurgische Entfernung des Tumors ist in der Regel nicht möglich. Palliative Maßnahmen umfassen die lokale und systemische Zytostatikatherapie und die Strahlenbehandlung.

Prognose

Die Prognose der Erkrankung ist sehr schlecht.

4.12 **ARDS**

> 🔅 **ARDS** (= *adult* oder *acute* *respiratory* *distress syndrome*, deutsch *akutes Lungenversagen des Erwachsenen, Schocklunge, hyalines Membran-Syndrom*): Schwere Lungenerkrankung mit akuter respiratorischer Insuffizienz, oft als Folge eines längerandauernden Schocks jeglicher Ursache (☞ 3.6).

⇨ Krankheitsentstehung

Neben einem Schock können auch Vergiftungen, Inhalation von Atemgiften (z.B. Rauchvergiftung), Aspiration von Magensaft, Traumen oder Stoffwechselentgleisungen (z.B. Urämie) zum ARDS führen.

🩺 Symptome, Befund und 🔍 Diagnose

Symptome und Untersuchungsbefunde des ARDS sind zunächst Hyperventilation, Hypoxie und respiratorische Alkalose. Es folgen respiratorische Globalinsuffizienz und Lungenödem. Je nach Ursache und Ausmaß der Schädigung können die Krankheitserscheinungen sofort oder nach einer Latenz von wenigen Stunden bis mehreren Tagen eintreten.

Die Diagnose wird durch Anamnese, BGA, Röntgenaufnahme des Thorax und Lungenfunktionsprüfung gestellt.

📊 Behandlungsstrategie und 🛏 Pflege

Die Behandlung muß bereits bei Verdacht beginnen. Im Anfangsstadium können hochdosiert inhalative Glukokortikoide (☞ 4.6.1) gegeben werden.

In späteren Stadien ist Intensivbehandlung mit Schockbekämpfung, Beatmung und Antibiotikagabe erforderlich.

Pflegerisch sind vor allem regelmäßige Umlagerung des Patienten, Thromboseprophylaxe (low-dose Heparin) und Flüssigkeitsbilanzierung zu nennen.

📈 Prognose

Die Prognose ist mit einer Sterblichkeit bis zu 90% sehr ernst. Viele Patienten sterben an Multiorganversagen.

4.13 **Aspiration und Aspirationspneumonie**

Bei der **Aspiration** gelangen während des Einatmens flüssige oder feste Stoffe in die Atemwege und verlegen diese teilweise oder komplett.

Besonders gefährdet sind Kranke mit fehlenden Schutzreflexen, so etwa bewußtlose oder narkotisierte Patienten.

🩺 Symptome, Befund und 🔍 Diagnose

Die Beschwerden des Patienten sind sehr unterschiedlich und reichen von völliger Beschwerdefreiheit nach „Verschlucken" über Husten, Stridor und Luftnot bis zu Zyanose und Atemstillstand.

Wird die Aspiration nicht sofort diagnostiziert, entwickelt sich bei vielen Patienten in den verlegten Lungenabschnitten eine **Aspirationspneumonie**, die zur Abszedierung neigt. Besonders ernst ist die Magensaftaspiration, die zu einem akuten Lungenödem führen kann.

Die Diagnose wird klinisch durch Röntgen der Lunge sowie Laryngoskopie oder Bronchoskopie gestellt.

📊 Behandlungsstrategie

Die **Behandlung** besteht in der bronchoskopischen Entfernung des Fremdkörpers. Bei einer Aspirationspneumonie müssen Antibiotika gegeben werden.

🛏 Pflege

> 🛏 **Aspirationsprophylaxe**
>
> Die Aspirationsgefahr bei Krankenhauspatienten wird oft unterschätzt. Beispielsweise sind Patienten, die Hilfe beim Essen oder Trinken benötigen, häufig alt, verwirrt, sehr schwach oder haben eine Schluckstörung. Bei all diesen Kranken ist die Aspirationsgefahr sehr hoch, und es ist eine **Aspirationsprophylaxe bei der Nahrungsaufnahme** erforderlich:
> - *Anwesenheit der Pflegenden* und *Oberkörperhochlagerung* beim Essen und Trinken
> - *Ausreichend Zeit* zum Essen oder Trinken
> - Ein Absauggerät muß immer im Zimmer bereit stehen, um *vor* dem Essen Sekret aus dem Mund des Patienten entfernen zu können und *nach* dem Essen eventuell Speisereste entfernen zu können, um ein nachträgliches Verschlucken zu verhindern
> - *Mundhygiene nach dem Essen*, um Speisereste zu entfernen
> - *Oberkörperhochlagerung* nach dem Essen für 20 – 30 Minuten.

4.14 Mukoviszidose

> 🔅 **Mukoviszidose** *(zystische Fibrose, cysti-sche Fibrose,* kurz *CF):* Mit einer Häufigkeit von 1 : 2500 die in unserer Gesellschaft häufig-ste autosomal rezessiv vererbte Stoffwechselstö-rung. Infolge des Gendefekts produzieren alle exokrinen Drüsen große Mengen eines abnorm zähen Sekrets.

🔬 Symptome, Befund und 🔍 Diagnose

Bei den meisten Patienten beginnt die Erkrankung mit Lungensymptomen. Bereits Säuglinge haben im-mer wiederkehrende Atemwegsinfekte. Später steht eine chronische Bronchitis, oft mit asthmatischer Komponente, im Vordergrund.

Bis zu 10% der betroffenen Kinder zeigen als Erst-symptom einen *Mekoniumileus*, bei dem der sehr zähe erste Stuhl die Darmlichtung verstopft. Weitere Magen-Darm-Erscheinungen im späteren Leben sind ausgeprägte exokrine Pankreasinsuffizienz (☞ auch 6.6.2) sowie Rektumprolaps (Mastdarmvor-fall) bei bis zu 25% der Patienten.

Zu den Spätkomplikationen gehören Cor pulmona-le mit nachfolgendem Rechtsherzversagen (☞ 2.6.1, 4.10.2), Leberzirrhose und Diabetes mellitus.

Die Diagnose gelingt durch den Nachweis eines er-höhten Chloridgehalts des Schweißes *(Schweiß-test).*

🔲 Behandlungsstrategie

Die Lungensymptome werden durch Inhalationen, schleimlösende Medikamente (Mukolytika, ☞ Pharma-Info 4.34), (inhalative) Sympathomimeti-ka (☞ Pharma-Info 4.29), frühzeitige antibiotische Behandlung bei Infekten und evtl. Glukokortikoid-therapie gebessert. Ganz wesentlich für die Progno-se ist eine konsequente Physiotherapie zur Erhal-tung der Lungenfunktion. Im Säuglingsalter stehen Lagerungsdrainagen und Klopfmassagen, später die Sekretmobilisation durch gezielte Atemtechniken im Vordergrund. Die Funktionsstörung des Pankre-as erfordert eine ausreichende Enzymsubstitution (z.B. mit Kreon®, ☞ 6.6.2) und die zusätzliche Zu-fuhr fettlöslicher Vitamine. Die Kost sollte kalorien- und fettreich sein.

📝 Patienteninformation und 🔧 Prognose

Die Lebenserwartung der Patienten ist deutlich ver-kürzt, viele starben früher schon im Kindesalter. Heute liegt die Chance, das Erwachsenenalter zu er-reichen, bei über 50%.
Den Angehörigen des Patienten steht zur Abschät-zung des Risikos für eigene Kinder eine molekular-genetische Untersuchung zur Verfügung.

4.15 Bronchiektasen

> 🔅 **Bronchiektasen:** Irreversible Erweiterungen von Bronchien oder deren Ästen. Angeboren oder Folge frühkindlicher Infektionen oder ei-ner Tuberkulose.

Hauptsymptome der Erkrankung sind Husten und Auswurf, der als „maulvoll und übelriechend" cha-rakterisiert wird. Viele Patienten leiden unter wie-derholten Atemwegsinfektionen. Es gibt aber auch symptomarme Verläufe.

Komplikation ist das chronische Cor pulmonale (☞ 4.10.2) mit Ausbildung einer Rechtsherzinsuffi-zienz.

Die Behandlung ist schwierig und besteht in erster Linie in konsequenter Physiotherapie mit Sekret-drainage und frühzeitiger Antibiotikatherapie bei Infekten. Nur bei lokal begrenzten Bronchiektasen ist eine Resektion der betroffenen Lungenpartien angebracht. In verzweifelten Fällen kann eine Lun-gentransplantation erwogen werden.

4.16 Goodpasture-Syndrom

> 🔅 **Goodpasture-Syndrom:** Seltene Autoim-munerkrankung mit Autoantikörperbildung ge-gen die Basalmembranen von Lunge und Niere.

Klinisch stehen Hämoptysen (☞ 4.2.6), restriktive Ventilationsstörung der Lunge (☞ 4.1) sowie eine meist rasch fortschreitende Glomerulonephritis (☞ 7.7) im Vordergrund.

Die Behandlung besteht in der Gabe von Immun-suppressiva und Plasmapherese (☞ 11.5). Die Pro-gnose ist häufig schlecht.

4.17 Mediastinitis

> 🔅 **Mediastinitis:** Entzündung des Mediasti-nums, d.h. des Bindegewebes zwischen den bei-den Lungen.

Häufige Ursachen sind Verkehrsunfälle, Perforatio-nen der Speiseröhre, Lungenabszesse, eitrige Pleu-raergüsse oder eine Mediastinoskopie (☞ 4.4.5). Meist ist der Patient schwer krank.

Die Behandlung erfordert meist einen operativen Eingriff mit Drainage unter gleichzeitiger Antibioti-kagabe.

⌘ Wiederholungsfragen

1. Bei welchen Patienten ist eine gezielte Atembeobachtung erforderlich? (☞ 4.2.1)

2. Welche Erstmaßnahmen sind bei Atemnot zu ergreifen? (☞ 4.2.3)

3. Worauf ist bei der Wundversorgung der Punktionsstelle einer liegenden Pleuradrainage zu achten? (☞ 4.3.1)

4. Wozu dient die Blutgasanalyse? (☞ 4.4.4)

5. Was ist bei der Pflege von Patienten mit Influenza zu beachten? (☞ 4.5.1)

6. Wie werden Patienten mit Pneumonie therapiert? (☞ 4.5.3)

7. Welche allgemeinpflegerischen Maßnahmen sind bei Tuberkulose-Kranken erforderlich? (☞ 4.5.4)

8. Wie kann man Tuberkulose vorbeugen? (☞ 4.5.4)

9. Welche Medikamente kommen bei akutem Asthmaanfall zum Einsatz? (☞ 4.6.1)

10. Wie werden Dosieraerosole korrekt angewendet? (☞ 4.6.1)

11. Welche Pflegeziele stehen bei der chronischen Bronchitis im Vordergrund? (☞ 4.6.2)

12. Was versteht man unter einem Lungenemphysem? (☞ 4.6.3)

13. Welche Symptome können auf ein Bronchialkarzinom hinweisen? (☞ 4.8)

14. Welche Therapiemaßnahmen dienen zur Erhaltung oder Verbesserung der Lebensqualität bei Patienten mit Bronchialkarzinom? (☞ 4.8)

15. Warum ist ein Spannungspneumothorax ein Notfall, und wie wird er behandelt? (☞ 4.9)

16. Welche Symptome lenken den Verdacht auf eine Lungenembolie? (☞ 4.10.1)

17. Welche Medikamente werden zur Akutherapie der Lungenembolie eingesetzt? (☞ 4.10.1)

18. Welche pflegerischen Maßnahmen stehen bei Patienten mit Lungenembolie im Vordergrund? (☞ 4.10.1)

5 Pflege bei Erkrankungen des Magen-Darm-Traktes

Die medizinischen Fachgebiete

⊡ **Gastroenterologie:** Teilgebiet der Inneren Medizin. Sie umfaßt die Vorbeugung und Diagnostik sowie die konservative und endoskopische Therapie von Erkrankungen des **Magen-Darm-Traktes** *(Verdauungssystem, Gastrointestinaltrakt),* der **Leber,** des **Gallensystems** und der **Bauchspeicheldrüse** *(Pankreas).*

Viele gastroenterologische Erkrankungen erfordern allerdings operative Eingriffe – Aufgabe der **Viszeralchirurgie,** einem großen Teilgebiet der (Allgemein-)Chirurgie. Hier konnten in den letzten Jahren durch moderne endoskopische Methoden entscheidende Fortschritte erzielt werden *(minimalinvasive Chirurgie).*

5.1 Pflege bei Erkrankungen des Magen-Darm-Traktes

5.1.1 Unterstützung bei den ATL

🔄 Essen und trinken

Früher waren teils sehr strenge Diäten bei Magen-Darm-Erkrankungen die Regel. Auf die meisten von ihnen kann heute verzichtet werden, da Sonderdiäten bei der Mehrzahl der Patienten für den Fortgang der Krankheit unerheblich sind. Die Kranken sollen lediglich die Speisen und Getränke meiden, die ihnen nicht bekommen. Hierbei können die Pflegenden aufgrund ihrer Erfahrung zwar zu bestimmten Nahrungsmitteln raten oder von ihnen abraten, doch ausprobieren muß es der Betroffene selbst.

Bei vielen Patienten reicht die normale orale Ernährung zur Deckung des Nährstoffbedarfs nicht aus, weil sie nicht essen:

- *Können,* z.B. bei Schlucklähmungen, Speiseröhrenkrebs oder Bewußtlosigkeit
- *Dürfen,* z.B. prä- und postoperativ, oder
- *Wollen,* z.B. bei Magersucht (☞ 8.7.2).

Dann muß der Patient künstlich ernährt werden. Hierbei gibt es prinzipiell zwei Möglichkeiten: die *künstliche enterale Ernährung* über eine im oberen Magen-Darm-Trakt gelegene Sonde (☞ 5.1.2) und die *parenterale Ernährung* über venöse Zugänge (☞ 5.1.3).

Auf Wünsche des Patienten eingehen

Hat ein Patient keinen Appetit, so darf er nicht zum Essen gezwungen werden. Meist kann der Wunsch des Kranken, (fast) nichts zu essen, für 1 – 2 Tage akzeptiert werden. In vielen Fällen ist dann die Akutphase der Erkrankung oder die psychische Ausnahmesituation vorbei, und der Appetit stellt sich von selbst wieder ein.

Hat der Patient Appetit auf bestimmte Speisen, sollten diese nach Möglichkeit besorgt werden.

Weiter empfehlenswert sind:

- Regelmäßig essen
- Kleine Mahlzeiten zu sich nehmen
- Bei vielen Erkrankungen auf Alkohol und Zigaretten verzichten bzw. den Konsum reduzieren (bei Stomaträgern führt Alkohol oft zu Durchfällen)
- Auf Medikamente verzichten, die der Magenschleimhaut zusetzen, z.B. Azetylsalizylsäure, etwa in Aspirin®
- Bestehendes Übergewicht reduzieren (Übergewichtige haben wesentlich mehr Magen-Darm-Probleme, von der Ösophagitis, ☞ 5.4.1, bis zu Hämorrhoiden).

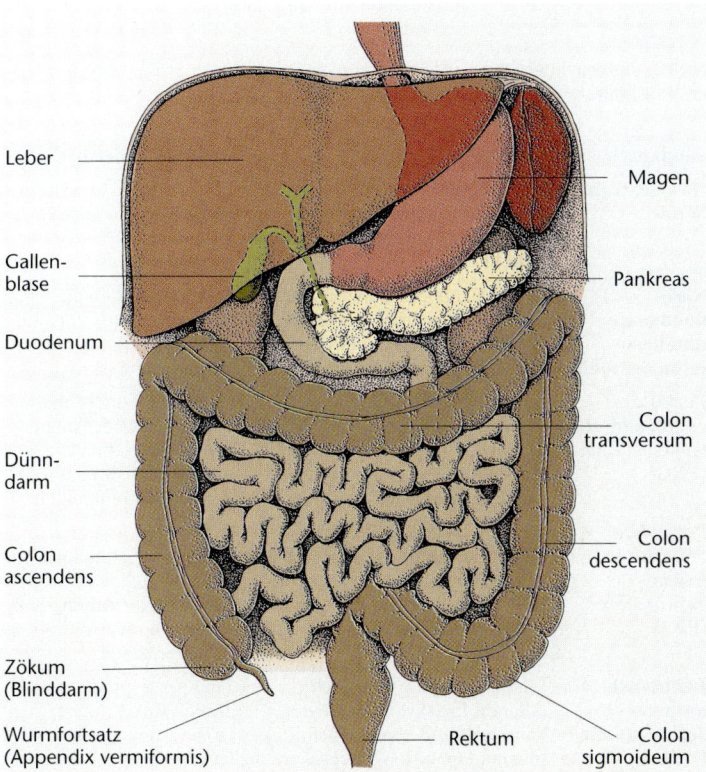

Leber

Gallenblase

Duodenum

Dünndarm

Colon ascendens

Zökum (Blinddarm)

Wurmfortsatz (Appendix vermiformis)

Magen

Pankreas

Colon transversum

Colon descendens

Rektum

Colon sigmoideum

Abb. 5.1: Übersicht über die Verdauungsorgane. [L 190]

🖐 Ausscheiden

Zweites Kernproblem vieler gastroenterologischer Patienten ist die *Stuhlausscheidung*. Beschwerden beim Stuhlgang oder im Bereich des Afters werden trotz aller Aufgeklärtheit auch heute noch schamhaft verschwiegen. Nicht selten erwähnen Patienten ernstzunehmende und dringend abklärungsbedürftige Beschwerden nur beiläufig.

> 🖐 Die Stuhlgewohnheiten sind von Mensch zu Mensch sehr unterschiedlich. Eine Veränderung der Stuhlgewohnheiten unter sonst gleichen Lebensbedingungen kann Zeichen einer Erkrankung sein.

5.1.2 Künstliche enterale Ernährung

Bei der **künstlichen enteralen Ernährung** erhält der Patient über eine Sonde spezielle Nährstoffzubereitungen **(Sondenkost)** in den Magen oder den Dünndarm. Die künstliche enterale Ernährung ist im Vergleich zur parenteralen Ernährung mit deutlich weniger Komplikationen behaftet.

Die Art der Sondenkost hängt von der Lage der Sonde und der Grunderkrankung des Patienten ab. Die Auswahl der Sondenkost erfolgt durch den Arzt, der auch die Nährstoff-, Energie- und Flüssigkeitsmenge festlegt und anordnet, ob eine Ernährungspumpe zur kontinuierlichen Verabreichung verwendet werden oder ob der Patient mehrere Sondenmahlzeiten erhalten soll.

Alle Formen der Sondenernährung setzen eine gewisse Funktionsfähigkeit des Magen-Darm-Traktes voraus. Stets ist Flüssigkeitsergänzung durch ungezuckerten Tee oder Wasser erforderlich. Einen Überblick geben Tab. 5.2 und 5.3.

	Nährstoffdefinierte Formeldiät (NDD)	Chemisch definierte Elementardiät (CDD)	Oligopeptiddiät
Kurzcharakterisierung	• Hochmolekulare Nährstoffe • (Fast) plasmaisoton	• Niedermolekulare Nährstoffe, die nicht mehr aufgespalten, sondern nur noch resorbiert werden müssen • Plasmahyperton	• Wie CDD, jedoch Oligopeptide (= kurze Aminosäureketten) statt einzelner Aminosäuren • Nur gering plasma-hyperton
Vorteile	• Auch trinkbar • Mikroflora und Darmfunktionen kaum verändert • Seltener (osmotische) Durchfälle als unter CDD • Preiswert	• Erfordern kaum Verdauungsleistung vom Darm, daher auch bei Darmerkrankungen einsetzbar • Minimale Stuhlmenge	• Besserer Geschmack als CDD • Seltener (osmotische) Durchfälle und Darmatrophie als unter CDD
Nachteile	• Erfordert (fast) volle Verdauungsleistung vom Darm	• Schlechter Geschmack • Unphysiologisch, rasche Umstellung auf Normalkost nicht möglich • Bei Langzeitanwendung evtl. Dünndarmatrophie, Übelkeit, Erbrechen und Durchfälle • Teuer	• Teuer

Tab. 5.2: Vergleich der Standardformen künstlicher enteraler Ernährung (Sondenkost). [B 200]

Sondentyp	Indikation	Indikationsbeispiel
Nasogastrale Sonde	Kurze Dauer der künstlichen enteralen Ernährung, wenn keine erhöhte Aspirationsgefahr besteht	Bei entzündlichen Darmerkrankungen, appetitlosen und kachektischen Patienten
Nasoduodenale und nasojejunale Sonde	Kurze Dauer der künstlichen enteralen Ernährung bei erhöhter Aspirationsgefahr oder bei Magenentleerungsstörungen	Patienten mit eingeschränktem Bewußtsein, z.B. nach Schlaganfall (Anfangsphase)
Perkutanendoskopische Gastrostomie (PEG)	Längerdauernde künstliche enterale Ernährung, wenn keine erhöhte Aspirationsgefahr besteht und keine offene Bauchoperation geplant ist	Patienten mit Ösophagustumoren oder längerdauernden Schluckstörungen, z.B. bei neurologischen Erkrankungen
Perkutanendoskopische Jejunostomie (PEJ)	Längerdauernde künstliche enterale Ernährung bei erhöhter Aspirationsgefahr, wenn keine offene Bauchoperation geplant ist. Implantation nicht überall möglich	Patienten mit längerdauernder Schluckunfähigkeit bei gleichzeitiger Bewußtseinstrübung oder verminderten Schutzreflexen
Feinnadelkatheter-Jejunostomie (FNKJ)	Längerdauernde künstliche enterale Ernährung. Katheter kann während einer ohnehin geplanten Operation gelegt werden	Tumorpatienten mit großen Resektionen (z.B. Ösophagusentfernung)

Tab. 5.3: Sondentypen zur künstlichen enteralen Ernährung. [B 200]

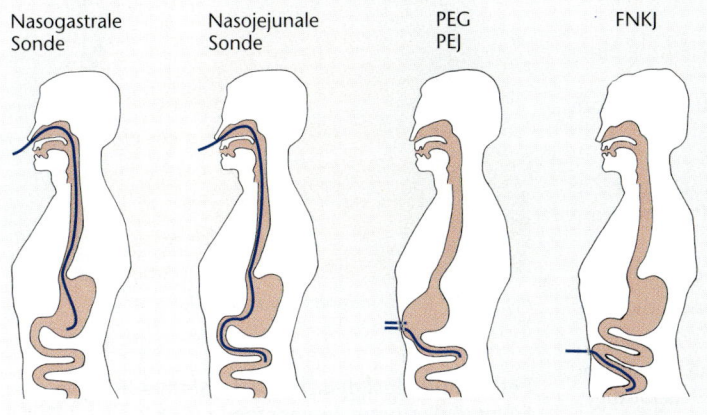

Abb. 5.4: Übersicht über die verschiedenen Sondenlagen bei den unterschiedlichen Verfahren der künstlichen enteralen Ernährung. [L 215]

Grundprinzipien

Die enterale Ernährung über eine Sonde (☞ unten) wird langsam aufgebaut. Optimal sind 6 – 8 Sondenmahlzeiten täglich mit je maximal 300 ml Menge.

Durchführung

Bei einer gastralen Sonde (übrige Sonden, ☞ unten) kann die Son-

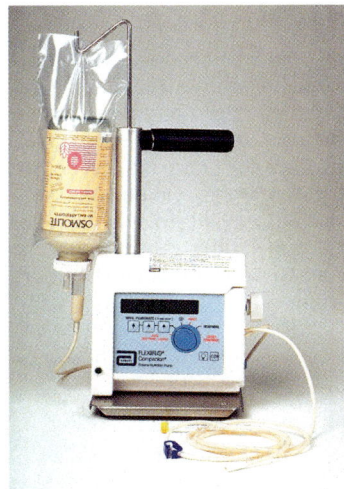

Abb. 5.5: Ernährungspumpe mit angeschlossenem Spezialüberleitungsgerät für Flaschen-Sondenkost. Die Flußrate wird in ml/h eingestellt. Nach Verabreichung der eingegebenen Gesamtmenge schaltet sich die Pumpe ab und gibt ein akustisches Signal. [U 142]

dennahrung portionsweise als *Bolus* mit der Spritze oder mit einem speziellen Sondenbesteck (maximal 100 ml in 5 – 10 Minuten), *halbkontinuierlich* unter Ausnutzung der Schwerkraft (100 ml in ca. 10 –15 Minuten) oder *kontinuierlich* mit Hilfe einer Pumpe (ca. 100 ml pro Stunde) gegeben werden. Pumpen der neueren Generation (z.B. Frentamat®) ermöglichen die Sondenernährung wahlweise als Dauertropf oder als Bolus.

Reicht die Sonde bis ins Duodenum oder gar bis ins Jejunum, muß die Sondenkost in jedem Fall kontinuierlich über eine Ernährungspumpe (☞ Abb. 5.5) gegeben werden, da die Speicherfunktion des Magens fehlt.

Komplikationen

Die künstliche enterale Ernährung über eine Sonde ist zwar deutlich komplikationsärmer als eine parenterale Ernährung, aber nicht problemfrei:
- Bei zu schneller Gabe der Sondenkost können Magen-Darm-Störungen auftreten
- Insbesondere bei Sondenkost mit niedermolekularen Kohlenhydraten sind Hyperglykämien möglich, wenn Mono-, Di- und Oligosaccharide zu rasch verstoffwechselt werden

- Vor allem bei Patienten mit Bewußtseinsstörungen besteht Aspirationsgefahr
- Die Sonde kann zu Reizungen der Nase und des Rachens, zu einer Refluxösophagitis (☞ 5.4.1) oder Druckgeschwüren führen.

Gastroduodenale Sonden

> **Sonden:** Röhrenförmige, starre oder flexible Instrumente aus Metall oder Kunststoff, die zu diagnostischen oder therapeutischen Zwecken in Hohlorgane oder physiologische sowie pathologische Hohlräume eingeführt werden.

In der Gastroenterologie sind insbesondere **Magen-** und **Duodenalsonden** als Entleerungs- oder Ernährungssonden sowie **Ösophaguskompressionssonden** bei Ösophagusvarizen (☞ 5.1.4) von Bedeutung.

Eine **Gastroduodenalsonde** (oft kurz: *Magensonde*) wird aus folgenden Indikationen gelegt:
- Gewinnung von Magensaft zu diagnostischen Zwecken
- Ableitung oder Absaugen von Magensaft oder Blut zur Entlastung

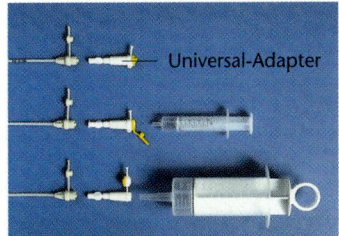
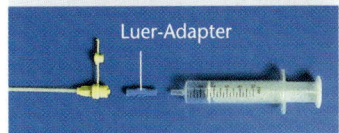

Abb. 5.6: Verschiedene Adapter für nasale Ernährungssonden. [U 222]

- Entfernung von Luft/Gasen, z.B. nach einer Reanimation
- Entfernung von Mageninhalt vor Einleitung einer Narkose bei Notfalloperationen
- Spülung des Magens (☞ 5.9.2) nach oraler Aufnahme giftiger Substanzen, etwa bei einem Suizidversuch
- Als Magensonde oder als Duodenalsonde zur Zufuhr von Sondennahrung, z.B. bei Patienten mit einem Schlaganfall.

Grundsätzlich gehört das Legen einer Sonde in den ärztlichen Aufgabenbereich, kann aber an die Pflegenden delegiert werden.

Die Pflegekräfte verabreichen die Sondenkost und sind für die Pflege der liegenden Sonde zuständig.

Sondenarten

Unterschieden werden Gastroduodenalsonden zur kurz- und langzeitigen Anwendung. Welche Sondenart verwendet wird, hängt von der Indikation ab.

Die Sonden haben eine Länge von 75 – 120 cm. Die Ernährungssonden haben einen Durchmesser von 8 – 12 Charrière (1 Ch = 1/3 mm), die Entleerungs- und Spülsonden einen Durchmesser von 12 –15 Ch. Der Magenschlauch zur Magenspülung ist mit ca. 30 Ch am dicksten (☞ 5.9.1).

Verweilsonden zur Kurzzeitanwendung sind aus PVC-Kunststoff oder Gummi. Sie sind einläufig und werden zu diagnostischen Zwecken verwendet sowie perioperativ zur kurzzeitigen Entlastung.

Verweilsonden zur Langzeitanwendung bestehen aus säurebeständigem Kunststoff, meist aus Polyurethan oder Silikonkautschuk. Da sie ohne Weichmacher auskommen, behalten sie ihre Flexibilität auch nach längerer Liegedauer.
Im Vergleich zu Sonden aus anderen Materialien empfinden Patienten sie als angenehmer. Sie sind als **ein- und doppellumige Sonden** im Handel.
Einlumige (einläufige) Sonden werden als Nährsonde oder zur Ableitung von Magensekret eingesetzt. Durch die einlumige Sonde kann auch Magensekret abgesaugt werden, jedoch muß mit dem Absaugen sofort aufgehört werden, wenn der Magen leer ist, da sonst die Magenschleimhaut geschädigt werden kann.
Bei doppellumigen (doppelläufigen) Sonden dient das zweite Lumen der Belüftung oder kann zur Spülung beim gleichzeitigen Absaugen des Sekrets genutzt werden.

Nasoduodenale und nasojejunale Sonden

☞ *Tab. 5.3 und Abb. 5.4*

Abgesehen vom Zwang zur kontinuierlichen Sondenkostverabreichung entspricht die Versorgung der einer nasogastralen Sonde.

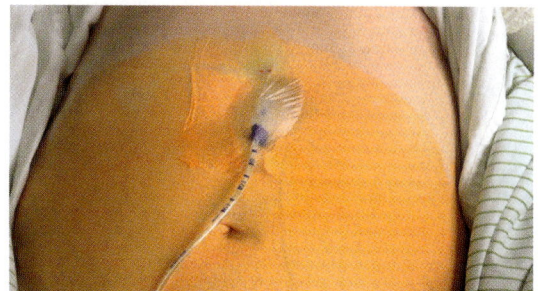

Abb. 5.7: Perkutan-endoskopische Gastrostomie (PEG). [K 183]

Perkutan-endoskopische Gastrostomie (PEG) und Feinnadelkatheter-Jejunostomie (FNKJ)

☞ *Tab. 5.3, Abb. 5.4, 5.6 und 5.7*

Die Verabreichung der Sondenkost entspricht den oben dargestellten Grundsätzen. Meist können die PEG und die FNKJ ab dem Folgetag der Implantation benutzt werden. Die Sonden werden vor und nach Nahrungszufuhr oder Medikamentengabe mit ca. 50 ml Wasser oder geeigneten Tees gespült, damit sie nicht verstopfen. Von Vorteil ist die Möglichkeit der Nahrungsaufnahme und des Schlucktrainings trotz liegender Sonde. Viele Patienten bevorzugen die kontinuierliche Nahrungsapplikation z.B. während der Nacht, da sie die Sonde dann tagsüber von der Pumpe abstöpseln können.

5.1.3 Parenterale Ernährung

Ist über eine enterale Sonde keine ausreichende Ernährung möglich, wird eine intravenöse, **parenterale Ernährung** erforderlich. Bei der **inkompletten parenteralen Ernährung** nimmt der Patient noch einen Teil der Nahrung über den Darm auf, bei der **totalen** (kompletten) **parenteralen Ernährung** (kurz TPE), wird der Darm völlig umgangen. Die Wahl des venösen Zugangs (peripher oder zentralvenös) ist auch abhängig von der voraussichtlichen Dauer der parenteralen Ernährung.

ℹ **Täglicher Wasserbedarf:**

Basaler Bedarf	30 ml/kg KG
Mittlerer Bedarf	50 ml/kg KG
Hoher Bedarf	100 – 150 ml/kg KG

Faustregel bei normaler Nierenfunktion:
Perspiration (500 – 800 ml)
  + Diurese des Vortages
  + Verluste über Sonden und Drainagen
  + 500 ml je Grad Körpertemperatur über 37°C.

Genaue Flüssigkeitsbilanzierung ggf. durch ZVD (normal 2 – 12 cm H_2O).

	Basaler Bedarf (pro kg KG)	Mittlerer Bedarf (pro kg KG)	Hoher Bedarf (pro kg KG)
Energie	25 kcal (105 kJ)	35–40 kcal (147–168 kJ)	50–60 kcal (210–251 kJ)
Stickstoff (= Aminosäuren)	0,11 g (= 0,7 g)	0,16 g (= 1 g)	0,24–0,32 g (= 1,5–2 g)
Kohlenhydrate	3 g	5 g	7 g
Fett	1 g	1,5 g	2 g
Elektrolyte **Natrium** **Kalium** **Kalzium**	1,0–1,4mmol 0,7–0,9mmol 0,1mmol	2–3 mmol 2 mmol 0,15 mmol	3–4 mmol 3–4 mmol 0,2 mmol

Tab. 5.8: Täglicher Nahrungsbedarf pro Kilogramm (kg) Körpergewicht (KG). [B 200]

Nahrungsaufbau bei parenteraler Ernährung

Eine (langfristige) totale parenterale Ernährung wird langsam aufgebaut.

Stufe 1: Flüssigkeitszufuhr mit geringer Kaloriengabe

Bei einer voraussichtlichen Nahrungskarenz von weniger als 48 Stunden reicht es aus, Flüssigkeit und Kohlenhydrate über einen periphervenösen Zugang zu ersetzen. Meist werden fertige Vollelektrolytlösungen, z.T. mit 5% Glukosezusatz (z.B. Ringer-Lösung, Sterofundin G 5) gewählt.

Stufe 2: Periphervenöse Basisernährung

Bereits bei einer Nahrungskarenz von 2 – 3 Tagen oder leicht kataboler (= abbauender) Stoffwechsellage braucht der Patient mehr Kalorien und zusätzlich Aminosäuren. Eine Fettzufuhr ist nur bei Patienten in schlechtem Ernährungszustand erforderlich. Vielfach können fertige Kombinationslösungen, z.B. AKE® 1100 mit Glucose, gegeben werden.

Stufe 3: Bilanzierte vollständige parenterale Ernährung

Bei einer Nahrungskarenz von mehr als einer halben Woche und/oder bei sehr schlechtem Ernährungszustand muß der Patient über einen ZVK (☞ 2.2.4) vollständig parenteral ernährt werden.

Auch hierfür sind Komplettlösungen (z.B. Aminomix®, AKE® 3000) im Handel. Häufig ist aber eine *individuelle* Zusammensetzung erforderlich. Dann werden Aminosäurelösungen (7,5 – 15%ig), Kohlenhydratlösungen (20 – 50%ig), Fettemulsionen (10 – 20%ig) sowie Elektrolytlösungen abhängig von Bilanz und Elektrolytkontrollen nach dem Baukastenprinzip kombiniert.

	Beispielsweise als	Präparat (Bsp.)	Dosierung/24 h	Brennwert
Kohlenhydrate	Glukoselösung 40%	Glucosteril® 40%	1000 ml	1600 kcal/6700 kJ
Stickstoff/ Aminosäuren	AS-Lösung 10%, kohlenhydrat- und elektrolytfrei	Aminofusin® 10%	1000 ml	+ 400 kcal/1700 kJ
Fette	Fettemulsion 10%	Lipovenös® 10%	500 ml	+ 540 kcal/2270 kJ
Elektrolyte • Natrium	Natriumchlorid 5,85%	Natriumchlorid 5,85% Braun®	150 mmol = 150 ml	
• Kalium	Kaliumchlorid 7,45%	Kaliumchlorid 7,45% Braun®	60 mmol = 60 ml	
• Kalzium	Calciumgluconat 20%	Calcitrans® 20%	9,5 mmol = 20 ml	
• Phosphat	Natriumphosphat	Natriumphosphat Braun®	12 mmol = 20 ml	
Vitamine/ Spurenelem. • Vit. A, B$_{1/2/6}$, C, D$_3$, E	Kombinationslösung	Multibionta® zur Infusion	1 Amp. = 10 ml	
• Vit. A, D$_2$, K	Kombinationslösung	Vitintra®	1 Amp. = 10 ml	
• Spurenelemente	Kombinationslösung	Addel®	1 Amp. = 10 ml	
Gesamteinfuhr (bei 70 kgKG: 40 ml/kgKGx24 Std.)			Σ **2780 ml**	
Gesamtkalorien (bei 70 kgKG: 36 kcal/kgKGx24 Std.)				Σ **2540 kcal/ 10670 kJ**
Je nach Elektrolytwerten und weiterem Flüssigkeitsbedarf zusätzlich niedrigkonzentrierte Elektrolyt- und/oder Glukoselösungen (z.B. NaCl 0,9% oder Glucose 5%)				

Tab. 5.9: Beispiel für eine parenterale Standardernährung bei einem 70 kg schweren Patienten mit mittlerem Kalorien- und Wasserbedarf. [B 200]

Bei einer längerdauernden parenteralen Ernährung müssen auch Vitamine (z.B. 1 Amp. Multibionta® täglich als Infusionszugabe unter Lichtschutz oder täglich Vitamin B-Komplex und Vitamin C und zusätzlich 1 Amp. ADEK® i.m. pro Woche), Folsäure, Eisen und andere Spurenelemente ersetzt werden.

Während der gesamten Zeitdauer der parenteralen Ernährung sind engmaschige Blutkontrollen (BZ, Elektrolyte, Laktat, Nierenwerte, Blutfette) erforderlich.

▣ Pflege bei parenteraler Ernährung

Bei allen Formen der parenteralen Ernährung besteht die Aufgabe der Pflege vornehmlich in:
- Fachgerechter Zubereitung der Infusionen und ihrer Überwachung
- Pflege des venösen Zugangs und der Infusionsleitungen
- Krankenbeobachtung (z.B. Beschaffenheit von Haut und Schleimhäuten)
- Soor- und Parotitisprophylaxe
- Flüssigkeitsbilanzierung.

Bei Beendigung der parenteralen Ernährung muß der orale Kostaufbau langsam über 2 – 8 Tage (bei Magen-Darm-Erkrankungen wesentlich langsamer) erfolgen, also etwa beginnend mit Tee über flüssige Kost, Milchsuppe und Brei bis zur leichten Kost und dann bis zur Vollkost steigern.

5.1.4 Ösophaguskompressionssonden

Ösophaguskompressionssonden werden zur (temporären) Blutstillung bei blutenden Ösophagus- oder Magenfundusvarizen (☞ 6.4.6) eingesetzt, wenn eine endoskopische Blutstillung durch Einspritzen eines blutstillenden Mittels (Sklerosierung) nicht möglich ist. Man unterscheidet Sengstaken-Blakemore-Sonden und Linton-Nachlas-Sonden.

Die **Ösophaguskompressionssonde nach Sengstaken-Blakemore** ist eine *dreilumige Doppelballonsonde* aus Gummi oder Vinyl (☞ Abb. 5.10).

Die **Linton-Nachlas-Sonde** ist eine *dreilumige Einballonsonde* (☞ Abb. 5.11), die bevorzugt zur Kompression von Magenfundusvarizen verwendet wird.

Legen einer Ösophaguskompressionssonde

Material
- Alle Materialien zum Legen einer Magensonde
- Großlumige Spritze (mindestens 50 ml)
- Klemme
- Aufhängevorrichtung für eventuelle Extension
- Schaumstoffpolster (Nase) und Pflaster
- Absauggerät mit Zubehör
- Zusätzlich bei der Sengstaken-Blakemore-Sonde eine Handpumpe, ein Manometer nach Recklinghausen und ein Gewicht von 250 g (heute selten)
- Evtl. zusätzlich bei der Linton-Nachlas-Sonde ein Gewicht von 500 g – 1000 g (nur noch selten üblich).

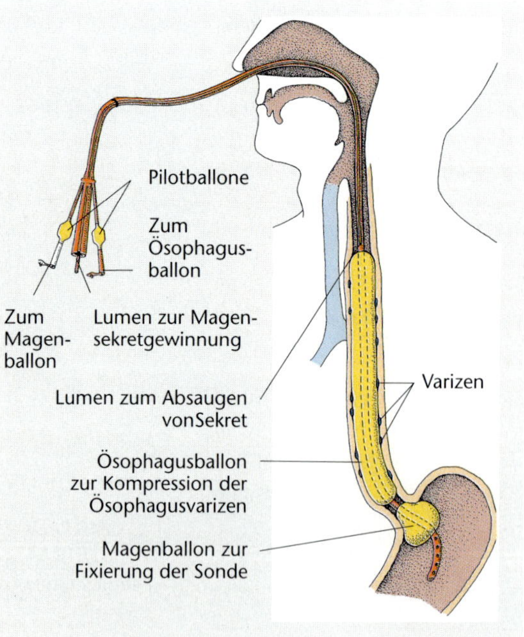

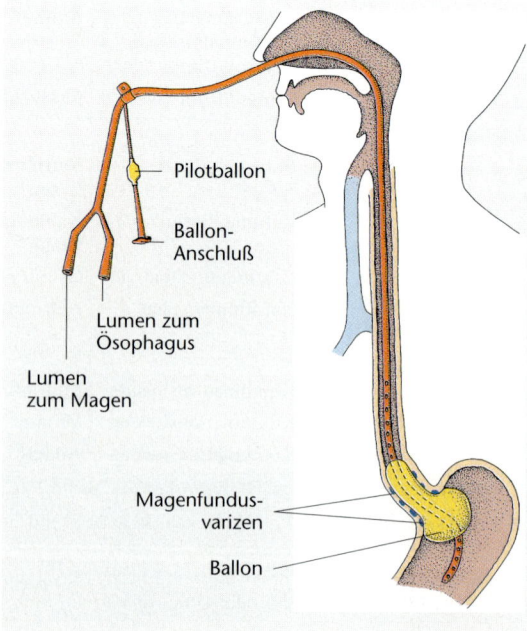

Pilotballone

Zum Ösophagusballon

Zum Magenballon

Lumen zur Magensekretgewinnung

Lumen zum Absaugen von Sekret

Varizen

Ösophagusballon zur Kompression der Ösophagusvarizen

Magenballon zur Fixierung der Sonde

Pilotballon

Ballon-Anschluß

Lumen zum Ösophagus

Lumen zum Magen

Magenfundusvarizen

Ballon

Abb. 5.10: Lage der Sengstaken-Blakemore-Sonde. [L 190]

Abb. 5.11: Lage der Linton-Nachlas-Sonde. [L 190]

Vorbereitung

- Am Krankenbett ggf. Aufhängevorrichtung für die Extension anbringen
- Weitere Vorbereitungen wie bei einer Magensonde treffen
- Vor dem Legen überprüfen, ob die Lumina durchgängig und die Ballons dicht sind. Anschließend die Luft aus den Ballons absaugen und die Ansätze mit Verschlußkappen oder Klemme schließen, um das Eindringen von Luft in die Ballons während des Vorschiebens zu vermeiden.

Durchführung, ☞ Tab. 5.12

ⓘ Atmung ständig beobachten!

Wichtig ist eine ständige Kontrolle der Atmung, da eine verrutschte Sonde oder eine Speichelansammlung oberhalb des Ballons zu Dyspnoe, Aspiration und Erstikken führen können. Immer Schere am Patientenbett bereithalten, um im Notfall eine verrutschte Sonde durchtrennen und so die Ballons schnell entlüften zu können.

Entfernen der Sonde

Sengstaken-Blakemore-Sonde

- Steht die Blutung bei einem intraösophagealen Druck von 25 mmHg, Kompression für weitere 12 Stunden belassen
- Wurde eine Extension angebracht, Gewicht entfernen und Pflasterfixierung lösen
- Luft aus dem Ösophagusballon ablassen. Den Patienten beim Entblocken des Ballons schluckweise Tee trinken lassen, um Verklebungen zu lösen
- Sonde bei geblocktem Magenballon ein kleines Stückchen in den Magen vorschieben, neu fixieren und mindestens 4 Stunden, maximal 24 Stunden in dieser Lage belassen
- Weiteres Vorgehen wie bei Entfernen einer gastroduodenalen Sonde.

Durchführung

Sengstaken-Blakemore-Sonde	Linton-Nachlas-Sonde
• Legen der Ösophaguskompressionssonde durch Arzt, Pflegekräfte assistieren • Lage kontrollieren, in der Regel durch Bildwandler	
Magenballon mit 100–150 ml Luft füllen	Ballon mit 400–700 ml Luft füllen
• Ansatz zum Magenballon sofort zwischen angesetzter Spritze und Pilotballon abklemmen • Evtl. Mageninhalt über das Magensondenvolumen absaugen (Prophylaxe von Erbrechen) • Sonde vorsichtig zurückziehen, bis federnder Widerstand spürbar wird	
Ggf. Zugseil mit Pflaster an der Sonde befestigen oder an der Sonde einhaken, freies Ende des Zugseils über die Aufhängevorrichtung leiten und Gewicht von 250 g anhängen	Ggf. Zugseil an der Sonde einhaken, freies Ende des Zugseils über die Aufhängevorrichtung leiten und Gewicht von 500 – 1000 g anhängen
Manometer nach Recklinghausen und Handpumpe am Ansatz zum Ösophagusballon befestigen	
Sonde an der Nase fixieren und im Nasenbereich mit einem Polster aus Schaumstoff unterlegen (Dekubitusprophylaxe)	
• Ösophagusballon aufpumpen, bis der angeordnete Druck erreicht ist • Ansatz zum Ösophagusballon zwischen aufgesetztem Manometer und Pilotballon abklemmen	
Vorgang dokumentieren	
Nach spätestens 3 Tagen Kompression aufheben	Sonde nach 36 Std. ziehen

Tab. 5.12: Das Legen von Ösophaguskompressionssonden. [B 200]

🔲 Pflege bei liegender Ösophaguskompressionssonde

Sengstaken-Blakemore-Sonde	Linton-Nachlas-Sonde
Bei Extension Entfernen des Gewichts alle 6 Std. für 10 Min.	
Engmaschige Druckkontrollen. Alle 6 Std. Absenken des Drucks im Ösophagusballon auf 0 für 5 Min. (auf Arztanordnung)	
Blutungskontrolle durch halbstündliches oder stündliches Spülen des Magens mit Wasser über den *Magenzugang*, bei Blutungen aus dem Magen evtl. Eiswasserspülung (auf Arztanordnung)	
Evtl. Erhöhen des Drucks im Ösophagusballon	Bei Extension evtl. Erhöhen des Zugs auf Sonde
Aspirationsprophylaxe bei Sonden ohne proximales Ösophaguslumen: Alle 30 Min. Absaugen des Speichels aus dem Mund-Rachenraum, ansprechbare Patienten ggf. dazu anhalten, den Speichel auszuspucken	Aspirationsprophylaxe: Alle 30 Min. Absaugen des Speichels oberhalb des Magenballons durch den *Ösophaguszugang*, ggf. auch Dauersog
Regelmäßige Lagekontrolle, weitere Pflegemaßnahmen bei liegender Magensonde, ☞ 5.1.3	
Engmaschige Vitalzeichenkontrolle, v.a. der Atmung. Ständige Nähe einer Pflegeperson (Intensivpflege), die dem Patienten ein Gefühl der Sicherheit vermittelt, sensibel auf ihn eingeht und ihn psychisch stärkt	

Tab. 5.13: Pflegemaßnahmen bei liegender Ösophaguskompressionssonde. [B 200]

Linton-Nachlas-Sonde

- Bei bestehender Extension Gewichte pro Stunde um 100 g vermindern
- Erst Luft aus dem Ballon ablassen, wenn alle Extensionsgewichte entfernt sind (100 ml Luft pro Stunde)
- Sicherstellen, daß sich kein Blut im Aspirat von Magen oder Ösophagus befindet
- Weiteres Vorgehen wie bei der Entfernung der Gastroduodenalsonde.

Komplikationen

Ösophaguskompressionssonden sind komplikationsträchtig.
Die Hauptgefahren bestehen in:
- Asphyxie durch Sondendislokation und dadurch Verlegung von Trachea und Larynx
- Aspirationspneumonie (☞ 4.13)
- Ösophagusruptur (= Speiseröhrenriß), Kardiaruptur (= Riß am Mageneingang)
- Druckulzera im Bereich des Ösophagus mit Ösophagitisgefahr (☞ 5.4.1).

5.1.5 Dünndarmsonden

Dünndarmsonden sind 120 – 310 cm lang, aus Gummi oder Kunststoff und besitzen am Ende meist einen Ballon, der mit Luft, Wasser oder Quecksilber gefüllt werden kann. Der gefüllte Ballon wird dann von der Darmwand „angefaßt" und mit der Peristaltik weitertransportiert.

Die kürzeren Sonden werden zur Ernährung und zur Dekompression, die längeren zur Dekompression und inneren Schienung des Darmes genutzt.
Dekompression bezeichnet die Entlastung des Darmes von Darminhalt z.B. bei einem Ileus (☞ 5.6.1).

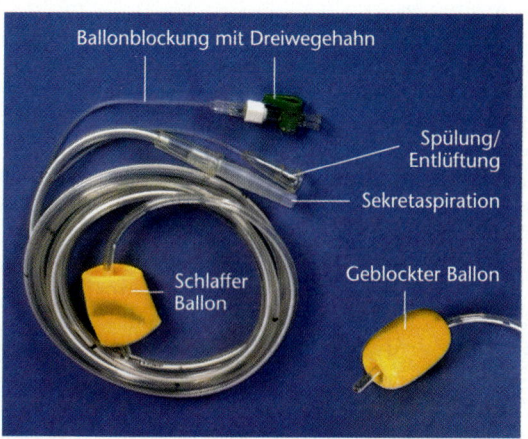

Abb. 5.14: Dennis-Sonde zur Absaugung von Dünndarmsekret und zur „inneren Schienung". [K 183]

Die **innere Schienung** findet bei Verwachsungen Anwendung und soll einem mechanischen Ileus vorbeugen. Sie erfolgt meist intraoperativ.

Dünndarmernährungssonden, ☞ auch 5.1.2

Miller-Abbott-Sonde

Die Miller-Abbott-Sonde ist zweilumig mit einem distalen Ballon und hat eine Länge von 310 cm (12 – 18 Ch). Ein Lumen dient dem Absaugen von Sekret über Öffnungen proximal und distal des Ballons, das zweite Lumen zum Füllen des Ballons.

Eudel-Sonde

Die Eudel-Sonde hat distal eine Metallolive, die sich abschrauben und gegen einen mit Quecksilber befüllbaren Ballon austauschen läßt. Die Metallolive dient dann nur der besseren Durchgängigkeit durch die Nase in den Rachen. Die Sonde ist ca. 250 cm lang (14 Ch) und aus Gummi.

Cantor-Sonde

Die Cantor-Sonde aus Gummi ist nur einlumig zum Absaugen des Darmsekrets. Ihr endständiger Ballon wird schon vor dem Einführen mit Quecksilber gefüllt. Sie ist ca. 310 cm lang (12 – 18 Ch).

Dennis-Sonde

Die Dennis-Sonde (☞ Abb. 5.14) ist ca. 250 cm lang, vollständig aus Kunststoff und besitzt drei Lumina: Zur Blockung des Ballons, zur Aspiration des Darminhalts und zur Spülung/Entlüftung. Ihr sollte der Vorzug vor den (veralteten) Sonden aus Gummi gegeben werden.

Pflege bei liegender Dünndarm-Sonde

- Pflegemaßnahmen wie bei liegender Gastroduodenalsonde durchführen
- Durchgängigkeit der Sonde durch Spülungen alle 6 – 8 Stunden (z.B. mit Tee oder 30 ml physiologischer Kochsalzlösung) sicherstellen
- Abgesaugtes Sekret bilanzieren.

> ☞ Dünndarmsonden dürfen nur langsam über Stunden und nur auf Arztanordnung entfernt werden.

(In der Abbildung beschriftet:)
Ballonblockung mit Dreiwegehahn
Spülung/Entlüftung
Sekretaspiration
Schlaffer Ballon
Geblockter Ballon

5.2 Hauptbeschwerden des Patienten mit Magen-Darm-Erkrankungen

5.2.1 Übelkeit und Erbrechen

> ⚙ **Übelkeit** *(Nausea)* und **Erbrechen** *(Emesis, Vomitus):* Zum Symptomenkomplex fast aller gastroenterologischer Erkrankungen gehörend, vor allem des Akuten Abdomens (☞ 5.2.4) und der akuten Gastritis (Magenschleimhautentzündung, ☞ 5.5.1) oder Gastroenteritis (☞ 12.6.6) sowie Magen- und Darmgeschwüren (☞ 5.5.2).

Übelkeit und Erbrechen können jedoch auch zahlreiche Ursachen außerhalb des Magen-Darm-Traktes haben, z.B.:
- (Virale) Infektionskrankheiten (☞ 12.7)
- Herzinsuffizienz *(Stauungsgastritis,* ☞ 2.6.1) oder Herzinfarkt (☞ 2.5.2)
- Stoffwechselerkrankungen und -entgleisungen, z.B. diabetische Ketoazidose (☞ 8.5.3)
- Vergiftungen (☞ 5.9.1)
- Neurologische Erkrankungen (z.B. Meningitis, ☞ 12.6.5)
- Psychisch als Reaktion auf Schmerzen, Angst und Aufregung
- Frühschwangerschaft.

Zeitpunkt und *Häufigkeit* des Erbrechens sowie seine *Begleitsymptome* geben wichtige Hinweise auf die Ursache:
- **Nüchternerbrechen** tritt vor allem in der Schwangerschaft oder bei chronischem Alkoholabusus auf
- Erbrechen nach *jeder* Nahrungsaufnahme ist z.B. bei einer akuten Gastritis zu beobachten
- Erbricht der Patient nur nach Aufnahme *bestimmter* Nah-

rungs- oder Arzneimittel, spricht das eher für eine Unverträglichkeit dieser Speisen oder Medikamente
- Erbrechen in Verbindung mit starken Schmerzen tritt z.B. bei der Gallen- oder Nierenkolik oder der akuten Pankreatitis auf
- Hat der Patient zusätzlich Durchfall, kommen ursächlich vor allem *Enteritiden* (Darminfektionen, ☞ 12.6.6) in Frage.

Auch *Farbe, Geruch* und *Beschaffenheit* des Erbrochenen sowie evtl. *Beimengungen* können auf das zugrunde liegende Krankheitsbild hinweisen:
- *Unverdaute Nahrungsreste* z.B. bei Aussackungen der Speiseröhre (Divertikel, ☞ 5.4.3), Verengung des Mageneingangs, nach Verzehr verdorbener Nahrungsmittel
- Bei Störungen des Speisebreitransports im Pylorus *angedaute, säuerlich riechende Nahrungsreste*
- *Schleimbeimengungen* bei Gastritis

- *Grünfärbung* bei Abflußhindernissen unterhalb der Gallenwegseinmündung in den Zwölffingerdarm bei nüchternem Magen oder bei langandauerndem Erbrechen mit leerem Magen
- *Frisches, hellrotes Blut* bei einer Blutung aus den oberen Abschnitten des Magen-Darm-Traktes *(obere Gastrointestinalblutung),* z.B. bei einer Ösophagusvarizenblutung. *Braun-schwarze Färbung* bei Beimengung von geronnenem *Blut,* z.B. bei Ulkusblutung oder Magenkarzinom *(Hämatemesis,* ☞ 5.2.5)
- *Koterbrechen* **(Miserere)** bei Ileus (☞ 5.6.1).

> ⚙ Bei langandauerndem Erbrechen drohen insbesondere *Dehydratation* (☞ 7.16.2) und *Elektrolytverschiebungen* (infolge des Verlusts vor allem von H^+- und Cl^--Ionen), die in Extremfällen zu Herzrhythmusstörungen bis hin zum Herzstillstand führen können.

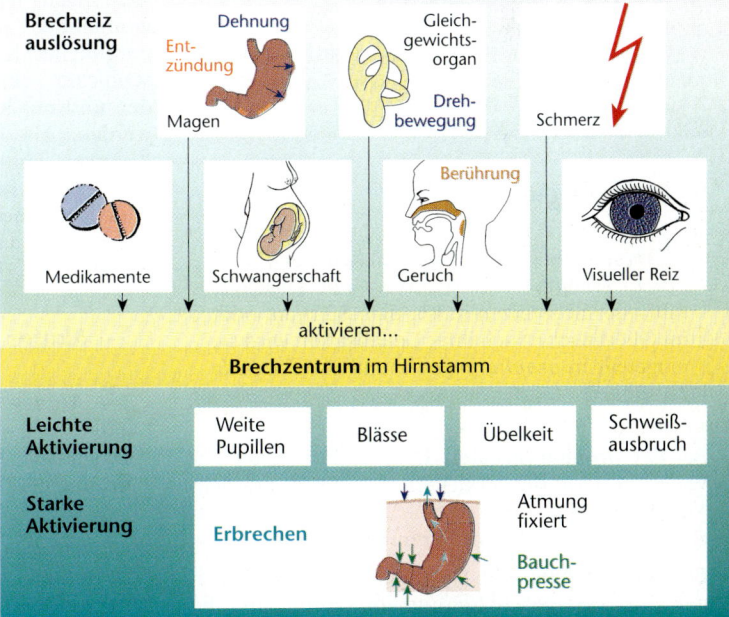

Abb. 5.15: Pathophysiologische Steuerung des Erbrechens. [B 200]

🖉 Am häufigsten treten Übelkeit und Erbrechen bei Krankenhauspatienten als Nebenwirkungen von Medikamenten auf!

Hier eine Auswahl einiger Medikamente, bei deren Einnahme solche Nebenwirkungen häufig sind:
• Nichtsteroide Antiphlogistika (☞ PI 10.10)
• Glukokortikoide (☞ PI 8.24)
• Morphin und Opioide (☞ PI 9.21)
• Zytostatika (☞ 9.5.2)
• Antibiotika (☞ PI 12.12)
• Glykoside (☞ PI 2.26)
• Diuretika (☞ PI 7.27)
• Orale Antidiabetika (☞ 8.5.7)
• Eisen (☞ 9.6.2)
• Theophyllin (☞ PI 4.29)
• Weibliche Sexualhormone
• L-Dopa
Die Zahlen in Klammern beziehen sich auf das jeweilige Buchkapitel bzw. Pharma-Info (PI).

Hauptpfeiler der symptomatischen **Therapie** bei Erbrechen ist der (intravenöse) Flüssigkeits- und Elektrolytersatz.

Nicht selten wird auch eine *medikamentöse* Behandlung mit **Antiemetika** eingeleitet. Besonders häufig werden Metoclopramid (z.B. Paspertin®), Triflupromazin (z.B. Psyquil®) und Dimenhydrinat (z.B. Vomex®) verwendet. Bei schwerem Erbrechen, z.B. unter Zytostatikatherapie, ist oft eine Kombination mehrerer Präparate sinnvoll.

🖼 Bei jeglichem Verdacht auf eine Vergiftung Erbrochenes für die toxikologische Analyse aufheben.

5.2.2 Dysphagie

⊡ **Dysphagie** *(Schluckbehinderung, Schluckbeschwerden):* Schluckstörung mit Druckgefühl oder Schmerzen hinter dem Sternum oder im Oberbauch. Nach ihrer Lokalisation wird sie eingeteilt in *oropharyngeale* und *ösophageale Dysphagie.*

Bei der **oropharyngealen Dysphagie** bereitet der Weitertransport der zerkleinerten Nahrung aus dem Mund Probleme, z.B. bei einer akuten Mandelentzündung oder bei Tumoren im Rachenraum.

Bei der **ösophagealen Dysphagie** handelt es sich um eine Passagebehinderung im Ösophagus, die häufig mit einem Würgereiz sowie Erbrechen verbunden ist. Ursachen können Ösophagusstenosen,

z.B. durch Karzinome, Divertikel (☞ 5.4.3), Ösophagusachalasien (☞ 5.4.4) oder Lähmungen sowie Spasmen der Schluckmuskulatur sein. In seltenen Fällen ist eine Dysphagie psychogen bedingt.

👄 *Jede* Form der Dysphagie ist ein Alarmsymptom und muß diagnostisch geklärt werden (☞ 5.3).

Ösophagus- oder Gastroskopie (☞ 5.3.4) sowie eine Röntgenaufnahme mit Barium-Breischluck (☞ 5.3.3) klären meist die Ursache der Dysphagie. Die Therapie richtet sich nach der Grundkrankheit.

5.2.3 Blähungen

⊡ **Blähungen** *(Meteorismus):* Übermäßige Füllung von Magen und Darm mit Luft oder anderen Gasen.

Häufigste Ursachen von Blähungen sind der Verzehr blähender Nahrungsmittel (z.B. Hülsenfrüchte, Zwiebeln, Kohl), die Zufuhr kohlensäurehaltiger Getränke oder eine habituell vermehrte Gasproduktion durch Darmbakterien und Luftschlucken (**Aerophagie**). Blähungen können aber auch Zeichen einer Krankheit sein, z.B. einer Malassimilation (☞ 5.6.2), einer Leberzirrhose (☞ 6.4.6) und einiger Darmerkrankungen.

Entsprechend der Ursachen hilft bei „normalen" Blähungen eine Umstellung der Ernährungsgewohnheiten. Kleine Bissen sowie langsames und gründliches Kauen verhindern übermäßiges Luftschlucken. Blähende Nahrungsmittel sollten gemieden und nur kohlensäurefreie Getränke getrunken werden. Als Teeaufguß zubereitete Kräuter (z.B. Kümmel, Pfefferminz, Fenchel, Zimtnelke, Ingwer) lindern zusätzlich die Beschwerden. Nur in seltenen Fällen ist eine medikamentöse Therapie, vorzugsweise mit dem „Antischaummittel" Simethicon (z.B. Sab simplex®, Lefax®) erforderlich.

5.2.4 Akutes Abdomen

⊡ **Akutes Abdomen** *(akuter Bauch):* Alle akuten Bauchschmerzen, die unverzügliche Diagnostik erfordern. Oft liegt eine lebensbedrohliche Erkrankung zugrunde.

Wichtige *Ursachen* eines Akuten Abdomens sind:
• Peritonitis (Bauchfellentzündung, ☞ 5.7.1)
• Verschluß von Hohlorganen (z.B. des Darms bei mechanischem Ileus, ☞ 5.6.1, oder der Gallenblase durch Gallensteine, ☞ 6.5.1)

- Entzündung von Bauchorganen (z.B. bei akuter Appendizitis oder akuter Pankreatitis, ☞ 6.6.1)
- Blutungen (z.B. Blutungen aus Magen- oder Darmulzera, ☞ 5.5.2)
- Akute Durchblutungsstörungen (z.B. Mesenterialarterieninfarkt, ☞ 3.7.4).

Aber auch Erkrankungen außerhalb des Magen-Darm-Traktes können ein gleichartiges klinisches Bild hervorrufen:
- Herzinfarkt (☞ 2.5.2), Pneumonie (☞ 4.5.3), Aortenaneurysmen (☞ 3.7.6) im Bereich des Thorax und Pleuritis (☞ 4.11.1)
- Nierenerkrankungen (☞ Kapitel 7)
- Bandscheibenvorfall
- Stoffwechselentgleisungen, insbesondere eine diabetische Ketoazidose (*Pseudoperitonitis*, ☞ 8.5.3)
- Hodentorsion (Stieldrehung des Hodens mit Unterbrechung der Blutzufuhr, vor allem bei Kindern und Jugendlichen)
- Gynäkologische Erkrankungen.

Diagnostik

> Rasche Diagnostik kann lebensrettend sein!

Bei der *körperlichen Untersuchung* achtet der Arzt insbesondere auf eine **Abwehrspannung** („brettharter Bauch") als Zeichen einer Bauchfellentzündung, auf Darmgeräusche (Peristaltik) und Blähungen. Unbedingt erforderlich ist eine rektale Untersuchung (☞ 5.3.1). Bei Frauen kann eine gynäkologische (Konsiliar-)Untersuchung notwendig sein.

Nach der klinischen Untersuchung ist oft noch keine sichere Diagnose möglich. Folgende Untersuchungen gelten dann als Screening-Programm und dienen gleichzeitig der Operationsvorbereitung:
- Blut- und Urinuntersuchung

- EKG
- Röntgen-Thorax in zwei Ebenen und Abdomenübersichtsaufnahme
- Sonographie des Abdomens.

Behandlungsstrategie und Pflege

> Vor Klärung der Ursache dürfen keine Analgetika (schmerzstillende Medikamente) oder Spasmolytika (krampflösende Medikamente) verabreicht werden, da sonst die Symptome und damit die Schwere der Erkrankung verschleiert werden.

Die **Erstmaßnahmen** beim akuten Abdomen umfassen:
- Nahrungskarenz
- Bettruhe
- I.v.-Zugang zur Volumengabe (Kreislauf stabilisieren)
- Bei V.a. mechanischen Ileus Magen-, Dünndarmsonde
- Chirurgisches Konsil: Sofortige Operation bei lebensbedrohlichem Geschehen, z.B. massiver Blutung oder anhaltendem heftigem Schmerz seit mehr als sechs Stunden bei bis dahin gesundem Patienten.

Die **Aufgaben der Pflegenden** umfassen vor allem:
- Ggf. den Patienten für die Operation vorbereiten
- Alle Maßnahmen durchführen, die bei strenger Bettruhe des Patienten notwendig sind (Prophylaxen, Körperpflege im Bett usw.)
- Auf das Einhalten der Nahrungskarenz achten
- Infusionen anhängen und überwachen
- Ggf. Blasenkatheter legen
- Ggf. Magensonde legen (lassen).

Krankenbeobachtung

- Allgemeinzustand des Patienten
- Flüssigkeitsbilanz
- Evtl. ZVD (☞ 2.2.3)
- Stuhlgang, Miktion
- Erbrechen
- Schmerzcharakter und -verlauf.

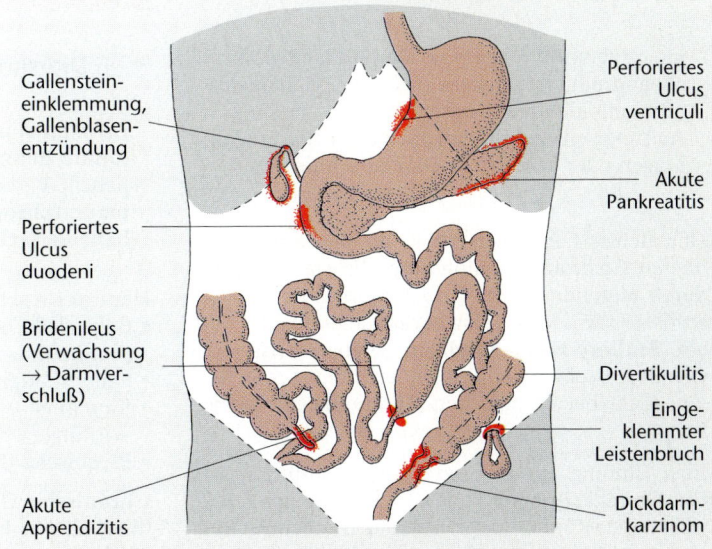

Abb. 5.16: Häufigste Ursachen des Akuten Abdomens. [L 190]

Gallensteineinklemmung, Gallenblasenentzündung
Perforiertes Ulcus duodeni
Bridenileus (Verwachsung → Darmverschluß)
Akute Appendizitis
Perforiertes Ulcus ventriculi
Akute Pankreatitis
Divertikulitis
Eingeklemmter Leistenbruch
Dickdarmkarzinom

⌐ Schmerzcharakter und Schmerzverlauf als Hinweis auf die mögliche Ursache:

- *Kontinuierlich zunehmender Schmerz* bei Entzündung: Appendizitis, Cholezystitis, Pankreatitis, Divertikulitis, Ulkuspenetration, Peritonitis
- *Kolikartiger Schmerz* mit schmerzfreien Intervallen: z.B. Gallensteinkolik, Uretersteinkolik, mechanischer Ileus
- *Perforationsschmerz:* Hochakuter Beginn, später zusätzlich Peritonitiszeichen
- *Darmischämieschmerz:* Hochakuter Beginn, dann für Stunden relative Schmerzbesserung („fauler Friede"), später zusätzlich Peritonitis. Bei Strangulation einer Dünndarmschlinge und Mesenterialinfarkt
- *Schmerzausstrahlung:* In die rechte Schulter bei Cholezystitis und Extrauteringravidität; in Penis, Skrotum oder Labien bei Ureterstein; in den Rücken bei Pankreatitis und perforiertem Bauchaortenaneurysma.

5.2.5 Hämatemesis und Teerstuhl

⊡ **Hämatemesis:** *Bluterbrechen* infolge **oberer Gastrointestinalblutung** mit Blutungsquelle in Speiseröhre, Magen oder Duodenum. Entweder „kaffeesatzartig" (braun-schwarz) durch Kontakt des Blutes mit der Salzsäure des Magens oder hellrot (frisches Blut) bei sehr starker Blutung oder Blutungsquelle in der Speiseröhre (Ösophagusvarizenblutung, ☞ 6.4.6).

⊡ **Teerstuhl** *(Meläna):* Durch Hämoglobinabbauprodukte schwarz gefärbter, glänzender Stuhl mit klebriger Konsistenz.
Auftreten einige Stunden nach einer Blutung im Magen oder den oberen Darmabschnitten.

Hämatemesis und Teerstuhl sind Leitsymptome der *oberen* Gastrointestinalblutung, die am häufigsten durch blutende Ulzera (☞ 5.5.2), eine erosive Gastritis (☞ 5.5.1), Ösophagusvarizen (☞ 6.4.6) oder ein **Mallory-Weiss-Syndrom** (Längseinrisse der Ösophagusschleimhaut nach starkem Erbrechen, vor allem bei chronischen Alkoholikern) bedingt ist.

Eine Blutung aus *tieferen* Darmabschnitten (z.B. bei Darmkarzinomen oder -entzündungen) zeigt sich durch dunkel- oder hellrote Blutbeimischungen zum Stuhl oder Blutauflagerungen auf dem Stuhl, die auch als **Blutstuhl** bezeichnet werden.

⌐ Nicht jeder dunkel oder schwarz gefärbte Stuhl ist durch eine Blutung bedingt (☞ 5.1.1).

Zur Ursachenklärung ist nach Kreislaufstabilisierung eine Notfallendoskopie angezeigt, bei der sich die Blutung evtl. gleichzeitig stillen läßt (z.B. durch Verödung blutender Gefäße). Gelingt die Blutstillung nicht, ist eine sofortige Operation erforderlich.

⚠ Notfall! Obere Gastrointestinalblutung

Auch wenn die meisten gastrointestinalen Blutungen (zunächst) von selbst aufhören, ist jede Blutung potentiell lebensbedrohlich (Letalität insgesamt ca. 10%) und erfordert von den Pflegenden ein schnelles und sicheres Vorgehen:

- Patienten Bettruhe und Nahrungskarenz einhalten lassen
- Auch bei scheinbar stabilem Zustand den Patienten ständig beobachten auf: Puls, RR, Atmung, Bewußtsein, Stuhl- und Urinausscheidung (evtl. Blasenkatheter legen). Bei Hautblässe, Kaltschweißigkeit, Pulsanstieg und Blutdruckabfall Schockbehandlung einleiten (☞ 3.6.3) und Arzt benachrichtigen
- Mindestens zwei großlumige Venenverweilkanülen legen und Notfallabor abnehmen lassen (BB, Gerinnung, Leberwerte, Ammoniak, Kreatinin, Elektrolyte, BZ, Blutgruppe, Kreuzblut). 4–6 EKs sowie 2 FFP *(Fresh Frozen Plasma),* ☞ Tab. 9.25 bestellen
- Infusionen anhängen und überwachen
- Blutverlust möglichst exakt dokumentieren. Hb und Hkt alle 4 Stunden kontrollieren
- Evtl. Magensonde legen (lassen).

5.2.6 Diarrhoe

⊡ **Diarrhoe** *(Durchfall):* Mehr als drei ungeformte, dünnflüssige Stühle täglich. Je nach zeitlichem Verlauf Unterscheidung zwischen **akuter** und **chronischer** (länger als einen Monat anhaltender) **Diarrhoe.**

Häufige Ursachen für **akute Diarrhoen** sind:
- Bakterielle oder virale Magen-Darm-Infektionen (☞ 12.6.6)
- Lebensmittelvergiftungen (☞ 12.6.6)
- Einnahme von Arzneimitteln mit abführender Wirkung (z.B. Abführmittel, Antibiotika)
- Psychische Einflüsse, z.B. Angst.

Chronische Diarrhoen sind oft „funktionell" bedingt, d.h. es kann trotz Untersuchung keine Ursache gefunden werden. Seltene Ursachen sind z.B. Malabsorption (☞ 5.6.2) oder Darmtuberkulose.

Blutige Diarrhoen beginnen oft akut, ziehen sich aber unbehandelt – je nach Ursache – oft über Wochen hin. Ursachen hierfür sind:

- Schwere Magen-Darm-Infektionen, z.B. mit Campylobacter, Shigellen, Salmonellen, im Krankenhaus nicht selten auch eine **pseudomembranöse Kolitis** als Arzneimittel-Nebenwirkung, bei der das Bakterium *Clostridium difficile* die Darmflora überwuchert (☞ 12.6.14)
- Divertikulitiden oder chronisch-entzündliche Dickdarmerkrankungen (☞ 5.6.4, 5.6.5)
- Einengende Karzinome (☞ 5.6.8) und Polypen (☞ 5.6.7)
- Alle übrigen Ursachen des Teerstuhls (☞ 5.2.5).

Begleitsymptome der Diarrhoe sind z.B. krampfartige Bauchschmerzen, Exsikkose, Elektrolytverlust, körperliche Schwäche, Appetitlosigkeit und evtl. Fieber.

Neben einer ausführlichen *Anamnese* und *körperlichen Untersuchung* des Patienten ist eine Inspektion des Stuhls unverzichtbar. Bei blutigem Stuhl und längerdauerndem Durchfall werden *Stuhlproben* mikrobiologisch untersucht (☞ 5.3.2). Bei einigen Durchfallerkrankungen können mit *serologischen Methoden* Antikörper gegen den Erreger (z.B. Amöben) nachgewiesen werden. Eine Rekto-, Sigmoido- und/oder Koloskopie mit Biopsie sowie ein Kolonkontrasteinlauf zur röntgenologischen Darstellung des Darms schließen sich bei unklaren Fällen chronischen Durchfalls an.

Therapie und Pflege entsprechen den Maßnahmen bei infektiöser Diarrhoe (☞ 12.6.6).

5.2.7 **Obstipation**

> 📋 **Obstipation** *(Stuhlverstopfung):* Verzögerte Darmentleerung, die sich durch geringe Stuhlfrequenz (alle 3 – 4 Tage) und harte Stuhlkonsistenz bemerkbar macht.

Ursachen einer **akuten Obstipation** sind z.B.:

- Kolonkarzinome oder Polypen
- Erkrankungen der Analregion (z.B. Analfissuren), so daß die Defäkation schmerzhaft ist und deswegen unterdrückt wird
- Peristaltikstörungen nach Operationen oder bei Koliken
- Erkrankungen, die mit Fieber einhergehen

Eine **chronische Obstipation** ist vor allem bedingt durch ballaststoffarme Kost, Mangel an körperlicher Bewegung, Schwangerschaft (wegen hormoneller Umstellung) und endokrinologische Erkrankungen (z.B. Diabetes mellitus, Hypothyreose). Einige Medikamente wie Opioide, Sedativa oder Diuretika,

🖉 **Pharma-Info 5.17 Laxantien**

> 📋 **Laxantien** *(Laxanzien, Abführmittel):* Medikamente zur Beschleunigung des Nahrungstransports im Darm und der Darmentleerung.

Notwendig sind Laxantien nur in wenigen Fällen, etwa bei Patienten, die während der Defäkation nicht pressen dürfen (z.B. nach einem Herzinfarkt) oder zur Darmreinigung vor Eingriffen. Auf keinen Fall dürfen Laxantien bei unklaren Bauchschmerzen, Ileus oder Akutem Abdomen gegeben werden.

Quellmittel *(Füllmittel)* sind nicht resorbierbare Substanzen, die im Darm aufquellen, so die Darmwand dehnen und reflektorisch zu einer Anregung der Darmperistaltik führen. Die wichtigsten Vertreter sind Agar-Agar, Weizenkleie und Leinsamen (z.B. Linusit®). Vielfach wird auch Lactulose (z.B. Bifiteral®) dazu gezählt. Quellmittel müssen immer mit reichlich Flüssigkeit eingenommen werden, da sie sonst im Darm verkleben und in Extremfällen zu einem mechanischen Ileus führen können.

Gleitmittel wirken durch ihren „Schmiereffekt". Sie werden relativ selten eingesetzt. Paraffinöl (z.B. Sanato-Lax® und Agarol®) wird oral verabreicht. Es wird nur über kurze Zeit gegeben, da ansonsten geringe Mengen des Öls resorbiert und im Körper, allerdings ohne Krankheitswert, abgelagert werden können. Glyzerinpräparate als Zäpfchen oder Klysma (z.B. Glycilax®) erleichtern die Stuhlentleerung, wenn sich harter Stuhl im Rektum angesammelt hat.

Osmotische Abführmittel enthalten Sulfationen (z.B. „Glaubersalz", „Bittersalz"), Mannit oder Sorbit. Diese nur schwer resorbierbaren Substanzen halten *osmotisch* Wasser im Darm zurück und steigern wie die Quellmittel die Peristaltik. Auch sie müssen bei oraler Gabe mit reichlich Flüssigkeit gegeben werden. Präparate zur rektalen Anwendung sind z.B. Practo-Clyss® oder 1 x Klysma salinisch®.

Schleimhautreizende Laxantien hemmen über eine Irritation der Darmschleimhaut die Resorption von Natrium und Flüssigkeit und fördern die Absonderung anderer Elektrolyte wie Kalium und Kalzium in den Darm. Am bekanntesten sind **Anthrachinone,** die etwa in Aloe (z.B. in Rheogen®) und Sennesblättern (z.B. Bekunis®, Liquidepur®, Agiolax®) enthalten sind, **Rizinusöl**, **Bisacodyl** (z.B. Dulcolax®) und **Natriumpicosulfat** (z.B. Laxoberal®). Bei Dauereinnahme drohen schwerwiegende Nebenwirkungen wie Hypokaliämie mit Verstärkung der Obstipation, Osteoporose durch Kalziummangel, Darmatrophie, **Melanosis coli** (Schwarzpigmentierung der Dickdarmschleimhaut) und Leberschäden.

> 🖐 Abführmittel sollten nur in Absprache mit dem behandelnden Arzt eingenommen werden.

besonders häufig aber ein Laxantienabusus (☞ Pharma-Info 5.17) führen ebenfalls zur chronischen Obstipation. Liegt der chronischen Obstipation keine organische Ursache zugrunde, spricht man von **habitueller Obstipation.**

Begleitend können krampfartige Schmerzen bei der Stuhlentleerung *(Tenesmen)*, Bauchschmerzen, Völlegefühl, Appetitlosigkeit und ein aufgeblähter Bauch hinzutreten.

> 🖐 Jede plötzlich einsetzende Obstipation ist verdächtig auf ein Dickdarmkarzinom, insbesondere wenn ein Wechsel von Obstipation und Diarrhoe, Blutauflagerungen auf dem Stuhl und/oder unfreiwilliger Stuhlabgang mit Winden hinzutreten. Sie muß immer diagnostisch abgeklärt werden.

Evtl. lassen sich bei der *körperlichen Untersuchung* Resistenzen (Widerstände, Verhärtungen) im Abdomen tasten. Nach der *Inspektion* der Analregion folgt die *digitale Untersuchung* des Rektums, durch die sich immerhin 30% der Rektum-Karzinome ertasten lassen, sowie *Sonographie* und *Rekto-* und/oder *Koloskopie.*

Bei organisch bedingter Obstipation steht die Behandlung der Grunderkrankung im Vordergrund, bei habitueller Obstipation körperliche Bewegung und eine Ernährungsumstellung (mit ausreichend Flüssigkeit). **Laxantien** *(Abführmittel)* dürfen nur für kurze Zeit verabreicht werden, da in der Regel ein Gewöhnungseffekt eintritt. Vorübergehend verschaffen Klistiere oder Darmeinläufe bzw. -spülungen dem Betroffenen Erleichterung.

5.2.8 Stuhlinkontinenz

> 📋 **Stuhlinkontinenz** *(Darminkontinenz, ano-rektale Inkontinenz, Incontinentia alvi)*: Unfähigkeit, den Stuhl willkürlich zurückzuhalten.

Normalerweise wird der After außerhalb der *Defäkation* (Stuhlentleerung) durch einen komplizierten Schließmuskelapparat, das sog. *Kontinenzorgan*, verschlossen. Zahlreiche Faktoren (☞ Abb. 5.18) können aber das komlexe Zusammenspiel der verschiedenen Muskeln stören und damit zur Stuhlinkontinenz führen.

■ Behandlungsstrategie

Die Therapie der Stuhlinkontinenz ist ursachenabhängig (z.B. medikanemtöse Therapie einer chronischen Darmentzündung, Tumorabtragung).

5.3 Gastroenterologische Diagnostik

5.3.1 Anamnese und körperliche Untersuchung

Die *Anamnesefragen* beziehen sich auf Appetit, Gewichtsverlust, Schmerzen, Übelkeit oder Erbrechen, Stuhlgang, Blähungen und Windabgang.

Die **körperliche Untersuchung** umfaßt *Inspektion*, *Palpation*, *Perkussion* und *Auskultation* des Abdomens. Unverzichtbar ist die *rektale Untersuchung*. Handschuh, Fingerling und Gleitmittel bereithalten. Beurteilt werden der Analring, der Sphinktertonus, die Schleimhautverhältnisse, der Zustand der Rektumampulle und bei Männern die Prostata.

> 🖐 Die *Inspektion von Urin, Stuhl, Erbrochenem oder anderen Sekreten* kann wertvolle Hinweise liefern, weil die Beschreibungen der Patienten oft unzulänglich sind.

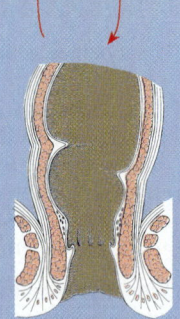

Störung der Impulsverarbeitung:
- Schlaganfall
- Alzheimer-Demenz
- Multiple Sklerose
- Gehirntumor

Psychische/ psychiatrische Störung:
- Rückfall in kleinkindliche Verhaltensweisen (Kinder, bei Psychosen)
- Konflikte mit Betreuungspersonen

Gehirn

Unterbrechung der Impulsüberleitung:
- Querschnittslähmung
- Spina bifida
- Multiple Sklerose

Rückenmark

Sensorische Störung:
- Hämorrhoiden-OP (sensible Darmschleimhaut mitentfernt)
- Diarrhoe
- Rektumprolaps (Vorstülpen sensibler Darmschleimhaut nach außen)
- Dickdarmentzündung

Muskuläre Störung:
- Tumoren/nach Tumor-OP
- Fistelspaltung
- Dammriß während der Geburt mit Verletzung des Schließmuskels
- Infiltrierende Abszesse
- Beckenbodensenkung
- Überdehnung durch Obstipation
- Nachlassende Verschlußkraft im Alter

Kontinenzorgan mit Rezeptoren

Abb. 5.18: Ursachen der Stuhlinkontinenz. [B 200 / L 190]

5.3.2 **Stuhluntersuchungen**

Nachweis okkulten Blutes im Stuhl

Die sicherlich häufigste Stuhluntersuchung ist die Untersuchung des Stuhles auf *okkultes* (d.h. mit dem bloßen Auge nicht sichtbares) Blut zur Frühdiagnose kolorektaler Karzinome (☞ 5.6.8).

Zum Nachweis okkulten Blutes im Stuhl werden von zwei Seiten zu öffnende Testbriefe, z.B. Hemo-Fec-Test®, Hämoccult® oder Faecanostik®, verwendet. Auf der Seite, die vom Patienten zu öffnen ist, befinden sich zwei bis drei Felder. Auf diese Felder trägt der Patient mit den beigefügten Spateln Proben aus verschiedenen Stuhlabschnitten auf und verschließt den Testbrief.

Der Brief wird mit Patientenetikett, Datum der Stuhlprobe und Stationsbezeichnung versehen in das Labor gebracht. Hier wird die andere Seite des Briefes geöffnet und mit einer Testlösung beträufelt, die sich bei einem positiven Befund verfärbt.

Am besten erhält der Patient alle drei beschrifteten Testbriefe zusammen ausgehändigt und gibt sie einzeln sofort nach der Probenentnahme zurück.

Ein positiver Test bedeutet nur den Nachweis von Blut im Stuhl, dem eine sorgfältige Diagnostik folgen muß. Quelle der Blutung können z.B. gut- oder bösartige Tumoren, Magengeschwüre, Darmentzündungen und -polypen sein.

> 🖼 Da nicht nur das im Blut enthaltene menschliche Hämoglobin, sondern auch tierischer Blutfarbstoff und bestimmte pflanzliche Substanzen ein positives Testergebnis verursachen können, sollte zur Vermeidung falsch positiver Ergebnisse in den drei Tagen vor Gewinnung der ersten Stuhlprobe und während des Tests selbst auf rohes Fleisch, Roh- und Blutwurst, Vitamin C- oder Eisenpräparate sowie Tomaten und Salate verzichtet werden. Bei Zahnfleisch- oder Nasenbluten sowie während der Regelblutung ist der Test nicht verwertbar.

Weitere Stuhluntersuchungen

Einen Überblick über weitere Untersuchungen gibt Tab. 5.19.

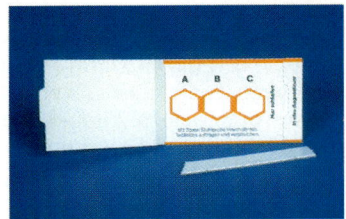

Abb. 5.20: Testbrief für okkultes Blut im Stuhl mit Spatel. [K 183]

5.3.3 **Bildgebende Verfahren**

Abdominale Sonographie

Die **abdominale Sonographie** wird insbesondere zur Beurteilung von Leber, Gallenblase, Pankreas, Milz, Nieren und Aorta eingesetzt. Sie weist Flüssigkeitsansammlungen (Blut, Eiter, Aszites) in der Bauchhöhle nach. Mit Hilfe sonographischer Zusatzgeräte (Doppler-/Duplexsonographie) können auch Gefäßerkrankungen im Bauchraum erkannt werden.

Vorbereitung, ☞ *1.5.7*

Abdomenleeraufnahme

Hauptindikation für die Abdomenleeraufnahme ist der Verdacht auf Magen-Darm-Perforationen (Luftsicheln unter dem Zwerchfell, ☞ Abb. 5.21) oder auf einen Ileus (typische „Spiegel" an der Grenze zwischen Flüssigkeit und Luft in den Darmschlingen).

Die meist schwerkranken Patienten sollten während der Untersuchung möglichst stehen. Behelfsmäßig kann die Aufnahme bei Schwerstkranken auch in Linksseitenlage angefertigt werden.

Ösophagusbreischluck, Magen-Darm-Passage und Kolonkontrasteinlauf

Die Verwendung von Kontrastmitteln bei Röntgenaufnahmen des Magen-Darm-Kanals ermöglicht die Tumor-, Ulkus-, Fistel- und Divertikeldarstellung sowie eine Beurteilung der Beweglichkeit der einzelnen Organe.

Untersuchung	Indikation (Bsp.)	Pflegerische Aufgaben
Stuhlkultur	V.a. bakteriell bedingte Diarrhoe (☞ 12.6.6)	An 3 aufeinanderfolgenden Tagen noch warme Stuhlproben in einem sterilen Röhrchen ins Labor schicken
Untersuchung des Stuhls auf Parasiten/ Wurmeier	V.a. Wurmerkrankungen (☞ 12.10)	An 3 aufeinanderfolgenden Tagen Stuhlproben in einem sterilen Röhrchen ins Labor schicken. Evtl. auch Analabstrich
Fettbestimmung im Stuhl	V.a. Malassimilation (☞ 5.6.2)	An 3 Tagen den *gesamten* Stuhl in einem vorher gewogenen Behälter ins Labor schicken. In dieser Zeit keine Zäpfchen geben
Chymotrypsinbestimmung im Stuhl	V.a. exokrine Pankreasinsuffizienz (☞ 6.6.2)	4 Tage vorher und während des Tests keine Pankreasenzyme geben. Dann an 2 Tagen den *gesamten* Stuhl in einem vorher gewogenen Behälter ins Labor schicken

Tab. 5.19: Überblick über die wichtigsten Stuhluntersuchungen (Test auf okkultes Blut, ☞ Text). [B 200]

Das Kontrastmittel wird bei der Untersuchung von Ösophagus **(Ösophagusbreischluck),** Magen und Dünndarm **(Magen-Darm-Passage,** kurz *MDP) oral* durch Trinken, bei Untersuchungen des Dickdarmes durch einen *Einlauf* (deshalb **Kolonkontrasteinlauf,** kurz KE**)** verabreicht.

Beim **Doppelkontrasteinlauf** (☞ auch 1.5.3) wird nach Ablassen des Kontrastmittels Luft über das Darmrohr eingebracht, so daß der Darm aufgedehnt wird. Dieses Verfahren ermöglicht eine bessere *Schleimhautbeurteilung* als die Prallfüllung mit Kontrastmittel.

☐ Zwischen einer Probeexzision (Biopsie) im Gastrointestinaltrakt und einer Kontrastmitteluntersuchung muß ein Sicherheitsabstand von drei Tagen eingehalten werden. Sind mehrere Kontrastmitteluntersuchungen geplant, sollten die Darstellungen von Gallenblase (☞ 6.3.2) und/oder Harnwegen (☞ 7.5.6) vor der Darmuntersuchung eingeplant werden, da das Kontrastmittel im Darm die sichere Beurteilung der anderen Organe unmöglich macht.

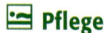 **Pflege**

☞ *Tab. 1.14*

Angiographie

Die **Angiographie** (☞ 3.4.5) dient der röntgenologischen Darstellung von Blutgefäßen sowie der präoperativen Klärung der Blutversorgung im Operationsgebiet. Bei der Untersuchung der Bauchgefäße wird über die A. femoralis ein Katheter retrograd bis zu der Arterie vorgeschoben, die dargestellt werden soll (z.B. der Aorta), Kontrastmittel injiziert und mit meist mehreren Röntgenaufnahmen der Verlauf des Gefäßes dokumentiert.

Die Vorbereitung zur Angiographie umfaßt eine Blutabnahme (Gerinnungswerte, evtl. Blutgruppe) sowie ab dem 40. Lebensjahr ein EKG und eine Röntgenleeraufnahme der Lunge. Eine Einschränkung der Kost am Vorabend ist bei der Darstellung von Gefäßen im Abdomen empfehlenswert, um eine Überlagerung der Gefäße mit dem gefüllten Darm zu vermeiden. Ebenso sollte der Patient möglichst abgeführt sein. Am Untersuchungstag bleibt der Patient nüchtern, und die Punktionsstelle – meist die Leiste – wird rasiert. Nach der Untersuchung ist eine Bettruhe von 24 Stunden nötig. Regelmäßige Kontrollen des Kreislaufs, des Verbandes (durchgeblutet?) und der punktierten Extremität (Hauttemperatur, Fußpulse) sollen Komplikationen frühzeitig erfassen. Der Druckverband an der Punktionsstelle wird für 24 Stunden belassen.

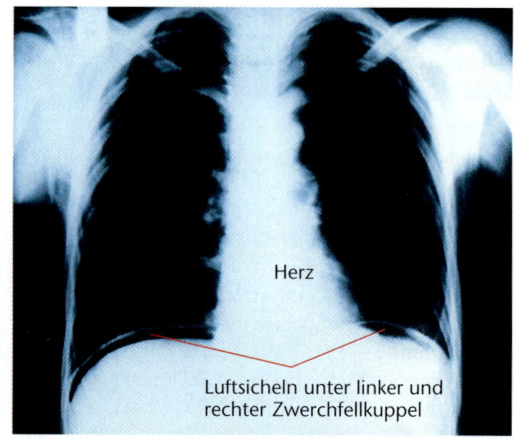

Abb. 5.21: Typisches Röntgenbild eines Patienten mit Perforation (Durchbruch) des Magens oder eines Darmabschnitts, Aufnahme im Stehen. Luft tritt aus dem Magen-Darm-Trakt in die Bauchhöhle aus und sammelt sich unterhalb der Zwerchfellkuppeln. [U 138]

Computertomographie

Das **Computertomogramm** *(CT,* ☞ 1.5.4) dient in erster Linie der Tumor- und Metastasensuche. Unmittelbar vor einem CT dürfen keine Kontrastmitteluntersuchungen durchgeführt werden, weil Kontrastmittelreste das CT-Ergebnis beeinträchtigen.

5.3.4 **Endoskopie**

Vorbereitung des Patienten und Nachsorge

Für *alle* Untersuchungen müssen ein Gerinnungsstatus und die Einverständniserklärung des Patienten vorliegen.

Am Vorabend einer **Ösophago-Gastro-Duodenoskopie** erhält der Patient flüssige oder leichte Kost und bleibt ab 22 Uhr nüchtern. Kurz vor der Untersuchung wird die angeordnete Prämedikation verabreicht (z.B. Psyquil®, Dolantin® oder Atropin®). Herausnehmbare Zahnprothesen sind zu entfernen. Wenn die Lokalanästhesie im Rachen ca. zwei Stunden nach der Untersuchung abgeklungen ist, kann der Patient normale Kost zu sich nehmen. Nach einer Biopsieentnahme besteht in der Regel eine längere Nahrungskarenz von ca. 4 – 6 Stunden.

Bei einer **Proktoskopie** wird dem Patienten ca. eine Stunde vor der Untersuchung ein Klistier verabreicht.

Zur Vorbereitung einer **Rektoskopie** sind in der Regel leichte Kost am Vortag und 2 Klistiere am Untersuchungstag ausreichend. Selten wird eine gründliche Darmreinigung mit Reinigungseinläufen am Vorabend und Untersuchungstag, Laxantiengabe und Nahrungskarenz verlangt. Nach Polypabtragung oder ähnlichen Eingriffen ist der Stuhl auf Blut zu beobachten.

Zur Vorbereitung des Patienten für eine **Koloskopie** gibt es mehrere Möglichkeiten, z.B. folgende:
2 Tage *vor* der Untersuchung erhält der Patient ein stark wirkendes Abführmittel und anschließend flüssige, ballaststofffreie Kost (*kein* Brei). Der Patient soll täglich 2 – 3 Liter trinken. Am *Vortag* der Untersuchung wird ihm nochmals ein Abführmittel gegeben. Leidet der Patient unter Obstipation und Laxantienabusus, werden die gewohnten Abführmittel weiter verabreicht. Am Vorabend der Untersuchung wird der Darm mit einem hohen Einlauf gereinigt, am Morgen des Untersuchungstages mit 2 Klistieren. Der Patient darf Tee oder Kaffee trinken, der Diabetiker frühstücken. Die notwendigen Medikamente können eingenommen werden. Zwei Stunden nach der Koloskopie darf der Patient wieder essen, sofern keine Tumoren abgetragen wurden.

> ⊡ Hauptkomplikationen aller gastroenterologischer Endoskopien sind Blutungen und Perforation. Deshalb wird nach der Untersuchung auf das Allgemeinbefinden des Patienten (RR, Puls, Schmerzen, Hautfarbe) sowie Veränderungen des Abdomens und der Stuhlausscheidung geachtet.

5.3.5 Funktionsdiagnostik

Szintigraphische Magenmotilitätsmessung

Die **szintigraphische Magenmotilitätsmessung** (Mo-tilität = Beweglichkeit) ermittelt Zeitdauer und Qualität der *Magenentleerung* mittels Radionukliden. Hierzu erhält der Patient oral flüssige und feste Bestandteile, die an *unterschiedliche* radioaktive Markierungssubstanzen gekoppelt sind.

Störungen der Magenbeweglichkeit treten z.B. bei Sklerodermie (☞ 10.7.2), nach *Vagotomie* (operative Durchtrennung der Magenäste des N. vagus zur Hemmung der Magensäuresekretion) und unter Chemotherapie (☞ 9.4.2) auf. Nach der Untersuchung ist darauf zu achten, daß die Patienten viel trinken, um die Ausscheidung der radioaktiven Substanzen zu beschleunigen.

Langzeit-pH-Metrie

Die **Langzeit-pH-Metrie** mißt den pH-Wert in Speiseröhre oder Magen und so die Magensäureproduktion über 24 Stunden. Dazu wird dem Patienten eine pH-Meßsonde über die Nase in die Speiseröhre bzw. den Magen eingeführt und ein Registriergerät umgehängt. Die Langzeit-pH-Metrie kann zur Diagnostik eines gastroösophagealen Refluxes (Mes-

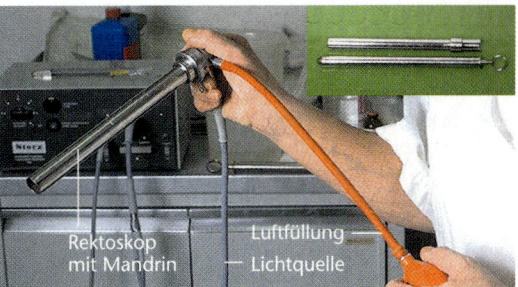

Abb. 5.22: Das Rektoskop besteht aus einem Außenrohr und einem abgerundeten Mandrin, der nach Einführen des Rektoskops entfernt wird. Mit dem Ballon wird Luft in das Rektum gepumpt, um die Darmlichtung aufzuweiten und eine bessere Sicht zu gewährleisten. Ausschnitt: Rektoskop und herausgezogener Mandrin. [K 183]

sungen im unteren Ösophagus im Liegen und im Stehen) und zur Überprüfung des Erfolges einer Vagotomie eingesetzt werden.

Ösophagusmanometrie

Für die **Ösophagusmanometrie** wird eine Sonde in den Magen geschoben und der Druck im Inneren der Speiseröhre und im Magenfundus an verschiedenen Stellen gemessen. Dies ermöglicht eine Aussage über den Verschlußmechanismus zwischen Magen und Speiseröhre und die Speiseröhrenbeweglichkeit.

Tests zur Überprüfung der Dünndarmresorption

Der **Laktose-Toleranztest** dient dem Nachweis eines Laktasemangels (laktosespaltendes Enzym) im Dünndarm. Der nüchterne Patient trinkt morgens 50 g Laktose in 400 ml Wasser. Bei einem Laktasemangel kann der Zweifachzucker Laktose im Dünndarm nicht in Einfachzucker aufgespalten und somit auch nicht resorbiert werden, so daß der Blutglukosespiegel nach 30, 60, 90 und 120 Minuten im Vergleich zum Gesunden nicht oder kaum ansteigt. Typischerweise treten bei Patienten mit einem Laktasemangel außerdem Blähungen und/oder Durchfall nach der Laktosegabe auf.

Der **D-Xylose-Test** weist eine Störung der Kohlenhydratresorption im Dünndarm nach. Nach Entleerung der Blase trinkt der Patient 25 g Xylose in 300 ml Wasser. Während der nächsten 5 Stunden sammelt der Patient Urin. 2 Stunden nach der Xylose-Einnahme wird der Xylosespiegel im Blut bestimmt. Bei einer Resorptionsstörung sind der Xylosespiegel im Blut und die Ausscheidung der Xylose mit dem Urin im Vergleich zum Gesunden erniedrigt.

Ohne Blutentnahme kommt der **H_2-Atemtest** *(H_2-Exhalationstest)* aus, der ebenfalls die Kohlenhydratresorption im Dünndarm testet. Der Patient nimmt oral 50 g des betreffenden Zuckers (Laktose, Laktulose, Fruktose oder Glukose) zu sich. Bei einer Resorptionsstörung im Dünndarm gelangt der Zucker in den Dickdarm, wo er von Bakterien verstoffwechselt wird. Der dabei entstehende Wasserstoff (H_2) diffundiert durch die Darmwand und ist in der Ausatemluft des Patienten in erhöhter Konzentration nachweisbar.

Schilling-Test, ☞ *9.5.3*

5.4 Ösophaguserkrankungen

5.4.1 Refluxösophagitis

> ⊡ **Gastroösophagealer Reflux:** Rückfluß von Mageninhalt in die Speiseröhre.
>
> **Refluxösophagitis** (*Refluxkrankheit*): Entzündung der Ösophagusschleimhaut infolge eines gastroösophagealen Refluxes.

⇨ Krankheitsentstehung

Ursächlich liegt ein unzureichender Verschluß des unteren Ösophagussphinkters vor **(Kardiainsuffizienz).** Die aggressive Magensäure fließt zurück in den Ösophagus **(Reflux)** und greift das Plattenepithel der Ösophagusschleimhaut an. Es entsteht eine (chronische) Entzündung.

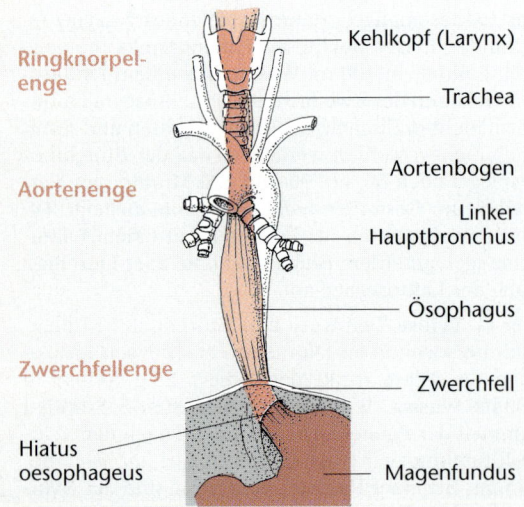

Abb. 5.23: Verlauf des Ösophagus und seine drei physiologischen Engstellen. *Hiatus oesophageus* wird die Lücke im Zwerchfell genannt, durch die der Ösophagus in den Bauchraum tritt. [L 190]

Ringknorpel-enge

Kehlkopf (Larynx)

Trachea

Aortenbogen

Aortenenge

Linker Hauptbronchus

Ösophagus

Zwerchfellenge

Zwerchfell

Hiatus oesophageus

Magenfundus

👁 **Symptome, Befund und** 🔎 **Diagnose**

Typische Beschwerden des Patienten sind *Sodbrennen* und (saures) Aufstoßen vor allem beim Bücken, im Liegen und nach der Nahrungsaufnahme. In späteren Stadien treten Schmerzen und Brennen hinter dem Brustbein sowie beim Schlucken hinzu.

Neben der Endoskopie werden vielfach eine Langzeit-pH-Metrie und eine Ösophagusmanometrie (☞ 5.3.5) durchgeführt.

Gefährliche Komplikationen sind Blutungen aus Ulzera, narbige Strikturen des Ösophagus oder maligne Entartungen der chronisch entzündeten Schleimhaut.

📊 Behandlungsstrategie

Die Therapie umfaßt neben der Änderung von Ernährungsgewohnheiten und Verhalten (☞ unten) eine medikamentöse Therapie. Je nach Schweregrad der Erkrankung werden Antazida (☞ Pharma-Info 5.29), H_2-Blocker, Medikamente zur Erhöhung des Sphinktertonus (z.B. Propulsin®) und Medikamente zur Magenentleerung (z.B. Paspertin®) eingesetzt.

Bei Erfolglosigkeit der konservativen Therapie oder beim Auftreten schwerer Komplikationen wird der Mageneingang operativ eingeengt. Bereits entstandene narbige Verengungen werden aufgedehnt **(Bougierung).**

Soor-Ösophagitis, ☞ *12.8.3*

🗐 Patienteninformation

Ebenso wichtig wie Medikamente sind folgende Allgemeinmaßnahmen:
- Nach den Mahlzeiten nicht hinlegen
- Mit erhöhtem Oberkörper schlafen
- Häufige kleine Mahlzeiten einnehmen, dabei „Säurelocker" wie beispielsweise Kaffee, Alkohol und Süßspeisen meiden und mehr kohlenhydrat- und fettarme, eiweißreiche Nahrungsmittel essen. Sehr günstig sind meist auch Milchprodukte
- In den letzten 3 Stunden vor dem Schlafengehen nichts mehr essen
- Antazida (☞ Pharma-Info 5.29) ca. 1 – 2 Stunden *nach* dem Essen oder vor dem Schlafengehen einnehmen
- Übergewichtige Patienten zur Gewichtsreduktion motivieren
- Nicht so bücken, daß der Oberkörper nach unten hängt, statt dessen in die Hocke gehen
- Keine einschneidende Kleidung (z.B. Gürtel, Korsetts) anziehen
- Obstipationsprophylaxe durchführen
- Rauchen einstellen.

5.4.2 **Hiatushernie**

> ⊡ **Hiatushernie**: Häufigste Form des *Zwerch-fellbruches*. Angeborene oder erworbene Verlagerung von Teilen des Magens durch den Hiatus oesophageus (☞ Abb. 5.23) in den Brustraum (keine Einstülpung der Speiseröhre!).

⇨ Krankheitsentstehung und Einteilung

Folgende Formen werden unterschieden
(☞ Abb. 5.24):

• Die mit 90% häufigste Form ist die **Gleithernie** *(gastroosöphageale Hernie, axiale Hernie)*, bei der Kardia und/oder Fundus des Magens zeitweise oder ständig oberhalb des Zwerchfells liegen
• Bei der **paraösophagealen Hernie** liegen Ösophagus und Kardia an normaler Stelle im Brust- bzw. Bauchraum, während sich der Magenfundus *neben* der Speiseröhre in den Brustraum drängt.
• **Mischformen** beider Hernien kommen vor
• Von einem **Upside-down-Magen** spricht man, wenn der gesamte Magen in den Thorax verlagert ist und durch die Fixierung des unteren Ösophagus am Zwerchfell „auf dem Kopf" steht.

Begünstigend auf die Hernienbildung wirken ein anlage- oder altersbedingter Verlust der Bindegewebselastizität und ein erhöhter Druck im Bauchraum, z.B. verstärkte Bauchpresse bei chronischer Obstipation, chronischer Husten oder Schwangerschaft.

▣ Symptome, Befund und 🔎 Diagnose

Gleithernien bereiten den Patienten meist keine Beschwerden und werden daher oft nur zufällig entdeckt. Mitunter tritt eine Refluxösophagitis (☞ 5.4.1) wegen des fehlenden unteren Ösophagusverschlusses auf.

Paraösophageale Hernien betreffen meist Patienten mittleren Alters und führen zu Völlegefühl, Druckgefühl in der Herzgegend, Schluckbeschwerden oder Luftnot. Refluxösophagitiden treten sehr selten auf (Sphinkterfunktion intakt!).

Insbesondere bei der paraösophagealen Hernie drohen Komplikationen in Abhängigkeit davon, welche(s) Organ(e) in den Thoraxraum verlagert ist/sind: z.B. Einklemmung des Magens mit Strangulation der Blutzufuhr, Stieldrehung des Magens (**Magenvolvulus**) oder Speiseröhreneinklemmung (**Ösophagusinkarzeration**).

Die Diagnose wird durch Endoskopie und Röntgenbreischluck in Kopftieflage gestellt.

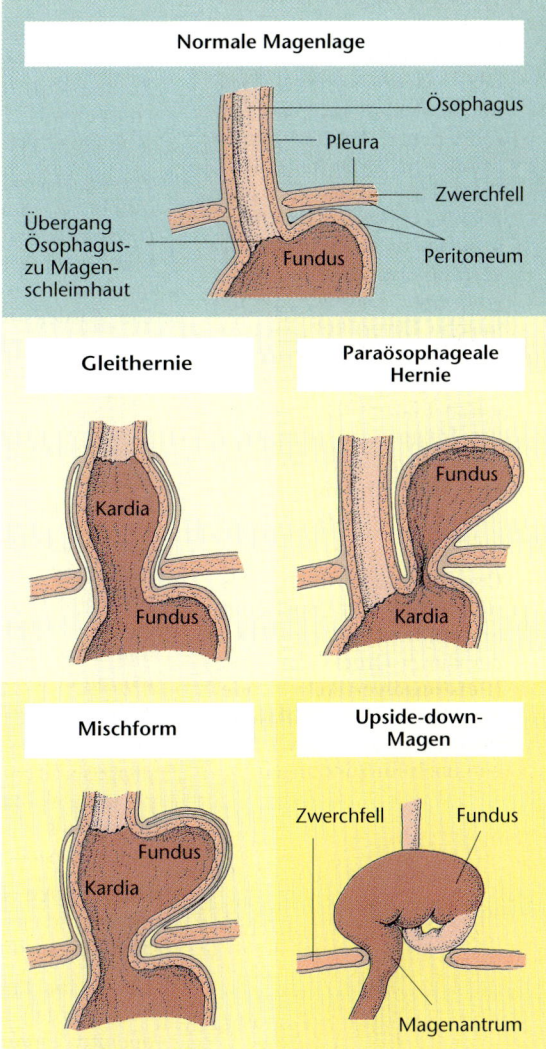

Abb. 5.24: Normale Magenlage und Formen der Hiatushernie. Am häufigsten ist die Gleithernie zu beobachten. [L 190]

▣ Behandlungsstrategie

Gleithernien bedürfen meist keiner Therapie. Tritt eine Begleitösophagitis auf, wird diese konservativ behandelt. Nur selten ist eine Operation erforderlich.

Paraösophageale Hernien dagegen werden wegen der möglichen Komplikationen auch bei asymptomatischem Verlauf operiert.

Pflege wie bei Refluxösophagitis, ☞ 5.4.1

5.4.3 Ösophagusdivertikel

⊡ Divertikel: Angeborene oder erworbene, sackartige Schleimhautausstülpung umschriebener Wandbezirke in Ösophagus, Magen (selten), Dünndarm (selten) oder Dickdarm (☞ 5.6.5). Unterschieden werden **echte Divertikel** mit Ausstülpung der *gesamten* Darmwand und **falsche Divertikel** (*Pseudodivertikel*), die als erworbene *Schleimhauthernien* durch Lücken der Muskulatur dringen, z.B. an Durchtrittsstellen von Gefäßen (☞ Abb. 5.25). Häufig enzünden sich Divertikel (Divertikulitis).

Ösophagusdivertikel: Ausstülpungen der Speiseröhrenwand. Entstehen entweder durch Druck von innen **(Pulsionsdivertikel)** oder Zug von außen **(Traktionsdivertikel)**, z.B. durch Narben nach Entzündungen.

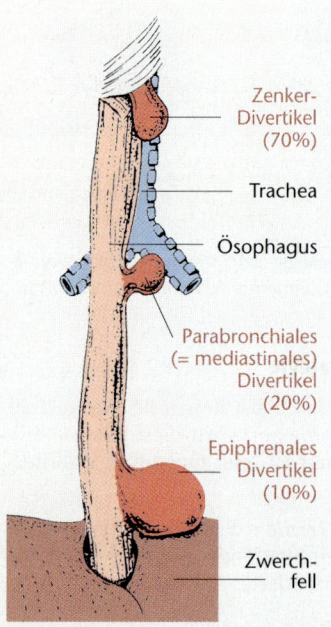

Zenker-Divertikel (70%)

Trachea

Ösophagus

Parabronchiales (= mediastinales) Divertikel (20%)

Epiphrenales Divertikel (10%)

Zwerchfell

Abb. 5.25: Lokalisation der Ösophagusdivertikel. [L 190]

Zenker-Divertikel

Mit 70% aller Ösophagusdivertikel am häufigsten sind die sog. **Zenker-Pulsionsdivertikel** im Halsbereich. Es sind meist falsche Divertikel.

Zenker-Divertikel machen sich durch Schluckbeschwerden (*Dysphagie*, ☞ 5.2.2) und Fremdkörpergefühl im Hals bemerkbar machen. Typisch ist das nächtliche Zurückströmen *(Regurgitieren)* von unverdauten Speiseresten, sichtbar an den morgendlichen Flecken auf dem Kopfkissen. Dazu kommt ein fauliger Mundgeruch durch die bakterielle Besiedlung der im Divertikel befindlichen Speisereste.

Komplikationen entstehen durch Aspiration der nächtlich zurückströmenden Speisereste (Gefahr einer Aspirationspneumonie) und Entzündungen (Divertikulitis) mit erhöhter Perforationsneigung.

Die Diagnose wird durch Ösophagusbreischluck und Endoskopie mit gleichzeitiger Biopsie zum Ausschluß bösartiger Veränderungen gestellt.

Die meisten Divertikel bleiben unbemerkt und sind nicht behandlungsbedürftig.

Haben die Patienten Beschwerden, werden die Aussackungen operativ entfernt. Bei kleineren Divertikeln ist auch eine endoskopische Abtragung möglich.

5.4.4 Ösophagusmotilitätsstörungen

Bei den **Ösophagusmotilitätsstörungen** ist die Beweglichkeit der Speiseröhre gestört.

Unterschieden werden eine **hypomotile Form,** die *Achalasie*, und zwei **hypermotile Formen,** der *idiopathische diffuse Ösophagusspasmus* und der *hyperkontraktile Ösophagus.*

Übergangsformen kommen vor.

Ösophagus-Achalasie

⊡ Achalasie (früher auch als *Kardiospasmus* bezeichnet): Unfähigkeit des unteren Ösophagussphinkters zu erschlaffen mit ungeordneter Peristaltik im unteren und Erschlaffung der Muskulatur im mittleren Ösophagusanteil. Seltene Erkrankung des mittleren Lebensalters.

Die Patienten klagen über krampfartige Brustschmerzen und zunehmende Schluckbeschwerden *(Dysphagie,* ☞ 5.2.2) sowohl bei fester als auch bei flüssiger Nahrung. Deshalb essen sie wenig und verlieren an Gewicht. Typisch ist auch hier das nächtliche Zurückfließen unverdauter Speisen in die Mundhöhle *(Regurgitation).*

Die Diagnose wird durch Röntgenbreischluck, Manometrie und endoskopische Untersuchung gesichert.

Die Behandlung besteht in der Aufweitung des unteren Ösophagussphinkters durch einen in die Speiseröhre eingeführten aufblasbaren Ballonkatheter. Die Behandlung muß in der Regel nach 1 – 3 Jahren wiederholt werden. Bei Erfolglosigkeit dieser Methode können die verdickten Muskelschichten operativ gespalten werden *(Kardiomyotomie).*

Idiopathischer diffuser Ösophagusspasmus

⊡ Idiopathischer diffuser Ösophagusspasmus: Kontraktionen des mittleren und unteren Ösophagus ohne propulsive (vorantreibende) Wirkung bei normaler Funktion des unteren Ösophagussphinkters.

Die Patienten haben krampfartige Brustschmerzen ähnlich denen einer Angina pectoris (☞ 2.5.1) sowie eine Dysphagie.

Die Diagnose wird durch Manometrie und Ösophagus-Breischluck gestellt (divertikelähnliches Bild, *Korkenzieher-Ösophagus*).

Als therapeutische Allgemeinmaßnahmen werden langsames Essen, gutes Kauen und das Meiden schlecht verträglicher Speisen empfohlen. Medikamentös werden vor allem Kalziumantagonisten (z.B. Adalat®, ☞ Pharma-Info 3.22) eingesetzt.

Hyperkontraktiler Ösophagus

> ⊡ **Hyperkontraktiler Ösophagus** *(Nußknacker-Ösophagus):* Abnorm lange oder starke (peristaltische) Kontraktionen des distalen Ösophagus bei regelrechter Funktion des unteren Ösophagusspinkters. Ursache unklar.

Hauptbeschwerden des Patienten sind Thoraxschmerzen oder Dysphagie. In 2/3 der Fälle besteht außerdem ein gastroösophagealer Reflux. Therapeutisch helfen Kalziumantagonisten (z.B. Adalat®) sowie die Allgemeinmaßnahmen der Antirefluxbehandlung (☞ 5.4.1).

5.4.5 Ösophaguskarzinom

> ⊡ **Ösophaguskarzinom** *(Speiseröhrenkrebs):* Bösartiger Speiseröhrentumor (in 95% Plattenepithelkarzinom), der meist früh das lokale Bindegewebe infiltriert und metastasiert. Vorwiegend an den drei physiologischen Engstellen der Speiseröhre lokalisiert (☞ Abb. 5.23). Betrifft vor allem männliche Raucher und Alkoholiker > 50 Jahre.

Benigne (gutartige) Tumoren der Speiseröhre sind selten. 99% aller Ösophagustumoren sind maligne (bösartig).

⇨ Krankheitsentstehung

Gesicherte Risikofaktoren sind langjähriger Konsum hochprozentiger Alkoholika, Nikotinabusus sowie Achalasie und andere (chronische) Ösophaguserkrankungen. Auch besonders heiße und scharf gewürzte Speisen und bestimmte chemische Substanzen (Nitrosamine) spielen eine Rolle. Allen Risikofaktoren gemeinsam ist die chronische Reizung und Schädigung der Ösophagusschleimhaut.

▨ Symptome und Untersuchungsbefund

Beim Auftreten der ersten Beschwerden verlegt das Karzinom oft bereits 2/3 des Ösophaguslumens. Die Patienten klagen zunächst nur bei festen Speisen über Schluckbeschwerden *(Dysphagie)*, später auch bei weicher Nahrung und Flüssigkeit. Folge ist meist eine unzureichende Nahrungszufuhr mit massivem Gewichtsverlust. Durch den Verschluß des Ösophagus kommt es zur Regurgitation der Nahrung und fauligem Aufstoßen. Eine Infiltration in die Umgebung führt zu Schmerzen hinter dem Brustbein, zu Heiserkeit oder Stimmlosigkeit *(Aphonie)* sowie eventuell zu Husten und Atemnot.

🔎 Diagnostik

Entscheidend sind der Ösophagus-Breischluck und die Endoskopie mit Gewebeentnahme. Zur genauen Stadieneinteilung schließen sich CT, (Endo-)Sonographie, Röntgenaufnahme des Thorax und evtl. Bronchoskopie an.

▦ Behandlungsstrategie

Die radikale operative Entfernung des Tumors als einzige Chance des Patienten auf Heilung ist meist nur bei Tumoren im unteren und mittleren Drittel möglich. Für die Operation müssen sowohl die Brust- als auch die Bauchhöhle eröffnet werden (Operationsletalität ca. 8%). Bei fortgeschrittenen Tumoren kann mit Chemotherapie und Bestrahlung versucht werden, den Tumor zu verkleinern *(downstaging)*, um die Operationsbedingungen zu verbessern.

Karzinome im oberen Speiseröhrendrittel werden primär bestrahlt.

Bei ausgedehntem Tumorwachstum in die Umgebung oder bei Fernmetastasen ist nur eine palliative Therapie möglich, die insbesondere die Nahrungspassage sicherstellen und so die Lebensqualität des Patienten verbessern soll. Durch endoskopische Lasertherapie oder das operative Einlegen eines Kunststofftubus (Stent) wird versucht, das Lumen offenzuhalten. Das Legen einer perkutanen endoskopischen Gastrostomie (PEG, ☞ 5.1.2) ermöglicht die Nahrungszufuhr auch bei komplettem Verschluß des Ösophagus.

▤ Pflege bei Ösophaguskarzinom

Pflege onkologischer Patienten, ☞ Kapitel 9

- Viele kleine Mahlzeiten verabreichen und mit reichlich Flüssigkeit einnehmen (lassen). Nach den Mahlzeiten den Patienten zum Umhergehen auffordern
- Die Mahlzeiten mit flüssiger Kost *(Formulardiät, ☞ 5.1.2)* und Vitaminen ergänzen, um die Ernährungssituation des Patienten zu verbessern
- Ggf. hyperkalorisch über einen ZVK ernähren.

▰ Prognose

Die Prognose des Ösophaguskarzinoms ist mit einer 5 Jahres-Überlebensrate von ca. 15% schlecht. Die meisten Patienten sterben bereits nach wenigen Monaten.

5.5 Erkrankungen des Magens

5.5.1 Gastritis

> **Gastritis:** Akute oder chronische Entzündung der Magenschleimhaut. Führt oft zu **Erosionen** (= fleckförmige, oberflächliche Defekte der Magenschleimhaut).

Akute Gastritis

Die **akute Gastritis** *(akute Magenschleimhautentzündung, Magenverstimmung)* entsteht meist durch übermäßigen Alkohol- und Nikotingenuß, virale und bakterielle Infektionen oder bakterielle Toxine („Lebensmittelvergiftung", ☞ 12.6.6), streßbedingt z.B. durch schwere Verbrennungen oder Operationen sowie nach Einnahme nichtsteroidaler Antiphlogistika (☞ Pharma-Info 10.10).

Symptome, Befund und Diagnose

Die Patienten leiden unter Druckgefühl in der Magengegend, Appetitlosigkeit, Übelkeit und Erbrechen. Bei (blutenden) Schleimhauterosionen treten die Symptome der gastrointestinalen Blutung wie Teerstuhl und/oder Hämatemesis (Bluterbrechen) hinzu. Die Diagnose wird meist klinisch gestellt, kann aber nur durch eine Gastroskopie mit Biopsie *gesichert* werden. Die akute Gastritis, etwa bei einem Virusinfekt, hat eine gute Prognose und heilt nach einigen Tagen ohne Folgeschäden aus. Entscheidend für die Prognose insbesondere der erosiven Gastritis sind die Grunderkrankung und die Ursachenbeseitigung.

Behandlungsstrategie und Pflege

Eine akute Gastritis wird mit Nahrungskarenz über 24 – 36 Stunden bzw. Verabreichen von Tee und Zwieback, lokaler Wärmeanwendung sowie evtl. krampflösenden Medikamenten und Antazida (z.B. Maaloxan®) behandelt. Alle nicht unbedingt notwendigen Medikamente werden abgesetzt, um den Magen nicht weiter zu belasten. Auf Kaffee, Alkohol und Nikotin muß der Patient verzichten.

Bei Schleimhauterosionen entspricht die Behandlung der des Magenulkus bzw. der gastrointestinalen Blutung.

Chronische Gastritis

Die **chronische Gastritis** *(chronische Magenschleimhautentzündung)* ist relativ häufig. Sie hat verschiedene Ursachen, deren Anfangsbuchstaben die sog. **ABC-Klassifikation** ergeben:
- **Typ A: A**utoimmungastritis. Seltene Erkrankungsform mit Autoantikörperbildung gegen die salzsäureproduzierenden Belegzellen und den intrinsic factor. Infolgedessen Salzsäuremangel im Magensaft **(Anazidität)** und *perniziöse Anämie* (☞ 9.5.3). Erhöhtes Magenkarzinomrisiko
- **Typ B** (am häufigsten): **B**akterielle Gastritis. Meist Besiedelung des Magens mit *Helicobacter pylori* (☞ 5.5.2). Mit zunehmenden Alter ansteigende Erkrankungshäufigkeit (Faustregel: 25% der 25-jährigen, 50% der 50-jährigen, 75% der 75-jährigen)
- **Typ C: C**hemisch-toxische Gastritis aufgrund eines Gallenrefluxes oder durch die Einnahme nichtsteroidaler Antiphlogistika.

Symptome, Befund und Diagnose

Die chronische Gastritis verläuft häufig über Jahre symptomlos. Nur eine Minderheit der Patienten leidet unter Oberbauchschmerzen, Übelkeit und Brechreiz.

Therapeutisch und prognostisch wichtig ist die Diagnosesicherung durch Endoskopie und Biopsie sowie durch den Nachweis von *Helicobacter pylori*. Weitere serologische und immunologische Untersuchungen des Blutes schließen sich an.

Behandlungsstrategie

Die Beschwerden des Patienten werden symptomatisch behandelt (☞ akute Gastritis). Patienten mit einer Typ A-Gastritis erhalten außerdem lebenslang alle drei Monate das fehlende Vitamin B_{12} parenteral verabreicht. Wegen der erhöhten Gefahr der malignen Entartung sind jährliche Kontrollendoskopien erforderlich. Bei der Typ B-Gastritis sollte die Helicobacter-Besiedelung des Magens bekämpft werden (☞ unten), da die Bakterien nach heutigem Kenntnisstand die Ursache der Erkrankung sind.

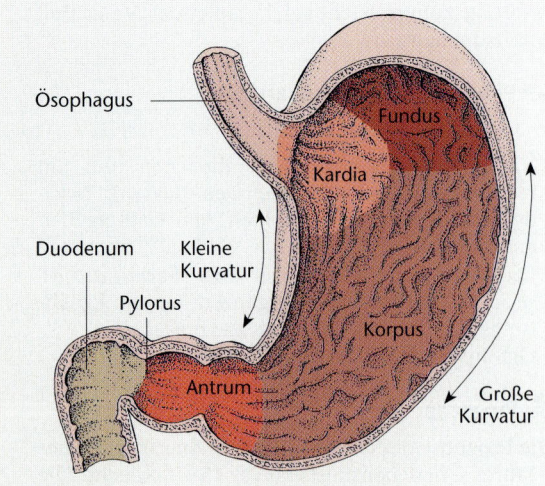

Ösophagus

Fundus

Kardia

Duodenum

Kleine Kurvatur

Pylorus

Korpus

Antrum

Große Kurvatur

Abb. 5.26: Der Magen im Längsschnitt. [L 190]

5.5.2 Peptisches Ulkus, Ulkuskrankheit

⚡ **Ulkus** *(Geschwür):* Ein durch Verdauungssäfte entstandener Schleimhautdefekt, der im Gegensatz zur *Erosion* auch die Muscularis mucosae der Schleimhaut durchbricht. Am häufigsten entwickeln sich die Ulzera im Magen (= **Ulcus ventriculi**, *Magengeschwür*) und im Duodenum (= **Ulcus duodeni**, *Zwölffingerdarmgeschwür*), selten im Ösophagus durch gastroösophagealen Reflux oder, vor allem beim Magenoperierten, im Jejunum. Treten über Jahre immer wieder Ulzera auf, handelt es sich um die chronisch-rezidivierende **Ulkuskrankheit**.

⇨ Krankheitsentstehung

Nach früherer Ansicht sollte der Erkrankung vor allem ein Ungleichgewicht zwischen *aggressiven* (die Schleimhaut angreifenden) und *defensiven* (die Schleimhaut schützenden) Faktoren zugrunde liegen. Diese Ansicht muß heute um einen wesentlichen Faktor ergänzt werden: Seit einigen Jahren weiß man, daß das Bakterium *Helicobacter pylori* wesentlich an der Entstehung von Ulzera beteiligt ist.

🔲 Symptome und Untersuchungsbefund

Im Vordergrund stehen unspezifische Beschwerden wie Schmerzen im Oberbauch, Übelkeit, Appetitlosigkeit, Völlegefühl, Nahrungsmittelunverträglichkeit und Gewichtsverlust.

Ulkusformen

- **Ulcus ventriculi:** Meist ältere Menschen betroffen. Keine Geschlechtsdifferenz. Häufigste Lokalisation im Antrum und an der kleinen Kurvatur. Bei ca. 75 % der Betroffenen positiver Helicobacter-pylori-Status (kurz: Hp-Status). Gefahr der Verwechslung mit ulzeriertem Magenkarzinom!
- **Ulcus duodeni:** 2 – 3mal häufiger als Magenulkus. Meist jüngere Menschen und Männer häufiger als Frauen betreffend. Vermehrte Produktion von Magensäure. Bei nahezu 100 % aller Betroffen positiver Hp-Status. Hohe Rezidivneigung.

⊛ Ulkuskomplikationen

Nicht wenige Patienten haben kaum oder gar keine Beschwerden, so daß das Ulkus erst nach Auftreten von Komplikationen erkannt wird.

Die wichtigsten Ulkuskomplikationen sind:
- **Blutung** (☞ Tab. 5.28)
- **Perforation** (Durchbruch des Ulkus)
- **Penetration** (Einbrechen des Ulkus in benachbarte Organe)

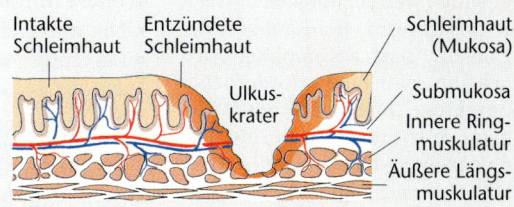

Abb. 5.27: Schematische Darstellung eines Geschwürs (Ulkus). Der Gewebsdefekt in dieser Abbildung reicht tief und hat die Submukosa und die innere Ringmuskulatur erfaßt. [L 190]

- **Pylorusstenose** (narbige Verengung des Magenausgangs)
- **Maligne Entartung**, v.a. bei Helicobacter-Besiedelung. Die Häufigkeit dieser Komplikation ist allerdings umstritten.

🔍 Diagnostik

Die Diagnose wird durch Gastroduodenoskopie mit Biopsie gesichert. Wichtig sind ein Karzinomausschluß und die Klärung, ob eine Besiedelung mit Helicobacter pylori-Bakterien vorliegt. Die Bestimmung des Gastrinspiegels dient dem Ausschluß eines **Zollinger-Ellison-Syndroms** (☞ 8.11).

📊 Behandlungsstrategie

Konservative Therapie

Fast immer ist die medikamentöse Therapie ausreichend. Sie hängt vom Vorhandensein von Helicobacter pylori ab.

Bei positivem Hp-Status ist beispielsweise die Gabe des Protonenpumpenhemmers Omeprazol (zweimal täglich vor dem Essen, ☞ Pharma-Info 5.29) plus Amoxicillin (dreimal täglich vor dem Essen), über 14 Tage möglich. Zunehmend werden auch *Triple-Therapien* (Kombination dreier Medikamente, z. B. Omeprazol plus die beiden Antibiotika Clarithromycin und Metronidazol) mit nur einwöchiger Therapiedauer angewendet.

Ist der Hp-Status negativ, stützt sich die Therapie auf die Gabe von H_2-Antagonisten zur Hemmung der Säuresekretion (☞ Pharma-Info 5.29) über mindestens 6 Wochen, evtl. in Kombination mit anderen Ulkustherapeutika, oder auf die Gabe von Omeprazol für 4 – 8 Wochen.

📖 Der Therapieerfolg wird bis zur endgültigen Ulkusabheilung ca. alle vier Wochen durch eine Kontroll-Ösophagogastroduodenoskopie überprüft. Diese dient gleichzeitig dem Malignitätsausschluß.

Rezidive werden auf gleiche Weise angegangen. Bei häufigen Rezidiven, nach Komplikationen oder bei zwingend erforderlicher Einnahme ulkusfördernder Medikamente muß eine Rezidivprophylaxe mit H_2-Antagonisten in halber Dosierung oder eine Operation erwogen werden.

Maßnahmen bei Ulkusblutungen

Bei gastrointestinalen Blutungen handelt es sich immer um ein Notfallgeschehen, und die Betroffenen müssen sofort in die nächste Klinik gebracht werden. 80% aller Ulkusblutungen kommen spontan zum Stillstand. Ansonsten wird versucht, die Blutung während der zur Diagnostik ohnehin notwendigen Ösophagogastroduodenoskopie zu stoppen. Dazu unterspritzt der Arzt das Ulkus mit einem speziellen Verödungsmittel. Alternativ kommen eine Elektro- oder Laserkoagulation oder Fibrin- und Gewebekleber in Frage. Ist die Blutung durch diese Maßnahmen nicht in den Griff zu bekommen, muß operiert werden.

🗐 Pflege bei Ulkuskrankheit

👁 Krankenbeobachtung

- *Vitalzeichen* (Schock?)
- *Erbrochenes* (Hämatemesis?)
- *Stuhl* (Teerstuhl?)
- *Schmerz*

Ernährung. Eine Ulkusdiät ist nicht erforderlich. Sinnvoller ist eine ausgewogene Ernährung unter Berücksichtigung individueller Unverträglichkeiten:

- Häufig kleine Mahlzeiten verabreichen
- Auf Spätmahlzeiten verzichten
- Nach den Mahlzeiten nicht hinlegen
- Bei übergewichtigen Patienten zur Senkung des abdominellen Drucks Reduktionskost geben
- Völliger Verzicht auf hochprozentige Alkoholika.

Weitere Maßnahmen umfassen:

- Nikotinverzicht
- Lagerung: Oberkörperhochlagerung
- Kleidung: Auf einschnürende Kleidungsstücke sollte der Patient verzichten
- Obstipationsprophylaxe: Pressen bei der Defäkation erhöht den abdominellen Druck. Deswegen sollte für weichen Stuhlgang gesorgt werden
- Ruhe und Entspannung: Streß und Hektik wirken sich in der Regel ungünstig aus.

🐀 Prognose

Trotz (bisher) hoher Rezidivrate (bei Zwölffingerdarmgeschwüren bis 80%) ist die Prognose für die Mehrzahl der Patienten dank der Fortschritte der konservativen Therapie heute gut.

Komplikation und Symptome/Folgen	(Sofort-)Maßnahmen
Akute Blutung	
• Hämatemesis (Bluterbrechen) • Teerstuhl • Volumenmangel • Schock	• Überwachung von RR, Puls, Atmung und Bewußtsein • Notfallendoskopie • Möglichst Flachlagerung des Patienten • Legen einer Magensonde zur Entlastung bei gestautem Magensaft oder Blutungen (☞ 5.1.4) • Ggf. medikamentöse Verminderung der Blutversorgung des Magens (z.B. Vasopressin®) • Medikamentöse Säurehemmung (H_2-Blocker) • Ggf. Transfusion, evtl. Plasmaexpander, bis Blut verfügbar ist • Nahrungs- und Flüssigkeitskarenz • Infusionstherapie • Messung des ZVD • Wenn Blutung nicht gestoppt werden kann: Notoperation
Chronische Blutung	
• Teerstuhl • Anämie	• Eisengabe
Perforation	
• Bretthartter Bauch (Peritonitis) • Tachykardie • Kreislaufschock	• Vitalzeichenkontrolle • Nahrungs- und Flüssigkeitskarenz • Schockbekämpfung (☞ 3.6.3), evtl. Plasma- oder Blutersatz • Sofortige Notoperation • Hochdosiert Antibiotika
Penetration in umliegende Organe	
• Anhaltende, starke, bohrende Schmerzen (oft bis in den Rücken und die linke Schulter)	• Überwachung (RR, Puls, Temperatur, Schmerzverlauf) • Nahrungs- und Flüssigkeitskarenz • Infusionstherapie • Meist Operation erforderlich
Stenose des Pylorus	
• Langsame Entwicklung • Völlegefühl, Übelkeit, Erbrechen • Gewichtsverlust	• Legen einer Magensonde zur Magenentleerung • Parenterale Ernährung (☞ 5.1.3) • Hemmung von Säuresekretion und Motorik (Anticholinergika) • Operation

Tab. 5.28: Ulkuskomplikationen und (Sofort-)Maßnahmen. Weitere diagnostische und therapeutische Maßnahmen, ☞ Text. [B 200]

⬚ Pharma-Info 5.29 Ulkustherapeutika

Viele Patienten mit Magen- und Zwölffingerdarmgeschwüren können heute ausschließlich mit Medikamenten behandelt werden. Folgende Substanzgruppen zählen zu den Ulkustherapeutika:

Antazida

Antazida *neutralisieren* die bereits gebildete *Magensäure*. Sie enthalten meist Aluminium- oder Magnesiumhydroxid oder Karbonatverbindungen. Sie sind als Gel, Suspension oder (Kau-)Tabletten auf dem Markt (z.B. Maaloxan®, Riopan®). Aluminiumhaltige Präparate wirken eher obstipierend, magnesiumhaltige dagegen laxierend. Die Präparate sind ein bis zwei Stunden *nach* den Mahlzeiten und ggf. – bei längerer Essenspause – noch einmal nach 3 Stunden einzunehmen. Andere Medikamente sollten mit einem Sicherheitsabstand von einer Stunde zu den Antazida verabreicht werden, da ansonsten deren Resorption beeinträchtigt werden kann.

Histamin-H₂-Antagonisten

Histamin-H₂-Antagonisten *(H₂-Blocker)* nehmen sowohl in der akuten Ulkustherapie als auch in der Rezidivprophylaxe eine Vorrangstellung ein. Im Gegensatz zu Antazida *vermindern sie die Magensäurereproduktion*, indem sie die Histamin-H₂-Rezeptoren der Belegzellen blockieren. Die wichtigsten Substanzen sind Ranitidin (z.B. Sostril®, Zantic®), Famotidin (z.B. Ganor®, Pepdul®), Nizatidin (z.B. Gastrax®), Roxatidin (z.B. Roxit®) und Cimetidin (z.B. Tagamet®). Vorteilhaft ist, daß meist eine Tageseinzeldosis am Abend ausreicht.
Die Hauptnebenwirkungen der H₂-Blocker sind allergische Reaktionen, gastrointestinale Symptome, Müdigkeit, Kopfschmerzen und Schwindel. Seltener sind ein Anstieg des Serumkreatinins oder der Leberwerte sowie bei längerer Anwendung bei Männern eine Gynäkomastie (Vergrößerung der männlichen Brust) und Libidostörungen.

Protonenpumpenhemmer

Protonenpumpenhemmer (Omeprazol, z.B. Antra®, Gastroloc®) *vermindern die Säuresekretion* durch Hemmung des Enzyms H⁺/K⁺-ATPase (= Protonen-Kalium-ATPase), ein Schlüsselenzym für den Protonentransport der Belegzelle der Magenschleimhaut. Sie sind insbesondere bei Helicobacter pylori-Besiedlung des Magens und Dünndarms, Ulkus-Rezidiven oder einem Zollinger-Ellison-Syndrom (☞ 8.11) angezeigt.

Wichtigste Nebenwirkungen sind gastrointestinale Symptome und Blutbildveränderungen. Bei hochdosierter intravenöser Gabe wurden Sehstörungen bis hin zur Erblindung durch Schädigung des Seh-

nerven beschrieben. Protonenpumpenhemmer sollen wegen eines evtl. Risikos einer Karzinoid-Entstehung (☞ 8.11) nicht länger als zwei Monate gegeben werden.

Schutzfilmbildner

Schutzfilmbildner, z.B. Sucralfat (etwa in Ulcogant®), überziehen die Magenschleimhaut mit einem dünnen Film, der vor der aggressiven *Magensäure schützt* und etwa 6 Stunden auf dem Ulkusgrund haftet. Die Hauptnebenwirkung besteht in einer Obstipation. Schutzfilmbildner werden möglichst auf leeren Magen eine Stunde vor einer Mahlzeit gegeben. Antazida und H₂-Antagonisten sollten nicht zeitgleich zu den Schutzfilmbildnern, sondern wegen möglicher Wirkungsbeeinträchtigung um ca. eine Stunde versetzt gegeben werden.

Anticholinergika

Anticholinergika, allen voran Pirenzepin (z.B. Gastrozepin®), *hemmen die Magensäuresekretion*, indem sie die Rezeptoren besetzen, die der Überträgerstoff des N. vagus (Acetylcholin) benötigt, um die Belegzellen zur Magensäuresekretion zu stimulieren. Sie werden in erster Linie in Kombination mit anderen Ulkustherapeutika eingesetzt. Da sie nicht nur den Hauptnerv des Parasympathikus, den N. vagus, sondern auch andere Nerven des parasympathischen Systems hemmen, entstehen für den Patienten bei höherer Dosierung unangenehme Nebenwirkungen, z.B. Mundtrockenheit, Akkomodationsstörungen, Blasenentleerungsstörungen oder Tachykardie. Bei Patienten mit erhöhtem Augeninnendruck, Prostatavergrößerung oder gastroösophagealem Reflux (☞ 5.4.1) dürfen sie nicht gegeben werden.

Wismutpräparate

Als Ulkustherapeutika gelten auch **Wismutpräparate** (z.B. Jatrox®), die – heute meist in Kombination mit Antibiotika – *zur Bekämpfung der Helicobacter pylori-Bakterien* gegeben werden. Sie werden 1/2 – 1 Stunde vor den Mahlzeiten eingenommen. Der Patient muß wissen, daß sich der Stuhl durch das Medikament schwarz verfärbt und sich auch Zunge, Zahnfleisch und Zahnprothesen vorübergehend verfärben können.

Antibiotika

Penicillinabkömmlinge wie Amoxicillin, aber auch Substanzen wie Metronidazol (☞ Tab. 12.13) haben neuerdings große Bedeutung bei der *Bekämpfung der Helicobacter pylori-Besiedlung* im Rahmen der Ulkustherapie erlangt.

5.5.3 Magenkarzinom

> ⊡ **Magenkarzinom** (*Magen-Ca, Magen-krebs*): Maligner Tumor, der von den Drüsen (Adenokarzinom) oder dem Zylinderepithel der Magenschleimhaut ausgeht und vor allem Männer im 50. – 70. Lebensjahr betrifft. Trotz abnehmender Häufigkeit weltweit das fünfthäufigste Karzinom.

Formen und Metastasierung

Frühkarzinom: Auf Mukosa und Submukosa beschränkt. Sehr gute Prognose (5-Jahres-Überlebensrate > 90%).

Fortgeschrittenes Karzinom: Über die Submukosa hinausgehend. Meist im Antrum an der kleinen Kurvatur gelegen. Schlechte Prognose (nach Radikal-OP 5-Jahres-Überlebensrate ca. 25%).

Metastasierung: Vor allem in Leber, Lunge, Knochen, Hirn und ins große Netz. Sonderlokalisation im sog. *Virchow-Lymphknoten* (tastbar oberhalb des linken Schlüsselbeins).

⮕ Krankheitsentstehung

Bekannte Risikofaktoren sind:
- Magenvorerkrankungen, z.B. chronische Gastritis vom Typ A (☞ 5.5.1) oder Zustand nach Magenresektion
- Familiäre Disposition
- Nikotin- und Alkoholabusus
- Nitrosamine in der Nahrung
- Besiedelung des Magens mit *Helicobacter pylori*.

🔲 Symptome und Untersuchungsbefund

> 👍 Typische Magenkrebssymptome gibt es nicht! Alle Symptome des Magenkarzinoms entsprechen denen der gutartigen Magenleiden.

Das Magenkarzinom bereitet dem Patienten lange Zeit keine oder nur unspezifische Beschwerden („empfindlicher Magen").

Meist klagen die Kranken erst in späten Stadien über Gewichtsabnahme, Leistungsknick, Schmerzen, Übelkeit und evtl. Abneigung gegenüber bestimmten Speisen (häufig Fleisch und Wurst).

Bei einer Lokalisation des Tumors am Mageneingang treten Dysphagie (☞ 5.2.2), bei Lokalisation am Magenausgang Magenentleerungsstörungen mit Völlegefühl und evtl. (Blut-)Erbrechen hinzu. Chronische Blutverluste (Teerstuhl) können zu einer Anämie mit entsprechenden Symptomen (☞ 9.3.2) führen.

🔍 Diagnostik

An erster Stelle steht die Gastroskopie mit Biopsie. Oberbauch-Sonographie, CT des Abdomens, Knochenszintigramm und Röntgenaufnahme des Thorax dienen der Bestimmung der Tumorausdehnung (Staging) und der Metastasensuche. Als Tumormarker (☞ 9.4.8) dienen CEA und CA 19 – 9.

📋 Behandlungsstrategie

Die einzige erfolgversprechende Therapie ist die operative Entfernung des gesamten Magens (*Gastrektomie*). Eine Strahlentherapie ist wirkungslos, eine Chemotherapie bisher wenig erfolgversprechend. *Palliativmaßnahmen* zur Verbesserung der Nahrungspassage sind die endoskopische Abtragung des Tumors mit einer *Diathermieschlinge* (Hochfrequenzwärme), die Lasertherapie oder die Einlage einer Dünndarm-Ernährungssonde.

Pflege, ☞ Kapitel 9

5.6 Erkrankungen des Dünn- und Dickdarmes

5.6.1 Ileus

> ⊡ **Ileus:** Lebensbedrohliches Krankheitsbild mit Unterbrechung der Dünn- oder Dickdarmpassage durch ein mechanisches Hindernis **(mechanischer Ileus)** oder eine Darmlähmung **(paralytischer Ileus).**

⮕ Krankheitsentstehung

- Der **mechanische Ileus** entsteht durch Verengung des Darmlumens durch Tumoren, Polypen, Fremdkörper oder Kompression, z.B. durch Ver-

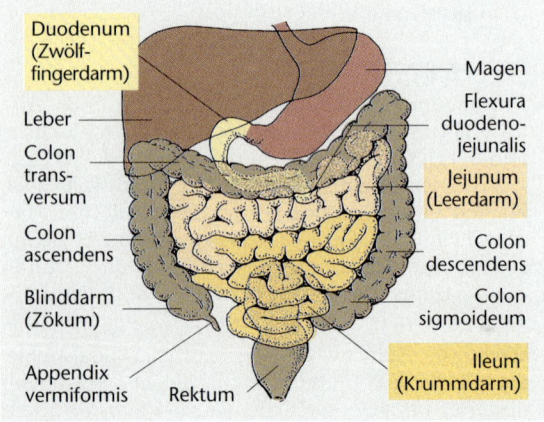

Abb. **5.30:** Die Dünn- und Dickdarmabschnitte. [L 190]

wachsungen (= *Briden-* oder *Adhäsionsileus).* Sonderform des mechanischen Ileus ist der **Strangulationsileus,** bei dem die Blutversorgung der Darmwand *zusätzlich* durch eine Abschnürung oder Verdrehung der Mesenterialgefäße unterbrochen ist

- Ein **paralytischer Ileus** (*Darmparalyse*) tritt vor allem bei Entzündungen (z.B. Pankreatitis oder Peritonitis) sowie reflektorisch nach Bauchoperationen (*Darmatonie*) oder Verletzungen auf, kann aber auch durch Gallen- oder Nierenkoliken, Stoffwechselentgleisungen und vaskulär (z.B. bei reinem Darmarterienverschluß ohne mechanische Komponente) bedingt sein.

Symptome und Untersuchungsbefund

Gemeinsame Symptome und Untersuchungsbefunde beider Ileusformen sind:
- **Übelkeit und Erbrechen,** bei fortgeschrittenem, unbehandelten Ileus auch kotiges Erbrechen durch Stauung des Dünndarminhalts in den Magen **(Miserere)**
- Meteorismus
- **Volumenmangel/-schock:** Durch die fehlende Rückresorption von Verdauungssäften verbleiben mehrere Liter Flüssigkeit im Darmlumen. Zusätzlich Flüssigkeitsverlust durch Erbrechen
- Evtl. Fieber, Tachykardie, Leukozytose.

Unterscheidung von mechanischem und paralytischem Ileus, ☞ *Tab. 5.31*

Diagnostik

Die Röntgenaufnahme des Abdomens zeigt aufgeblähte Darmschlingen mit Flüssigkeitsspiegeln.

Der Ursachenklärung dienen Sonographie (Pankreatitis? Gallensteine? Harnaufstau?) sowie evtl. eine Kontrastmitteluntersuchung des Darmes mit

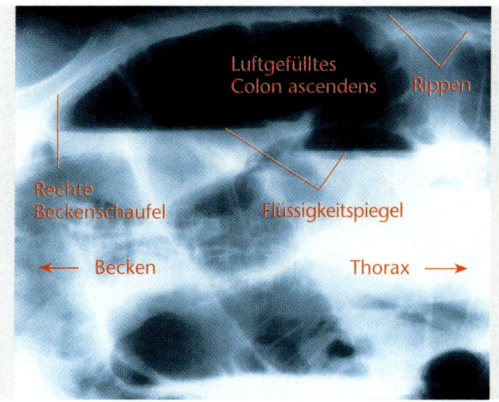

Abb. 5.32: Röntgenaufnahme eines 68jährigen Patienten mit mechanischem Ileus. Aufnahme im Liegen: Die Kolonschlingen sind mit Luft gefüllt und massiv aufgedehnt. Die typischen Haustren sind noch zu erkennen. Die Flüssigkeit im Darm wird nicht weitertransportiert, sammelt sich in den Darmschlingen und wird als Flüssigkeitsspiegel sichtbar. [T 170]

wasserlöslichem Kontrastmittel (Darmstenose?) oder eine Angiographie der Bauchgefäße (Gefäßverschluß?). Die Blutuntersuchung trägt zwar meist nicht viel zur Diagnosefindung bei, ist aber allein schon zur Operationsvorbereitung erforderlich.

Behandlungsstrategie

Ein *mechanischer Ileus* erfordert stets eine rasche Operation.

Der *paralytische Ileus* wird nur dann operiert, wenn ein Mesenterialarterienverschluß oder eine Peritonitis vorliegt. Ansonsten wird er unter Berücksichtigung der Grunderkrankung konservativ behandelt.

Die *konservative Behandlung* umfaßt Nahrungskarenz, Legen einer Magen- und/oder Duodenalsonde und Absaugen des gestauten Sekrets, die Anregung der Peristaltik durch Medikamente (z.B. Prostigmin® i.v., Bepanthen® i.v.), ggf. abführende Maßnahmen, die Korrektur des Flüssigkeits- und Elektrolythaushaltes durch Volumensubstitution und evtl. Antibiotikagabe.

> ⊘ Beim paralytischen Ileus keine Analgetika oder Spasmolytika vor Diagnosesicherung geben, da sonst das klinische Bild verschleiert und die Diagnose erschwert wird.

Pflege bei Ileus

Zu den pflegerischen Maßnahmen gehören:
- Überwachung von Bettruhe und Nahrungskarenz, Unterstützung bei eingeschränkten ATL

Mechanischer Ileus	Paralytischer Ileus
Krampfartige Schmerzen durch Hyperperistaltik	Meist nur Druckgefühl
Stuhl-/Windverhalt bei Dickdarm- und tiefem Dünndarmileus	Stuhl-/Windverhalt
• Bei Auskultation *Stenoseperistaltik* (Darmmuskulatur kämpft gegen die Stenose an): „metallische", „spritzende", „hochgestellte" oder „klingende" Darmgeräusche • Nach Stunden bis Tagen Fehlen von Darmgeräuschen (Ermüdung der Darmmuskulatur)	Bei Auskultation Fehlen von Darmgeräuschen („Totenstille")

Tab. 5.31: Unterscheidung von mechanischem und paralytischem Ileus. [B 200]

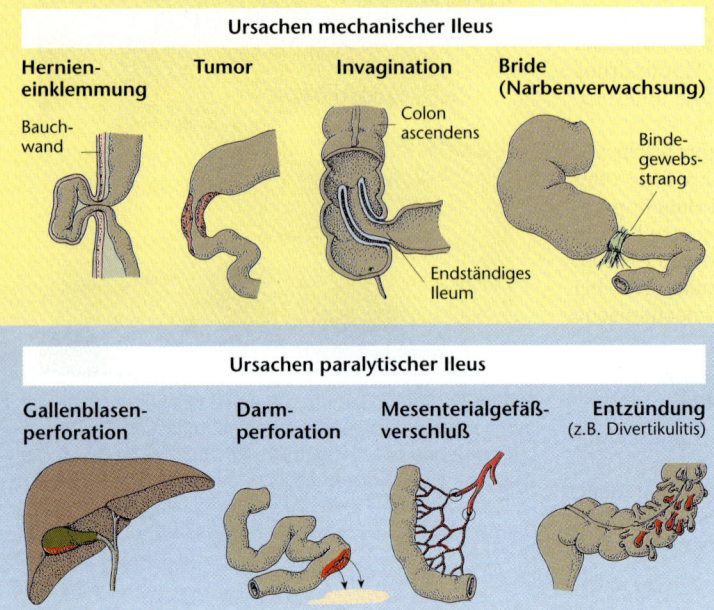

Abb. 5.33: Häufige Ursachen des mechanischen und des paralytischen Ileus. [L 190]

- Legen eines Blasenkatheters zur Flüssigkeitsbilanzierung
- Überwachen der Infusionstherapie
- Kontrolle von Vitalzeichen, Ausscheidungen und Schmerzen
- Ggf. Operationsvorbereitung
- Bei konservativer Therapie eines paralytischen Ileus intermittierendes Legen eines Darmrohrs, Durchführung von Schwenkeinläufen zur Anregung der Peristaltik.

> **⊘ Vorsicht!** Beim mechanischen Ileus sind Einläufe und orale Abführmittel kontraindiziert!

🔖 Prognose

Die Letalität liegt bei ca. 10 – 25%. Sie ist auch von der Ursache des Ileus abhängig. Die günstigste Prognose hat ein frühzeitig operierter mechanischer Ileus, der nicht durch bösartige Erkrankungen bedingt ist.

5.6.2 Malassimilation

> **⊡ Malassimilation:** Verminderte Ausnutzung der in der Nahrung enthaltenen Nährstoffe.
>
> Hauptursachen sind:
> - **Maldigestion:** Unzureichende Verdauung der Nahrung, meist bedingt durch einen Mangel an Verdauungsenzymen (z.B. bei chronischer Pankreatitis, ☞ 6.6.2, und nach Magenresektionen) oder einem Mangel an (konjugierten) Gallensäuren (z.B. bei Cholestase, ☞ 6.2.1)
> - **Malabsorption:** Resorptionsstörung der bereits aufgespaltenen Nährstoffe. Hervorgerufen z.B. durch chronische Dünndarmerkrankungen (z.B. Morbus Crohn, ☞ 5.6.4), Darmresektion oder durch angeborenen Enzymmangel (z.B. Laktasemangel).

🔲 Symptome und Untersuchungsbefunde

Eine Malassimilation zeigt sich durch Gewichtsabnahme, Darmbeschwerden, Mineralstoff-, Eiweiß- und Vitaminmangelsymptome (☞ auch 8.7.5):
- Voluminöse Durchfälle, evtl. **Fettstühle** (*Steatorrhoe* = lehmartige, glänzende, scharf riechende Stühle, Volumen > 300 g, Fettgehalt > 7 g täglich)
- Gärungsstühle und Blähungen *(Flatulenz)*
- Ödeme
- Wachstumsstörungen im Kindesalter
- Anämie
- Nachtblindheit (Vitamin A-Mangel)
- Neurologische Komplikationen, Schwächegefühl
- Wesensveränderungen
- Pigmentveränderungen
- Knochenschmerzen bei Osteoporose, Osteomalazie mit Tetanie
- Glossitis, Mundwinkelrhagaden und Stomatitis.

🔎 Diagnostik

Mit Hilfe von Laboruntersuchungen kann der bestehende Mangel an Nährstoffen, Vitaminen und Mineralien nachgewiesen werden. Die Ursachenklärung erfolgt durch Stuhluntersuchungen (☞ 5.3.2), Endoskopie mit Darmschleimhautbiopsie, Funktionstests wie D-Xylose- und Laktose-Toleranz-Test (☞ 5.3.5), Schilling-Test (☞ 9.6.3) und H_2-Atemtest (☞ 5.3.5) sowie weitere Untersuchungen bis hin zum CT.

🔳 Behandlungsstrategie

Die Therapie richtet sich nach der jeweiligen Ursache. Der Wasser- und Elektrolythaushalt werden reguliert und der bestehende Mangel an Vitaminen, Mineralstoffen und Spurenelementen ausgeglichen. Evtl. ist eine parenterale Ernährung erforderlich (☞ 5.1.3).

5.6.3 Einheimische Sprue/ Zöliakie

> ⬚ **Einheimische Sprue**
> *(gluteninduzierte Entero-pathie des Erwachsenen):* Durch Glutenunverträglich-keit bedingte Schädigung der Dünndarmzotten mit Re-sorptionsstörungen und Mal-absorptionssyndrom. Famili-är gehäuftes Auftreten. Mani-festation oft bereits im Kindesalter, dann als **Zölia-kie** bezeichnet.

Symptome und Untersuchungsbefund

Leitsymptome sind chronisch-re-zidivierende Durchfälle und Fett-stühle. Die abgemagerten und ge-schwächten Patienten zeigen Symptome eines Malabsorptions-syndroms.

Diagnostik

Die Diagnose wird durch eine Dünndarmbiopsie (Zottenatro-phie) sowie den Nachweis von Antikörpern gegen Glutenbe-standteile gesichert.

Behandlungsstrategie

Die einzig wirksame Behandlung besteht in einer *lebenslangen* glutenfreien Diät. Hierunter bil-det sich die Zottenatrophie im Dünndarm bei über 90% der Kranken zurück, die meisten Pa-tienten werden beschwerdefrei. Zusätzlich werden zu Beginn feh-lende Vitamine, Elektrolyte und Eisen parenteral verabreicht.

Patienteninformation

Wichtig ist die Aufklärung des Patienten über erlaubte und nicht geeignete Lebensmittel:
- Weizen, Roggen, Hafer und Gerste enthalten Gluten. Daher sind praktisch alle „normalen" Brot- und Backwaren, Nudeln, Bier und Malzgetränke für die Patienten tabu

- Da Gluten auch „versteckt" in vielen anderen Produkten, z.B. löslichem Kaffee und Fertigge-richten, vorhanden ist, emp-fiehlt sich eine Kontaktaufnah-me mit der *Deutschen Zölia-kie-Gesellschaft,* die Listen glutenfreier Nahrungsmittel herausgibt
- Erlaubt sind Mais, Reis, Hirse, Buchweizen, Kartoffeln und Soja sowie daraus hergestellte Produkte. Vielerorts sind glu-tenfreie Mehle und Brot im Handel erhältlich.

5.6.4 Morbus Crohn und Colitis ulcerosa

> ⬚ **Morbus Crohn** *(sklero-sierende chronische Enteri-tis, Ileitis terminalis, Enteri-tis regionalis):* Chronisch-Entzündung unklarer Ur-sache, die im ganzen Gastro-intestinaltrakt vom Ösopha-gus (sehr selten) bis zum Anus auftreten kann. In etwa 75% der Fälle sind das termi-nale Ileum und das Kolon be-troffen. Die Entzündung um-faßt *alle* Schichten der Darm-wand. Die Erkrankung ist nur in Ausnahmefällen heilbar.

Symptome, Untersuchungs-befund, Komplikationen

☞ *Tab. 5.35*

Behandlungsstrategie

☞ *Tab. 5.35*

Die Erkrankung wird so lange wie möglich *konservativ* behan-delt. Im akuten Schub am wirk-samsten sind Glukokortikoide (☞ Pharma-Info 8.21) zur Ent-zündungshemmung und zur Ab-schwächung der immunologi-schen Reaktion. Bei Fisteln wird zusätzlich Metronidazol (z.B. Clont®), ein Antibiotikum zur Entzündungshemmung, gegeben. Bleibt diese Behandlung erfolg-los, ist die Gabe von Immunsup-pressiva (z.B. Azathioprin, etwa in Imurek®) angezeigt. Weitere Substanzen zur lokalen Entzün-dungshemmung sind **Mesalazin** *(5-Aminosalizylsäure,* kurz *5-ASA,* z.B. Claversal®, Salofalk®) und **Sulfasalazin** (an Sulfonamid gekoppelte 5-Aminosalizylsäure, z.B. Azulfidine®, Colo-Pleon®). Bei vielen Patienten ist eine me-dikamentöse Rezidivprophylaxe, vorzugsweise mit Mesalazin oder Sulfasalazin, erforderlich. Bei hö-hergradigen Resorptionsstörun-gen werden Vitamine, Folsäure, Eisen und Zink zugeführt.

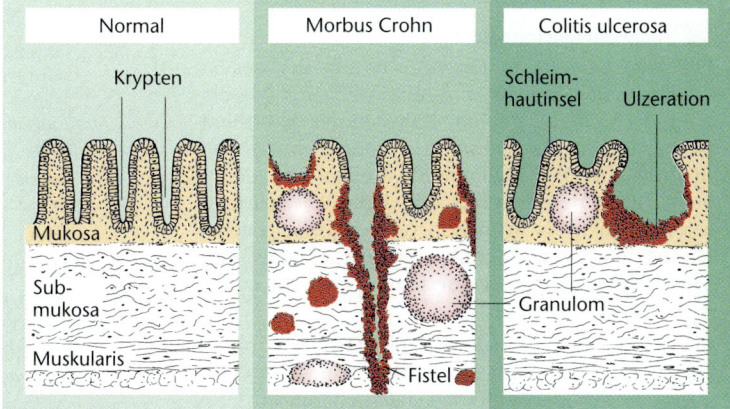

Abb. 5.34: M. Crohn und Colitis ulcerosa im Vergleich. Während die Ulzerationen bei der Colitis ulcerosa auf Mukosa und Submukosa begrenzt sind, ergreifen sie bei M. Crohn alle Wandschichten und führen häufig zur Fistelbildung. Bei beiden Erkrankungen findet man rundliche, granulomatöse Entzündungsherde. [L 190]

⊞ Pflege bei M. Crohn

Im Vordergrund der Pflege steht vielfach die **psychische Betreuung** der Betroffenen. Es ist oft sinnvoll, einen Psychotherapeuten in die Behandlung einzubeziehen und Kontakt zu Selbsthilfegruppen herzustellen.

Ein weiterer Schwerpunkt in der Pflege ist die **Ernährung**. Nach der anfänglichen parenteralen Ernährung und Elementardiät wird nach Abklingen der akuten Phase die Kost langsam aufgebaut. Als Grundnahrungsmittel dient zunächst Reis, der mit verschiedenen Zutaten variiert werden kann. Bei guter Verträglichkeit kommen mageres Fleisch und Eier hinzu, dann Fette aus mittelkettigen Triglyzeriden, später Butter und kaltgeschlagene Öle.

Nach erfolgtem Kostaufbau soll auf Süßigkeiten jeder Art sowie gehärtete Fette verzichtet werden. Obst und Gemüse sind erlaubt. Geht es dem Patienten dabei gut, wird er sich im weiteren Verlauf der Krankheit seine individuelle Kost zusammenstellen.

Colitis ulcerosa

⊡ **Colitis ulcerosa:** Chronische Dickdarmentzündung unklarer Ursache, meist im Rektum beginnend und in Richtung Dünndarm fortschreitend. Nicht selten isolierter Rektumbefall, in 30% Befall des gesamten Dickdarms.
Die Entzündung ist auf die Schleimhaut und die Submukosa begrenzt, wo sie zu Ulzerationen und Abszessen führen kann. Frauen häufiger betroffen. Nach langjähriger Erkrankung hohes Entartungsrisiko.

⊡ Symptome, Diagnostik, Komplikationen
☞ *Tab. 5.35*

⊡ Behandlungsstrategie

Die *medikamentöse Therapie* ähnelt der des M. Crohn. Sulfasalazin (z.B. Azulfidine®) und Mesalazin (z.B. Salofalk®) nehmen aber in der Akuttherapie zur lokalen Entzündungshemmung eine höhere Stellung ein. Die Medikamente können bei (alleinigem) Befall des Rektums und tiefer Dickdarmabschnitte auch als Zäpfchen oder Klysma gegeben werden. Im akuten Schub müssen Elektrolyt- und Flüssigkeitsverluste, die durch die Durchfälle entstehen, ausgeglichen werden.

Die Ernährung gleicht der beim M. Crohn (☞ oben). Eine an Ballaststoffen reiche Ernährung zur Anregung der Darmperistaltik hat sich nicht bewährt. Bei der relativ häufigen Milchunverträglichkeit müssen Milch und Milchprodukte gemieden werden.

Versagt die konservative Therapie oder treten Komplikationen auf, heilt eine *Proktokolektomie* den

	M. Crohn	Colitis ulcerosa
Lokali-sation	Abschnittsweiser Befall von terminalem Ileum und Kolon, selten Befall des gesamten GIT	Beginn im Rektum, kontinuierliche Ausbreitung nach proximal, nur selten bis ins terminale Ileum
Symp-tome	3–6 Durchfälle pro Tag, selten blutig. Darmkrämpfe, Schleimabgang. Appendizitisähnliche Symptome. Schubweiser Verlauf ohne richtige Ausheilung.	Bis zu 30 blutigschleimige Durchfälle pro Tag. Darmkrämpfe, Leibschmerzen, Temperaturerhöhung. Meist chronisch-rezidivierender Verlauf mit zwischenzeitlicher Abheilung
Dia-gnostik	• Anamnese und körperliche Untersuchung (Stuhlfrequenz? Blutauflagerung? Fisteln? Abszesse?) • Blut: BB (Anämie?), Entzündungsparameter (BSG, Leukozyten) • Stuhlkultur und Serologie (Ausschluß infektiöser Ursachen, z.B. Yersinien, Salmonellen) • Rekto-/Koloskopie mit Biopsie • Evtl. Kolonkontrasteinlauf • Bei M. Crohn Suche nach weiteren Herden durch MDP, obere Endoskopie	
Kom-plika-tionen	Stenosen, Fistelbildung, Abszesse, Malabsorption mit Gewichtsverlust, selten Perforation und Entartung.	Ulzerationen mit Blutungen, Abszesse, toxisches Megakolon mit septischem Krankheitsbild. Stark erhöhtes Kolonkarzinomrisiko.
Thera-pie	Im schweren Schub parenterale Ernährung oder Elementardiät (Astronautenkost). Milchfreie Kost bei Patienten mit Unverträglichkeit von Laktose. Medikamente ☞ Text	
	Bei Komplikationen chirurgisch (so sparsam wie möglich resezieren). Fast alle Patienten müssen irgendwann operiert werden. Hohe Rezidivrate. Kaum Heilungen	Bei Komplikationen oder Versagen der konservativen Therapie chirurgisch: Proktokolektomie, möglichst kontinenzerhaltend mit ileoanalem Pouch = Reservoir
Pro-gnose	Über Jahrzehnte hinweg eine hohe Rezidivneigung. Mit zunehmendem Alter kann die Krankheitsaktivität abnehmen	Abhängig von Schwere und Dauer der Erkrankung sowie den auftretenden Komplikationen (Karzinom?)

Tab. 5.35: Vergleichende Übersicht M. Crohn – Colitis ulcerosa. (GIT = Gastrointestinaltrakt, MDP = Magen-Darm-Passage). [B 200]

Patienten. Bei dieser Operation wird der gesamte Dickdarm einschließlich des Rektums entfernt, der Schließapparat des Rektums und die sensible Darmschleimhaut bleiben aber nach Möglichkeit erhalten. Heutzutage hat sich die *Proktokolektomie mit ileoanalem Pouch* (= Reservoir) bewährt, bei dem dem Patienten als Ersatz für die Rektumampulle aus einer Dünndarmschlinge ein Reservoir angelegt wird. Die Operation wird auch nach langjährigem Krankheitsverlauf angeraten, um einem Kolonkarzinom zuvorzukommen.

Pflege bei konservativer Therapie, ☞ *M. Crohn*

5.6.5 **Dickdarmdivertikulose und Dickdarmdivertikulitis**

> 🔅 **Divertikulose:** Zahlreiche, meist falsche Divertikel (☞ Abb. 5.36) vor allem in Colon descendens und Sigma.
>
> **Divertikulitis:** Entzündung der Wand und meist auch der Umgebung eines Divertikels.

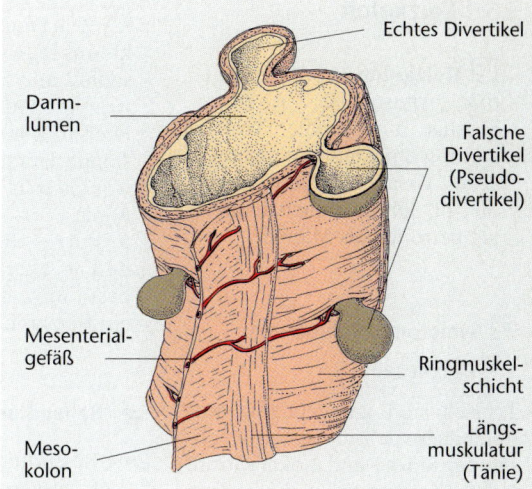

Abb. 5.36: Echte und falsche Kolondivertikel. Bei den echten Divertikeln stülpt sich die gesamte Darmwand aus, bei den falschen Divertikeln nur Mukosa und Submukosa. Besondere Schwäche zeigt die Darmwand an den Eintrittsstellen von Blutgefäßen. [L 190]

Dickdarmdivertikel

Dickdarmdivertikel *(Kolondivertikel)* sind die häufigsten Divertikel des Verdauungstraktes und der häufigste Dickdarmbefund.

➡ **Krankheitsentstehung**

Dickdarmdivertikel entstehen durch eine *Darmwandschwäche* (konstitutionell, im Alter) in Kombination mit *erhöhtem Darminnendruck*. Begünstigend wirken sich ballaststoffarme Ernährung, Obstipation, Adipositas und Bewegungsmangel aus.

Ursache einer *Divertikulitis* ist in der Aussackung gestauter Darminhalt, der die Divertikelwand reizt und schließlich zur Entzündung führt.

🔲 **Symptome und Untersuchungsbefund**

Die Divertikulose bleibt in der Regel symptomlos.

Bei einer Divertikulitis klagen die Patienten typischerweise über krampfartige Schmerzen im linken Unterbauch, die oft nach dem Essen zu- und nach erfolgter Defäkation abnehmen, über Stuhlunregelmäßigkeiten (Verstopfungen oder Durchfälle) und Meteorismus. Die Symptome ähneln denen einer akuten Appendizitis. Da die Schmerzen im *linken* Unterbauch lokalisiert sind, wird die Divertikulitis häufig auch als *„Linksappendizitis"* bezeichnet. Blut- und Schleimbeimengungen im Stuhl sowie Fieber sind möglich.

Bei der Untersuchung läßt sich mitunter eine walzenförmige Resistenz im linken Unterbauch tasten.

⊛ **Komplikationen der Divertikulitis**

Hauptkomplikationen der Divertikulitis sind *Divertikelblutung, Perforation, Fistelbildung* zu Harnblase und Vagina sowie insbesondere bei chronischem Verlauf *narbige Einengungen* des Darmes, die zu einem *mechanischen Ileus* (☞ 5.6.1) führen können.

🔎 **Diagnostik**

Die Diagnose einer Divertikulose wird durch Kolonkontrasteinlauf oder Koloskopie gestellt, oft als Nebenbefund anderer Erkrankungen. Wegen der erhöhten Perforationsgefahr werden diese Untersuchungen nicht bei akuter Divertikulitis durchgeführt.

🔲 **Behandlungsstrategie und** 🔁 **Pflege**

Die Behandlung der *nichtperforierten Divertikulitis* erfolgt zunächst konservativ. Unter Bettruhe, Nahrungskarenz, parenteraler Ernährung, Eisblase und Antibiotika heilt der akute Schub in der Regel aus. Zur Linderung krampfartiger Bauchschmerzen können Spasmolytika (z.B. Buscopan®) gegeben werden. Laxantien und Einläufe sind wegen der Perforationsgefahr verboten.

Bei Versagen der konservativen Therapie, häufigen Rezidiven oder bei Perforationsverdacht muß der betroffene Darmabschnitt reseziert werden.

Wichtig ist die langfristige Stuhlregulierung durch ballaststoffreiche Ernährung.

5.6.6 Reizkolon

> ☐ **Reizkolon** *(Colon irritabile, spastisches Kolon):* Häufige funktionelle Darmstörung ohne faßbare organische Ursache. Altersgipfel 30 – 40 Jahre, Frauen häufiger betroffen als Männer.

⚙ Symptome, Befund und 🔍 Diagnose

Typisch sind unregelmäßig auftretende Bauchschmerzen wechselnder Stärke und Lokalisation. Die Schmerzen treten nie nachts, sondern eher morgens beim Aufstehen auf. Der Stuhlgang bringt meist Erleichterung.

Hinzu treten oft Blähungen, Verstopfung, Durchfall oder beides im Wechsel. Schleimbeimengungen im Stuhl sind möglich.

Die Beschwerden nehmen oft über Jahre hin zu.

Der körperliche Untersuchungsbefund ist unergiebig, lediglich das Sigma läßt sich evtl. als druckempfindlicher Strang tasten. Auffällig ist der trotz der chronischen Beschwerden gute Allgemeinzustand des Patienten.

> ☞ Die Diagnose eines Reizkolons darf erst nach Ausschluß anderer (organischer) Krankheiten gestellt werden. Hierzu können auch belastende Untersuchungen notwendig sein, z.B. eine Koloskopie.
> Je kürzer die Vorgeschichte und je älter der Patient ist, desto unwahrscheinlicher ist ein Reizkolon.

▦ Behandlungsstrategie

Eine Besserung ist nicht von heute auf morgen möglich. Kostveränderung (kleinere, ballaststoffreichere Mahlzeiten), körperliche Bewegung und psychotherapeutische Beratung können langfristig helfen.

Auch das peristaltikanregende Medikament Cisaprid (z.B. Alimix®) über drei Monate, Loperamid (z.B. Imodium®) sowie erstaunlicherweise Antidepressiva können Besserung bringen.

Wegen der häufigen Obstipationen neigen die Patienten zum Laxantienabusus. Deshalb sind diese Medikamente (☞ Pharma-Info 5.17) zu vermeiden.

5.6.7 Dickdarmpolypen

> ☐ **Dickdarmpolyp:** Benigner Tumor, der meist von der Darmschleimhaut ausgeht *(Adenom)* und bei 10% der Erwachsenen auftritt. In 50% der Fälle handelt es sich um Rektumpolypen.
> Bei mehr als 100 Polypen spricht man von einer **Polyposis intestinalis**. Eine Sonderform ist die erbliche **familiäre Polypose** *(Adenomatosis coli),* bei der die Kolonschleimhaut von Adenomen förmlich übersät ist.

Bei der Entstehung spielen wahrscheinlich die Ernährungsgewohnheiten in den hochentwickelten Industrieländern (viel Fleisch und tierische Fette, wenig Ballaststoffe) eine Rolle.

Meist führen die Adenome nicht zu Beschwerden und werden dann nur bei einer Dickdarmuntersuchung aus anderen Gründen diagnostiziert. Mitunter können kleinere Mengen Blut (Nachweis okkulten Blutes im Stuhl) abgesetzt werden. Einige Adenomformen können große Mengen Schleim sezernieren und so zu einem Kalium- und Eiweißmangel

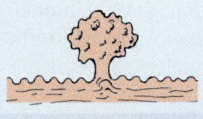
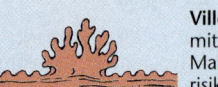
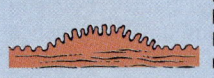

Gestielt
niedriges Malignitätsrisiko

Villös/zottig
mittleres Malignitätsrisiko

Breitbasig
hohes Malignitätsrisiko

Abb. 5.37: Unterschiedliche Wuchsformen von Dickdarmpolypen. Das Entartungsrisiko ist bei breitbasig wachsenden Polypen höher als bei gestielten. [B 101]

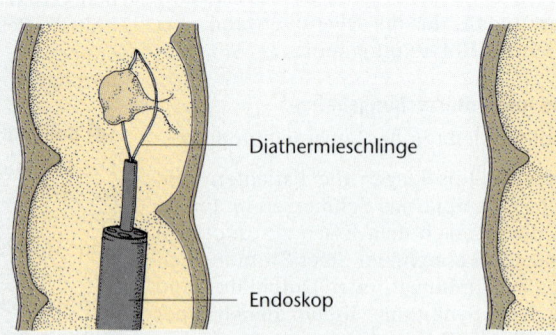

Diathermieschlinge

Endoskop

Abb. 5.38: Polypektomie mit Hochfrequenz-Diathermieschlinge. Die Schlinge wird um den Stiel des Polypen gelegt und zugezogen. Durch den Hochfrequenzstrom erhitzt sich der Schlingendraht, durchtrennt den Polypenstiel und wirkt gleichzeitig durch Eiweißgerinnung und Gewebeverkochung blutstillend. Der Polyp wird mit einer Faßzange gefaßt und zur histologischen Untersuchung weitergeleitet. [L 190]

führen. Bei großen Polypen kommt es zu Passagestörungen (Ileus, Malabsorption), zu abdominellen Schmerzen und Koliken.

Wegen des Entartungsrisikos der Adenome sollte jeder Polyp (endoskopisch) abgetragen (☞ Abb. 5.38, *Polypektomie*) und histologisch beurteilt werden. Der Patient sollte in regelmäßigen Abständen nachuntersucht werden. Bei größeren Adenomen und Passagestörungen kann eine Dickdarmteilresektion erforderlich sein. Bei einer familiären Polypose ist immer eine *Proktokolektomie* angezeigt, da praktisch jeder Patient früher oder später ein Karzinom entwickelt.

5.6.8 Kolon-Rektumkarzinom

▣ Kolon-Rektumkarzinom
(Dickdarm- bzw. Mastdarmkarzinom, kolorektales Karzinom):
Zweithäufigster bösartiger Tumor in industrialisierten Ländern. Histologisch meist Adenokarzinom. Altersgipfel 50.–70. Lebensjahr, Männer : Frauen = 3 : 2. Rechtzeitig behandelt heute relativ gute Prognose.

⇨ Krankheitsentstehung

Wie die gutartigen Dickdarmpolypen kommt das Kolon-Rektumkarzinom in Ländern, in denen ballaststoffreiche Nahrungsmittel verzehrt werden, z.B. in Afrika, wesentlich seltener vor als in Ländern, in denen die Ballaststoffe aus der Nahrung entfernt werden (geschälter Reis, Auszugsmehl). Eine familiäre Häufung weist auf genetische Einflüsse hin. Als **Präkanzerosen** (Karzinomvorstufe) gelten *Adenome* – besonders die *vererbte Polyposis intestinalis* – und die *Colitis ulcerosa*.

▣ Symptome und Untersuchungsbefund

Symptome treten in der Regel erst spät auf. Jeder Wechsel von Stuhlgewohnheiten ohne erklärbare Ursache, z.B. Obstipation und/oder Diarrhoe (auch abwechselnd auftretend) ist bei Menschen ab dem 40. Lebensjahr verdächtig auf ein Kolon-Rektumkarzinom. Da die Patienten diesem Symptom aber oft lange Zeit keine Beachtung schenken, kommen sie erst bei weiteren Beschwerden wie Blut im Stuhl, Gewichtsabnahme, krampfartigen Schmerzen und Ileussymptomen (durch die Tumorstenose) zum Arzt. Dann liegen in etwa 25% der Fälle schon Lebermetastasen vor. Durch die chronischen, oft unbemerkten Blutverluste entsteht eine *Anämie* (☞ 9.3.2).

🔍 Diagnostik

Ergibt sich aus Anamnese und körperlicher Untersuchung der Verdacht auf ein Kolon-Rektum-Karzinom, erfolgt die weitere Diagnostik durch Koloskopie mit Biopsie, Doppelkontrasteinlauf sowie Sonographie des Abdomens. Zur Metastasensuche werden Röntgenaufnahmen des Thorax, Urographie und/oder CT durchgeführt. Die Blutuntersuchung zeigt evtl. eine Anämie sowie BSG- und CEA-Erhöhung. Die wiederholte Bestimmung des Tumormarkers CEA (☞ 9.4.8) ermöglicht eine Verlaufskontrolle.

▣ Behandlungsstrategie

Bei 70% der Patienten ist eine Resektion des betroffenen Darmabschnittes weit im Gesunden mit Entfernung der regionalen Lymphknoten möglich. Auch bei Rektumtumoren kann die Schließmuskelfunktion z.T. erhalten werden. Evtl. kann die *vorübergehende* oder *dauerhafte* Anlage eines Anus praeternaturalis notwendig werden.

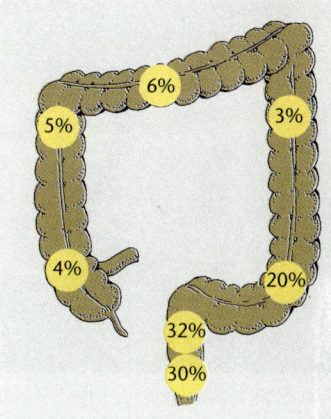

Abb. 5.39: Prozentuale Verteilung der Dickdarmkarzinome auf die einzelnen Kolonabschnitte. Ca. 30% der Karzinome können bereits durch die rektale Untersuchung entdeckt werden. [L 190]

Als *adjuvante* (unterstützende) Therapie kann eine postoperative Strahlen- oder Chemotherapie durchgeführt werden. Einzelne Lebermetastasen können operativ entfernt werden.

Bei nichtoperablen Tumoren kann als Palliativmaßnahme zur Beschwerdelinderung und zur Erhaltung der vitalen Funktionen eine Bestrahlung und/oder Chemotherapie, bei Stenosen eine Laserbehandlung oder Operation durchgeführt werden.

Pflege, ☞ *Kapitel 9*

⚑ Prognose und ⬚ Patienteninformation

ⓘ Die Prognose kolorektaler Karzinome könnte entscheidend verbessert werden, wenn mehr Menschen die Früherkennungsuntersuchungen in Anspruch nehmen würden.

Das kolorektale Karzinom hat mit einer 5-Jahres-Überlebensrate von 50%, bei Operationen in frühen Stadien ohne Fernmetastasen von 80%, eine relativ günstige Prognose.

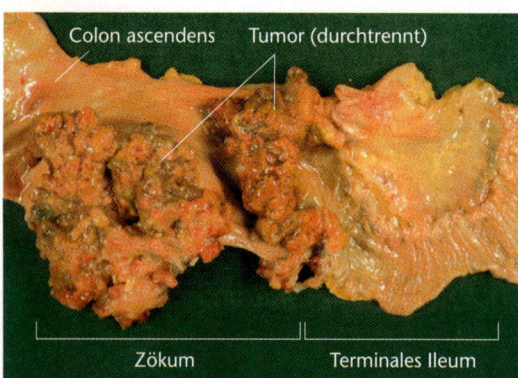

Abb. 5.40: Adenokarzinom im Zökumbereich (OP-Präparat). Der große, blumenkohlartig wachsende Tumor hat die Darmlichtung eingeengt und zu einem Ileus geführt. [M 207]

5.7 Erkrankungen des Bauchfells

5.7.1 Peritonitis

> ⊡ **Peritonitis:** *Bauchfellentzündung.* Lebensbedrohliches Krankheitsbild mit einer Letalität bis zu 30%.

Zwei Ursachen stehen im Vordergrund der Peritonitisentstehung:
- Bakterielle Infektion. Ursache ist meist eine Keimverschleppung in die Bauchhöhle bei *Perforation* eines keimbesiedelten Hohlorgans, z.B. der Appendix oder eines entzündeten Divertikels (☞ 5.6.5)
- Chemisch-toxische Entzündungen. Hierbei lösen nicht-infektiöse Substanzen in der Bauchhöhle die Peritonitis aus, z.B. Pankreassekret (akute Pankreatitis, ☞ 6.6.1) oder Galle.

Eine **lokale Peritonitis** verursacht nur örtliche Beschwerden, vor allem einen starken, aber eingrenzbaren Bauchschmerz.

Charakteristisch für eine **generalisierte Peritonitis** ist neben starken Bauchschmerzen eine zunehmende Abwehrspannung der *gesamten* Bauchmuskulatur, bis hin zum „brettharten" Bauch.

> ☟ Die Peritonitis ist im eigentlichen Sinne keine Erkrankung, sondern ein Symptom. Die *akute generalisierte Peritonitis* äußert sich in einem Akuten Abdomen (☞ 5.2.4).

Therapeutisch ist nach Kreislaufstabilisierung und Schockbehandlung die rasche Operation angezeigt, bei der die Perforationsstelle bzw. Infektionsquelle beseitigt werden muß. Antibiotika sind bei der bakteriell bedingten eitrigen Peritonitis indiziert.

5.8 Erkrankungen der Analregion

5.8.1 Analkarzinom

> ⊡ **Analkarzinom:** Seltenes Karzinom am *Analrand* oder im *Analkanal.* Die 5-Jahres-Überlebensrate liegt bei 50%.

▣ Symptome

Das Analkarzinom zeigt sich durch:
- Schmerzen
- Fremdkörpergefühl
- Juckreiz im Analbereich
- Veränderungen der Stuhlgewohnheiten
- Blutauflagerungen auf dem Stuhl
- Kontinenzstörungen.

⌕ Diagnose

Die Diagnostik entspricht derjenigen bei Verdacht auf ein Kolonkarzinom (☞ 5.6.8)

◪ Behandlungsstrategie

In der Regel wird das Analkarzinom primär durch eine kombinierte Strahlen- und Chemotherapie behandelt. Ist aber nach Abschluß der Behandlung ein Resttumor nachweisbar, so ist eine Rektumamputation mit Anlage eines Anus praeternaturalis erforderlich.

Das Analrandkarzinom wird chirurgisch behandelt, wobei die Größe des Eingriffs von der Tumorausdehnung abhängig ist.

5.9 Vergiftungen

5.9.1 Überblick

Gift kann über die Verdauungswege *(sog. Ingestionsgifte)*, über die Atemwege *(Inhalationsgifte)* oder über die Haut *(perkutane Gifte)* aufgenommen werden.

Auf allen drei Wegen gelangt die giftige Substanz in das Blut, so daß eine Schädigung des gesamten Organismus möglich ist.

Das „Gift" wird entweder in Selbsttötungsabsicht (ca. 80% der Fälle), versehentlich oder bei Kindern aus Neugier (12% der Fälle) oder aber bei einem Arbeitsunfall (ca. 5% Fälle) aufgenommen. Häufig sind Vergiftungen auch durch Überdosierung von Rausch- und Genußmitteln (z.B. Alkohol) bedingt.

Akute Vergiftungserscheinungen

Folgende Symptome weisen auf eine Vergiftung hin:
- Zentrale Störungen: Erregungszustand oder Bewußtseinstrübung bis hin zum **Koma** (= tiefe Bewußtlosigkeit), Krämpfe, Lähmungen, Kopfschmerzen, Schwindel
- Psychische Störungen: Aggressivität, Phantasieren, Depressionen, Gefühl des „High-Seins"
- Gastrointestinale Störungen: Übelkeit, Erbrechen, Durchfall
- Leber: Durch ihre zentrale Stellung bei Entgiftungsvorgängen ist die Leber oft mitbetroffen. Die Schäden reichen von einer (toxischen) Hepatitis bis zum tödlichen Leberzerfall *(akute Leberdystrophie)*
- Atem- und Kreislaufstörungen: Schock, Kreislaufstillstand, Atemlähmung, EKG-Veränderungen, Puls-Beschleunigung oder Verlangsamung.

Hinzu treten lokale Schäden durch die toxische Substanz wie beispielsweise eine Speiseröhrenverätzung nach oraler Aufnahme von Säuren.

Die Kombination von Bewußtseinsstörungen und Erbrechen kann für den Vergifteten gefährlich werden: Durch die Bewußtlosigkeit und die gleichzeitige Verminderung der Schutzreflexe kann es zur *Aspiration* von Erbrochenem kommen.
So drohen dem durch Genußmittel Vergifteten zentrale (hirnbedingte) oder periphere (durch Verlegung der Atemwege bedingte) Atemstörungen, evtl. sogar ein Atemstillstand.

Spätschäden einer akuten Vergiftung

Durch die toxische (giftige) Wirkung der eingenommenen Substanzen drohen neben der *akuten Störung* der Vitalfunktionen oft auch *Spätschäden* beispielsweise der Leber, des Gehirns oder der Nieren.

Schweregrad einer Vergiftung

Vor allem die Abschätzung der **Komatiefe,** also des Grades des Bewußtseinsverlustes, erlaubt eine Beurteilung des aktuellen Stadiums einer Vergiftung.

Man unterscheidet:

Schweregrad	Symptomatik
Schweregrad I	Patient schläfrig, aber ansprechbar
Schweregrad II	Patient ist nicht ansprechbar, reagiert aber auf leichtere Schmerzreize
Schweregrad III	Patient reagiert gering auf starke Schmerzreize
Schweregrad IV	Patient reaktionslos auch auf maximale Schmerzreize, alle Reflexe fehlen

Tab. 5.41: Schweregrade einer Vergiftung. [B 200]

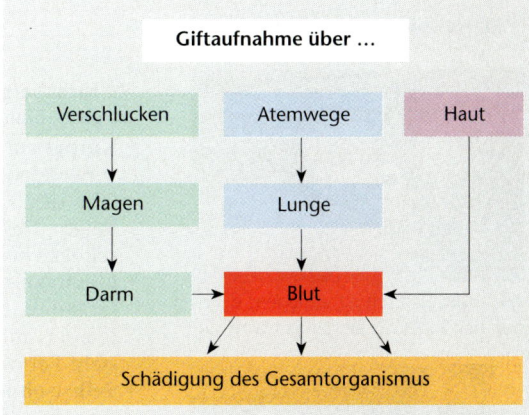

Abb. 5.42: Möglichkeiten der Giftaufnahme. [B 101]

Behandlungsstrategie bei Vergiftungen

Bei Vergiftungen hat sich die **Elementartherapie** bewährt, welche fünf Schritte umfaßt:

Elementartherapie bei Vergiftungen

- Sicherung der Vitalfunktionen nach der ABCD-Regel (☞ 3.6.5)
- Diagnosesicherung (Sicherstellung von Material wie z.B. Tablettenresten, Gläsern, Flaschen, Urin oder Erbrochenem)
- Verringerung der Giftresorption durch *induziertes Erbrechen* (siehe unten), Magenspülung (☞ unten) oder Gabe von *Absorbentien* wie Aktivkohle
- Gabe von **Antidoten,** also Gegengiften (☞ unten)
- Beschleunigung der Giftausscheidung (z.B. durch Hämofiltration oder Hämodialyse, ☞ 7.14.1), Blutaustauschtransfusion oder forcierte Diurese (☞ 7.16.4).

Magenspülung

Magenspülung: Magenauswaschung mit 30 – 60 l körperwarmem Wasser über einen dicken Magenschlauch (15 – 20 mm).

Die **Magenspülung** wird in erster Linie bei oralen Vergiftungen durchgeführt, am häufigsten nach Einnahme von Medikamenten in suizidaler Absicht, versehentlichem Trinken oder Essen von Giftstoffen oder Alkoholintoxikation.

Eine Magenspülung darf nicht vorgenommen werden bei Säure- und Laugenvergiftungen (Perforationsgefahr).

Magenspülung [K 183]

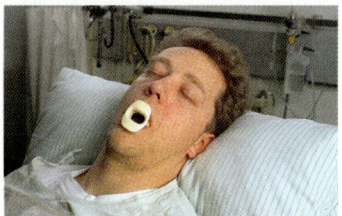

Abb. 5.43: Beißschutz einlegen, durch den der Schlauch eingeführt wird.

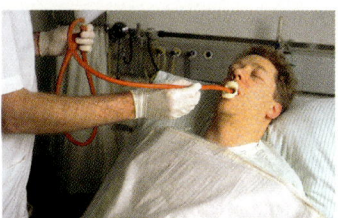

Abb. 5.44: Den gleitfähig gemachten Magenschlauch durch den Beißschutz hindurch einführen.

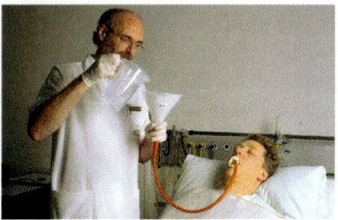

Abb. 5.45: Spülflüssigkeit in den Trichter des Magenschlauchs einfüllen.

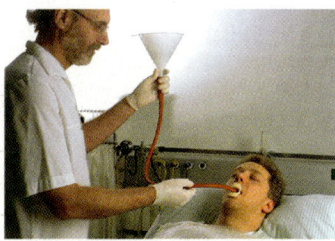

Abb. 5.46: Flüssigkeit einlaufen lassen.

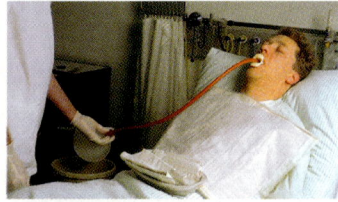

Abb. 5.47: Durch Absenken des Trichters unter Magenniveau können Spülflüssigkeit und Mageninhalt abfließen.

Duchführung, ☞ *Abb. 5.43 – 5.47*

🔖 Nicht vergessen bei der Magenspülung:

- **Körperwarme Flüssigkeit** verwenden, da sonst die Gefahr der Hypothermie mit Folge eines Kreislaufschocks besteht
- **Flüssigkeit bilanzieren** (kommt das eingespülte Wasser nicht zurück, besteht Perforationsgefahr)
- **Selbstschutz** bei Insektiziden durchführen (oft handelt es sich um Inhalations- oder Kontaktgifte)
- Muß Gift aus tieferen Darmabschnitten eliminiert werden, zusätzlich **Laxantien** und **Einläufe** einsetzen. Ggf. Aktivkohle nach 2 Stunden über eine Magensonde (nasal) absaugen.

Induziertes Erbrechen

Während früher generell zum Auslösen von Erbrechen geraten wurde, wird diese Maßnahme heute sehr kritisch betrachtet.

Kontraindikationen des induzierten Erbrechens sind:
- Bewußtlosigkeit
- Vergiftungen mit Medikamenten, die das Brechzentrum lähmen
- Vergiftungen mit Säuren, Laugen oder organischen Lösungsmitteln
- Vergiftungen mit Waschmitteln (Gefahr der Aspiration durch Schaumbildung).

Ordnet der Arzt im Einzelfall das induzierte Erbrechen an, stehen zwei Möglichkeiten zur Verfügung:
- Mechanische Reizung der Rachenhinterwand durch „Finger in den Hals stecken"
- Pharmakologische Auslösung durch Ipecacuanha-Sirup (Orpec®): Erwachsene erhalten sechs Meßlöffel Orpec® und trinken sofort danach 2 – 3 Gläser Saft oder Wasser.

ℹ️ Telefonnummern von Vergiftungszentralen

Berlin	**030 / 45 05 35 55**
Bonn	**0228 / 2 87 32 11**
Erfurt	**0361 / 73 07 30**
Wien	**(0043) 1 /**
	4 04 00 22 22
Zürich	**(0041) 1 /**
	2 51 51 51

Notrufe in:
Braunschweig, Bremen Freiburg, Göttingen Hamburg, Kiel, Koblenz, München
jeweils Ortsvorwahl / 1 92 40

5.9.2 Alkoholvergiftung

Alkoholvergiftungen sind sehr häufig und führen nicht oder zu spät behandelt häufig zum Tode.

Der alkoholvergiftete Patient ist an folgenden Zeichen zu erkennen:
- Bei mäßiger Vergiftung erhöhtes Selbstbewußtsein, das dann (bei weiterer Alkoholzufuhr) in eine hypnoseähnliche Bewußtseinstrübung bis zum narkotischen Stadium übergehen kann
- Störung der motorischen Koordination, Verschlechterung der Konzentrationsfähigkeit, verlangsamte Reaktionen, Gedächtnisverlust für die zurückliegenden Stunden
- Geruch nach Alkohol *(Alkoholfötor)*
- Erhöhte Wärmeabgabe durch Erweiterung der peripheren Gefäße (gerötetes Gesicht), häufig mit nachfolgender Unterkühlung
- Erbrechen, erhöhter Harnfluß (Polyurie, Folge der durch Alkohol gehemmten ADH-Sekretion).

▣ Behandlungsstrategie

Die Behandlung von alkoholvergifteten Patienten läuft nur auf den ersten Blick immer nach dem gleichen Schema ab. Abgesehen von der sehr unterschiedlichen

Alkoholtoleranz der Patienten (das klinische Stadium kann also über den tatsächlichen Vergiftungsgrad des Organismus täuschen) bestehen bei Alkoholkranken sehr oft gleichzeitig weitere Ursachen für ein Koma – insbesondere kommen Hypoglykämien (Unterzuckerungen, ☞ 8.5.4), Mischintoxikationen (z.B. mit Tabletten oder Rauschgift), Hirnblutungen oder Hirnentzündungen (Meningitiden, ☞ 12.6.5) vor.

Entsprechend sind die folgenden Maßnahmen zu modifizieren:

- Bei ansprechbaren Patienten evtl. induziertes Erbrechen
- Bei bewußtlosen Patienten Magenspülung nach Stabilisierung der Vitalfunktionen
- Bei drohender Atemlähmung Intubation und Beatmung
- Bei Volumenmangel Infusionstherapie mit 5%iger Glukoselösung
- Bei Übererregung oder aggressivem Verhalten Haloperidol i.v.

Besteht nicht nur eine akute Alkoholvergiftung, sondern zugleich eine Alkoholabhängigkeit, breiten sich innerhalb von Stunden die Symptome des *Alkoholentzugsdelir* aus (Behandlung, ☞ 6.4.4).

5.9.3 Benzodiazepinvergiftung

Benzodiazepine wie Valium® und Adumbran® gehören zu den meistverordneten Medikamenten in der Allgemeinmedizin und der Psychiatrie. Sie werden nicht selten in Suizidabsicht überdosiert eingenommen.

Der Patient erscheint benommen, seine Muskeln sind schlaff und entspannt, er läuft (soweit noch möglich) ataktisch (also unkoordiniert, schlacksig). Bei starker Überdosierung treten Bewußtlosigkeit, Atemdepression und Blutdruckabfall hinzu.

Eine Magenspülung ist aufgrund der langsamen Resorption noch sechs Stunden nach Einnahme sinnvoll.

Als *Gegengift* (**Antidot**) steht der Benzodiazepinantagonist Flumazenil (Anexate®) zur Verfügung, der i. v. gegeben wird.

Die weiteren Maßnah-men richten sich nach dem Zustand des Patienten.

🔁 Wiederholungsfragen

1. Wie können Pflegende die Nahrungsaufnahme des Patienten mit Magen-Darm-Erkrankungen unterstützen? (☞ 5.1.1)

5. Mit welchen Komplikationen muß man bei Ösophaguskompressionssonden rechnen? (☞ 5.1.4)

7. Welches sind die wichtigsten Ursachen für Übelkeit und Erbrechen? (☞ 5.2.1)

8. Welche Pflegemaßnahmen sind bei einem Akuten Abdomen zu ergreifen? (☞ 5.2.4)

9. Wie wird bei einer oberen Gastrointestinalblutung vorgegangen? (☞ 5.2.5)

10. Welche Nebenwirkungen drohen bei langzeitiger Einnahme von Laxantien? (☞ Pharma-Info 5.17)

12. Wie wird der Patient zu Röntgenkontrastmitteluntersuchungen des Magen-Darm-Traktes vorbereitet? (☞ 5.3.3)

13. Worauf muß nach Endoskopien beim Patienten geachtet werden? (☞ 5.3.4)

14. Welche Allgemeinmaßnahmen sind zur Behandlung einer Refluxösophagitis wichtig? (☞ 5.4.1)

15. Welche Ursachen liegen der Ulkuskrankheit nach heutiger Kenntnis zugrunde? (☞ 5.5.2)

16. Welche Medikamente kommen in der Ulkustherapie zur Anwendung? (☞ Pharma-Info 5.29)

17. Welche Symptome sind typisch für das Magenkarzinom? (☞ 5.5.3)

18. Wie unterscheidet sich die Behandlungsstrategie beim mechanischen und paralytischen Ileus? (☞ 5.6.1)

19. Welche Aspekte stehen bei der Pflege von Patienten mit M. Crohn oder Colitis ulcerosa im Vordergrund? (☞ 5.6.4)

20. Welche Symptome weisen auf ein Kolon-Rektumkarzinom hin? (☞ 5.6.8)

21. Welche Schritte umfaßt die Elementartherapie bei Vergiftungen? (☞ 5.9.1)

6

Pflege bei Erkrankungen von Leber, Gallenwegen, Pankreas und Milz

Das medizinische Fachgebiet

Neben dem Magen-Darm-Trakt (Kap. 5) gehören die **Leber**, die **Gallenblase** und das **Pankreas** *(Bauchspeicheldrüse)* zu den Verdauungsorganen und damit zum Fachgebiet des Gastroenterologen. Die **Milz** ist zwar kein Verdauungsorgan, jedoch wegen ihrer räumlichen Nähe und der gemeinsamen Blutversorgung bei Erkrankungen der Verdauungsorgane oft mitbetroffen.

Die Hauptmasse der **Leber** *(Hepar)* liegt im rechten Oberbauch. An ihrer Unterseite ist die **Gallenblase** *(Vesica fellea)* eingebettet. Durch die zentrale **Leberpforte** *(Porta hepatis)* treten die **Pfortader** *(V. portae)*, die **Leberarterie** *(A. hepatica propria)* und der **Ductus hepaticus communis** sowie Lymphgefäße und vegetative Nervenäste in die Leber.

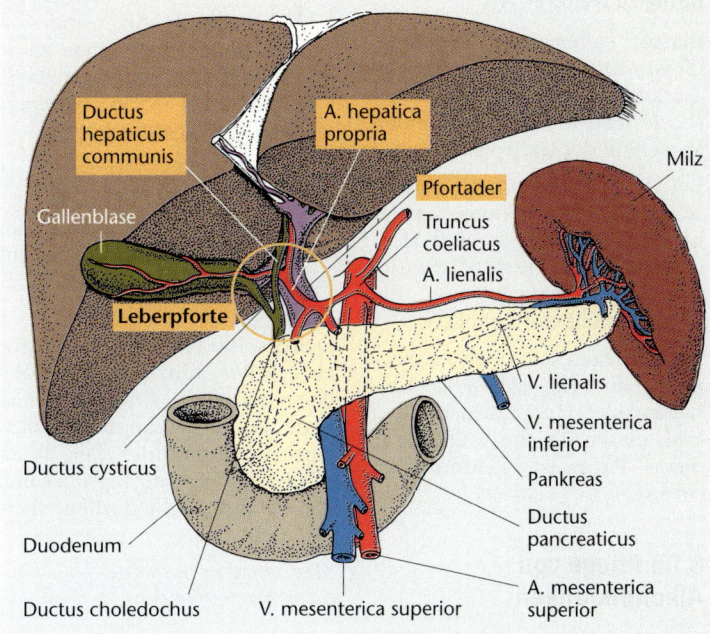

Abb. 6.1: Die Oberbauchorgane (ohne Magen) in der Vorderansicht. Die Leberpforte wird gebildet aus Pfortader (V. portae), A. hepatica propria und Ductus hepaticus communis. Angedeutet ist außerdem der Verlauf der Gallenwege und des Pankreasganges. [L 190]

6.1 Pflege bei Erkrankungen von Leber, Gallenwegen, Pankreas und Milz

Entscheidend: Sekundäre Prävention

Bei Erkrankungen von Leber, Gallenwegen und Pankreas handelt es sich seltener um akute als um *chronische* Erkrankungen.

Zu den Aufgaben der Pflegenden gehört dementsprechend nicht nur die Pflege des Patienten während *akuter* Entgleisung, sondern im Anschluß daran auch die Gesundheitsberatung bezüglich einer geregelten Lebensweise und ausgewogenen Ernährung.

Nur so kann langfristig weiteren Erkrankungen bzw. einer Progression der bestehenden Erkrankungen vorgebeugt werden (= *sekundäre Prävention*).

Bei Tumorpatienten: Heilung meist nicht möglich

Karzinome von Leber, Gallenblase, Gallengängen und Pankreas werden meist spät diagnostiziert und haben daher eine schlechte Prognose. Pflege wird innerhalb absehbarer Zeit zur Sterbebegleitung.

6.1.1 Unterstützung bei den ATL

Essen und trinken

- Patienten mit akuten und chronischen *Lebererkrankungen* vertragen häufig keine fetthaltigen oder in Fett zubereiteten Speisen, Kohl und Hülsenfrüchte und sollten diese Nahrungsmittel daher meiden. Bei einer fortgeschrittenen Leberzirrhose (☞ 6.4.6) muß die Eiweiß- und Kochsalzzufuhr eingeschränkt werden

- Patienten mit Gallensteinen sollten die Speisen meiden, die bei ihnen Koliken auslösen. Besonders häufig sind dies fetthaltige und gebratene Speisen, Eier, Kohl, Vollkornprodukte, Kaffee, aber auch rohes Obst

- Bei Patienten mit *chronischen Pankreaserkrankungen* (☞ 6.6.2) ist eine fettarme Kost unter Bevorzugung mehrfach ungesättigter Fettsäuren empfehlenswert. Evtl. gibt man spezielle Fette, sog. *mittelkettige Triglyzeride* (kurz *MCT*, z.B. in CERES®-Öl oder -Margarine), um die Versorgung des Kranken sicherzustellen. Entwickelt sich aufgrund der gestörten Fettverwertung ein Mangel an fettlöslichen Vitaminen, werden diese parenteral zugeführt

- Ein großes Problem ist der *Alkohol*, der bei allen Lebererkrankungen und Bauchspeicheldrüsenleiden gleich welcher Ursache absolut tabu ist.

Bezug zu weiteren ATL

Blasse, salbenartige Fettstühle *(Steatorrhoe)* weisen auf Pankreaserkrankungen, ein tonfarbener *(acholischer)* Stuhl auf einen Verschluß der Gallengänge hin.

Bei vielen Patienten mit chronischen Lebererkrankungen bestehen Libido-, Potenz- und Hormonstörungen, die das *Sexualleben* beeinträchtigen und die Fruchtbarkeit einschränken.

Bei Patienten mit einer Virushepatitis sind eine sorgfältige Einhaltung der Hygienevorschriften und diesbezügliche Aufklärung des Patienten erforderlich (☞ 6.4.1).

6.1.2 Pflege von Alkoholkranken

Bei vielen Patienten ist ein Leberschaden oder eine Bauchspeicheldrüsenentzündung Folge jahrelangen Alkoholmißbrauchs.

⇨ Ursachen der Alkoholkrankheit

Sicher spielen zahlreiche Faktoren bei der Entstehung einer Alkoholabhängigkeit eine Rolle, unter anderem soziales Umfeld, erbliche Veranlagung und Lebenskrisen.

Umgang mit Alkoholkranken

- Vielfach sehen Alkoholkranke die Pflegenden und Ärzte zunächst als Gegner an, da diese ihnen den Alkohol entziehen
- In den Gesprächen sollte der Alkoholiker selbst erkennen, daß er krank ist und über längere Zeit Hilfe braucht
- Debatten über den Alkohol sind sinnlos und strikt zu vermeiden
- Der Wille nach Veränderung muß vom Kranken selbst ausgehen
- Der Alkoholkranke darf nicht alleingelassen werden, wenn seine Scheinwelt zerbricht und er mit der Realität seiner Krankheit konfrontiert wird.

> ⓘ Alkoholkranke sind – insbesondere bei gerade zusammengebrochenem sozialem Umfeld – in hohem Maße *suizidgefährdet*.

Was tun nach der Entlassung?

Nach dem „akuten Entzug" im Krankenhaus kann der Patient seine Krankheit nicht alleine bewältigen.

Daher sollte auf jeden Fall ein Sozialarbeiter hinzugezogen werden, der dem Kranken einen Platz in einer Langzeitentzugseinrichtung vermittelt, falls dieser es wünscht. Am günstigsten sollte der Patient direkt dorthin überwechseln.

Medizinische Aspekte des Alkoholismus, ☞ 6.4.4

6.2 Leitsymptome des Patienten

6.2.1 Ikterus

> ▣ **Ikterus** *(Gelbsucht):* Gelbfärbung von Haut und Schleimhäuten durch Anstieg des Bilirubins im Blut mit nachfolgendem Bilirubinübertritt in die Gewebe. Mit dem bloßen Auge sichtbar ab einem *Gesamtbilirubin* (Summe aus indirektem und direktem Bilirubin, ☞ unten) von etwa 34 µmol/l (= 2 mg/dl), zuerst als sog. **Sklerenikterus** am Auge, weil hier die Gelbfärbung der Bindehaut vor dem Hintergrund der weißen Sklera (Lederhaut) besonders gut sichtbar wird.

Physiologie des Bilirubinstoffwechsels, ☞ Abb. 6.3

Ikterusformen

Drei Formen des Ikterus werden unterschieden:

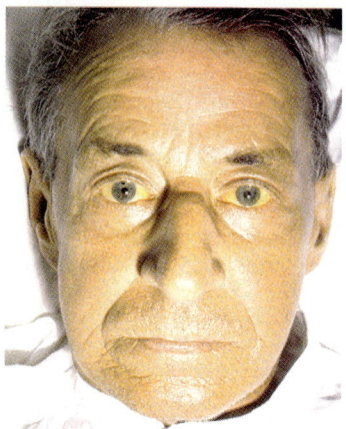

Abb. 6.2: Ikterus bei Virushepatitis mit typischer Gelbfärbung der Haut und der Bindehäute. [F 113]

- **Prähepatischer Ikterus** *(nichthepatischer Ikterus, hämolytischer Ikterus):* Beispielsweise durch erhöhten Abbau roter Blutkörperchen *(Hämolyse).* Die (gesunde) Leber kann das vermehrt anfallende Bilirubin nicht bewältigen (d.h. konjugieren), und das *indirekte* Bilirubin im Blut steigt an

- **Intrahepatischer Ikterus** *(Parenchymikterus):* Durch krankhafte Veränderungen der Leberzellen, etwa bei bestimmten Vergiftungen, Leberentzündungen (☞ 6.4.1) oder Leberzirrhose (☞ 6.4.6). Dabei können die Aufnahme des indirekten Bilirubins aus dem Blut in die Leberzelle, die einzelnen Stoffwechselschritte oder die Ausscheidung des direkten Bilirubins in die Gallenwege gestört sein

- **Posthepatischer Ikterus** *(Verschlußikterus, obstruktiver Ikterus, cholestatischer Ikterus):* Folge einer Verlegung der Gallenwege **(Cholestase),** z.B. durch Gallensteine oder Tumoren. Das nach der Konjugation von den Leberzellen wieder ausgeschiedene, *direkte* Bilirubin kann nicht abfließen, sondern staut sich zurück und steigt im Blut an.

Vor allem beim posthepatischen Ikterus werden die Patienten von starkem Juckreiz gequält, der durch eine Histaminfreisetzung aufgrund eines erhöhten Gallensäurespiegels der Gewebe bedingt ist.

Abhängig von der Form des Ikterus treten außerdem eine Stuhlentfärbung und eine (Dunkel-) Braunfärbung des Urins hinzu.

Die Diagnose erfolgt v.a. durch Laboruntersuchungen   (☞ Tab. 6.3 und 6.4) und weitergehende Untersuchungen, z.B. Sonographie.

◪ Behandlungsstrategie

Die Ursachen eines posthepatischen Ikterus müssen in der Regel operativ beseitigt werden (z.B. Gallensteine), während prä- und intrahepatischer Ikterus meist konservativ behandelt werden.

Der Juckreiz läßt sich durch gallensäurebindende Medikamente, z.B. Cholestyramin (auch Colestyramin, etwa Quantalan®), und Antihistaminika, z.B. Dimetinden (etwa Fenistil®), lindern.

Viele Patienten empfinden Einreibungen mit Mentholspiritus, Puder (z.B. Ingelan®) oder Ringelblumensalbe als angenehm. Kurzfristig helfen Ganzwaschungen oder Abduschen.

Abb. 6.3 (rechts oben): Bilirubin-Stoffwechsel. Das aus den Erythrozyten stammende **Bilirubin** ist wasserunlöslich und wird im Blut an *Albumin* gebunden (**indirektes, unkonjugiertes** Bilirubin). Durch Koppelung an *Glukuronsäure* entsteht das *wasserlösliche* (**direkte, konjugierte**) Bilirubin, das mit der Galle in den Darm ausgeschieden und dort zu **Sterkobilinogen** und **Urobilinogen** umgewandelt wird. [B 200]

Tab. 6.4 (rechts): Differentialdiagnose des Ikterus. Ist der Quotient direktes Bilirubin/Gesamt-Bilirubin > 0,5, so spricht dies für eine posthepatische Ursache des Ikterus. Sonstige Laborparameter ☞ 6.3.1. [B 200]

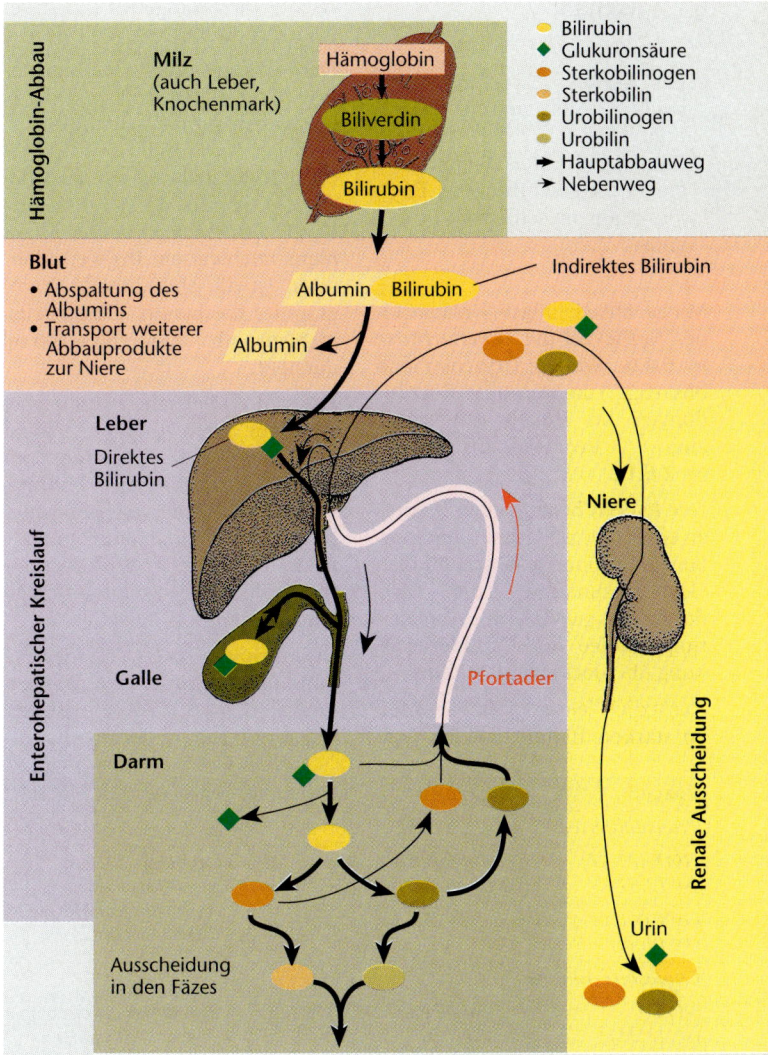

	Prähepatisch	Intrahepatisch	Posthepatisch
Ursache	Hämolyse	Parenchymschäden	Cholestase
Serum			
• Indirektes Bilirubin	↑↑	Normal bis ↑	(↑)
• Direktes Bilirubin	Normal	↑↑	↑↑
• GOT und GPT	Normal	↑↑	↑
• AP und γ-GT	Normal	↑	↑↑
• LDH	↑↑	↑	(↑)
Urin			
• Bilirubin	–	↑	↑↑
• Urobilinogen	↑	↑↑	–
• Urinfarbe	Normal	Dunkel	Dunkel
Stuhlfarbe	Dunkel	Hell bis dunkel	Hell
Juckreiz	Nein	Evtl.	Ja

6.2.2 Aszites

> :memo: **Aszites** *(Bauchwassersucht):* Ansammlung von Flüssigkeit in der freien Bauchhöhle. Meist Symptom einer fortgeschrittenen Erkrankung mit schlechter Prognose.

Mit ca. 80% häufigste Ursache eines Aszites ist die *Leberzirrhose* (☞ 6.4.6). Weitere Ursachen sind bösartige Tumoren oder Entzündungen im Bauchraum sowie eine Rechtsherzinsuffizienz (☞ 2.6.1).

Der Patient bemerkt den Aszites an einem vergrößerten Bauchumfang und einer teils erheblichen Gewichtszunahme, die aber durch eine gleichzeitige Abmagerung infolge der Grunderkrankung überdeckt werden kann.

Zusätzlich leiden viele Patienten an starken Blähungen, die dem Aszites oft vorangehen („Erst der Wind, dann der Regen").

Dem Untersucher fallen ein vorgewölbter Bauch mit verstrichener Nabelregion und evtl. ein *Nabelbruch* auf. Bei der körperlichen Untersuchung läßt sich der Aszites ab ca. 1 Liter Flüssigkeit durch die *Perkussion* des Abdomens nachweisen. Ihr weit überlegen ist die abdominelle Sonographie, die bereits Flüssigkeitsmengen ab etwa 50 – 200 ml darstellt.

Die symptomatische Therapie besteht vor allem in einer medikamentösen Ausschwemmung des Aszites mit Diuretika (☞ Pharma-Info 7.27), vorzugsweise Spironolacton (z.B. Aldactone®) oder – wenn ein schneller Wirkungseintritt erwünscht ist – auch Schleifendiuretika (z.B. Lasix®).

Bei Erfolglosigkeit dieser Behandlung können eine Aszitespunktion (☞ 6.3.3), eine Shunt-Operation mit Ableitung der Aszitesflüssigkeit über einen Kunststoffkatheter ins Venensystem *(peritoneovenöser Shunt)* oder eine Lebertransplantation erwogen werden.

:book: Pflege bei Aszites

- Einhalten von Bettruhe
- Beschränkung der Salz- und Flüssigkeitszufuhr auf 2 g bzw. 1000 ml täglich
- Flüssigkeitsbilanzierung
- Tägliches Wiegen des Patienten zur Verlaufskontrolle
- Pneumonieprophylaxe wegen der eingeschränkten Atmung
- Mithilfe bei einer Aszitespunktion (☞ 6.3.3).

6.3 Der Weg zur Diagnose

6.3.1 Laboruntersuchungen

- Bestimmung von *Enzymaktivitäten* im Blut (☞ Tab. 6.5)
- Beurteilung der *Lebersyntheseleistung*: Plasmaeiweiß Albumin, Enzym *Cholinesterase* (kurz **ChE**) und mehrere Gerinnungsfaktoren (☞ Abb. 9.2)
- *Eiweißelektrophorese:* Albuminverminderung bei beeinträchtigter Syntheseleistung, γ-Globulinerhöhung bei chronischer Entzündung, ☞ 1.4.3
- *Serologische Untersuchungen* (☞ 1.4.5) bei Verdacht auf eine akute Virushepatitis (☞ 6.4.1)
- *Autoantikörpersuche* (☞ 6.5.4)
- Bestimmung des *Eisen-* und *Kupferspiegels* im Blut (☞ 1.4.6)
- *Pankreasfunktionstests* (☞ 6.6.2)
- Bestimmung des *Bilirubingehaltes* (☞ 6.2.1).

6.3.2 Bildgebende Verfahren

Abdominale Sonographie, ☞ *1.5.7;* *Abdomenleeraufnahme,* ☞ *5.3.3*

Enzym*	Vorkommen	Normwerte	Anstieg weist hin auf
Transaminasen			
GOT *(ASAT)* (☞ *13.31*)	V.a. Leberzell-zytoplasma	♀ < 15 IE/l ♂ < 19 IE/l	Leberzellschaden, Myokardschaden (insbesondere Herzinfarkt, ☞ 2.5.2)
GPT *(ALAT)* (☞ *13.32*)		♀ < 19 IE/l ♂ < 23 IE/l	
Cholestase-Enzyme			
γ-**GT** (☞ *13.33*)	V.a. intrahepatisches Gallenwegsepithel	♀ 4–18 IE/l ♂ 6–28 IE/l	Cholestase, toxischer (insbes. Alkohol-) Leberzellschaden
AP (☞ *13.4*)	V.a. Leberzelle, Gallenwegsepithel, Knochen	♀ < 170 IE/l ♂ < 175 IE/l	Cholestase, Knochentumoren, -metastasen, -abbau
Mitochondriale Leberzell-Enzyme			
GLDH *(Glutamat-Dehydrogenase)*	Leberzell-mitochondrien	♀ < 3 IE/l ♂ < 4 IE/l	Schwere Leberschädigung mit Zelluntergang
Pankreas-Enzyme			
α-**Amylase** (☞ *13.6*)	Pankreas, (Ohr-) Speicheldrüse	< 120 IE/l	Pankreatitis, Parotitis (= Ohrspeicheldrüsenentzündung)
Lipase (☞ *13.51*)	V.a. Pankreas	< 200IE/l	Pankreatitis
* Vollständige Namen der Enzyme und weitere diagnostische Hinweise, ☞ Kapitel 13			

Tab. 6.5: Die wichtigsten Enzyme zur Differentialdiagnose von Leber-, Gallenwegs- und Pankreaserkrankungen. [B 200]

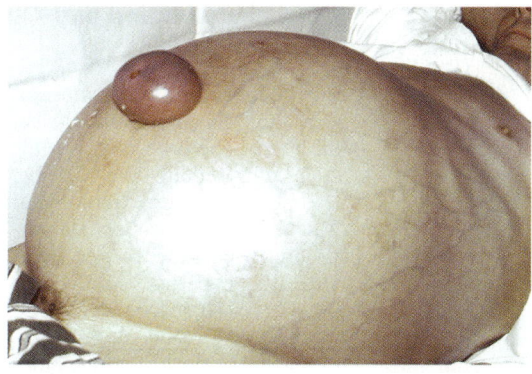

Abb. 6.6: Massive Aszitesbildung infolge einer alkoholischen Leberzirrhose. Der Aszites übt einen solchen Druck im Bauchraum aus, daß sich ein Nabelbruch gebildet hat. Die deutliche Venenzeichnung der Bauchhaut *(Caput medusae)* ist Zeichen eines Umgehungskreislaufs, da das Blut aus dem Darm nicht mehr über die Pfortader abfließen kann und sich Umwege suchen muß. [F 113]

Cholezysto- und Cholangiographie

Nach der Gabe eines jodhaltigen Kontrastmittels (Vorbereitung, ☞ 1.5.3) peroral, i.v. oder als Infusion werden bei der **Cholezystographie** die Gallenblase und bei der **Cholezystocholangiographie** Gallenblase und Gallengänge dargestellt.

Die orale Cholezystographie und die i.v.-Cholezystocholangiographie spielen heutzutage nur noch eine untergeordnete Rolle. Sie sind von der Sonographie abgelöst worden, die risikolos ist und mehr diagnostische Informationen liefern.

Perkutane Transhepatische Cholangiographie (PTC)

Bei der *perkutanen transhepatischen Cholangiographie* (kurz **PTC)** wird das intrahepatische Gallengangsystem mit einer dünnen Hohlnadel (CHIBA-Nadel) durch die Haut hindurch punktiert und das Röntgenkontrastmittel *direkt* eingespritzt.

🔲 Pflege bei PTC

Vor der Untersuchung werden die aktuellen Gerinnungsparameter und die Blutgruppe des Patienten bestimmt. Zur Untersuchung bleibt der Patient nüchtern. Nach der Punktion sind engmaschige Kreislaufkontrollen, Temperaturmessungen und Beobachtung des Abdomens (Peritonitis als Komplikation) erforderlich. Außerdem soll der Patient einen Tag Bettruhe einhalten.

ERCP (Endoskopisch-retrograde Cholangio-Pankreatikographie)

Die *endoskopisch-retrograde Cholangio-Pankreatikographie* (kurz **ERCP)** ist eine Kombination aus Endoskopie und Kontrastmittelröntgen. Nach Duo-

denoskopie (☞ 5.3.4) wird die Papille im Duodenum sondiert, *retrograd* Kontrastmittel in Gallengang und Pankreasgang gespritzt und geröntgt. Im Rahmen einer ERCP können auch kleinere therapeutische Eingriffe, v.a. eine Papillenschlitzung **(Papillotomie),** durchgeführt werden.

🔲 Pflege bei ERCP

Die Pflege bei ERCP entspricht im wesentlichen derjenigen bei anderen Endoskopien des Magen-Darm-Traktes (☞ 1.6, 5.3.4).

Weitere bildgebende Verfahren

CT (☞ 1.5.4) und *MRT* (☞ 1.5.5) werden v.a. in der Tumor- und Metastasensuche eingesetzt. *Angiographiert* wird (☞ 3.4.5) z.B. präoperativ zur Klärung der Gefäßverläufe.

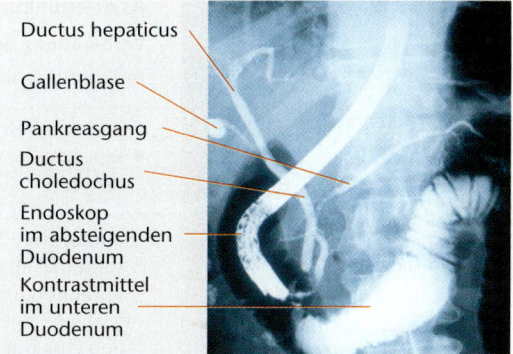

Abb. 6.7: Normale ERCP. Pankreasgang und Gallenwege stellen sich regelrecht dar. Teilweise ist Kontrastmittel schon in das distale Duodenum abgeflossen. [X 211]

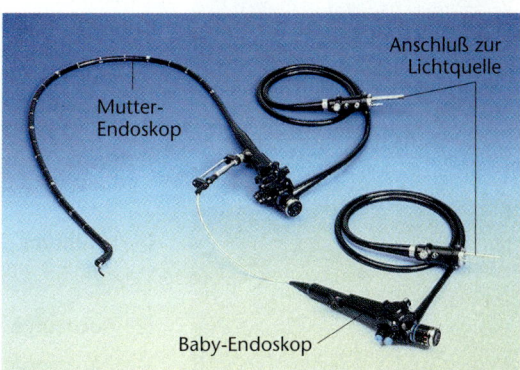

Abb. 6.8: Mutter-Baby-Endoskop. Das Mutter-Endoskop wird ins Duodenum plaziert und beleuchtet die Papille. Das durch das Mutter-Endoskop eingeführte Baby-Endoskop wird durch die Papille vorgeschoben. Mit ihm können Eingriffe im Gallen- oder Pankreasgang vorgenommen werden. [V 218]

Aszitespunktion zur Entlastung [K 183]

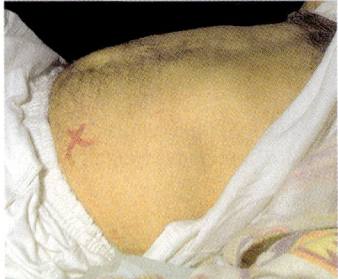

Abb. 6.9: Punktionsstelle am Übergang vom mittleren zum äußeren Drittel einer gedachten Verbindungslinie zwischen Nabel und Spina iliaca anterior superior links markieren.

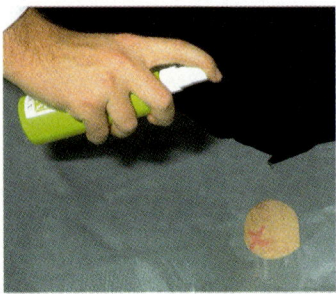

Abb. 6.10: Bauch und Oberschenkel mit sterilem Lochtuch abdecken und Punktionsstelle desinfizieren. Anschließend mit spezieller Punktionskanüle oder Braunüle® punktieren.

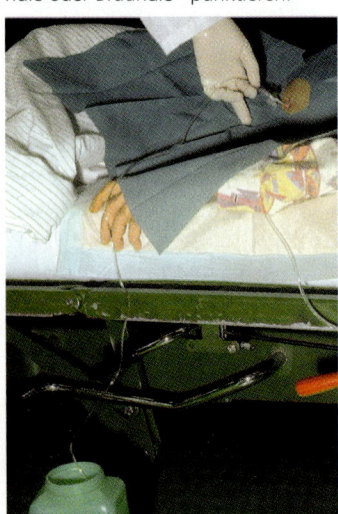

Abb. 6.11: Grüne Braunüle® mit angeschlossenem Drainageschlauch. Der Aszites fließt über den Drainageschlauch in ein Sammelgefäß ab.

6.3.3 Aszitespunktion

Die **Aszitespunktion** *(Bauchpunktion, Bauchhöhlenpunktion, Peritonealpunktion)* hilft entscheidend bei der diagnostischen Klärung eines unklaren Aszites (☞ 6.2.2). Weiter dient sie zur Entlastung eines ausgeprägten Aszites und zur Drainage bei einer Peritonitis oder einem Abszeß.

Bevorzugter Punktionsort ist der Übergang vom äußeren zum mittleren Drittel auf einer gedachten Linie zwischen Nabel und Spina iliaca anterior superior links.

🔲 Vorbereitung der Aszitespunktion

Vorbereitung des Patienten
- Patienten unmittelbar vor der Untersuchung bitten, die Blase zu entleeren
- Bereich der Einstichstelle evtl. rasieren
- Bauchumfang messen und dokumentieren (Meßort mit Filzschreiber markieren)
- Patienten in leichter Linksseitenlage lagern, um dem Arzt den Zugang zur Punktionsstelle und das Ablaufen des Punktats zu erleichtern.

Vorbereitung der Materialien
- Bettschutz, Maßband, Filzschreiber, ggf. Einmalrasierer
- Hand- und Hautdesinfektionsmittel
- Materialien zur Lokalanästhesie und zur Punktion, zur Diagnostik (z.B. Urometer) und zum Wundverschluß.

🔲 Durchführung
☞ *Abb. 6.9 – 6.11*

🔲 Nachsorge

Die Nachsorge umfaßt die:
- Kontrolle des Verbandes (z.B. auslaufender Aszites, Nachblutung)
- Kontrolle des Allgemeinbefindens und der Temperatur des Patienten.

6.3.4 **Leberpunktion und Leberbiopsie**

Eine **Leberpunktion** kann sowohl zur Diagnosefindung bei unklaren Lebererkrankungen als auch zur Verlaufskontrolle bei bestimmten Lebererkrankungen (z.B. einer chronischen Hepatitis) angezeigt sein. In der Regel wird die Leberpunktion heute unter *Ultraschallkontrolle* durchgeführt. Eine *Laparoskopie* (☞ 6.3.5) zur Entnahme einer Leberbiopsie ist nur dann gerechtfertigt, wenn eine *gezielte* Gewebeentnahme unter Sicht erforderlich ist. Die Hauptkomplikationen sind Blutungen, Peritonitis (☞ 5.7.1) und Pneumothorax (☞ 4.9).

🔲 Vorbereitung
- Rechtzeitig vor der Punktion aktuellen Gerinnungsstatus und Blutgruppe des Patienten bestimmen lassen
- Patienten vor der Punktion nüchtern lassen
- Ggf. Punktionsstelle rasieren
- Patienten unmittelbar vor der Punktion bitten, Blase und möglichst auch Darm zu entleeren
- Material vorbereiten: ggf. alles zum Legen einer Braunüle, Desinfektionsmittel, alles zur Lokalanästhesie, spezielles Punktionsbesteck mit Leberpunktionsnadeln nach Menghini und Spezialspritze, Skalpell oder Lanzette, NaCl 0,9%, sterile Handschuhe, Abdecktücher, Kompressen, Tupfer, Verbandmaterial, Gefäß mit Fixierlösung für Leberzylinder, Sandsack.

🔲 Durchführung
☞ *Abb. 6.12 – 6.20*

🔲 Nachsorge
- Die Pflegenden kontrollieren über 4 Std. halbstündlich die Vitalzeichen des Patienten und den Verband

Leberpunktion [K 183]

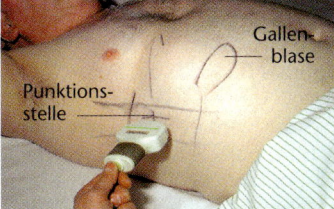

Abb. 6.12: Nach Aufsuchen der Punktionsstelle mit Ultraschall Lagekontrolle der Leber, Markierung des Leberbereiches und der Gallenblase.

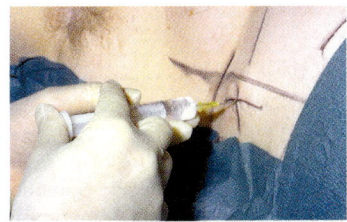

Abb. 6.13: Lokalanästhesie der Haut und des Peritoneums.

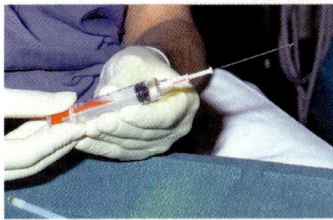

Abb. 6.14: Aufstecken der Menghini-Nadel auf die Spritze.

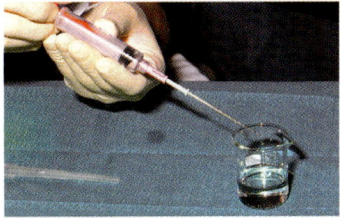

Abb. 6.15: Aufziehen von ca. 3 ml Kochsalzlösung.

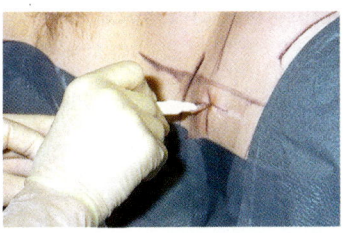

Abb. 6.16: Inzision der Haut an der Punktionsstelle.

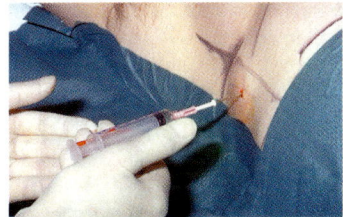

Abb. 6.17: Einstechen der Nadel in die Bauchhaut und Herausziehen des Spritzenkolbens und Arretieren mit Hilfe der (roten) Sperrvorrichtung.

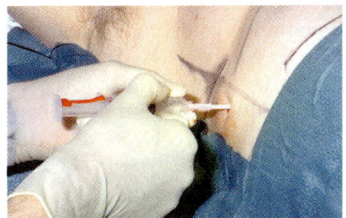

Abb. 6.18: Vorschieben der Nadel in das Lebergewebe. Anschließend unter angehaltenem Sog zügig wieder herausziehen. Während dieser Prozedur muß der Patient den Atem anhalten.

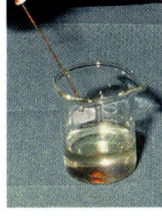

Abb. 6.19: Ausspritzen des Lebergewebes in Konservierungslösung.

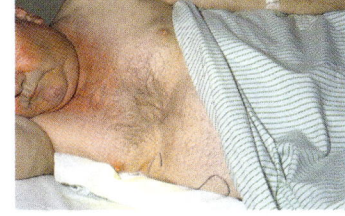

Abb. 6.20: Anlegen eines Verbandes, Kompression der Punktionsstelle mit einem Sandsack.

- Nach der Punktion soll der Patient für 24 Std. Bettruhe einhalten, davon die ersten 2 – 4 Std. in Rechtsseitenlage auf einem Sandsack (dadurch wird eine Kompression auf die Leber ausgeübt)
- Bei komplikationslosem Verlauf darf der Patient nach sechs Stunden essen und trinken
- Ein Schmerz in der rechten Schulter nach der Punktion ist Folge einer Zwerchfellreizung und völlig harmlos.

6.3.5 Laparoskopie

Die **Laparoskopie** *(Bauchspiegelung)* hatte in der Inneren Medizin einen hohen Stellenwert, bevor Untersuchungen wie Ultraschall, CT, PTC und ERCP allgemein verfügbar waren. Hauptsächlich werden dabei diagnostische Ziele verfolgt.

Die Laparoskopie ermöglicht die direkte Betrachtung der erkrankten Organe und die gezielte Punktion von Krankheitsherden.

Ihren Schwerpunkt hat die Laparoskopie jedoch in der Gynäkologie und Chirurgie. Viele kleinere therapeutische Engriffe sind dort mittlerweile laparoskopisch möglich.

Vorbereitet wird der Patient wie zu einer kleinen Operation (z.B. Blutabnahme für Gerinnungsstatus und Blutgruppe, Rasur, Nahrungskarenz, Prämedikation).

Die Hauptkomplikationen einer Laparaskopie bestehen in Blutungen in die Bauchdecke oder Bauchhöhle, Peritonitis, Verletzung intraabdomineller Organe und Kreislaufstörungen bis zum Kollaps.

6.4 **Erkrankungen der Leber**

6.4.1 **Akute Virushepatitis**

> ⊡ **Akute, infektiöse Virushepatitis:** Viral bedingte Leberentzündung mit Nekrosen der Leberzellen und einem meist intrahepatischem Ikterus (☞ 6.2.1).
> Unterteilung je nach ursächlichem Virus in die Typen A – G. Die Viren unterscheiden sich erheblich in ihrem Ansteckungsweg, der Inkubationszeit sowie ihrer Neigung zu Folgeerkrankungen, weniger durch ihre (Akut-)Symptome.

Virushepatitiden gehören mit jährlich über 20 000 Fällen zu den häufigsten schweren Infektionskrankheiten in Deutschland und unterliegen bei Erkrankung und Tod der Meldepflicht (☞ 12.11). Bei medizinischem Personal werden sie als Berufskrankheit anerkannt.

Eine **akute, infektiöse Hepatitis** kann aber nicht nur durch die Hepatitisviren Typ A – G hervorgerufen werden, sondern auch durch zahlreiche andere Viren (z.B. Epstein-Barr-Virus, Cytomegalie-Virus), Bakterien (z.B. Leptospiren, Salmonellen) und Protozoen (z.B. Toxoplasmen, Plasmodien).

In der Klinik werden unter einer akuten, infektiösen Hepatitis aber nur die durch die Virustypen A – G verursachten Hepatitiden verstanden, weshalb sich die folgenden Ausführungen auf diese beschränken.

⇨ **Krankheitsentstehung und Hepatitis-Typen**

Nach heutigem Erkenntnisstand kann die akute Virushepatitis durch sieben verschiedene Virustypen hervorgerufen werden. In Deutschland sind zur Zeit v.a. die Virustypen A – C bedeutsam.

Die **Hepatitis A** *(epidemische Virushepatitis)* wird durch das *Hepatitis-A-Virus* **(HAV)** hervorgerufen, ein weltweit verbreitetes RNS-Virus, das v.a. fäkaloral durch Schmierinfektion, infizierte Nahrungsmittel oder verseuchtes Wasser übertragen wird. Eine parenterale Übertragung ist zwar möglich, aber aufgrund der kurzen Virämie (Vorhandensein von Viren im Blut) selten.

14 – 21 Tage nach der Infektion beginnt der Betroffene, das Virus mit dem Stuhl auszuscheiden und ist somit infektiös, meist ohne es selbst zu bemerken. Erst 14 – 40 Tage nach der Ansteckung treten erste Symptome auf (wenn überhaupt, denn 70% der Infektionen verlaufen asymptomatisch).

Die Krankheitsdauer beträgt 4 – 6 Wochen, selten 3 – 4 Monate. Die Hepatitis A heilt aus, eine chronische Form ist bisher nicht bekannt.

> ⓊЅ Die Hepatitis A ist in Deutschland eine typische *Reiseerkrankung* nach Reisen in Länder mit schlechterem Hygienestandard.

Verursacher der **Hepatitis B** *(Spritzen-, Serumhepatitis)* ist das *Hepatitis-B-Virus* **(HBV),** ein DNS-Virus. Das Hepatitis-B-Virus wird in erster Linie durch Körpersekrete wie Blut und Blutprodukte sowie durch Speichel und Samenflüssigkeit beim Mann bzw. Vaginalsekret bei der Frau übertragen. Risikogruppen sind daher v.a. Bluterkranke, Dialysepatienten, Drogenabhängige ohne eigenes Injektionsbesteck und Personen mit häufig wechselnden Sexualpartnern. Auch medizinisches und zahnmedizinisches Personal ist gefährdet.

Die Zeit zwischen Ansteckung und Ausbruch der Krankheit beträgt etwa 1 – 6 Monate. In den meisten Fällen heilt die Hepatitis B folgenlos ab. Bei ca. 10% der erkrankten Erwachsenen (jedoch in ca. 90% bei Säuglingen) wird sie chronisch.

Die früher als *Non-A-Non-B-Hepatitis* klassifizierte **Hepatitis C** ist durch eine Infektion mit dem *Hepatitis-C-Virus* **(HCV),** einem RNS-Virus, bedingt. Übertragungswege und Risikogruppen entsprechen denen der Hepatitis B. Leider wird der Labortest auf HCV erst nach 3 – 6 Monaten positiv. Entsprechend handelt es sich bei Hepatitiden nach Bluttransfusion am häufigsten um Hepatitiden vom Typ C. Die Inkubationszeit beträgt 2 – 10 Wochen. Die Hepatitis C geht in 20% aller Fälle in eine chronische Form über. Weiter besteht ein hohes Risiko für den Übergang in ein Leberzellkarzinom (☞ 6.4.7).

▣ **Symptome und Untersuchungsbefund**

Trotz der verschiedenen Viren ist das klinische Erscheinungsbild bei allen Hepatitisformen ähnlich. Typisch ist ein dreiphasiger Verlauf der Erkrankung:

Prodromalphase (Präikterisches Stadium)

Die Erkrankung beginnt mit:
- Grippeähnlichen Allgemeinsymptomen
- Appetitlosigkeit, Übelkeit, Brechreiz, Durchfall und Bauchschmerzen
- Gelenk- und Muskelschmerzen
- Hautausschlägen.

Die Prodromalphase dauert meist einige Tage bis einige Wochen, die Patienten sind von Tag zu Tag mehr in ihrem Allgemeinbefinden beeinträchtigt.

Krankheitsphase (Ikterisches Stadium)

Die Bezeichnung „ikterisches Stadium" ist nicht ganz korrekt, da nicht bei allen Patienten ein Ikterus auftritt. Mit Beginn des Ikterus geht es den Patienten oft subjektiv besser. Weitere Symptome dieser Phase sind:

- Grau-gelber Stuhl und braungefärbter Urin
- (Druckschmerzhafte) Vergrößerung von Leber, Milz und evtl. Lymphknoten
- Insbesondere bei ausgeprägtem Ikterus Juckreiz.

Eine Beteiligung anderer Organe, v.a. in Form einer Myokarditis, Pankreatitis oder Pleuraergüssen, ist möglich. Die Krankheitsphase dauert meist 2 – 6 Wochen.

Rekonvaleszenzphase (Postikterisches Stadium)

In der Rekonvaleszenzphase bilden sich alle Krankheitszeichen langsam zurück. Uncharakteristische Beschwerden wie Müdigkeit und Abgeschlagenheit können noch über längere Zeit bestehenbleiben.

⊗ Komplikationen

Gefährlichste Frühkomplikation ist ein **fulminanter Verlauf** mit schwersten Leberfunktionsstörungen, der oft zum Tode des Patienten im *Leberkoma* (☞ 6.4.6) führt.

Die wichtigste Spätkomplikation besteht im Übergang in eine **chronische Hepatitis** mit erhöhtem Risiko einer *Leberzirrhose* und eines *Leberzellkarzinoms* (☞ 6.4.7). Die Häufigkeit dieser Komplikationen ist von der Hepatitisform abhängig (☞ auch Tab. 6.23).

> **⌛ Übergang in eine chronische Hepatitis nicht vorhersehbar!**
> Ein anikterischer Verlauf oder insgesamt milde Krankheitserscheinungen sind *nicht* gleichbedeutend mit einem komplikationslosen Abheilen der Erkrankung. Gerade Patienten mit einer Hepatitis C haben in bis zu 75% keinen Ikterus, entwickeln aber in 55% eine chronische Hepatitis.

⌕ Diagnostik

Bei einer akuten Virushepatitis sind Bilirubin und Transaminasen deutlich, AP und γ-GT in der Regel nur leicht erhöht. Der Eisenspiegel und die γ-Globulinfraktion der Elektrophorese sind ebenfalls vermehrt. Ein Maß für die noch verfügbare Lebersyntheseleistung ist der Gerinnungsstatus. Eine *Sicherung* des Erregers ist durch serologische Untersuchungen (☞ Tab. 6.23) möglich.

◩ Behandlungsstrategie

Eine kausale Therapie ist nicht verfügbar. Die symptomatische Behandlung besteht v.a. in der Ausschaltung leberschädigender Noxen und einer sorgfältigen Pflege.

▦ Pflege

Hygienemaßnahmen

Obwohl die Notwendigkeit einer Isolierung von Hepatitiskranken bei Einhaltung der entsprechenden Hygienevorschriften eher verneint wird, werden die Patienten im Krankenhaus meist isoliert. Bis das Ergebnis der serologischen Untersuchungen vorliegt, müssen alle pflegerischen Maßnahmen so ausgerichtet sein, als ob eine infektiöse Hepatitis vorläge.

- Patienten über Hygienemaßnahmen informieren
- Immer, wenn ein Kontakt zu infektiösem Material wie Blut oder anderen Ausscheidungen möglich ist, Handschuhe und Schutzkittel tragen. Nach Umgang mit infektiösem Material Hände desinfizieren
- Kanülen nicht in ihre Hülle zurückstecken (Verletzungsgefahr), sondern sofort in einen als infektiös gekennzeichneten Abfallbehälter werfen

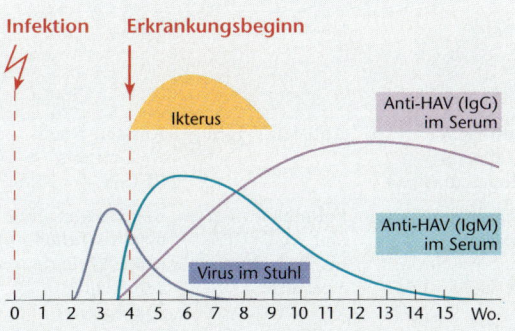

Abb. 6.21: Die Nachweisbarkeit der Hepatitis-A-Viren im Stuhl oder der HAV-Antikörper im Blut ist abhängig vom Krankheitsstadium. [B 200]

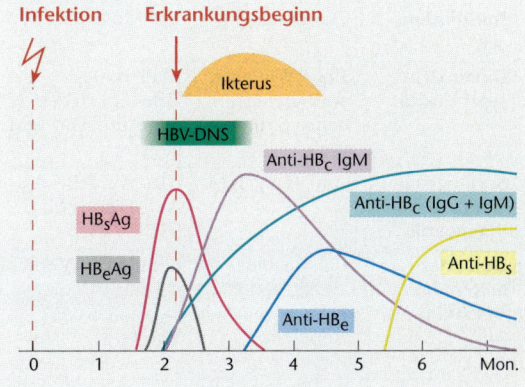

Abb. 6.22: Hepatitis B. Nachweisbarkeit von Virusantigenen und -antikörpern im Krankheitsverlauf. Wenn Hb$_s$Ag positiv ist, so ist eine Infektiosität möglich. Der Nachweis von HBV-DNS bedeutet definitive Infektiosität. [B 200]

- Laborröhrchen je nach Richtlinien des Hauses kennzeichnen
- Mit infektiösem Material in Berührung gekommene Gegenstände desinfizieren. Kontaminierte Bettwäsche sowie Verbandsmaterial kennzeichnen und gesondert entsorgen
- Hygieneartikel des Patienten beschriften und gesondert aufbewahren (z.B. im Nachttisch)
- Separate Toilette/Waschbecken zur Verfügung stellen
- Badewanne und Dusche nach Gebrauch desinfizieren und versehentliche Benutzung durch andere Patienten vermeiden.

Allgemeine Pflegemaßnahmen

Zu den allgemeinen Pflegemaßnahmen gehören Bettruhe zur Förderung der Leberdurchblutung und ein absolutes Alkoholverbot.

Eine spezielle Leberschonkost ist nicht nötig. Bei stark ausgeprägtem Ikterus kann nach Absprache mit dem Arzt zur Förderung des Stuhlganges und des Galleabflusses morgens ein Teelöffel Karlsbader Salz auf nüchternen Magen verabreicht werden.

Bei Oberbauchschmerzen werden warme Wickel als angenehm empfunden (☞ auch Therapie bei Ikterus 6.2.1, Pflege bei Fieber ☞ 12.3.2).

Wichtig ist die aufmerksame Beobachtung des Kranken. Dazu gehören die Beurteilung des Allgemeinbefindens, der Ausscheidungen, der Haut, der Skleren, der Vitalzeichen und der Temperatur.

🍵 Prognose und 🖉 Patienteninformation

☞ *Tab. 6.23*

Es ist wichtig, die Patienten auf regelmäßige Kontrolluntersuchungen und die Notwendigkeit einer absoluten Alkoholkarenz hinzuweisen. Für Frauen ist für eine gewisse Zeit die „Pille" verboten (sie belastet die Leber).

Patienten mit einer Hepatitis B und C müssen wissen, daß sie bis zum Negativwerden der serologischen Untersuchungen ihren Sexualpartner anstecken können. Wie bei HIV gilt auch hier: Schutz bieten Kondome.

🗎 Immunprophylaxe

Eine spezifische Immunprophylaxe ist nur gegen Hepatitis A und B möglich:

- Hauptindikation einer Passivimmunisierung gegen Hepatitis A durch Gabe von Immunglobulin (z.B. Beriglobin®S) ist eine geplante Reise in ein Endemiegebiet. Der Schutz hält aber nur 3 (– 6) Monate an.
  Seit kurzem ist auch eine aktive Impfung möglich, beispielsweise mit Havrix®. Eine Simultanimpfung an verschiedenen Körperstellen kann beispielsweise nach Kontakt mit infektiösem Material empfehlenswert sein
- Nach einem Kontakt mit virushaltigem Material kann eine Hepatitis B verhindert werden, wenn in den ersten Stunden nach Kontakt Hepatitis-B-Hyperimmunglobulin gegeben wird.

	Hepatitis A	Hepatitis B	Hepatitis C	Hepatitis D	Hepatitis E
Erreger	HAV	HBV	HCV	HDV	HEV
Hauptübertragungsweg	Fäkal-oral	Parenteral, sexuell, perinatal	Parenteral, sexuell, perinatal	Parenteral, sexuell	Fäkal-oral
Inkubationszeit	2–6 Wochen	1–6 Monate	2–10 Wochen	4–7 Wochen	2–8 Wochen
Dauer der Infektiosität	Bis 4 Wo. nach Auftreten der ersten Symptome	Bis HBs-Ag, HBe-Ag, HBV-DNA und Anti-HBc-IgM negativ	Unklar	Unklar	Unklar
Serologische Routinediagnostik	Anti-HAV-IgM	HBs-Ag, HBe-Ag, Anti-HBc-IgM, (HBV-DNS)	Anti-HCV (erst nach 3–6 Monate positiv)	Anti-HDV-IgM	Antigen-Nachweis mittels ELISA
Besonderheiten des Verlaufs	Fulminante Verläufe < 1%, keine chron. Verläufe	Fulminante Verläufe < 1%, 5–10% chron. Verläufe	Fulminante Verläufe < 1%, ca. 55% chron. Verläufe	Fulminante Verläufe in 2–10%, bis 70% chron. Verläufe	Bei Schwangeren bis 20% fulminante Verläufe, keine chron. Verläufe
Impfung	Passiv und aktiv	Passiv und aktiv	Nicht möglich	Schutz durch Impf. gegen Hepatitis B	Nicht möglich

Tab. 6.23: Übersicht über wichtige Kriterien der verschiedenen Hepatitisformen. Die Hepatitis F und G sind in Deutschland z.Zt. nicht von Bedeutung. [B 200]

Für Risikogruppen, z.B. Dialysepatienten und medizinisches Personal, empfiehlt sich die aktive Impfung, z.B. mit Gen-H-B-Vax® oder Engerix®-B. Der Impferfolg wird durch Bestimmung des Anti-HBs-Titers kontrolliert. Eine sofortige Auffrischimpfung ist bei Werten unter 10 U/l (U = Units) erforderlich, bei Titern zwischen 10 und 100 U/l in den nächsten 3 – 6 Monaten. Eine Simultanimpfung ist möglich. Die Impfung gegen Hepatitis B schützt auch vor der Hepatitis D.

6.4.2 Chronische Hepatitis

> 🔲 **Chronische Hepatitis** *(chronische Leberentzündung):* Länger als 6 – 12 Monate bestehende Entzündung der Leber mit zwei prognostisch unterschiedlichen Hauptformen, der **chronisch persistierenden Hepatitis** *(CPH)* und der **chronisch aggressiven Hepatitis** *(CAH).*

⇨ Krankheitsentstehung und Einteilung

Anhand histologischer Kriterien werden vor allem zwei Formen unterschieden:
- Bei der **chronisch persistierenden Hepatitis** bleiben die entzündlichen und fibrosierenden Veränderungen auf die Periportalfelder beschränkt. Ursächlich ist meist eine nicht ausgeheilte akute Virushepatitis
- Dagegen greift die **chronisch aggressive Hepatitis** auf die Leberläppchen über und führt zu Leberzelluntergang sowie einer zunehmenden Fibrosierung und Funktionseinschränkung der Leber. Auch diese Form kann Folge einer nicht ausgeheilten akuten Virushepatitis sein, ist aber insbesondere bei jüngeren Frauen oft als Autoimmunkrankheit anzusehen **(Autoimmunhepatitis).**

Auch Alkohol, bestimmte Medikamente und einige Stoffwechselerkrankungen, vor allem die *Speicherkrankheiten* **M. Wilson** und **Hämochromatose** (abnorme Speicherung und Ablagerung von Kupfer bzw. Eisen in etlichen Organen), können zu chronisch-entzündlichen Leberveränderungen führen.

✴ Symptome und Untersuchungsbefund

Die chronische Hepatitis bereitet dem Patienten vor allem uncharakteristische Beschwerden wie beispielsweise Müdigkeit, verminderte Leistungsfähigkeit sowie Völle- und Druckgefühl im Oberbauch.

🔎 Diagnostik

Die *Verdachtsdiagnose* wird durch eine langandauernde Erhöhung von Transaminasen und Bilirubin und positiver Hepatitisserologie bei infektiöser Ur-

sache bzw. positiven Autoantikörpern bei Autoimmunhepatitis gestellt. Vor allem bei der chronisch-aggressiven Form ist ein Anstieg der γ-Globuline zu beobachten. Zur *Diagnosesicherung* ist eine Leberbiopsie durch Leberpunktion (☞ 6.3.4) oder im Rahmen einer Laparoskopie (☞ 6.3.5) erforderlich.

📊 Behandlungsstrategie und 🔁 Pflege

Die chronisch persistierende Hepatitis bedarf keiner medikamentösen Behandlung. Bei der chronisch aggressiven Hepatitis infolge einer Virushepatitis wird α-2-Interferon gegeben. Bei der Autoimmunhepatitis scheint eine immunsuppressive Therapie (☞ Pharma-Info 11.16), v.a. mit Glukokortikoiden und Azathioprin (z.B. Imurek®), am erfolgversprechendsten. Symptomatisch müssen weitere leberschädigende Noxen unbedingt vermieden werden. Dazu gehören ein absoluter Alkoholverzicht und das Absetzen aller nicht dringend notwendigen Medikamente.

Der Patient soll körperliche Anstrengungen vermeiden und auf eine ausgewogene, vitaminreiche Ernährung achten.

📈 Prognose

Die Prognose der CPH ist meistens gut, da sie oft spontan ausheilt. Allerdings ist auch der Übergang in die chronisch aggressive Form möglich. Dagegen gehen etwa 50% der CAH in eine Leberzirrhose über, und es treten gehäuft Leberzellkarzinome auf. Besonders schlecht ist die Prognose für Patienten mit einer autoimmunbedingten CAH (5 Jahres-Überlebensrate etwa 50%).

6.4.3 Alkoholische Leberschädigung

Durch regelmäßigen Alkoholabusus entstehen folgende drei Krankheitsbilder der Leber:
- Alkoholfettleber
- Alkohol-Hepatitis
- Alkoholbedingte Leberzirrhose.

Alkoholfettleber

> 🔲 **Leberzellverfettung:** Verfettung von weniger als 50% der Leberzellen.
>
> **Fettleber:** Verfettung von über 50% der Leberzellen.

⇨ Krankheitsentstehung

Beim Abbau von Alkohol kommt der Leber eine zentrale Rolle zu. Wird ihr Alkohol zugeführt, baut sie diesen vorrangig ab und vernachlässigt u.a. den Fettstoffwechsel.

Übermäßige Alkoholzufuhr führt also zu vermehrter Fettablagerung in den Leberzellen, so daß diese an Größe zunehmen.

Neben Alkohol sind der Diabetes mellitus (☞ 8.5.2), Überernährung (☞ 8.7.1) und Fettstoffwechselstörungen (☞ 8.7.4) weitere Ursachen einer Fettleber.

Symptome, Befund und Diagnose

Die meisten Patienten haben keinerlei Beschwerden, so daß die Fettleber eher zufällig diagnostiziert wird. Die Leber ist vergrößert tastbar, die sonographische Leberstruktur verändert. Bei den Laborwerten weisen erhöhte γ-GT, AP und evtl. auch Transaminasen (☞ Tab. 6.4) auf den langjährigen Alkoholkonsum hin.

Alkohol-Hepatitis

Wird die Ursache der Fettleber nicht beseitigt, so kommt es zur *Fettleber-Hepatitis* (**Alkohol-Hepatitis**) mit entzündlich-nekrotischen Leberveränderungen. Einige Patienten haben kaum Beschwerden, andere klagen über verminderte Leistungsfähigkeit, Übelkeit und Erbrechen. Häufig werden die Kranken auch ikterisch. Transaminasen, γ-GT, Bilirubin und Blutfette sind oft erhöht.

> Die einzig wirksame Behandlung besteht in der absoluten Alkoholabstinenz. Dann bildet sich die Fettleber und auch noch die Alkoholhepatitis wieder vollständig zurück.

Alkoholbedingte Leberzirrhose

Bei weiter fortgesetztem Alkoholabusus (engl.: abuse = Mißbrauch) entwickelt sich eine nicht mehr rückbildungsfähige, **alkoholbedingte Leberzirrhose** (☞ 6.4.6).

6.4.4 Alkoholabhängigkeit und Entzugsdelir

> Alkoholiker ist, wer länger als ein Jahr größere Mengen an Alkohol konsumiert, die Kontrolle über den Alkoholkonsum verloren hat und dadurch körperlich, psychisch und in seiner sozialen Stellung geschädigt ist.

Alkoholassoziierte Erkrankungen

Im Krankenhaus stehen die Schäden an der Leber mit Fettleber, Alkoholhepatitis und alkoholbedingter Leberzirrhose im Vordergrund. Hinzu treten jedoch weitere gravierende Organschäden:

- ZNS: Abgesehen von dem Entzugsdelir mit den Symptomen einer akuten Psychose (☞ unten) leiden viele chronische Alkoholiker unter einem sogenannten **Korsakow-Syndrom** mit massiver Störung des Kurzzeitgedächtnisses, Desorientiertheit und *Konfabulationen* („erfundene Geschichten"), einer **Wernicke-Enzephalopathie** (Gangunsicherheit, Augenmuskellähmungen und Bewußtseinsstörungen) sowie *Polyneuropathien* (Erkrankung der peripheren Nerven mit Sensibilitätsstörungen, ☞ 8.5.5)
- Blutbildung: Viele Alkoholiker haben eine makrozytäre Anämie (☞ 9.6.3)
- Herz: Lebensbegrenzend kann außer den Leberfolgeschäden auch eine irreversible Herzinsuffizienz infolge alkoholbedingter dilatativer Kardiomyopathie (☞ 2.9) sein
- Stoffwechsel: Bei hochgradiger Pankreaszerstörung kann es zum Diabetes mellitus kommen. Gefährlich ist auch die Neigung zu Hypoglykämien
- Immunsystem: Es besteht ein stark erhöhtes Risiko für Tuberkulose, Lungenentzündungen und Hirnhautentzündungen

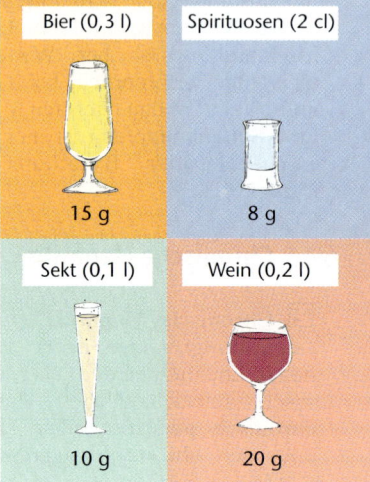

Soviel reiner Alkohol ist in einem Glas ...

Bier (0,3 l)	Spirituosen (2 cl)
15 g	8 g
Sekt (0,1 l)	Wein (0,2 l)
10 g	20 g

Abb. 6.24: Durchschnittlicher Alkoholgehalt verschiedener Getränke. [B 200]

Alkoholentzugsdelir

Wird ein Alkoholkranker stationär aufgenommen und die Alkoholzufuhr unterbrochen, kommt es zum **Entzugsdelir.**

Mäßig abhängige Patienten durchleben „nur" ein **Prädelir,** das Tage bis Wochen dauern kann. Der Patient leidet unter Tremor (Zittern) der Hände, quälender Unruhe, ist sehr reizbar und hat Schweißausbrüche. Seine Orientierung ist meist jedoch noch erhalten, und er halluziniert nicht.

Stad.	Leberveränderung	Reversibel
0	Leberzellverfettung	ja
I	Fettleber	ja
II	Alkohol-Hepatitis	ja
III	Alkoholbedingte Leberzirrhose	nein

Tab. 6.25: Stadien der Leberschädigung durch Alkohol. Wird vom Betroffenen die Alkoholzufuhr nicht gestoppt, schreitet die Leberschädigung bis hin zum Tod fort. [B 200]

Ansonsten geht das Prädelir meist rasch in ein („volles") **Delir** über: Körperlich fallen mäßiges Fieber, Schweißausbrüche, Durchfall und Erbrechen, starke Kurzatmigkeit, schneller Puls und Gangunsicherheit auf. Unbehandelt drohen auch epileptiforme Krampfanfälle mit Zungenbiß.

Psychisch ist der Patient örtlich und zeitlich hochgradig desorientiert, leidet unter szenenhaften visuellen Trugwahrnehmungen (*Halluzinationen*), ist hochgradig unruhig, hat einen grobschlägigen Tremor, kann nicht schlafen und durchlebt Phasen von extremer Angst oder Euphorie.

Viele Betroffene sind sehr aggressiv und bedrohen das medizinische Personal, so daß eine Fixierung am Bett (auf Arztanordnung) oft unerläßlich ist.

Behandlungsstrategie bei Entzugsdelir

Ziel der Therapie ist es, die extreme Streßsituation des Patienten zu mildern und gleichzeitig eine notwendige medizinische Behandlung sicherzustellen.

Die heute übliche medikamentöse Therapie umfaßt:
- Clomethiazol (Distraneurin®) oral oder intravenös. Während die orale Gabe von Distraneurin auf einer Normalstation möglich ist, können Distraneurin-Infusionen wegen ihrer Nebenwirkungen (v.a. Atemdepression) nur auf Intensivpflegestationen verabreicht werden
- Haloperidol (z.B. Haldol®) oral oder intravenös gegen Unruhe und Angstzustände
- Parenterale Ernährung mit Flüssigkeits- und Elektrolytsubstitution
- Vitamin B_1 täglich intravenös bis zum Abklingen des Delirs.

Pflege bei Entzugsdelir

Patienten im Entzugsdelir sind erheblich gefährdet. Zeichnet sich bei einem (neu aufgenommenen) Patienten ein beginnendes Delir ab (oft abends), müssen daher rechtzeitig Überwachungsmaßnahmen sowie zusammen mit dem diensthabenden Arzt medikamentöse Therapiemaßnahmen erwogen werden.

Definitiver Entzug

Ist der Patient nach überstandenem Delir zu einem Leben ohne Alkohol bereit, sollte sich möglichst rasch an die stationäre Behandlung eine Langzeittherapie über 3 – 9 Monate anschließen.

Ohne solche Langzeittherapie fallen fast alle Betroffenen innerhalb weniger Wochen oder Monate zurück in alte Trink- und Lebensgewohnheiten.

Pflege von Alkoholkranken, ☞ *6.1.2*

6.4.5 Leberschädigungen durch andere Noxen

Nicht nur Alkohol, sondern auch zahlreiche andere Fremdstoffe können die Leber akut und/oder chronisch schädigen:
- Nahrungsmittel und -zusatzstoffe
- Toxine, z.B. des *Knollenblätterpilzes*
- Medikamente
- Gewerbliche Stoffe, z.B. Pestizide in der Landwirtschaft.

Man unterscheidet eine *toxische Form* mit dosisabhängiger Leberschädigung von einer *Überempfindlichkeitsreaktion,* die dosisunabhängig nur bei einigen Menschen auftritt.

Die Symptome reichen von geringem Druckgefühl im Oberbauch bis zum akuten, tödlichen **Leberversagen** und können den Krankheitszeichen aller anderen Lebererkrankungen zum Verwechseln ähnlich sein.

Eine Therapie ist nur teilweise möglich.

6.4.6 Leberzirrhose und Leberkoma

> **Leberzirrhose** *(Schrumpfleber):* Chronisch-progrediente, irreversible Zerstörung der Leberläppchen, mit knotig-narbigem Umbau der Leber einhergehend. Mögliches Endstadium nahezu aller Lebererkrankungen. Lebensbedrohlich durch ihre Folgezustände. Altersgipfel 50. – 60. Lebensjahr, ♂ : ♀ = 7 : 3.

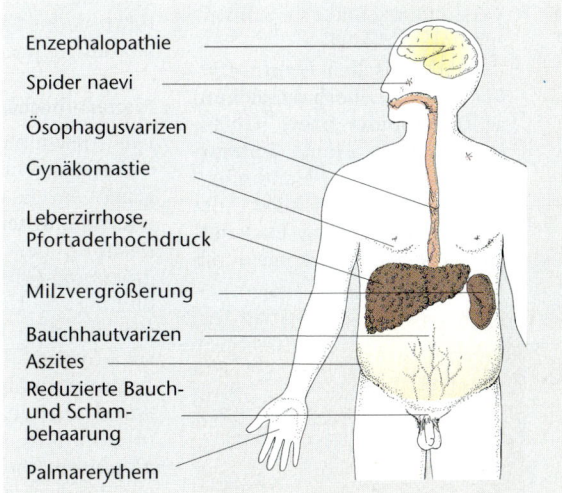

Enzephalopathie
Spider naevi
Ösophagusvarizen
Gynäkomastie
Leberzirrhose, Pfortaderhochdruck
Milzvergrößerung
Bauchhautvarizen
Aszites
Reduzierte Bauch- und Schambehaarung
Palmarerythem

Abb. 6.26: Typische Symptome eines Patienten mit Leberzirrhose. [L 190]

⇨ Krankheitsentstehung

🐍 **Häufigste Ursachen einer Leberzirrhose** sind mit ca. 50% ein chronischer Alkoholabusus und mit ca. 25% eine chronische Virushepatitis.

Seltene Ursachen einer Leberzirrhose sind:
- Gallenwegserkrankungen mit Gallestau **(sekundär biliäre Zirrhose)**
- Autoimmunvorgänge **(primär biliäre Zirrhose,** ☞ 6.5.4)
- Kardiovaskuläre Erkrankungen, z.B. Stauungsleber bei chronischer Rechtsherzinsuffizienz
- Medikamente oder Gifte
- Stoffwechselerkrankungen (z.B. Hämochromatose).

Leberzelluntergang, narbig-bindegewebige Umwandlung der Leber und Durchblutungsstörungen führen zu einer fortschreitenden Leberfunktionseinschränkung.

🔲 Symptome und Untersuchungsbefund

Die Leberzirrhose macht sich meist erst im fortgeschrittenen Zustand bemerkbar:
- *Allgemeine Beschwerden* sind Mattigkeit, verminderte Leistungsfähigkeit, Gewichtsverlust, Schwitzen, psychische Verstimmung und evtl. Schmerzen im Oberbauch
- Zu den typischen *Hautauffälligkeiten* **(Leberhautzeichen)** gehören **Spider naevi** (Gefäßsternchen der Haut), **Palmarerythem** (gerötete Handinnenflächen), Weißfleckung der Haut bei Abkühlung, **Lackzunge** (glatte und rote Zunge durch

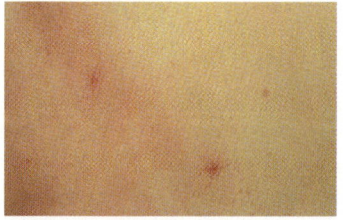

Abb. 6.27: Spider naevi. [F 113]

Vitamin B-Mangel), Mundwinkelrhagaden (eingerissene Mundwinkel) und das **Caput medusae** *(Medusenhaupt,* verstärkte Venenzeichnung um den Bauchnabel als Umgehungskreislauf bei Pfortaderhochdruck, ☞ Abb. 6.8). Im fortgeschrittenen Stadium ist die Haut grau-fahl und evtl. ikterisch

- Ausdruck *hormoneller Störungen* sind Potenzstörungen und Libidoverlust, Gynäkomastie (Brustbildung beim Mann), Hodenatrophie und die Ausbildung einer sog. *Bauchglatze* durch den Verlust der männlichen Sekundärbehaarung. Bei Frauen sind Störungen der Regelblutung häufig.

Liegt der Leberzirrhose eine Erkrankung mit Gallestau zugrunde, haben die Patienten neben einem ausgeprägten Ikterus oft einen quälenden Juckreiz.

Die derbe Leber kann normal, vergrößert oder verkleinert sein. Bei der Untersuchung zeigt sich oft ein von Blähungen und Aszites aufgetriebener Bauch.

🔆 Komplikationen der Leberzirrhose und Leberkoma

Schreitet die Leberzirrhose fort, führt sie bei fast allen Patienten zu tödlichen Komplikationen.

Pfortaderhochdruck

Die Ansammlung von Bindegewebe in der Leber engt die Blutgefäße ein. Es entsteht ein **Pfortaderhochdruck** *(portale Hypertension)*, der zu einer Milzvergrößerung *(☞ 6.7.1)* und zur Ausbildung von Umgehungskreisläufen zwischen Pfortader- und V. cava-System führt. Klinisch bedeutsam sind hierbei *äußere Hämorrhoiden*, das *Caput medusae* (☞ Abb. 6.76. und 6.8) und *Ösophagusvarizen* mit der Gefahr einer akut lebensbedrohlichen *oberen Gastrointestinalblutung* (☞ 5.2.5).

Beeinträchtigte Syntheseleistung der Leber

Durch die beeinträchtigte Syntheseleistung der Leber werden nicht mehr genügend Gerinnungsfaktoren gebildet. Dies führt zu einer erhöhten *Blutungsneigung* (☞ 9.8.2).

Die unzureichende Albuminsynthese der Leber und der Pfortaderhochdruck begünstigen die Ödem- und Aszitesentwicklung, die dann durch einen *sekundären Hyperaldosteronismus* (☞ 8.6.1) unterhalten werden.

Hepatische Enzephalopathie und Leberkoma

🔲 **Leberkoma** *(hepatisches Koma, Coma hepaticum):* Schwerste Bewußtseinsstörung bis zur tiefen Bewußtlosigkeit durch Ausfall der Entgiftungsfunktion der Leber. Häufig tödlich. Unterteilt in:
- **Leberzerfallkoma** *(endogenes Leberkoma)* bei massivem Leberzelluntergang z.B. im Rahmen einer fulminanten Hepatitis
- **Leberausfallkoma** *(exogenes Leberkoma)* bei Leberzirrhose mit Umgehungskreislauf, ausgelöst durch zusätzliche, „exogene" Belastungen des Organismus wie z.B. hohe Eiweißzufuhr, gastrointestinale Blutungen, Infektionen oder Alkohol.

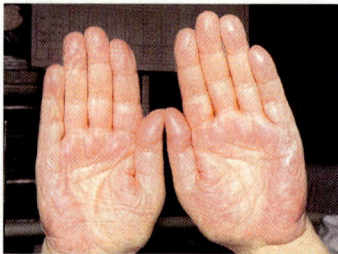

Abb. 6.28: Klassisches Palmarerythem in symmetrischer Anordnung bei einem 53jährigen Patienten mit Leberzirrhose. [F 113]

Stadium		Symptome
I	Pro-dromal-stadium	Verlangsamung, rasche Müdigkeit, Sprachstörungen, Merkstörungen, *flapping tremor* (Flattertremor, beim Versuch, Hand bei gestreckten Fingern geradezuhalten, 1–3 Flexionen pro Sek. im Handgelenk)
II	Drohen-des Koma	Zunehmende Schläfrigkeit, Apathie, Änderung der Schrift, EEG (Frequenz-verlangsamung), flapping tremor
III	Stupor	Pat. schläft fast nur, ist jedoch erweck-bar, Reflexe erhalten, Foetor hepaticus
IV	Tiefes Koma	Keine Reaktion auf Schmerzreize, Reflexe erloschen, Foetor hepaticus stark ausgeprägt

Tab. 6.29: Stadien der hepatischen Enzephalopathie. [B 169]

Nicht nur die Synthese-, sondern auch die Entgiftungsfunktion der Leber ist gestört. Als **hepatische Enzephalopathie** (Enzephalopathie = nichtentzündliche Erkrankung/Schädigung des Gehirns) werden verschiedene neurologische und psychische Auffälligkeiten des Kranken bezeichnet, die v.a. auf einen Anstieg von Ammoniak und anderen Eiweißabbauprodukten im Blut zurückzuführen sind. Schwerste Form der hepatischen Enzephalopathie ist das **Leberkoma** (☞ Tab. 6.29), in dem viele Patienten versterben.

Hepatorenales Syndrom

Bei Patienten mit einer schweren Leberzirrhose kann es zu einem Nierenversagen kommen, das als **hepatorenales Syndrom** bezeichnet wird und meist tödlich endet. Typischer Auslöser ist beispielsweise eine zu schnelle Aszites-Ausschwemmung.

Hepatozelluläres Karzinom

Patienten mit einer Leberzirrhose haben ein erhöhtes Risiko, an einem **Leberzellkarzinom** (☞ 6.4.7) zu erkranken.

Diagnostik bei Leberzirrhose

- Labor: Transaminasen, γ-GT, AP und Bilirubin sind leicht erhöht. Wegen der Funktionsstörung der Leber sind Gerinnungsfaktoren, Cholinesterase und Albumin vermindert. Das Blutbild zeigt oft eine Anämie, Leukozytopenie und Thrombozytopenie. Elektrolytstörungen, v.a. eine Hypokaliämie, sind häufig. Die Hepatitis-Serologie, die Bestimmung von Eisen und Kupfer und die Suche nach Autoantikörpern dienen der Ursachenklärung
- Oberbauchsonographie
- Endoskopie (Ösophagus-, Magenfundusvarizen?)
- Biopsie (☞ 6.3.4).

Behandlungsstrategie bei Leberzirrhose

Abgesehen von Ausnahmefällen ist eine kausale Behandlung der Leberzirrhose nicht möglich. „Leberschutzpräparate" sind nutzlos. Manchmal kann der Pfortaderhochdruck durch Gabe von β–Blockern gesenkt werden. Die Therapie besteht daher in der Ausschaltung zusätzlicher Noxen (z.B. Medikamente) und der Behandlung der Komplikationen:

- Aszites und Ödeme (☞ 6.2.2)
- Bei Ösophagus- und Fundusvarizen wird im Rahmen der diagnostischen Endoskopie eine *Sklerosierung* versucht. Ist die Blutung zu stark, wird zunächst eine Kompressionssonde (☞ 5.1.4) gelegt. Steht die Blutung, kann (noch einmal) eine Sklerosierung versucht werden. Alternativ besteht die Möglichkeit einer endoskopischen *Gummilegatur* oder *Laserkoagulation*. Nach wiederholten Blutungen kann operativ ein *Shunt* (Kurzschluß) zwischen portalem und kavalem Kreislauf gebildet werden, um die Varizen zu entlasten. Dies ist jedoch mit einem erhöhten Enzephalopathierisiko belastet. Zudem ist die OP-Sterblichkeit hoch (40% bei Notfall-OP , 5% bei OP zur Rezidivprophylaxe)
- Ein Leberkoma erfordert eine Intensivtherapie, parenterale Ernährung sowie den Ersatz von Gerinnungsfaktoren und Vitamin K.

Pflege und Patienteninformation

*Pflege von Alkoholkranken, ☞ 6.1.2;
Pflege bei Aszites, ☞ 6.2.2*

> Wichtigste und oft lebensrettende Maßnahme ist (bei alkoholbedingter Zirrhose) die absolute Alkoholkarenz!

- Eine spezielle Diät ist in den Anfangsstadien einer Leberzirrhose nicht nötig. Am günstigsten ist eine vitaminreiche, kochsalzarme, Mischkost
- Bei einer hepatischen Enzephalopathie ist eine Verminderung der Eiweißzufuhr erforderlich. Häufig wird eine *Darmsterilisation* durch orale Gabe von Antibiotika, hohe Reinigungseinläufe (mit 3 – 4 l körperwarmer physiologischer Kochsalzlösung) und Lactulose (z.B. Bifiteral®) angeordnet, um die ammoniakproduzierenden Bakterien im Darm zu reduzieren. Im Akutstadium liegen die Patienten auf der Intensivstation
- Bei Gerinnungsstörungen müssen Verletzungen vermieden werden
- Der Patient ist erhöht dekubitus-, thrombose-, infektions- und kontrakturgefährdet
- Da viele Medikamente die Leber belasten, werden alle nicht unbedingt notwendigen Medikamente abgesetzt.

> **⚠ Vorsicht! Medikamente bei Leberzirrhose**
>
> Der Patient soll keine Medikamente eigenmächtig einnehmen, da etliche – auch frei verkäufliche – Medikamente die Leber belasten (z.B. auch das gängige Schmerzmittel Paracetamol) und alle durch die Leber abgebauten Medikamente niedriger dosiert werden müssen.

👁 Krankenbeobachtung

- Allgemeinbefinden und Bewußtsein
- RR, Puls, Temperatur, Atmung, ZVD
- Haut
- Bauchumfang, Körpergewicht, Ausscheidung
- Blutungszeichen.

*Pflege bei Ösophagusvarizenblutungen ☞ 5.1.4 und 5.2.5;
Pflege bei Ikterus ☞ 6.2.1;
Pflege bei Aszitespunktion ☞ 6.3.3;
Pflege von Alkoholkranken, ☞ 6.1.2*

📣 Prognose

Die Prognose der Leberzirrhose ist schlecht. Sind bereits Komplikationen (Ikterus, Aszites, Gastrointestinalblutungen, Enzephalopathie) aufgetreten, liegt die 5 Jahres-Überlebensrate nur bei ca. 20% und ist damit niedriger als bei vielen Krebserkrankungen.

6.4.7 Tumoren der Leber

Gutartige Lebertumoren

Gutartige Lebertumoren sind insgesamt selten.
Am häufigsten sind dabei **Hämangiome** (gutartige Blutgefäßtumore), die nur bei (drohenden) Komplikationen behandelt werden müssen.

Bösartige Lebertumoren

Bösartige Lebertumoren kommen am häufigsten als (sekundäre) **Lebermetastasen** vor. Bei Männern metastasieren bevorzugt Magen-, Darm- und Bronchialkarzinome, bei Frauen Magen-, Darm-, Mamma- und Uteruskarzinome in die Leber.

Lebermetastasen können *solitär* (einzeln) oder *multipel* auftreten und werden gewöhnlich bei der Ultraschalluntersuchung leicht als rundliche Knoten erkannt.

Von einer **Metastasenleber** spricht man, wenn die Leber förmlich von Tumorknoten übersät ist, die sich an der Oberfläche vorwölben.

Lebermetastasen werden zwar in den letzten Jahren zunehmend durch Zytostatika (z.B. **regionale Chemotherapie** mit isolierter Zytostatikadurchspülung der Lebergefäße) oder lokalchirurgisch behandelt, trotzdem ist hierdurch in der Regel keine Heilung möglich.

Hepatozelluläre Karzinome, meist *primäre Leberzell-Karzinome*, sind selten und treten am häufigsten auf dem Boden einer Leberzirrhose auf.
Zusammenhänge bestehen auch zur chronischen Hepatitis

(☞ 6.4.2) und zu bestimmten chemischen Noxen, z.B. Vinylchlorid, Arsen oder den *Aflatoxinen* des Schimmelpilzes *Aspergillus flavus.*

Die Patienten sind ikterisch und klagen über Müdigkeit, Gewichtsverlust und Oberbauchbeschwerden. Es kann sich ein Aszites entwickeln. Die Leber ist meist vergrößert und hart.

Die Diagnose wird sonographisch oder mittels CT gestellt. Häufig ist der Tumormarker *AFP* (α-Fetoprotein, ☞ 13.2) erhöht.

Ist der Tumor klein und lokal begrenzt, kann er evtl. durch eine Leberteilresektion entfernt werden.
Ansonsten kommen als palliative Maßnahmen die Chemotherapie (z.B. lokal über einen in die Leberarterie implantierten Katheter) oder der Verschluß *(Embolisation)* der Tumorgefäße über einen perkutan in die Leberarterie vorgeschobenen Katheter in Frage.
In einzelnen Fällen kann auch eine Lebertransplantation sinnvoll sein.

Die Prognose ist mit einer 5 Jahres-Überlebensrate von 20% schlecht.

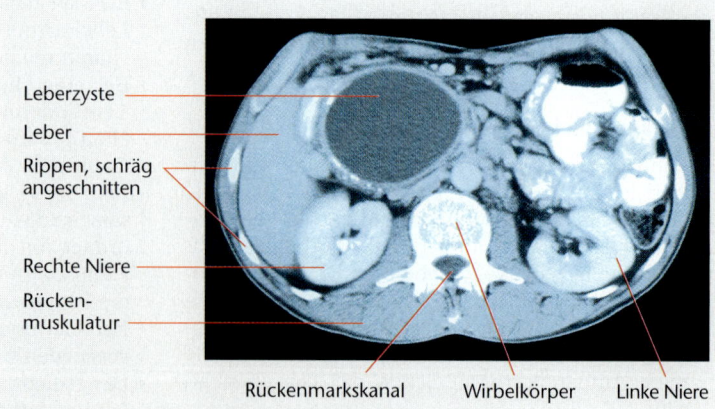

Abb. 6.30: Leberzyste im computertomographischen Bild. Auf diesem CT-Schnitt durch die Leber auf Höhe der Nieren ist deutlich eine große, nicht gekammerte Leberzyste zu erkennen. [V 137]

6.4.8 Leberzysten

> ⊡ **Leberzysten:** Angeborene oder erworbene Hohlräume im Lebergewebe, die häufig mit Flüssigkeit angefüllt sind.

Einzelne **Leberzysten** (☞ Abb. 6.30) bereiten dem Betroffenen meist keine Beschwerden und sind ein häufiger Zufallsbefund bei der Sonographie. Sie bedürfen nur dann einer (operativen) Behandlung, wenn aufgrund ihrer Größe oder Lage Komplikationen zu erwarten sind (z.B. Verlegung großer Gallengänge).

Dagegen ist bei der (angeborenen) **Zystenleber** die gesamte Leber von Zysten durchsetzt. Ca. die Hälfte der Patienten hat gleichzeitig *Zystennieren*, wobei dann der Nierenbefall prognoseentscheidend ist.

Bei den erworbenen Leberzysten sind v.a. die *Echinokokkuszysten* bedeutsam, die durch eine orale Aufnahme von Fuchsbandwurmeiern bedingt sind (☞ 12.10.2).

Die Behandlung ist primär operativ, wobei das Vorgehen von der Art des Erregers *(Echinococcus granulosus* oder *multilocularis)* und von der Zahl und Lokalisation der Zysten abhängt. Ist eine chirurgische Entfernung der Zysten nicht möglich, kann eine medikamentöse Behandlung helfen (☞ 12.10.2).

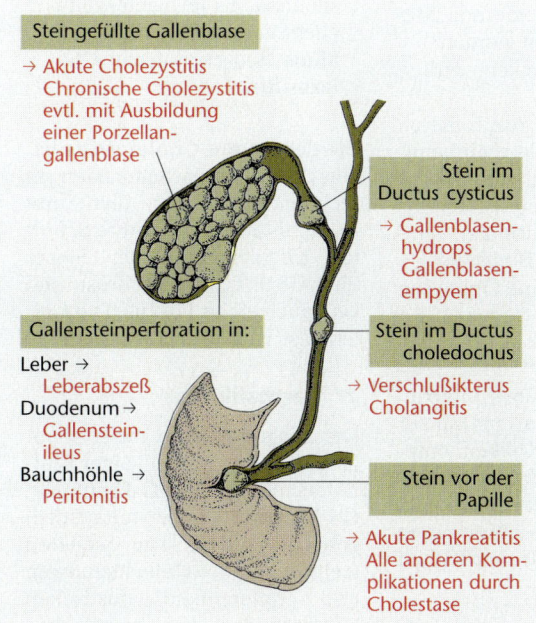

Abb. 6.31: Mögliche Komplikationen von Gallensteinen (rote Schrift) in Abhängigkeit von ihrer Lokalisation. [L 190]

6.5 Erkrankungen von Gallenblase und Gallenwegen

6.5.1 Cholelithiasis

> ⊡ **Cholelithiasis** *(Gallensteinkrankheit, Gallensteinleiden)*: Bildung von Konkrementen in der Gallenblase **(Cholezystolithiasis)** und/oder den Gallengängen **(Choledocholithiasis).**
> Jeder 10. ist betroffen, vor allem Frauen, jedoch in 80% der Fälle symptomlos.

⇨ Krankheitsentstehung

Voraussetzung für die Gallensteinbildung ist ein Lösungsungleichgewicht der Galle („übersättigte Galle"), so daß Cholesterin, Bilirubin und Kalzium ausgefällt werden.

Es bilden sich kleine Kristalle, die zu **Cholesterin-**, **Pigment-** (vor allem Bilirubinsteinen) oder – selten – **Kalziumbilirubinatsteinen** heranwachsen.

Risikofaktoren sind Entzündungen, Beweglichkeitsstörungen und Stauung der Gallenwege, hämolytische Anämien (☞ 9.5.4), Diabetes mellitus (☞ 8.5), Hypercholesterinämie (☞ 8.7.4), unausgewogene Ernährung, Übergewicht, Schwangerschaft und eine positive Familienanamnese.

🗪 Symptome, Befund und 🕲 Komplikationen

Zeigen Gallensteinträger überhaupt keine oder nur ganz geringe Symptome, spricht man von sog. **stummen Steinen,** die meist nicht behandelt werden müssen.

Visitenkarte der Cholelithiasis: die Gallenkolik

Typisches Symptom des Gallensteinleidens ist die **Gallenkolik,** wenn der Stein aus der Gallenblase in den Ductus cysticus oder Ductus choledochus ausgetrieben wird.

Der Patient hat heftige, krampfartige Schmerzen im rechten Ober- und Mittelbauch, die in den Rücken oder die rechte Schulter ausstrahlen können. Vegetative Begleiterscheinungen wie Schweißausbruch, Brechreiz und Erbrechen sowie evtl. Kreislaufkollaps sind häufig. Die Temperatur kann leicht erhöht sein. Die körperliche Untersuchung ergibt einen Druckschmerz über der Gallenblase.

Ernste Komplikationen

Bei einem relativ geringen Teil der Patienten führt das Gallensteinleiden zu ernsten Komplikationen (☞ Abb. 6.31).

🔍 Diagnostik und Differentialdiagnose

Die *Sonographie* ist heute das zentrale Diagnoseinstrument bei Gallenwegsleiden. Sie stellt sowohl die Steine selbst als auch ihre Folgen und Komplikationen dar, z.B. erweiterte Gallengänge oder Wandverdickungen der Gallenblase als Zeichen einer Entzündung.

Zum differentialdiagnostischen Ausschluß anderer Erkrankungen oder Komplikationen sind erforderlich:
- Blut- und Urinuntersuchung
- EKG (Herzinfarkt?)
- Evtl. Röntgenleeraufnahme des Abdomens (Ileus? Freie Luft?) und Röntgenaufnahme des Thorax (Pneumonie?).

📊 Behandlungsstrategie

Patienten mit einer Gallenkolik erhalten krampflösende (z.B. Buscopan®) und schmerzlindernde (z.B. Dolantin®, Fortral®) Medikamente intravenös.

Klingt die Gallenkolik unter dieser Therapie (☞ auch Pflege) zunächst ab, ist dem Patienten meist eine Gallenblasenentfernung (**Cholezystektomie**) im beschwerdefreien Intervall anzuraten, um erneuten Koliken mit entsprechender Komplikationsgefahr vorzubeugen.

Bei anhaltenden Schmerzen und Entzündungszeichen wird so früh wie möglich operiert, um z.B. einer Gallenblasenperforation vorzubeugen.

Bei Gallensteineinklemmung im Ductus choledochus geht man wie folgt vor:
- Zunächst wird versucht, den oder die eingeklemmten Steine unverzüglich durch eine ERCP mit Papillotomie zu entfernen. Klappt das nicht, wird operiert.
- Konnte der Stein durch die Papillotomie entfernt werden, erfolgt im beschwerdefreien Intervall die (in der Regel laparoskopische) Cholezystektomie.

Nichtoperative Steinentfernung

Verfahren zur *nichtoperativen Steinentfernung* kommen nur bei einem geringen Teil der Patienten in Betracht. Neben der teils sehr langen Behandlungsdauer ist v.a. die hohe Rezidivquote nachteilig. Erwähnenswert sind:
- Die *medikamentöse Steinauflösung* bei nicht-röntgendichten Steinen (Gabe von Urso- und/oder Chenodesoxycholsäure über 12 – 18 Monate, zusätzlich Gewichtsreduktion und fettarme Kost)
- Die *direkte Chemolitholyse* (endoskopisch-retrogrades oder perkutan-transhepatisches Einbringen eines Ätherderivats in die Gallenblase)
- Die *extrakorporale Stoßwellenlithotripsie* bei einzelnen Gallensteinen (☞ auch 7.10).

📋 Pflege bei Gallenkolik

- Die Patienten sollen Bettruhe und Nahrungskarenz einhalten. Ab dem 2. Tag wird die Kost langsam wiederaufgebaut (Tee → Haferschleim → Weißbrot, Zwieback → Kartoffelbrei → Gallenschonkost bzw. die Nahrungsmittel, die der Betroffene verträgt)
- Nach ärztlicher Anordnung können schmerzlindernde Medikamente gegeben werden
- Warme Bauchwickel wirken krampflösend
- Die Pflegenden kontrollieren regelmäßig das Allgemeinbefinden des Patienten, das Abdomen (harte Bauchdecken als Zeichen einer Peritonitis), Temperatur, Puls und Blutdruck
- Evtl. ist alles für eine Operation vorzubereiten.

🍴 Essen und trinken

Im beschwerdefreien Intervall wird häufig eine fettarme Diät zur Vermeidung von Koliken empfohlen, obwohl eine positive Auswirkung auf das Beschwerdebild wissenschaftlich nicht erwiesen ist. Übergewicht sollte der Patient abbauen.

📈 Prognose

Die Prognose ist meist sehr gut. Einige Zeit nach einer Cholezy-

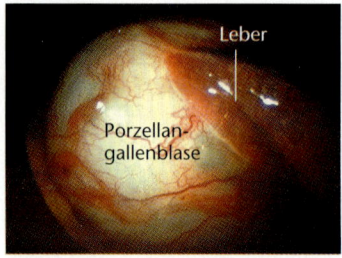

Abb. 6.32: Porzellangallenblase. Die Gallenblase ist porzellanweiß und bei Palpation steinhart. Als Zeichen chronischer Entzündung hat sich ein üppiges Gefäßnetz gebildet. [F 113]

stektomie können die meisten Betroffenen wieder völlig normal essen. Es können sich aber Steinrezidive im Gallengangsystem bilden, die dann mit ERCP und Papillenschlitzung oder operativ behandelt werden müssen.

6.5.2 Cholezystitis

> ☷ **Cholezystitis:** Entzündung der Gallenblase, meist bei bestehendem Gallensteinleiden. Je nach zeitlichem Verlauf Unterteilung in **akute** und **chronische Cholezystitis.**

Bei der **akuten Cholezystitis** haben die Patienten Schmerzen im rechten Oberbauch (evtl. mit Ausstrahlung in die rechte Schulter), Übelkeit, Erbrechen, Fieber über 38,5 °C, Schüttelfrost und evtl. auch einen Ikterus. Die Gallenblase ist druckschmerzhaft.

🔍 Diagnostik

Die Diagnose kann meist sonographisch und anhand einer Blutuntersuchung (BSG-Erhöhung, Leukozytose, Leberwertanstieg) gestellt werden. Die weiteren technischen Untersuchungen und differentialdiagnostischen Überlegungen sind die gleichen wie bei einer Gallenkolik. Bei hohem Fieber sind zusätzlich Blutkulturen (☞ 12.4.3) erforderlich.

◼ Behandlungsstrategie

Eine akute Cholezystitis bedarf immer der stationären Behandlung. Sie besteht in Nulldiät mit parenteraler Ernährung, Bettruhe, einer Eisblase auf die Gallenblasenregion, intravenöser Antibiotikagabe und Schmerzbekämpfung wie bei einer Gallenkolik (☞ oben).

Am günstigsten ist es, wenn die entzündete Gallenblase innerhalb der ersten 48 Std. nach Symptombeginn entfernt wird. Ist dies wegen anfangs unsicherer Diagnose oder schlechtem Allgemeinzustand des Patienten nicht möglich, wird zunächst konservativ behandelt und im beschwerdefreien Intervall operiert.

⊛ Komplikationen

Die Hauptkomplikationen sind Perforation der Gallenblasenwand mit Gefahr einer galligen Peritonitis, Penetration z.B. in die Leber, Gallenblasenempyem und Sepsis.

Hauptsymptome der **chronischen Cholezystitis** sind Beschwerden nach bestimmten Nahrungsmitteln (v.a. fettreiche Speisen), Oberbauchdruck oder -schmerz sowie Koliken und Meteorismus. Die Beschwerden können abklingen (und später rezidivieren), aber auch in eine akute Cholezystitis übergehen. Die Behandlung besteht in der Cholezystektomie, evtl. mit Choledochusrevision.

👁 Krankenbeobachtung

- Temperatur, Puls, RR
- Schmerzen, Bauchdeckenspannung
- Pankreatitiszeichen, Darmtätigkeit.

6.5.3 **Akute eitrige Cholangitis**

Akute eitrige Cholangitis: Entzündung der Gallenwege, in der Regel durch Aufsteigen von Bakterien bei Gallenabflußstauung.

Typische Dreifach-Symptomkombination ist die sog. **Charcot-Trias** aus Fieber mit Schüttelfrost, Ikterus und Koliken.

Die Patienten bedürfen der Intensivüberwachung mit Kontrolle von Blutdruck, Puls, Ausscheidungen und Atmung (BGA, ☞ 4.4.4). Unter intravenöser Antibiotikatherapie wird schnellstmöglich eine Cholezystektomie mit Choledochusrevision oder eine ERCP (☞ 6.3.2) mit Papillotomie und Steinextraktion durchgeführt. Die übrige Therapie entspricht derjenigen bei einer akuten Cholezystitis (☞ oben). Hauptkomplikation ist ein septischer Schock (☞ 12.5).

6.5.4 **Nicht-eitrige chronisch-destruierende Cholangitis und primär biliäre Zirrhose**

Nicht-eitrige chronisch-destruierende Cholangitis (destruieren = zerstören): Chronisch-progrediente, nicht-eitrige Entzündung der (kleinen) Gallengänge. Wahrscheinlich autoimmunologisch bedingt. Betrifft zu 90% Frauen, meist im mittleren Lebensalter. Endstadium ist die **primär biliäre Zirrhose,** kurz *PBC,* eine Sonderform der Leberzirrhose (☞ 6.4.6).

Die Patienten haben lange Zeit nur uncharakteristische Oberbauchbeschwerden und Juckreiz. Eine Beteiligung extrahepatischer Organe ist häufig.

Der wichtigste Laborbefund ist der Nachweis antimitochondrialer Autoantikörper (☞ 13.5). Gesichert wird die Diagnose durch ERCP und Leberbiopsie.

Eine kausale Therapie ist nicht bekannt. Daher wird erst bei Einsetzen von Symptomen behandelt:
- Ursodesoxycholsäure (z.B. Urofalk®) wirkt günstig auf Cholestase und Juckreiz
- Bei starkem Juckreiz wirkt am ehesten Cholestyramin (z.B. Quantalan®), das die Gallensäureausscheidung mit dem Stuhl erhöht
- Wegen der Resorptionsstörungen infolge der Cholestase müssen die fettlöslichen Vitamine (A, D, E, K) ersetzt werden. Als Nahrungsfett eignen sich mittelkettige Triglyzeride *(MCT-Fette,* z.B. Ceres®-Margarine), da sie auch ohne Gallensäuren resorbiert werden
- Bei Versagen der konservativen Therapie ist frühzeitig eine Lebertransplantation zu erwägen.

Eine Prognoseabschätzung ist anhand des Bilirubinwertes möglich. Bei einem Bilirubinwert unter 3 mg/dl liegt die Lebenserwartung bei durchschnittlich zehn Jahren, bei über 6 mg/dl unter zwei Jahren. Bei Lebertransplantation beträgt die 5 Jahres-Überlebensrate 75%, Rezidive sind jedoch leider möglich.

6.5.5 **Gallenblasen- und Gallengangkarzinom**

Gallenblasen- und **Gallengangkarzinome** (☞ Abb. 6.33) sind selten. Vor allem Gallenblasenkarzinome entstehen meist bei Patienten mit Gallensteinen. Die Gallenblasen- und Gallengangkarzinome metastasieren frühzeitig in die Leber.

Die relativ spät auftretenden Symptome des Karzinoms sind langsam zunehmende, schmerzlose Gelbsucht, Oberbauchbeschwerden, Übelkeit, Erbrechen und Gewichtsverlust. Zum Zeitpunkt der Diagnose ist eine Radikaloperation *(Cholezystektomie* bzw. *Whipple-Operation)* meist nicht mehr möglich. Die Prognose ist mit einer 5 Jahres-Überlebensrate von 2% infaust.

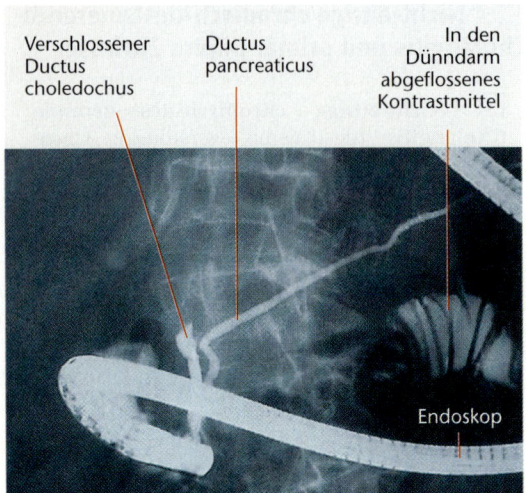

Verschlossener
Ductus
choledochus

Ductus
pancreaticus

In den
Dünndarm
abgeflossenes
Kontrastmittel

Endoskop

Abb. 6.33: Fortgeschrittenes Gallenblasenkarzinom in der ERCP. Das Karzinom hat sich so weit in die Umgebung ausgedehnt, daß es den Ductus choledochus verschließt (Kontrastmittelabbruch). [E 119]

6.6 Erkrankungen der Bauchspeicheldrüse

Mukoviszidose, ☞ 4.14

6.6.1 Akute Pankreatitis

> 🔅 **Akute Pankreatitis** *(akute Bauchspeicheldrüsenentzündung):* Plötzlich einsetzende Entzündung der Bauchspeicheldrüse mit Selbstandauung *(Autolyse)* des Organs und Beeinträchtigung der Pankreasfunktion. Hauptursachen sind Alkoholabusus und Gallenwegserkrankungen (je 40%). Altersgipfel 30. – 50. Lebensjahr. Schwerste hämorrhagisch-nekrotisierende Form in > 50% aller Fälle tödlich (☞ Abb. 6.34).

⇨ Krankheitsentstehung

Bei der Pankreatitis werden die Verdauungsenzyme des Pankreas bereits im Pankreas und nicht erst im Dünndarm aktiviert. Folge ist eine Selbstandauung des Organs.

Seltene Ursachen sind Medikamente (z.B. Glukokortikoide, Zytostatika), Infektionen (z.B. Mumps, Scharlach, Hepatitis) und Traumen (auch ERCP!).

🔲 Symptome und Untersuchungsbefund

Typisch ist ein plötzlicher Beginn mit schweren Dauerschmerzen im Oberbauch, die oft gürtelförmig in den Rücken ausstrahlen. Außerdem bestehen Übelkeit, Erbrechen, ein Subileus oder Ileus

(☞ 5.6.1) und evtl. Fieber. In schweren Fällen treten noch Ikterus, Aszites, Pleuraergüsse, Schock- und Sepsiszeichen hinzu. Typisch bei der körperlichen Untersuchung sind ein druckschmerzhaftes Abdomen und ein sog. „Gummibauch", der durch Meteorismus und (mäßige) Abwehrspannung bedingt ist.

🔄 Komplikationen und Verlauf

Zwar verlaufen die meisten Bauchspeicheldrüsenentzündungen relativ leicht, doch ist der Verlauf anfangs kaum vorhersehbar. Kreislaufversagen mit nachfolgendem *akuten Nierenversagen* (☞ 7.12) und *Schocklunge* (☞ 4.12), *Verbrauchskoagulopathie* (☞ 9.9.3), *Sepsis* (☞ 12.5), Blutungen, Abszesse und **Pseudozystenbildung** (krankhafter Hohlraum, der nur von Bindegewebe umgeben ist und nicht von Epithel ausgekleidet wird) sind lebensbedrohliche Komplikationen der akuten Pankreatitis.

> ❗ Die Gefährlichkeit der akuten Pankreatitis wird zu Beginn der Erkrankung leicht unterschätzt!

🔎 Diagnostik

Die Pankreasenzyme *Lipase* und *α-Amylase* sind sowohl im Blut als auch im Urin stark erhöht. Außerdem bestehen Leukozytose, BSG-Erhöhung und evtl. Blutzuckeranstieg.

Elektrolytstörungen, Anstieg von Kreatinin und Leberwerten, Abfall von Hämoglobin und Hämatokrit, Gerinnungsstörungen und eine Azidose in der BGA weisen auf einen schweren Verlauf mit Komplikationen hin.

Bei der Ultraschalluntersuchung sind oft Pankreasnekrosen, Pseudozysten, Gallensteine und Gallengangerweiterungen nachweisbar.

📊 Behandlungsstrategie

Die Basistherapie bei milden Verläufen umfaßt:
• Allgemeinmaßnahmen, ☞ Pflege
• Parenterale Ernährung mit Elektrolyt- und Volumenersatz
• Schmerzbekämpfung mit Procain über Perfusor, evtl. zusätzlich Paracetamol, Tramadol (Tramal®) oder Pethidin (Dolantin®).

Bei Verdacht auf eine Gallensteineinklemmung im Papillenbereich ist eine frühzeitige ERCP mit Papillenschlitzung und Steinentfernung angezeigt.

In schweren Fällen sind außerdem erforderlich:
• Intravenöser Ausgleich der Elektrolytstörungen
• H_2-Blocker
• Antibiotikagabe
• Schocktherapie, maschinelle Beatmung, Hämodialyse.

Bei ausgedehnten Nekrosen, bakterieller Infektion von Nekrosen oder Pseudozysten sowie (späterer) Abszeßbildung ist ein chirurgisches Eingreifen nötig.

🛏 Pflege bei akuter Pankreatitis

Patienten mit einer akuten Pankreatitis werden meist auf einer Intensivstation behandelt.

Zur besonderen Pflege bei Pankreatitis gehören die engmaschige Kontrolle von Vitalzeichen, Ausscheidung und ZVD. Die absolute Nahrungskarenz muß eingehalten werden (evtl. Legen einer Magensonde). Schmerzlindernd kann eine Knierolle zur Entlastung der Bauchdecke wirken und nach ärztlicher Anordnung eine Eisblase auf dem Oberbauch.

Nach Abklingen der Akutphase wird der Patient langsam mobilisiert und die Kost *vorsichtig* wiederaufgebaut. In den meisten Häusern gibt es hierzu „Stufenpläne" (Beginn mit Tee und Zwieback). Reizstoffe wie Alkohol oder Kaffee sind tabu, Fett wird erst zuletzt in kleinen Mengen zugegeben. Günstig sind mehrere kleine Mahlzeiten täglich.

Pflege bei Fieber, ☞ *12.3.2;*
ZVD-Messung, ☞ *2.2.3*

🩸 Prognose

Die Sterblichkeit in der Akutphase der Erkrankung beträgt bei leichten Formen unter 5%, bei schwersten Verläufen mit Nekrosen von über 50% des Pankreasvolumens dagegen bis zu 80%.

Die langfristige Prognose hängt maßgeblich davon ab, ob es gelingt, Rezidive zu verhüten. Dies bedeutet für die Mehrzahl der Patienten eine Alkoholentwöhnungstherapie oder eine Sanierung der Gallenwegserkrankung.

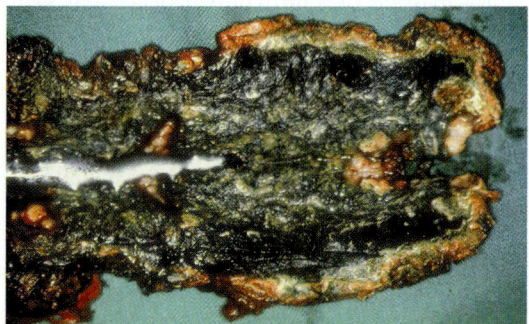

Abb. 6.34: Nekrotisierende Pankreatitis im OP-Präparat. Die schwarz-grünliche Verfärbung zeigt, daß fast das gesamte Organ nekrotisiert ist. [X 211]

6.6.2 Chronische Pankreatitis

> 🔲 **Chronische Pankreatitis:** Kontinuierlich oder in Schüben fortschreitende Bauchspeicheldrüsenentzündung mit zunehmendem Verlust der endokrinen und exokrinen Pankreasfunktion. In ca. 75% durch Alkoholabusus bedingt.

👁 Symptome und Untersuchungsbefund

Leitsymptom der chronischen Pankreatitis sind wiederholte Schmerzattacken über mehrere Stunden bis Tage. Die Schmerzen sind typischerweise im Oberbauch lokalisiert und strahlen gürtelförmig in den Rücken aus. Oft werden sie durch fette Mahlzeiten oder Alkohol ausgelöst. Die Patienten nehmen wegen der starken Schmerzen häufig eine gekrümmte Körperhaltung ein. Im Endstadium der Erkrankung lassen die Schmerzen meist nach („Ausbrennen" der Pankreatitis).

Viele Patienten nehmen bereits recht früh an Gewicht ab. Erst wenn mehr als 90% des Pankreas zerstört sind, treten mit Fettunverträglichkeit, Fettstühlen, Malassimilationssyndrom (☞ 5.6.2) und Diabetes mellitus (☞ 8.5.2) die Zeichen einer exokrinen und endokrinen Pankreasinsuffizienz auf. Bei der Palpation des Abdomens geben die meisten Patienten einen Druckschmerz im Oberbauch an.

Ⓢ Komplikationen

Als Komplikationen können Pseudozysten mit Ikterus durch Kompression der Gallenwege, Duodenalstenosen, Abszesse, eine Milzvenenthrombose oder ein Aszites auftreten. Patienten mit chronischer Pankreatitis leiden außerdem gehäuft an Magen-Darm-Geschwüren (☞ 5.5.2).

🔍 Diagnostik und Differentialdiagnose

Bei ca. 30% der Patienten sind in der Röntgenleeraufnahme des Abdomens Verkalkungen sichtbar. Sonographisch können v.a. in späteren Krankheitsstadien Pseudozysten nachgewiesen werden.

Die α-Amylase und die Lipase im Blut sind in der Regel nur während eines akuten Schubes erhöht. Eine exokrine Pankreasinsuffizienz kann durch folgende Funktionstests nachgewiesen werden:

- Beim **Sekretin-Pankreozymin-Test** wird dem nüchternen Patienten zunächst eine tiefe Duodenalsonde gelegt und dann der Duodenalsaft vor und nach Stimulation durch intravenöse Sekretin- und Pankreozymingabe analysiert

- Einfacher und weniger belastend ist der **Pankreo-lauryltest.** Hierbei nehmen die Patienten *Fluore-sceindilaurat* oral zu sich. Die Substanz wird bei intakter exokriner Pankreasfunktion in Laurinsäure und Fluorescein gespalten. Letzteres kann dann im Urin nachgewiesen werden. Dazu ist ein Sammelurin über 6 – 10 Stunden (☞ 7.5.3) erforderlich

- Ähnlich funktioniert auch der **NBT-PABA-Test (N-*Benzol-L-tyrosyl-para amino benzoesäure* bzw. englisch: -*acid*),** bei dem die oral aufgenommene Testsubstanz durch Cholestyramin gespalten und das Spaltprodukt PABA im Urin gemessen wird. Auch für diesen Test muß Urin gesammelt werden

- Die Stuhluntersuchungen entsprechen denen bei Malassimilation (Gewicht, Fettanteil, Chymotrypsingehalt, ☞ 5.6.2).

◢ Behandlungsstrategie

Akute Schübe werden wie eine akute Pankreatitis behandelt (☞ 6.6.1).

Ansonsten gelten in der Behandlung der chronischen Pankreatitis folgende Grundsätze:

- Bei Alkoholikern ist der absolute Alkoholverzicht und bei allen Patienten eine kohlenhydratreiche, fettarme Kost, verteilt auf kleine Mahlzeiten, entscheidend. Am besten werden mittelkettige Triglyzeride (z.B. Ceres®-Margarine) resorbiert

- Fehlende Pankreasenzyme werden substituiert (z.B. Kreon®-Granulat)

- Bei einem Diabetes mellitus ist eine Insulintherapie notwendig (☞ 8.5.6). „Zuckertabletten" sind wirkungslos

- Evtl. ist auch die Gabe von Vitaminen sinnvoll

- Vielfach müssen Analgetika gegeben werden, wobei mit Spasmolytika (z.B. Buscopan®) und Paracetamol begonnen wird

- Operiert wird nur bei chirurgisch angehbaren Ursachen der Erkrankung, bei Komplikationen (z.B. Abszessen) und bei konservativ nicht beherrschbaren Schmerzen.

◤ Prognose

Wurde die Erkrankung durch Choledochus- oder Papillensteine bzw. -stenosen ausgelöst, ist die Prognose nach operativer Beseitigung der Ursache gut.

Alle anderen Formen sind durch einen langen Leidensweg für die Patienten, aber geringe Letalität gekennzeichnet.

Werden die fettarme Diät und die absolute Alkoholkarenz konsequent eingehalten, kann der Krankheitsverlauf positiv beeinflußt werden.

6.6.3 **Pankreaskarzinom**

> ☐ **Pankreaskarzinom** *(Bauchspeicheldrüsenkrebs):* Histologisch meist Adenokarzinom. Zu ca. 70% im Pankreaskopf lokalisiert. Betrifft Männer etwas häufiger als Frauen, mit zunehmendem Alter steigende Inzidenz. Keine gesicherten Risikofaktoren. Sehr schlechte Prognose.

▣ Symptome und Untersuchungsbefund

Das Pankreaskarzinom bereitet lange nur unspezifische Beschwerden, v.a. Gewichtsverlust, Mattigkeit und Leistungsknick sowie Oberbauchbeschwerden und Verdauungsstörungen. Pankreaskopf- und Papillenkarzinome können aber bereits recht früh durch Verlegung der ableitenden Gallenwege zu einem *schmerzlosen* Ikterus und einer vergrößerten, nicht druckschmerzhaften Gallenblase **(Courvoisier-Zeichen)** führen. Paraneoplastische Thrombosen und Thrombophlebitiden sind möglich.

◢ Diagnostik

Sonographie, CT, Feinnadelbiopsie unter sonographischer oder computertomographischer Kontrolle und evtl. ERCP sichern die Diagnose.

◢ Behandlungsstrategie

Methode der Wahl beim Pankreaskarzinom ist die radikale Operation. Je nach Sitz des Karzinoms wird das Pankreas ganz oder teilweise entfernt, oft unter Mitresektion benachbarter Organe.

Als Palliativmaßnahmen sind das endoskopische Einlegen einer Drainage oder eine **Choledocho-Duodenostomie** (künstliche Verbindung zwischen Ductus choledochus und Dünndarm) zur Galleableitung möglich. Dadurch bildet sich der Ikterus schnell zurück, und dem Patienten geht es subjektiv besser. Eine postoperative Strahlen- und Chemotherapie verlängert zwar nicht die Überlebenszeit, kann aber die Schmerzen vermindern.

▤ Pflege bei Pankreaskarzinom

Auf internistischen Stationen werden in erster Linie Patienten mit noch unklarer Diagnose sowie unheilbar Kranke zur Schmerztherapie (☞ 9.5.6) und Sterbebegleitung gepflegt.

◤ Prognose

Zum Zeitpunkt der Diagnosestellung bestehen in 80% bereits Metastasen, ein Grund für die geringe mittlere Überlebenszeit von nur sechs Monaten. Damit ist das Pankreaskarzinom der Gastrointestinaltumor mit der schlechtesten Prognose.

6.7 Erkrankungen der Milz

6.7.1 Splenomegalie

> **Splenomegalie** *(Milzschwellung, Milztumor):* Vergrößerung der Milz, wodurch die ansonsten nicht tastbare Milz unter dem linken Rippenbogen tastbar wird. (Zum Vergleich: Die normale Milz ist etwa 10 –12 cm lang, 6 – 8 cm breit und 3 – 4 cm dick.)

Mögliche Ursachen einer Splenomegalie sind:
- Infektionskrankheiten, z.B. infektiöse Mononukleose
- Hämatologische und lymphatische Erkrankungen
- Pfortaderstau, beispielsweise bei Leberzirrhose (☞ 6.4.6)
- Rheumatische Erkrankungen
- Speicherkrankheiten, z.B. Hämochromatose (☞ 6.4.2)
- Primäre Milzerkrankungen, z.B. Milztumoren.

Die Diagnose wird durch Palpation und Sonographie gestellt. Häufig schließen sich weitere technische Untersuchungen zur Ursachenklärung an.

Therapie und Pflege sind abhängig von der Grundkrankheit. Viele Grunderkrankungen werden durch eine **Splenektomie** *(Milzentfernung)* günstig beeinflußt.

6.7.2 Hypersplenismus

> **Hypersplenismus** *(Hypersplenie-Syndrom):* Überaktivität der Milz, dadurch Mangel an Blutzellen im Blut.

Beim **Hypersplenismus** werden die Blutzellen in der Milz beschleunigt abgebaut. Bis zu einem gewissen Maß kann der Blutzellverlust durch eine *Knochenmarkhyperplasie* kompensiert werden. Ist jedoch die Funktionsreserve des Knochenmarks erschöpft, kommt es zu einem Mangel an Blutzellen im peripheren Blut, wobei einzelne Blutzellreihen oder alle drei Blutzellreihen betroffen sein können. Ursächlich kommen alle Erkrankungen in Frage, die eine Splenomegalie (☞ oben) hervorrufen **(sekundärer Hypersplenismus).**

Ob es einen **primären Hypersplenismus** ohne erkennbare Grundkrankheit gibt, ist umstritten. Diagnostisch wegweisend ist ein Mangel an Blutzellen bei gleichzeitiger Knochenmarkhyperplasie. Mit nuklearmedizinischen Methoden (☞ 1.5.6) wird die Lebensdauer der Blutzellen bestimmt und die erhöhte Milzaktivität nachgewiesen. Therapie und Pflege entsprechen denen bei Splenomegalie (☞ oben).

Wiederholungsfragen

1. Welche Diätempfehlungen gelten für Patienten mit Erkrankungen von Leber, Gallenwegen und Pankreas? (☞ 6.1.1)

2. Welche Aspekte stehen bei der Pflege von Alkoholkranken im Vordergrund? (☞ 6.1.2)

3. Durch welche Medikamente und Maßnahmen kann der Juckreiz bei Ikterus gelindert werden? (☞ 6.2.1)

4. Wie werden Kranke mit Aszites gepflegt? (☞ 6.2.2)

5. Welche Maßnahmen umfaßt die pflegerische Nachsorge der Aszitespunktion? (☞ 6.3.3)

6. Wie wird der Patient zu einer Laparoskopie vorbereitet? (☞ 6.3.5)

7. Welche Hygienemaßnahmen sind bei der Pflege von Patienten mit akuter Virushepatitis zu beachten? (☞ 6.4.1)

8. Welche Möglichkeiten der Immunprophylaxe einer Hepatitis gibt es? (☞ 6.4.1)

9. Welche Ursachen kann eine chronische Hepatitis haben? (☞ 6.4.2)

10. Welche Organschäden treten zusätzlich zu Leberschäden bei der Alkoholkrankheit auf? (☞ 6.4.6)

11. Wie wird das Alkoholentzugsdelir behandelt? (☞ 6.4.6)

12. Welche Symptome zeigen Patienten mit Leberzirrhose? (☞ 6.4.6)

13. Welche pflegerischen Maßnahmen sind wichtig bei Patienten mit Leberzirrhose? (☞ 6.4.6)

14. Welche Komplikationen können bei Cholelithiasis auftreten? (☞ 6.5.1)

15. Wie werden Kranke mit einer Gallenkolik gepflegt? (☞ 6.5.1)

16. Welche Beschwerden hat ein Patient mit akuter Pankreatitis? (☞ 6.6.1)

17. Welche Allgemeinmaßnahmen und Medikamente stehen bei der Therapie der akuten Pankreatitis im Vordergrund? (☞ 6.6.1)

18. Welche Symptome können auf ein Pankreaskarzinom hinweisen? (☞ 6.6.3)

19. Welche Ursachen können einer Splenomegalie zugrundeliegen? (☞ 6.7.1)

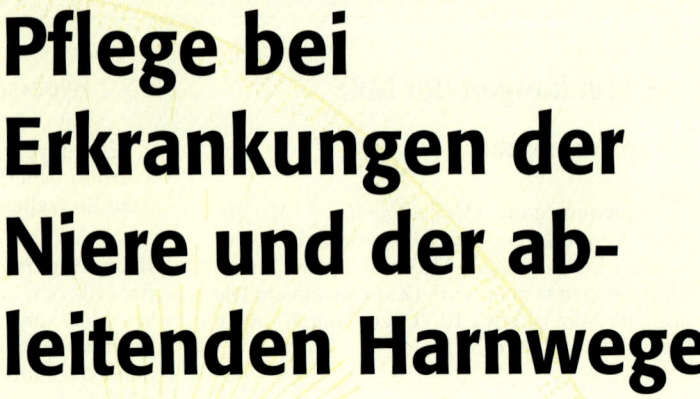

7

Pflege bei Erkrankungen der Niere und der ableitenden Harnwege

Das medizinische Fachgebiet

⊡ **Nephrologie** *(Wissenschaft von den Nierenkrankheiten):* Teilgebiet der Inneren Medizin. Befaßt sich vornehmlich mit den *konservativ* zu behandelnden Nierenerkrankungen wie z.B. Nierenentzündungen.

Dagegen ist die **Urologie** *(Lehre von den Krankheiten der Harnorgane) chirurgisch-operativ* orientiert und behandelt in erster Linie Erkrankungen der ableitenden Harnwege und der männlichen Geschlechtsorgane.

7.1 Anatomie und Physiologie

Die beiden ca. 11 cm langen **Nieren** liegen links und rechts der Wirbelsäule dicht unter dem Zwerchfell. Durch den **Nierenhilus** treten Gefäße, Nerven und Nierenbecken ein bzw. aus.

Die Niere besitzt ein hochkompliziertes Gefäßsystem. Die **Nierenarterie** *(A. renalis)* gabelt sich in immer kleinere Arterien auf. Kleine Arteriolen *(Vasa afferentes,* Sg. **Vas afferens**) verzweigen sich schließlich zu einem knäuelartigen Kapillarschlingengeflecht, den **Glomerulumschlingen.**

Im **Glomerulum** *(Nierenkörperchen, Glomerulum* = kleines Knäuel) wird durch Filtrierung des Blutes der Primärharn **(Glomerulumfiltrat)** gewonnen. Danach wird das Blut über die *Vasa efferentes* („abführende Gefäße", Sg. **Vas efferens**) zu einem zweiten Kapillarnetz um den Tubulusapparat geleitet, bevor es in größer werdenden venösen Nierengefäßen gesammelt wird und über die **V. renalis** *(Nierenvene)* in die untere Hohlvene gelangt.

Der Primärharn gelangt über die **Bowman-Kapsel** in den **Tubulusapparat,** wo er konzentriert und durch Sekretionsvorgänge mit Stoffwechselprodukten „an-

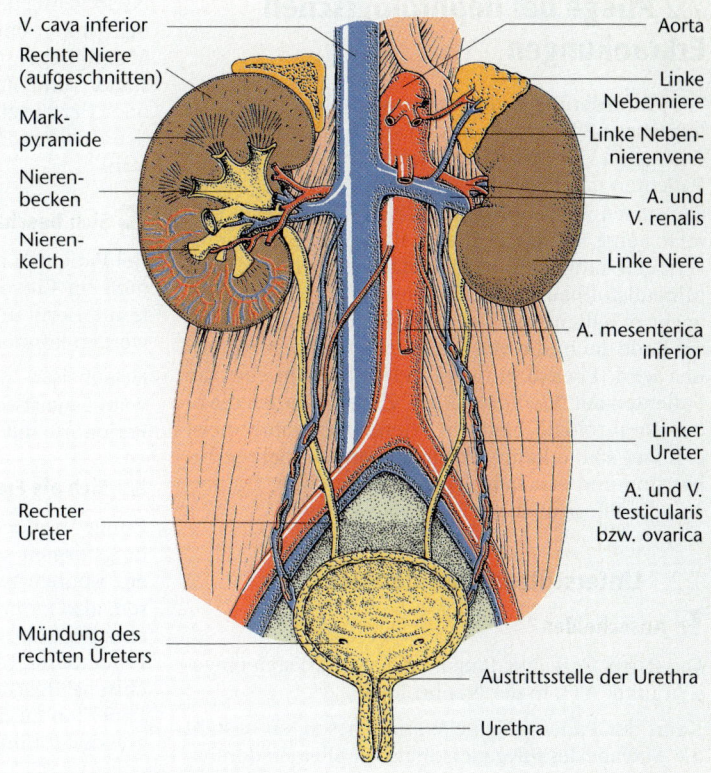

gereichtert" wird. Der so gebildete **Sekundärharn** wird über die **Sammelrohre** in das Nierenbecken weitergeleitet.

Zu den **ableitenden Harnwegen** werden das **Nierenbecken,** die beiden **Harnleiter,** die **Harnblase** und die **Harnröhre** gezählt.

☞ **Leistungen der Niere**
Die **Nieren** sind lebenswichtige Organe, da sie:
• Stoffwechselprodukte (harnpflichtige Substanzen) ausscheiden
• Den Organismus von zahlreichen Fremdstoffen (z.B. Medikamenten) *entgiften*

• Die Elektrolytkonzentrationen regulieren
• Den Wassergehalt, den osmotischen Druck und das Säure-Basen-Gleichgewicht konstant halten
• Die Hormone *Renin* (blutdrucksteigend) und *Erythropoetin* (die Neubildung von roten Blutkörperchen fördernd) bilden
• *Vitamin D* in seine wirksame Form umwandeln.

Dadurch gewährleisten die Nieren ganz entscheidend die Konstanz des **Inneren Milieus.**

Abb. 7.1: Das Harnsystem besteht aus linker und rechter Niere, den beiden Ureteren (Harnleitern), der Harnblase und der Urethra (Harnröhre). Der Längsschnitt durch die rechte Niere zeigt im Bereich der oberen Nierenkelche die Markpyramiden und Nierenpapillen. Im unteren Abschnitt ist die Blutversorgung des Nierengewebes dargestellt. [L 190]

Bildbeschriftung:
V. cava inferior
Rechte Niere (aufgeschnitten)
Markpyramide
Nierenbecken
Nierenkelch
Rechter Ureter
Mündung des rechten Ureters
Aorta
Linke Nebenniere
Linke Nebennierenvene
A. und V. renalis
Linke Niere
A. mesenterica inferior
Linker Ureter
A. und V. testicularis bzw. ovarica
Austrittsstelle der Urethra
Urethra

7.2 Pflege bei nephrologischen Erkrankungen

Die Anforderungen der nephrologischen (und urologischen) Pflege ergeben sich vor allem aus den Bedürfnissen der chronisch Nierenkranken und der Patienten mit bösartigen Tumoren.

Chronisch Nierenkranke müssen in der Regel jahrelang eine strenge Diät einhalten, um das Nierenversagen möglichst lange aufzuschieben und den Mineralstoffhaushalt einigermaßen im Gleichgewicht zu halten, und dies alles in der Gewißheit, daß am Ende doch „die Maschine", das Dialysegerät, stehen wird. Ebenso in ihrem Leben bedroht sind die Patienten mit *Nierentumoren*. Zudem werden die in der Nephrologie häufigen Nierenkarzinome meist erst (zu) spät erkannt, da sie von außen nicht sichtbar sind und erst spät Schmerzen bereiten. Da umfaßt die Pflege auch die *Sterbebegleitung*.

7.2.1 Unterstützung bei den ATL

🖭 Ausscheiden

Die (Urin-)Ausscheidung ist die am stärksten eingeschränkte ATL in der Nephrologie.

Kann der Patient alleine Wasser lassen, so besteht die Aufgabe des Pflegepersonals vor allem in der Dokumentation der täglichen Urinmenge und in der Beobachtung des Harns auf krankhafte Veränderungen wie beispielsweise Rotfärbung (☞ 7.4.1) oder Trübung (☞ 7.4.2 – 7.4.3).

Ist die *Harnableitung* beeinträchtigt, wird der Urin meist über Katheter oder Drainagen nach außen geleitet. Die Aufgabe des Pflegepersonals besteht insbesondere in der fachgerechten Katheter- und Drainagenversorgung (☞ 7.2.2).

🖭 Essen und trinken

Nierenkranke in fortgeschrittenen Stadien der Erkrankung sind oft appetitlos, häufig bestehen zusätzlich Übelkeit oder Erbrechen. Außerdem müssen sie eine eiweiß-, kalium- und salzarme Diät einhalten (☞ 7.13), so daß manchmal kaum noch erlaubte Speisen übrig bleiben. Durch Zubereitung auf möglichst verschiedene Weise und appetitliches Anrichten der Speisen kann man versuchen, den Kranken die Einschränkungen so wenig wie möglich spüren zu lassen.

> ⚠ **Vorsicht! Kleine „Sünden" – große Folgen**
> Schon eine Tafel Schokolade kann bei Patienten mit einer hochgradigen Niereninsuffizienz zu einer lebensbedrohlichen Hyperkaliämie führen!

Nicht genug damit – der Patient darf zudem nur wenig trinken und leidet quälenden Durst. Sorgfältige Mundpflege mit häufigem Ausspülen, „lemon sticks" und, falls erlaubt, Lutschen von Bonbons oder Eiswürfeln (Wasser bei der Bilanz berücksichtigen!), können dem Patienten die Situation erleichtern.

🖭 Sich beschäftigen und 🖭 Sinn finden

Bei Patienten mit chronischen Nierenerkrankungen muß im Einzelfall entschieden werden, ob der erlernte Beruf und bisherige Hobbies weiter ausgeübt werden können.

Urlaub ist – wenn auch mit eingeschränkter Auswahl – meist weiter möglich, da es mittlerweile auch Ferienorte mit Dialysemöglichkeit gibt.

🖭 Sich als Frau oder Mann fühlen und verhalten

Einige urologische Erkrankungen oder Behandlungsformen sowie die chronische Niereninsuffizienz können zum Verlust sexueller Funktionen führen, also zu *Erektionsstörungen* bis hin zur *Impotenz* bei Männern oder zu einer Einschränkung der Fruchtbarkeit bei Männern und Frauen. Diese psychische Belastung kann je nach Persönlichkeit des Patienten zu depressiven Verstimmungen oder Aggressivität führen.

7.2.2 Künstliche Harnableitung

Transurethrale Harnableitung

Bei der **transurethralen Harnableitung** wird ein spezieller Blasenkatheter von außen durch die Harnröhre („trans-urethral") in die Blase vorgeschoben.

Wichtige *therapeutische* Indikationen sind beispielsweise Harnabflußbehinderungen unterhalb der Harnblase, Blasenentleerungsstörungen und Operationen. *Diagnostisch* braucht man die transurethrale Katheterisierung z.B. zur Gewinnung einer Urinprobe *(Katheterurin)* oder zum Einbringen von Kontrastmittel (☞ 7.5.6).

Das Legen eines transurethralen Blasenkatheters gehört zum Aufgabenbereich der Pflegenden.

> 🖭 Das transurethrale Katheterisieren stellt ein hohes Infektionsrisiko für Nieren und Harnwege dar. Daher sind eine akribische Infektionsprophylaxe und aseptisches Vorgehen erforderlich.

🖭 Pflege bei liegendem Blasendauerkatheter

- Dauerkatheter regelmäßig auf Durchgängigkeit überprüfen

- Vor Pflegemaßnahmen am Katheter Hände desinfizieren
- Zusätzlich zur Intimhygiene zweimal täglich Harnröhreneingang und Katheter mit Schleimhautdesinfektionslösung (z.B. Betaisodona®) reinigen
- Borkenbildung vermeiden (Sekretverkrustungen mit Schleimhautdesinfektionsmittel entfernen)
- Auf hygienischen Umgang mit dem Urinauffangsystem achten, d.h. Urin nur aus geeigneter Urinentnahmestelle abpunktieren, Ablaßhahn stets in die Schutzkappe stecken und das System nie auf dem Boden ablegen
- Katheter und Urinauffangsystem nicht voneinander trennen
- Abknickung und Kompression des Katheterschlauches vermeiden, da Harnstagnation die Keimvermehrung und damit eine Infektion der ableitenden Harnwege begünstigt
- (Mobile) Patienten darauf hinweisen, daß sie den Urinbeutel nicht über Blasenniveau anheben dürfen.

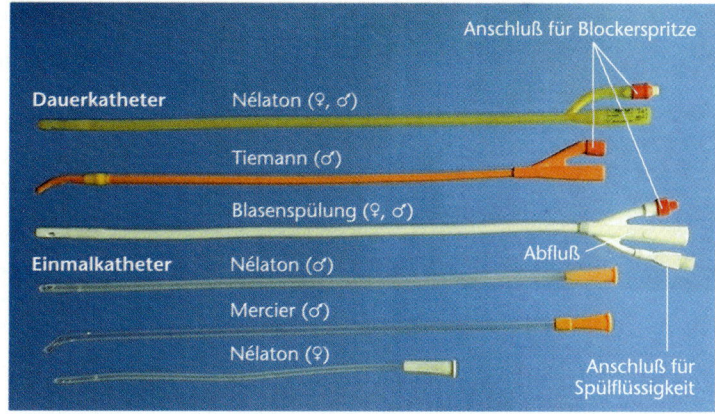

Abb. 7.2: Verschiedene Katheterarten zur transurethralen Harnableitung. ♀ = für Frauen, ♂ = für Männer. [D 200]

Suprapubische Blasendrainage

Bei der **suprapubischen Blasendrainage** *(suprapubischer Blasenkatheter, suprapubische Blasenfistel, Zystostomie)* wird der Katheter durch die Bauchdecke hindurch in die Blase eingeführt (☞ Abb. 7.3).

Dieses Verfahren ist bei fachgerechter Durchführung im Vergleich zur transurethralen Katheterisierung komplikationsärmer (mechanische Verletzungen, Infektionen), berührt nicht den Intimbereich des Patienten und ermöglicht ein Blasen- und Kontinenztraining. Hierzu wird der Katheter abgeklemmt, und der Patient soll bei Harndrang Wasser lassen. Aufgrund dieser Vorteile wird die suprapubische Blasendrainage zunehmend häufig angewendet.

Die Indikationen der suprapubischen Blasendrainage entsprechen denen der transurethralen Harnableitung. Sie ist außerdem möglich bei Harnröhrenverletzungen und Harnröhrenverengungen, die für einen transurethralen Katheter nicht mehr passierbar sind.

Das Legen einer suprapubischen Blasendrainage ist eine ärztliche Aufgabe.

Nephrostomie

Bei einer **Nephrostomie** *(Nierenfistel)* wird das Nierenbecken durch das Nierengewebe hindurch drainiert und der Urin über einen Katheter durch die Haut nach außen abgeleitet.

Eine Nephrostomie kann während einer Nierenoperation eingelegt werden, um die Harnableitung postoperativ sicherzustellen. Sie kann aber auch zur Dauerharnableitung bei Abflußstörungen indiziert sein und wird vom

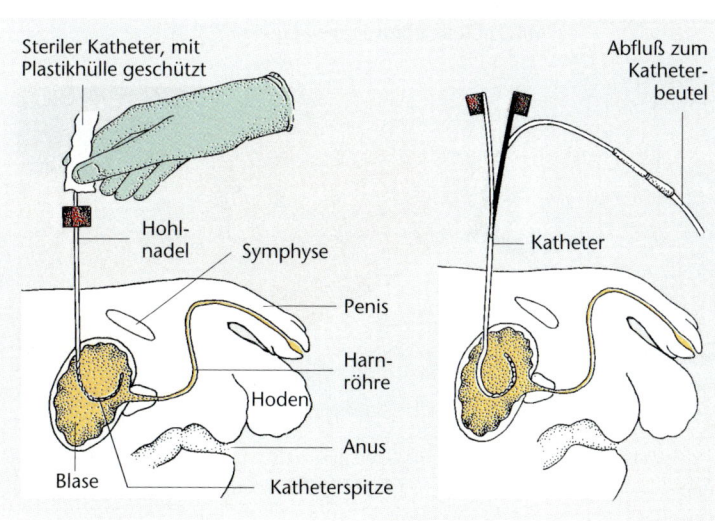

Abb. 7.3: Prinzip der suprapubischen Blasendrainage. Nach Punktion der Blase mit dem Trokar wird der Katheter vorgeschoben und dann der Trokar gespalten und entfernt. [L 190]

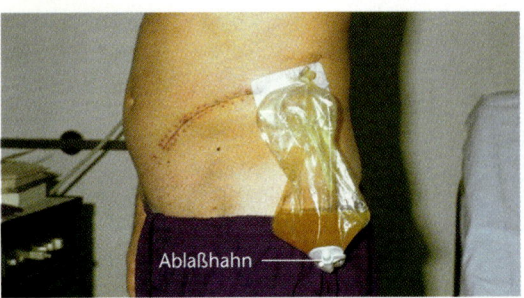

Abb. 7.4: Perkutane Harnableitung in einen aufgeklebten *Urostomiebeutel.* [K 183]

Arzt dann unter sonographischer Kontrolle perkutan eingeführt. Nach dem Einlegen wird der Katheter geblockt und mit einigen Nähten fixiert. Bei komplikationslosem Verlauf wird der Nephrostomiekatheter alle 4 – 6 Wochen gewechselt.

📟 Pflege bei liegendem Nephrostomiekatheter

- Die Urinausscheidung wird regelmäßig kontrolliert und die Beobachtungen dokumentiert
- Der Katheter wird engmaschig auf Lage und Durchgängigkeit überprüft. Bei Verdacht auf Katheterverstopfung unverzüglich den Arzt informieren
- Der Katheter darf nie abgeklemmt werden, da dies (ebenso wie eine Katheterverstopfung) zu einem Überdruck im Nierenbecken und einem Harnaufstau führen würde
- Bei komplikationslosem Verlauf reicht es, alle zwei Tage den Verband zu wechseln. Dabei die Katheteraustrittsstelle auf Entzündungszeichen (z.B. Rötung) untersuchen
- Der Nephrostomiekatheter ist ein Fremdkörper im Nierenbecken und kann zu Infektionen durch Bakterien oder Pilze führen. Deshalb muß der Patient auf Infektionszeichen wie z.B. trüben Harn, Fieber oder Verschlechterung des Allgemeinbefindens beobachtet werden.

Ureterenkatheter

Beim **Ureterenkatheter** *(Splint, Schienungsdrain, Ureterenschienung)* handelt es sich um eine Hohlsonde aus Kunststoff, die den Harnleiter z.B. palliativ bei raumfordernden Tumoren von innen schient und so den Urinabfluß gewährleistet. Diagnostisch wird ein Ureterenkatheter zur seitengetrennten Nierenfunktionsdiagnostik und retrograden Röntgendarstellung (☞ 7.5.6) verwendet.

Ein Ureterenkatheter kann sowohl *intraoperativ* als auch im Rahmen einer *Zystoskopie* (Blasenspiegelung, ☞ 7.5.8) eingebracht werden.

7.3 Hauptbeschwerden des Patienten in der Nephrologie

7.3.1 Oligurie und Anurie

> 📋 **Oligurie:** Verminderung der Harnausscheidung auf 100 – 500 ml täglich, entsprechend 5 – 20 ml/Std. Zum Vergleich: die normale Harnmenge liegt bei 1000 – 1500 ml täglich.
>
> 📋 **Anurie:** Verminderung der Harnausscheidung auf weniger als 100 ml Harn täglich. Der Anurie geht oft eine Oligurie voraus.

Oligurie und Anurie sind die Leitsymptome des akuten Nierenversagens (☞ 7.12).

Auch bei einer Harnabflußbehinderung, z.B. durch Prostatavergrößerung, kann es zum *Harnverhalt* (☞ 7.3.5) und damit zum Bild einer Oligo- oder Anurie kommen.

Oligurie bei alten Menschen ist häufig Folge einer „inneren Austrocknung" *(Dehydratation,* ☞ 7.16.2) durch zu geringe Trinkmenge, Durchfall oder Erbrechen.

> ⊘ **Vorsicht!** Bei liegendem Blasendauerkatheter auch an die Möglichkeit einer Katheterverstopfung/-abklemmung denken.

Eine Anurie ist ein Notfall, der sofort behandelt werden muß. Die Erstdiagnostik umfaßt Urin- und Blutuntersuchungen sowie eine Sonographie der Nieren und ableitenden Harnwege (☞ 7.5.5).

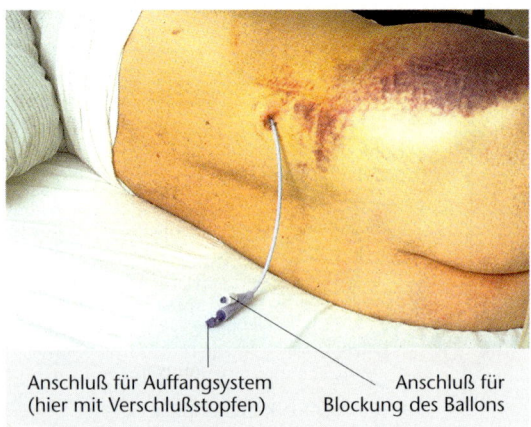

Anschluß für Auffangsystem (hier mit Verschlußstopfen)

Anschluß für Blockung des Ballons

Abb. 7.5: Nephrostomiekatheter. Der Katheter liegt mit seiner Spitze im Nierenbecken der rechten Niere. Fixiert ist er mittels eines geblockten Ballons. [K 183]

7.3.2 Polyurie

> ▪ **Polyurie:** Erhöhung der Urinmenge auf mehr als 3 l täglich, in Extremfällen auf 10 – 20 l täglich.

Häufigste Ursache einer Polyurie ist die Hyperglykämie beim Diabetes mellitus (☞ 8.5). Dabei scheiden die Nieren große Mengen Glukose aus, was nur in Verbindung mit viel Flüssigkeit möglich ist. Auch bestimmte Phasen des akuten oder chronischen Nierenversagens sind durch eine Polyurie gekennzeichnet (☞ 7.12, 7.13).

7.3.3 Pollakisurie und Nykturie

> ▪ **Pollakisurie:** Häufiger Harndrang mit jeweils nur geringer Urinmenge bei in der Regel normaler Urinmenge über 24 Stunden.

Typischerweise berichtet der Patient, daß er „ständig auf die Toilette müsse, aber immer nur für ein paar Tropfen". Häufige Ursachen einer Pollakisurie sind bei Frauen Harnwegsinfekte oder eine *Reizblase* (☞ 7.7.1) und bei älteren Männern die Prostatavergrößerung.

> ▪ **Nykturie:** Vermehrtes nächtliches Wasserlassen.

Bei der Nykturie muß der Patient nachts *mehrfach* die Toilette aufsuchen und wird dadurch in seiner Nachtruhe gestört. *Einmaliges* nächtliches Wasserlassen dagegen ist für Ältere normal. Neben der Herzinsuffizienz (☞ 2.6.1) als häufigster Ursache sind v.a. Nierenerkrankungen Grund einer Nykturie. Manchmal finden sich auch einfache Erklärungen: Trinkt der Patient abends zum Fernsehen 1,5 l Bier oder nimmt er abends seine „Wassertabletten", weil er tagsüber weggehen möchte, kann die Ursache der Nykturie schon gefunden sein!

7.3.4 Dysurie

> ▪ **Dysurie:** Erschwertes Wasserlassen, meist verbunden mit Schmerzen oder Brennen.

Manchmal wagt der Patient aus Schmerzen kaum noch, die Toilette aufzusuchen. Ist ein Harnwegsinfekt die Ursache, liegt oft gleichzeitig eine *Pollakisurie* vor (☞ 7.3.3). Tumoren der unteren Harnwege (Blase und Harnröhre) verursachen ebenfalls häufig ein unangenehmes Gefühl oder Schmerzen beim Wasserlassen.

7.3.5 Harnverhalt

> ▪ **Harnverhalt** *(Harnretention):* Unvermögen, trotz praller Füllung der Harnblase Wasser zu lassen.

Mit zunehmender Blasenfüllung wird der Patient meist unruhig und hat Schmerzen im Unterbauch.

Ursache für einen mechanischen Harnverhalt sind bei älteren Männern oft eine Prostatavergrößerung sowie Tumoren der Harnröhre oder der Blase, die die ableitenden Harnwege verlegen. Ein *neurogener* Harnverhalt wird durch Störungen der Harnblaseninnervation, z.B. durch einen Bandscheibenvorfall, verursacht.

> ☞ Ständiges Urintröpfeln spricht nicht gegen einen Harnverhalt, da es hierzu auch durch „Überlaufen" der maximal gefüllten Blase *(Überlaufinkontinenz,* ☞ unten) kommen kann.

7.3.6 Harninkontinenz

> ▪ **Harninkontinenz:** Unwillkürlicher Urinabgang. Insbesondere bei älteren Patienten häufige Erkrankung. Oft aus Scham verschwiegen.

⇨ Formen der Inkontinenz

Je nach Ursache der Störung werden unterschieden:
- **Streßinkontinenz** *(Belastungsinkontinenz):* Bei Druckerhöhung im Bauchraum, z.B. körperlicher Anstrengung, Husten, Niesen oder Pressen, verlieren die Betroffenen Urin, ohne Harndrang zu verspüren. Meist handelt es sich um Frauen über 50 Jahre. Ursache ist ein Mißverhältnis zwischen Belastbarkeit und tatsächlicher Belastung der Blasenschlußmechanismen, am häufigsten bedingt durch Östrogenmangel nach der Menopause in Kombination mit einer Beckenbodenschwäche. Bei Männern ist die Streßinkontinenz selten und meist Folge einer Prostataoperation
- **Urge-Inkontinenz** *(Dranginkontinenz, ungehemmte Blase):* Der Patient verspürt plötzlich einen so starken, zwanghaften Harndrang *(imperativer Harndrang),* daß er die Toilette nicht mehr rechtzeitig aufsuchen und ein Einnässen nicht verhindern kann. Ursache sind meist Störungen der Nervenstrukturen, die den Verschluß der Harnblase steuern, z.B. bei Rückenmarksschädigungen, Blasenentzündungen oder Nierensteinleiden
- **Reflexinkontinenz** *(neurogene Inkontinenz, neurogene Blase):* Bei der Reflexinkontinenz ist die

Verbindung zwischen dem Gehirn und den für die Blasenfunktion verantwortlichen Rückenmarkszentren gestört, z.B. bei einer Querschnittslähmung. Es kommt zu einer abnormen Reflexaktivität im Rückenmark. Der Betroffene hat überhaupt kein Gefühl mehr für die Blasenregion. Die Blasenentleerung ist nur noch reflektorisch, nicht aber willkürlich möglich

- **Überlaufinkontinenz:** Bei Verengung des Blasenausgangs, etwa bei Prostatavergrößerung, oder bei bestimmten Schädigungen des Rückenmarks weitet sich die Blase aus und kann sich nicht mehr zusammenziehen. Bei maximaler Füllung „läuft die Blase über"
- **Extraurethrale Inkontinenz:** Hierbei liegen der Inkontinenz Harnkanäle außerhalb von Blase und Harnröhre zugrunde. Dabei handelt es sich oft um *Fisteln* zwischen Harnleiter und Vagina oder Blase und Vagina, die neben der Inkontinenz auch häufig Harnwegsinfekte verursachen.

🖭 Pflege bei Harninkontinenz

Sorgfältige physikalische und krankengymnastische Maßnahmen vermögen eine Harninkontinenz oft so weit zu bessern, daß eine medikamentöse oder operative Behandlung unnötig wird.

Besondere Maßnahmen bei:

- *Streßinkontinenz:* Insbesondere bei leichten Formen älterer Frauen führt konsequente *Beckenbodengymnastik* (Schulung durch Krankengymnastin) zur Besserung
- *Urge-Inkontinenz:* In leichten Fällen kann eine Änderung der Trink- und Miktionsgewohnheiten helfen. So sollte der Betroffene alle 2 – 3 Stunden trinken und 30 Minuten später auf die Toilette gehen, auch wenn er keinen Harndrang verspürt. Alternativ kann er 2stündlich am Tag und 2x in der Nacht die Toilette aufsuchen. Bei anhaltendem Erfolg über 10 Tage können die Intervalle langsam um jeweils 15 Minuten gesteigert werden
- *Reflexinkontinenz:* Meist ist eine intermittierende Einmalkatheterisierung erforderlich
- *Überlaufinkontinenz:* Oft ist eine intermittierende Einmalkatheterisierung nötig. Dauerkatheter sind zu vermeiden, da sie zwar das Personal entlasten, aber die Gefahr chronischer Harnwegsinfekte mit sich bringen. Stellt sich heraus, daß die Überlaufinkontinenz nicht beseitigt werden kann, sollte der Patient die Einmalkatheterisierung selbst erlernen.

◢ Behandlungsstrategie

Die Behandlung ist ursachenabhängig; beispielsweise werden ein vorhandener Harninfekt oder eine Prostatavergrößerung saniert.

> **① Inkontinenzkranke trinken (zu) wenig!**
> Viele Inkontinente reduzieren mehr oder minder bewußt ihre Trinkmenge, um so den psychisch belastenden Harnabgang zu „reduzieren". Auch Diuretika werden aus dem gleichen Grund nicht eingenommen.
>
> Als Konsequenz droht nicht nur eine Dehydratation (behandlungspflichtige Austrocknung bis hin zum Koma, ☞ 7.16.2), sondern auch der Urin wird stärker konzentriert. Dadurch häufen sich Hautprobleme im Genitalbereich, und die Neigung zu Harnwegsinfekten nimmt zu.

7.3.7 Schmerzen bei nephrologischen und urologischen Erkrankungen

Nephrologische und urologische Erkrankungen können mit starken **Schmerzen** verbunden sein. *Lokalisation* und *Art des Schmerzes* können auf die zugrundeliegende Erkrankung hinweisen:

- Bei der Schwellung eines Organs durch Entzündung oder Tumor klagt der Patient über ein Druckgefühl und einen dumpfen **Dauerschmerz.** Beispiel ist der Flankenschmerz bei Nierenbeckenentzündung. Ausstrahlung in benachbarte Regionen ist möglich
- Bei der Verlegung eines Hohlorgans, z.B. einer Harnleiterverlegung durch Nierensteine, kommt es zu auf- und abschwellenden, krampfartigen Schmerzen, der **Kolik.** Oft strahlen die Schmerzen in den Rücken oder die Genitalregion aus. Die gleichzeitige Bauchfellreizung führt zu Übelkeit, *Ileus* (☞ 5.6.1) und Kollapszuständen.

> 🖑 Der Patient mit einem Entzündungs- oder Tumorschmerz liegt eher ruhig, während sich der Patient mit einer Kolik unruhig windet und krümmt.

Leider verlaufen viele chronische nephrologische Erkrankungen aber völlig schmerzlos. Durch das Fehlen des Warnhinweises Schmerz werden solche Erkrankungen oft erst sehr spät diagnostiziert, und der ahnungslose Patient reagiert auf die Diagnose einer schweren Nierenfunktionsstörung oder eines fortgeschrittenen Nieren- oder Blasenkarzinoms mit Bestürzung.

7.4 Weitere Leitbefunde in der Nephrologie

7.4.1 Hämaturie

> ⊡ **Hämaturie** („Blut im Urin"): Krankhafte Ausscheidung von roten Blutkörperchen mit dem Urin.

Man unterscheidet:
- **Makrohämaturie,** bei der das Blut bereits mit bloßem Auge sichtbar ist (ab ca. 1 ml Blut/l Urin)
- **Mikrohämaturie,** bei der das Blut nur mit speziellen Tests (Teststreifen, mikroskopische Beurteilung des Urins, ☞ 7.5.3) nachweisbar ist. Da eine ganz geringe Zahl von roten Blutkörperchen auch beim Gesunden im Urin vorhanden sein kann, spricht man erst bei mehr als 5 (– 10) Erythrozyten/mm^3 Urin, entsprechend 3 – 6 Erythrozyten bei der Sediment-Gesichtsfeld-Untersuchung (☞ 7.5.3), von einer Mikrohämaturie.

Nicht jede Rotfärbung des Urins ist durch Blutbeimengung bedingt. Beispielsweise färben auch einige Nahrungsmittel (z.B. Rote Bete) und Medikamente den Urin rot. Die medikamentenbedingte Rotfärbung des Urins bewirkt aber im Gegensatz zur Hämaturie keine Trübung.

Häufigste Gründe von Makro- und Mikrohämaturie sind Tumoren, Steine und Entzündungen von Nieren und Blase. Die Ursache kann aber auch außerhalb des nephrologisch-urologischen Bereiches liegen, z.B. in einer Blutungsneigung (☞ 9.8.2). Bei Frauen ist auch an eine Verunreinigung des (Spontan-)Urins durch gynäkologische Blutungen zu denken.

> ☞ Jede Hämaturie muß abgeklärt werden, auch wenn sie bereits von selbst wieder aufgehört hat!

7.4.2 Leukozyturie und Pyurie

> ⊡ **Leukozyturie:** Krankhafte Ausscheidung von weißen Blutkörperchen mit dem Urin (> 10 Leukozyten/mm^3 Urin bzw. > 6 Leukozyten pro Gesichtsfeld im Urinsediment).

Am häufigsten ist eine Leukozyturie durch einen Harnwegsinfekt (☞ 7.7) bedingt.

Während die Leukozyturie erst bei der Urinuntersuchung festgestellt wird, wenn der Patient z.B. wegen gleichzeitiger Schmerzen beim Wasserlassen den Arzt aufsucht, bemerkt der Patient die **Pyurie,** den *Eiterharn,* selbst. Dabei kommt es zu Schlieren und wolkigen Trübungen im Urin. Dieses massenhafte Auftreten weißer Blutkörperchen ist zumeist Folge einer schweren Entzündung der Nieren oder Harnwege.

7.4.3 Proteinurie

> ⊡ **Proteinurie:** Ausscheidung von Eiweiß im Urin > 150 mg/24 Std.

Eiweiße *(Proteine)* erscheinen beim Gesunden nur in Spuren im Urin. Eine Proteinurie ohne Krankheitswert (150 mg – 3 g) kann bei Fieber, Kälte oder körperlicher Anstrengung *(Anstrengungsproteinurie)* auftreten.

Eiweißausscheidungen von mehr als 3 g täglich aber beruhen zumeist auf einem krankhaft erhöhten Bluteiweißspiegel (z.B. beim Plasmozytom, ☞ 9.7.3) oder einer Schädigung der Nierenkörperchen durch Entzündung (☞ 7.8.1, 7.8.2).

Bei einer schweren Proteinurie treten aufgrund des Eiweißmangels im Blut *Ödeme* (☞ auch 7.16.1) auf.

7.4.4 Bakteriurie

> ⊡ **Bakteriurie:** Vorhandensein von Bakterien im Urin.

Der Urin beim Gesunden ist *steril,* d.h. frei von Bakterien und anderen Keimen. Beim Wasserlassen wird der Harn jedoch mit Bakterien aus den äußeren Anteilen der Harnröhre oder der Genitalorgane verunreinigt. Auch die sorgfältige Gewinnung der Urinprobe *(Mittelstrahlurin,* ☞ 7.5.2) kann dies nicht vollständig verhindern.

Daher spricht man erst dann von einer **signifikanten Bakteriurie,** d.h. einem bedeutsamen Bakteriengehalt des Urins, wenn in einer Urinkultur 100 000 Keime/ml (= 10^5/ml) oder mehr wachsen. Bei durch Blasenpunktion oder Einmalkatheterisierung gewonnenem Urin ist diese Grenze mit 1000 Keimen/ml Urin (= 10^3/ml) viel niedriger anzusetzen.

Eine signifikante Keimzahl im Urin ohne Beschwerden des Patienten wird als **asymptomatische Bakteriurie** bezeichnet.

Wenn der Patient auch Bakterien selbst nicht bemerkt, so fällt doch vielen Patienten ein unangenehmer Geruch (scharf oder übelriechend) oder eine Trübung des Urins auf.

7.5 Der Weg zur Diagnose in der Nephrologie

7.5.1 Körperliche Untersuchung

Die körperliche Untersuchung besteht in einer gründlichen *Allgemeinuntersuchung* unter besonderer Berücksichtigung nephrologisch-urologischer Aspekte:

- Beobachtung der Hautfarbe und des Geruchs des Patienten. Typisch für Kranke mit einer *Urämie* (☞ 7.13) sind beispielsweise eine schmutzig-fahle Hautfarbe und *Uringeruch* in der Atemluft
- Blutdruckmessung, da ein erhöhter Blutdruck häufig ist
- Bei Männern *rektale Untersuchung* zur Beurteilung der Prostata, da eine Prostatavergrößerung mit Harnstau zu immer wiederkehrenden Entzündungen der Harnwege führen kann. Handschuhe, Fingerling und Gleitmittel bereithalten
- Bei Frauen evtl. *vaginale Untersuchung* durch den Gynäkologen, da gynäkologische Erkrankungen auch die Harnorgane beeinträchtigen können (z.B. infiltrierende Tumoren oder Gebärmuttersenkung).

7.5.2 Diagnostische Uringewinnung

> Die Urinuntersuchung ist in der nephrologischen Diagnostik unverzichtbar.

Gewinnung von Spontanurin

Am häufigsten wird **Spontanurin** *(Spontanharn)*, d.h. spontan gelassener Urin des Patienten untersucht. Vor der Uringewinnung wird das äußere Genital gründlich mit Wasser gereinigt, um einer Verfälschung des Untersuchungsergebnisses vorzubeugen.

Je nachdem, welche Harnportion des Spontanurins untersucht wird, unterscheidet man die Untersuchung des Mittelstrahlurins sowie die Zwei- und Dreigläserprobe.

Mittelstrahlurin

Bei der Untersuchung des **Mittelstrahlurins** wird nur die *mittlere* Harnportion aufgefangen und untersucht: Der Patient läßt ein wenig Urin in die Toilette und unterbricht den Harnstrahl dann. Die folgenden, „mittleren" 20 – 40 ml Urin werden in einem Gefäß aufgefangen. Danach entleert der Patient den restlichen Harn in die Toilette.

Zwei- und Dreigläserprobe

Der erste Urinanteil, der beim Mittelstrahlurin verworfen wird, enthält Leukozyten, Erythrozyten, Epi-

thelzellen und Bakterien aus der *Harnröhre.* Die getrennte Untersuchung der ersten und zweiten Urinfraktion in der **Zweigläserprobe** ermöglicht eine Unterscheidung zwischen krankhaften Prozessen der Harnröhre (die pathologischen Urinbestandteile befinden sich in der *ersten* Harnportion) und solchen in höheren Abschnitten der Harnwege (die pathologischen Urinbestandteile befinden sich in der *zweiten* Harnportion).

Bei Verdacht auf eine Infektion der Prostata wird die Zweigläserprobe durch Gewinnung einer *dritten* Harnportion nach rektaler Massage der Prostata zur **Dreigläserprobe** erweitert. In der dritten Harnportion finden sich hauptsächlich Bestandteile des in die Harnröhre gedrückten Prostatasekrets.

Katheterurin und Blasenpunktionsurin

Katheterurin (kurz K-Urin) wird durch eine transurethrale Katheterisierung, **Blasenpunktionsurin** durch eine suprapubische Blasenpunktion gewonnen.

Transurethraler Blasenkatheter, ☞ *7.2.2;*
Suprapubische Blasendrainage, ☞ *7.2.2*

7.5.3 Urinuntersuchung

Nach der Uringewinnung wird der Urin mittels Streifen-Schnelltests untersucht und evtl. eine Urinkultur angelegt.

Streifen-Schnelltests

Streifen-Schnelltests sind kaum fingerlange Teststreifen, auf deren Testfeldern trockene chemische Reagenzien aufgebracht sind, die mit dem Urin reagieren und sich je nach Urinbefund verfärben.

Die Testfelder für Leukozyten, Eiweiß, Blut, Nitrit, Glukose, Urobilinogen, Bilirubin und Ketone erlauben eine rasche orientierende Diagnostik auf eine große Zahl von Erkrankungen. Der pH-Wert des Urins liegt physiologischerweise im sauren Bereich, ist aber auch von der Kost des Patienten abhängig.

Längere Wartezeiten können das Ergebnis verfälschen.

Die Teststreifen der verschiedenen Anbieter können sich in Farbgebung, Farbreaktion und Handhabung (Zeitfaktor) unterscheiden. Maßgebend sind die Farbfelder auf dem Behälter (vgl. Abb. 7.6 – 7.8) und die Angaben auf der Packungsbeilage.

Für zuverlässige und vergleichbare Ergebnisse ist es wichtig, daß die Teststreifen im Originalbehälter aufbewahrt werden und dieser nur für die Entnahme eines Teststreifens *kurz* geöffnet wird. Ansonsten verändert die Luftfeuchtigkeit die Reagenzien und verfälscht die Ergebnisse.

Streifen-Schnelltest zur Urinuntersuchung [K 183]

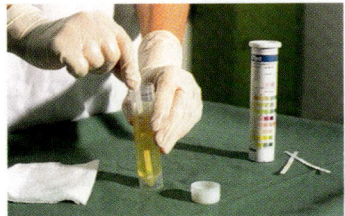

Abb. 7.6: Den Teststreifen in den Urin tauchen und alle Testfelder benetzen.

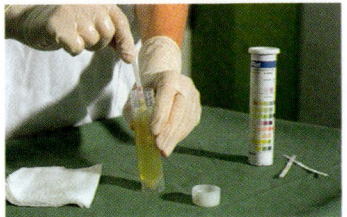

Abb. 7.7: Überschüssigen Urin abstreifen.

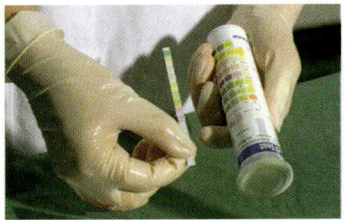

Abb. 7.8: Nach der vom Hersteller vorgegeben Wartezeit die Testfelder mit der Farbskala auf dem Behälter vergleichen.

Urinkultur

Bei Verdacht auf eine *bakterielle* Infektion der Nieren oder der ableitenden Harnwege (☞ 7.7) dient die **Urinkultur** der Keimzahlbestimmung, der Keimdifferenzierung und der Resistenztestung der Keime gegen Antibiotika (☞ 12.6.2).

Üblicherweise wird ein fertiger Eintauchnährboden (z.B. Uricult®) in den Urin getaucht und 24 Std. bei 37 °C bebrütet. Bakterienkolonien sind dann als runde Herde auf dem Nährmedium erkennbar. Ihre Zahl wird anhand einer Vergleichstabelle geschätzt (☞ Abb. 7.9).

Bei weniger als 1000 Keimen/ml Mittelstrahlurin liegt meist eine Verunreinigung vor, bei über 100 000 spricht man von einem eindeutig positiven Befund. Befunde in der „Grauzone" dazwischen sollten kurzfristig kontrolliert werden. Bei Katheterurin sind schon 10 000 Keime/ml als pathologisch zu bewerten.

Urinsediment

Zeigt der Teststreifen einen positiven Befund an, wird – in der Regel im Labor – das **Urinsediment** untersucht. Das Urinsediment besteht aus den festen Bestandteilen des Urins. Der frisch gelassene Urin wird zentrifugiert und der Bodensatz *(Sediment)* unter dem Mikroskop ausgewertet:

- Erythrozyten: *Hämaturie,* ☞ 7.4.1
- Leukozyten: *Leukozyturie,* ☞ 7.4.2
- Epithelzellen: Abgeschilferte Zellen der Epithelgewebe von Nieren oder ableitenden Harnwegen dürfen nur vereinzelt vorkommen. Sie weisen bei vermehrtem Auftreten auf entzündliche Veränderungen hin
- **Zylinder**: Zylinder sind rollenförmige Zusammenballungen, die in den Nierentubuli entstehen. *Hyaline Zylinder* bestehen aus Eiweiß und sind auch beim Gesunden in geringer Zahl zu beobachten. Zylinder aus roten oder weißen Blutkörperchen oder Epithelzellen sind immer pathologisch
- Krankhaft sind Keime wie Bakterien und Trichomonaden.

Zählkammermethode

Alternativ wird der frisch gelassene Urin *ohne* Zentrifugieren in eine Zählkammer gegeben und mikroskopisch untersucht. Die Zellzahlen werden dann nicht pro Gesichtsfeld, sondern pro mm^3 (= μl) Urin angegeben.

Spezialuntersuchungen des Urins

Morgenurin

Bestimmte Untersuchungen, z.B. Schwangerschaftstests, werden vorzugsweise am **Morgenurin** oder sogar am **konzentrierten Morgenurin** vorgenommen. Als Morgenurin wird der Urin der ersten morgendlichen Blasenentleerung bezeichnet. Von konzentriertem Morgenurin spricht man, wenn der Patient vor dem morgendlichen Wasserlassen 12 Stunden lang nichts getrunken hat.

Sammelurin

Manchmal kann das Sammeln des Urins über 24 Stunden nötig sein, etwa zur Flüssigkeitsbilanzierung oder um die Menge eines bestimmten Stoffes festzustellen, die der Patient in 24 Stunden ausscheidet (z.B. Glukose bei Diabetikern).

Vor der Untersuchung des Sammelurins oder der Entnahme einer Laborprobe wird der Sammelurin aufgerührt, um eine gleichmäßige Verteilung aller Bestandteile zu erreichen.

Spezifisches Gewicht des Urins

Die gesunden Nieren können den Urin je nach Flüssigkeitsangebot *verdünnen* oder *konzentrieren*. Soll die Konzentration des Urins bestimmt werden, wird das **spezifische Gewicht,** also die *Massendichte* des Urins, gemessen.

Wichtige Ursachen eines erhöhten spezifischen Gewichts **(Hypersthenurie)** sind eine verminderte Flüssigkeitsaufnahme, eine vermehrte extrarenale Flüssigkeitsabgabe oder eine Ausscheidung „schwerer" Stoffe (z.B. Glukose, Eiweiße, Medikamente) mit dem Urin.

Ursachen eines besonders niedrigen spezifischen Gewichts **(Hyposthenurie)** sind z.B. reichliche Flüssigkeitszufuhr oder ein nicht ausreichendes Konzentrationsvermögen der Nieren.

Als **Isosthenurie** *(Harnstarre)* wird ein konstantes spezifisches Uringewicht um 1,012 *unabhängig* von der Flüssigkeitszufuhr bezeichnet.

7.5.4 Blutuntersuchungen

Von diagnostischer und prognostischer Bedeutung sind insbesondere folgende Blutwerte:

- **Kreatinin** (Endprodukt des Muskelstoffwechsels) und **Harnstoff** (Endprodukt des Eiweißstoffwechsels) sind *harnpflichtige Substanzen,* die nur durch die Nieren ausgeschieden werden und sich bei Nierenfunktionsstörungen zunehmend im Blut anreichern. Der Normbereich für Kreatinin liegt bei etwa 0,5 – 1,2 mg/dl (= 45 – 106 µmol/l, ☞ 13.45), für Harnstoff bei etwa 10 – 50 mg/dl (= 1,7 – 8,3 mmol/l, ☞ 13.38)
- Nierenfunktionsstörungen haben Veränderungen der **Serumelektrolyte** (v.a. eine Hyperkaliämie, ☞ 7.16.3) sowie eine **Harnsäureerhöhung** (☞ auch 8.8) zur Folge. Bei Nierensteinen kann eine Elektrolytbestimmung Hinweise auf die Steinzusammensetzung geben
- Große Eiweißverluste über die Nieren durch eine starke Proteinurie führen zu einer Erniedrigung der **Serumeiweißkonzentration**

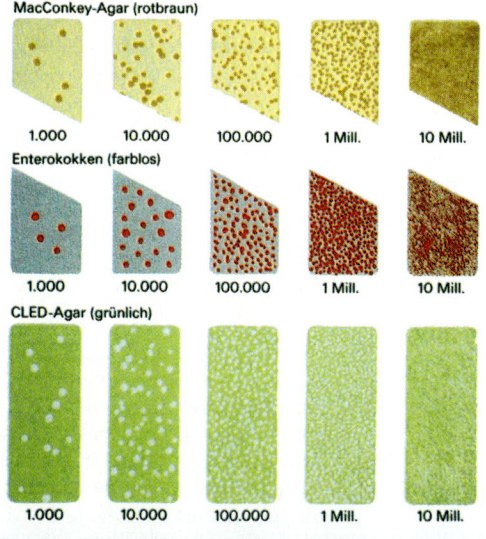

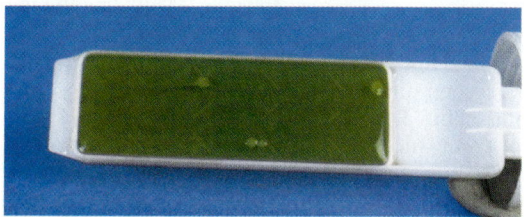

Abb. 7.9: Auf der vom Hersteller des Eintauchnährbodens mitgelieferten Vergleichstafel läßt sich die ungefähre Keimzahl auf dem entsprechenden Nährboden ablesen. Beim hier verwendeten liegt die Keimzahl unter 1000/ml. [U 163, K 183]

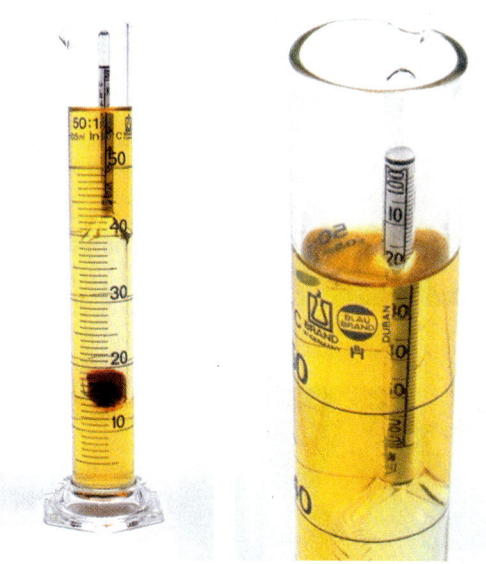

Abb. 7.10 – 7.11: Meßzylinder und Urometer zur Bestimmung des spezifischen Uringewichts. Der Meßwert (hier 1023) wird am Oberrand des Flüssigkeitsspiegels abgelesen. [K 183]

- Bei anfänglicher Erhöhung ermöglichen **Tumormarker** (☞ 9.4.8) eine Verlaufskontrolle bei Prostata-, Blasen- und Hodentumoren.

Kreatinin-Clearance

Bis zu einer Einschränkung der glomerulären Filtrationsrate von 50% bleibt der Kreatininwert im Blut trotz gestörter Nierenfunktion noch normal. In diesem **kreatininblinden Bereich** erlaubt die Bestimmung der **Kreatinin-Clearance** die genaue Einschätzung der Nierenfunktion (etwa bei Diabetikern). Die Kreatinin-Clearance entspricht ungefähr der glomerulären Filtrationsrate.

Als **Clearance** (engl. *Klärung*) bezeichnet man die Plasmamenge, die pro Zeiteinheit von einer bestimmten Substanz befreit, „gereinigt" wird. Hierzu setzt man die Konzentration der Substanz im Blutplasma ins Verhältnis zu der Urinkonzentration dieser Substanz. Die Kreatinin-Clearance kann also aus dem Kreatininwert im Blut (☞ oben), dem Urinkreatinin und dem Urinminutenvolumen berechnet werden. Dies bedeutet, daß hierfür eine Blutabnahme und ein Sammelurin (☞ 7.5.3) über 24 Stunden erforderlich sind. Der Normwert der Kreatinin-Clearance sinkt mit zunehmendem Alter ab (☞ Tab. 7.12). Orientierend kann die Kreatinin-Clearance auch aus entsprechenden Nomogrammen abgelesen werden, wenn Serumkreatinin, Alter, Geschlecht und Gewicht des Patienten bekannt sind und der Serumkreatininwert stabil ist.

Kreatinin-Clearance-Formel	Mindestwert für die Kreatinin-Clearance [ml/s (ml/min)]		
	Alter	Männer	Frauen
$$C = \frac{U}{P} \cdot V$$ U = Urin-Kreatinin P = Serum-Kreatinin V = Urinminutenvolumen	< 50 J.	2,3 (138)	1,5 (90)
	50–59 J.	2 (120)	1,5 (90)
	60–69 J.	1,6 (96)	1,4 (84)
	70–79 J.	1,5 (90)	1,2 (72)
	> 80 J.	0,9 (54)	0,9 (54)

Tab. 7.12: Um auch leichtere Nierenerkrankungen bei (noch) normalem Serum-kreatinin zu erkennen, wird die Kreatinin-Clearance berechnet. Das Urinminutenvolumen errechnet sich dabei aus dem 24 Std.-Gesamtvolumen geteilt durch 1440 Min. [B 200]

7.5.5 Sonographie

Die **Sonographie** (Ultraschalldiagnostik) nimmt in der Nephrologie breiten Raum ein. Sie gibt insbesondere Aufschluß über:
- Anzahl, Form und Größe der Nieren
- Binnenstruktur der Nieren (☞ Abb. 7.13)
- Harnblasenfüllung
- Größe und pathologische Veränderungen der Prostata
- Hodenveränderungen.

▤ Aufgaben des Pflegepersonals

Patienten vor Untersuchungen der Beckenregion (insbesondere der Harnblase und der weiblichen Geschlechtsorgane) sollten reichlich trinken und den Toilettengang aufschieben, damit die Harnblase gefüllt ist.

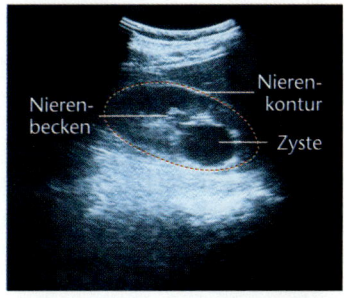

Abb. 7.13: Sonographische Darstellung einer Nierenzyste. Zysten stellen sich als schwarze, flüssigkeitsgefüllte Hohlräume dar und sind meist leicht zu erkennen. [T 196]

7.5.6 Radiologische Untersuchungen

Nierenleeraufnahme

Die Abdomenübersichtsaufnahme (☞ 5.3.3) des unteren Bauchraums bis zum Schambein, meist **Nierenleeraufnahme** genannt, bildet den Anfang der Nieren-Röntgendiagnostik. Die Nieren sind als Schatten erkennbar, und kalkhaltige Steine der Nieren oder der ableitenden Harnwege stellen sich dar.

Intravenöses Urogramm und Infusionsurographie

Für ein **intravenöses Urogramm** (auch *i.v. Pyelogramm* oder kurz *i.v. Py* genannt) wird dem Patienten in der Röntgenabteilung nach der Abdomenübersichtsaufnahme ein jodhaltiges Kontrastmittel intravenös gespritzt, das durch die Nieren ausgeschieden wird. Fertigt man in bestimmten (z.B. fünfminütigen) Zeitabständen Röntgenbilder, erkennt man von Bild zu Bild, wie sich bereits nach wenigen Minuten kontrastierter Harn im Nierenbecken sammelt und (bei normaler Nierenfunktion) nach 15 – 20 Minuten weitgehend in der Blase angekommen ist.

Bei Nierenfunktionsstörungen ist eine **Infusionsurographie** möglich, bei der eine größere Menge Kontrastmittel über einen längeren Zeitraum infundiert wird.

Beide Untersuchungen ermöglichen eine Aussage über Lage und Funktion der Nieren und zeigen, ob der Harn regelrecht über Nierenbecken, Harnleiter und Blase abfließt, oder ob Hindernisse wie z.B. Steine oder Tumoren die Passage beeinträchtigen und evtl. zu einem Harnaufstau führen.

Die **Aufgaben des Pflegepersonals** bestehen darin, den Patienten durch abführende und entblähende Maßnahmen auf die Untersuchung vorzubereiten:
- Am Vortag der Untersuchung werden milde Abführmittel und leichte Kost gegeben, am Untersuchungstag selbst abermals abgeführt und ggf. entblähende Mittel verabreicht, da Luftüberlagerung die Darstellung der Harnwege erschwert
- In den letzten 12 Stunden vor einem i.v.-Urogramm soll der Patient nichts essen und trinken. Bei einem Infusionsurogramm ist Dursten nicht nötig.

Retrograde Kontrastmittel-untersuchungen

Anstatt über den Blutweg kann das Kontrastmittel für spezielle

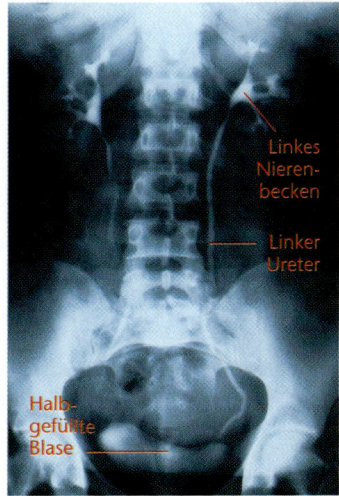

Abb. 7.14: Normalbefund eines i.v.-Urogramms. Erkennbar sind beide Nierenbecken, die Ureteren und das abgeflossene Kontrastmittel in der Blase. [170]

Fragestellungen auch über einen Katheter *retrograd* (rückwärts) in Harnröhre **(Urethrogramm)**, Harnblase **(Zystogramm)** oder die Harnleiter bis zum Nierenbecken **(retrograde Pyelographie)** eingebracht werden. Dabei zeigen sich z.B. Harnröhrenverengungen durch Vernarbungen oder angeborene Klappen besonders gut.

Komplikationen und Pflege bei Kontrastmitteluntersuchungen, ☞ *1.5.3*

Angiographie

Bei der **Angiographie** der Nierengefäße (meist als *Digitale Subtraktionsangiographie, DSA* ☞ 3.4.5 und Abb. 7.24) wird die A. femoralis (Leistenschlagader) unterhalb der Leiste punktiert und ein Katheter über die Aorta bis in die Nierenarterie vorgeschoben.

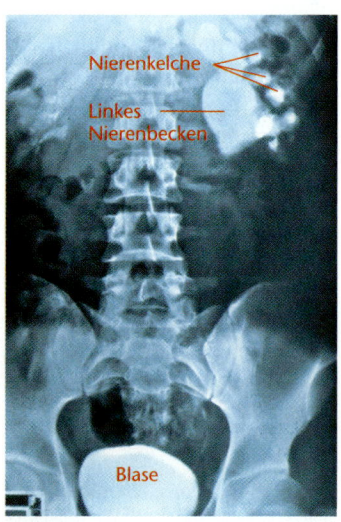

Abb. 7.15: I.v.-Urogramm bei linksseitiger hochgradiger Verengung des Nierenbeckenausgangs (subpelvine Stenose) z.B. durch einen Ureterstein oder einen den Ureter einengenden Tumor. Der linke Ureter stellt sich überhaupt nicht dar, da das Kontrastmittel die Verengung nicht (sichtbar) überwindet. Rechts hat das gesamte Kontrastmittel bereits die Niere verlassen und die Blase erreicht. [T 196]

Die Gefäßdarstellung mit Kontrastmittel zeigt:
- Die Gefäßversorgung innerhalb der Niere (wichtig vor Operationen, bei denen Teile der Niere entfernt werden müssen)
- Mögliche Verengungen der Nierenarterie, die zu Nierenfunktionsstörungen und Bluthochdruck führen können (☞ 7.11)
- Die Gefäßversorgung bei unklaren Tumoren (hilft bei der Unterscheidung in gut- oder bösartig).

Komplikationen und Pflege bei angiographischen Untersuchungen, ☞ *1.5.3*

CT und MRT

Computertomographie *(CT)* und **Magnetresonanztomographie** *(MRT)* werden in erster Linie zur Tumordiagnostik eingesetzt. Beide Verfahren dienen auch dem Tumorstaging, d.h. der Einschätzung, wie weit sich der Tumor bereits ausgebreitet hat.

Isotopendiagnostik

Die nephrologische **Isotopendiagnostik** (☞ 1.5.6), z.B. die **Nierenszintigraphie** oder **Isotopennephrographie,** gehört zu den *Funktionsuntersuchungen* der Niere. Sie erlauben für jede Niere einzeln Aussagen über deren Ausscheidungsleistung (= **renale Clearance** = die Plasmamenge in ml, die die Niere pro Minute von einer bestimmten Substanz reinigen kann).

Aufgaben des Pflegepersonals, ☞ *1.5.6*

7.5.7 **Urodynamik**

Häufig sagen die Patienten, „das Wasserlassen sei langsamer als früher", „der Strahl sei schwach" oder „sie müßten jetzt immer erst ewig stehen, bis es losgeht". Da aber jeder Patient eine andere Vorstellung davon hat, was „langsam", „schwach" oder „ewig" be-

deutet, müssen diese subjektiven Angaben objektiviert werden.

Hier hilft die **Urodynamik,** zu der die **Uroflowmetrie** *(Harnflußmessung)*, die **Zystomanometrie** *(Blasendruckmessung)* und das **Urethradruckprofil** *(Sphinkterdruckmessung)* gehören. Mit Hilfe urodynamischer Untersuchungen kann sich der Arzt ein genaues Urteil über das Zusammenspiel von Blasen- und Schließmuskelfunktion bilden. Die Urodynamik genießt heute den höchsten Stellenwert in der Inkontinenzdiagnostik.

7.5.8 **Endoskopische Untersuchungen**

Die häufigste endoskopische Untersuchung in der Nephrologie ist die **Zystoskopie** *(Blasenspiegelung)*. Sie erlaubt, die Harnblase von innen zu betrachten und bildet darüberhinaus die Basis für weitere moderne Diagnostik- und Therapieverfahren.

Das Zystoskop wird nach Desinfektion des Harnröhreneinganges und Lokalanästhesie der Schleimhaut, z.B. mit Instillagel®, in die Blase vorgeschoben. Dabei kann gleichzeitig die Harnröhre beurteilt werden. Bei der anschließenden Beurteilung der Harnblase achtet der Untersucher insbesondere auf Größe der Harnblase (normal sind 250 – 500 ml), Lage und Form der Harnleitermündungen, raumfordernde Prozesse, Vorwölbungen und Ausstülpungen der Blasenwand *(Divertikel)* sowie Schleimhautbeschaffenheit (entzündliche Rötung).

Mit Spezialendoskopen ist eine Beurteilung des Harnleiters und Nierenbeckens **(Ureteropyeloskopie)** möglich. Außerdem können *Sonden, Faßzangen* (z.B. zur Steinentfernung), *Elektroresektionsinstrumente* (z.B. für die elektrische Entfernung der Prostata), *Laser-Einsätze* (z.B. für die Behandlung bestimmter Tumoren) oder Katheter in die oberen Harnwege eingebracht werden.

📋 Aufgaben des Pflegepersonals

- Prämedikation verabreichen
- Vorbereitende Maßnahmen durchführen, beispielsweise Entblähen und Abführen, falls eine Kontrastmitteldarstellung von Harnleiter und Nierenbecken geplant ist
- Vor der Untersuchung Dauerkatheter entfernen.

7.5.9 Nierenpunktion und -biopsie

Die **Nierenpunktion** wird vor allem bei einer Glomerulonephritis (☞ 7.8) oder dem Nephrotischen Syndrom (☞ 7.9) eingesetzt, um die Prognose abschätzen und die Therapie besser planen zu können. Dabei wird mit einer Spezialpunktionsnadel unter sonographischer Kontrolle ein Gewebezylinder aus der Niere entnommen. Eine **Nierenbiopsie** wird unter OP-Bedingungen in Lokalanästhesie durchgeführt.

📋 Pflege vor der Untersuchung

- Überprüfen, ob der Patient aufgeklärt ist und die Einverständniserklärung unterschrieben hat, ob ein (aktueller) Gerinnungsstatus und ein i.v.-Pyelogramm vorliegen, und ob – nach

vorheriger Blutgruppenbestimmung – zwei Blutkonserven bestellt sind

- Patienten nüchtern lassen, da bei Zwischenfällen eine Intubation erforderlich werden kann
- Evtl. Prämedikation verabreichen
- Patienten direkt vor der Untersuchung bitten, nochmals die Blase zu entleeren und danach ein Flügelhemd anzuziehen.

📋 Pflege nach der Untersuchung

- Regelmäßig Vitalzeichen und Einstichstelle kontrollieren
- Patienten 24 Stunden Bettruhe einhalten lassen, davon die ersten sechs Stunden möglichst in flacher Rückenlage, um das Nierenlager zu entlasten
- Auf das Einhalten einer zweistündigen Nahrungskarenz achten und Patienten danach zum reichlichen Trinken animieren (2 – 3 l täglich). Ausnahme ist eine Oligurie oder Anurie
- Ersten Urin nach der Biopsie untersuchen lassen
- Für den Tag nach der Biopsie Ultraschallkontrolle einplanen.

Der Patient soll für 1 – 2 Wochen größere körperliche Anstrengungen vermeiden.

7.6 Fehlbildungen der Nieren und der ableitenden Harnwege

Fehlbildungen der Niere und der ableitenden Harnorgane gehören zu den häufigsten Fehlbildungen überhaupt. In der Regel sind sie von außen nicht sichtbar und werden daher erst bei der diagnostischen Abklärung einer Hypertonie und/oder ständig wiederkehrender Harnwegsinfekte des Kindes oder Erwachsenen entdeckt.

Die Behandlung besteht, wenn möglich, in einer operativen Korrektur der Fehlbildung.

> 🔖 Die Indikation zur Behandlung einer Nierenfehlbildung ergibt sich nicht aus dem Vorhandensein der Fehlbildung, sondern aus ihren Folgen: gehäufte Infektionen, Abflußstörungen oder Beschwerden des Patienten.

Angeborene Verengungen können am Übergang vom Nierenbecken zum Harnleiter (**subpelvine Stenose**) oder innerhalb des Harnleiters (**Harnleiterstenose**) bestehen. Als Folge der Verengung entwickelt sich ein Harnstau, der das Nierenbecken ausweitet und das Nierengewebe durch Druck zerstört. Es kommt zur **Hydronephrose** *(Wassersackniere)*. Auch **Doppelanlagen** der Niere oder des Harnleiters sind oft verbunden mit einem abnormen Verlauf des doppelten Harnleiters und einer dadurch bedingten Abflußbehinderung.

Als **Megaureter** bezeichnet man einen erheblich erweiterten, geschlängelten Harnleiter, der angeboren oder erworben sein kann. Beim **vesikoureteralen Reflux** fließt (z.B. durch eine Fehleinmündung des Harnleiters in die Blase) beim Wasserlassen Urin nicht nur in die Harnröhre, sondern auch zurück in den Harnleiter.

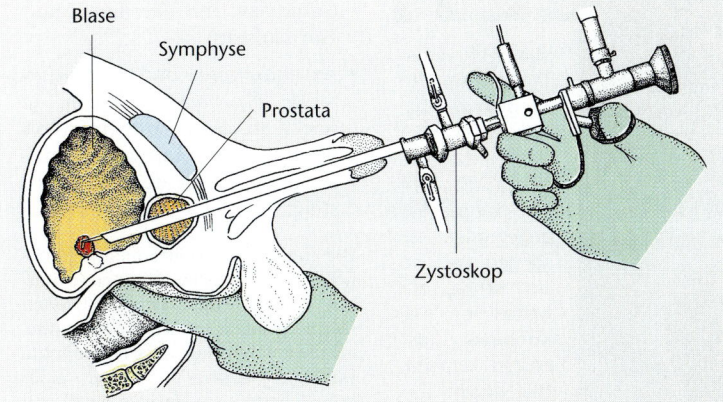

Abb. 7.16: Zystoskopie eines männlichen Patienten. Der Untersucher entfernt gerade eine auffällige Gewebeveränderung mit der Endoskopieschlinge. [L 190]

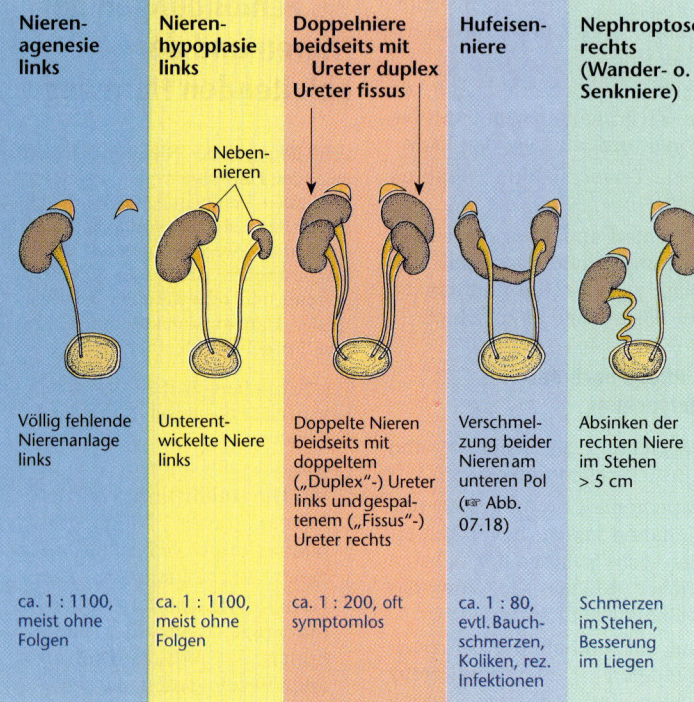

Nieren-agenesie links	Nieren-hypoplasie links	Doppelniere beidseits mit Ureter duplex Ureter fissus	Hufeisen-niere	Nephroptose rechts (Wander- o. Senkniere)
Völlig fehlende Nierenanlage links	Unterent-wickelte Niere links	Doppelte Nieren beidseits mit doppeltem („Duplex"-) Ureter links und gespaltenem („Fissus"-) Ureter rechts	Verschmelzung beider Nieren am unteren Pol (☞ Abb. 07.18)	Absinken der rechten Niere im Stehen > 5 cm
ca. 1 : 1100, meist ohne Folgen	ca. 1 : 1100, meist ohne Folgen	ca. 1 : 200, oft symptomlos	ca. 1 : 80, evtl. Bauchschmerzen, Koliken, rez. Infektionen	Schmerzen im Stehen, Besserung im Liegen

Abb. 7.17: Überblick über die angeborenen Nierenfehlbildungen, ihre Häufigkeit und typische Beschwerden. [B 200]

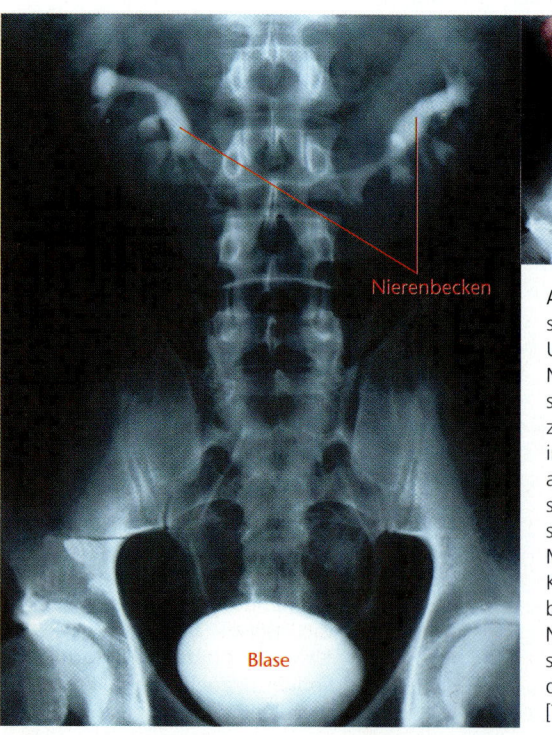

Nierenbecken

Blase

Abb. 7.18: Hufeisenniere im I.v.-Urogramm. Die Nierenbecken sind nicht wie z.B. in Abb. 7.14 in Längsachse angeordnet, sondern wenden sich schräg zur Mittellinie. Die Konturen der beiden unteren Nierenpole verschmelzen vor der Wirbelsäule. [T 170]

7.7 Harnwegsinfekte und bakterielle Nierenentzündungen

Harnwegsinfektion *(Harnwegsinfekt,* kurz *HWI):* Meist bakteriell – selten viral oder parasitär – bedingte Entzündung der ableitenden Harnwege, die sich durch schmerzhaftes und häufiges Wasserlassen sowie evtl. durch Fieber, Unwohlsein und Nierenlagerklopfschmerz zeigt. Gehört bei Frauen zu den häufigsten bakteriellen Infektionen.

Einteilungen

Meist werden unterschieden:

- *Untere* und *obere Harnwegsinfektion,* je nachdem, ob die Nieren klinisch nachweisbar beteiligt sind oder nicht
- *Akute* und *chronische Harnwegsinfektion* je nach zeitlichem Verlauf
- *Primäre* und *sekundäre Harnwegsinfektion,* je nachdem, ob der Harnwegsinfekt ohne äußere Ursache „spontan" auftritt oder ob Vorerkrankungen zugrundeliegen
- *Nicht-obstruktive* und *obstruktive Harnwegsinfektion* (ohne bzw. mit Verengung und Harnaufstau)
- *Aszendierende* und *deszendierende Harnwegsinfektion,* je nachdem, ob die Infektion von den unteren Harnwegen aufsteigt oder von der Niere absteigt.

Die Einteilung ist aber nicht einheitlich und es bestehen Überschneidungen: Unter einer unkomplizierten Harnwegsinfektion wird eine akute, auf die unteren Harnwege beschränkte Infektion verstanden, unter einer komplizierten Harnwegsinfektion eine Infektion mit Harnaufstau infolge von Abflußstörungen und Beteiligung der oberen Harnwege.

7.7.1 Unkomplizierter Harnwegsinfekt

> 🔅 **Unkomplizierter Harnwegsinfekt:** *Infekt der unteren Harnwege*, v.a. mit **Zystitis** und **Urethritis** *(Blasen-* und *Harnröhrenentzündung)* einhergehend. Keine *klinische* Beteiligung der oberen Harnwege.

➡ Krankheitsentstehung

Meist wandern Bakterien aus dem Darm (endogene Erregerübertragung, ☞ 12.1) über die Harnröhre in die Harnblase, es handelt sich also um eine *aszendierende* (aufsteigende) Infektion. Begünstigt werden Blasenentzündungen z.B. durch Abflußstörungen, Katheterisierung und bei Frauen durch Geschlechtsverkehr (sog. *Flitterwochen-Zystitis).*

🔲 Symptome und Untersuchungsbefund

Klassisch ist die Symptomkombination aus:
- Häufigem Harndrang alle 10 – 20 Min. mit jeweils nur geringer Urinmenge *(Pollakisurie,* ☞ 7.3.3)
- Beschwerden beim Wasserlassen wie z.B. Schmerzen oder Brennen *(Dysurie,* ☞ 7.3.4) und
- Evtl. (krampfartigen) Schmerzen oberhalb des Schambeins **(Blasentenesmen).**

Fieber und eine stärkere Beeinträchtigung des Allgemeinbefindens sprechen gegen einen unkomplizierten Harnwegsinfekt und weisen auf eine Mitbeteiligung der oberen Harnwege hin (☞ unten).

Der körperliche Untersuchungsbefund ist bis auf einen Druckschmerz in der Blasenregion unauffällig.

🔍 Diagnostik und Differentialdiagnose

Die Stellung einer Verdachtsdiagnose ist in der Regel innerhalb von Minuten durch die typische Anamnese und den Urinstreifentest möglich. Das Testfeld auf Leukozyten reagiert immer, die auf Nitrit und Erythrozyten häufig positiv. Beweisend ist der Keimnachweis in der Urinkultur, deren Ergebnis aber erst nach 1 – 2 Tagen vorliegt. Dort zeigt sich bei unkomplizierten Harnwegsinfektionen in 80% ein Wachstum von *Escherichia coli* (☞ Tab. 12.18).

Im Gegensatz dazu wachsen bei komplizierten, insbesondere bei nosokomialen (im Krankenhaus erworbenen) Infektionen häufig „Problemkeime" wie z.B. Pseudomonaden oder Klebsiellen (☞ Tab. 12.18).

Abzugrenzen: Reizblase

Die klinischen Erscheinungszeichen einer Harnblasenentzündung treten auch bei der sog. **Reizblase** auf. Hier sind jedoch keine Keime im Urin nachweisbar. Dabei müssen aber auch Erreger ausgeschlossen werden, die nicht in einer normalen Urinkultur „angehen", d.h. sich nicht zur sichtbaren Keimkolonie vermehren, z.B. Trichomonaden, Pilze und Chlamydien. Als Ursachen dieses nicht genau definierten Krankheitsbildes werden ein Östrogenmangel (die meisten Patienten sind Frauen) und vegetative Einflüsse diskutiert.

Bei einer „chronischen Blasenentzündung" nach einem Mittelmeer- oder Tropenaufenthalt ist immer auch an eine *Bilharziose* zu denken (☞ 12.10.3), bei der die Eier der Schistosoma-Würmer in der Blase zu einer chronischen Entzündung führen. Charakteristisch ist ein blutiger Harn.

🔳 Behandlungsstrategie

Der untere Harnwegsinfekt wird bei Frauen mit der Kurzzeitgabe (Einmalgabe – 3tägige Behandlung) von Antibiotika sowie durch „Blasenspülen" mit 2 – 3 l Tee tägl. behandelt.

Bei Männern, bei Diabetikerinnen und bei Schwangeren müssen die Antibiotika über mindestens eine Woche gegeben werden, da sonst Rückfälle drohen. Mittel der Wahl sind insbesondere die Kombination Trimethoprim/Sulfamethoxazol (z.B. Bactrim forte®, Cotrimoxazol forte®) oder Breitband-Penicilline (z.B. Amoxicillin, etwa in Clamoxyl®). Bei sehr starken Schmerzen sind zusätzlich Schmerzmittel und krampflösende Medikamente indiziert.

Der Behandlungserfolg muß eine Woche nach Ende der Antibiotikabehandlung durch eine Urinuntersuchung mit Anlegen einer Kultur gesichert werden.

Pflege, ☞ 7.7.2

⚕ Prognose

Die unkomplizierte Harnwegsinfektion heilt in der Regel folgenlos aus. Bei wiederholten Harnwegsinfekten der Frau außerhalb der Schwangerschaft (während der Schwangerschaft sind Harnwegsinfekte sehr häufig) muß abgeklärt werden, ob begünstigende Faktoren wie z.B. Abflußhindernisse oder ein Diabetes mellitus vorliegen.

Da Harnwegsinfekte beim Mann selten sind, wird beim Mann grundsätzlich nach auslösenden *(prädisponierenden)* Faktoren wie z.B. einer Prostatavergrößerung gesucht.

7.7.2 Akute Pyelonephritis und komplizierte Harnwegsinfekte

> 🔅 **Pyelonephritis** *(Nieren- und Nierenbeckenentzündung):* Meist bakteriell bedingte Entzündung des Nierenbeckens und Nierenparenchyms. Häufig handelt es sich dabei um einen *komplizierten Harnwegsinfekt.*

➡ Krankheitsentstehung

Die akute Pyelonephritis entsteht in erster Linie durch das Aufsteigen von bakteriellen Erregern einer Blasenentzündung in das Nierenbecken.

Eine hämatogene Ausbreitung der Erreger ist demgegenüber wesentlich seltener.

Symptome und Untersuchungsbefund

Die Krankheitszeichen sind ungleich heftiger als bei einer Blasenentzündung:

- Der Patient hat Fieber über 38 °C und ist in seinem Allgemeinbefinden stark beeinträchtigt. Oft bestehen Übelkeit und Erbrechen
- Ein oder beide Nierenlager sind klopfschmerzhaft. Häufig hat der Patient schon in Ruhe Rücken- oder Flankenschmerzen

Zusätzlich bestehen meist die Zeichen einer Blasenentzündung (☞ oben). Verläuft die Blasenentzündung klinisch stumm, so entsteht die Pyelonephritis scheinbar „aus heiterem Himmel".

🔎 Diagnostik und Differentialdiagnose

Ebenso wie bei der Blasenentzündung wird die Diagnose der Nierenbeckenentzündung anhand des klinischen Bildes, der Urinuntersuchung und der Urinkultur gestellt.

Zur Ursachenklärung und um etwaige Komplikationen rechtzeitig zu erfassen, sind darüberhinaus erforderlich:

- Blutuntersuchung: Blutbild (Erhöhung der weißen Blutkörperchen?), BSG, Kreatininwertbestimmung (Nierenfunktionsverschlechterung?)
- Sonographie der Nieren: Größe der Nieren? Harnaufstau? Nierensteine? Abszeßbildung?
- Suche nach begünstigenden Erkrankungen: Röntgenleeraufnahme („Niere leer", kalkhaltige Steine?), evtl. i.v.-Urogramm (Ausschluß von Abflußbehinderungen, z.B. durch Steine).

Behandlungsstrategie

Bei einer akuten Pyelonephritis beginnt die intravenöse antibiotische Behandlung nach Abnahme der Urinkultur sofort (Dauer mindestens sieben Tage), bei Risikopatienten als Kombinationstherapie mit mehreren hochwirksamen Antibiotika. Nach Beendigung der intravenösen Therapie ist evtl. eine weitere Behandlung mit oralen Antibiotika angezeigt.

Bei Vorliegen einer Grunderkrankung heilt die Nierenbeckenentzündung oft so lange nicht aus, bis die Ursache beseitigt wurde. Wichtig sind zwei Kontrolluntersuchungen etwa eine und sechs Wochen nach Ende der Behandlung.

Pflege bei komplizierten Harnwegsinfekten

- Den Patienten Bettruhe einhalten lassen und zu reichlichem Trinken (mindestens 2 l täglich) animieren. Lokal Wärmeapplikationen zur Beschwerdelinderung durchführen (vorher Arztgenehmigung einholen)
- Den Patienten dazu anhalten, bei bestehendem Harndrang sofort die Toilette aufzusuchen
- Temperatur regelmäßig kontrollieren
- Flüssigkeitsbilanzierung durchführen, um ein drohendes akutes Nierenversagen zu erkennen.

Patienteninformation bei Harnwegsinfekten

> 🖋 Dem Patienten erklären, daß der Infekt nur ausheilen kann, wenn die Antibiotika lange genug und in ausreichend hoher Dosierung genommen werden, da viele Patienten sonst die Antibiotika nach Beschwerdebesserung eigenmächtig absetzen (☞ auch Pharma-Info 12.12).

Bei rezidivierenden Harnwegsinfekten, denen keine Erkrankung wie etwa eine Prostatahyperplasie oder ein Diabetes mellitus zugrundeliegt, wird der Patient über die allgemeine Lebensführung beraten:

- Eine hohe Trinkmenge „spült" die Harnwege und schwemmt Bakterien aus. Bei einsetzendem Harndrang sollen die Patienten sofort die Toilette aufsuchen – auch im Beruf, wenn zum Toilettengang „eigentlich" keine Zeit da ist
- Evtl. kann ein Gespräch über die richtige Intimhygiene notwendig sein. Ungünstig sind hautreizende Pflegemittel und lange (Voll-)Bäder, die die Haut aufweichen und dadurch das Eindringen von Bakterien begünstigen. Eine Säuberung des Genitalbereiches von vorne nach hinten, also vom Schambein zum Anus hin, vermindert die Keimeinschleppung aus dem Darm
- Vor dem Geschlechtsverkehr ist es sinnvoll, daß *beide* Partner ihre Genitalien waschen. Danach sollte der betroffene Partner – meist die Frau – Wasser lassen und den Intimbereich nochmals reinigen
- Außerdem sollte im Gespräch auf vernünftige Kleidung (z.B. ausreichend warme Unterwäsche) und Abbau von Streß eingegangen werden.

🔖 Prognose

Die Prognose der „spontanen" Pyelonephritis ist gut. Bei prädisponierenden Faktoren, die nicht beseitigt werden können, schreitet die Erkrankung oft zur chronischen Pyelonephritis fort. Bei jeder Pyelonephritis besteht das Risiko der Keiminvasion in die Blutbahn mit nachfolgender lebensbedrohlichen **Urosepsis,** die durch *Endotoxinschock* (☞ 12.5) zum Tode führen kann.

7.7.3 Chronische Pyelonephritis

Die **chronische Pyelonephritis** entsteht in der Regel aus nicht ausgeheilten Harnwegsinfekten, z.B. bei Harnabflußbehinderung durch Fehlbildungen der ableitenden Harnwege (v.a. bei vesikoureteralem Reflux, ☞ 7.6). Ein bedeutsamer Risikofaktor ist außerdem das Vorliegen eines Diabetes mellitus.

Die Symptome der chronischen Pyelonephritis sind häufig nicht so ausgeprägt wie die der akuten Form. Oft fühlt sich der Patient einfach nicht wohl, ist matt, appetitlos und hat vielleicht häufiger Kopfschmerzen.

Dem Arzt können eine abnorme Blässe und ein erhöhter Blutdruck auffallen. Im Urinbefund zeigen sich eine Leukozyturie und Bakteriurie. Die Ultraschalluntersuchung ergibt je nach Dauer der Erkrankung *Vernarbungen* der Nieren.

Differentialdiagnostisch muß die **chronisch interstitielle Nephritis** abgegrenzt werden, für die Papillennekrosen typisch sind. Ursächlich kann der Erkrankung ein Schmerzmittelmißbrauch zugrunde liegen, der therapeutisch angegangen werden muß.

Der Verlauf einer chronischen Pyelonephritis ist sehr unterschiedlich. Gelingt es, begünstigende Faktoren auszuschalten, so ist die Prognose gut. Oft kommt es allerdings durch die zunehmenden Vernarbungen zur Zerstörung von Nierengewebe und langsam über viele Jahre zum chronischen Nierenversagen (☞ 7.13).

7.7.4 Abszesse im Bereich der Nieren

Abszesse im Bereich der Nieren stellen schwere Krankheitsbilder dar. Die Patienten haben hohes Fieber und Schüttelfrost und sind in ihrem Allgemeinbefinden stark beeinträchtigt.

Bei der **Eiterniere** *(Pyonephrose)* liegt der Abszeß innerhalb der Niere und hat Anschluß an das Nierenbecken. Daher ist der Urin eitrig.

Bei dem neben der Niere gelegenen **paranephritischen Abszeß** ist der Urinbefund oft normal, da der Abszeß keinen Anschluß an das Nierenbecken hat.

In beiden Fällen besteht die Behandlung in Antibiotikagabe und Ablassen des Eiters nach draußen.

7.7.5 Urogenitaltuberkulose

Eine **Urogenitaltuberkulose** entsteht, wenn bei einer Lungentuberkulose (☞ 4.5.4) die Tuberkulosebakterien mit dem Blutstrom in die Harn- bzw. Geschlechtsorgane verschleppt werden.

Typische **Symptome** gibt es nicht. Die ersten Symptome gleichen oft denjenigen einer unteren Harnwegsinfektion. In fortgeschrittenen Stadien treten die Allgemeinerscheinungen einer Tuberkulose wie beispielsweise Müdigkeit, Leistungsabfall, Nachtschweiß, subfebrile Temperaturen und Gewichtsverlust auf.

Die **Diagnose** erfordert den Erregernachweis im Urin durch spezielle Färbung, Kultur und Tierversuch. Außerdem muß im Rahmen der Therapieplanung die verbliebene Restfunktion der Niere geklärt werden.

Eine Nierentuberkulose im Frühstadium wird oft zufällig durch die Abklärung einer „therapieresistenten" Leukozyturie oder Erythrozyturie entdeckt.

Die **Behandlung** beginnt stets mit den antituberkulösen Medikamenten, die auch bei der Lungentuberkulose Einsatz finden.

Später müssen Vernarbungen der ableitenden Harnwege oder funktionslose Nierenbezirke, im Extremfall die ganze Niere, operativ entfernt werden.

> ⊘ Die Urogenitaltuberkulose gehört zu den meldepflichtigen Infektionskrankheiten (☞ 12.11). Die Pflege dieser Patienten erfordert besondere Vorsichtsmaßnahmen (☞ 4.5.4, 12.2), um eine Ausbreitung der Infektion zu verhindern.

7.8 Glomerulonephritis

> ▣ **Glomerulonephritis** (kurz *GN*): *Abakterielle* (nicht durch Bakterien bedingte) Entzündungen der Nieren mit primärer Schädigung der Nierenkörperchen *(Glomeruli)*.

Die wissenschaftliche Einteilung der verschiedenen Glomerulonephritisformen ist hochkompliziert, uneinheitlich und verwirrend. Für die Praxis genügt die Einteilung in eine akute und eine chronische Form.

7.8.1 Akute Glomerulonephritis

> ▣ **Akute Glomerulonephritis:** Akute, abakterielle Nierenentzündung, die häufig im Rahmen einer fehlgeleiteten Immunreaktion 1 – 4 Wochen nach einer Infektion auftritt **(postinfektiöse akute GN** mit meist guter Prognose). In seltenen Fällen Folge von Autoimmunkrankheiten (☞ 11.5) mit sehr rascher Verschlechterung der Nierenfunktion, die schnell in ein dialysepflichtiges Nierenversagen münden kann. Diese Form der Glomerulonephritis wird **rasch progrediente GN** genannt *(rapid progressive GN*, kurz *RPGN*, auch *perakute GN).*

⇨ Krankheitsentstehung

Bei der akuten postinfektiösen Glomerulonephritis bilden sich während und nach der Ersterkrankung (meist Streptokokkeninfektionen wie z.B. Scharlach oder eitrige Mittelohrentzündung) Antikörper gegen die Krankheitserreger. Antigen-Antikörper-Komplexe rufen dann eine Entzündung der Glomeruli hervor.

Auch bei der rasch progredienten Glomerulonephritis spielen in mehr als der Hälfte der Fälle immunologische Vorgänge eine Rolle.

✦ Symptome und Untersuchungsbefund

Ungefähr 1 – 4 Wochen nach einer „banalen" Infektion kommt es erneut zu einem starken Krankheitsgefühl mit Müdigkeit, Kopfschmerzen, subfebrilen Temperaturen oder Fieber und Rückenschmerzen. Gleichzeitig kann ein dumpfes Schmerzgefühl in beiden Nierenlagern auftreten. Oft bemerkt der Patient, sein Gesicht sei so „verquollen" (Ödeme, besonders um die Augen). Vielleicht fällt auch eine rötlichbraune Verfärbung des Urins auf (Hämaturie).

Bei der Untersuchung wird typischerweise *erstmalig* eine Hypertonie festgestellt, die Folge der GN ist. Durch die meist vorhandene Oligurie mit nachfolgender Überwässerung ist insbesondere bei älteren Patienten das Herz überfordert, wodurch es zu einem Lungenödem (☞ 2.6.3) kommen kann.

Form	Ursache	Therapie	Prognose
Akute GN	Postinfektiös	Penicillin	Gut
	Autoimmuno-gen (= meist rasch progrediente GN)	Immun-suppressiv	Schlecht
Chronische GN	Meist unbekannt	Nicht verfügbar	Schlecht

Tab. 7.19: Wichtigste Formen, Ursachen, Behandlung und Prognose der Glomerulonephritis (GN). [B 200]

🔎 Diagnostik und Differentialdiagnose

Der Patient ist durch die eingeschränkte Nierenfunktion gefährdet, es droht ein akutes Nierenversagen:

• Die Urinuntersuchung zeigt neben einer Leukozyturie und einer unterschiedlich starken Proteinurie eine Mikro- oder Makrohämaturie, wobei das Auftreten von Erythrozytenzylindern und verformten Erythrozyten kennzeichnend ist

• Bei der Blutuntersuchung sind eine BSG-Beschleunigung und evtl. eine Leukozytose als Entzündungszeichen festzustellen. Der Kreatinin- und Harnstoffwert sind erhöht. Der *Antistreptoly-*

sin-Titer (☞ 12.6.4) ist pathologisch hoch, falls ein Streptokokken-Infekt ursächliche Erkrankung war. Zur Ursachenklärung sind weitere immunologische Bluttests angezeigt, z.B. die Suche nach Autoantikörpern, um *Kollagenosen* (z.B. einen systemischen Lupus erythematodes, ☞ 10.7.1) zu erfassen

• Die Ultraschallbefunde der Nieren bei einer akuten Glomerulonephritis sind zwar uncharakteristisch, die Untersuchung ermöglicht jedoch die Abgrenzung zur chronischen Form, bei der die Nieren verkleinert sind

• Eine Nierenbiopsie ist bei einer Eiweißausscheidung von mehr als 3,5 g täglich oder raschem Kreatininanstieg indiziert.

🔲 Behandlungsstrategie

Bei einer Poststreptokokken-Glomerulonephritis sind Penicilline angezeigt.

Eine spezifische Behandlung ist nur bei bestimmten Formen der rasch progredienten Glomerulonephritis möglich. Dabei gelangen insbesondere Glukokortikoide (☞ Pharma-Info 8.26), Cyclophosphamid (z.B. Endoxan®) und Azathioprin (z.B. Imurek®, ☞ Pharma-Info 11.16) zur Anwendung. Symptomatisch werden der Bluthochdruck, die Ödeme (☞ 7.16.1) und die Herzinsuffizienz behandelt.

🗒 Pflege bei akuter Glomerulonephritis

Durch die Pflege des Kranken sollen Komplikationen verhütet bzw. möglichst rasch erkannt werden:

• Evtl. Bettruhe im akuten Stadium über 3 – 4 Wochen, v.a. bei Hypertonie, Ödemen oder deutlichem Kreatininanstieg und damit drohendem akuten Nierenversagen

• Grundpflege (einschließlich der Prophylaxen) nach Schwere der Erkrankung

• Engmaschige Kontrollen von Puls und Blutdruck, Gewicht und Temperatur. Beobachtung des Urins auf Aussehen und Menge, meist auch Flüssigkeitsbilanzierung. Blutkontrollen insbesondere von Kreatinin, Harnstoff und Elektrolyten

• Ernährung in Abhängigkeit von der Schwere des Krankheitsbildes. Hypertonie, Ödeme und/oder eine eingeschränkte Nierenfunktion erfordern eine Reduktion der Kochsalz-, Flüssigkeits- und Eiweißzufuhr. Steigt infolge der Nierenfunktionseinschränkung das Serumkalium an, so muß der Patient auf kaliumhaltige Lebensmittel wie z.B. Bananen verzichten.

Nach der Krankenhausentlassung sind nur körperlich leichte Tätigkeiten (Büro) erlaubt.

⚡ Prognose

Die Prognose der akuten postinfektiösen Glomerulonephritis ist recht gut. Bei ca. 65% der Erwachsenen und 90% der Kinder heilt die Erkrankung aus. Komplikationen bestehen im akuten Nierenversagen (☞ 7.12) und in der Entwicklung einer chronischen Niereninsuffizienz (☞ 7.13).

Bei der rasch progredienten Glomerulonephritis ist die Prognose insgesamt schlecht, ein Großteil der Patienten wird innerhalb von Wochen bis Monaten dialysepflichtig.

7.8.2 Chronische Glomerulonephritis

> ⊡ **Chronische Glomerulonephritis:** Schleichend über Jahre bis Jahrzehnte voranschreitende Glomerulonephritis, oft aus ungeklärter Ursache.

▣ Symptome, Befund und 🔎 Diagnose

Da die Patienten häufig lange ohne Symptome sind, wird die Erkrankung oft bei einer zufälligen Urinuntersuchung entdeckt, oder es kommt zu einem scheinbar akuten *(pseudoakuten)* Nierenversagen.

Meist liegen eine (Mikro-)Hämaturie und Proteinurie vor. Mit zunehmender Krankheitsdauer kommt es zur Hypertonie und weiteren Zeichen des chronischen Nierenversagens (☞ 7.13).

▦ Behandlungsstrategie und 🗐 Pflege

Eine spezifische Behandlung der Nierenentzündung ist in den meisten Fällen nicht möglich. Eine zusätzliche Nierenschädigung durch Hypertonie oder nierenschädigende Medikamente, z.B. das frei verkäufliche Schmerzmittel Paracetamol, muß auf jeden Fall vermieden werden. Die Patienten sollen sich körperlich schonen, obwohl der Wert dieser Maßnahme nicht erwiesen ist.

Bei einem Kreatininwert über 1,5 mg/dl empfiehlt sich eine eiweißarme Kost (0,5 – 0,7 g/kg tägl. statt 0,9 g/kg tägl.), da eine hohe Eiweißzufuhr wahrscheinlich die noch funktionierenden Glomeruli überlastet. Dabei muß die Nahrung aber kalorisch ausreichend sein. Kochsalzeinschränkung und Begrenzung der Trinkmenge können nicht generell empfohlen werden, da durch Austrocknung die Nierenfunktion verschlechtert werden kann.

⚡ Prognose

Die Prognose der chronischen Glomerulonephritis ist insgesamt schlecht. Nach Jahren oder Jahrzehnten müssen die meisten Patienten dialysiert werden.

7.9 Nephrotisches Syndrom

> ⊡ **Nephrotisches Syndrom:** Sammelbezeichnung für verschiedene Erkrankungen, die mit massiven Eiweißverlusten über die Nieren und mit Ödemen einhergehen.

⇨ Krankheitsentstehung

Beim Nephrotischen Syndrom werden die sonst sehr dichten Wände von Kapillarwänden und Bowman-Kapseln stark durchlässig, so daß es zu hohen Eiweißverlusten über den Urin kommt.

In 75% ist eine Glomerulonephritis dafür verantwortlich. Nur manchmal werden bestimmte Medikamente wie z.B. Goldverbindungen, aber auch ein Diabetes mellitus, eine Kollagenose (☞ 10.7) oder Infektionskrankheiten als Ursache identifiziert.

▣ Symptome und Untersuchungsbefund

Hauptanzeichen des Nephrotischen Syndroms und häufiger Grund des Arztbesuchs sind ausgeprägte *Ödeme*, zunächst der Lider und des Gesichts („aufgedunsenes Aussehen"), später des ganzen Körpers.

Oft klagen die Patienten auch über allgemeines Unwohlsein, Müdigkeit und Schwäche.

🔎 Diagnostik und Differentialdiagnose

Definitionsgemäß gehören zum Nephrotischen Syndrom neben den Ödemen folgende Befunde:
* *Proteinurie* > 3,5 g/Tag. In Extremfällen verliert der Patient täglich bis zu 50 g Eiweiß über die Nieren
* *Eiweißmangel im Blut (Hypoproteinämie)* als Folge der Eiweißverluste. Besonders das Albumin wird in großen Mengen ausgeschieden, was die „Wasserbindungsfähigkeit" *(osmotischer Druck)* des Blutes erniedrigt und so wesentlich zu den Ödemen beiträgt
* *Erhöhung der Blutfette*, besonders des Cholesterins.

Die weitere Abklärung des Nephrotischen Syndroms erfolgt vergleichbar der Glomerulonephritis durch Ultraschall, Antikörpernachweis im Blut, Suche nach einer Grunderkrankung und im Zweifelsfall durch eine Nierenbiopsie.

▦ Behandlungsstrategie

* Falls möglich, wird die Ursache der Erkrankung beseitigt
* Die Ödeme können meist durch Diuretika (☞ Pharma-Info 7.27) ausgeschwemmt werden. Ein hierdurch bedingter Kaliumverlust erfordert evtl. eine Kaliumsubstitution

- Bei sehr niedrigem Bluteiweiß muß manchmal Humanalbumin infundiert werden (nützt allerdings nur wenige Tage und ist teuer)
- Wegen der Thromboseneigung der Patienten durch den Verlust gerinnungshemmender Faktoren (z.B. AT III) über den Urin, die durch die Diuretika noch verstärkt wird, ist eine medikamentöse Thromboseprophylaxe auch ohne Bettlägerigkeit notwendig.

Bei manchen Patienten ist eine spezifische medikamentöse Behandlung möglich. Hierzu gehören z.B. die Kranken (darunter viele Kinder), bei denen die Nierenbiopsie eine GN mit *„Minimalveränderungen"* **(= minimal change Glomerulonephritis)** ergeben hat. In diesen Fällen spricht die Erkrankung oft auf Glukokortikoide (☞ Pharma-Info 8.21) oder auf das Zytostatikum Cyclophosphamid (z.B. Endoxan®) an.

🔲 Pflege bei Nephrotischem Syndrom

Die Pflege umfaßt folgende Elemente:
- Patienten aufklären, daß er sich körperlich schonen soll
- Thromboseprophylaxe wegen der erhöhten Thrombosegefahr gewissenhaft durchführen
- Puls, Blutdruck und Gewicht engmaschig kontrollieren, Urinausscheidung beobachten und Flüssigkeitsbilanz führen
- Kochsalzarme Kost reichen
- Patienten auf die Anzeichen von Pleuraergüssen (☞ 4.11.2), Lungenödem (☞ 2.6.3), Aszites (☞ 6.2.2) und Hirnödem (z.B. Kopfschmerzen, Sehstörungen, Unruhe, Krämpfe und Nüchternübelkeit) beobachten, da diese als Komplikationen hinzutreten können
- Auf Anzeichen einer Infektion achten (Infektionsgefährdung durch Immunglobulinverlust).

🔲 Prognose

Die Prognose ist unterschiedlich:

Während das Nephrotische Syndrom bei Minimalveränderungen, insbesondere bei Kindern, eine gute Prognose hat, entwickelt ungefähr die Hälfte der Patienten mit einer begleitenden Hämaturie ein chronisches Nierenversagen.

7.10 Nierensteine

> 🔲 **Nephrolithiasis** *(Urolithiasis, Nierensteinleiden, -krankheit):* Konkrementbildung in den ableitenden Harnwegen, häufig mit typischen Schmerzanfällen, den **Nierenkoliken,** verbunden. Betrifft ungefähr 5% der mitteleuropäischen Bevölkerung, Männer häufiger als Frauen.

⇨ Krankheitsentstehung

Die genauen Mechanismen, die zur Entstehung von Nierensteinen führen, sind bis heute nicht vollständig geklärt. Die *Kristallisationstheorie* besagt, daß sich bei zu hoher Konzentration bestimmter Harninhaltsstoffe kleine Kristalle bilden, die sich in der Folge vergrößern. Bakterielle Infektionen und Harnstau können das Steinwachstum begünstigen.

Kalziumhaltige Steine *(Kalziumoxalat* oder *-phospat)* sind mit ca. 70% am häufigsten.

🔲 Symptome und Untersuchungsbefund

Leitsymptom des Nierensteinleidens ist die **Nierenkolik** (☞ auch 7.3.7), die bei Einklemmung des Steines auftritt. Der Patient hat stärkste Schmerzen, die wellenförmig wiederkehren. Typisch ist der Bewegungsdrang des Patienten während der Kolik. Die Schmerzausstrahlung gibt häufig Hinweise auf die Lokalisation des Steines. Während der im Nierenbecken oder oberen Bereich des Harnleiters festgeklemmte Stein höchstens in den Rücken ausstrahlt, strahlen die Schmerzen bei tief gelegenen Harnleitersteinen bis in den Hoden oder die Schamlippen aus. Dysurie und Makrohämaturie sind weitere Symptome. Viele Patienten leiden außerdem unter Übelkeit, Erbrechen oder einem *Subileus* (☞ 5.6.1).

Nicht jeder Stein muß sich durch eine Nierenkolik bemerkbar machen. So verursachen z.B. große Nierenbeckensteine, die im Extremfall das ganze Nierenbecken ausfüllen können *(Nierenbeckenausgußstein)*, oftmals nur einen leichten Dauerschmerz, den der Patient evtl. auch nicht einmal bemerkt. Nichtsdestotrotz kann dieser Stein viel gefährlicher sein, indem er durch ständigen Reiz auf die Nierenschleimhaut zu Entzündungen und Dauerschäden bis hin zur Schrumpfniere mit chronischem Nierenversagen führt.

🔎 Diagnostik und Differentialdiagnose

Die Erstdiagnostik umfaßt:
- *Anamnese:* Wichtig sind v.a. die Fragen nach einem Steinleiden beim Patienten selbst oder engen Familienangehörigen, rezidivierenden Harnwegsinfekten sowie Ernährungsgewohnheiten
- *Urinuntersuchung:* In der Regel besteht eine Mikro- oder Makrohämaturie infolge der Schleim-

hautläsionen. Manchmal sind im Urinsediment Kristalle zu erkennen

- *Urinkultur*, um gleichzeitig bestehende Infektionen zu erfassen
- *Blutuntersuchung:* Bestimmung von Kreatinin- und Harnstoffwert, um eine Nierenschädigung nicht zu übersehen. Überprüfen der Blutgerinnung wegen der Blutungsgefahr durch den Stein
- *Ultraschall:* Steine ab ca. 0,5 – 1 cm Durchmesser stellen sich im Ultraschall dar. Ebenso wichtig ist aber , ob ein Harnstau Harnleiter und Nierenbecken bereits erweitert hat, oder ob eine Schrumpfniere vorliegt
- Bei noch unsicherer Diagnose *Nierenleeraufnahme:* Ca. 75% aller Steine sind schattengebend und damit in der Leeraufnahme sichtbar
- *I.v.-Urogramm:* Das i.v.-Urogramm sichert die Diagnose eines Steines, ist aber erst nach Abklingen der Kolik möglich,

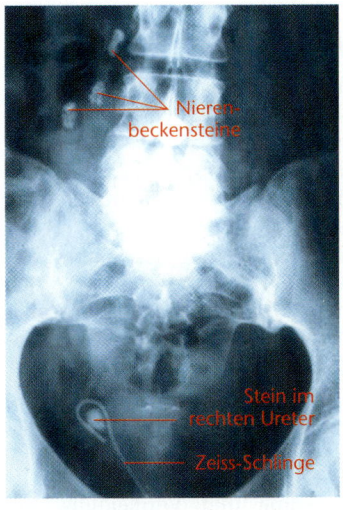

Abb. 7.20: Einlage einer Zeiss-Schlinge zur Entfernung eines Steins im distalen Ureter. Die Schlinge legt sich um den Stein und wird mit kleinen Gewichten unter Zug gesetzt. Schlinge und Stein gehen nach einigen Tagen ab. Im Bereich des rechten Nierenbeckens sind drei weitere Steine erkennbar. [T 196]

da das Kontrastmittel die Harnbildung steigert und bei eingeklemmtem Stein zu einer Ruptur des Nierenkelchsystems führen kann.

Die weitere Diagnostik soll die Steinzusammensetzung bestimmen und Grunderkrankungen aufdecken:

- Die chemische Analyse abgegangener Steine ist wichtig für die Rezidivprophylaxe. Daher soll der Patient den Urin immer *sieben,* um abgehende Steine oder kleinste Konkremente *(Harngries)* zu erfassen
- Der Sammelurin (☞ 7.5.3) muß auf die wichtigsten Steinbestandteile (Kalzium, Phosphat, Oxalat, Harnsäure, Zitrat, Zystin) und Hemmstoffe (Magnesium) untersucht werden
- Im Blut werden Kalzium und Phospat sowie Harnsäure bestimmt. Die Parathormonbestimmung im Blut ist zum Ausschluß einer Überfunktion der Nebenschilddrüsen *(Hyperparathyreoidismus,* ☞ 8.4.1) angezeigt, die zu Nierensteinen führen kann.

Bei Blasensteinen kann eine Zystoskopie zur Steinentfernung erforderlich sein, denn normalerweise gehen Steine, die aus der Niere stammen und den Harnleiter passiert haben, problemlos über die Harnröhre ab. Bei Blasensteinen besteht möglicherweise eine Harnröhrenverengung, z.B. durch Prostatavergrößerung.

🔲 Behandlungsstrategie

Die medikamentöse Therapie hat zuerst einmal das Ziel, den Patienten von seinen quälenden Schmerzen zu befreien. Dies ist am besten mit der Gabe von Analgetika (z.B. Fortral®) in Kombination mit krampflösenden Medikamenten (z.B. Buscopan®) möglich. Hierdurch und durch geeignete pflegerische Maßnahmen (☞ Pflege) gehen 80% der Steine „spontan" ab. Bereits beim geringsten Verdacht einer Harn-

wegsinfektion muß eine Antibiotikabehandlung einsetzen, da die Gefahr der *Urosepsis* besteht.

Bei 20% der Patienten ist der Stein so groß, daß er nicht spontan abgeht. Hierfür stehen inzwischen schonende neue Maßnahmen zur Verfügung:

- Bei Steinen, die im *unteren Anteil des Ureters* festgeklemmt sind oder die aufgrund von Harnwegsverengungen nicht spontan über die Harnröhre abgehen können, ist oft eine Entfernung mit speziellen Zangen oder Schlingen möglich, die über das Zystoskop oder (seltener) das Ureteroskop eingeführt werden *(Zeiss-Schlinge, Dormia-Körbchen,* ☞ Abb. 7.21)
- Steine im *oberen Harnleiter* können zunächst über ein Ureteroskop in das Nierenbecken zurückgeschoben und dann wie *Nierenbeckensteine* behandelt werden. Große Bedeutung hat dabei die **Extrakorporale Stoßwellenlithotripsie (ESWL)** erlangt. Dabei werden auf verschiedene Weise Stoßwellen erzeugt, die auf den Stein gebündelt werden und so den Stein „zerplatzen" lassen. Übrig bleiben zahlreiche kleine Steinfragmente, die über den Harnleiter abgehen müssen und dabei Koliken auslösen können
- Bei der **Perkutanen Nephrolitholapaxie** *(PNL)* wird ein Nephroskop *perkutan* in das Nierenbeckenkelchsystem eingeführt und der *Nierenbeckenstein* über Spezialgeräte entfernt oder zertrümmert.

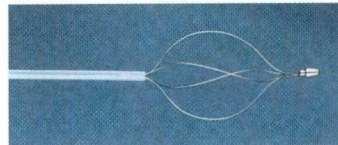

Abb. 7.21: Dormiakörbchen, das durch ein Endoskop vorgeschoben wird und in aufgespanntem Zustand den (Nieren-, Gallen-) Stein umfaßt. Der Stein kann dann mit Herausziehen des Endoskops entfernt werden. [K 183]

🔲 Pflege bei Nierensteinen

- Der Patient sollte viel trinken, mindestens 1,5 l, besser 3 – 4 l täglich, damit die steinbildenen Harnbestandteile verdünnt werden
- Außerdem ist dem Patienten körperliche Bewegung, z.B. Treppensteigen oder Hüpfen, zu empfehlen, da hierdurch gelegentlich ein spontaner Steinabgang gelingt
- Viele Patienten empfinden lokale Wärme als sehr angenehm (ärztliche Zustimmung)
- Große Bedeutung hat die Urinbeobachtung. Für Untersuchungszwecke wird in der Regel ein 24 Stunden-Sammelurin (☞ 7.5.3) benötigt. Der Urin wird auf Farbe und Menge kontrolliert und der pH-Wert mittels Indikatorpapier oder im Labor bestimmt. Das spezifische Gewicht sollte unter 1012 – 1015 liegen
- Regelmäßige Temperaturkontrollen dienen der Früherkennung eines Harnwegsinfekts (Gefahr der Urosepsis)
- Je nach der Zusammensetzung des Steines ist eine Diät erforderlich, um den Blut- und damit indirekt den Harnspiegel der steinbildenden Substanzen zu senken.

🔲 Pflege bei ESWL

Eine ESWL kann ambulant oder stationär durchgeführt werden. Die Vorbereitung ist die gleiche:
- Am Vortag sollte der Patient keine blähenden Speisen zu sich nehmen. Evtl. ist die Gabe von entblähenden Medikamenten, z.B. Sab-Simplex®, erforderlich

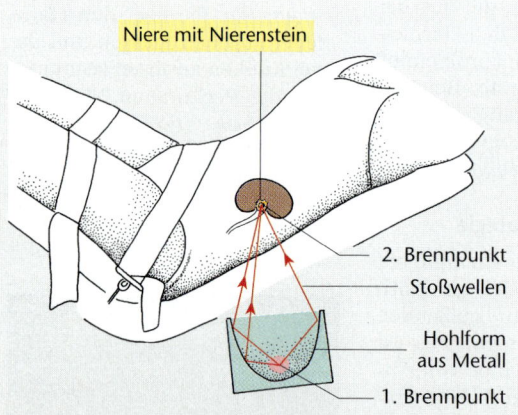

Abb. 7.22: Extrakorporale Stoßwellenlithotripsie (ESWL). Die Stoßwellen werden durch Reflektoren auf den zu zertrümmernden Nierenstein gebündelt. Durch wiederholte Stoßwellenbelastung lockert sich der Mineralverbund, und der Stein zerbröckelt in sandkorngroße Teile, die mit dem Urin ausgeschieden werden. [L 157]

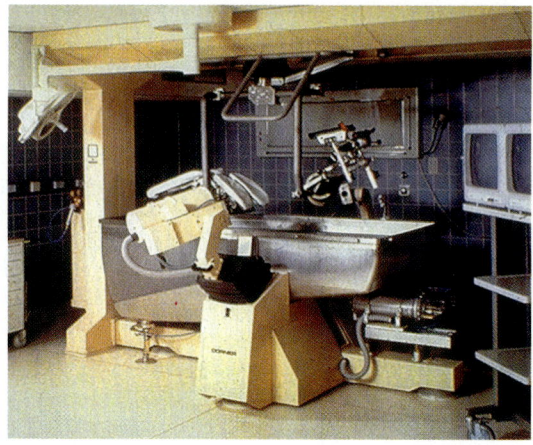

Abb. 7.23: Klassische „Badewanne" für ESWL. Der Patient liegt hier im Wasserbad, dem bei der ersten Generation von ESWL-Geräten notwendigen Ankoppelungsmedium zwischen Patient und Stoßwellengenerator. [T 196]

- Ob der Patient vor der Untersuchung nüchtern sein muß, hängt von der Art der Anästhesie (Allgemein- oder Regionalanästhesie) und der weiteren Medikation (z.B. Sedativa) ab.

Nach dem Eingriff wird der Patient je nach seinem Zustand und Art der Anästhesie für einige Zeit überwacht. Diesbezügliche Einzelheiten und weitere Maßnahmen ordnet der Arzt an.

🔲 Rezidivprophylaxe

Ohne *Rezidivprophylaxe* kommt es bei einem Großteil der Patienten zur erneuten Steinbildung. Die Prophylaxe besteht in:
- Reichlichem Trinken (mehr als 2 l täglich). Wichtig ist auch abendliches Trinken, damit der Harn nachts nicht zu stark konzentriert wird
- Diät je nach Zusammensetzung des Steines. Bei kalziumhaltigen Steinen soll der Patient Milch und Milchprodukte, bei den häufigen Kalziumoxalatsteinen zusätzlich schwarzen Tee, Kakao, Schokolade, Spinat und Rhabarber meiden. Nur Mineralwässer mit einem Kalziumgehalt unter 50 mg/l sind für die Patienten geeignet. Bei harnsäurehaltigen Steinen sind Fleisch weitgehend und Innereien vollständig zu meiden
- Ausreichend Bewegung und Vermeidung von Übergewicht
- Ansäuerung oder Alkalisierung des Urins je nach Steinart. Bei Phosphatsteinen Ansäuern des Urins, bis ein pH-Wert unter 6 erreicht ist, z.B. durch Methionin, etwa in Acimethin®. Bei Harnsäuresteinen und gelegentlich auch bei kalziumhaltigen Steinen ist eine Alkalisierung des Harns angezeigt, z.B. durch Zitrate, etwa in Uralyt-U®. Regelmäßige

Kontrolle des Urin-pH durch Teststreifen
* Konsequenter Behandlung von Harnwegsinfekten, da sich Stein und Infekt gegenseitig begünstigen.

Spezielle Medikamente sind bei Einhaltung dieser Richtlinien in der Regel nur bei Harnsäuresteinen (Gabe von Allopurinol, z.B. Zyloric®) und bei seltenen, oft erblich bedingten Stoffwechselkrankheiten erforderlich.

Prognose

Die Prognose des Nierensteinleidens ist trotz der Rückfallneigung für die meisten Patienten gut. Allerdings besteht bei jeder Steineinklemmung die Gefahr einer Infektion und damit der Urosepsis und/oder Abzeßbildung in der Niere.

7.11 Nierenarterienstenose

> **Nierenarterienstenose:** Angeborene oder erworbene Verengung der Nierenschlagader. Für ca. 1 – 2% aller Bluthochdruckerkrankungen *(Hypertonie,* ☞ 3.5.1) verantwortlich.

Diese Form der Hypertonie wird auch **renovaskuläre Hypertonie** *(nierengefäßbedingter Bluthochdruck)* genannt. In 70% der Fälle ist die Nierenarterienverengung arteriosklerosebedingt (☞ 3.7.1), in 20% durch eine **fibromuskuläre Dysplasie** (bindegewebige Fehlbildung, ☞ Abb. 7.24).

Die Verengung der Nierenarterie führt zu einer Minderdurchblutung der betroffenen Niere. Um die *(lokale)* Blutdruckerniedrigung auszugleichen, produziert die Niere mehr *Renin,* das über verschiedene Mechanismen zu einem Anstieg des Blutvolumens und einer Blutdrucksteigerung des *Gesamtorganismus* mit allen nachfolgenden Symptomen und Problemen führt. Die Nierenarterienstenose wird meist im Rahmen der Bluthochdruckdiagnostik aufgedeckt.

Die Behandlung besteht in:
* Der Aufdehnung der Verengung mittels eines eingeführten Ballonkatheters *(Ballondilatation,* kurz *PTA = perkutane transluminale Katheterangioplastie)*
* Der Einlage eines Drahtgeflechts, das das Gefäß offenhalten soll *(STENT)* oder
* Der operativen Beseitigung der Stenose.

Die medikamentöse Therapie der renovaskulären Hypertonie entspricht den allgemeinen Richtlinien bei Hochdruckerkrankungen.

Prognose

Die Prognose der *rechtzeitig* behandelten fibromuskulären Dysplasie ist gut. Ist eine allgemeine Arteriosklerose Ursache der Nierenarterienstenose oder hat der Bluthochdruck bereits zu Folgeschäden an Nieren oder Herz-Kreislauf-System geführt, ist die Prognose schlecht.

Pflege bei Hypertonie, ☞ 3.5.1

7.12 Akutes Nierenversagen

> **Akutes Nierenversagen** (kurz *ANV):* Plötzlicher Funktionsausfall der Nieren bei vorher Nierengesunden.

Krankheitsentstehung

In ca. 75% der Fälle sind *zirkulatorisch-ischämische Störungen* der Nieren bei Schock oder Dehydratation Ursache des akuten Nierenversagens *(Schockniere).* Hochgradige Volumenmangelzustände mit Blutdruckabfall schädigen die Nieren so stark, daß die Nierenfunktion auch nach Beseitigung der Ursache (zunächst) nicht wiederkehrt.

In bis zu 20% der Fälle liegt eine *toxische* Schädigung der Nierentubuli als Ursache des ANV vor, wobei sowohl körpereigene Gifte (z.B. Hämolyse) als auch von außen zugeführte Substanzen wie etwa bestimmte Chemikalien oder Medikamente (z.B. Zytostatika) verantwortlich sein können.

Selten sind akute Nierenkrankheiten oder Nierengefäßveränderungen Ursache eines akuten Nierenversagens.

Symptome und Befund

Leitsymptom des akuten Nierenversagens ist die *Oligo-* oder *Anurie.* Bei ungefähr 15% der Patienten ist die Urinmenge allerdings anfangs normal oder sogar erhöht.

Wasser- und Elektrolythaushalt entgleisen rasch:
* Als Folge der fehlenden Kochsalz- und Wasserausscheidung kommt es zur „Überwässerung". Diese zeigt sich in einem Lungenödem mit Luftnot *(fluid lung).* Ein Hirnödem macht sich durch Unruhe des Patienten, Krampfanfälle und Bewußtseins-

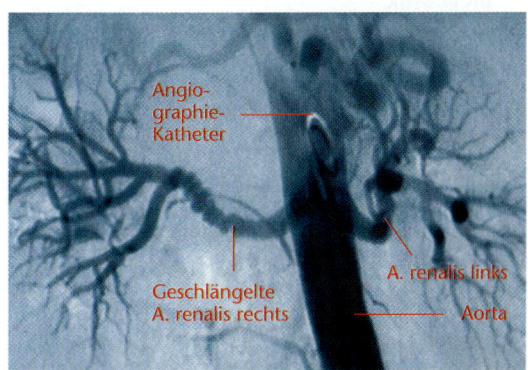

Abb. 7.24: Angiographie der Nierenarterien: Fibromuskuläre Dysplasie als Ursache der Verengung der rechten Nierenarterie. Die veränderte Arterie ist stark geschlängelt und unregelmäßig im Durchmesser. [T 170]

störung bis hin zum Koma bemerkbar. Hypertonie und Ödeme weisen auf eine Überlastung von Herz und Kreislauf hin

- Besonders schnell entgleist der Kaliumhaushalt. Es entwickelt sich eine *Hyperkaliämie* (☞ 7.16.3) mit lebensbedrohlichen Herzrhythmusstörungen. Die verminderte H^+-Ionenausscheidung führt zu einer *metabolischen Azidose* (☞ 7.17.1)
- Da keine harnpflichtigen Stoffe mehr ausgeschieden werden, reichern sich neben den ungiftigen „Markern" Kreatinin und Harnstoff auch *Urämietoxine* (Harngifte) im Blut an und führen zu den typischen *Urämiesymptomen* (Übelkeit, Erbrechen, Bewußtseinsstörungen, ☞ 7.13).

Die Untersuchung des Patienten hat neben der Einschätzung des Schweregrades vor allem die Ursachensuche zum Ziel. So lassen z.B. Hautblasen beim bewußtlosen Patienten auf eine Vergiftung mit Barbituraten schließen. Eine gut gefüllte, tastbare Harnblase weist darauf hin, daß es sich nicht um ein akutes Nierenversagen im engeren Sinne, sondern um eine Abflußstörung mit Anurie handelt (gelegentlich auch als **postrenales Nierenversagen** bezeichnet).

🔎 Diagnostik

Die schnelle Ursachenklärung ist unabdingbar:

- Ultraschall, da hierdurch sofort feststellbar ist, ob es sich um eine Anurie bei Harnverhalt handelt (volle Blase), oder ob wirklich kein Urin produziert wird. Außerdem ist die Differenzierung zwischen dem akuten Nierenversagen vorher gesunder Nieren und dem Nierenversagen als Dekompensation unbemerkt geschädigter Nieren möglich *(Schrumpfnieren,* ☞ 7.13)
- Kontrolle von Blutdruck, Puls, Füllungszustand der Halsvenen

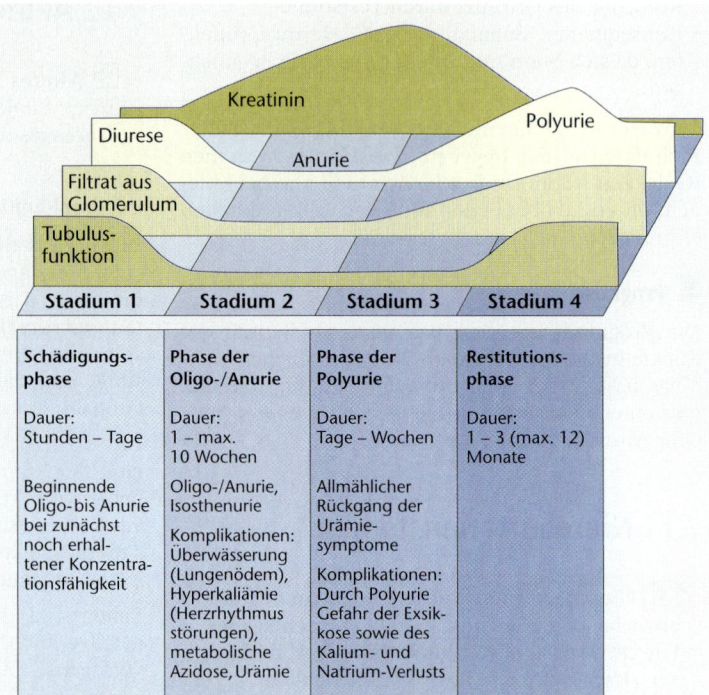

Abb. 7.25: Stadien des akuten Nierenversagens. [B 200]

und Hautturgor zur Feststellung einer Hypovolämie oder Exsikkose

- Urinuntersuchung mit Urinstix, Sedimentuntersuchung, Urinkultur und Bestimmung des spezifischen Gewichts (☞ 7.5.3) sowie Messung des Einstunden-Urins. Während der Urin bei einer *Dehydratation* (☞ 7.16.2) maximal konzentriert ist, ist die Niere bei einem akuten Nierenversagen nicht mehr in der Lage, den Urin zu konzentrieren
- Blutuntersuchung zur Ursachensuche (BSG, BB, Coombs-Test bei Verdacht auf Hämolyse, Bestimmung von Autoantikörpern bei Verdacht auf Immunkrankheiten) und zur Einschätzung der akuten Bedrohung (Harnstoff, Kreatinin, Natrium, Kalium, Gerinnungsparameter, Blutgasanalyse)
- EKG, um die typischen Veränderungen einer Hyperkaliämie

bis hin zu Herzrhythmusstörungen rechtzeitig zu erfassen

- Zur weiteren Abklärung evtl. i.v.-Pyelogramm (Hindernisse?), Angiographie (Gefäßverschlüsse?) oder Biopsie (Glomerulonephritis?).

Stadieneinteilung des akuten Nierenversagens

Das akute Nierenversagen verläuft unabhängig von der Ursache der Schädigung gleichförmig in vier Stadien (☞ Abb. 7.25). Dabei birgt jedes Stadium typische Gefahren für den Patienten und stellt jeweils eigene Therapieanforderungen.

📋 Behandlungsstrategie

Die medikamentöse Therapie des Stadiums der Oligo- oder Anurie umfaßt:

- I.v.-Gabe hochwirksamer Diuretika, z.B. Furosemid (etwa in Lasix®) über wenige Tage

- Ausgleich eines evtl. bestehenden Flüssigkeitsverlusts
- Ausgleich der Elektrolyte, vor allem der Hyperkaliämie und der metabolischen Azidose. Gegen die Hyperkaliämie sind Kationenaustauscher, z.B. Resonium® oral oder rektal, oder auch i.v.-Gabe von Insulin und Glukose wirksam (bewirkt eine Kaliumaufnahme in die Zellen mit Sinken des *Serumkaliums*)
- Gegen die Azidose Gabe von Natriumbikarbonat i.v.
- Antibiotikagabe bei Verdacht auf Infektionen
- (Kurzzeit-)Dialyse über ZVK, falls diese Maßnahmen ohne ausreichenden Erfolg bleiben.

Pflege im Stadium der Oligo- und Anurie

- Zur exakten Feststellung der Stunden-Urinmenge wird ein transurethraler oder suprapubischer Katheter gelegt (☞ 7.2.2). Dieser ermöglicht gleichzeitig die Harnableitung bei postrenalen Hindernissen (z.B. einer Prostatavergrößerung)
- Menge, Aussehen und spezifisches Gewicht des Urins werden beobachtet und dokumentiert
- Messung des ZVD (☞ 2.2.3) und tägliche Gewichtskontrollen sind wichtig für die Flüssigkeitsbilanzierung
- Die Flüssigkeitszufuhr wird dem Flüssigkeitsverlust angepaßt. Als Faustregel gilt, daß die erlaubte Flüssigkeitsaufnahme der Ausscheidung des Vortages zuzüglich Flüssigkeitsverlusten durch Erbrechen, Durchfall oder Wundsekreten entspricht
- Die kalorisch ausreichende Ernährung darf nur wenig Natrium und Eiweiß enthalten und muß streng kaliumarm sein. Wird dialysiert, (☞ 7.14) können die Diätvorschriften in der Regel gelockert werden. Häufig ist eine parenterale Ernährung (☞ 5.1.3) notwendig
- Engmaschige Kontrollen von Blutdruck (Hypertonie?), Puls (Herzrhythmusstörungen?), Atmung (Lungenödem?), Temperatur (Infektion?) und Bewußtsein (Urämie? Hirnödem?) sollen Komplikationen frühzeitig erfassen
- Die Pflegenden achten auch auf regelmäßige Hautpflege zur Rückfettung der Haut, da die Haut der Patienten eher trocken und wegen des häufig auftretenden Juckreizes oft zerkratzt ist.

Pflege im Stadium der Polyurie

Im polyurischen Stadium scheidet der Patient durchschnittlich 5 l Urin täglich aus und ist deshalb durch Mineralstoffverluste (*Hypokaliämie*) gefährdet:
- Körpergewicht und Ausscheidung (Urinvolumen) werden weiterhin täglich kontrolliert
- Die Ernährungsvorschriften sind denen des anurischen Stadiums entgegengesetzt: Reichliches Trinken zum Ausgleich des Flüssigkeitsverlustes, kräftig gesalzene Kost (Natriumverlust mit dem Urin) und kaliumreiche Lebensmittel (Trockenobst, Nüsse und einige Gemüsesorten wie Hülsenfrüchte sowie Kräuter wie Petersilie). Evtl. ist eine medikamentöse Zufuhr von Kalium (z.B. Kalinor®) erforderlich. Mit fortschreitender Wiederkehr der Nierenfunktion kann der Eiweißgehalt der Nahrung schrittweise angehoben werden.

Prognose

Die Prognose des akuten Nierenversagens ist abhängig von der Schädigungsursache, der Dauer der Schädigungseinwirkung und dem Alter des Patienten. Die mit 50% immer noch hohe Sterblichkeit ist v.a. auf die Schwere der Grunderkrankung zurückzuführen.

7.13 Chronische Niereninsuffizienz

> **Chronische Niereninsuffizienz** (*chronisches Nierenversagen*): Langsam zunehmende Nierenfunktionsstörung auf dem Boden zahlreicher Grunderkrankungen, die zum völligen Funktionsverlust beider Nieren mit **terminaler Niereninsuffizienz** (= *Urämie, Harnvergiftung*) und Dialysepflicht fortschreitet. Hauptursachen:
> - Chronische Glomerulonephritiden (☞ 7.8.2)
> - *Diabetische Nephropathie* als Langzeitkomplikation des Diabetes mellitus (☞ 8.5.5).

Weitere Ursachen sind chronische Pyelonephritiden und schmerzmittelbedingte Nierenschädigungen (*Analgetika-Nephropathie*). Eine relativ seltene Ursache sind **Zystennieren,** bei denen zahllose Zysten die Nieren durchsetzen und kaum noch funktionstüchtiges Nierengewebe verbleibt.

Symptome und Befund

Aufgrund der hohen Leistungsreserve der Nieren bleibt ein Patient mit einer langsam fortschreitenden Nierenschädigung oft lange Zeit völlig ohne Beschwerden. In der Regel fällt dem Patienten selbst zuerst ein Leistungsknick auf, er fühlt sich einfach nicht mehr wohl.

Die in späteren Stadien der Erkrankungen auftretenden klinischen Zeichen der chronischen Niereninsuffizienz stehen in enger Beziehung zu dem Ausmaß der Nierenparenchymzerstörung und treten so regelhaft auf, daß eine Stadieneinteilung der chronischen Niereninsuffizienz möglich ist (☞ Tab. 7.26).

Stadium	Symptome
I Volle Kompensation	Kreatinin-Clearance eingeschränkt, Serum-Kreatinin noch normal *(kreatininblinder Bereich)*, keine klinischen Symptome
II Kompensierte Retention	Kreatinin- und Harnstoff-Anstieg im Serum, bis auf evtl. Anämie keine klinischen Symptome. Bei Infektion oder verminderter Flüssigkeitszufuhr droht ein rascher Übergang in Stadium 3
III Dekompensierte Retention	Urämiesymptome (☞ Text). Bei erfolgreicher Therapie wieder Übergang in Stadium 2 möglich
IV Terminale Niereninsuffizienz	Irreversibles Nierenversagen, Patient ist dialysepflichtig. Evtl. Transplantation

Tab. 7.26: Die vier Stadien der chronischen Niereninsuffizienz. [B 200]

Die Symptome der fortgeschrittenen Niereninsuffizienz **(Urämiesymptome)** werden verursacht durch die Anhäufung harnpflichtiger Substanzen (☞ 7.5.4) im Blut; sie betreffen alle Organsysteme:

- *Herz und Kreislauf:* Hypertonie, Überwässerung, Perikarditis (☞ 2.8.3), Herzrhythmusstörungen mit der Gefahr eines Herzstillstands aufgrund der Hyperkaliämie (☞ 7.16.3)
- *Lunge:* Lungenödem (☞ 2.6.3), Pleuritis (☞ 4.11.1), Pneumoniegefahr bei allgemeiner Abwehrschwäche, vertiefte Atmung bei Azidose (☞ 7.17.1)
- *Magen-Darm-Trakt:* Mundgeruch, Geschmacksstörungen, Übelkeit, Erbrechen, Durchfälle, urämische Gastroenteritis
- *ZNS:* Konzentrationsstörungen, Kopfschmerzen, Wesensveränderung, Verwirrtheit, Krampfneigung, Bewußtlosigkeit bis hin zum urämischen Koma
- *Haut:* Juckreiz, bräunlich-gelbes Hautkolorit, Uringeruch
- *Blut:* Renale Anämie aufgrund verminderter Produktion des Hormons Erythropoetin in der Niere; Blutungsneigung.

Auch das Knochensystem wird in Mitleidenschaft gezogen **(renale Osteopathie)**, da die Niere ihre Fähigkeit verliert, das mit der Nahrung aufgenommene Vitamin D in seine aktive Form zu überführen. Dadurch wird im Darm zu wenig Kalzium aufgenommen, der Blutkalziumspiegel sinkt. Dies führt zu gesteigerter Parathormonsekretion der Nebenschilddrüsen *(sekundärer Hyperparathyreoidismus,* ☞ 8.4.1) und damit zu einem erhöhten Knochenum- und -abbau.

Diagnostik

Die diagnostischen Maßnahmen haben zum einen das Ziel, die Grunderkrankung festzustellen, um eine weitere Zerstörung von Nierengewebe zu verhindern. Zum anderen ermöglichen sie auch die stadiengerechte Behandlung der Erkrankung, da durch prophylaktische Maßnahmen schwere Stoffwechselentgleisungen verhindert oder hinausgezögert werden:

- Urinuntersuchung mit Sedimentuntersuchung und Urinkultur
- Kreatinin-Clearance-Bestimmung zur Abschätzung des noch verbliebenen Glomerulumfiltrats
- Blutabnahme: BB (Anämie?), Elektrolyte (Entgleisung mit Azidose und Hyperkaliämie?), Kreatinin, Harnstoff, Blutzucker (Diabetes mellitus?)
- Ultraschall: Meist sind die Nieren bei einer chronischen Niereninsuffizinz klein *(Schrumpfnieren)*
- Bei Verdacht auf Nierenarterienstenose (evtl. noch operativ korrigierbar!) Darstellung der Nierengefäße durch angiographische Methoden (☞ 7.5.6).

Behandlung bei kompensierter Retention

Die medikamentöse Behandlung konzentriert sich auf die symptomatische Beschwerdelinderung sowie die Korrektur der Elektrolytentgleisungen und Störungen des Hormonhaushalts:

- Sorgfältige Einstellung der Hypertonie, z.B. mit ACE-Hemmern (etwa in Pres®), verhindert zusätzliche Nierenschäden. Gut geeignet sind auch **Diuretika** (☞ Pharma-Info 7.27), da die Hypertonie bei Niereninsuffizienz in erster Linie durch eine erhöhte Natrium- und Wasserretention bedingt ist
- Bei Hyperlipidämie medikamentöse Senkung des Cholesterinspiegels, da man annimmt, daß sich auch ein hohes Blutcholesterin negativ auf die Nierenfunktion auswirkt
- Konsequente Behandlung von Harnwegsinfekten (☞ 7.7.1 und 7.7.2)
- Zunächst diätetische Hemmung der Phosphataufnahme im Darm, in späteren Stadien medikamentös durch Kalzium- oder Aluminiumverbindungen (z.B. Aludrox®)
- Bekämpfung einer hochgradigen renalen Anämie mit gentechnisch hergestelltem Erythropoetin (EPO®)
- Bei drohender Überfunktion der Nebenschilddrüsen evtl. Gabe von Dihydroxycholecalciferol (z.B. Rocaltrol®) oder Kalzium
- Bei Hyperkaliämie trotz Diät orale Gabe von Ionenaustauschern (z.B. Resonium A®), bei schwerer Azidose (selten) Bikarbonat
- Vorbereitung des Patienten auf die Dialyse: Anlage einer Ciminofistel (Gefäßshunt, ☞ 7.14.1) oder eines Peritonealkatheters (☞ 7.14.2).

✎ Alle Medikamente, die wegen anderer Grunderkrankungen erforderlich sind, müssen auf eine notwendige Dosisreduktion bei Niereninsuffizienz überprüft werden. Dies gilt insbesondere für die häufig verordneten Digitalispräparate und Antibiotika, da die verminderte Ausscheidung zu einer Anreicherung des Medikaments und so leicht zu toxischen Nebenwirkungen führt.

Pflege bei chronischer Niereninsuffizienz

Die pflegerischen Maßnahmen beinhalten auch die Beratung des Patienten über eine geregelte und schonende Lebensweise:
- Solange der Patient sich leistungsfähig fühlt, kann er sich (maßvoll) körperlich anstrengen
- Wahrscheinlich ist eine (mäßig) eiweißarme Ernährung bereits in frühen Stadien sinnvoll, da große Eiweißmengen evtl. den weiteren Untergang von Nierengewebe beschleunigen können. Dies ist aber umstritten
- In späteren Stadien der Erkrankung muß die Eiweißzufuhr weiter vermindert werden. Eine Eiweißreduzierung ist aber nur bis zum Erreichen eines Stoffwechselgleichgewichts sinnvoll, d.h. bis

aufgenommene und ausgeschiedene Stickstoffmenge sich entsprechen. Dieses Gleichgewicht wird bei *normaler Kost* durch die Aufnahme von 0,5 g Eiweiß pro kg Körpergewicht täglich erreicht
- Die Ernährung sollte außerdem kalium- und phosphatarm sein
- Eine generelle Flüssigkeits- und Kochsalzeinschränkung ist nicht angezeigt, da die unvermeidlichen Verluste über die Niere im Stadium nachlassender Konzentrationsfähigkeit ausgeglichen werden müssen. Also individuelle Handhabung je nach Blutdruck und Ödemneigung. Flüssigkeit gleichmäßig über den Tag verteilen, täglich Flüssigkeit bilanzieren und Gewicht kontrollieren
- Nicht nur der Patient selbst, sondern auch seine Angehörigen sollten über die Diätvorschriften informiert sein
- Die Elektrolyte in Serum und Urin werden engmaschig kontrolliert
- Bei der Krankenbeobachtung ist besonders auf Blutdruck, Puls, Atmung, Temperatur, beginnende Infekte, Urämiesymptome und Überdosierungserscheinungen über die Niere ausgeschiedener Medikamente wie z.B. Digoxin zu achten
- Sorgfältige Hautpflege und evtl. kühl-feuchte Umschläge oder Bäder vermindern den bei einer Urämie auftretenden Juckreiz.

✎ Pharma-Info 7.27 Diuretika

⊡ Diuretika: Medikamente, die durch direkten Angriff an der Niere harntreibend *(diuretisch)* wirken. Sie verstärken die Wasser- und Mineralstoffausscheidung in unterschiedlichem Maß und können daher zu Elektrolytentgleisungen führen.

Die gebräuchlichsten Diuretika sind:
- **Thiazidabkömmlinge:** Schwach bis mittelstark wirksam mit relativ wenig Nebenwirkungen, z.B. Hydrochlorothiazid, etwa in Esidrix®. Die wichtigsten Nebenwirkungen sind Hypokaliämie, Blutzucker- und Harnsäureanstig
- **Schleifendiuretika:** Z.B. Furosemid, etwa in Lasix®. Stärker wirksam als Thiazide und auch bei beginnendem Nierenversagen noch wirksam. Die Nebenwirkungen entsprechen denen der Thiazide, zusätzlich ist ein (reversibler) Hörverlust möglich. Individuelle Dosierung je nach Schweregrad der Niereninsuffizienz (Furosemid z.B. von 5 – 1000 mg täglich)
- **Kaliumsparende Diuretika** (v.a. bei Herzinsuffizienz in Kombination mit Thiaziden oder Schleifendiuretika verordnet): Z.B. Triamteren, etwa in Jatropur®.

Pflege bei Diuretikagabe
- Täglich Blutdruck messen, mindestens zwei- bis dreimal wöchentlich Gewicht kontrollieren. Evtl. Flüssigkeitsbilanz erstellen
- Zu schnelle Ödemausschwemmung (mehr als 500 g täglich) erhöht die Thrombosegefahr! Unbedingt an Thromboseprophylaxe denken
- Patienten auf Zeichen einer Exsikkose beobachten, da diese zu Kreislaufbeschwerden und Verschlechterung der Gehirndurchblutung führen kann. Kranke mit Blutdruckabfällen evtl. auf die Toilette begleiten, bis sie wieder stabil sind
- Blutzucker bei Diabetikern häufiger überprüfen
- Diuretika morgens verabreichen, da so die Nachtruhe des Patienten am wenigsten gestört wird
- Auf Zeichen des Kaliummangels *(Hypokaliämie, ☞ 7.16.3)* achten: Muskelkrämpfe, Herzrhythmusstörungen, Obstipation. Dann kaliumreiche Ernährung geben oder medikamentös Kalium zuführen (z.B. durch Kalinor®)
- Puls und EKG regelmäßig kontrollieren, da sich auch die Hyperkaliämie bei kaliumsparenden Diuretika durch Herzrhythmusstörungen bemerkbar macht

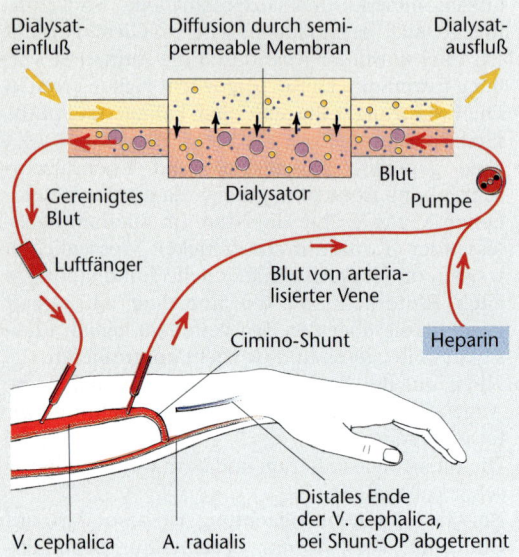

Abb. 7.28: Prinzip der Hämodialyse (Details, ☞ Text). Zu sehen ist auch der Cimino-Shunt, der durch Anschluß der distalen V. cephalica an die A. radialis gebildet wird. [B 101]

> 🖳 Den Patienten informieren, daß seine Unterarmvenen beidseits für eine evtl. spätere Shuntanlage (☞ unten) geschont werden müssen, damit er z.B. am Wochenende diensthabende Ärzte, die ihn nicht kennen, vor einer Blutentnahme darauf aufmerksam machen kann.

🔲 Behandlung und
🖳 Pflege bei (prä)terminaler Niereninsuffizienz

Zeichnet sich ab, daß die Stoffwechsellage in absehbarer Zeit trotz medikamentöser Unterstützung entgleisen wird, sollte mit dem Patienten besprochen werden, welche Nierenersatztherapie (☞ unten) für ihn in Frage kommt. Behandlung und Pflege (einschließlich diätetischer Führung) bei **präterminaler Niereninsuffizienz** (Kreatinin ca. 8 – 12 mg/dl = 700 – 1050 µmol/l) bestehen gewissermaßen in einer „verschärften" Form der Richtlinien bei kompensierter Niereninsuffizienz. Außerdem sollte der Patient (psychisch) auf ein Leben mit einer Nierenersatztherapie vorbereitet werden. Hierzu gehört evtl. auch eine berufliche Umschulung.

📣 Prognose

Die Prognose der Erkrankung ist schlecht. Die Grunderkrankung schreitet in der Regel mit unterschiedlicher Geschwindigkeit immer weiter bis zur Dialysepflicht fort.

7.14 Nierenersatztherapie und Nierentransplantation

7.14.1 Hämodialyse und Hämofiltration

> 🔲 **Hämodialyse** und **Hämofiltration:** Extrakorporale Verfahren (d.h. das Blut wird außerhalb des Körpers gereinigt) zum Ersatz der Ausscheidungsfunktionen der Nieren.

Hämodialyse

Die **Hämodialyse** ist derzeit die gebräuchlichste Methode.

Das Blut des Patienten wird in ein System semipermeabler (halbdurchlässiger) Kunststoffmembranen innerhalb des Dialyseapparats geleitet. An der Außenseite der Kunststoffmembran strömt gegenläufig das **Dialysat** vorbei. Dies ist eine Elektrolytlösung, in der die wichtigsten Elektrolyte in der Konzentration vorgegeben werden, auf die das Patientenblut korrigiert werden soll.

Durch den Konzentrationsunterschied zwischen Patientenblut und Dialysierflüssigkeit entsteht eine Diffusionskraft, die die auszuscheidenden Substanzen so lange in das Dialysat diffundieren läßt, bis der Konzentrationsunterschied abgebaut ist.

Zusätzlich wird dem Körper in der Regel durch **Ultrafiltration,** d.h. durch Abpressen von Wasser durch hydrostatischen Druck, Wasser entzogen. Nach Passage eines oft sehr langen Kreislaufes im Dialysegerät wird das zunehmend entgiftete Blut dem Patienten über ein weiteres Schlauchsystem wieder zugeleitet.

Damit sich im Dialyseapparat keine Blutgerinnsel bilden, wird das Blut heparinisiert, was allerdings zu Blutungskomplikationen führen kann.

Meistens sind drei Dialysebehandlungen wöchentlich über jeweils 3 – 5 Stunden erforderlich, um die harnpflichtigen Substanzen auf tolerable Werte zu senken.

Voraussetzung: Großkalibrige Gefäßzugänge

Die Langzeitdialyse erfordert zwei großkalibrige Zugänge, die problemlos punktierbar sein müssen. Meist erhalten die Patienten operativ einen subkutanen **Brescia-Cimino-Shunt,** der in einem Kurzschluß *(Shunt)* eine Armarterie (z.B. A. radialis) mit einer Armvene (z.B. V. cephalica) verbindet.

Dadurch erhöht sich der Druck in der Vene und erweitert diese nach einigen Wochen, so daß sie gute Punktionsmöglichkeiten für die Gefäßzugänge während der Dialyse bietet. Diese Anpassung erfordert jedoch einige Wochen Zeit.

Hämofiltration

Unter intensivmedizinischen Bedingungen wird häufig die technisch einfachere **Hämofiltration** durchgeführt (☞ Abb. 7.29).

Dies ist ein reines **Ultrafiltrationsverfahren,** bei dem allein durch eine (hydrostatische) Druckdifferenz über einer relativ grobporigen Membran ein Ultrafiltrat abgepreßt wird. Der Vorgang ähnelt also dem Abpressen des Glomerulumfiltrats in den Nierenkörperchen.

Da das gesamte Ultrafiltrat verworfen wird, entstehen dem Patienten enorme Flüssigkeitsverluste, die durch Zufuhr geeigneter Infusionslösungen ausgeglichen werden müssen.

Komplikationen der Dialyse

Durch Hämodialyse und Hämofiltration drohen vielfältige Komplikationen:

- Da der Patient in den Tagen zwischen den Dialysen (fast) keine Flüssigkeit ausscheidet, muß dem Blut – auch bei strenger Trinkmengenbegrenzung – in den wenigen Stunden der Dialyse viel Flüssigkeit entzogen werden. Dies kann zu erheblichen Kreislaufproblemen führen
- Wahrscheinlich durch die schnelle Harnstoffentfernung und den nachfolgenden Osmolaritätsabfall bedingt, kann es zu einem passageren Hirnödem kommen, das sich durch Kopfschmerz, Schwindel, Bewußtseinsstörungen und zerebrale Krampfanfälle äußert (sog. *Dysäquilibrium-Syndrom*)
- Bei Hypokaliämie drohen Herzrhythmusstörungen
- Allergische Reaktionen, z.B. gegen Membranbestandteile, sind möglich
- Vor allem bei mangelhafter Hygiene drohen Shunt-Infektionen mit Gefahr der Abszeßbildung und der Sepsis. Durch die Heparinisierung des Blutes besteht insbesondere an den Punktionsstellen Blutungsgefahr (arterieller Druck!). Umgekehrt kann der Shunt auch thrombosieren.

Pflege des Dialysepatienten

Während der Dialyse wird der Patient durch speziell geschultes Pflegepersonal betreut.

Aber auch die **allgemeine Pflege von Dialysepatienten** stellt hohe Anforderungen:

- Zur Shuntpflege gehört neben der täglichen Funktionskontrolle durch Palpation und Auskultation mit dem Stethoskop die Beobachtung auf Infektionszeichen, Schmerzen und Hämatome. Die Hautpartie um den Shunt wird täglich mit Wasser und Seife gereinigt. An den dialysefreien Tagen wird die Haut zur Pflege gut eingecremt

- Gewicht und Blutdruck des Patienten werden täglich kontrolliert. Die Blutdruckmessung darf aber nicht am Shuntarm durchgeführt werden
- Wegen der Behandlung mit gerinnungshemmenden Medikamenten muß auf Blutungskomplikationen geachtet werden. Diese umfassen Hämatome, gastrointestinale, urologische sowie zerebrale Blutungen
- Je nach körperlicher Aktivität des Patienten ist eine Kalorienzufuhr von 30 – 35 kcal/kg täglich angemessen, davon etwa 50% Kohlenhydrate. An Eiweiß sollte der Patient unter einer Hämodialyse täglich 1,2 g/kg Körpergewicht und bei der Peritonealdialyse sogar 1,5 g/kg Körpergewicht (wegen des Proteinverlustes über das Bauchfell) zu sich nehmen. Die Kost sollte kalium- und phosphatarm sein. Die Einschränkung der Natriumzufuhr richtet sich nach Blutdruck, Durstgefühl und Restdiurese. Die Trinkmenge sollte so bemessen sein, daß der Patient im dialysefreien Intervall nicht mehr als 1 kg täglich zunimmt.

> **⚠ Vorsicht! Shuntgefäße schonen**
> Keine Blutabnahmen und keine Blutdruckmessung am Shuntarm! Keine abschnürende Kleidung oder komprimierende Verbände (Ausnahme: Druckverband bei Shuntblutungen sowie nach der Dialyse).

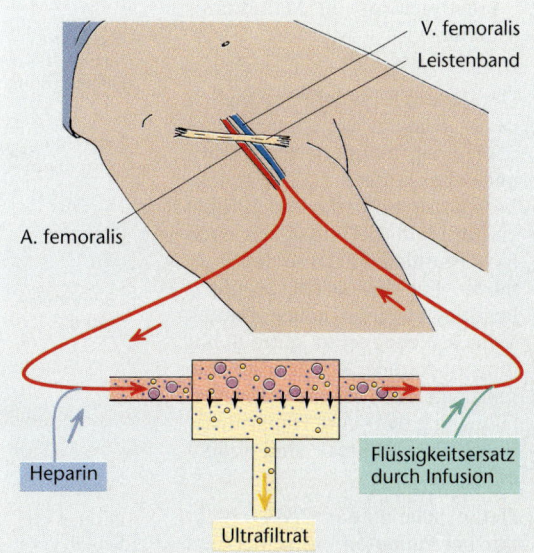

Abb. 7.29: Prinzip der Hämofiltration. Das Blut wird allein durch den arteriellen Druck durch einen Filter gepreßt. Flüssigkeit und Elektrolyte müssen durch Infusion wieder zugeführt werden. [B 101]

Heimdialyse und Selbsthilfegruppen

Die *Heimdialyse*, bei der in der Wohnung des Patienten ein Dialysegerät steht und bei der die Dialyse durch den Patienten und Familienangehörige selbst durchgeführt wird, kann die soziale Situation des Patienten verbessern. Voraussetzung ist, daß der Patient stets ärztlichen Rat in Anspruch nehmen kann und in Krisensituationen (z.B. Infekt) in einem *Dialysezentrum* dialysiert werden kann.

Kontakte zu Selbsthilfegruppen können dem Patienten und seinen Angehörigen helfen.

7.14.2 **Kontinuierlich ambulante Peritonealdialyse (CAPD)**

> 🔅 **Kontinuierlich ambulante Peritonealdialyse** (kurz *CAPD*)**:** **Intrakorporales Blutreinigungsverfahren** zur Nierenersatztherapie, wobei das *Peritoneum* als semipermeable Membran dient.

Der Patient füllt mehrfach täglich ca. 2 l Dialysat aus einem Beutel über einen einoperierten Peritonealdauerkatheter *(z.B. Tenckhoff-Katheter)* in die Bauchhöhle ein und läßt die Flüssigkeit nach 5 – 8 Stunden wieder in den Beutel ab. Für die nächste Spülung benötigt er einen neuen Beutel. Voraussetzung sind gute Schulung und hohe Kooperationsbereitschaft des Patienten. Ein Gefäßzugang oder eine Heparinisierung des Blutes sind nicht erforderlich.

Heute gelangt die CAPD nicht nur bei Patienten mit schlechten Gefäßverhältnissen zur Anwendung. Sie wird auch von vielen Patienten gewählt, weil sie ohne Hilfe durchgeführt werden kann, größtmögliche zeitliche Unab-

hängigkeit bietet und die diätetischen Einschränkungen meist geringer sind als bei der Hämodialyse. Allerdings besteht die Gefahr einer Peritonitis *(Bauchfellentzündung, ☞ 5.7.1)* über den liegenden Peritonealkatheter.

Bei Kindern hat sich die **apparative Peritonealdialyse** durchgesetzt, bei der der Patient nur über Nacht an das Peritonealdialysegerät angeschlossen ist.

🔄 **Pflege bei CAPD-Patienten**

- Dialyseflüssigkeit vorsichtig auf Körpertemperatur anwärmen
- Dokumentieren, wieviel Flüssigkeit zugeführt und abgelassen wurde. Eine Trübung der ablaufenden Flüssigkeit weist immer auf eine Peritonitis hin
- Austrittstelle des Tenckhoff-Katheters und umgebende Bauchhaut auf Zeichen einer Infektion beobachten (Rötung, Sekret, Druckschmerz)
- Regelmäßig Blutdruck und Gewicht kontrollieren
- Den Patienten zum selbständigen Beutelwechsel anleiten.

Wichtig ist, daß der Patient nach der Entlassung aus dem Krankenhaus oder der Dialysestation bei Problemen immer einen Arzt oder eine Pflegekraft rufen kann. Alle 4 – 6 Wochen erfolgt eine Kontrolle in der Klinik.

7.14.3 **Nierentransplantation**

Indikation zur **Nierentransplantation** ist eine irreversible, dialysepflichtige Niereninsuffizienz.

In der Regel nimmt die fremde Niere sofort ihre Funktion auf.

Eine der Hauptkomplikationen nach einer Nierentransplantation ist die (akute oder chronische) *Abstoßungsreaktion*. Deshalb wird die Immunabwehr der Patienten prä- und postoperativ durch Glukokortikoide, Ciclosporin (z.B. Sandimmun®) und Azathioprin (z.B. Imurek®) unterdrückt. Die Dosierung der meist in Kombination gegebenen *Immunsuppressiva* muß genau austariert werden. Nebenwirkungen sind eine hohe Infektgefährdung des Patienten und Leberschäden.

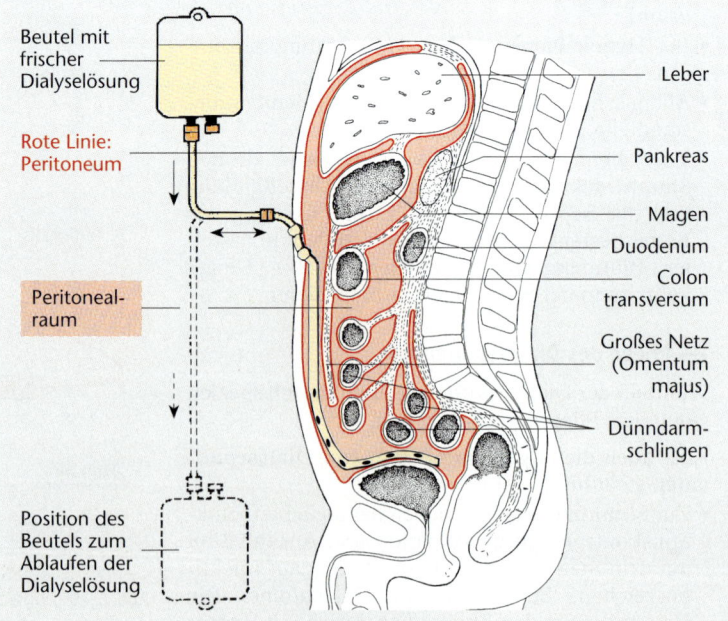

Beutel mit frischer Dialyselösung

Rote Linie: Peritoneum

Peritonealraum

Position des Beutels zum Ablaufen der Dialyselösung

Leber

Pankreas

Magen

Duodenum

Colon transversum

Großes Netz (Omentum majus)

Dünndarmschlingen

Abb. 7.30: Prinzip der kontinuierlich ambulanten Peritonealdialyse (CAPD). [B 200]

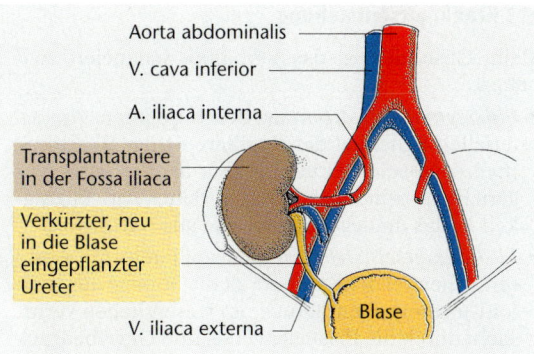

Abb. 7.31: Lage einer transplantierten Niere. Die Lage der Transplantatniere extraperitoneal in der Beckenregion ist einer der Gründe, warum nierentransplantierten Frauen meist angeraten wird, auf (weitere) eigene Kinder zu verzichten. [L 190]

7.15 Nierentumoren

Gutartige Tumoren der Niere, des Nierenbeckens und des Harnleiters sind selten. Da sie dem Patienten meist keine Beschwerden bereiten, werden diese Tumoren häufig zufällig, z.B. bei einer sonographischen Untersuchung, diagnostiziert. Viele gutartige Tumoren bedürfen keiner Behandlung, sondern müssen lediglich in regelmäßigen Abständen kontrolliert werden. Mehr als 50% der über Fünfzigjährigen haben einzelne Nierenzysten, die im Gegensatz zu den *Zystennieren* (☞ 7.13) in der Regel ohne Bedeutung sind. Eine Behandlung ist nur erforderlich, wenn die Zyste zu Beschwerden führt, etwa zu einer Kompression des Nierenhohlsystems mit Harnaufstau (☞ Abb. 7.15).

Ungefähr 90% aller Nierentumoren sind bösartig. Sieht man von den *Nierenmetastasen* ab, die durch Streuung außerhalb der Niere gelegener bösartiger Tumoren entstehen, so ist der häufigste bösartige Nierentumor des Erwachsenen das *Nierenzellkarzinom*, während beim Kind der *Wilms-Tumor* überwiegt.

Nierenzellkarzinom

> **Nierenzellkarzinom** *(Nierenkarzinom, Hypernephrom, Grawitz-Tumor, Adenokarzinom der Niere):* Karzinom der Niere, das durch bösartige Entartung der *Tubuluszellen* in der Nierenrinde entsteht und ungefähr 2% aller bösartigen Tumoren des Erwachsenen ausmacht. Altersgipfel 45. – 65. Lebensjahr, Männer : Frauen = 2 : 1.

Symptome und Untersuchungsbefund

Das Nierenzellkarzinom bereitet dem Patienten lange keine Beschwerden, so daß es oft erst in fortgeschrittenem Stadium erkannt wird.

Die klassischen Symptome sind:

- Schmerzlose Mikro- oder Makrohämaturie
- Schmerzen im Nierenlager oder in der Flanke.

Sie sind keine Früh-, sondern Spätsymptome (bei 30% der Patienten liegen zum Zeitpunkt der Diagnose bereits Metastasen vor!).

Über die Hälfte der Nierentumoren macht sich durch **Fremdsymptome** bemerkbar. Dies können z.B. Hyperkalzämie, Hypertonie, Leberfunktionsstörungen, Rückenschmerzen bis hin zu Spontanfrakturen und bereits eingetretene Metastasen in Lunge oder Gehirn sein.

Verlegen Blutgerinnsel nach einer Tumorblutung den Harnleiter, kann eine Nierenkolik erstes Symptom sein.

In späteren Stadien der Erkrankung berichtet der Patient über Gewichtsabnahme, Leistungsknick, Nachtschweiß und evtl. Fieberschübe.

Diagnostik

- Sonographie zur Bestimmung der Tumorausdehnung
- Blutuntersuchung: BSG-Erhöhung und erhöhter Blutkalziumspiegel
- CT, evtl. MRT.

Behandlungsstrategie

Erster Schritt ist die operative Entfernung des Tumors. Sind keine Metastasen nachweisbar, wird die ganze Niere einschließlich der Nebenniere, eines Großteils des Harnleiters und der Lymphknoten entfernt **(Tumornephrektomie).** Einzelne Metastasen werden ebenfalls operativ entfernt.

Pflege, ☞ *7.2, 9.1.2*

Prognose

Falls keine Metastasen vorliegen, liegt die 5 Jahres-Überlebensrate bei ca. 45%, bei Einbruch in die Nierenvene oder Lymphknotenmetastasen < 20%.

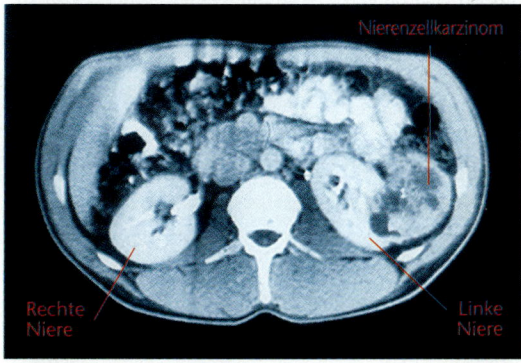

Abb. 7.32: Nierenzellkarzinom im CT. Am Rand der linken Niere hängt ein Tumor, der so groß ist wie die Niere selbst. [T 196]

Wilms-Tumor

> ⊡ **Wilms-Tumor** *(Nephroblastom):* Bereits embryonal angelegter, bösartiger Tumor der Niere mit relativ guter Prognose. Altersgipfel 3 – 4 Jahre. Wahrscheinlich durch genetische Einflüsse mitbedingt.

Typischerweise fällt als erstes die Schwellung durch den Tumor auf.
Die Behandlung besteht auf jeden Fall aus Operation und (prä- und/oder postoperativer) Chemotherapie, evtl. mit nachfolgender Strahlentherapie.
Die Prognose ist deutlich besser als die des Nierenzellkarzinoms beim Erwachsenen. In frühen Stadien liegt die Heilungsrate bei über 90%.

7.16 Störungen des Wasser- und Elektrolythaushaltes

Störungen des Wasser- und Mineralstoffhaushaltes treten meist kombiniert auf und sind im Krankenhausalltag relativ häufig. Sie haben nicht nur Nierenerkrankungen, sondern Störungen vieler anderer Organsysteme wie des Herzens und der Leber zur Ursache.

7.16.1 Ödeme

> ⊡ **Ödem** *(Wassersucht):* Ansammlung wäßriger Flüssigkeit im Gewebe, die sich durch eine schmerzlose, nicht gerötete Schwellung zeigt. Auftreten *lokalisiert* oder *generalisiert*. Die Prognose hängt von der zugrundeliegenden Ursache ab.

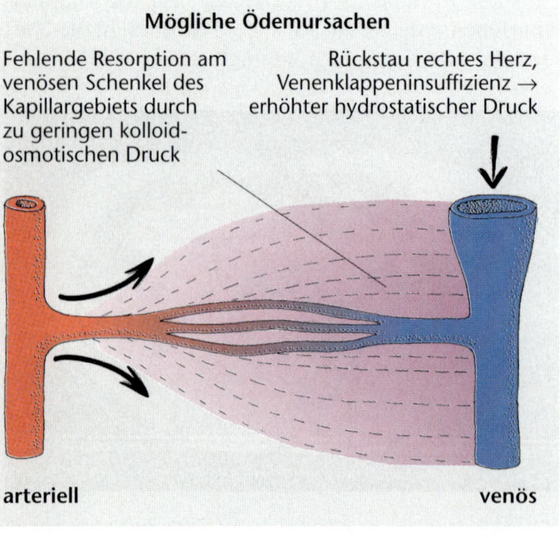

Mögliche Ödemursachen

Fehlende Resorption am venösen Schenkel des Kapillargebiets durch zu geringen kolloidosmotischen Druck

Rückstau rechtes Herz, Venenklappeninsuffizienz → erhöhter hydrostatischer Druck

arteriell   venös

Abb. 7.33: Vereinfachte Darstellung des gestörten Flüssigkeitsaustausches an der Kapillare bei Ödembildung. [L 190]

⇨ Krankheitsentstehung

Beim Gesunden ist das Verhältnis balanciert zwischen:
- *Flüssigkeitsausstrom* aus den Kapillaren: Am arteriellen Schenkel der Kapillare ist der Blutdruck (hydrostatischer Druck) größer als der entgegengerichtete osmotische Druck, daher tritt Flüssigkeit in das umliegende Gewebe aus *(Filtration)*
- *Flüssigkeitseinstrom* in die Kapillaren: Am venösen Schenkel der Kapillare ist die Summe aus (kolloid-)osmotischem Druck, im wesentlichen verursacht durch die Plasmaeiweiße, und Gewebedruck größer als der Blutdruck. Daher strömt Flüssigkeit aus dem Gewebe in die Kapillaren zurück *(Reabsorption).*

Bei Ödemen ist dieses Verhältnis zugunsten des Flüssigkeitsausstromes aus den Kapillaren gestört (☞ Abb. 7.33). Da der Blutdruck am venösen Schenkel der Kapillare den osmotischen Druck übersteigt, kann die am arteriellen Ende ausgetretene Flüssigkeit nicht vollständig in die Kapillaren zurückströmen, es sammelt sich Flüssigkeit als Ödem im Gewebe an.

Häufigste pathophysiologische Mechanismen sind hierbei:
- Eine Erhöhung des hydrostatischen Drucks, z.B. generalisiert bei der Herzinsuffizienz (☞ 2.6.1) oder lokal nach venösen Thrombosen (☞ 3.9.3) und
- Eine Erniedrigung des (kolloid-)osmotischen Drucks durch Hypoproteinämie, z.B. bei einem nephrotischen Syndrom (☞ 7.9) oder einer Leberzirrhose (☞ 6.4.6).

⊡ Symptome und Untersuchungsbefund

Geringe Wasseransammlungen im Gewebe werden vom Patienten in der Regel nicht bemerkt.
Bei stärkeren Ödemen klagt der Patient über:
- (Rasche) Gewichtszunahme
- „Dicke Beine" (typisch für die Herzinsuffizienz)
- Eine Zunahme des Leibesumfanges
- Ein verquollenes Gesicht.

Symptome und Untersuchungsbefund werden durch die Grunderkrankung modifiziert. So ist ein entzündlich bedingtes Ödem häufig gerötet und druckschmerzhaft.

🔎 Diagnostik und Differentialdiagnose

Die Diagnostik dient zum einen der Einschätzung des Schweregrades, zum anderen auch der Ursachensuche, um eine kausale Behandlung zu ermöglichen.

Basisuntersuchungen sind:
- Blutuntersuchung: Blutbild, Elektrolyte, Kreatinin, Gesamteiweiß und Eiweißelektrophorese (Nierenschädigung? Elektrolytstörung?)
- Urinuntersuchung: Urinstatus, Eiweiß im 24 Stunden-Urin (nephrotisches Syndrom?)
- Flüssigkeitsbilanzierung: Bilanz weiter positiv?
- Röntgenaufnahme des Thorax: Pleuraerguß? Herzgröße?
- Abdomensonographie: Aszites? Leberzirrhose?
- Echokardiographie: Perikarderguß? Herzleistung?

Die weiteren Untersuchungen sind von der klinischen Verdachtsdiagnose abhängig.

◢ Behandlungsstrategie

Ausgeprägte Ödeme müssen durch Gabe von *Diuretika* (☞ Pharma-Info 7.27) ausgeschwemmt werden. Anfangs werden oft stark wirksame Schleifendiuretika gegeben, später kann meist auf die schwächer wirksamen Thiaziddiuretika umgestiegen werden. Wegen der erhöhten Thrombosegefahr ist häufig eine low-dose-Heparinisierung erforderlich. Bei sehr niedrigem Albumingehalt des Blutes können – je nach Ursache des Eiweißmangels – Albumininfusionen sinnvoll sein.

Begleitend wird, wenn irgend möglich, die Ursache der Ödembildung (z.B. eine Herzinsuffizienz) behandelt, da die Ödeme sonst schnell wieder „nachlaufen".

Pflege bei Ödemen, ☞ *Pharma-Info 7.27*

7.16.2 Störungen des Wasser- und Natriumhaushaltes

Störungen des Wasserhaushaltes treten meistens in Kombination mit Elektrolytstörungen auf (v.a. zusammen mit Störungen des Natriumhaushaltes).

Dehydratation

> 🔲 **Dehydratation:** *Wassermangel, Unterwässerung,* auch *Volumendefizit* genannt.

⇨ Krankheitsentstehung

Eine Dehydratation ist bedingt durch:
- Verminderte Flüssigkeitsaufnahme: Z.B. bei gestörtem Durstempfinden (häufig bei alten Menschen) oder im Krankenhaus durch zu wenig Infusionen bei fehlendem Trinken
- Flüssigkeitsverluste: Z.B. durch Erbrechen, Durchfall, Schwitzen, Fieber, erhöhte Urinausscheidung (etwa bei Diabetes mellitus oder Nierenerkrankungen), ausgedehnte Verbrennungen oder bei beatmeten Patienten.

▣ Symptome und Untersuchungsbefund

Hinweise auf eine Dehydratation sind:
- Durst, der aber bei älteren Menschen oder Bewußtseinsstörungen oft fehlt
- Allgemeine Schwäche
- Produktion von wenig, aber stark konzentriertem (dunklen) Urin
- „Stehende" Hautfalten durch den verminderten Spannungszustand der Haut (hebt man mit Daumen und Zeigefinger eine Hautfalte ab, so verstreicht diese nicht sofort wieder, sondern bleibt – erst einmal – „stehen")
- Trockene Schleimhäute (rissige Zunge)
- Kreislaufsymptome (schneller, fadenförmiger Puls, niedriger Blutdruck, kollabierte Halsvenen)
- Bewußtseinseintrübung
- Evtl. Fieber.

> 🖑 Als Faustregel kann gelten, daß dem Patienten beim Auftreten eines starken Durstgefühls ca. 2 l Flüssigkeit und bei den ersten Kreislaufsymptomen bereits ca. 4 l Flüssigkeit fehlen.

🔍 Diagnostik und Differentialdiagnose

Die Diagnose wird durch das klinische Bild, eine Blutuntersuchung (BB, Kreatinin, Elektrolyte) und eine Urinuntersuchung (Osmolarität, spezifisches Gewicht) gestellt. Anhand des Blutnatriumgehalts erfolgt auch die therapie(mit)entscheidende Einteilung in **hypotone, isotone** und **hypertone Dehydratation** (☞ Tab. 7.34).

> 🖑 Oft wird der Begriff „Exsikkose" als Synonym für Dehydratation verwendet. Genaugenommen handelt es sich jedoch nur um die hypertone Dehydratation, d.h. Wasserverlust bei Natriumüberschuß, z.B. bei Diabetes mellitus.

Art der Dehydratation	Kurzcharakterisierung	Ursache (Bsp.)	Serum-Natrium und Serum-osmolarität
Hypoton	Na^+-Verlust relativ größer als Wasserverlust	Schwitzen, Verbrennungen, Nebenniereninsuffizienz	↓
Isoton	Verlust von Wasser und Na^+ ausgewogen	Erbrechen, Durchfall, unzureichendes Trinken	normal
Hyperton (*Exsikkose*)	Verlust von „freiem" Wasser	Diabetes mellitus, Diabetes insipidus	↑

Tab. 7.34: Hypotone, isotone und hypertone Dehydratation. [B 200]

▪ Behandlungsstrategie

In schweren Fällen muß der Patient Infusionen erhalten, die genau auf die Elektrolytstörung abgestimmt sind. Abgesehen von Ausnahmefällen (z.B. Patienten mit schweren ZNS-Symptomen durch den Flüssigkeitsmangel) wird die Elektrolytstörung möglichst langsam korrigiert (etwa über 2 – 3 Tage), um Nebenwirkungen eines zu raschen Ausgleichs, insbesondere ein Hirnödem, zu vermeiden. Die Prognose hängt von Ursache und Schweregrad der Störung ab.

▤ Pflege bei Dehydratation

In leichten Fällen kann das Flüssigkeitsdefizit allein durch ausreichendes Trinken behoben werden. Hierbei spielt die Pflege eine entscheidende Rolle:

- Dem Patienten immer wieder Getränke anbieten und zum Trinken animieren. Geeignet sind bei isotoner (leichter Natriumverlust) und hypotoner (schwerer Natriumverlust) Dehydratation v.a. salzhaltige Getränke (ca. 10 g NaCl auf 2 – 3 l Flüssigkeit, „Maggisuppe"), bei hypertoner Dehydratation (Natriumüberschuß) dagegen Wasser oder Tee
- Flüssigkeitsbilanz führen
- Gleichzeitig bei den häufig älteren Patienten darauf achten, ob durch die erhöhte Flüssigkeitszufuhr eine bis dahin gerade noch kompensierte Herzschwäche entgleist (☞ 2.6.1).

Hyperhydratation

> ☷ **Hyperhydratation:** *Wasserüberschuß, Überwässerung,* auch *Volumenüberlastung* genannt.

⇨ Krankheitsentstehung

Häufige Ursachen der Hyperhydratation sind Herzinsuffizienz (☞ 2.6.1), akutes oder chronisches Nierenversagen (☞ 7.12, 7.13), nephrotisches Syndrom (☞ 7.9), Leberzirrhose (☞ 6.4.6) oder Nebennierenrindenüberfunktion (☞ 8.6.1).
Iatrogen (d.h. vom Arzt verursacht) ist die Hyperhydratation durch „Überinfusion" oder Langzeitkortikoidbehandlung.

▣ Symptome und Untersuchungsbefund

Leitsymptome der Hyperhydratation sind Gewichtszunahme und Ödeme (☞ 7.16.1). Die Patienten fühlen sich oft abgeschlagen und haben Luftnot und Herzklopfen. Ihre Haut ist prall-glänzend, und die Halsvenen sind gestaut. Auch wenn die Überwässerung nicht durch eine Herzinsuffizienz bedingt ist, kann ein vorgeschädigtes Herz durch die übermäßige Volumenzufuhr dekompensieren (Symptome der Herzinsuffizienz, ☞ 2.6.1).

Insbesondere bei begleitenden Störungen der Serumosmolarität bestehen auch ZNS-Symptome, z.B. Verwirrtheit, Bewußtseinsstörungen, Krampfanfälle oder Fieber.

⌕ Diagnostik und Differentialdiagnose

Die Laboruntersuchungen entsprechen denen bei einer Dehydratation. Je nach der Serumnatriumkonzentration werden unterschieden:

- Die **hypotone Hyperhydratation** (Na$^+$ erniedrigt)
- Die **isotone Hyperhydratation** (Na$^+$ normal) und
- Die **hypertone Hyperhydratation** (Na$^+$ erhöht).

▪ Behandlungsstrategie

Neben der Behandlung der Grunderkrankung ist eine Einschränkung der Flüssigkeitszufuhr, oft auch der Salzaufnahme mit der Nahrung, erforderlich. Reicht dies allein nicht aus, werden Diuretika (☞ Pharma-Info 7.27) gegeben. In schwersten Fällen muß das überschüssige Wasser durch Dialyse oder Hämofiltration (☞ 7.14.1) entfernt werden.

Die Prognose hängt von Ursache und Schweregrad der Störung ab.

▤ Pflege bei Hyperhydratation

Neben der Flüssigkeitsbilanzierung steht in der Pflege die Beachtung der diätetischen Vorschriften im Vordergrund. Gerade die Trinkmengenbegrenzung wird von vielen Patienten nicht eingehalten.

7.16.3 Störungen des Kaliumhaushaltes

> ☑ **Kalium (K$^+$)** ist das Haupt-Kation in der Zelle. Es spielt u.a. eine wichtige Rolle bei der Erregungsübertragung im Nervensystem und am Herzen. Die normale Kaliumkonzentration im Blut liegt bei 3,6 – 4,8 mmol/l.

Hypokaliämie

Im Klinikalltag häufig ist eine **Hypokaliämie** *(Kaliummangel)*. Diese ist meist durch eine Einnahme von Diuretika (☞ Pharma-Info 7.27) oder Abführmittel *(Laxantien,* ☞ Pharma-Info 5.17) bedingt. Auch Erbrechen, Durchfälle oder bestimmte Hormonstörungen (z.B. Hyperaldosteronismus, ☞ 8.6.1) können einen Kaliummangel verursachen. Dagegen ist ein ernährungsbedingter Mangel selten.

Klinisch zeigt sich eine Hypokaliämie durch Muskelschwäche an Skelettmuskulatur und Darm (dadurch Verstärkung der Obstipation und Einnahme von noch mehr Abführmitteln zur „Heilung" der Verstopfung!) sowie Herzrhythmusstörungen bis hin zum lebensbedrohlichen Kammerflimmern. Bewußtseinsstörungen können hinzutreten.

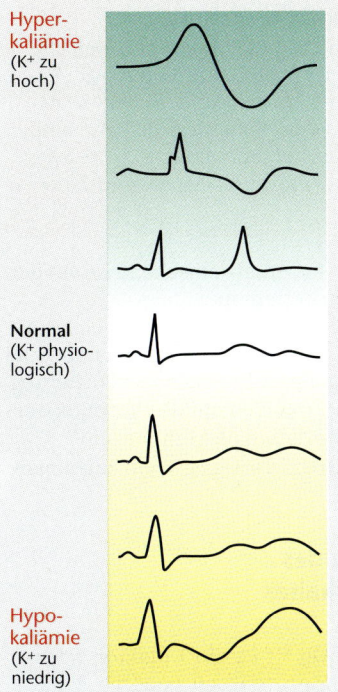

Abb. 7.35: Änderungen des EKGs bei zunehmend hoher (oben) und niedriger (unten) Kaliumkonzentration im Blut. Sowohl extreme Hyper- als auch Hypokaliämie führen unbehandelt rasch zum Tod. [B 101]

Hyper-kaliämie (K⁺ zu hoch)

Normal (K⁺ physiologisch)

Hypo-kaliämie (K⁺ zu niedrig)

Die Diagnose wird durch die Bestimmung des Kaliumspiegels im Blut (immer mit gleichzeitiger Blutgasanalyse, da die Kaliumkonzentration im Blut pH-abhängig ist) und ein EKG gestellt. Zur Ursachensuche kann eine Bestimmung des Urin-Kaliums erforderlich sein.

Häufig kann die Hypokaliämie durch den Verzehr kaliumreicher Nahrungsmittel (z.B. Bananen, Trockenobst) oder die orale Gabe von Kaliumpräparaten (z.B. Kalinor®Brause, Rekawan®) behoben werden. Dabei ist zu beachten, daß diese Medikamente die Schleimhäute des Magen-Darm-Trakts angreifen und daher mit viel Flüssigkeit genommen werden sollen. Evtl. muß das Präparat auch gewechselt werden.

Nur in schweren Fällen ist eine *langsame* intravenöse Kaliumgabe erforderlich (max. 10 – 20 mmol/Std. über Infusionspumpe bzw. Perfusor), weil sonst lebensbedrohliche Herzrhythmusstörungen drohen.

> ⓘ **Vorsicht! Kalium schädigt die Venenwände!**
> Da Kalium die Venenwand reizt, dürfen Konzentrationen über 40 mmol/l nur über einen ZVK infundiert werden.

Hyperkaliämie

Eine **Hyperkaliämie** *(Kaliumüberschuß)* entsteht meist durch (chronische) Niereninsuffizienz (☞ 7.13) oder Medikamente, in erster Linie kaliumsparende Diuretika und/oder ACE-Hemmer (☞ Pharma-Infos 7.27 und 3.23).

> 🖑 Bei hohem Kaliumspiegel im Blut und „nicht passendem" klinischem Bild die Blutabnahme wiederholen (lassen), da z.B. langes Stauen Erythrozyten zum Platzen bringt und einen hohen Kaliumspiegel vortäuschen kann.

Ähnlich wie die Hypokaliämie zeigt sich auch die Hyperkaliämie durch Kribbelgefühl der Haut, Muskelschwäche bis hin zu Lähmungen und Herzrhythmusstörungen bis zum Herzstillstand.

Die Diagnose wird durch EKG und Blutuntersuchung gesichert.

In leichten Fällen reichen das Absetzen ursächlicher Medikamente und der Verzicht auf kaliumreiche Lebensmittel (z.B. Obst, Gemüse, Säfte) aus.

Ansonsten werden Kationenaustauscher, z.B. Resonium®, in ausreichend Flüssigkeit gegeben (bevorzugt oral, evtl. auch rektal).

Bei schwerer Hyperkaliämie mit Herzrhythmusstörungen muß der Patient auf der Intensivstation u.a. mit Schleifendiuretika (z.B. Lasix® i.v.), Infusionen (z.B. Glukose plus Insulinzusatz, da Insulin die Kaliumaufnahme in die Zellen fördert), Elektrolytzufuhr und Kationenaustauschern behandelt werden. In Extremfällen ist eine sofortige Dialyse (☞ 7.14.1) erforderlich.

7.16.4 Störungen des Kalziumhaushaltes

> ☑ **Kalzium (Ca²⁺)** ist am Aufbau von Knochen und Zähnen beteiligt und wichtig für die Erregungsübertragung von den Nerven auf die Muskeln sowie die Muskelkontraktion. Reguliert wird der Kalziumhaushalt *hormonell* durch *Vitamin D-Hormon, Parathormon* und *Kalzitonin.* Normal ist ein Blutkalziumspiegel von 2,3 – 2,6 mmol/l.

Hypokalzämie

Eine **Hypokalzämie** *(Kalziummangel)* hat ihre Ursache am häufigsten in hormonellen Störungen (Vitamin D-Stoffwechselstörungen, ☞ 8.7.5, Parathormonmangel, ☞ 8.4.2, oder kalzitoninproduzierende Tumoren, ☞ 8.3.6).

Häufige *iatrogene* Ursache ist die Gabe von Schleifendiuretika, z.B. Lasix®. In Pubertät, Schwangerschaft und Stillzeit ist der Kalziumbedarf erhöht und wird durch die Nahrung oft nicht gedeckt.

Akuter Kalziummangel. Akuter Kalziummangel führt zur **Tetanie,** d.h. einer gesteigerten Erregbarkeit von Nerven und Muskeln mit Pelzigkeitsgefühl und Kribbeln der Haut (meist um den Mund) und Krämpfen der Muskulatur (typische „Pfötchenstellung" der Hände, Spitzfußstellung der Füße).

Auch zerebrale Krampfanfälle sind möglich. Im Gegensatz hierzu besteht bei der **Hyperventilationstetanie** (☞ auch 4.1.3) kein eigentlicher Kalziummangel, sondern ein Mangel an *ionisiertem* Kalzium im Blut, der durch eine Alkalose infolge übersteigerter Atmung entstanden ist (☞ 7.17.2).

Chronischer Kalziummangel. Chronischer Kalziummangel zeigt sich durch trophische Hautstörungen (trockene, rissige Haut), Haarausfall, Querrillen an den Nägeln sowie v.a. auch Knochenveränderungen.

Die typische Veränderung beim Erwachsenen ist die **Osteomalazie,** die durch Kalzium- oder Vitamin D-Mangel hervorgerufen wird und bei der die Knochengrundsubstanz zu wenig Mineralstoffe enthält. Dadurch wird der Knochen weich und biegsam, es kommt zu krankhaften Knochenverkrümmungen besonders der statisch belasteten Knochen, zu Gangstörungen und Schmerzen, v.a. im Brustkorb-, Wirbelsäulen- und Beckenbereich.

Das entsprechende Krankheitsbild beim Kind ist die **Rachitis,** die jedoch heute durch prophylaktische Vitamin D-Gabe kaum mehr zu beobachten ist.

Therapie. Die Therapie der chronischen Formen besteht in der oralen Gabe von Kalzium (Milch- und Milchprodukte, Kalziumbrausetabletten) sowie evtl. der Gabe von Vitamin D.

Bei akuten Formen ist manchmal der intravenöse Kalziumersatz erforderlich (Vorsicht: nur langsam wegen der Gefahr von Herzrhythmusstörungen und nicht bei digitalisierten Patienten). Evtl. ist auch ein Magnesiumersatz erforderlich.

Hyperkalzämie

Eine **Hyperkalzämie** *(erhöhtes Blutkalzium)* wird bei Nebenschilddrüsenüberfunktion (☞ 8.4.1) und bösartigen Tumoren *(paraneoplastisch* oder durch Knochenmetastasen) gefunden, aber auch bei Vitamin D-Vergiftung oder Thiazid-Diuretika-Gabe.

Oft wird ein erhöhter Blutkalziumspiegel nur zufällig diagnostiziert. Symptomatische Patienten haben v.a. eine (Muskel-)Schwäche, Magen-Darm-Beschwerden (Appetitlosigkeit, Übelkeit, Erbrechen, Verstopfung), Herzrhythmusstörungen, eine Polyurie mit Exsikkose und in fortgeschrittenen Stadien Bewußtseinsstörungen bis hin zu Koma.

Die Behandlung besteht in einer kalziumarmen Diät (keine Milch und -produkte), Flüssigkeitszufuhr und evtl. – scheinbar widersprüchlich – einer forcierten Diurese (☞ unten). Ist die Hyperkalzämie tumorbedingt, werden oft auch Glukokortikoide oder sog. *Biphosphonate* (z.B. Ostac®) notwendig.

> **⚠ Notfall! Hyperkalzämische Krise**
> Lebensbedrohlich ist die **hyperkalzämische Krise** mit massiver Polyurie und Polydipsie, Erbrechen, Exsikkose, Fieber und Bewußtseinsstörungen. 20% der Patienten haben eine Bauchspeicheldrüsenentzündung (☞ 6.6.1), und es droht der Tod durch Koma und Herzstillstand.

Die Behandlung der hyperkalzämische Krise auf der Intensivpflegestation besteht in:
- Forcierter Diurese (z.B. Lasix i.v.) mit gleichzeitigem Flüssigkeits- und ggf. Elektrolytersatz (v.a. Kalium) unter sorgfältiger Flüssigkeitsbilanzierung
- Gabe von Glukokortikoiden und Biphosphonaten
- Evtl. Gabe des Zytostatikums Mithramycin
- Evtl. Hämodialyse (☞ 7.14.1) gegen ein kalziumarmes Dialysat

7.16.5 Störungen des Magnesiumhaushaltes

> **☑ Magnesium (Mg $^{2+}$)** ist ein Cofaktor vieler Enzyme und an der neuromuskulären Erregungsübertragung beteiligt. Seine normale Plasmakonzentration liegt bei ca. 0,9 mmol/l.

Bedeutendste Störung des Magnesiumhaushalts ist die **Hypomagnesiämie** *(Magnesiummangel)* mit einem Blutmagnesiumspiegel von unter 0,7 mmol/l. Oft besteht gleichzeitig eine Hypokalzämie.

Ursache sind häufig Mangelernährung (z.B. bei Alkoholmißbrauch), erhöhter Bedarf (z.B. Schwangerschaft), verminderte Resorption (z.B. bei Erbrechen oder Durchfall) oder erhöhte Ausscheidung (etwa bei Diuretikagabe oder einigen hormonellen Störungen).

Als Folge einer übersteigerten neuromuskulären Erregbarkeit haben die Patienten Tetanien, Darmkrämpfe, Herzrhythmusstörungen und in schweren Fällen Bewußtseinsstörungen bis zum Koma sowie zerebrale Krampfanfälle. Leichter Magnesiummangel äußert sich häufig durch Beinschmerzen (v.a. der Waden) und Müdigkeit.

Die *Diagnose* wird durch eine Blutuntersuchung gestellt.

Als *Behandlung* reichen oft magnesiumreiche Ernährung (Obst, Gemüse, Nüsse) und/oder eine Medikation mit Magnesiumsalzen (z.B. Magnesium Verla®) aus.

In schweren Fällen ist eine langsame intravenöse Magnesiumgabe unter ständiger Beobachtung des Patienten erforderlich.

7.17 Störungen des Säure-Basen-Haushalts

7.17.1 Azidose

> ☐ **Azidose:** Absinken des arteriellen Blut-pH-Wertes unter 7,36. Je nach Ursache Unterscheidung zwischen **metabolischer** und **respiratorischer Azidose.**

Metabolische Azidose

Die Ursache einer *metabolischen Azidose* liegt im Stoffwechsel begründet, und zwar entweder:
- In einem vermehrten Anfall von sauren Stoffwechselprodukten, z.B. durch ein diabetisches Koma mit erhöhter Produktion von Ketonkörpern (bei uns häufigste Ursache), Sauerstoffmangel bei Kreislaufversagen, Sepsis, Nierenversagen sowie bestimmte Vergiftungen, oder
- Im Verlust von (basischem) Bikarbonat (z.B. bei Durchfall).

🔬 Symptome, Befund und 🔍 Diagnostik

Hauptsymptom einer metabolischen Azidose ist eine vertiefte, in fortgeschrittenen Stadien auch beschleunigte Atmung, da der Körper versucht, die Stoffwechselstörung durch vermehrtes Abatmen von CO_2 auszugleichen. Vielfach erlaubt der Atem-

Störung	pH*	pCO$_2$ [mmHg]	Bikarbonat [mmol/l]	BE [mmol/l]
Normwerte	7,36–7,44	36–44	22–26	−2 bis +2
Metabolische Azidose	↓ oder ↔	↔ oder ↓	↓	negativ
Metabolische Alkalose	↑ oder ↔	↔ oder ↑	↑	positiv
Respiratorische Azidose	↓ oder ↔	↑	↔ oder ↑	positiv
Respiratorische Alkalose	↑ oder ↔	↓	↔ oder ↓	negativ

* Bei kompensierten Veränderungen ist der pH durch erhöhte oder erniedrigte Bikarbonatausscheidung bzw. CO_2-Abatmung noch im Normbereich; pCO$_2$, BE bzw. Standardbikarbonat sind jedoch pathologisch.

Faustregel: Metabolisch **Mi**teinander:
Bei metabolischen Störungen verändern sich pH, Bikarbonat und pCO$_2$ stets gleichsinnig!

Tab. 7.37: Blutgasanalyse bei den verschiedenen Formen von Azidose und Alkalose. BE = Base excess = Differenz der nachweisbaren gegenüber den normalen Pufferbasen. [B 200]

geruch bereits Rückschlüsse auf die Ursache der Azidose (obstartiger Geruch der Ausatemluft beim diabetischen Koma). Bei schwerer Azidose treten eine Herzinsuffizienz (☞ 2.6.1), ein Blutdruckabfall, psychische Veränderungen (z.B. Verwirrtheit) und Bewußtseinstrübungen hinzu.

Die Diagnose wird durch eine Blutgasanalyse (BGA, ☞ 4.4.4) gesichert. Dabei spricht man von einer **kompensierten Azidose,** wenn der Blut-pH zwar noch im Normbereich liegt, die übrigen Werte der BGA die Störung aber bereits anzeigen. Außerdem besteht häufig eine Hyperkaliämie (☞ 7.16.3).

📋 Behandlungsstrategie und 🏥 Pflege

Die kausale Behandlung der Azidose besteht in der Behandlung der Grundkrankheit, z.B. des entgleisten Diabetes mellitus. Symptomatisch müssen bei einer *schweren akuten Azidose* unter intensivmedizinischen Bedingung Puffersubstanzen (z.B. Natriumbikarbonat, Tris-Puffer) infundiert werden. Bei einer *chronischen Azidose* kann auch Zitrat (etwa Acetolyt®) oral gegeben werden.

Respiratorische Azidose

Eine *respiratorische Azidose* entsteht immer dann, wenn die Abatmung von Kohlendioxid gestört ist und sich damit CO_2 bzw. Bikarbonat und Wasserstoffionen im Körper ansammeln. Häufige Ursachen

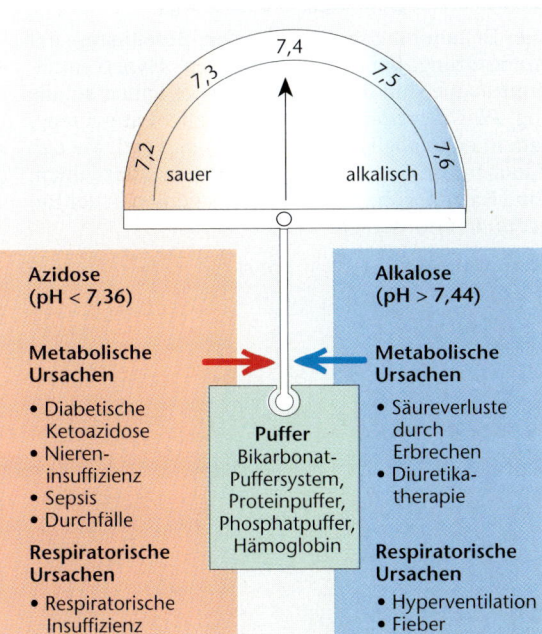

Abb. 7.36: Häufige Ursachen von Azidosen und Alkalosen. [B 101]

sind Lungenerkrankungen (z.B. Asthma bronchiale, ☞ 4.6.1) oder eine Dämpfung des Atemantriebs durch Medikamente (z.B. durch Benzodiazepine, etwa in Valium®).

👁 Symptome, Befund und 🔍 Diagnostik

Symptome der respiratorischen Azidose sind Atemnot, Zyanose, Herzrhythmusstörungen, psychische Veränderungen und Bewußtseinstrübung bis zum Koma. Die Diagnose wird durch eine BGA gestellt.

📋 Behandlungsstrategie und 🗐 Pflege

Gelingt es nicht, die Atemstörung zu beheben, muß der Patient unter intensivmedizinischer Betreuung intubiert und beatmet werden (Grenz-pH ca. 7,2).

7.17.2 Alkalose

> 🔅 **Alkalose:** Anstieg des arteriellen pH-Wertes über 7,44. Je nach Ursache Unterscheidung zwischen **metabolischer** und **respiratorischer Alkalose.**

Metabolische Alkalose

Die *metabolische Alkalose* entsteht durch:
- Übermäßige Zufuhr von Basen (z.B. bei nicht ausgewogenen Infusionen)
- Verlust von Säuren, z.B. bei länger dauerndem Erbrechen, längerem Absaugen des sauren Magensafts oder endokrinen Störungen (M. Cushing und M. Conn, ☞ 8.6.1).

👁 Symptome, Befund und 🔍 Diagnostik

Der Organismus versucht zwar, durch Einschränkung der Atmung (Hypoventilation) die Störung auszugleichen, doch wird diese durch den Sauerstoffbedarf der Gewebe begrenzt und ist klinisch nur schwer faßbar. Daher stehen die Symptome der be-

gleitenden Hypokaliämie (☞ 7.16.3), der Verminderung des ionisierten Kalziums (☞ oben) sowie evtl. des Volumenmangels (Durst!) im Vordergrund.

Die Diagnose wird durch die BGA gestellt.

📋 Behandlungsstrategie und 🗐 Pflege

In leichten Fällen reicht die Behandlung der Grunderkrankung aus. Schwere Störungen werden durch Infusionen (z.B. NaCl 0,9%, HCl- oder L-Argininhydrochloridlösung) behandelt. Gleichzeitig wird oral oder durch Infusion Kalium ersetzt.

Respiratorische Alkalose

Ursache der *respiratorischen Alkalose* ist eine übermäßig gesteigerte Atmung **(Hyperventilation)**. Am häufigsten ist dies *psychosomatisch* bedingt **(Hyperventilationstetanie,** z.B. bei Erregungszuständen), seltener durch Fieber, Gehirnerkrankungen (z.B. Meningitis, ☞ 12.6.5) oder Sepsis (☞ 12.5).

👁 Symptome, Befund und 🔍 Diagnostik

Die gesteigerte Atmung fällt meist auf den ersten Blick auf. Typischerweise hat der Patient Atemnot und ist ängstlich, die Haut ist aber nicht zyanotisch (Teufelskreis Alkalose → Verengung der Atemwege → noch mehr Angst und weitere Steigerung der Atmung). Durch die Verminderung des *ionisierten* Kalziums entsteht eine *Tetanie*.

📋 Behandlungsstrategie und 🗐 Pflege

Die Behandlung besteht in der Beseitigung der Atemstörung. Bei der „psychogenen" Hyperventilationstetanie sind dies Beruhigung des Patienten, die sog. *Plastikbeutelrückatmung* (Patient atmet langsam in eine möglichst große Tüte) und evtl. die medikamentöse Sedierung, z.B. mit Benzodiazepinen. Eine Kalziumgabe ist bei diesen Patienten in der Regel *nicht* erforderlich.

Wiederholungsfragen

1. Inwiefern werden Aktivitäten des täglichen Lebens durch Nierenerkrankungen eingeschränkt? (☞ 7.2.1)

2. Was ist bei der Pflege von Blasendauerkathetern zu beachten? (☞ 7.2.2)

3. Wodurch kann eine zu geringe Urinausscheidung bedingt sein? (☞ 7.3.1)

4. Wie sind die Begriffe Polyurie, Pollakisurie und Nykturie definiert? (☞ 7.3.2 und 7.4.3)

5. Welche Formen der Harninkontinenz werden unterschieden? (☞ 7.3.6)

6. Welche Ursachen kommen bei Mikro- und Makrohämaturien in Betracht? (☞ 7.4.1)

7. Welche Blutuntersuchungen sind wichtig zur Diagnose und Verlaufskontrolle von Nierenerkrankungen? (☞ 7.5.4)

8. Wie unterscheiden sich unkomplizierter und komplizierter Harnwegsinfekt? (☞ 7.7.1/7.7.2)

9. Durch welche Maßnahmen sollen Komplikationen bei der akuten Glomerulonephritis vermieden werden? (☞ 7.8.1)

10. Welche Symptome und Befunde kennzeichnen das Nephrotische Syndrom? (☞ 7.9)

11. Wie wird ein Patient mit Nierensteinen gepflegt? (☞ 7.10)

12. Welche Komplikationen treten im Rahmen eines akuten Nierenversagens auf, und wie werden sie behandelt? (☞ 7.12)

13. Welche Medikamente gehören zu den Diuretika, und was ist bei der Pflege bei Diuretikagabe zu beachten? (☞ Pharma-Info 7.27)

14. Welche pflegerischen Maßnahmen stehen bei Patienten mit chronischer Niereninsuffizienz im Vordergrund? (☞ 7.13)

15. Welche Symptome weisen auf ein Nierenzellkarzinom hin? (☞ 7.15)

16. Worauf ist bei der Pflege von dehydrierten Patienten zu achten? (☞ 7.16.2)

17. Durch welche Maßnahmen kann eine Hypokaliämie beseitigt werden, und worauf ist dabei zu achten? (☞ 7.16.3)

18. Welche Symptome treten bei einem schweren Magnesiummangel auf? (☞ 7.16.5)

19. Wie wird eine Hyperventilationstetanie behandelt? (☞ 7.17.2)

8

Pflege bei endokrinologischen, stoffwechsel- und ernährungsbedingten Erkrankungen

Die medizinischen Fachgebiete

⊡ **Endokrinologie:** Teilgebiet der Inneren Medizin, das sich mit Strukturen und Funktionen der Hormone sowie der Diagnostik und Behandlung von Störungen des Hormonsystems beschäftigt.

Bei **Stoffwechselerkrankungen** *(metabolischen Erkrankungen)* sind die chemischen Auf-, Ab- oder Umbauvorgänge im Körper gestört. In erster Linie ist die Verwertung von Nahrungsbestandteilen betroffen, z.B. der Glukose beim Diabetes mellitus.

Der Übergang zu den **Ernährungskrankheiten** ist oft fließend, da Stoffwechselerkrankungen häufig durch Fehlernährung begünstigt oder verursacht werden.

Das Fachgebiet ist so komplex, daß es kaum Aussagen gibt, die auf alle Teilgebiete zutreffen. Leitsymptome, Diagnostik und Pflege werden deshalb bei den entsprechenden Erkrankungen behandelt.

8.1 Anatomie und Physiologie

Hormone

⊡ **Hormone:** Körpereigene *Botenstoffe*, die die biologischen Abläufe im menschlichen Körper, das Verhalten des Menschen und auch seine Empfindungen entscheidend beeinflussen (Übersicht, ☞ Tab. rechts).

Bis auf wenige Ausnahmen werden Hormone in speziellen Organen bzw. Geweben *(Hormondrüsen, endokrine Drüsen, endokrine Gewebe)* gebildet und gelangen auf dem Blutweg zum jeweiligen Erfolgsorgan.

Physiologie der Ernährung

ℹ Der Energiegehalt von Nahrungsmitteln wird in der Einheit (Kilo-)Kalorie ausgedrückt. Als neuere Einheit ist das **(Kilo-)Joule** eingeführt worden, wobei 1 kcal 4,185 kJ entspricht. Kohlenhydrate und Eiweiß enthalten pro Gramm 4,1 kcal (17,2 kJ), Fett dagegen 9,3 kcal (38,9 kJ). Besonders günstig ist eine Ernährung, die ca. 55 – 60% der Kalorien als Kohlenhydrate, 30% in Form von Fetten und 10 – 15% als Eiweiße enthält.

Zu einer ausgewogenen Ernährung gehören außerdem:

- **Vitamine:** Lebensnotwendige *organische* Verbindungen, die der Körper nicht oder nur in unzureichender Menge selbst herstellen kann und die daher durch die Nahrung zugeführt werden müssen
- **Mineralstoffe:** Anorganische Salze, wobei je nach quantitativem Vorkommen im Körper **Mengenelemente** (z.B. Kalium, Natrium, Kalzium) und **Spurenelemente** (z.B. Eisen, Zink, Jod) unterschieden werden
- **Ballaststoffe:** unverdauliche Nahrungsbestandteile, z.B. *Zellulose und Pektin*
- Ausreichend **Flüssigkeit**.

Klasse	Hormon	Haupt-bildungsort
Aminosäure-abkömmlinge	Thyroxin und Trijodthyronin (T_4, T_3)	Schilddrüse
	Adrenalin und Noradrenalin	Nebennierenmark
Peptidhormone	Oxytocin, Adiuretin	Hypothalamus
	Wachstumshormon, Prolaktin, TSH, LH, FSH, ACTH	Hypophysenvorderlappen
	Kalzitonin	Schilddrüse
	Parathormon (PTH)	Nebenschilddrüse
	Insulin	Bauchspeicheldrüse
Steroidhormone	Aldosteron, Kortisol	Nebennierenrinde
	Testosteron	Hoden
	Östrogene und Progesteron	Eierstöcke

Tab. 8.1: Übersicht der Hormone und ihrer Bildungsorte. [B 200]

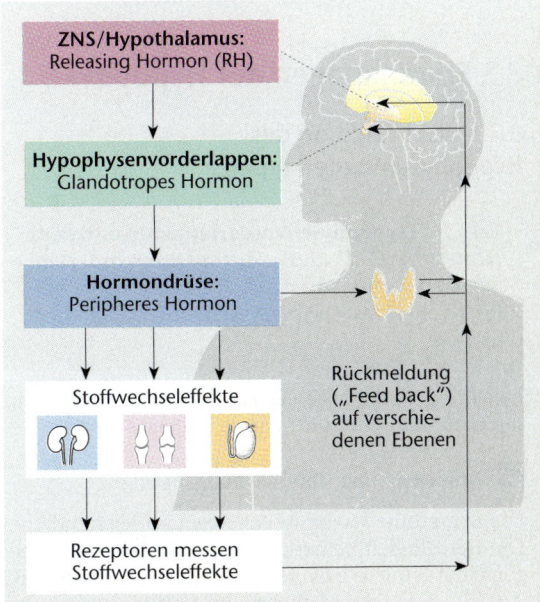

Abb. 8.2: Die Hierarchie der Hormonregulation. [L 190]

Hormon		Beispiele für pathologische Veränderungen
ACTH (Adreno-cortico-tropes Hormon)	↑	Primäre Nebennierenrindeninsuff., M. Cushing, tumorbedingte „ektope" ACTH-Produktion (☞ 8.6.1)
	↓	Sekundäre Nebennierenrinden-insuff. (z.B. bei kompletter Hypo-physeninsuff.) (☞ 8.6.2)
Aldosteron	↑	Hyperaldosteronismus (☞ 8.6.1), renale Hypertonie
	↓	Nebennierenrindeninsuff. (☞ 8.6.2)
Gastrin	↑	Zollinger-Ellison-Syndrom (☞ 8.11)
Kalzitonin	↑	Bestimmte Schilddrüsenkarzinome (☞ 8.3.6)
Kortisol	↑	Cushing-Syndrom (meist infolge ACTH-Überproduktion) (☞ 8.6.1)
	↓	Primäre und sekundäre Nebennieren-rindeninsuff. (☞ 8.6.2)
Parathormon	↑	Hyperparathyreoidismus (☞ 8.4.1)
	↓	Hypoparathyreoidismus (☞ 8.4.2)
Prolaktin	↑	Prolaktinom (☞ 8.2.2)
fT_3, fT_4 (freies T_3, T_4)	↑	Hyperthyreose (☞ 8.3.3)
	↓	Hypothyreose (☞ 8.3.4)
STH (Wachstums-hormon)	↑	Akromegalie (☞ 8.2.2)
	↓	Hypothalamisch-hypophysärer Minderwuchs
TSH	↑	Primäre Hypothyreose (☞ 8.3.4)
	↓	Primäre Hyperthyreose (☞ 8.3.3), Sekundäre Hypothyreose

Tab. 8.3: Übersicht der wichtigsten Hormonbestimmungen im Blut (ohne Sexualhormone). [B 200]

8.2 Erkrankungen der Hypophyse

8.2.1 Unterfunktion des Hypophysenvorderlappens

> :: **Hypophysenvorderlappeninsuffizienz** *(Unterfunktion des Hypophysenvorderlappens, Hypopituitarismus):* Teilweises oder völliges Fehlen von Hypophysenvorderlappenhormonen.

Dem Krankheitsbild liegt eine Zerstörung des Hypophysenvorderlappens z.B. durch Tumoren zugrunde.

Symptome und Untersuchungsbefund

Die Symptome setzen in der Regel schleichend ein. Die Betroffenen bemerken meist als erstes die Folgen einer Hoden- bzw. Eierstockunterfunktion (z.B. Ausfall der Schambehaarung, Verkleinerung der Brüste bzw. der Hoden, Potenz- und Zyklusstörun-

gen). Dann treten die Zeichen einer Schilddrüsen-unterfunktion hinzu (☞ 8.3.4). Als letztes kommt es zur Nebennierenrindenunterfunktion (☞ 8.6.2). Bei Kindern besteht infolge des Mangels an Wachstums-hormonen eine Wachstumsverzögerung.

Akute Entgleisung: Hypophysäres Koma

Bei zusätzlichen Belastungen, z.B. Operationen, kann der Zustand des Patienten rasch entgleisen. Die Symptome des **hypophysären Komas** bestehen vor allem in Atem- und Kreislaufstörungen, Hypo-thermie, Hypoglykämie (☞ 8.5.4) und Bewußtseins-trübungen bis hin zum Koma.

Diagnostik und Differentialdiagnose

Eine Unterfunktion des Hypophysenvorderlappens wird durch den **kombinierten HVL (Hypophysen-vorderlappen)-Stimulationstest** diagnostiziert. Durch Anamnese und technische Untersuchungen wird die Ursache der Erkrankung festgestellt.

Behandlungsstrategie

Wann immer möglich, wird die zugrundeliegende Erkrankung behandelt, etwa durch Tumorentfer-nung.

Oft müssen die fehlenden Hormone ersetzt werden. Die Substitutionstherapie umfaßt:
- Gluko- und Mineralokortikoide sowie Schilddrü-senhormone
- Die peripheren Geschlechtshormone; auch für ältere Patienten, da sonst das Osteoporoserisiko er-höht ist und oft das allgemeine Wohlbefinden lei-det.

Pflege

- Evtl. engmaschige Kontrolle der Vitalzeichen, um ein drohendes hypophysäres Koma zu erkennen
- Sorgfältige Hautpflege.

Patienteninformation

Die Hormonsubstitution muß meist lebenslang fort-gesetzt werden. Der Patient sollte stets einen Not-fallausweis bei sich tragen.

Diabetes insipidus, ☞ 8.10

8.2.2 Überfunktion des Hypophysenvorderlappens

> :: **Überfunktion des Hypophysenvorderlappens:** Mehrsekretion *eines* oder *mehrerer* Hypophysenvorderlappenhormone, meist durch gutartige hormonproduzierende Tumoren *(Adenome).*

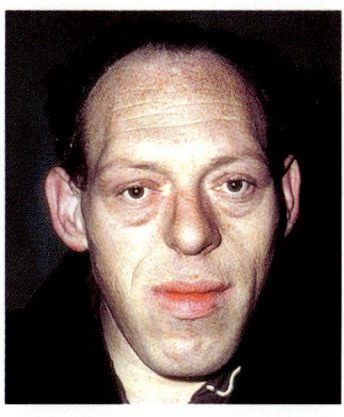

Abb. 8.4: 30-jähriger Patient mit Akromegalie. Stirnbein, knöcherne und knorpelige Nase sowie Kinn lassen eine deutliche Vergröberung erkennen. [T 127]

Das häufigste Adenom ist das **Prolaktinom,** das durch *Prolaktinsekretion* bei Frauen zu Zyklusstörungen, Sterilität und Milchfluß führt. Männer klagen häufig über eine Einschränkung des Gesichtsfeldes und Libidostörungen.

Bei einer Überproduktion von *Wachstumshormon* kommt es bei Erwachsenen zur **Akromegalie** *(Akren* = distale Körperteile), d.h. einer Vergrößerung von Kinn, Nase, Händen und Füßen sowie einer Vergröberung der Gesichtszüge. Auch die inneren Organe können vergrößert sein.

Zusätzlich können die Erscheinungen einer Hypophysenvorderlappenunterfunktion (☞ oben) bestehen, wenn das normale Gewebe durch den Tumor geschädigt wird.

Die Diagnose wird in beiden Fällen durch Hormonbestimmung im Blut gestellt.

Die Therapie erfordert meist eine operative Entfernung des Tumors. Nur bei Prolaktinomen wird eine medikamentöse Hemmung der Hormonproduktion durch Bromocriptin (z.B. Pravidel®) oder Lisurid (z.B. Dopergin®) versucht.

8.3 **Schilddrüsenerkrankungen**

Schilddrüsenerkrankungen sind sehr häufig. Man unterscheidet:
- Erkrankungen mit *normalen* Schilddrüsenhormonspiegeln **(Euthyreose)**
- Erkrankungen mit Störung der Schilddrüsenstoffwechsellage. Bei *erhöhtem* Schilddrüsenhormonspiegel spricht man von einer **Hyperthyreose,** bei *erniedrigtem* von einer **Hypothyreose.**

Unabhängig von der Schilddrüsenstoffwechsellage kann die Schilddrüse normal groß oder vergrößert (= **Struma**) sein.

8.3.1 **Schilddrüsendiagnostik**

Palpation der Schilddrüse

Bei Verdacht auf Schilddrüsenerkrankungen tastet der Arzt die Schilddrüse sorgfältig auf Größe, Knoten und Verhärtungen ab.

Blutuntersuchungen in der Schilddrüsendiagnostik

Bei Verdacht auf eine Schilddrüsenerkrankung erfolgt die Bestimmung von T_3, T_4 und *TSH* (**Trijodthyronin**, **Thyroxin** und **Thyreoidea-stimulierendes Hormon**) im Blut zur Klärung der Funktionslage.

Heute seltener durchgeführt wird der **TRH-Test** (*TRH* = **Thyreotropin-Releasing-Hormon**), bei dem nach der Blutabnahme für den basalen TSH-Wert intravenös TRH gespritzt wird. Nach 30 Minuten erfolgt eine zweite Blutabnahme. Normal ist ein mäßiger Anstieg des TSH-Spiegels. Fällt dieser Anstieg zu gering aus, ist der Patient hyperthyreot. Ist der Anstieg überschießend, liegt eine Hypothyreose vor.

Einige Schilddrüsenerkrankungen, z.B. M. Basedow (☞ 8.3.3), sind immunogen (mit-)bedingt

(☞ auch 11.5). Bei vielen dieser Patienten sind im Blut **Schilddrüsen(auto)antikörper** nachweisbar:
- *Mikrosomale Antikörper,* kurz **MAK,** heute auch als *Anti-TPO (Anti-thyreoidale Peroxidase* = Antikörper gegen ein bestimmtes Enzym der Schilddrüse) bezeichnet
- *Antikörper gegen Thyreoglobulin* **(TAK,** Thyreoglobulin ist ein in der Schilddrüse gebildeter Vorläufer der Schilddrüsenhormone) sowie
- *Antikörper gegen TSH-Rezeptoren* **(TRAK).**

Konventionelle Röntgenverfahren

Die konventionellen Röntgenverfahren (☞ 1.5.2) sind eher von untergeordneter Bedeutung.

Schilddrüsenszintigraphie

Die **Schilddrüsenszintigraphie** (☞ 1.5.6) ist die häufigste Isotopenuntersuchung in der Endokrinologie. Dem Patienten wird in der nuklearmedizinischen Abteilung eine geringe Dosis radioaktiv markiertes Technetium (^{99m}Tc) oder Jod (^{131}J) intravenös gespritzt, das von der Schilddrüse aufgenommen wird. Aufnahmen mit der Gammakamera erlauben dann die zweidimensionale Darstellung des Schilddrüsengewebes.

Während **kalte Knoten** das Radionuklid nicht aufnehmen, speichern **heiße Knoten** das Nuklid ganz intensiv, und das übrige Schilddrüsengewebe stellt sich nur abgeschwächt oder gar nicht dar.

> **Kalte Schilddrüsenknoten** sind **nicht** stoffwechselaktiv. **Heiße Schilddrüsenknoten** sind stoffwechselaktiv und produzieren evtl. große Schilddrüsenhormonmengen.

Der **Suppressionstest** *(Suppressionsszintigraphie)* überprüft die Intaktheit des Regelkreises und schließt sich an eine Schilddrüsenszintigraphie an. Die Gabe von Schilddrüsenhormonen über einige Tage führt über eine verringerte TSH-Sekretion zu einer verminderten Radionuklidaufnahme des normalen Schilddrüsengewebes. Dagegen speichern *autonome Bezirke*, die sich der Kontrolle durch das übergeordnete TSH entziehen, das Radionuklid ebenso stark wie im Ausgangsszintigramm.

⊞ Pflege bei Schilddrüsenszintigraphie

- Überprüfen, ob der Patient innerhalb der letzten vier Wochen vor der Untersuchung Schilddrüsenhormone, Jodpräparate oder schilddrüsenblockierende Medikamente wie z.B. Thyreostatika (☞ 8.3.3) eingenommen hat.
- Aus dem gleichen Grunde keine Untersuchungen mit jodhaltigen Kontrastmitteln vor der Schilddrüsenszintigraphie einplanen und keine jodhaltigen Desinfektionsmittel zur Hautdesinfektion benutzen
- Nach der Untersuchung Patienten zum Trinken anhalten, da reichliche Flüssigkeitszufuhr die Ausscheidung der radioaktiven Substanz beschleunigt.

Sonographie

Sonographische Untersuchungen ermöglichen eine genaue *Volumenbestimmung* der Schilddrüse und weisen *Knoten* und *Zysten* nach. Eine sichere Aussage über Gut- oder Bösartigkeit der Veränderung ist allerdings nicht möglich.

Feinnadelpunktion der Schilddrüse

Eine **Feinnadelpunktion der Schilddrüse** *(Aspirationszytologie)* ist vor allem bei den immer karzinomverdächtigen kalten Knoten indiziert. Unter sonographischer Kontrolle wird der verdächtige Bezirk mit einer dünnen Kanüle punktiert und Material entnommen.

⊞ Pflege bei Feinnadelpunktion

- *Benötigtes Material:* Hautdesinfektionsmittel, sterile Tupfer und Kompressen, dünne Kanülen, mehrere 10 ml-Spritzen, *Cameco-* oder *Pistolet-Handgriff*, Handschuhe, Pflaster, Objektträger, Behälter für das Punktat, Begleitpapiere
- *Nachsorge:* Wunde auf Blutung oder Zeichen einer Infektion beobachten.

8.3.2 Euthyreote Struma

> ⊡ **Euthyreote Struma** *(blande Struma):* Schilddrüsenvergrößerung bei regelrechter Schilddrüsenstoffwechsellage. Sehr häufige Erkrankung, 15% der Bevölkerung sind betroffen.

Ist das Schilddrüsengewebe gleichmäßig vergrößert, spricht man von einer **Struma diffusa.** Sind Knoten vorhanden, handelt es sich um eine **Struma nodosa** *(Knotenstruma,* ☞ Abb. 8.5).

▣ Krankheitsentstehung

Die häufigste Ursache einer Struma ist Jodmangel in der Nahrung. Dadurch ist die Schilddrüsenhormonsynthese erschwert, und die Schilddrüse versucht durch Wachstum, genügend Hormone zu produzieren.

▣ Symptome und Untersuchungsbefund

Als erstes fällt dem Patienten zumeist eine Verdickung des Halses oder ein Engegefühl im Halsbereich auf. Eine große Struma führt durch Druck auf Luft- und Speiseröhre zu *inspiratorischem Stridor* (☞ 4.2.4), Luftnot (☞ 4.2.3), Kloßgefühl und Schluckbeschwerden.

Kleine Strumen sind nicht sicht-, sondern nur tastbar.

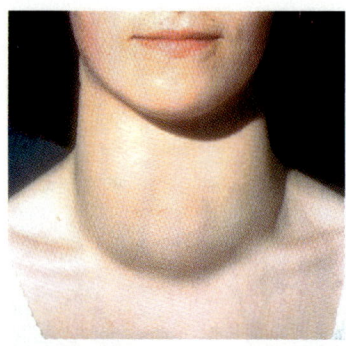

Abb. 8.5: 20jährige Patientin mit *Struma nodosa.* Man tastet zwei hühnereigroße Seitenlappen und einen tischtennisballgroßen Knoten im Isthmus der Schilddrüse. Die Patientin ist euthyreot. [T 127]

🔎 Diagnostik und Differentialdiagnose

- Blutabnahme mit Bestimmung des freien (d.h. nicht proteingebundenen) T_3 und T_4, TSH (Basalwert)
- BSG, CRP und Schilddrüsenantikörper zum Ausschluß einer Schilddrüsenentzündung
- Ultraschall
- Bei tastbaren oder im Ultraschall sichtbaren Knoten Szintigraphie
- Feinnadelpunktion bei V.a. Karzinom oder Entzündung.

▣ Behandlungsstrategie

Die medikamentöse Behandlung der euthyreoten Struma besteht – je nach Alter des Patienten und Ausmaß der Schilddrüsenvergrößerung – in der Gabe von Jodid (z.B. Jodid 200®) oder (trotz des normalen Hormonspiegels) Schilddrüsenhormonen (z.B. Euthyrox®), um der Schilddrüse den Wachstumsreiz zu nehmen.

Bei erheblichen Beschwerden des Patienten oder Erfolglosigkeit der medikamentösen Therapie ist eine Operation angezeigt.

Bei einer Rezidivstruma oder allgemeiner Inoperabilität besteht die Möglichkeit einer **Radiojodtherapie** (☞ 8.3.6).

🔖 Prognose und
🗓 Patienteninformation

Die Prognose der euthyreoten Struma ist in der Regel gut.

Bei Patienten nach einer Schilddrüsenoperation wegen einer Struma ist die *Rezidivprophylaxe* mit Schilddrüsenhormonen wichtig, da ansonsten Schilddrüsenrestgewebe erneut zu einer Struma auswachsen kann (**Rezidivstruma).**

8.3.3 Hyperthyreose

> 📋 **Hyperthyreose** *(Schilddrüsenüberfunktion):* Überproduktion von Schilddrüsenhormonen. Sehr häufige Erkrankung, meist aufgrund einer **Schilddrüsenautonomie** oder eines **M. Basedow**.

⇨ Krankheitsentstehung

Bei der **Schilddrüsenautonomie** haben sich abgegrenzte Knoten, meist gutartige **Adenome,** oder diffus das ganze Gewebe der Kontrolle durch die übergeordneten Zentren entzogen und produzieren ungehemmt Schilddrüsenhormone.

Der **M. Basedow** ist eine chronische *Autoimmunerkrankung.* Die Autoantikörper besetzen die TSH-Rezeptoren und führen so zu einer ständigen Stimulation der hormonbildenden Zellen.

Seltener tritt eine Hyperthyreose im Anfangsstadium einer *Thyreoiditis* (Schilddrüsenentzündung, ☞ 8.3.5), bei einem Schilddrüsenkarzinom (☞ 8.3.6) oder einer Überdosierung von Schilddrüsenhormonen auf.

▣ Symptome und Untersuchungsbefund

Die Symptome der Hyperthyreose betreffen den ganzen Organismus. Häufig sind:

• Psychische Veränderungen. Der Patient ist rastlos, nervös und leicht erregbar, viele leiden auch unter Schlafstörungen
• Erhöhte Herzfrequenz, evtl. Herzrhythmusstörungen
• Warme und gerötete Haut sowie dünnes, weiches Haar
• Wärmeempfindlichkeit mit leichtem Schwitzen
• Erhöhte Stuhlfrequenz bis hin zu Durchfällen
• Muskelschwäche und feinschlägiger Fingertremor („Zittern" der Finger)
• Gewichtsverlust trotz reichlicher Nahrungsaufnahme infolge des gesteigerten Energiebedarfs.

> 👩‍⚕️ Vor allem bei älteren Patienten kann die Hyperthyreose symptomarm verlaufen und sich lediglich durch Gewichtsverlust, Schwäche oder Herzrhythmusstörungen zeigen.

Bei über 50% der Patienten mit einem M. Basedow sind Zeichen einer ebenfalls immunbedingten **endokrinen Orbitopathie** zu beobachten. Der Augapfel tritt aus der Augenhöhle hervor (**Exophthalmus),** das Oberlid ist zurückgezogen und der Lidschlag zu selten. In schweren Fällen bestehen Augenmuskellähmungen mit Doppelbildern.

Typisch für den M. Basedow ist auch das **prätibiale Myxödem,** eine blaurote, grobporige Schwellung in der Schienbeinregion.

🔍 Diagnostik und Differentialdiagnose

Die technischen Untersuchungen entsprechen denen bei einer euthyreoten Struma (☞ 8.3.2). Die Stoffwechsellage ist hyperthyreot, d.h. T_3 und T_4 sind erhöht, TSH dagegen erniedrigt. Bei Verdacht auf M. Basedow ist eine Autoantikörper-Suche (☞ 8.3.1) angezeigt. Die Szintigraphie erfaßt autonome Schilddrüsenbezirke.

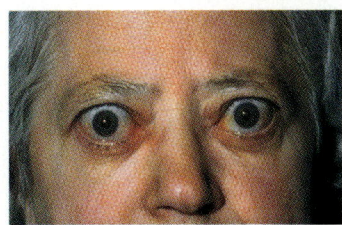

Abb. 8.6: 53jährige Patientin mit M. Basedow. Auffallend sind die hervortretenden Augen mit zurückgezogenen Oberlidern und der starre Blick. [T 127]

▪ Behandlungsstrategie

Beim *M. Basedow* kann eine Euthyreose durch Medikamente, Operation oder Radiojodtherapie (☞ 8.3.6) erreicht werden.

Ziele der medikamentösen Therapie mit oralen **Thyreostatika,** die die Schilddrüsenhormonsynthese hemmen, sind eine Normalisierung der Schilddrüsenfunktion und das Erreichen einer *Remission* (Rückgang der Krankheitszeichen). Die häufigsten Substanzen sind Carbimazol (z.B. Neo-Thyreostat®) und Thiamazol (z.B. Favistan®). Nebenwirkungen sind Hautausschläge, Jucken, Leberschäden oder (selten) Agranulozytose (☞ 9.7.4).

Gegen die *endokrine Orbitopathie* werden Glukokortikoide und Strahlentherapie, seltener Immunsuppressiva eingesetzt. In schweren Fällen ist eine Augenoperation angezeigt.

Autonome Adenome sollten operiert werden. Dabei ist die weitgehende Entfernung der Schilddrüse nicht immer erforderlich. Einzelne Adenome können oft aus dem gesunden Gewebe ausgeschält werden.

▤ Pflege bei Hyperthyreose

• Unterbringung in einem ruhigen Zimmer
• Regulation der Raumtemperatur gemäß den Wünschen des Patienten
• Verzicht auf stimulierende Getränke wie Kaffee oder Tee.

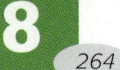

👁 Krankenbeobachtung und Dokumentation

- Puls, RR, Temperatur, Gewicht
- Psychischer Zustand, Schlaf, Bewußtsein
- Motorik (Tremor? Hyperaktivität?)
- Ausscheidungen (Durchfälle?)
- Haut, Rachen (Angina als möglicher Hinweis auf Agranulozytose?).

🗐 Patienteninformation

⚠ Vorsicht! Keine Selbstmedikation bei Hyperthyreose!

Der Patient mit einer Hyperthyreose soll keine Medikamente eigenmächtig einnehmen. Das „banale" Schmerzmittel Aspirin® beispielsweise kann durch Verdrängung der Schilddrüsenhormone aus ihrer Bindung an die Bluteiweiße die Hyperthyreose verstärken.

Die Prognose der Autonomie ist gut. Beim M. Basedow können die Orbitopathie und das Myxödem nicht immer befriedigend gebessert werden.

🗒 Notfall! Thyreotoxische Krise

Lebensbedrohliche Komplikation einer Hyperthyreose ist die **thyreotoxische Krise,** die bis zum Koma führen kann. Sie tritt spontan oder nach Gabe *jodhaltiger Kontrastmittel* (☞ 1.5.3) bei *unerkannter* Schilddrüsenüberfunktion auf. Ihre Letalität beträgt 30 – 50%.

Die Symptome sind hochgradige Tachykardie, Herzrhythmusstörungen, Fieber, Durchfall, Erbrechen, Muskelschwäche und Erregung, die später von Somnolenz und Koma abgelöst wird.

Der Patient wird sofort unter Arztbegleitung und in Reanimationsbereitschaft auf eine Intensivstation verlegt. Sofortiger Therapiebeginn ist lebensrettend:

- Thyreostatika, hochdosiert Jodid oder Lithium, β-Blocker, Glukokortikoide i.v.
- Evtl. medikamentöse Sedierung des Patienten, z.B. mit Diazepam (etwa in Valium®)
- Flüssigkeitsersatz (4 – 6 l täglich)
- Hohe Kalorienzufuhr
- Ggf. O_2 niedrigdosiert über Nasensonde
- Fiebersenkende physikalische Maßnahmen
- Thromboseprophylaxe.

Die Prophylaxe der kontrastmittelinduzierten thyreotoxischen Krise besteht in der Bestimmung der Schilddrüsenwerte vor Kontrastmitteluntersuchungen, zumindest bei Patienten mit einer Struma oder Schilddrüsenerkrankung in der Anamnese.

8.3.4 Hypothyreose

▣ Hypothyreose *(Schilddrüsenunterfunktion):* Mangel an Schilddrüsenhormonen.

Unterscheidung zwischen **primärer Hypothyreose** (Ursache liegt in der Schilddrüse) und **sekundärer Hypothyreose** (Hypophysenstörung ursächlich). Seltener als die Hyperthyreose. Tritt vor allem als Folge einer Thyreoiditis (Schilddrüsenentzündung, ☞ 8.3.5), einer Hypophysenvorderlappeninsuffizienz (☞ 8.2.1), einer Schilddrüsenoperation oder einer Radiojodtherapie (☞ 8.3.6) auf.

Eine Hypothyreose kann auch angeboren sein und dann zu schweren Entwicklungsstörungen des Kindes führen. Deshalb wird bei allen Neugeborenen ein *Hypothyreose-Screening* durchgeführt.

🗫 Symptome und Untersuchungsbefund

Die Hypothyreose beginnt schleichend mit Antriebsarmut, Müdigkeit, Verlangsamung und Desinteresse. Sie wird häufig als Depression oder bei älteren Patienten als senile Demenz verkannt.

Beim Vollbild der Erkrankung:
- Ist die Haut des Patienten kühl, blaß, rauh, trocken und teigig geschwollen **(generalisiertes Myxödem)**
- Sind die Haare struppig und trocken
- Hat der Patient eine rauhe, heisere Stimme und
- Klagt der Kranke oft über Kälteempfindlichkeit, Gewichtszunahme und Obstipation.

Der Untersucher stellt eine Bradykardie und evtl. eine Herzinsuffizienz fest. Die Reflexe sind typischerweise verlangsamt.

👋 Eine Hypothyreose kann z.B. durch Streß zum **Myxödem-Koma** entgleisen:

Der Patient hat verstärkte Hypothyreose-Symptome sowie Bewußtseinstrübung, Krampfanfälle, Atemstörung, Hypothermie und Elektrolytstörungen. Die Therapie erfolgt auf der Intensivstation.

🔍 Diagnostik und Differentialdiagnose

Die Blutuntersuchung ergibt erniedrigte T_3- und T_4-Werte. Bei einer hypophysenbedingten Hypothyreose ist der TSH-Spiegel erniedrigt. Dagegen ist der TSH-Spiegel bei einer primären Hypothyreose, z.B. nach einer Thyreoiditis (☞ unten), erhöht. Liegt der Hypothyreose eine *Hashimoto-Thyreoiditis* zugrunde, sind die Autoantikörper MAK und TAK in der Regel erhöht. Zusätzlich sind die Cholesterinwerte erhöht.

Zur weiteren diagnostischen Abklärung wird eine Sonographie durchgeführt.

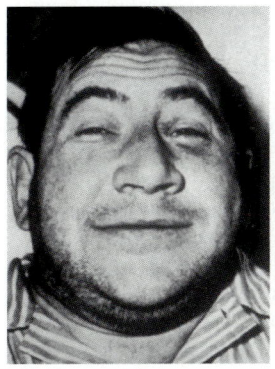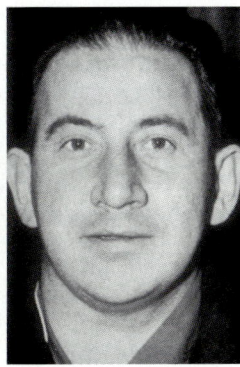

Abb. 8.7 – 8.8: Links: 30jähriger Patient mit Hypothyreose. Auffällig sind die mühsam offengehaltenen Augen und das teigig geschwollene Gesicht.
Rechts: Der gleiche Patient zeigt unter der Therapie mit Schilddrüsenhormonen ein normales Aussehen. [T 127]

Behandlungsstrategie

Die Behandlung besteht in der Dauersubstitution mit Schilddrüsenhormonen, z.B. Euthyrox®.

Pflege bei Hypothyreose

- Wegen der trockenen Haut auf adäquate Haut- und Haarpflege achten
- Zu Beginn der medikamentösen Substitution Puls, Blutdruck und EKG regelmäßig kontrollieren, um Herzrhythmusstörungen und andere Zeichen einer bis dahin latenten KHK rechtzeitig zu erkennen
- Für warme, gut geheizte Räume sorgen
- Wegen der Obstipation auf ballaststoffreiche Ernährung achten.

Krankenbeobachtung und Dokumentation

- Puls (Bradykardie?)
- Gewicht, Appetit, Stuhlgang
- Haut (Ödeme?)
- Allgemeines Befinden, Aktivität, Motorik.

Patienteninformation

Bei Erwachsenen ist die Prognose einer Hypothyreose bei richtiger Behandlung gut.

Der Patient muß wissen, daß er sich nur unter einer *lebenslänglichen* Dauertherapie mit Schilddrüsenhormonen wohl fühlen wird und daß regelmäßige ärztliche Kontrollen erforderlich sind.

Die Schilddrüsenhormone werden am besten morgens ca. 30 Minuten vor dem Frühstück eingenommen.

8.3.5 Hashimoto-Thyreoiditis und andere Schilddrüsenentzündungen

> **Thyreoiditis:** *Schilddrüsenentzündung.* Eher seltene Erkrankung, wobei je nach Verlauf die **akute, subakute** und **chronische Thyreoiditis** unterschieden werden. Von Bedeutung ist insbesondere die chronische **Hashimoto-Thyreoiditis,** die wie der M. Basedow zu den Autoimmunerkrankungen zählt.

Die Hashimoto-Thyreoiditis verläuft verhältnismäßig symptomarm. Manchmal kommt es zu einer vorübergehenden Hyperthyreose (☞ 8.3.3).

In späteren Stadien ist der Patient hypothyreot (☞ oben), da die Schilddrüsenfollikel durch Bindegewebe ersetzt werden.

Die Blutuntersuchung zeigt eine beschleunigte BSG und Autoantikörper (MAK, TAK). Die Diagnose wird durch eine Feinnadelpunktion (☞ 8.3.1) gesichert.

Eine kausale Behandlung der Erkrankung ist nicht möglich, aber auch nicht nötig, da die entzündungsbedingte Hypothyreose durch Gabe von Schilddrüsenhormonen problemlos zu behandeln ist.

8.3.6 Bösartige Schilddrüsentumoren

> **Bösartige Schilddrüsentumoren:** Insgesamt 0,5% aller Malignome.
> Am häufigsten als **differenziertes** oder **undifferenziertes Schilddrüsenkarzinom** vom Follikelepithel ausgehend.
> Selten als **medulläres Karzinom** durch Entartung der kalzitoninproduzierenden C-Zellen.

Symptome und Untersuchungsbefund

Die Mehrzahl der Schilddrüsenkarzinome macht sich durch Schilddrüsenvergrößerung mit Knotenbildung bemerkbar. Verdächtig sind schnelles Wachstum der Knoten, Schluckbeschwerden und Heiserkeit des Patienten.

Diagnostik

Die Diagnosestellung erfolgt durch Ultraschall, Szintigraphie und Feinnadelpunktion. Als Tumormarker für die postoperative Verlaufskontrolle sind das *Thyreoglobulin* (Vorläuferprotein der Schilddrüsenhormone) für differenzierte Karzinome und das *Kalzitonin* für C-Zell-Karzinome geeignet (☞ 9.3.7).

■ Behandlungsstrategie

Der erste Therapieschritt besteht in der Entfernung der gesamten Schilddrüse (**totale Thyreoidektomie**). In fortgeschrittenen Stadien der Erkrankung ist eine **neck dissection** (operative Sanierung der Halsweichteile mit Entfernung der Lymphknoten) indiziert.

Bei undifferenzierten Tumoren ist evtl. eine postoperative perkutane Bestrahlung sinnvoll.

Zur Vermeidung einer Hypothyreose werden lebenslang Schilddrüsenhormone substituiert.

Postoperativ schließt sich bei differenzierten, noch hormonell aktiven Karzinomen meist eine **Radiojodtherapie** an, die auch kleinste Metastasen zerstören soll.

Radiojodtherapie

Die **Radiojodtherapie** ist eine nuklearmedizinische Strahlentherapie. Sie ist bei bestimmten Formen der Hyperthyreose und bei differenzierten Schilddrüsenkarzinomen angezeigt. Als Radionuklid wird ^{131}Jod benutzt.

Die Radiojodtherapie beruht darauf, daß von außen zugeführtes Jod fast zu 100% im Schilddrüsengewebe gespeichert wird und kaum etwas in die übrigen Organe des menschlichen Körpers gelangt. Dies bedeutet, daß bei Zufuhr radioaktiven Jods die Schilddrüse und funktionell aktive, jodspeichernde Schilddrüsenkarzinome einschließlich ihrer Metastasen mit sehr hohen Dosen bestrahlt und so zerstört werden können. Die Strahlenbelastung des Knochenmarks und der Keimdrüsen ist dabei relativ gering. Eine zusätzliche Strahlenbelastung entsteht allerdings durch den zur Dosisberechnung notwendigen **Radiojodtest.** Dabei wird nach Gabe radioaktiven Jods eine Schilddrüsen- bzw. Ganzkörperszintigraphie zur Berechnung des Jodumsatzes und zur Lokalisation etwaiger Metastasen angefertigt.

Die Radiojodtherapie wird aus Strahlenschutzgründen nur in speziellen nuklearmedizinischen Stationen mit Strahlenschutzeinrichtungen durchgeführt. Die Patienten schlucken das radioaktive Jod und bleiben so lange in der Klinik, bis die von ihnen ausgehende Radioaktivität unter den gesetzlichen Grenzwert gefallen ist.

Pflege, ☞ *8.3.1, 9.2*

⚙ Prognose

Die 5 Jahres-Überlebensrate reicht von weniger als 10% bei undifferenzierten Tumoren bis zu 90% bei hochdifferenzierten, früh diagnostizierten Karzinomen.

8.4 Erkrankungen der Nebenschilddrüsen

8.4.1 Überfunktion der Nebenschilddrüsen

Hyperparathyreoidismus: *Überfunktion der Nebenschilddrüsen* mit gesteigerter Sekretion von Parathormon (PTH), die durch den veränderten Kalzium- und Phosphathaushalt zu einer klassischen Symptomkombination aus „Stein-, Bein- und Magenpein" führt. Betrifft vor allem Frauen.

➯ Krankheitsentstehung

Ursache des **primären Hyperparathyreoidismus** ist in ca. 80% der Fälle ein *Nebenschilddrüsenadenom*, das unabhängig vom Blutkalziumspiegel Parathormon produziert. Beim **sekundären Hyperparathyreoidismus** ist die gesteigerte PTH-Sekretion Folge eines erniedrigten Kalziumspiegels im Blut.

Das Parathormon führt über eine vermehrte Kalziumresorption aus dem Darm und eine gesteigerte Knochendemineralisation zu einem erhöhten Blutkalziumspiegel.

▦ Symptome und Untersuchungsbefund

Leitsymptome sind:

- Weichteilverkalkungen und wiederholte Nierensteine („Steinpein") durch den erhöhten Blutkalziumspiegel
- Knochenschmerzen („Beinpein") durch den erhöhten Knochenumbau
- Obstipation und Magenbeschwerden („Magenpein") bis zum Magengeschwür (☞ 5.5.2) sowie
- Psychische Veränderungen, Müdigkeit und Muskelschwäche.

Die Patienten können aber auch völlig beschwerdefrei sein.

🔍 Diagnostik und Differentialdiagnose

Die Blutuntersuchung ergibt einen erhöhten Kalzium- und PTH-Spiegel sowie eine Erniedrigung des Phosphatspiegels. Die Lokalisation des bzw. der Adenome gelingt meist durch Ultraschalluntersuchung der Schilddrüsenregion und evtl. ein CT.

■ Behandlungsstrategie

Bei einem zufällig diagnostizierten *asymptomatischen* Hyperparathyreoidismus mit normalem Serumkalzium kann oft unter regelmäßiger ärztlicher Kontrolle abgewartet werden.

Ansonsten müssen Adenome operativ entfernt werden. Ist eine Hyperplasie *aller* Epithelkörperchen Ursache des Hyperparathyreoidismus, werden drei entfernt und vom vierten nur ein kleiner Rest belassen.

Bei älteren oder inoperablen Patienten ist eine symptomatische Behandlung mit reichlich Flüssigkeit, kalziumarmer Ernährung und oraler Gabe von Phosphaten zur Verminderung der Karziumresoption angezeigt. Internittierend können auch Biphosphate i.v. oder oral gegeben werden.

⊟ Pflege

> ☑ Ein unbehandelter Hyperparathyreoidismus kann zur **hyperkalzämischen Krise** (☞ 7.6.4) führen.
> Um diese frühzeitig zu erkennen, sind eine gezielte Beobachtung des Patienten auf die Warnsymptome massive Polyurie, Polydipsie, Erbrechen, Exsikkose, Fieber und Bewußtseinstrübung sowie engmaschige Kalziumkontrollen im Blut erforderlich.

8.4.2 Unterfunktion der Nebenschilddrüsen

> ⊡ **Hypoparathyreoidismus** (kurz *HypoPTH*): *Unterfunktion der Nebenschilddrüsen* mit Parathormon-Mangel. Meist Folge einer zu „radikalen" Schilddrüsen-, Nebenschilddrüsen- oder Kehlkopfoperation mit (versehentlicher) Entfernung aller vier Nebenschilddrüsen.

Klinisch kommt es als Folge des niedrigen Serumkalziumspiegels vor allem zu einer Übererregbarkeit der Nerven und der Muskulatur, die sich in gesteigerten Reflexen, Parästhesien und anfallsartigen Muskelkrämpfen **(Tetanie,** ☞ 7.15.4) mit typischer Pfötchenstellung der Hände äußert.

Die Diagnose wird durch die Blutuntersuchung gestellt (zu niedriger Kalzium- und PTH-Spiegel bei erhöhtem Blutphosphat), die auch die Abgrenzung zur *Hyperventilationstetanie* (☞ 4.2.1) ermöglicht.

Die Behandlung erfolgt medikamentös durch orale oder intravenöse Kalziumzufuhr in Kombination mit Vitamin D-Präparaten (z.B. Vigantol®).

Wegen der Gefahr einer Hyperkalzämie sind regelmäßige Kontrollen des Blutkalziumspiegels erforderlich.

8.5 Diabetes mellitus

> ⊡ **Diabetes mellitus** *(Zuckerkrankheit):* Durch Insulinmangel oder verminderte Insulinempfindlichkeit des Körpers bedingte, chronische Störung des Glukosestoffwechsels mit Erhöhung des *Blutzuckerspiegels* bei erniedrigter intrazellulärer Blutzuckerverfügbarkeit. Ca. 4% der Bevölkerung sind Diabetiker. Erhebliche soziale Bedeutung insbesondere durch gravierende Spätkomplikationen.

Der manifeste Diabetes mellitus wird eingeteilt in:
* Den **Diabetes mellitus Typ I** *(IDDM =* **i**nsulin-**d**ependent **d**iabetes **m**ellitus, dt. *insulinabhängiger Diabetes mellitus,* auch *jugendlicher Diabetes mellitus* genannt)
* Den **Diabetes mellitus Typ II** *(NIDDM =* **n**on-insulin-**d**ependent **d**iabetes **m**ellitus, dt. *insulinunabhängiger Diabetes mellitus,* auch *Altersdiabetes* genannt)
* Die seltenen **sekundären Diabetes mellitus-Formen,** die durch Grunderkrankungen wie z.B. Pan-

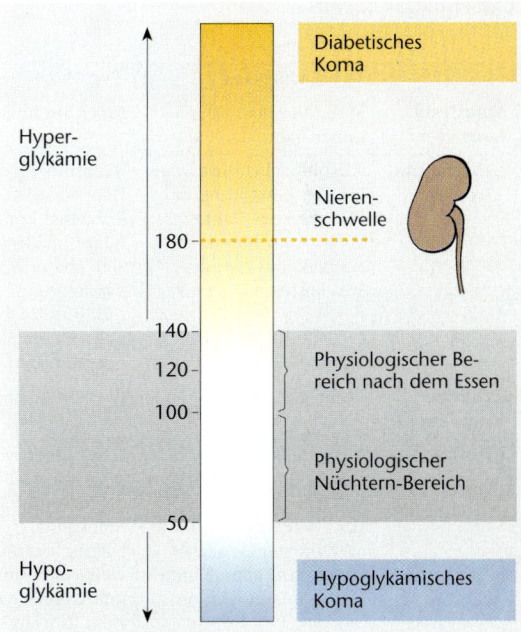

Abb. 8.9: Blutzuckerspiegel (alle Angaben in mg/dl). Unterhalb eines Wertes von 50 mg/dl liegt eine *Hypoglykämie* (Unterzuckerung) vor, oberhalb von 120 – 140 mg/dl eine *Hyperglykämie* (Überzuckerung). Ab einer Blutzuckerkonzentration von 180 mg/dl ist die *Nierenschwelle* überschritten, d.h. die Niere schafft es nicht mehr, die filtrierte Glukose zu resorbieren und ins Blut zurückzuführen. Folglich findet man Glukose im Urin *(Glukosurie)*. [B 101]

kreatitiden, M. Cushing (☞ 8.6.1) oder Medikamente (z.B. Glukokortikoide, ☞ Pharma-Info 8.21) bedingt sind.

Eine Sonderform des Diabetes stellt der **Schwangerschaftsdiabetes** dar, bei dem sich während einer Schwangerschaft eine diabetische Stoffwechsellage entwickelt. Er tritt bei 0,5 – 3% aller Schwangeren auf und ist als einzige Diabetesform *vorübergehend.*

8.5.1 Diabetes mellitus Typ I

Ungefähr 10% der Diabetiker in Deutschland leiden an einem **Diabetes mellitus Typ I.**

⇨ Krankheitsentstehung

☞ *Tab. 8.10*

Erst wenn 80 – 90% der B-Zellen zerstört sind, wird die Erkrankung klinisch manifest.

⚙ Symptome und Untersuchungsbefund

☞ *Tab. 8.10*

Die Patienten sind in der Regel schlank oder gar mager.

Bei Bewußtlosen weisen vertiefte Atmung und *Azetongeruch* der Atemluft auf ein **ketoazidotisches Koma** hin (☞ 8.5.3).

🔎 Diagnostik

Zum Zeitpunkt der Krankheitsmanifestation ist der Blutzuckerspiegel (abgekürzt *BZ)* in der Regel deutlich erhöht.

Zusätzlich zum Urinstatus sind eine Untersuchung des Urins auf Glukose und Ketonkörper zweckmäßig, die als Folge des gesteigerten Fettabbaus entstehen.

Diagnostik bei ketoazidotischem Koma, ☞ *8.5.3*

📊 Behandlungsstrategie

💊 Therapieziel beim meist jungen Typ I-Diabetiker ist immer ein möglichst normaler Blutzucker (nahe-normoglykämische Blutzuckereinstellung), um Wohlbefinden und Leistungsfähigkeit des Patienten wiederherzustellen und Langzeitschäden vorzubeugen.
Erstrebenswert ist außerdem eine größtmögliche Flexibilität bei der Nahrungsaufnahme, um ihm ein weitgehend normales Leben in Beruf und Freizeit zu ermöglichen.

Der Diabetes mellitus Typ I erfordert das (lebenslange!) Spritzen von Insulin (☞ 8.5.6).

Die Art der Insulinbehandlung ist abhängig von der Schwere der Erkrankung und von Alter, Persönlichkeit und Kooperationsfähigkeit des Patienten.

Ernährung, ☞ *8.5.9;*
Pflege, ☞ *8.5.8*

📋 Patienteninformation und 🔖 Prognose

Die Prognose des Diabetes mellitus Typ I hat sich durch die Fortschritte in der Insulinbehandlung wesentlich verbessert.

Heute können die meisten Patienten zumindest für 10 – 20 Jahre (d.h. bis zum Auftreten von Spätkomplikationen) weitgehend normal leben. Während die meisten diabetischen Patientinnen beispielsweise früher unfruchtbar waren, sind die Chancen auf (gesunde) Kinder heute gut.

Wie weit eine optimale Diabetesbehandlung von Beginn der Erkrankung an das Einsetzen von Spätkomplikationen verzögern oder verhindern kann, ist allerdings noch unklar.

	Typ I-Diabetes	Typ II-Diabetes
Manifestationsalter	Meist vor dem 40. Lebensjahr	Meist im höheren Lebensalter
Ursache und Auslöser	Absoluter Insulinmangel infolge Zerstörung der B-Zellen des Pankreas. Wohl Autoimmunerkrankung, z.B. durch Virusinfekte ausgelöst	Verminderte Insulinwirkung an Leber-, Muskel- und Fettzellen. Zunächst kompensatorisch erhöhte Insulinproduktion, die sich später erschöpft. Förderung der Manifestation z.B. durch Übergewicht, Schwangerschaft, Streß und bestimmte Medikamente
Erbliche Komponente	Wahrscheinlich	Stärker ausgeprägt als bei Typ I
Klinik	Rascher Beginn der Erkrankung mit starkem Durst, Polyurie, Übelkeit, Schwäche und teils erheblichen Gewichtsverlust, oft auch Koma als Erstmanifestation	Langsamer Beginn mit Harnwegsinfekten, Hautjucken, Mykosen, Furunkeln, Sehstörungen und Schwäche. Häufig gleichzeitig Fettstoffwechselstörungen, Bluthochdruck und Übergewicht. Zum Zeitpunkt der Diagnose oft bereits Langzeitschäden
Stoffwechsellage	Eher labil	Eher stabil
Therapie	Diät, Insulin, Bewegung	Gewichtsreduktion, Diät, Bewegung, orale Antidiabetika. Erst bei Versagen dieser Maßnahmen Insulin

Tab. 8.10: Unterscheidung von Typ I- und Typ II-Diabetes. [B 200]

8.5.2 Diabetes mellitus Typ II

Knapp 90% aller Diabetiker in Deutschland leiden an einem **Diabetes mellitus Typ II.** Nur 10% dieser Patienten sind normalgewichtig *(Typ IIa).* Die übrigen 90% sind dem Diabetes mellitus *Typ IIb* zuzuordnen, bei dem der Patient übergewichtig ist. Mit zunehmendem Alter steigt die Häufigkeit des Diabetes mellitus Typ II an (bis 20% der über 70jährigen). Frauen sind etwas häufiger betroffen als Männer.

⇨ Krankheitsentstehung

☞ *Tab. 8.10*

Beim Typ II-Diabetiker ist die körpereigene Insulinproduktion erhalten und insbesondere in Anfangsstadien der Erkrankung sogar erhöht. Die *Insulinempfindlichkeit* der Zielzellen ist jedoch vermindert *(Insulinresistenz)* und die Insulinsekretion nach einer Mahlzeit oft verzögert.

▣ Symptome und Untersuchungsbefund

Die Krankheitserscheinungen setzen langsam über Monate bis Jahre ein (☞ Tab. 8.10). Erst in späteren Stadien treten die „typischen" Diabetessymptome wie Durst, Polyurie und Gewichtsabnahme hinzu.

Bei der körperlichen Untersuchung ist die Suche nach bereits eingetretenen diabetischen Spätkomplikationen (☞ 8.5.5) von Bedeutung, da der Diabetes zum Zeitpunkt der Diagnose oft jahrelang (unbemerkt und unbehandelt) bestanden hat.

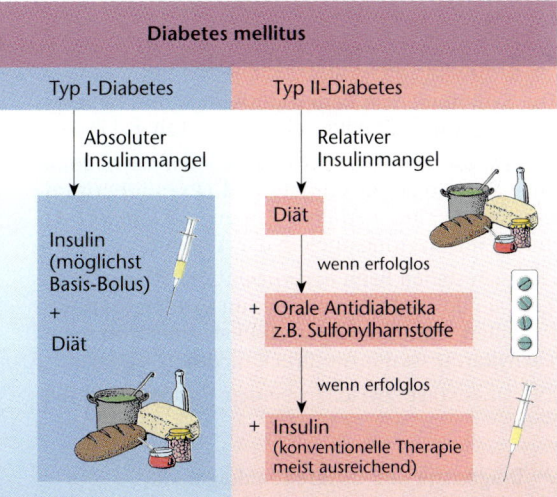

Abb. 8.11: Übersicht der Grundbausteine der Diabetestherapie. Insbesondere beim Typ II-Diabetes spielt die Diät eine entscheidende Rolle, da sie zur meist erfolgreichen Gewichtsreduktion beiträgt und möglicherweise eine medikamentöse Therapie überflüssig macht. [B 101]

🔍 Diagnostik und Differentialdiagnose

Auch beim Diabetes mellitus Typ II steht die Blutuntersuchung an erster Stelle der Diagnostik:

- Liegt der *Nüchtern-Blutzucker* bei zweimaliger Messung beide Male unter 80 mg/dl, ist ein Diabetes mellitus unwahrscheinlich
- Bei über 120 mg/dl ist von einem manifesten Diabetes mellitus auszugehen
- In der „Grauzone" dazwischen und zur Beurteilung der BZ-Schwankungen im Tagesverlauf bei einem Diabetiker ist ein **BZ-Tagesprofil** angezeigt. Dabei wird der Blutzucker des Patienten u.a. vor und eine Stunde nach den Mahlzeiten kontrolliert. Der nach dem Essen gemessene, *postprandiale* Wert liegt beim Gesunden unter 120 mg/dl, beim Diabetiker über 180 mg/dl. Bei Werten zwischen 120 und 180 mg/dl ist ein **oraler Glukosetoleranztest** *(oGT)* erforderlich:

> ⏱ **Durchführung des oGT:**
> - In den 3 Tagen vor dem Test mindestens 150 – 200 g Kohlenhydrate pro Tag bei normaler körperlicher Aktivität zuführen
> - Nach 12 Std. Nahrungskarenz um 8 Uhr Nüchtern-BZ bestimmen und Patienten dann 75 g Glukose in 5 Min. trinken lassen
> - Blutzucker nochmals 2 Stunden nach dem Glukosetrunk messen
> - Evtl. Urinzucker bestimmen.
>
> **Störfaktoren:**
> - Menstruation: Mindestens 3 Tage Abstand
> - Medikamente (z.B. Thiazid-Diuretika, Kortikoide, Kontrazeptiva, Laxantien): Mindestens 3 Tage vorher absetzen
> - Hypokaliämie; Magen- und Duodenalulkus.

Bewertung	Normal	Pathologische Glukosetoleranz	Diabetes mellitus
Nüchtern	< 100 mg/dl	100–120 mg/dl	> 120 mg/dl
2 h-Wert	< 140 mg/dl	140–200 mg/dl	> 200 mg/dl
*Kapilläre Werte			

Tab. 8.12: Beurteilung des oralen Glukosetoleranztests (oGT). [B 200]

- Die Bestimmung der *Glykohämoglobine* **HbA₁** bzw. **HbA₁c** (Untergruppe des HbA₁) im Blut erlaubt eine Aussage über den mittleren Blutzuckerspiegel der letzten 1 – 3 Monate und damit eine Behandlungskontrolle.
  Bei gut eingestellten Diabetikern liegt das HbA₁ unter 8%, bei unbefriedigender Stoffwechselführung über 9,5% (laborabhängig).

■ Behandlungsstrategie

Die Therapieziele – obwohl grundsätzlich die gleichen wie beim Typ I – sind stets individuell zu definieren:
Mit zunehmendem Erkrankungsalter des Patienten rückt die Vorbeugung vor Langzeitschäden in den Hintergrund, da der Patient diese vermutlich nicht mehr erleben wird.
Zudem sind Patienten in höherem Lebensalter oft nur noch eingeschränkt schulbar. Bei einem sehr alten Patienten kann es ausreichen, akute Stoffwechselentgleisungen zu verhindern.

Bei den adipösen Patienten reichen häufig konsequentes Einhalten einer Diät (☞ 8.5.9) und Gewichtsreduktion aus. Erst wenn durch diese Maßnahmen keine ausreichende Senkung des Blutzuckers zu erzielen ist, wird eine medikamentöse Therapie begonnen (☞ 8.5.7).

Versiegt nach mehreren Jahren die körpereigene Insulinproduktion vollständig, wird der Patient *sekundär* insulinpflichtig.

Pflege, ☞ *8.5.8*

■ Prognose

Die Lebenserwartung eines Typ II-Diabetikers ist bei höherem Manifestationsalter, guter Kooperation des Patienten und ohne weitere Risikofaktoren bzw. Vorerkrankungen nicht kürzer.
Es drohen aber prinzipiell alle Spätkomplikationen (☞ 8.5.5).

	Ketoazidotisches Koma	Hyperosmolares Koma
Bevorzugt Betroffene	Typ I-Diabetiker	Typ II-Diabetiker
Zeitdauer bis zum Vollbild	Stunden bis Tage	Tage bis Wochen
BZ-Werte	ca. 300–700 mg/dl	> 700 mg/dl
Typische Symptome	**Azidose** mit Übelkeit, Erbrechen, Peritonitissymptomen, Schwäche, Appetitlosigkeit, Durst. Azetongeruch der Atemluft, vertiefte Atmung (Kußmaul-Atmung)	Starke **Exsikkose** mit Polyurie und starkem Durst, Tachykardie, Hypotonie bis zum Schock. Trockene, heiße Haut
Gemeinsame Symptome	Fieber, Schockentwicklung mit Oligo-/Anurie, verlangsamte Reflexe, hypotone Muskulatur, Bewußtseinsstörungen	

Tab. 8.13: Symptome bei ketoazidotischem und bei hyperosmolarem Koma. [B 169]

8.5.3 **Diabetisches Koma**

▣ **Diabetisches Koma** *(Coma diabeticum, hyperglykämischer Schock):* Stets lebensbedrohliche Komplikation des Diabetes mellitus mit extrem hohen Blutzuckerwerten.
Es existieren zwei Formen:
- **Ketoazidotisches Koma,** vor allem bei Typ I-Diabetikern auftretend. Bei ungefähr 25% aller Typ I-Diabetiker zeigt sich die Erkrankung *erstmalig* durch ein ketoazidotisches Koma *(Erstmanifestation).* Typische Auslöser bei *behandelten* Diabetikern sind ein erhöhter Insulinbedarf (z.B. bei einem Infekt) oder Dosierungsfehler.
 Der hochgradige Insulinmangel führt zu einer Hyperglykämie (BZ meist 300 – 700 mg/dl) und einer *Lipolyse* (Fettabbau) mit Ketonkörperproduktion, in deren Folge eine Azidose entsteht
- **Hyperosmolares Koma** bei Patienten mit einem Diabetes mellitus Typ II. Wie das ketoazidotische Koma sowohl als Erstmanifestation als auch infolge von Diätfehlern, vernachlässigter Tabletteneinnahme oder plötzlich erhöhtem Insulinbedarf möglich.
 Die extreme Blutzuckererhöhung (BZ meist > 700 mg/dl) führt zu einer ausgeprägten Glukosurie mit so hohen Flüssigkeits- und Elektrolytverlusten über die Niere, daß sich eine deutliche Exsikkose entwickelt. Die vom Körper noch selbst produzierten Insulinmengen reichen aber aus zur Hemmung der Lipolyse.

■ Symptome und Untersuchungsbefund

Die Symptome von ketoazidotischem und hyperosmolarem Koma ähneln sich sehr (☞ Tab. 8.17).

Beim *ketoazidotischen Koma* stehen meist abdominelle Symptome im Vordergrund **(Pseudoperitonitis)** sowie eine vertiefte Atmung *(Kußmaul-Atmung)* mit Azetongeruch in der Atemluft.

Dagegen stehen beim *hyperosmolaren Koma* oft die Zeichen des Volumenmangels im Vordergrund. Die Patienten sind deutlich exsikkiert, und trotz einer Tachykardie ist der Blutdruck niedrig.

Die Übergänge zwischen beiden Formen sind fließend.

■ Diagnostik und Differentialdiagnostik

Eine (Verdachts-)Diagnose ist bereits durch einen einfachen **BZ-Stix** möglich, d.h. einen Streifen-Schnelltest zur Blutzuckerbestimmung aus Kapillarblut (Prinzip, ☞ 7.5.3; kapillare Blutentnahme, ☞ 1.4.1).

Zur Abschätzung der aktuellen Gefährdung sind eine Blutgasanalyse (☞ 4.4.4), die Bestimmung der Elektrolyte, der Serumosmolarität und der Nierenwerte im Blut sowie der Ketonkörper im Urin erforderlich.

Behandlungsstrategie

Auf der Intensivstation erfolgt:

- Intravenöse Volumensubstitution
- Intravenöse Gabe von Normalinsulin (☞ 8.5.6) über Perfusor (meist 6 – 10 IE/Stunde)
- Bei ausgeprägter Azidose Bikarbonatgabe zur Korrektur des Säure-Basen-Haushalts (☞ 7.17.1)
- Evtl. Kaliumzufuhr
- Bei BZ < 300 mg/dl zusätzlich Glukose intravenös, um den Blutzuckerabfall zu verlangsamen
- Thromboseprophylaxe mit Heparin.

Krankenbeobachtung und Dokumentation

- Stündliche Kontrollen von BZ, Kalium, Natrium, ZVD (☞ 2.2.3)
- Mindestens vierstündliche Kontrollen der BGA (☞ 4.4.4)
- Regelmäßige Kontrolle von Blutdruck, Puls, Atmung (Aspirationsgefahr!), Temperatur, Haut und Bewußtsein
- Flüssigkeitsbilanzierung.

Prognose

Trotz der intensivmedizinischen Maßnahmen beträgt die Sterblichkeit beim ketoazidotischen Koma auch heute noch 5 – 20%, beim hyperosmolaren Koma liegt sie um 30%.

8.5.4 Hypoglykämischer Schock

Hypoglykämie: Blutzucker unter 50 mg/dl. Beim **hypoglykämischen Schock** *(Unterzuckerungsschock)* liegen zusätzlich Schocksymptome vor (BZ in der Regel < 40 mg/dl), und meist ist der Patient handlungsunfähig.

Krankheitsentstehung

Der hypoglykämische Schock bei Typ I-Diabetikern ist meist Folge einer Insulinüberdosierung. Beim Typ II-Diabetiker ist der Grund oft eine Überdosierung der oralen Antidiabetika, Alkoholgenuß oder schwere körperliche Anstrengungen.

Ursache einer Unterzuckerung können aber auch andere Grunderkrankungen sein, z.B. ein insulinproduzierender Tumor.

Symptome und Untersuchungsbefund

Die klinischen Symptome entwickeln sich oft innerhalb weniger Minuten. Im typischen Falle verspürt der Patient Heißhunger und wird unruhig und zittrig. Seine Haut ist blaß, kalt und infolge eines Schweißausbruches feucht. Es folgen psychische Störungen jeder Art, Bewußtseinstrübungen bis hin zur Bewußtlosigkeit.

Durch die Medikation mit β-Blockern (☞ Pharma-Info 3.22) oder bei Bestehen einer diabetischen Neuropathie (☞ 8.5.5) kann die Symptomatik so verschleiert werden, daß der Patient die Vorboten einer Hypoglykämie nicht bemerkt und scheinbar unvermittelt ins Koma gerät.
Andererseits können Hypoglykämien langsam entstehen und sich (zunächst) lediglich durch Verhaltensauffälligkeiten wie aggressives oder enthemmtes Verhalten bemerkbar machen.

Diagnostik und Differentialdiagnose

Die Diagnosestellung ist durch einen BZ-Stix sofort möglich.

Behandlungsstrategie

Die meisten Hypoglykämien werden durch die Diabetiker selbst im Frühstadium abgefangen. Würfel- oder Traubenzucker, Schokolade oder zuckerhaltige Getränke führen zu einem raschen Blutzuckeranstieg. Ist der Patient nicht mehr ansprechbar, können geschulte Angehörige noch außerhalb der Klinik eine *Glukagon-Fertigampulle* i.m. spritzen. Im Krankenhaus besteht die Behandlung in der intravenösen Gabe von Glukose 10% – 40%. Da die Hypoglykämien durch orale Antidiabetika oft länger andauern, muß der Patient in diesem Fall über 24 – 48 Stunden beobachtet werden und entsprechend der BZ-Werte Glukoseinfusionen erhalten. Immer ist eine Überprüfung der Medikation erforderlich.

Pflege bei hypoglykämischem Schock

Patienten sorgfältig überwachen: Puls und RR alle 30 Min. kontrollieren, Bewußtsein beobachten, BZ in den ersten 24 Std. alle zwei Std. bestimmen.

Vorsicht!
- Bei Bewußtlosigkeit unbekannter Ursache stets BZ-Stix durchführen
- Bei unklarem Koma nie Insulin, sondern Glukose geben und Wirkung abwarten. Bei einer Hyperglykämie schaden die 10 g Zucker auch nicht mehr, aber Insulin bei Hypoglykämie kann tödlich sein.

⬜ Patienteninformation

Kurzdauernde Hypoglykämien hinterlassen in der Regel keine Dauerschäden. Bei längerer Bewußtlosigkeit kann es zu bleibenden Schäden, vor allem zu neurologischen Ausfällen, kommen. Alle Diabetiker müssen über die Hypoglykämiesymptome Bescheid wissen und immer Traubenzucker bei sich haben.

> **⊘ Vorsicht!**
> Bei Hypoglykämien unter einer Kombinations-Therapie mit Acarbose (z.B. Glucobay®, ☞ 8.5.7) wirkt nur reine Glukose (Traubenzucker, Monosaccharid). Würfelzucker (Disaccharid) und in Schokolade enthaltener Zucker werden nicht resorbiert und sind daher unwirksam.

8.5.5 Spätkomplikationen des Diabetes mellitus

Der Diabetes mellitus gefährdet den Patienten durch Langzeitschäden infolge des erhöhten Blutzuckerspiegels *(diabetisches Spätsyndrom)*. Gute Stoffwechselführung vermag die Manifestation der Spätkomplikationen wesentlich zu verzögern.

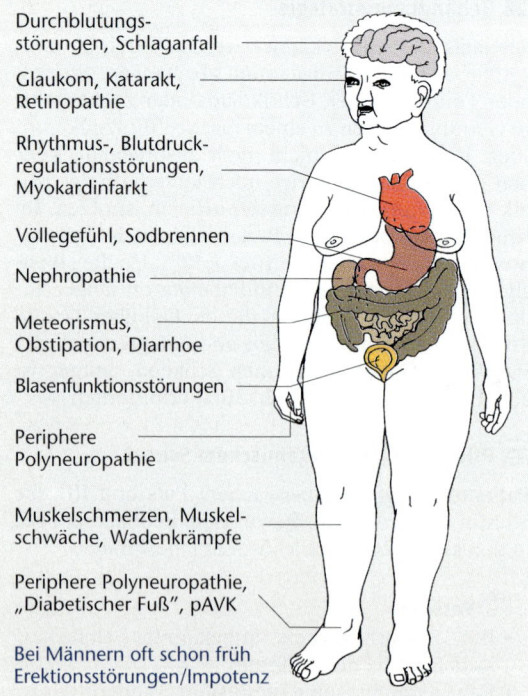

Durchblutungs-
störungen, Schlaganfall

Glaukom, Katarakt,
Retinopathie

Rhythmus-, Blutdruck-
regulationsstörungen,
Myokardinfarkt

Völlegefühl, Sodbrennen

Nephropathie

Meteorismus,
Obstipation, Diarrhoe

Blasenfunktionsstörungen

Periphere
Polyneuropathie

Muskelschmerzen, Muskel-
schwäche, Wadenkrämpfe

Periphere Polyneuropathie,
„Diabetischer Fuß", pAVK

Bei Männern oft schon früh
Erektionsstörungen/Impotenz

Abb. 8.14: Diabetische Spätschäden. Todesursache bei Diabetikern ist in 50% ein Herzinfarkt bei koronarer Herzkrankheit, in 30% ein Schlaganfall und in 12% ein Nierenversagen durch diabetische Nephropathie. [L 215]

Die diabetischen Spätkomplikationen betreffen vor allem die arteriellen Gefäße und damit so gut wie *alle* Organsysteme:

• Die **Makroangiopathie** (Erkrankung der großen Blutgefäße) führt zu einer Arteriosklerose (☞ 3.7.1). KHK (☞ 2.5.1), Herzinfarkt (☞ 2.5.2), Schlaganfall (☞ 3.8) und periphere arterielle Verschlußkrankheit (pAVK, ☞ 3.7.2) treten gehäuft auf. Eine arteriosklerotische Nierenschädigung ist möglich. Ein Herzinfarkt beim Diabetiker verläuft häufig klinisch „stumm", d.h. ohne (nennenswerte) Schmerzen

• Die **Mikroangiopathie** (Erkrankung der kleinen Blutgefäße) ist eine *diabetesspezifische* Gefäßschädigung. Die typische **diabetische Nephropathie** (Nierenschädigung) ist die *Glomerulosklerose Kimmelstiel-Wilson*, bei der sich membranähnliche Substanzen knötchenförmig in den Glomeruli (Nierenkörperchen) ablagern. Frühsymptom ist eine gesteigerte *Albuminausscheidung* über die Nieren. Im Endstadium ist der Patient dialysepflichtig (☞ 7.4.1). Am Auge führt die Mikroangiopathie zur **diabetischen Retinopathie** mit Netzhautschäden durch Einblutungen, Gefäßwucherungen und Netzhautablösung. Sie ist eine der häufigsten Erblindungsursachen bei Erwachsenen

• Auch **Katarakt** *(Linsentrübung)* und **Glaukom** *(Erhöhung des Augeninnendrucks)* können als Folge eines Diabetes mellitus am Auge auftreten

• Die **diabetische Polyneuropathie** (Nervenschädigung infolge eines Diabetes mellitus) ist wahrscheinlich durch die Schädigung der winzig kleinen Blutgefäße bedingt, die die Nerven versorgen. Sie zeigt sich vor allem als **periphere Polyneuropathie** (Schädigung der peripheren Nerven) mit Sensibilitätsstörungen, Schmerzen und Lähmungen. Typisch sind schmerzhafte Mißempfindungen der distalen Unterschenkel und der Füße *(burning feet)*. Oft besteht auch eine **autonome Polyneuropathie,** d.h. eine Mitbeteiligung des vegetativen (autonomen) Nervensystems. Hauptsymptome sind Herzrhythmusstörungen, Blutdruckregulationsstörungen mit Schwindel und Übelkeit, Völlegefühl durch eine Magenentleerungsstörung und Durchfall oder Obstipation durch Beeinträchtigung der Darmperistaltik. Besonders belastend für die Betroffenen sind Störungen der Blasenentleerung sowie Impotenz. Sind sympathische Bahnen betroffen, spürt der Patient die Warnsymptome einer Hypoglykämie (☞ 8.5.4) nicht mehr

• Der sog. **diabetische Fuß** ist durch ein Zusammenspiel von Makro- und Mikroangiopathie, Neuropathie und erhöhter Infektneigung des Diabetikers bedingt. Druckstellen oder kleine Wunden führen unbehandelt durch Infektion und Durchblutungsstörungen rasch zu einer *diabetischen Gangrän*

(Gangrän ☞ 3.3.5). In Frühstadien ist eine konservative Behandlung der Läsionen fast immer erfolgreich. In Spätstadien können Operationen oder sogar Amputationen notwendig werden.

8.5.6 Insulin-Therapie bei Diabetes mellitus

Das fehlende Insulin wird in der Regel subkutan injiziert.

Eine Insulin-Therapie ist bei allen Patienten mit einem Typ I-Diabetes erforderlich (absoluter Insulinmangel).

Typ II-Diabetiker müssen „spritzen", wenn Diät und orale antidiabetische Medikation (☞ 8.5.7) nicht ausreichen. Weitere Indikationen der Insulinbehandlung sind das diabetische Koma, (größere) Operationen bei Diabetikern und Schwangerschaft bei Diabetikerinnen.

Insulinarten

Tierische Insuline und Humaninsulin

Nach der Herkunft des Insulins werden **tierische Insuline** aus der Bauchspeicheldrüse von Schweinen oder Rindern vom gentechnisch produzierten, menschlichen **Humaninsulin** unterschieden. Da die tierischen Insuline durch die Bildung von insulinbindenden Antikörpern zur **Insulinresistenz** führen können, werden Neueinstellungen heute immer mit Humaninsulinen vorgenommen.

Altinsulin (Normalinsulin)

Altinsuline wirken insgesamt nur 4 – 6 Stunden. Daher werden sie heutzutage in erster Linie bei akuten Stoffwechselentgleisungen und im Rahmen der intensivierten Insulintherapie (☞ unten) eingesetzt.

> 📝 Altinsulin ist das einzige Insulin, das nicht nur subkutan, sondern auch intramuskulär oder intravenös gespritzt werden darf.

Verzögerungsinsuline (Depotinsulin)

- **Intermediärinsuline** beginnen nach 30 – 90 Min. zu wirken, erreichen ihr Wirkmaximum nach 4 – 12 Std. und haben eine Wirkdauer von 12 – 24 Std. Sie werden hauptsächlich bei älteren Patienten mit stabiler Stoffwechsellage und als Bestandteil von **Mischinsulinen** (☞ unten) verwendet
- **Langzeitinsuline** wirken bis zu 28 Std. und werden zur Deckung des Basalbedarfes im Rahmen einer intensivierten Insulintherapie eingesetzt
- **Mischinsuline** bestehen aus einer Mischung aus Alt- und Verzögerungsinsulin. Ihr Hauptanwendungsgebiet ist die konventionelle Insulintherapie (☞ unten).

Insulindosierung

Alle Insuline werden nach *internationalen Einheiten,* kurz **IE,** dosiert. In Deutschland sind z.Z. Insuline für Einmalspritzen in den Konzentrationen 40 IE/ml und 100 IE/ml im Handel. Der Patient muß darauf achten, daß er die passende Spritze verwendet. Ampullen für Insulin-Pens (☞ unten) enthalten immer 100 IE/ml und sind meist durch den Zusatz „100", „Penfill" oder „für Pens" gekennzeichnet. Insulinfertigspritzen werden mit 150 und 300 IE angeboten.

Insulinlagerung

Der Insulinvorrat wird bei einer Temperatur von +2 – +8 °C aufgehoben, z.B. im Gemüsefach des Kühlschranks. Das Fläschchen, das der Patient gerade benutzt, kann aber 3 – 4 Wochen bei Zimmertemperatur gelagert werden.

Einmal in Gebrauch befindliche Pens dürfen wegen der Gefahr der Luftblasenbildung *nicht* im Kühlschrank aufgehoben werden.

Therapieschemata der Insulintherapie

Bei der Insulintherapie gibt es 3 verschiedene Therapieschemata: die **konventionelle Insulintherapie,** die **intensivierte konventionelle Insulintherapie** und die **Insulinpumpentherapie.**

Unabhängig von der Art der Insulintherapie gilt:
- Es besteht Hypoglykämiegefahr
- Die Insulintherapie erfordert eine Diabetes-Diät
- Bei besonderen Belastungen (z.B. Sporturlaub, Operation) ist eine Neuanpassung der Insulindosis erforderlich
- Alle Lösungen, die Verzögerungsinsuline enthalten, müssen vor dem Aufziehen bzw. Spritzen durchmischt werden.

Konventionelle Insulintherapie

Bei der konventionellen Insulintherapie wird vor dem Frühstück und dem Abendessen ein Mischinsulin injiziert. Meist wird morgens 2/3 und abends 1/3 der Gesamtdosis gespritzt.

Der Vorteil besteht darin, daß nur zwei Injektionen am Tag nötig sind.

Nachteilig ist, daß der Tages- und Essensablauf des Patienten völlig an das Wirkprofil des Insulins angepaßt werden muß. Das Auslassen von Mahlzeiten ist wegen der Hypoglykämiegefahr nicht möglich.

Außerdem gelingt die Blutzuckereinstellung meist nicht befriedigend. Daher wird die konventionelle Insulintherapie hauptsächlich bei insulinbedürftigen Typ II-Diabetikern eingesetzt.

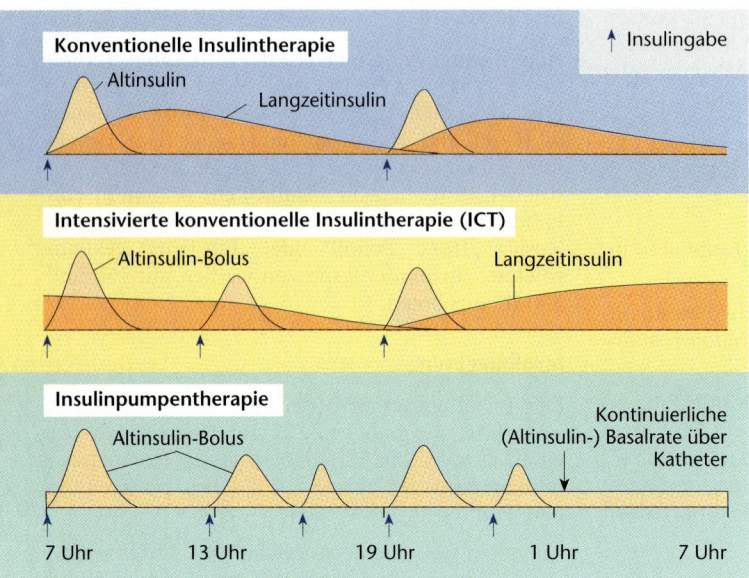

Abb. 8.15: Verschiedene Therapieschemata der Insulintherapie. [B 169]

Konventionelle Insulintherapie
↑ Insulingabe
Altinsulin
Langzeitinsulin

Intensivierte konventionelle Insulintherapie (ICT)
Altinsulin-Bolus
Langzeitinsulin

Insulinpumpentherapie
Altinsulin-Bolus
Kontinuierliche (Altinsulin-) Basalrate über Katheter
7 Uhr   13 Uhr   19 Uhr   1 Uhr   7 Uhr

👆 Beim Typ I-Diabetiker ist die konventionelle Insulintherapie eher als Notlösung anzusehen, wenn der Patient zu mehrfach täglichen Blutzuckermessungen und Insulininjektionen nicht fähig oder bereit ist.

Intensivierte konventionelle Insulintherapie

Bei der intensivierten konventionellen Insulintherapie (kurz *ICT*) nach dem **Basis-Bolus-Konzept** spritzt der Patient zur Deckung des Basalbedarfs meist einmal täglich abends ein Langzeitinsulin **(Basalrate).** Zusätzlich ist 15 – 20 Minuten vor den Hauptmahlzeiten die Gabe von Altinsulin **(= Bolus)** erforderlich, dessen Menge sich nach dem unmittelbar davor bestimmten Blutzuckerwert und dem Broteinheiten-Gehalt (☞ 8.5.9) der Mahlzeit richtet.

Bei dieser Form der Insulintherapie vorteilhaft sind die gute Stoffwechsellage und die tageszeitliche Flexibilität des Patienten. Nachteilig ist, daß der Patient vor

jeder Mahlzeit den Blutzucker messen und entsprechend Insulin spritzen muß.

Insulinpumpentherapie

Bei schwer einstellbaren Diabetikern oder bei einer geplanten Schwangerschaft kann eine **Insulinpumpentherapie** sinnvoll sein *(*auch *CSII* = kontinuierliche subkutane Insulininfusion genannt). Der Katheter liegt meist subkutan, die Pumpe selbst außerhalb des Körpers. Den ganzen Tag über wird eine fest einprogrammierte Basalrate an Altinsulin freigesetzt, die stündlich abgestuft vorgewählt werden kann. Zusätzlich ruft der Patient auf Knopfdruck vor Mahlzeiten einen Bolus ab, den er wie bei der intensivierten konventionellen Insulintherapie in Abhängigkeit vom zuvor bestimmten Blutzuckerwert selbst berechnet.

Ausblick der Insulintherapie

Endziel der Forschungen in der Insulintherapie ist ein **künstliches endokrines Pankreas**, in dem die (automatische) Insulinabgabe vom zuvor gemessenen Blutzucker abhängt. Auch die

Pankreastransplantation ist noch nicht so weit entwickelt, daß sie für einen nennenswerten Teil der Diabetiker eine Alternative darstellen würde.

Durchführung der Insulininjektion

Insulin muß – abgesehen von der intravenösen Injektion durch den Arzt – immer *subkutan* gespritzt werden. Mögliche Injektionsorte für die subkutane Injektion zeigt Abb. 8.16. Dabei sind die Injektionsstellen systematisch zu wechseln, um Veränderungen des Unterhautfettgewebes zu verhindern. Eine Hautdesinfektion vor der Injektion ist nur im Krankenhaus, nicht aber zu Hause nötig.

Ob der Patient eine konventionelle Insulinspritze oder einen sog. **Insulinpen** benutzt, ist Geschmackssache.

🛏 Verzögerungsinsulin vor dem Aufziehen durch mehrfaches Kippen oder Rollen durchmischen. Nicht schütteln, da dies zur Schaumbildung und Schädigung des Insulins führen würde.

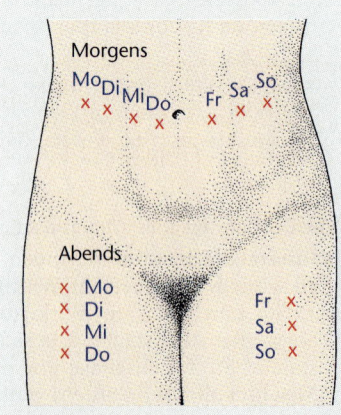

Morgens
Mo Di Mi Do   Fr Sa So

Abends
Mo   Fr
Di   Sa
Mi
Do   So

Abb. 8.16: Beispiel für einen Spritzenkalender für die Insulininjektion. Bevorzugte Bereiche sind das Unterhautfettgewebe von Bauch und Oberschenkel, weil der Patient sie bei der Selbstinjektion gut erreicht. [B 169]

Mischen von Insulin

Viele Diabetiker müssen Normal- und Verzögerungsinsulin zum gleichen Zeitpunkt spritzen. Die Möglichkeit, Insuline zu mischen, erspart diesen Patienten eine zweite Injektion. Mit Normalinsulin gemischt werden dürfen nur sog. *NPH-Insuline* (NPH = Neutral-Protamin-Hagedorn), auf keinen Fall aber zinkhaltige Verzögerungsinsuline, da das Insulin dann an Wirkung verliert.

⚠ Vorsicht!

Um eine Vermischung der Insuline in den Stechampullen zu vermeiden, dürfen zuviel aufgezogene Insulineinheiten oder Luftblasen auf gar keinen Fall in die Ampulle zurückgespritzt werden, sondern müssen verworfen werden.

BZ-Niveau insgesamt zu hoch: Unerkannter Infekt, zusätzliche Medikation, Änderung der Eßgewohnheiten, weniger körperliche Aktivität, Änderung des Injektionsortes	
BZ zu hoch	**BZ zu tief**
Nüchtern: Abendliches Insulin zu wenig oder Injektionszeitpunkt zu früh am Abend, Spätmahlzeit oder Abendbrot zu reichlich, nächtliche Hypoglykämie (*Somogyi-Effekt*)	**Nüchtern:** Verzögerungsinsulin am Abend zu hoch. Spätmahlzeit zu gering, Alkoholgenuß
Morgendlicher Postprandial-BZ: Spritz-Eß-Abstand zu kurz, zu viel BE für die gespritzen Insulineinheiten, BE-Zusammensetzung ungünstig (leicht resorbierbare Kohlenhydrate, zu viel Flüssigkeit mit der Nahrung)	**Morgendlicher Postprandial-BZ:** Frühstück zu gering, Alkoholgenuß, Insulin am Morgen zu hoch dosiert
Vor dem Abendbrot: Mittags- oder Nachmittagsmahlzeit zu reichlich, morgendliches Verzögerungsinsulin zu gering, Normalinsulin zum Mittag zu gering	**Nachmittags:** Basalrate zu hoch, Normalinsulin am Mittag zu hoch, Mittags- und/oder Nachmittagsmahlzeit zu gering
Vor dem Schlafengehen: Abendbrot zu reichlich, Zusammensetzung ungünstig, Normalinsulin zum Abendbrot zu gering, Spritz-Eß-Abstand zu kurz	**Vor dem Schlafengehen:** Abendbrot zu gering, Normalinsulin zum Abendbrot zu hoch, Alkoholgenuß
Nachts: Spätmahlzeit zu reichlich, Basalrate zu gering	**Nachts:** Spätmahlzeit zu gering, Basalrate zu hoch

Abb. 8.17: Häufige Probleme bei der Blutzucker-Einstellung und deren mögliche Ursachen. [B 200]

8.5.7 Orale medikamentöse Therapie des Diabetes mellitus

Eine orale medikamentöse Therapie ist bei den Typ II-Diabetikern angezeigt, bei denen mit Diät und Gewichtsabnahme keine befriedigende Stoffwechseleinstellung erzielt werden kann.

Sulfonylharnstoffe

Am häufigsten werden **Sulfonylharnstoffe,** z.B. Glibornurid (etwa in Glutril®) oder Glibenclamid (etwa in Euglucon®) eingesetzt.

Sulfonylharnstoffe stimulieren die Insulinsekretion der Bauchspeicheldrüse und wirken so blutzuckersenkend.

Sie werden am besten eine halbe Stunde vor den Mahlzeiten eingenommen. Nebenwirkungen der Sulfonylharnstoffe bestehen in Hypoglykämien, Magen-Darm-Beschwerden und allergischen Hautraktionen. Eine Kombination mit Insulin wird häufig beim fortgeschrittenen Typ II-Diabetes praktiziert.

📖 In Deutschland werden Sulfonylharnstoffe meist zu früh im Krankheitsverlauf verordnet und ersetzen dann häufig die Diät. Dadurch ist die Gewichtsreduktion erschwert, und die Stoffwechselstörungen des Diabetikers nehmen eher noch zu.

Insulintagesbedarf	Kinder	1,0 IE/kg KG, davon ca. 35% Basalrate
	Jugendliche	0,7–0,8 IE/kg KG, davon ca. 45% Basalrate
	Erwachsene	0,5–0,7 IE/kg KG, davon ca. 50% Basalrate
Bolus zu den Mahlzeiten	morgens	1,5–2 IE/BE
	mittags	1–1,5 IE/BE
	abends	1,5 IE/BE
Zielbereich Blutzucker	nüchtern	80–120 mg/dl
	60 min pp*	< 140 mg/dl
	120 min pp*	< 120 mg/dl
Zielbereich HbA$_1$	Gute Einstellung < 8%, Schwangere < 7%	
Korrekturmöglichkeiten	• 1 IE Normalinsulin senkt den Blutzucker am Tag um ca. 30 mg/dl, in der Nacht um ca. 50 mg/dl • 1 BE hebt den Blutzucker um 50–80 mg/dl (entspricht 2 Plättchen Dextro Energen® oder 100 ml Fruchtsaft)	
* pp = postprandial (nach dem Essen)		

Tab. 8.18: Richtwerte für die intensivierte konventionelle Insulintherapie (ICT). [B 200]

Hemmstoffe der Kohlenhydratresorption

Zweite Säule in der oralen Diabetesbehandlung sind Medikamente, die die Kohlenhydratresorption im Magen-Darm-Trakt hemmen und so zu einer „Glättung" der Blutzuckerspitzen nach den Mahlzeiten führen. Sie können bei beiden Diabetes-Typen eingesetzt werden. Hauptvertreter sind **Guarmehle** (z.B. Glucotard®) und **Enzymhemmer** (z.B. Acarbose, etwa in Glucobay®). Blähungen und Völlegefühl sind häufige Nebenwirkungen. Bei alleiniger Gabe treten keine Hypoglykämien auf.

Biguanide

Biguanide als dritte Arzneimittelgruppe sind insbesondere bei stark adipösen Patienten unter 65 Jahren angezeigt. Von den Biguaniden ist in Deutschland nur Metformin (z.B. Glucophage®) und nur in Kombination mit Sulfonylharnstoffen zugelassen, da es in der Vergangenheit unter Biguanidtherapie zu lebensgefährlichen Stoffwechselentgleisungen in Form einer **Laktatazidose** (metabolische Azidose durch erhöhten Milchsäurespiegel im Blut) gekommen ist. Heute wird diese Gefahr jedoch bei Beachtung der Gegenanzeigen gering eingeschätzt. Positiv ist, daß sie die Gewichtsreduktion erleichtern. Die häufigsten Nebenwirkungen sind Magen-Darm-Beschwerden und Blutbildveränderungen.

8.5.8 Pflege des Patienten mit Diabetes mellitus

Sich bewegen

Jeder Diabetiker sollte regelmäßig Sport treiben. Besonders geeignet sind Radfahren, Laufen und Spazierengehen.

Bewegung wirkt blutzuckersenkend. Eine allgemeingültige Antwort, ab wann eine Änderung der Insulindosis oder der Ernährung erforderlich ist, gibt es leider nicht:
* Je höher die körperliche Anstrengung ist, desto stärker sinkt der Blutzucker
* Je ballaststoffreicher die gegessene Nahrung war, desto eher bleibt der Blutzuckerkonstant.

Nur durch häufige Blutzuckerselbstkontrollen vor, während *und* nach der körperlichen Belastung kann der Diabetiker herausfinden, wie sein Blutzucker beeinflußt wird.

Sich waschen und kleiden

> Diabetiker sind stark infektionsgefährdet. Grund ist ein zuckerhaltiges Haut- und Schleimhautmilieu, das die Keimbesiedlung begünstigt.

Sorgfältige Körperpflege und das Beachten der Hygienemaßnahmen kann *Candidosen* (Hefepilzinfektionen, ☞ 12.8.3) und bakteriellen Hautinfektionen vorbeugen. Zum Waschen sind rückfettende Seifen geeignet. Die Haut sollte gut abgetrocknet (Hautfalten!) und danach eingecremt werden.

Die Kleidung sollte atmungsaktiv sein, damit sich keine unbelüfteten und feuchten Kammern bilden können.

Besondere Bedeutung kommt der Fußpflege zu:
* Beim täglichen Fußreinigen die Füße genau auf Druckstellen, Blasen, Rötungen und Verletzungen inspizieren
* Auch kleinste Verletzungen an den Füßen desinfizieren und (ärztlich) beobachten (lassen)
* Wegen der häufigen Sensibilitätsstörungen bei kalten Füßen keine Wärmflaschen und kein Heizkissen benutzen (Verbrennungsgefahr!)
* Schuhe regelmäßig auf Falten in der Einlegesohle, eingetretene Nägel oder erhabene Nähte kontrollieren, damit diese nicht unbemerkt zu Druckstellen und in der Folge zu ernsteren Schäden führen. Manchmal sind speziell angepaßte Schuhe zur Druckentlastungg erforderlich.

Körpertemperatur regulieren

Hat ein Diabetiker Fieber, muß die Ursache schnell geklärt werden, weil es – insbesondere bei Typ I-Diabetikern – rasch zu einer hyperglykämischen Stoffwechselentgleisung kommen kann.

> **⊙ Vorsicht! Diabetiker mit fieberhaftem Infekt**
> Bei älteren, vor allem alleinstehenden, Diabetikern kann bei fieberhaften Infekten wegen der Gefahr einer Stoffwechselentgleisung eine Krankenhauseinweisung erforderlich sein. In der ambulanten Pflege sollte bei Diabetikern mit scheinbar harmlosen Infekten stets der Blutzucker gemessen und der Besuch des Hausarztes angefordert werden.

Essen und trinken
☞ 8.5.9

Ausscheiden

Eine erhöhte Urinmenge und starker Durst sind bei Diabetikern als Hinweis auf hohe Blutzuckerspiegel zu werten.

Bei Diabetikern ist das Risiko eines Harnwegsinfekts deutlich erhöht. Daher müssen die Patienten unbedingt über die Zeichen einer Blasen- (☞ 7.7.1) oder Nierenbeckenentzündung (☞ 7.7.2) aufgeklärt werden. Im Rahmen einer diabetischen Polyneuropathie können Blasenentleerungsstörungen mit

Restharnbildung (d.h. es verbleiben nennenswerte Harnmengen nach dem Wasserlassen in der Blase) die Gefahr weiter erhöhen.

Ebenfalls durch die Neuropathie bedingt, können phasenweise Durchfälle im Wechsel mit einer Obstipation auftreten.

⬙ Ruhen und schlafen

Bei Patienten mit einer diabetischen Polyneuropathie (☞ 8.5.5) können die Empfindungsstörungen nachts so stark werden, daß die Patienten die Decke als geradezu schmerzhaft schwer empfinden. Dann hilft es, einen Deckenheber (auch „Bahnhof" genannt) ins Bett zu legen. Bei infizierten Wunden oder einer Gangrän wird der Fuß mit einer Braunschen Schiene hochgelagert und ruhiggestellt, jedoch nur, wenn keine periphere arterielle Verschlußkrankheit *(pAVK,* ☞ 5.7.2) vorliegt.

Nicht selten sind auch nächtliche Hyyoglykämien, die meist zwischen 2 und 3 Uhr nachts auftreten..

⊘ Vorsicht! Nächtliche Hypoglykämien

Die Hauptsymptome nächtlicher Hypoglykämien sind Unruhe, Schwitzen sowie Auffälligkeiten in Gestik und Sprache des Patienten (☞ 8.5.4).

Langjährige Diabetiker schlafen häufig trotzdem weiter, so daß der Pflegekraft nur das vermehrte Schwitzen des Patienten auffällt.

Schlafmittel sollten möglichst nicht gegeben werden, da sie die Symptomatik nächtlicher Stoffwechselentgleisungen verschleiern können

Nächtliche Blutzuckerkontrollen

Bei vielen Diabetikern sind in der Einstellungsphase nächtliche Blutzuckerkontrollen nötig:

- Ist der Blutzucker um 22 Uhr zu niedrig (also < 50 mg/dl), soll der Patient zwei BE Kohlenhydrate zusätzlich essen und seine übliche Insulindosis spritzen. Weitere Blutzuckerkontrollen sind dann um 24 Uhr und um 3 Uhr nötig
- Bei normalem 22 Uhr-Blutzucker, aber hohen morgendlichen Blutzuckerwerten sollte der Blutzucker um 3 Uhr kontrolliert werden, da ein hoher Nüchternblutzucker auch Gegenreaktion auf eine unbemerkte nächtliche Hypoglykämie sein kann **(Somogyi-Effekt).** Zweite Möglichkeit ist das **Dawn-Phänomen,** bei dem der Blutzucker zwischen 3 und 7 Uhr durch Freisetzung von Glukose aus der Leber ansteigt
- Wird bei den *nächtlichen* Kontrollen ein Blutzucker von unter 50 mg/dl festgestellt, soll der Patient zwei BE Traubenzucker (z.B. 4 Plättchen Dextro Energen®) essen.

⊕ Sich beschäftigen und ⬚ Sinn finden

Diabetiker können heute weitgehend wie Nicht-Diabetiker leben, d.h. berufstätig sein, eine Familie gründen, reisen und vieles andere mehr.

Berufe und Hobbies mit erhöhter Eigen- oder Fremdgefährdung sind aber ungeeignet, da eine Hypoglykämie zu schweren Unfällen führen kann.

⬚ Sich als Frau oder Mann fühlen und verhalten

Gut eingestellte Diabetiker sind in ihrer Sexualität in der Regel nicht eingeschränkt. Im Rahmen der diabetischen Neuropathie neigen Männer zu Erektionsstörungen bis zur Impotenz.

Schwangerschaft

Bei schwangeren Diabetikerinnen sind eine normnahe Blutzuckereinstellung und häufige ärztliche Kontrollen unerläßlich, um diabetesbedingte Komplikationen bei Mutter und Kind zu vermeiden.

8.5.9 Diät bei Diabetes mellitus

Kohlenhydrate und Broteinheiten

Grundsäule jeder Diabetesbehandlung ist das Einhalten einer Diät. Blutzuckerwirksame Bestandteile der Nahrung sind in erster Linie die *Kohlenhydrate* (☞ 8.1 und unten).

⬚ Die Diät bei Diabetes mellitus entspricht im wesentlichen einer gesunden Vollwertkost, wie sie auch für Gesunde wünschenswert ist.

Die Diät muß den Kalorien- und Nährstoffbedarf des Patienten decken (☞ 8.7 und Tab. 8.19). Wieviel Kalorien benötigt werden, hängt von Geschlecht, Alter, Beruf und Freizeitgewohnheiten ab.

Kalorienbedarf von Diabetikern	
Ältere, normalgewichtige Patienten	1700 kcal (15–17 BE)
Kinder (bis ca. 50 kg)	1500 kcal (12–13 BE)
Stark übergewichtige Patienten	1200 kcal (10–12 BE)
Normal große, arbeitende Pat. und Schwangere	1800–2500 kcal (16–21 BE)
Große, körperlich schwerarbeitende Patienten	Bis 3000 kcal (25–30 BE)
Bei Gewichtsreduktion	2/3 des Kalorienbedarfs

Tab. 8.19: Richtwerte zur Abschätzung des Kalorienbedarfs. Die Kohlenhydratmenge (angegeben in Broteinheiten = BE) ergibt sich aus dem Kalorienbedarf und dem gewünschten Verhältnis der Nährstoffe zueinander. [B 200]

Erster Einflußfaktor: Menge der Kohlenhydrate.
Das in Deutschland und Österreich gebräuchliche Maß für die Kohlenhydratmenge ist die Broteinheit, kurz *BE.* Die Broteinheit wird neuerdings als *Schätzwert* für eine *Kohlenhydratportion* von 10 – 12 g definiert.

Das Wissen um die genauen Kohlenhydratmengen ist nur für insulinspritzende Diabetiker zur Berechnung der Insulindosis erforderlich. Bei den übergewichtigen Typ II-Diabetikern, die den Großteil der deutschen Diabetiker ausmachen, steht der *Energie-* und damit *Kaloriengehalt* der Nahrung im Vordergrund.

Heute gibt es eine Reihe sog. *Kohlenhydrat-Tabellen,* die nicht nur den Kohlenhydratgehalt der einzelnen Lebensmittel angeben, sondern auch Lebensmittel mit „gleichwertigen", d.h. austauschbaren, Kohlenhydraten in Gruppen zusammenfassen.

Zweiter Einflußfaktor: Art der Kohlenhydrate.
Nicht nur die *Menge,* sondern auch die *Art* der Kohlenhydrate ist entscheidend.

Frühstück	4 BE
1 Vollkornbrötchen	2 BE
1 Scheibe Graubrot	2 BE
40 g Butter, 20 g Diätmarmelade, 30 g Magerquark, 25 g Käse 45% Fett i. Tr., 200 ml Kaffee, 15 ml Kondensmilch 4% Fett	
2. Frühstück	**2 BE**
1 Apfel	1 BE
250 g Joghurt 3,5% Fett	1 BE
Mittag	**4 BE**
200 g Kartoffeln	2,5 BE
7 g Weizenmehl (zum Andicken der Soße)	0,5 BE
120 g Mandarinen (Dessert)	1 BE
120 g Putenschnitzel	
200 g Brokkoli, frisch	
10 ml Sonnenblumenöl (zum Braten)	
Zwischenmahlzeit	**2 BE**
5–6 Diätkekse (entsprech. der Packungsangabe)	2 BE
Kaffee, 15 ml Kondensmilch	
Abendessen	**4 BE**
2 Scheiben Volkornbrot	4 BE
20 g Butter, 30 g Corned beef, 25 g Käse 45% Fett i. Tr., 100 g Tomate, 100 g Gurke	
Spätmahlzeit	**2 BE**
250 ml Buttermilch	1 BE
2 Stück Zwieback	1 BE

Tab. 8.20: Beispiel einer Standardkost (18 BE, 2300 kcal). [B 200]

Monosaccharide (Einfachzucker, z.B. Trauben- und Fruchtzucker) und *Disaccharide* (Zweifachzucker, z.B. Rüben- und Milchzucker) führen zu einem raschen Blutzuckeranstieg und sind damit für den Diabetiker ungünstig.
Polysaccharide (Vielfachzucker, z.B. Stärke) steigern den Blutzucker langsam, aber längerdauernd und sind vom Diabetiker zu bevorzugen.

Dritter Einflußfaktor: Zeitliche Verteilung der Kohlenhydrate. Dritte Einflußgröße neben *Menge* und *Art* der Kohlenhydrate ist ihre *zeitliche Verteilung* über den Tag (☞ Tab. 8.20). Für Patienten mit einer konventionellen Insulintherapie ist eine relativ regelmäßige Verteilung der Kohlenhydrate über den Tag in sechs Mahlzeiten am günstigsten.

Gut geschulte Diabetiker mit einer intensivierten (konventionellen) Insulintherapie können Zahl und Zeitpunkt ihrer Mahlzeiten (fast) frei wählen.

Süßungsmittel

Absolutes Zuckerverbot war über Jahrzehnte ein Dogma der Ernährungstherapie bei Diabetes. Erlaubt waren nur Süßstoffe und Zuckeraustauschstoffe.

Heute ist diese Frage wieder strittig. Wahrscheinlich verschlechtern geringe Zuckermengen bis etwa 10 g täglich (entsprechend 2 gestrichenen Teelöffeln) den Blutzuckerspiegel nicht, falls der Zucker im Rahmen von Mahlzeiten verzehrt und durch eine entsprechende Insulindosis abgedeckt wird.

Süßstoffe (z.B. Saccharin, Aspartam) sind für Diabetiker ebenso erlaubt wie für Nicht-Diabetiker. *Zuckeraustauschstoffe* (z.B. Fructose, Sorbit) verlieren bei diesem Prinzip an Bedeutung. Tabu bleiben aber zuckerhaltige Getränke.

Getränke

Diabetiker sollen reichlich trinken. *Ideal geeignet* sind z.B. (Kräuter-)Tee, Mineralwässer oder ungesüßter Kaffee.

Bedingt geeignet sind:
- Unter Beachtung der Kalorien und BE z.B. Fruchtsäfte
- Unter Beachtung der Kalorien z.B. 1 – 2 Glas trockener Sekt oder trockener Wein täglich.

Ungeeignet sind alle Akoholika mit reichlich Zukker (z.B. Liköre, Dessertweine, süßer Sekt).

Prinzipiell sollte mit dem Arzt besprochen werden, ob und welcher Alkohol im Einzelfall erlaubt ist. Zu beachten ist, daß Alkohol bei Therapie mit oralen Antidiabetika oder Insulin zu einer Hypoglykämie führen kann, da er die Glukoneogenese (Zuckerneubildung) in der Leber hemmt.

Ernährungsberatung

> 🖙 Der Kostplan muß sich in erster Linie dem Patienten anpassen und nicht umgekehrt.

Die Schwerpunkte der Ernährungsberatung und Kostplanerstellung hängen v.a. auch von der Behandlungsform ab:

- Die übergewichtigen Typ II-Diabetiker brauchen sich mit dem Zählen von Broteinheiten nicht zu belasten. Sie müssen vielmehr bezüglich einer *Reduktionsdiät* und langfristigen Ernährungsumstellung beraten werden
- Insulinspritzende Diabetiker mit konventioneller Insulintherapie müssen über Kohlenhydratmengen und Broteinheiten Bescheid wissen. Für diese meist älteren Patienten empfiehlt sich auch die Erstellung konkreter Tageskostpläne (🖙 Tab. 8.20), um eine gleichmäßige Verteilung der Kohlenhydrate über den Tag sicherzustellen. Außerdem sollten die Patienten wissen, welche Nahrungsmittel sie gegeneinander austauschen können
- Patienten mit einer intensivierten konventionellen Insulintherapie können über Zahl und Zeitpunkt der Mahlzeiten weitgehend frei entscheiden. Für diese Patienten sind Kostpläne eine Hilfestellung für den Anfang, von denen sie mit zunehmender Erfahrung mehr und mehr abweichen können und dürfen.

8.5.10 Diabetikerschulung

Je besser ein Diabetiker geschult ist, desto geringer sind die Einschränkungen seiner Lebensqualität. Der Inhalt der Patientenschulung ist auch von der Lernfähigkeit des Patienten abhängig. Erstrebenswert ist:

- Bei *alleiniger Diättherapie:* Erklärung der Krankheit, Diätetik, Wirkung von Alkohol, Körper- und Fußpflege (🖙 8.5.8), Wichtigkeit ärztlicher Kontrollen
- Bei *oralen Antidiabetika* zusätzlich: Urinzuckerselbstkontrolle (🖙 unten), Auswirkungen von körperlicher Bewegung, Zeichen der Hypoglykämie und Selbsthilfemöglichkeiten (🖙 8.5.4)
- Bei *Insulin-Behandlung* zusätzlich: Blutzuckerselbstkontrolle (🖙 unten), Umgang mit Insulin (🖙 8.5.6), Injektionsorte, Spritz-Eß-Abstand, Broteinheit als Maß für die Kohlenhydratmenge, Verhalten in besonderen Situationen (z.B. Krankheit, Reisen).

Viele Krankenhäuser beschäftigen heute speziell ausgebildete Pflegekräfte **(Diabetesberater),** die zusammen mit Diätassistenten und ärztlichem Personal die Diabetikerschulung übernehmen.

Urin-Selbstkontrolle

Die **Urinzucker-Selbstkontrolle** sollte auch der ältere Diabetiker, der „nur" mit Tabletten behandelt wird, beherrschen. Der Streifen-Schnelltest (Durchführung, 🖙 7.5.3) beruht darauf, daß oberhalb eines Blutzuckers von 160 – 180 mg/dl (der sog. **Nierenschwelle**) Zucker mit dem Urin ausgeschieden wird.

Bei Diabetikern mit Nierenschäden ist der Test nur eingeschränkt oder gar nicht verwertbar, weil sich durch die Nephropathie die Nierenschwelle geändert haben kann.

Für den **Azetonnachweis** im Urin sind Teststreifen, vergleichbar denjenigen für den Urinzuckernachweis, im Handel.

> ⊘ **Vorsicht! Azetonnachweis im Urin**
> Ein Azetonnachweis im Urin zusammen mit einem hohen Blutzucker ist beim Diabetiker immer ein Alarmsignal (Insulinmangel mit drohender diabetischer Ketoazidose, 🖙 8.5.3). Führen Insulingabe und (unterstützend) reichliches Trinken nicht zu einer raschen Besserung der Stoffwechsellage, muß ein Arzt konsultiert werden.

Blutzucker-Selbstkontrolle

Die intensivierte Insulintherapie ist ohne **Blutzucker-Selbstkontrollen** nicht durchführbar. Blutzucker-Selbstkontrollen sind leicht zu erlernen, erfordern aber vom Patienten weitere 4 – 5 Stiche am Tag.

Eine Hautdesinfektion ist im häuslichen Bereich nicht notwendig.

Der Patient sticht mit einer dünnen Einstichnadel (Insulinspritzennadel) oder einer der zahlreichen Stechhilfen *seitlich* in die Fingerbeere ein.

Dann wird ein großer Blutstropfen auf das Testfeld des BZ-Streifens aufgetragen und die Einwirkzeit beachtet.

Bei einigen Teststreifen ist vor dem Ablesen des Wertes das Abwischen des Blutstropfens erforderlich (🖙 Gebrauchsanleitung).

Ärztliche Kontrolluntersuchungen

Zur Schulung des Diabetikers gehört auch die Information über die notwendigen Kontrollen durch den Arzt, um Komplikationen rechtzeitig zu erkennen. Auch wenn der Patient beschwerdefrei ist, sollte er sich ca. alle drei Monate dem behandelnden Arzt vorstellen sowie zweimal jährlich den Augen- und Zahnarzt aufsuchen.

8.6 Erkrankungen der Nebennierenrinde

8.6.1 Überfunktion der Nebennierenrinde

Klinisch bedeutsam sind v. a. das *Cushing-Syndrom* und der *Hyperaldosteronismus.*

Cushing-Syndrom und Morbus Cushing

> ⦂ **Cushing-Syndrom:** Störung des Nebennierenrindenhormonhaushalts mit (überwiegender) Erhöhung von *Kortisol* (Hauptvertreter der körpereigenen Glukokortikoide) im Blut.

⇨ Krankheitsentstehung

Ein Cushing-Syndrom kann bedingt sein durch:
• Eine Glukokortikoid-Dauertherapie (☞ Pharma-Info 8.26), man spricht auch von **iatrogenem Cushing-Syndrom** *(iatrogen* = ärztlich verursacht)
• Eine Störung des hypothalamisch-hypophysären Regelkreises.
Meist liegen dieser (gutartige) Tumoren des Hypophysenvorderlappens zugrunde, die über eine ACTH-Mehrsekretion (ACTH = Adrenocorticotropes Hormon) zu einer beidseitigen Nebennierenrindenhyperplasie mit Nebennierenrindenüberfunktion führen.
Dieses Krankheitsbild wird auch als **Morbus Cushing** bezeichnet.
Am zweithäufigsten ist eine *autonome* Kortisol-Mehrsekretion durch gutartige Nebennierenrindenadenome
• Eine *paraneoplastische ACTH-Bildung,* vor allem bei kleinzelligem Bronchialkarzinom (☞ 4.8).

💬 Symptome und Untersuchungsbefund

Das Cushing-Syndrom beginnt meist unspezifisch mit Leistungsabfall, Müdigkeit und Schwäche.

Das Vollbild der Erkrankung ist sehr eindrücklich:
• *Stammfettsucht, Vollmondgesicht* und *Stiernacken*
• Gesichtsrötung, Hauteinblutungen und dunkelrote Striae *(Striae rubrae)*
• Fettige Haut, Akne, Zyklusstörungen und männlicher Schambehaarungstyp bei Frauen
• Muskelschwäche
• Knochenschmerzen
• Potenzminderung bei Männern
• Depressionen.

Bei der Untersuchung werden häufig eine Hypertonie und Ödeme festgestellt.

🔎 Diagnostik

An erster Stelle der diagnostischen Maßnahmen steht die Blutuntersuchung: Plasmakortisol, Kortisolstoffwechselprodukte im 24 Stunden-Urin und ACTH-Spiegel im Blut.

Nächster Schritt ist die Funktionsdiagnostik mit *Dexamethason-Kurztest* (Sinken des Plasmakortisols auf Dexamethasongabe?) und *CRH-Stimulations-Test* (Anstieg von ACTH und Kortisol auf CRH-Gabe?).

Der weiteren Lokalisationsdiagnostik dienen vor allem Sonographie, CT und Kernspintomographie von Nebenniere und Schädel.

📊 Behandlungsstrategie

Das nicht-iatrogene Cushing-Syndrom wird in erster Linie chirurgisch behandelt, z.B. durch die Entfernung des zugrundeliegenden Tumors.

🗓 Pflege

• Tägliche Gewichtskontrolle wegen der Gefahr der Flüssigkeitsretention
• Kalorien- und salzarme, jedoch kaliumreiche Kost
• Wegen der Hautveränderungen sorgfältige Hautpflege
• Infektions- und Thromboseprophylaxe.

🔋 Prognose

Die Prognose ist vor allem auch abhängig von der Grunderkrankung.

Hyperaldosteronismus

> ⦂ **Hyperaldosteronismus:** Nebennierenrindenhormonüberproduktion mit Erhöhung des Aldosterons (☞ Tab. 8.1).

⇨ Krankheitsentstehung

Unterschieden werden:
• *Primäre* Mehrproduktion von Aldosteron **(Conn-Syndrom),** z.B. durch gutartige Adenome der Nebennierenrinde
• *Sekundäre* Mehrausschüttung von Aldosteron **(sekundärer Hyperaldosteronismus)** durch übermäßige Aktivierung des Renin-Angiotensin-Aldosteron-Systems, z.B. bei Diuretika-Therapie.

💬 Symptome und Untersuchungsbefund

Leitsymptom ist eine Hypertonie mit allen ihren Symptomen und Folgeerscheinungen (☞ 3.5.1).

Viele Patienten klagen außerdem über Folgen der Elektrolytstörungen (z.B. Obstipation, Muskelkrämpfe, Mißempfindungen).

Diagnostik und Differentialdiagnose

Bei der Blutuntersuchung zeigen sich typisch veränderte Elektrolyte. Die Aldosteronbestimmung ergibt erhöhte Werte. Beim Conn-Syndrom ist der Reninspiegel erniedrigt, beim sekundären Hyperaldosteronismus erhöht.

Die Lokalisation eines aldosteronproduzierenden Tumors gelingt meist mit Ultraschall, Szintigraphie, CT und MR.

Behandlungsstrategie

Bei Adenomen wird die betroffene Nebenniere operativ entfernt. Bei einer Nebennierenrindenhyperplasie muß die Aldosteronwirkung z.B. mit Spironolacton (etwa in Aldactone®) dauerhaft unterdrückt werden.

Pflege, ☞ *oben*

Prognose

Die Prognose ist insbesondere davon abhängig, ob sich der Bluthochdruck wieder auf Normwerte senken läßt und ob bereits Folgeschäden vorliegen.

8.6.2 Unterfunktion der Nebennierenrinde

> **Nebennierenrindeninsuffizienz** *(Unterfunktion der Nebennierenrinde)*: **Möglicherweise lebensbedrohlicher Mangel an Mineralo- und Glukokortikoiden.**

Krankheitsentstehung

Liegt die Ursache in einem Zelluntergang von Nebennierenrindenzellen, spricht man von *primärer Nebennierenrindeninsuffizienz* (**Morbus Addison**, zu 80% Autoimmungenese).

Die *sekundäre Nebennierenrindeninsuffizienz* ist Folge einer verminderten Stimulation bei Hypothalamus- oder Hypophysenerkrankungen sowie Nebenwirkung einer Glukokortikoiddauerbehandlung (☞ Pharma-Info 8.21).

Symptome und Untersuchungsbefund

Die Patienten fühlen sich müde und schwach. Oft bestehen Übelkeit, Erbrechen und Hypotonie mit Schwindel und Ohnmachten. Häufig sind auch Hypoglykämien sowie psychische Störungen wie Reizbarkeit oder Verwirrtheit.

Bei der Untersuchung fällt beim M. Addison eine Hyperpigmentierung auch nicht sonnenbeschienener Hautbezirke auf.

> **Notfall! Addison-Krise**
>
> Typische Erstmanifestation ist die **Addison-Krise**, die bei bis dahin (gerade noch) kompensierter Insuffizienz durch zusätzliche Belastungen (z.B. Infekte) ausgelöst wird.
> Zusätzlich zu den oben aufgeführten Symptomen bestehen eine deutliche Exsikkose, ein Schock mit Oligurie und Bewußtseinsstörungen bis zum Koma. Lebensrettend ist dann die Intensivtherapie mit Kortisongabe und Volumensubstitution.

Diagnostik und Differentialdiagnose

Kortisol und Aldosteron im Blut sowie ihre Metaboliten im Urin sind vermindert. ACTH-Bestimmung im Blut, CRH-Test (☞ oben) und ACTH-Test (Kortisolbestimmung nach Gabe von ACTH) erlauben die Differenzierung zwischen M. Addison und sekundärer Nebennierenrindeninsuffizienz.

Bei einem M. Addison muß nach Autoantikörpern im Blut gesucht werden. Ultraschall und ggf. CT sind zum Tumorausschluß erforderlich.

Behandlungsstrategie

Die Behandlung besteht in einer Substitutionstherapie, wobei sowohl Mineralo- als auch Glukokortikoide lebenslang ersetzt werden müssen (☞ Pharma-Info 8.21).

Pflege

• Beobachtung auf die Warnsymptome einer Addison-Krise. In den Anfangsstadien sind dies insbesondere zunehmende Schwäche bei gleichzeitiger Unruhe, Übelkeit, Erbrechen und Verminderung der Urinmenge

• Eher kochsalzreiche Ernährung, reichliche Flüssigkeitszufuhr.

Pflege bei Substitutionstherapie,
☞ *Pharma-Info 8.21*

Prognose und Patienteninformation

Unbehandelt verläuft die Nebennierenrindenunterfunktion tödlich. Durch geeignete, lebenslange Hormonsubstitution können die meisten Patienten heute jedoch normal leben und sind auch leistungsfähig.

Bei Infekten, Erbrechen oder anderen Belastungen ist eine *vorübergehende* Erhöhung der Kortisondosis erforderlich.

Der Patient sollte stets einen Notfallausweis und eine „Notportion" Kortison bei sich tragen.

✐ Pharma-Info 8.21
Glukokortikoidtherapie

Aufgrund ihrer entzündungshemmenden und immunsupprimierenden Wirkung eignen sich Glukokortikoide zur Behandlung von Allergien, chronischen Entzündungen (z.B. chronische Polyarthritis und einige Darmentzündungen) sowie Autoimmunerkrankungen (☞ 11.5). Auch in der Transplantationsmedizin haben die Glukokortikoide ihren festen Platz.

Diese *pharmakologische Glukokortikoidtherapie* muß von der *Substitutionstherapie bei Glukokortikoidmangel* (☞ 8.6.2) unterschieden werden.

Die unerwünschten mineralokortikoiden Nebenwirkungen der Glukokortikoide sind zwar bei den heute gebräuchlichen Präparaten sehr gering, aber dennoch hat die Langzeitbehandlung ihren Preis:

- Oberhalb einer gewissen Dosis, beim Prednisolon (z.B. Decortin®, Ultracortin®) etwa 7,5 mg, kommt es ab einer Therapiedauer von ca. 2 – 3 Wochen zu einem (iatrogenem) Cushing-Syndrom. Diese „Schwellendosis" wird auch *Cushingschwelle* genannt

- Das von außen zugeführte Glukokortikoid hemmt die CRH- und ACTH-Sekretion und führt zu einer Verminderung der körpereigenen Glukokortikoidsekretion. Bei plötzlichem Absetzen des Glukokortikoids droht eine akute Nebennierenrindenunterfunktion (☞ 8.6.2). Daher wird die Medikation immer langsam abgesetzt *(Ausschleichen)*, damit sich die Nebennierenrinden wieder an die „Eigenarbeit" gewöhnen können. Ein gewisser Schutzeffekt wird durch Nachahmung des Tagesrhythmus erreicht, d.h. morgendliche Gabe der gesamten Tagesdosis. Alternativ kommt eine *alternate-day-Gabe* in Betracht, d.h. Gabe des Medikaments nur jeden zweiten Tag

- Auch der Glukokortikoidmehrbedarf in Streßsituationen kann von der Nebenniere nicht gedeckt werden. Daher ist z.B. bei Rheumatikern unter (langdauernder) Glukokortikoidmedikation perioperativ eine Erhöhung der Glukokortikoiddosis erforderlich

- Wenn möglich, sollte die lokale Gabe der systemischen gegenüber bevorzugt werden, da für die meisten Nebenwirkungen die Dosis im Blutkreislauf maßgeblich ist. So haben sich z.B. in der Asthmatherapie Sprays zum Inhalieren als sehr geeignet erwiesen (☞ 4.8.1).

Diese Nebenwirkungen treten nur bei der Dauertherapie auf, nicht jedoch bei einer Substitutionstherapie oder kurzzeitiger hochdosierter Gabe.

⊟ Pflege bei Glukokortikoidtherapie

- Unter Glukokortikoidtherapie kommt es oft zu blutenden Magen- und Zwölffingerdarmgeschwüren, ohne daß der Patient nennenswerte Beschwerden hat. Daher auf das Auftreten von Teerstuhl achten, ggf. Test auf okkultes Blut (☞ 5.2.5) durchführen

- Auch Infektionen können maskiert sein. Deshalb Temperatur regelmäßig kontrollieren und auf Krankheits- oder Entzündungzeichen achten

- Patienten genau auf das Auftreten von Cushing-Symptomen, insbesondere auf psychische Veränderungen, beobachten

- Die Ernährung soll der katabolen Wirkung der Kortikoide und den evtl. Elektrolytverschiebungen entgegensteuern. Daher eiweiß-, kalzium- und kaliumreiche, aber salzarme Kost geben

- Wegen der Gefahr der Flüssigkeitsretention täglich Gewicht kontrollieren

- Die Kortikoidgabe führt bei vielen Patienten zu einer Appetit- und Gewichtssteigerung. Evtl. Kaloriengehalt der Nahrung reduzieren

- Der Patient sollte einen Notfallausweise erhalten, aus dem Indikation, Dauer und Dosierung der Glukokortikoidtherapie hervorgehen

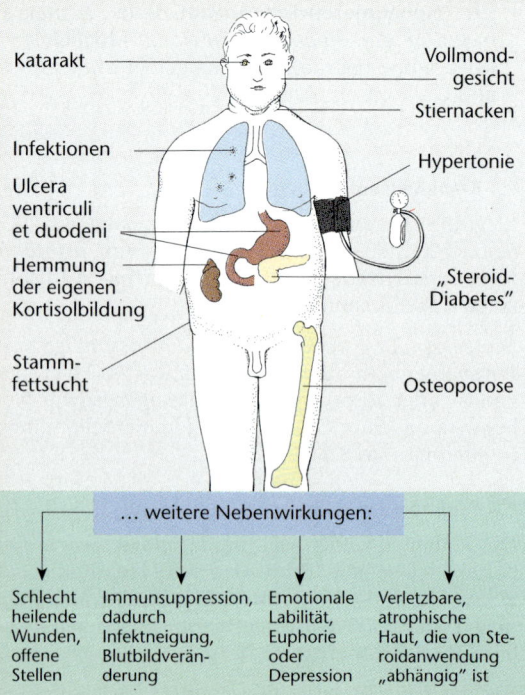

Abb. 8.22: Mögliche Nebenwirkungen einer Glukokortikoid-Dauertherapie. [B 101]

8.7 Ernährungsbedingte Erkrankungen

8.7.1 Adipositas

> 🗄 **Adipositas** *(Fettleibigkeit, Fettsucht)*: Übergewicht ≥ 10% über dem Broca-Normalgewicht. Ab einer Adipositas von 20% über dem Broca-Normalgewicht nimmt die Gefahr von Herzkreislauferkrankungen wie etwa Schlaganfall und Herzinfarkt deutlich zu.

In der Praxis ist die Berechnung des **Normalgewichts nach Broca** (☞ Abb. 8.23) eine erste Grundlage für die Definition der Adipositas. Präziser ist die Berechnung des **Body-Mass-Index** *(BMI, Körpermassenindex*, Körpergewicht/Quadrat der Körpergröße [kg/m²]), der eng mit der Fettmasse korreliert. Bei Adipösen liegt der BMI über 25 kg/m².

⇨ Krankheitsentstehung

Bei der Entstehung der Adipositas spielen genetische, metabolische und psychische Faktoren eine Rolle, doch ist ihre Gewichtung umstritten. Für den Einzelnen ist entscheidend, daß durch falsches Eßverhalten und/oder verminderte körperliche Bewegung die zugeführte über der verbrauchten Energie liegt. Nur bei ca. 3 – 5% der Adipösen können organische Ursachen der Adipositas wie eine Schilddrüsenunterfunktion (☞ 8.3.4) gefunden werden.

🔬 Symptome, Untersuchungsbefund und 🔍 Diagnostik

Die Diagnose der Adipositas wird durch Anamnese, Inspektion und Bestimmung von Körpergewicht und -größe gestellt.

Errechnet wird auch das **Verhältnis zwischen Taillen- und Hüftumfang:**
- Beim *männlichen Fettverteilungstyp* (**androider Fettverteilungstyp,** *„Apfelform")* befinden sich die Hauptfettansammlungen am Stamm des Patienten. Die Extremitäten sind relativ schlank. Patienten mit dieser Fettverteilung haben ein hohes Risiko, Folgeerkrankungen zu entwickeln
- Beim *weiblichen Fettverteilungstyp* (**gynäkoider Fettverteilungstyp,** *„Birnenform")* lagert sich das Fett mehr an Hüften und Oberschenkeln an. Die Gefahr von Folgeerkrankungen ist deutlich geringer.

📋 Behandlungsstrategie – Wege und Irrwege zum richtigen Gewicht

Die Grundlage jeder Behandlung ist eine langfristige Kostumstellung, bei der die Ernährungsberaterin jeden Betroffenen individuell berät. Einseitige Diäten

sind abzulehnen, weil sie Mangelerscheinungen fördern und falsches Eßverhalten nicht korrigiert wird. Angestrebt wird eine langsame, aber stetige Gewichtsabnahme von 0,5 kg pro Woche über 3 – 6 Monate:
- Bei verhältnismäßig geringer Adipositas reicht eine ballaststoffreiche, fett- und cholesterinarme Kost oft aus, um das Körpergewicht zu senken
- Eine **Reduktionskost** enthält ca. 1200 – 1500 kcal/Tag je nach körperlicher Beanspruchung. Es handelt sich um eine Mischkost, die so aus „normalen" Lebensmitteln zusammengestellt wird, daß der Bedarf an allen essentiellen Nährstoffen gedeckt wird
- Das **totale Fasten** *(Nulldiät)* wurde wegen seiner zahlreichen Nebenwirkungen (bis hin zu Todesfällen) wieder verlassen. Beim **modifizierten Fasten** werden dem Patienten ca. 500 kcal täglich zugeführt, davon ein hoher Anteil aus Proteinen
- Vom modifizierten Fasten abzugrenzen sind die **Niedrigst-Kalorien-Diäten.** Hierbei handelt es sich um eiweißreiche Fertigprodukte mit Vitamin- und Mineralstoffzusätzen, die meist mit Wasser angerührt und dann getrunken werden. Eine „Tagesration" enthält um 800 kcal.

Mitentscheidend: den Lebensstil verbessern!
Die Diät ist zwar wichtiger, aber nicht einziger Bestandteil der Behandlung. Sie sollte stets in ein individuelles Gesamtkonzept unterstützender Maßnahmen eingebettet sein.

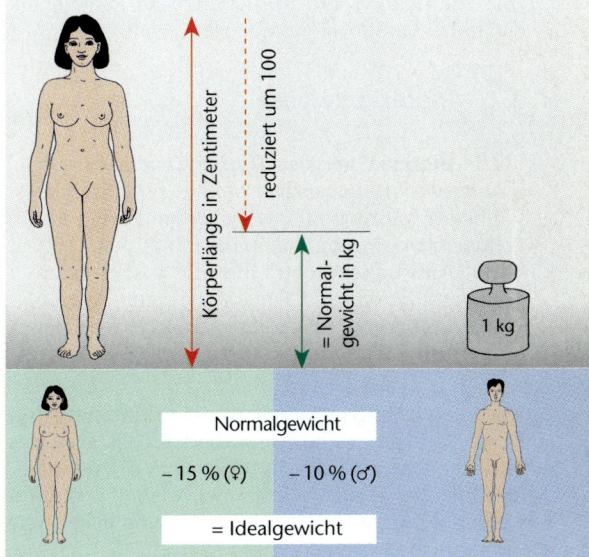

Abb. 8.23: Berechnung von Normal- und Idealgewicht nach Broca. Beispiel: Eine Patientin ist 165 cm groß. Ihr Normalgewicht beträgt (165 – 100) = 65 kg. Ihr Idealgewicht beträgt 65 kg – 15% (= *9,75 kg*) = 55,25 kg. [B 200]

Hierzu gehören:

- **Verhaltenstherapie:** z.B. Streßbewältigung bei „Kummerspeck"
- **Selbsthilfegruppen:** z.B. die „Weight Watchers".
- **Körperliches Training:** Wichtig ist *regelmäßige* Betätigung (Verein oder Krankenkassensportgruppen)
- **Medikamente:** Appetitzügler oder andere Medikamente sind nicht angezeigt.

⏳ Schädlich: Kurzzeitdiäten

Das Schwierige (und Entscheidende) ist die *langfristige* Kostumstellung, die aber nur 20% der Betroffenen gelingt. Sonderdiäten wie etwa die Milch-Semmeldiät nach Mayr, „Managerdiät" (fleisch- und salatreich) und viele andere schränken die Zahl der Nahrungsmittel stark ein. Diese Diäten sind wissenschaftlich fragwürdig und insbesondere bei Patienten mit Vorerkrankungen ohne entsprechende medizinische „Begleitung" möglicherweise auch schädlich. Auch von periodischen Fastenkuren wird nach neuen Studien abgeraten: Es ist im Hinblick auf Lebenserwartung und Krankheitsrisiko besser, konstant übergewichtig zu sein, als nur für wenige Monate das Normalgewicht zu halten und dann wieder „anzusetzen".

🏥 Pflege von adipösen Patienten

Viele Krankenhauspatienten sind adipös. Bei der Körperpflege ist besonders auf das Waschen und gute Abtrocknen von Körperfalten zu achten, um Hautpilzinfektionen vorzubeugen.

8.7.2 **Anorexia nervosa**

🔲 **Anorexia nervosa** *(Pubertätsmagersucht, Magersucht):* Lebensbedrohliche psychisch bedingte Eßstörung mit zwanghaftem Fasten und einer Gewichtsabnahme von mindestens 15% des Ausgangsgewichts. Betrifft insbesondere junge Mädchen und Frauen zwischen dem 10. und 25. Lebensjahr und hat in den letzten Jahren stark zugenommen.

Nach heutigen Kenntnissen ist die Erkrankung psychisch bedingt, wobei insbesondere ein gestörtes Mutter-Tochter-Verhältnis und eine Unzufriedenheit mit der Frauenrolle immer wieder diskutiert werden. (Zwillings-)Studien lassen eine genetische Komponente vermuten.

Häufig beginnt die Erkrankung während der Pubertät mit einer „Fastenkur" der meist norm- oder nur gering übergewichtigen jungen Mädchen. Aber auch nachdem das ursprüngliche „Wunschgewicht" er-

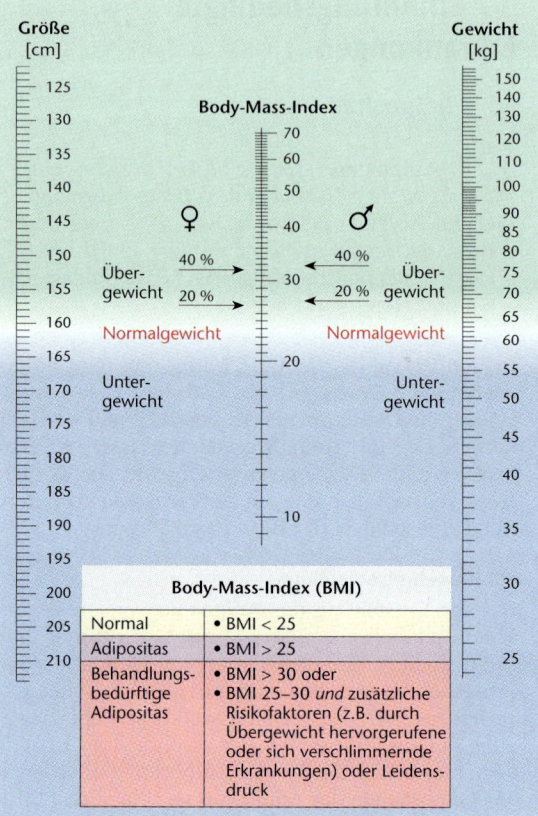

Abb. 8.24: Nomogramm zum Body-Mass-Index. Zieht man eine Linie zwischen Körpergröße und Gewicht, so ergibt der Schnittpunkt dieser Linie mit der Skala in der Mitte den Body-Mass-Index. [B 200]

reicht ist, fasten die Patientinnen weiter. Die Gewichtsabnahme wird durch provoziertes Erbrechen oder Einnahme von Abführmitteln unterstützt.

Bei der körperlichen Untersuchung zeigen sich ein zu langsamer Puls, ein niedriger Blutdruck und trophische Störungen der Haut und der Haare. Die Menstruation bleibt bereits in frühen Krankheitsstadien aus.

Die Diagnose wird klinisch gestellt. Andere Erkrankungen als Ursache der Abmagerung müssen ausgeschlossen sein.

Die Behandlung ist außerordentlich schwierig, da bei praktisch allen Betroffenen die *Krankheitseinsicht* fehlt. In der Regel muß die Behandlung im Krankenhaus eingeleitet werden.

Anfangs werden die Patientinnen häufig künstlich, z.B. über eine Magensonde, ernährt, um die lebensbedrohliche Auszehrung zu beheben. Gleichzeitig muß eine psychotherapeutische Behandlung einsetzen. In den Anfangsstadien der Erkrankung werden oft Neuroleptika (Psychopharmaka mit erregungsdämpfender und antipsychotischer Wirkung) gegeben.

Die Letalität der Erkrankung reicht bis zu 20%. Viele Betroffene haben noch jahre-, manchmal lebenslang, Eßstörungen unterschiedlichen Schweregrades oder bekommen Suchtprobleme und/oder andere psychiatrische Erkrankungen.

8.7.3 Bulimie

> ☐ **Bulimie** *(Bulimia nervosa, Eß-Brech-Sucht):* Ebenfalls psychisch bedingte Eßstörung, die durch heimliche „Freßanfälle" im Wechsel mit Erbrechen oder Fasten gekennzeichnet ist. Kann sowohl als Komplikation im Verlauf einer Anorexie als auch als eigenständige Erkrankung auftreten und betrifft vor allem Frauen zwischen 18 und 35 Jahren.

Die Bulimie setzt durchschnittlich etwas später ein als die Anorexia nervosa, häufig um das 18. Lebensjahr. Die Behandlung besteht in erster Linie in einer Psychotherapie.

8.7.4 Fettstoffwechselstörungen

> ☐ **Hyperlipoproteinämie** *(Hyperlipidämie):* Erhöhung des Triglyzeridspiegels und/oder des Cholesterinspiegels im Blut. Sehr häufige Erkrankung (ca. 20 % der Deutschen) mit enormer sozialer Bedeutung, da durch eine Hyperlipidämie koronare Herzkrankheit mit Herzinfarkt (☞ 2.5.2), Schlaganfälle (☞ 3.8) und arterielle Verschlußkrankheit begünstigt werden.

Die Grenzen für einen erhöhten Blutfettspiegel werden von verschiedenen Experten unterschiedlich hoch angesetzt (☞ Tab. 8.25 und 8.28).

	Serum-chole-sterin *	LDL-Chole-sterin *	HDL-Chole-sterin *	Trigly-zeride *
Normal	< 200	< 135	> 45	< 200
Grenz-wertig	200–250	135–155	35–45	200–300
Patho-logisch	> 250	> 155	< 35	> 300
* alle Werte in mg/dl				

Tab. 8.25: Richtwerte für die Blutfette. [B 200]

⇨ Krankheitsentstehung

Die **primären Hyperlipoproteinämien** sind genetisch bedingt.

Dagegen sind die häufigeren **sekundären** *(symptomatischen)* **Hyperlipoproteinämien** auf falsche Ernährung oder Grunderkrankungen wie Diabetes mellitus (☞ 8.5.2), Hypothyreose (☞ 8.3.4) oder bestimmte Nierenerkrankungen zurückzuführen.

Auch einige Medikamente, z.B. Thiaziddiuretika (☞ Pharma-Info 7.45) oder Östrogene („Pille") können den Blutfettspiegel erhöhen.

☀ Symptome und Untersuchungsbefund

Die meisten Hyperlipoproteinämien bereiten dem Patienten keinerlei Beschwerden und werden nur zufällig diagnostiziert. Die Erstsymptome sind oft Zeichen arteriosklerosebedingter Komplikationen, etwa ein Herzinfarkt (☞ 2.5.2) oder ein Schlaganfall (☞ 3.8).

Nur sehr hohe Blutfettspiegel führen zu **Xanthomen**, rötlich-gelben Hauttumoren, die durch Fetteinlagerung bedingt sind, oder in Extremfällen zu einer Bauchspeicheldrüsenentzündung. **Xanthelasmen** (gelbliche Fettablagerungen im Bereich der Augenlider) oder der **Arcus lipoides** (ringförmige, weißliche Hornhauttrübung) treten bei Patienten mit Fettstoffwechselstörungen gehäuft auf, sind aber in höherem Lebensalter auch bei Gesunden zu finden.

🔎 Diagnostik und Differentialdiagnose

Eine Blutabnahme nach zwölfstündiger Nahrungskarenz mit Bestimmung von Cholesterin, Triglyzeriden, HDL und LDL sichert die Diagnose.

Die Ultraschalluntersuchung des Abdomens zeigt evtl. eine Fettleber.

▪ Behandlungsstrategie

Liegen ursächliche Grunderkrankungen vor, werden diese behandelt.

Ansonsten besteht der erste Behandlungsschritt in einer fett- und cholesterinarmen Diät (☞ Pflege und Tab. 8.26). Führt diese nicht zu einer Normalisierung der Werte, ist eine medikamentöse Therapie angezeigt (☞ Pharma-Info 8.27).

In seltenen, sehr schweren Fällen können invasive Therapieverfahren erforderlich sein. Bei der **Lipid-Apherese** wird das LDL-Cholesterin außerhalb des Körpers aus dem Blut entfernt, die Methode ist also fast schon mit der Dialyse vergleichbar.

▦ Pflege bei Fettstoffwechselstörungen

Unerläßlicher Therapiebestandteil ist die Diät:
- Alkohol ist verboten, insbesondere bei Erhöhung der Triglyzeride

Nahrungs-mittel	Empfehlenswert	Nicht empfehlenswert
Obst und Gemüse	Frisches und Tiefkühlgemüse ohne Mehlschwitze oder Sahnesauce, Obst	Bei Übergewicht Obstsorten mit hohem Zucker- und Kaloriengehalt, z.B. Trauben
Kartoffeln/Teigwaren	Kartoffeln, Reis, Nudeln ohne Ei, jeweils ohne Fett zubereitet	Pommes frites, Kroketten, Bratkartoffeln, Reibekuchen,Kartoffelchips, Eiernudeln
Fleisch, Geflügel	Mageres Rind-, Kalb- und gelegentlich Schweinefleisch, Huhn, Hähnchen, Pute (ohne Haut)	Fettes Fleisch, Ente, Gans, Innereien
Fisch	Seelachs, Scholle, Schellfisch, Kabeljau, Rotbarsch	Aal, Bückling, Fischkonserven in Öl, Fischstäbchen o.ä. Fischfertiggerichte
Salate	Rohkostsalat, Fleischsalat nur mit Magerjoghurt und Gewürzen	Salate mit Mayonnaise, fast alle fertig käuflichen Fleisch-, Fisch-, Nudel-, Kartoffelsalate
Brot	Alle „normalen" Brotsorten, v.a. Vollkornprodukte	Stark fetthaltiges Gebäck wie Croissants, Schinkenhörnchen
Kuchen/ Süßwaren	Fettarme Teige ohne Ei, z.B. Hefeteig; Baiser	Ei- und stark fetthaltige Teige, z.B. Blätterteig, Biskuit; Nuß-Nougat-Creme
Wurst	Schinken ohne Fett, Corned Beef, Geflügelwurst	Alle „normalen" Wurstsorten wie z.B. Salami, Mettwurst, Mortadella
Käse	Magerquark, Käse bis 30% Fett i. Tr.	Alle übrigen
Fette	Margarinen mit hohem Anteil ungesättigter Fettsäuren, Sonnenblumen-, Soja-, Keim-, Distelöl	Butter, Schmalz, Speck, Kokos- oder Palmkernfett, einfache Margarinesorten, Mayonnaise
Eier	Eiweiß	Eigelb
Milch, -produkte	Fettarme Milch und -produkte	Vollmilch und -produkte, Sahne, Crème fraîche
Zubereitungs-arten	Kochen, Dünsten, Dämpfen, Garen in Folie, Braten ohne Fett	„Normales" Braten in Fett, Ausbacken oder Fritieren

Tab. 8.26: Empfehlenswerte und nicht empfehlenswerte Nahrungsmittel für eine cholesterinarme Diät. [B 200]

- Übergewicht sollte abgebaut werden
- Der Patient sollte mit dem Rauchen aufhören, da dies ein weiterer kardiovaskulärer Risikofaktor ist
- Die Nahrung muß fett- und cholesterinarm sein. Weniger als 30% der Kalorien sollten aus Fett stammen. Diese sollten sich auf mindestens 10% mehrfach ungesättigte, 10% einfach ungesättigte und höchstens 10% gesättigte Fettsäuren verteilen. (Mehrfach) ungesättigte Fettsäuren sind v.a. in pflanzlichen, gesättigte Fettsäuren v.a. in tierischen Fetten enthalten
- Der Verzehr von reichlich Ballaststoffen (mindestens 35 g täglich), insbesondere Haferkleie und Apfelpektin, senkt ebenfalls den Blutfettspiegel

✍ Pharma-Info 8.27 Medikamentöse Cholesterinsenkung

Folgende Substanzen werden zur Verhinderung von Folgeschäden bei zu hohem Blutcholsterinspiegel eingesetzt:

- **Sitosterin,** z.B. Sito-Lande®: Die Substanz vermindert die Cholesterinaufnahme im Dünndarm und ist bei leicht bis mäßig erhöhten Cholesterinspiegeln sowie in der Kombinationstherapie angezeigt. Bis auf geringe Magen-Darm-Beschwerden sind keine Nebenwirkungen bekannt

- **Anionenaustauscher,** z.B. Cholestyramin, etwa in Quantalan®: Nachteilig sind häufige Blähungen und Völlegefühl, weshalb bis zu 30% der Patienten das Medikament absetzen. Außerdem vermindern die Anionenaustauscher die Resorption anderer Medikamente, die daher 2 Stunden vor oder 4 Stunden nach den Anionenaustauschern eingenommen werden sollen

- **Nikotinsäureabkömmlinge,** z.B. Nikotinsäure, etwa in Niconacid®: Auch bei diesem Präparat sind Nebenwirkungen, vor allem ein mit der Zeit nachlassender *Flush*, andere Hauterscheinungen und Magen-Darm-Beschwerden, häufig. Harnsäure- und Blutzuckerspiegel können unter der Behandlung ansteigen

- **Fibrate,** z.B. Bezafibrat, etwa in Cedur®: Diese Substanzen sind – abgesehen von (seltenen) Magen-Darm-Beschwerden – meist nebenwirkungsarm und gut verträglich

- **HMG-CoA-Reduktasehemmer,** z.B. Lovastatin, etwa in Mevinacor®: Diese Stoffklasse senkt den Cholesterinspiegel am stärksten, und zwar um 30 – 40%. Der relativ guten subjektiven Verträglichkeit stehen einige ernste Nebenwirkungen im Bereich der Leber und der Muskulatur (Schmerzen durch Muskelfaserauflösung) gegenüber.

	Leicht erhöhtes Risiko	Mäßig erhöhtes Risiko	Hohes Risiko
Risiko-faktoren	• Cholesterin < 300 mg/dl *oder* • Cholesterin/ HDL-Quotient 4,5–5	• Zusätzlich ein kardio-vaskulärer Risikofaktor * *oder* • HDL < 35 mg/dl	• 2 kardiovaskuläre Risikofaktoren *oder* • Manifeste Gefäßer-kr. (z.B. KHK, Infarkt, pAVK) *oder* • Familiäre Hyper-cholesterinämie *oder* • Cholesterin > 300 mg/dl
Therapie-Ziel	• Cholesterin 195–230 mg/dl • LDL 155–175 mg/dl	• Cholesterin < 200 mg/dl • LDL 135–155 mg/dl	• Cholesterin < 195 mg/dl • LDL 115–135 mg/dl
* Risikofaktoren: Rauchen, Hypertonie, Diabetes mellitus, Übergewicht, Bewegungs-mangel			

Tab. 8.28: Risikoabschätzung bei Hyperlipoproteinämie. Das Therapieziel der Blutfettwerte ist vor allem davon abhängig, ob der Patient noch weitere Risikofaktoren aufweist. [B 200]

• Auch auf Zucker (Süßigkeiten!), Teigwaren und Mehlspeisen sollte der Patient weitgehend verzichten, um eine kohlenhydratverursachte Hyperlipoproteinämie zu vermeiden

• Die Patienten müssen immer wieder neu motiviert werden, da eine *lebenslange* Umstellung der Ernährungsgewohnheiten sehr schwer fällt.

• Unterstützend wirkt regelmäßige körperliche Aktivität.

🔖 Prognose und
📋 Patienteninformation

Risikofaktor Cholesterin. Von den verschiedenen Fetten besitzt das *Cholesterin* die größte Bedeutung als Risikofaktor der Arteriosklerose.

Nur wenn es gelingt, die erhöhten Blutfette (insbesondere das „schlechtere" LDL-Cholesterin) dauerhaft zu senken, wird das Risiko gefährlicher Folgeerkrankungen – insbesondere eines Schlaganfalls – deutlich vermindert.

Weitere Risikofaktoren (☞ Tab. 8.28) müssen unbedingt ausgeschaltet werden, da sie sich nicht nur addieren, sondern oftmals sogsr potenzieren.

8.7.5 **Vitaminmangel-syndrome und Hyper-vitaminosen**

Vitaminmangelsyndrome

➡️ Krankheitsentstehung

Vitaminmangelsyndrome treten auf als Folge von:

• Fehlernährung, z.B. bei Alkoholikern oder Personen, die sich in erster Linie mit Fast-Food-Produkten ernähren

• Erhöhtem Bedarf, z.B. während der Schwangerschaft und der Stillzeit

• Resorptionsstörungen, z.B. nach Magen-Darm-Resektionen

• Medikamenten, z.B. Langzeitgabe von Antibiotika.

📊 Symptome und Untersuchungsbefund

Leichte Vitaminmangelsymptome werden als **Hypovitaminosen,** schwere Krankheitsbilder als **Avitaminosen** bezeichnet. Vitaminmangelsymptome betreffen selten nur ein einzelnes Vitamin (☞ Tab. 8.29).

🔍 Diagnostik

Viele Vitamine oder ihre Metaboliten können direkt im Blut bestimmt werden.

🔖 Behandlungsstrategie

Die Grunderkrankung muß nach Möglichkeit beseitigt und das Vitamindefizit durch Zufuhr des Vitamins beseitigt werden.

🔖 Prognose

Während die leichteren Hypovitaminosen oft völlig reversibel sind, können Avitaminosen bleibende Schäden hinterlassen.

Hypervitaminosen

Hypervitaminosen, d.h. Krankheitserscheinungen durch eine zu *hohe* Vitaminzufuhr, sind nur bei den *fettlöslichen* Vitaminen A, D, E und K möglich, da diese im Körper gespeichert werden können. Sie werden meist durch Überdosierung von Vitaminpräparaten hervorgerufen:

• Die **Vitamin A-Hypervitaminose** zeigt sich *akut* durch Schmerzzustände, Schwindel und Erbrechen oder *chronisch* durch Knochenhautveränderungen, Blutungen und neurologisch-psychiatrische Störungen

• Die **Vitamin D-Hypervitaminose** äußert sich in Knochenentkalkung, Nierenverkalkungen und *Hyperkalzämie* (☞ 7.6.4)

• Hypervitaminosen der Vitamine E und K sind beim Menschen bisher nicht bekannt.

8.7.6 **Spurenelement-mangelsyndrome**

☞ *Tab. 8.30*

In unseren Breiten sind der *Eisen-* (☞ 9.5.2) und der *Jodmangel* (☞ 8.3.2) am häufigsten. Besonders bei Kindern spielt zusätzlich der *Fluormangel* bei der Kariesentstehung eine Rolle. Für viele Spurenelemente sind Mangelsyndrome beim Menschen nicht gesichert, auch wenn sie in der Laienpresse immer wieder postuliert und mit dem Verkauf entsprechender Präparate zur „Vorbeugung" verbunden werden. Nach heutigen Erkenntnissen kann man davon ausgehen, daß durch eine gesunde, vollwertige Ernährung der Spurenelementbedarf gedeckt wird.

Vitamin	Funktion	Vorkommen	Mangelerscheinungen	Tages-bedarf
Vit. A (Retinol)	Bestandteil des Sehpurpurs, Erhalt von Epithel- und Knorpelgewebe, Infektions-abwehr, Oxidationsschutz	Karotten, Kohl, Spinat, Leber, Milch (-produkte), Eier, Butter	Nachtblindheit, in schweren Fällen Blindheit, Atrophie und Verhornung von Haut/Schleimhäuten, Immun-schwäche, Wachstumsstörung	1–1,5 mg
Vit. D (Calci-ferol)	Regulation des Kalzium- und Phosphatstoffwechsels, Förderung der Kalzium-aufnahme aus dem Darm	(Fette) Fische, Lebertran, Eier, Leber, bei ausreichen-der UV-Bestrahlung (Son-nenlicht) Synthese in der Haut aus Vorstufen möglich	*Osteomalazie* (☞ 7.16.4), *Rachitis* (☞ 7.16 .4)	0,05 mg
Vit. E (Toko-pherol)	Oxidationsschutz bei Stoff-wechselvorgängen, Membranschutz	Getreidekeime, Vollkorn-produkte, Pflanzenöle, Blattgemüse	Nicht genau bekannt. Mangelzustän-de sollen angeblich häufig Ursache von nachlassender Lebenskraft und geistiger Vitalität sein	ca. 15 mg
Vit. K	Bildung einiger Blut-gerinnungsfaktoren	Grüne Gemüse, Fleisch, Milch (-produkte), Eier, Getreide, außerdem Bildung durch Darmbakterien	Blutgerinnungsstörungen. Häufig bei Säuglingen ohne entsprechende Prophylaxe und bei Leberzirrhose (☞ 6.4.6) auftretend	1 mg
Vit. B$_1$ (Thiamin)	Coenzym im Kohlenhydrat-stoffwechsel, Einfluß auf Herzfunktion und Nerven-tätigkeit	Hefe, Vollkornprodukte, Fleisch, Leber, Kartoffeln	Leistungsminderung, Appetitlosig-keit, Gewichtsverlust, Muskel-schwund, in schweren Fällen *Beri-Beri* mit Herzinsuffizienz, Ödemen und neurologischen Störungen	1–2 mg
Vit. B$_2$ (Ribo-flavin)	Als Enzymbestandteil Be-einflussung des gesamten Stoffwechsels und der Hormonproduktion	Hefe, Vollkornprodukte, Fleisch, Leber, Fisch, Eier, Milch (-produkte)	Anämie, Mundwinkelrhagaden, Entzündungen von Haut und Schleimhaut, Hornhautveränderun-gen, Wachstumsstörungen	1,5–2 mg
Niazin	Als Enzymbestandteil zentrale Stellung im Stoff-wechsel	Hefe, Fleisch, Leber, Fisch, Milch (-produkte), Eier, Kaffee, außerdem Bildung durch Darmbakterien aus der Aminosäure Tryptophan	*Pellagra (3 D-Krankheit)* mit Haut-entzündungen (Dermatitiden), Ver-dauungsstörungen (Diarrhoe) und neurologisch-psychiatrischen Störun-gen (z.B. Depressionen, Polyneuritis)	ca. 15–20 mg
Vit. B$_6$ (Pyrido-xin)	Enzymbestandteil v.a. im Eiweißstoffwechsel, Einfluß auf Nerven- und Immun-system und Blutbildung	Hefe, Vollkornprodukte, Hühner- und Schweine-fleisch, Fisch, Grüngemüse, Kartoffeln, Bananen	Anämie, neurologische Störungen (z.B. Neuritis, Bewegungsstörungen, Krämpfe), Dermatitis	2 mg
Vit. B$_{12}$ (Cobal-amin)	Enzymbestandteil v.a. Einfluß auf Blutzellbildung, Nervensystem und Eiweiß-stoffwechsel	Alle tierischen Lebens-mittel. Problem: Zur Re-sorption wird *intrinsic factor* benötigt	Häufig: *Perniziöse Anämie* (☞ 9.5.3)	5–10 µg
Folsäure	Aufbau von Nukleinsäuren, Schlüsselposition bei Synthese aller kleinen organischen Moleküle	Vollkornprodukte, Fleisch, Leber, Milch (-produkte), Eier, Kohl, Spinat u.a Gemüse	Häufig: Makrozytäre Anämie, Abwehrschwäche, Veränderungen der Darmschleimhaut. Im Embryo-nalstadium: Häufung von Neuralrohr-defekten (z.B. Spina bifida)	ca. 0,1 mg
Panto-thensäure	Zentraler Enzymbestandteil im gesamten Stoffwechsel	Fast alle Lebensmittel	Nicht bekannt	10 mg
Biotin (Vit. H)	Als Enzymbestandteil Ein-fluß auf Kohlenhydrat-, Aminosäuren- und Fett-säurenstoffwechsel	Synthese durch Darmflora, außerdem Innereien, Soja-bohnen, Eigelb	Dermatitis, Haarausfall, ZNS- und Fettstoffwechselstörungen	2 mg
Vit. C (Ascor-binsäure)	Aufbau von Bindegeweben (Knochen, Wundheilung) und Hormonen, wahrsch. auch Oxidationsschutz	Frisches Obst und Gemüse, Tomaten, Kartoffeln	Infektanfälligkeit, in schweren Fällen *Skorbut* mit Blutungsneigung, verzö-gerter Wundheilung, Zahnausfall und Störung des Knochenwachstums	75 mg

Tab. 8.29: Übersicht über Funktion, Vorkommen, Mangelerscheinungen sowie Tagesbedarf der Vitamine.
Gelb unterlegt = fettlösliche Vitamine, braun unterlegt = wasserlösliche Vitamine. [B 200]

Ele-ment	Körper-bestand	Mangel-erscheinung	Tages-bedarf *
Eisen	4,0–5,0 g	Hypochrome Anämie (Blutarmut)	0,5–5 mg
Zink	1,4–2,3 g	Wachstumsstörun-gen, Haarausfall, ver-zögerte Wundheilung	0,4–6 mg
Kupfer	0,08–0,12 g	Anämie (Blutarmut), Wachstumsstörungen	1,0–2,5 mg
Man-gan	0,01–0,03 g	Unfruchtbarkeit, Knochenmißbildung	2,0–5,0 mg
Mo-lybdän	ca. 0,02 g	Beim Menschen keine bekannt	ca. 0,4 mg
Jod	0,01–0,02 g	Struma (Kropf, sehr häufig), Schilddrüen-unterfunktion (selten)	0,1–0,2 mg
Kobalt	ca. 0,01 g	Makrozytäre Anämie	< 1,0 mg
Selen	0,02–0,1 g	Störungen des Immunsystems**	ca. 0,05 mg
Chrom	< 0,006 g	Beim Menschen keine bekannt	< 0,005 mg
Fluor	Nicht genau bekannt	Gehäuft Karies	ca. 1,0 mg

*   Abhängig von Alter, Geschlecht und Funktionszustand des Organismus (Schwangerschaft usw.)
** Nicht gesichert, Wirkung evtl. als „Oxidationsschutz"

Tab. 8.30: Essentielle Spurenelemente und gesicherte bzw. wahrscheinliche Spurenelementmangelsyndrome. [B 200]

8.8 Hyperurikämie und Gicht

Purine: Bestandteile der Nukleinsäuren. Endprodukt des Purinstoffwechsels ist beim Menschen in erster Linie die **Harnsäure.**
(Primäre) Hyperurikämie: Erbliche Störung im Purinstoffwechsel mit Harnsäureerhöhung im Serum über 7 mg/dl (= 420 µmol/l) – *häufig.*
Sekundäre Hyperurikämien: Harnsäureerhöhung z.B. infolge vermehrten Zelluntergangs (etwa unter Zytostatikatherapie) oder Nieren-funktionsstörungen – *selten.*

Bei hoher Harnsäurekonzentration fallen Harnsäurekristalle *(Urate)* aus, lagern sich v.a. in den Gelenken ab und führen dort zu der typischen Entzündungsreaktion im Rahmen eines Gichtanfalls.

Gicht *(Urikopathie, Arthritis urica):* Klinische Manifestationsform der Hyperurikämie, äußert sich v.a. in Gichtanfällen mit starken Gelenkbeschwerden. Betrifft in 95% Männer, vor allem solche mit Übergewicht, Fettstoffwechselstörungen, Diabetes mellitus und Hypertonus.

Symptome und Untersuchungsbefund
Die Hyperurikämie verläuft über lange Zeit völlig symptomlos, bis dann völlig überraschend und meist in der Nacht ein **akuter Gichtanfall** einsetzt. Anfangs ist nur ein Gelenk, am häufigsten das Großzehengrundgelenk **(Podagra)** betroffen. Es ist stark geschwollen, gerötet und extrem schmerzhaft. Im weiteren Verlauf der Erkrankung wechseln akute Gichtanfälle mit symptomfreien Intervallen ab.

Unbehandelt entwickelt sich nach ca. 5 – 15 Jahren die **chronische Gicht,** die durch Gelenkdeformierungen und Harnsäureablagerungen **(Gichttophi)** in Weichteilen und Knochen gekennzeichnet ist.

In allen Stadien der Erkrankung kann eine **Gichtnephropathie** *(Gichtniere)* komplizierend hinzutreten. Uratablagerungen führen zu einer Nierenentzündung, denen sich oft eine bakterielle Nierenbekkenentzündung aufpfropft. Nierensteine treten gehäuft auf. In Spätstadien der Gichtniere ist die Nierenfunktion eingeschränkt (☞ 7.13).

Diagnostik und Differentialdiagnose
Die Blutuntersuchung zeigt eine Hyperurikämie. Selten ist eine Punktion des betroffenen Gelenks erforderlich (Uratkristalle nachweisbar). In fortgeschrittenen Stadien einer Gicht sind in der Röntgenleeraufnahme typische Knochendefekte sichtbar.

Behandlungsstrategie
Beim *akuten Gichtanfall* werden entzündungs- und schmerzhemmende Medikamente gegeben:
*   Colchizin, z.B. Cochicum-dispert®, vier Stunden lang 1 mg oral pro Stunde, dann 0,5 – 1 mg alle zwei Stunden, jedoch nicht mehr als 8 mg/Tag. Schnelle Dosisreduktion am 2. Tag. Die rasche Wirksamkeit des Colchizins bei Gicht ist so typisch, daß sie auch als diagnostisches Kriterium benutzt wird. Hauptnebenwirkungen des Colchizin sind Durchfälle, Übelkeit, Erbrechen, Knochenmarkdepression und Haarausfall
*   Alternativ oder zusätzlich Indometazin, z.B. Amuno®, oder andere entzündungs- und schmerzhemmende Substanzen wie etwa Diclofenac (z.B. Voltaren®)
*   Glukokortikoide *intraartikulär* (in das Gelenk hinein) oder systemisch nur bei Erfolglosigkeit obiger Behandlungsschritte.

Nach Abklingen des akuten Gichtanfalls wird der Harnsäurespiegel durch Diät (☞ Pflege) und Medikamente gesenkt. Mittel der Wahl ist Allopurinol, beispielsweise in Zyloric®, das die Harnsäureproduktion reduziert. Hauptnebenwirkung sind Magen-Darm-Beschwerden.

Sog. *Urikosurika,* die die Harnsäureausscheidung erhöhen (z.B. Benzbromaron), werden heute nur noch selten gegeben.

⊡ Pflege bei Hyperurikämie und Gicht

- Im akuten Gichtanfall wirken kühlende Alkohol-Umschläge und Ruhigstellung des betroffenen Gelenks beschwerdelindernd
- Insbesondere bei der Behandlung mit Urikosurika muß der Patient viel trinken. Die tägliche Urinmenge sollte mindestens 2 l betragen, um die Bildung von Harnsäuresteinen zu verhindern
- Eine Urinalkalisierung, etwa durch Uralyt-U®, kann bei erhöhtem Harnsäureanfall, z.B. während einer Chemotherapie, angezeigt sein. Dann sind Urinkontrollen mit Indikatorpapier erforderlich (angestrebt wird ein pH von 5 – 7)
- Extreme körperliche Anstrengung und Unterkühlung sollten vermieden werden
- Die Ernährung sollte *purinarm* sein. Fleisch ist nur in kleinen Portionen erlaubt. Auf Innereien, Wild, Sardinen und Fleischextrakte muß der Patient ganz verzichten. Auch Kaffee sollte gemieden werden. Als Eiweißträger sind Milch und Milchprodukte sowie bei normalem Blutcholesterinspiegel Eier geeignet
- Bei übergewichtigen Patienten ist eine Gewichtsnormalisierung anzustreben. Verboten sind jedoch radikale Fastenkuren, da diese den Harnsäurespiegel erhöhen

◫ Patienteninformation

Die Prognose ist heute für die überwiegende Mehrzahl der Patienten gut.

8.9 Osteoporose

> **⊡ Osteoporose:** Krankhafte Verminderung der Knochenmasse bei erhaltener regelrechter äußerer Knochenform.

⇨ Krankheitsentstehung

Die Ursache der häufigsten Form, der **primären Osteoporose,** ist bislang ungeklärt. Sie befällt vor allem Frauen nach den Wechseljahren (25% aller Frauen über 60 Jahre sind betroffen). Wichtigster Faktor bei der Krankheitsentstehung ist wahrscheinlich der Östrogenmangel der Frau nach der Menopause.

Insgesamt seltener, aber bei Männern häufiger, ist die **sekundäre Osteoporose,** bei der die Ursache bekannt ist, z.B. Langzeitbehandlung mit Glukokortikoiden (☞ Pharma-Info 8.26) oder Diabetes mellitus (☞ 8.5).

▣ Symptome und Untersuchungsbefund

Viele Osteoporose-Erkrankte sind beschwerdefrei, bis sie durch eine sonst harmlose Verletzung einen Knochenbruch erleiden, typischerweise eine Wirbelkörper- oder Schenkelhalsfraktur. Andere berichten über Rückenschmerzen, die durch Wirbelkörperverformungen mit reaktiven Muskelverspannungen bedingt sind. Auch der „Witwenbuckel" älterer Frauen ist Zeichen einer Osteoporose.

🔎 Diagnostik und Differentialdiagnose

Die Diagnose wird anhand der Klinik, Anamnese und Röntgenaufnahmen (v.a. der Wirbelsäule) gestellt. Evtl. ist auch eine Knochendichtemessung *(Osteodensitometrie)* erforderlich.

Der Abgrenzung von der **Osteomalazie** (zu weicher Knochen mit Verbiegungstendenz meist durch Störung des Vitamin D-Stoffwechsels) dienen Blutuntersuchungen.

▮ Behandlungsstrategie bei primärer Osteoporose

Bei einer klinisch manifesten Osteoporose ist oft eine medikamentöse Schmerzbekämpfung, z.B. mit nichtsteroidalen Antirheumatika (☞ Pharma-Info 10.10), notwendig. Physikalische Maßnahmen (z.B. Massagen, warme Bäder) und krankengymnastische Übungen zur Muskelstärkung und das Anpassen eines Mieders bei Wirbelsäulendeformierungen und instabilen Frakturen sind weitere Maßnahmen.

Durch Gabe von Östrogenen (☞ Prophylaxe), Fluoriden (z.B. Mono-Tridin®) in Kombination mit Kalzium, Calcitonin (z.B. Karil® s.c.) und evtl. Anabolika oder Biphosphaten wird versucht, die Knochenbildung zu fördern und den Knochenabbau zu hemmen.

⊡ Pflege

Die Betroffenen sind vor allem vor Verletzungen (Stürzen!) zu schützen.

⚕ Prognose

Ist die Osteoporose einmal vorhanden, läßt sich der Knochen nur unvollständig wieder aufbauen. Daher ist die Osteoporoseprophylaxe besonders wichtig.

◫ Prophylaxe und Patienteninformation

Nur eine frühe Prophylaxe kann die (primäre) Osteoporose verhindern. Nach heutigen Erkenntnissen ist hierzu (bei Frauen) am besten eine niedrigdosierte Östrogenprophylaxe nach den Wechseljahren geeignet, da der Körper ohne das Hormon nur wenig Kalzium in die Knochen einbauen kann. Außerdem kann jeder einer Osteoporose vorbeugen, indem er Zeit seines Lebens für genügend körperliche Bewegung sorgt und auf eine ausreichende Kalziumzufuhr achtet.

8.10 Diabetes insipidus

Beim **Diabetes insipidus** ist die Wasserrückresorption in der Niere gestört. Dem **zentralen Diabetes insipidus** liegt eine zu geringe ADH-Sekretion zugrunde, z.B. bei Hypothalamus- und Hypophysentumoren oder Gehirnentzündungen. Beim sehr seltenen **renalen Diabetes insipidus** dagegen sprechen die Nieren nicht auf das gebildete ADH an.

Der Patient hat eine Polyurie, wobei die täglichen Urinmengen bis zu 20 l betragen können. Durch den Flüssigkeitsverlust ist der Kranke immer durstig. Kann der Patient nicht so viel trinken, wie er ausscheidet, entsteht eine Exsikkose.

Die **Diagnose** Diabetes insipidus wird durch Bestimmung der Urinosmolarität sowie evtl. einen *Durstversuch* (Harnkonzentrierung bei Verminderung des Flüssigkeitsangebots?) und probeweise Zufuhr von ADH gestellt.

Nur selten liegt eine behandelbare Grunderkrankung vor. Für den zentralen Diabetes insipidus stehen heute Abkömmlinge des ADH zur Verfügung (z.B. Desmopressin, etwa in Minirin®). Beim renalen Diabetes insipidus bleibt nur der Ausgleich von Flüssigkeits- und Elektrolytverlusten.

Pflegerisch ist zu beachten, daß die Trinkmenge bei Patienten mit einem Diabetes insipidus nicht beschränkt werden darf, da das Trinken eine Schutzfunktion vor Exsikkose hat.

8.11 Apudome: Insulinom, Gastrinom und Karzinoid

Als **Apudome** werden endokrin aktive Tumoren des **APUD-System** (Hormonsystem neuralen Ursprungs) bezeichnet. Apudome sind häufig im Magen-Darm-Trakt lokalisiert.

- Das **Insulinom** ist der häufigste endokrine Bauchspeicheldrüsentumor und in 90% der Fälle gutartig. Die Insulinüberproduktion führt zu allen Zeichen einer Hypoglykämie (☞ 8.5.4) und oft auch zu psychischen Auffälligkeiten. Die Behandlung ist operativ
- Das meist in Bauchspeicheldrüse oder Zwölffingerdarm lokalisierte **Gastrinom** führt zum **Zollinger-Ellison-Syndrom,** mit ständig wiederkehrenden Magen- und Zwölffingerdarmgeschwüren sowie Durchfällen. Bei einem Teil der Patienten gelingt es, das Tumorgewebe operativ zu entfernen. Bei Inoperabilität ist eine symptomatische Behandlung z.B. mit H_2-Blockern oder Omeprazol (etwa Sostril® bzw. Antra®) möglich
- Als **Karzinoide** werden serotoninproduzierende Tumoren des Magen-Darm-Trakts und der Lunge bezeichnet (*Serotonin* ist ein Überträgerstoff, dessen physiologische Bedeutung bis heute nicht ganz geklärt ist). Die Tumoren zeigen sich durch Durchfälle und einem **Flush-Syndrom** mit rötlicher Verfärbung insbesondere des Gesichts- und Halsbereiches. Ist eine operative Tumorentfernung nicht möglich, ist die Prognose schlecht.

✿ Wiederholungsfragen

1. Wie werden Patienten mit einer Unterfunktion des Hypophysenvorderlappens behandelt? (☞ 8.2.1)

2. Welche Symptome können eine Überfunktion des Hypophysenvorderlappens anzeigen? (☞ 8.2.2)

3. Welche Blutuntersuchungen werden in der Schilddrüsendiagnostik durchgeführt? (☞ 8.3.1)

4. Welche pflegerischen Maßnahmen sind wichtig im Zusammenhang mit einer Schilddrüsenszintigraphie? (☞ 8.3.1)

5. Wie werden Patienten mit Hyperthyreose gepflegt? (☞ 8.3.3)

6. Was steht bei der Pflege von Patienten mit Hypothyreose im Vordergrund? (☞ 8.3.4)

7. Welche Symptome können auf ein Schilddrüsenkarzinom hinweisen? (☞ 8.3.6)

8. Welche wesentlichen Unterschiede bestehen zwischen Typ I- und Typ II-Diabetes? (☞ 8.5)

9. Wie wird der orale Glukosetoleranztest durchgeführt? (☞ 8.5.2)

10. Wie unterscheiden sich hyperglykämisches Koma und hypoglykämischer Schock? (☞ 8.5.3 und 8.5.4)

11. Mit welchen Spätkomplikationen ist bei Diabetes mellitus zu rechnen? (☞ 8.5.5)

12. Was müssen Diabetiker bei der Körperpflege beachten? (☞ 8.5.8)

13. Welche Probleme können nachts bei Diabetikern auftreten? (☞ 8.5.8)

14. Welche Kontrollen muß der Diabetiker regelmäßig selbst durchführen? (☞ 8.5.10)

15. Welche Symptome weisen auf ein Cushing-Syndrom hin? (☞ 8.6.1)

16. Worauf ist bei Patienten unter Glukokortikoidtherapie zu achten? (☞ Pharma-Info 8.21)

17. Welche Aspekte stehen bei der Pflege von Patienten mit Fettstoffwechselstörungen im Vordergrund? (☞ 8.7.4)

18. Wie werden Patienten mit Gicht gepflegt? (☞ 8.8)

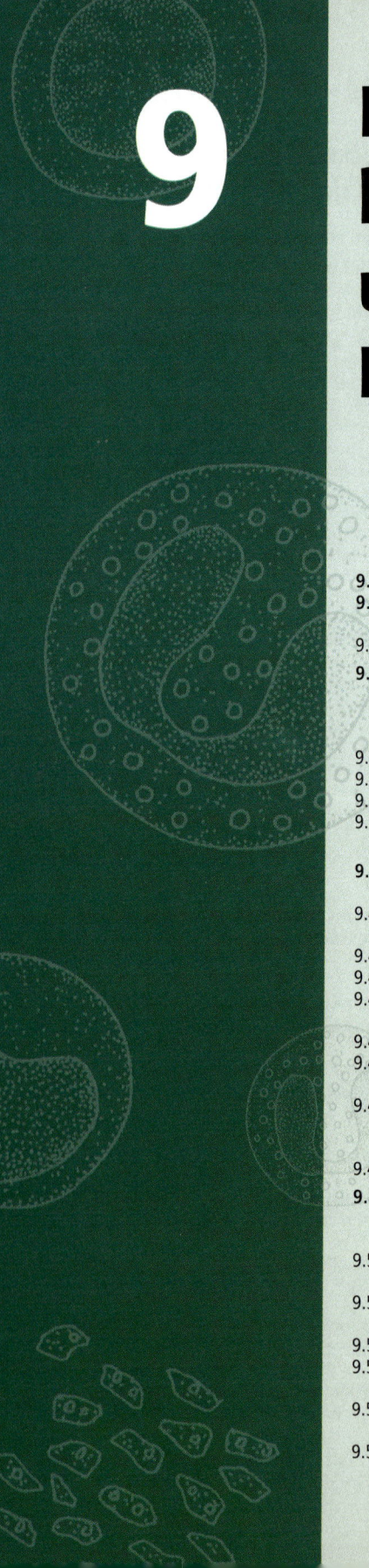

9 Pflege bei hämatologischen und onkologischen Erkrankungen

Die medizinischen Fachgebiete

:: **Hämatologie:** Teilgebiet der Inneren Medizin, das sich mit den Erkrankungen des Blutes und der blutbildenden Organe sowie den Krankheiten der Bluteiweiße, der Blutgerinnung *(Hämostaseologie)* und des Lymphsystems *(Lymphologie)* befaßt.

:: **Onkologie:** Berührt als Lehre von den Tumoren und ihrer Behandlung alle Gebiete der Medizin. Im engeren Sinn bezeichnet man mit Onkologie heute die *internistische Onkologie*, welche auf die Tumoren des blutbildenden Systems zentriert ist.

9.1 Wichtige Begriffe

Staging: Bestimmung der Ausdehnung eines bösartigen Tumors und seine Einordnung in das TNM-System (☞ 1.8).

Teilremission *(partielle Remission):* Deutliches Ansprechen eines Tumors auf die Behandlung. Es sind aber weiterhin Tumorzeichen vorhanden.

Vollremission *(komplette Remission, anscheinende Heilung):* Der Tumor ist nach der Behandlung nicht mehr nachweisbar, und der Patient ist beschwerdefrei. Winzige Tumorzellnester (sog. **Mikrometastasen**) können aber verblieben sein und zu einem **Tumorrezidiv** *(Wiederauftreten des Tumors)* führen.

5 Jahres-Überlebensrate: Anteil der Patienten mit einer bestimmten Erkrankung in Prozent, die nach 5 Jahren (meist gerechnet ab Diagnosestellung) noch *leben*. *Nicht* identisch mit der **Heilungsrate** eines Tumors (☞ oben), da Rezidive noch mehr als 10 Jahre nach der Vollremission auftreten können.

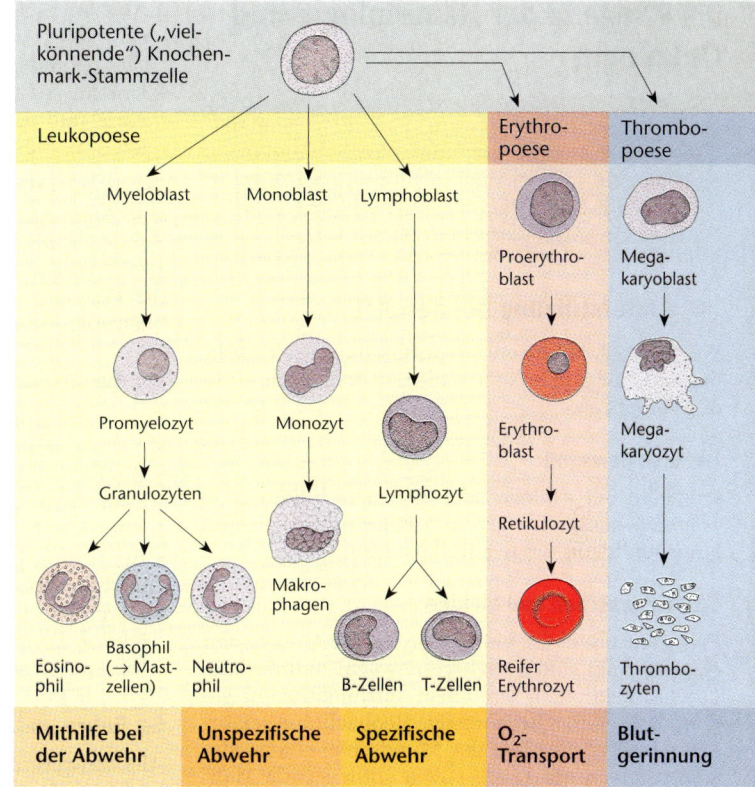

Abb. 9.1: Hämatopoese. [B 108]

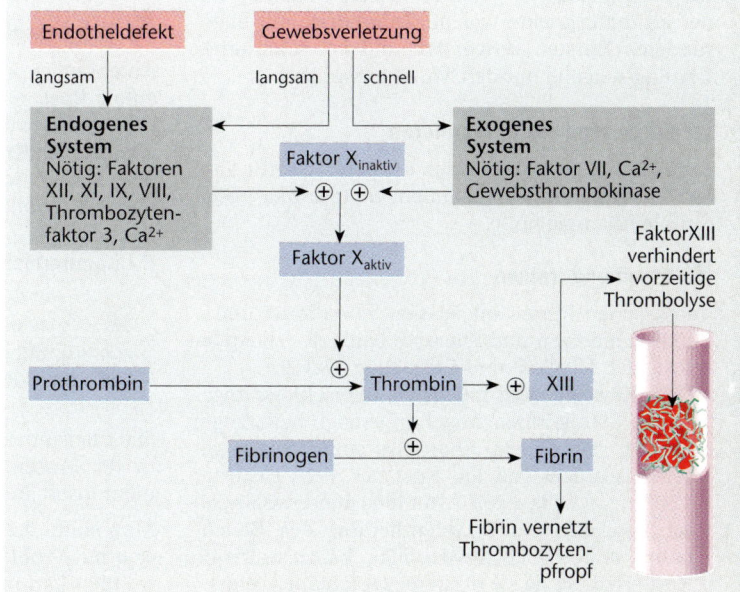

Abb. 9.2: Schematischer Ablauf der Gerinnung (Gerinnungskaskade). [B 108]

9.2 Pflege in der Hämatologie und Onkologie

> 📖 Insbesondere jüngere Patienten geraten durch ihre Tumorerkrankung plötzlich und unvorbereitet in eine fundamentale Lebenskrise. Die Pflege spielt für die Überwindung dieser Krise eine entscheidende Rolle.

9.2.1 Unterstützung bei den ATL

Welche ATL bei einem Tumorkranken beeinträchtigt sind, hängt in hohem Maße von der Lokalisation des Tumors ab.

🐾 Sich bewegen

Patienten mit Anämie oder allgemeiner Schwäche ermüden bereits bei geringer Belastung rasch und brauchen häufig längere Ruhepausen.

🧼 Sich waschen und kleiden

Patienten mit einer Verminderung der Leukozyten (Leukopenie) sind abwehrgeschwächt und deshalb durch Infektionen, vor allem Pilzinfektionen, gefährdet (☞ 9.2.3). Regelmäßige Beobachtung gefährdeter Stellen wie etwa der Mundschleimhaut oder Hautfalten in der Leiste sowie vorbeugende Maßnahmen mit sorgfältiger Körperhygiene können helfen, Infektionen zu vermeiden.

Bei Störungen des Gerinnungssystems können Blutungen auftreten. Deshalb sollen die Patienten bei der Zahnpflege eine weiche Zahnbürste mit abgerundeten Borsten verwenden und bei sehr hoher Blutungsneigung nur den Mund ausspülen.

🌡 Körpertemperatur regulieren

Regelmäßige Kontrollen der Körpertempertur sind bei Patienten mit Leukämien, Zytostatika- oder Strahlentherapie nötig.

🍽 Essen und trinken

Tumorleiden führen oft zu Gewichtsverlust und – durch Schmerzen und Therapie bedingt – zu Appetitlosigkeit, Übelkeit und Erbrechen. Daher:
- Dem Kranken wird möglichst Wunschkost angeboten. Evtl. können Angehörige auch bevorzugte Speisen mitbringen. Allerdings sollte darauf geachtet werden, daß die Kost bei nicht gestörter Verdauung ballaststoff-, vitamin- und eiweißreich ist. Patienten mit Strahlentherapie des Bauchraums sollten leicht verdauliche, ballaststoffarme Kost erhalten, da sie oft unter Durchfällen leiden
- Viele Patienten vertragen 5 – 6 kleine Mahlzeiten besser als drei große

- Abwehrgeschwächte Patienten dürfen keine stark verkeimten Lebensmittel wie z.B. Blattsalate zu sich nehmen
- Kranke mit erhöhter Blutungsgefahr müssen auf harte und scharfkantige Nahrungsmittel verzichten (z.B. Nüsse).

Reicht die orale Nahrungsaufnahme dennoch nicht aus, kann sie durch parenterale Ernährung oder Sondenernährung (☞ 5.1.2, 5.1.3) ergänzt oder ersetzt werden. Wichtig sind Gewichtskontrollen und die Flüssigkeitsbilanzierung zur Überwachung der Nahrungsaufnahme.

🚽 Ausscheiden

Stuhl und Urin müssen auf Veränderungen beobachtet werden:
- Blutbeimengungen (sichtbares Blut in Urin oder Stuhl, Teerstühle) können z.B. bei Gerinnungsstörung oder Magengeschwüren auftreten
- Bei Harnwegsinfekten ist der Urin oft flockig oder riecht anders als sonst
- Durchfälle können sowohl Folge einer Darminfektion als auch einer Zytostatika- oder Strahlentherapie sein (☞ 9.5.2, 9.5.3).

😴 Ruhen und schlafen

Alle schwerkranken Patienten brauchen viel Ruhe und Schlaf, um Kräfte zu sammeln. Oft vermögen entspannende Waschungen, Wärmeanwendung, ein Gespräch oder Musik das Einschlafen zu erleichtern.

🎨 Sich beschäftigen

Ablenkung von der Krankheit ermöglicht dem Patienten Phasen der Entspannung. Allerdings sollte sich der Betroffene nicht *nur* ablenken, sondern auch seiner Krankheit stellen. Sich mit der Krankheit auseinanderzusetzen gelingt manchen besser durch Mal- oder Musiktherapie.

😊 Kommunizieren und 🙏 Sinn finden

> 📖 Zentrales Problem in der Krise einer Tumorerkrankung ist es, den **Sinn** des Lebens nicht zu verlieren oder ihn (neu) zu finden.

Die Pflegenden können die Probleme des Patienten in der Auseinandersetzung mit seiner Krankheit nicht lösen, ihn aber unterstützen.

Man sollte dem Patienten nicht nur *sagen*, daß er sich mit Problemen jederzeit an das Pflegepersonal wenden kann, sondern ihn dies auch durch kleine Gesten *spüren* lassen und auf Gesprächssignale des Patienten achten. Auf der anderen Seite muß auch der Wunsch des Patienten, nicht über die Krankheit reden zu wollen, respektiert werden.

Wichtig ist auch, andere Berufsgruppen in die psychische Betreuung des Patienten einzubeziehen. Dies können die Krankenhausseelsorger der Kirchen, Psychologen oder Psychotherapeuten, aber auch Mitglieder von Selbsthilfegruppen sein

Sich als Frau oder Mann fühlen und verhalten

Die Bedeutung sexueller Fragen variiert bei Tumorpatienten erheblich. Probleme ergeben sich von drei verschiedenen Seiten: Von der Psyche, vom Tumor und von der onkologischen Therapie.

Psychologische Störgrößen:
• Vermindertes Selbstwertgefühl
• Dominierendes Krankheitsbewußtsein
• Reaktive Depression
• Vermutete Ansteckungsgefahr
• Manifestwerden latenter Beziehungsstörungen.

Tumorbedingte Störungen:
• Tumorbefall der Geschlechtsorgane
• Tumorbefall des ZNS (Querschnitt, Hirntumor)
• Tumorbefall von Hormondrüsen.

Therapiebedingte Störungen:
• Funktionelle Störungen nach OP am Genitale (z.B. Impotenz nach Prostata-OP)
• Infektion und Wundschmerz
• Erschöpfung nach OP, Chemo- oder Radiotherapie
• Änderungen der Libido und der Potenz durch Hormontherapie.

9.3 Hauptbeschwerden und Leitbefunde des hämatologisch-onkologischen Patienten

> ⚠ Vorsicht! Das Heimtückische an Tumorerkrankungen ist, daß sie sich meist eine ganze Zeit lang nur durch „diffuse" Beschwerden äußern. Ein entsprechend langer Zeitraum verstreicht bis zur Diagnosestellung und bis zum Therapiebeginn.

9.3.1 Fieber und Nachtschweiß

Bei manchen Tumoren und hämatologischen Erkrankungen stellen *Fieberzustände* und *Nachtschweiß* lange Zeit die Hauptbeschwerden des Patienten dar. Beispielsweise haben 5 – 10% der Patienten mit einem Morbus Hodgkin (☞ 9.8.1) typische, wellenförmige Fieberschübe **(Pel-Ebstein-Fieber)**.

9.3.2 Anämie (Blutarmut)

> 🔅 **Anämie** *(Blutarmut)*: Verminderung der Erythrozytenzahl (☞ 9.6.1) Eigenständige Krankheit oder Folge einer anderen Erkrankung.

Anämische Patienten fühlen sich müde, und ihre Leistungsfähigkeit ist eingeschränkt. Sie sehen blaß aus, ihre Schleimhäute und auch die Bindehäute sind heller als beim Gesunden. Um trotz der Anämie genug Sauerstoff zu transportieren, schlägt das Herz schneller *(Tachykardie)*. Eine unbekannte koronare Herzkrankheit (☞ 2.5.1) kann sich infolge der Anämie erstmals durch Herzschmerzen zeigen. Bei vielen älteren Anämiepatienten mit einer Arteriosklerose der hirnversorgenden Blutgefäße sinkt die Sauerstoffversorgung des Gehirns so weit ab, daß neurologische Störungen wie z.B. Verwirrtheit auftreten. Je nach Ursache der Anämie bestehen weitere Symptome, die auf die Grunderkrankung hinweisen.

9.3.3 Infektionsneigung

Infektionsneigung bei Zytostatikatherapie, ☞ *9.5.2*

Bluterkrankungen sowie ausgedehnte Tumorleiden verursachen häufig eine **Abwehrschwäche** und dadurch eine erhöhte **Infektionsneigung**. Ursache der Abwehrschwäche ist ein Mangel an *funktionsfähigen* Abwehrzellen im Blut. Die Infektionen treten nicht nur häufiger auf, sondern verlaufen auch schwerer als bei Abwehrgesunden. Die Gefahr einer Sepsis oder einer ZNS-Beteiligung ist groß.

9.3.4 Lymphknotenvergrößerung (Lymphom)

Maligne Lymphknotenvergrößerungen sind schmerzlos, hart und evtl. mit dem darunterliegenden Gewebe verbacken. Der Patient bemerkt die Schwellung meist zufällig.

Lymphknotenschwellungen können *lokal* (nur an *einer* Körperregion, z.B. bei lokal begrenzten Entzündungen oder Tumoren), oder *generalisiert* (an weiten Teilen des Körpers, z.B. bei bösartigen Erkrankungen des lymphatischen Systems) auftreten.

> 🕮 Jede über Wochen bestehende, scheinbar grundlose Vergrößerung der Lymphknoten ist verdächtig und muß abgeklärt werden, auch wenn sich der Patient sonst wohl fühlt. Nur so kann eine bösartige Erkrankung ausgeschlossen werden.

9.4 Diagnostik in der Hämatologie und Onkologie

9.4.1 Anamnese und körperliche Untersuchung

Wichtige Bestandteile der **Anamneseerhebung** in der Hämatologie und Onkologie sind:

- Ernährungs- und Medikamentenanamnese
- Schmerzanamnese
- Frage nach Gewichtsabnahme
- Frage nach Appetitlosigkeit und Abneigung gegenüber bestimmten Nahrungssmittel
- Bei Anämie die Frage nach schwarzem Stuhlgang **(Teerstuhl,** ☞ 5.2.5) und Stärke der Regelblutung.

Die **körperliche Untersuchung** umfaßt alle Elemente einer gründlichen allgemein-internistischen Untersuchung.

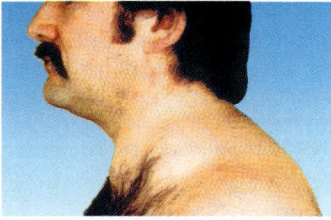

Abb. 9.3: Patient mit deutlich sichtbaren Lymphknotenvergrößerungen (Lymphomen) am Hals und oberhalb des Schlüsselbeins. [T 191]

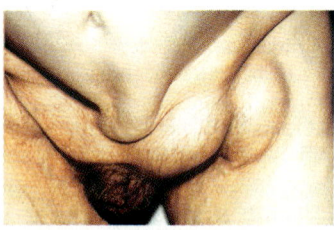

Abb 9.4: Gleicher Patient mit großen Lymphomen in den Leistenbeugen. Solch große Lymphknotenpakete sind typisch für die chronisch-lymphatische Leukämie (CLL, ☞ 9.6.4). [T 191]

☝ Entscheidende Bedeutung hat die (Blut-)Labordiagnostik: Praktisch jede hämatologisch-onkologische Erkrankung gibt sich durch – leider oft uncharakteristische – Blutwertveränderungen zu erkennen.
Die Blutsenkung und CRP (C-reaktives Protein, ☞ 13.17) dienen als allgemeine Bluttests, die Blutbilder und Tumormarker (☞ 9.3.7) als erste differenzierende Untersuchungen.

9.4.2 Blutsenkung

☞ *13.14*

Die **Blutsenkung,** oder – präziser – *Blutkörperchensenkungsgeschwindigkeit* (**BSG**, BKS oder *Blutsenkungsreaktion, BSR)*, gibt an, wie schnell die Erythrozyten in durch Zitratzusatz ungerinnbar gemachtem Blut sedimentieren. Normal ist eine Absenkung um 3 – 15 mm in der ersten Stunde bei Frauen und um 3 – 10 mm bei Männern, gemessen in einem speziellen Senkungsröhrchen.

Eine beschleunigte BSG tritt bei systemischen Infektionen, sonstigen Entzündungen, Tumoren und Veränderungen der Bluteiweiße auf.

Die BSG wird aus venösem Blut wie folgt bestimmt: Senkungskapillare je nach Herstellerangabe mit Blut füllen und senkrecht in den Ständer stellen. Der Blutspiegel muß dem Nullwert der Skala entsprechen (nach *Westergren* 200 mm hoch). Wecker auf 1 Stunde stellen, dann BSG ablesen (= Zahlenwert der Skala an der Grenze zwischen festen und flüssigen Blutbestandteilen). Wert ins Protokoll eintragen. Ggf. Weckerstellen, Ablesen des Wertes und Dokumentation für Zweistundenwert wiederholen. Sichtbare Auffälligkeiten des Plasmas notieren.

9.4.3 Blutbilduntersuchungen

Unterschieden wird zwischen dem **kleinen Blutbild**, welches aus dem roten Blutbild, der Gesamtleukozytenzahl und den Thrombozyten besteht, und dem **Differentialblutbild** oder *Großen Blutbild*, in dem zusätzlich die verschiedenen Gruppen der weißen Blutzellen bestimmt werden (☞ 13.18).

☒ Ein Zuwenig einer Zellfamilie wird als **-penie** (Leukozytopenie, Erythrozytopenie, Thrombozytopenie), ein Zuviel als **-zytose** (Leukozytose, Erythrozytose, Thrombozytose) und eine Funktionsstörung als **-pathie** (Thrombopathie, ☞ 9.9.4) bezeichnet.

Rotes Blutbild

Die grundlegenden Größen des **roten Blutbildes** sind:

- **Hämatokrit** *(Hkt).* Volumenanteil der festen Blutanteile, d.h. vor allem der Erythrozyten, am Gesamtblutvolumen
- **Hämoglobingehalt des Blutes** *(Hb):* Der Hämoglobingehalt hängt eng mit dem Hämatokrit zusammen, da das Volumen der Erythrozyten, die maßgeblich den Hämatokrit bestimmen, abhängig von ihrem Hämoglobinfühlungsgrad ist
- **Erythrozytenzahl** *(Erys)*
- **Retikulozytenzahl** *(Retis):* Bei einer gesteigerten Blutbildung, etwa nach einem Blutverlust, werden vermehrt junge Erythrozyten aus dem Knochenmark ausgeschwemmt (**Retikulozytose,** d.h. Retis > 3%).

Sind Hämoglobinkonzentration, Erythrozytenzahl und Hämatokrit unter die genannten Normwerte erniedrigt, spricht man von einer **Anämie** (☞ 9.6.1).
Liegen diese Werte darüber, wird dies als **Polyglobulie** bezeichnet (☞ 9.6.5).

MCV, MCH und MCHC

Aus diesen Grundgrößen können drei weitere Parameter des roten Blutbildes errechnet werden:

- **Mittleres korpuskuläres Volumen** *(MCV)*. Mittleres Volumen eines einzelnen Erythrozyten. Anämien mit erhöhtem MCV bezeichnet man als *makrozytäre* Anämien, solche mit erniedrigtem MCV als *mikrozytäre* Anämien
- **Mittleres korpuskuläres Hämoglobin** *(MCH, Hb_E, Färbekoeffizient)*. Hämoglobingehalt des einzelnen Erythrozyten. Anämien mit erniedrigtem MCH heißen *hypochrom*, diejenigem mit erhöhtem MCH *hyperchrom*
- **Mittlere korpuskuläre Hämoglobinkonzentration** *(MCHC)*. Durchschnittliche Hämoglobinkonzentration des Erythrozyten.

Weißes Blutbild

Im modernen Krankenhausalltag wird das **weiße Blutbild** mit seinen unterschiedlichen Zellen durch Automaten ausgezählt (**Differentialblutbild**, ☞ Tab. 13.18). Liegt eine Abweichung von der Normverteilung vor, wird eine mikroskopische Nachauswertung durchgeführt.

Unter **Leukozytosen** versteht man einen Anstieg der Leukozytenzahl im peripheren Blut. Meistens sind die Neutrophilen vermehrt **(Neutrophilie).**

Leuko(zyto)penie ist die Verminderung der weißen Blutkörperchen. Sie kann einzelne Leukozytengruppen oder alle gemeinsam betreffen.

Thrombozyten, ☞ *9.9.4, 13.70*

9.4.4 Feststellung der Blutgruppen

Die verschiedenen Antigene (meist Eiweißkörper) auf der Erythrozytenoberfläche werden zu **Blutgruppen(systemen)** zusammengefaßt. Die wichtigsten Systeme sind das AB0- und das Rhesus-System.

Parameter	Normwerte
Hämoglobin *(Hb)*	♂ 140–180 g/l, ♀ 120–160 g/l
Erythrozyten *(Erys)*	♂ 4,5–6,0/pl, ♀ 4,2–5,5/pl
Hämatokrit *(Hkt)*	♂ 42–52 %, ♀ 36–46 %
Mittleres korpuskuläres Volumen *(MCV)*	80–96 fl
Mittleres korpuskuläres Hämoglobin *(MCH)*	27–33 pg
Mittlere korpuskuläre Hämoglobinkonzentration *(MCHC)*	330–360 g/l Erys
Retikulozyten *(Retis)*	0,8–2,5 % der Erys

Tab. 9.5: Überblick über die wichtigsten Parameter des roten Blutbildes und ihre Normwerte. [B 200]

Das AB0-System

Wird Blut mit Erythrozyten einer anderen Blutgruppe, d.h. anderen AB-Antigenen, übertragen (transfundiert), so kommt es bereits bei der *ersten* Fehltransfusion durch Antigen-Antikörper-Reaktion (☞ 11.1) zu lebensbedrohlichen Transfusionsreaktionen, in deren Verlauf das Blut verklumpt.

Um bei geplanten Transfusionen Fehlbestimmungen zu vermeiden, werden bei der **Blutgruppenbestimmung** im AB0-System nicht nur die Antigene auf den Erythrozyten durch spezielle Testseren nachgewiesen, sondern es wird umgekehrt auch das Serum des Patienten mit Hilfe von Testerythrozyten auf das Vorhandensein der „passenden" Antikörper geprüft.

Für eine Blutgruppenbestimmung inkl. Rhesus-System (☞ unten) sind 10 ml zitratfreies Blut erforderlich. Besonders wichtig sind die exakte Beschriftung des Probenröhrchens *und* des Laborscheins mit den Daten des Patienten und die Unterschrift des Blut abnehmenden

Arztes auf dem Laborschein und in einigen Kliniken auch auf dem Probenröhrchen.

Eine Blutgruppenbestimmung ist – außer in Notfällen – wegen der Verwechslungsgefahr auch bei solchen Patienten zu veranlassen, in deren Impfpaß oder Blutspendeausweis bereits eine Blutgruppe vermerkt ist.

Das Rhesus-System

Das **Rhesus-System** umfaßt mehrere Antigene, von denen das **Antigen D** das wichtigste ist.

86% der Bevölkerung haben das D-Antigen und werden als *Rhesus-positiv* bezeichnet. Rhesuspositive Blutkonserven erhalten die Aufschrift „**D+**", rhesus-negative Konserven (= von Spendern *ohne* Antigen D) „**d–**". In der Routinediagnostik sind ferner noch die Antigene C, c, E und e von Bedeutung.

Im Gegensatz zum AB0-System werden Antikörper gegen die Antigene des Rhesus-Systems erst *nach* Kontakt mit dem Antigen gebildet (z.B. Fehltransfusion).

Die Kreuzprobe

Neben dem AB0- und dem Rhesus-System existieren noch ca. 15 weitere Blutgruppensysteme.

Die Antigene dieser Blutgruppensysteme sind normalerweise so schwach immunogen, daß sie nicht einzeln bestimmt werden. Durch **Antikörpersuchtests** (Coombs-Test) und *Verträglichkeitsprobe* (**Kreuzprobe**) im Labor wird das Vorhandensein sog. **irregulärer Antikörper** ausgeschlossen, die durch frühere Immunisierung des Patienten bedingt sind. Die Kreuzprobe besteht aus dem *Minortest* und dem *Majortest* (☞ Abb. 9.6).

Für die Kreuzprobe werden Spenderblut sowie 5 – 10 ml zitratfreies Empfängerblut benötigt. Dieses muß dem Patienten speziell für die Kreuzprobe abgenommen werden. Die Verwendung des Blutes, aus dem die Blutgruppe bestimmt wurde, ist nicht zulässig.

Die Kreuzprobe ist nur für drei Tage gültig. Wurde die Blutkonserve bis dahin nicht transfundiert, muß die Kreuzprobe wiederholt werden.

Der Bedside-Test

Unmittelbar vor *jeder* Transfusion muß der Arzt anhand des **Bedside-Tests** die Blutgruppe des Patienten überprüfen (☞ Abb. 9.7).

Patient hat ...		Patientenserum wird vermischt mit Ery-Konzentrat der Blutgruppe ...			
Blut-gruppe	Anti-körper	A	B	AB	0
A	Anti-B	●	●⊙	●⊙	●
B	Anti-A	●⊙	●	●⊙	●
AB	—	●	●	●	●
0	Anti-A Anti-B	●⊙	●⊙	●⊙	●

●⊙ Agglutination (Verklumpung)   ● Keine Agglutination (keine Verklumpung)

Abb. 9.6: Majortest. Empfängerserum wird mit Spendererythrozyten vermischt. Beispiele: Empfängerserum der Blutgruppe A zeigt keine Agglutination mit Erythrozyten der Blutgruppe A und der Blutgruppe 0. Erythrozyten der Blutgruppe 0 tragen auf ihrer Oberfläche keine Antigene des AB0-Systems (deshalb Gruppe 0) und vertragen sich daher mit den Seren aller anderen Blutgruppen. Der analoge Test zwischen Empfängererythrozyten und Spenderserum heißt Minortest. [B 108]

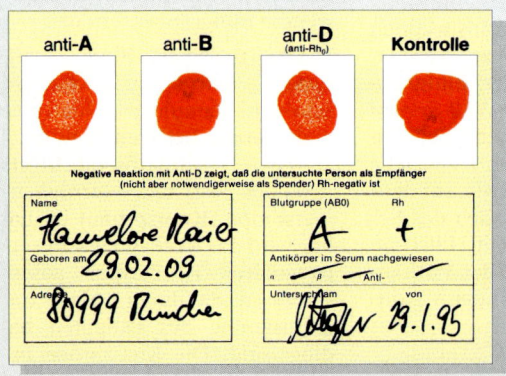

Abb. 9.7: Bedside-Test mit Rhesus-Bestimmung: Die Prüfkärtchen enthalten in den einzelnen Feldern Anti-A, Anti-B und Anti-D. Nach dem Auftragen jeweils eines Tropfens Blut in die einzelnen Felder ist es in diesem Fall zu einer Agglutination bei Anti-A und Anti-D, nicht aber bei Anti-B gekommen. Die Patientin hat also die Blutgruppe A und ist Rhesus-positiv. [B 108]

Die Blutgruppe des Spenders wird vom Labor geprüft und garantiert, aber zur Dokumentation meist ebenfalls mitbestimmt.

Beurteilung

- Bei den Blutgruppen A, B und AB sind die Agglutinationen in der Regel deutlich sichtbar (☞ Abb. 9.6). Bei Blutgruppe 0 darf keine Agglutination auftreten
- Die Patienten- und Spenderreihe(n) auf der Testkarte müssen die gleichen Agglutinationsbilder zeigen. Bei Zweifeln wird nicht transfundiert!

> 📺 **Bedside-Test**
> - Anti-Seren für den Bedside-Test im Kühlschrank aufbewahren
> - Das eingetrocknete Reaktionsgemisch auf Testkarten mit Klebefolie fixieren, damit es nicht abblättert.

9.4.5 Gerinnungstests

Thrombozytenzahl, ☞ 9.9.4

Mit Labortests ist es möglich zu entscheiden, ob eine Gerinnungsstörung vorliegt und welcher Art sie ist:

- **Quick-Test** *(Thromboplastinzeit, Prothrombinzeit)*. Der Quick-Test ist ein Globaltest für die Gerinnselbildung über den Weg des **exogenen Systems** *(extrinsic system, extravaskuläre Aktivierung,* ☞ Abb. 9.2), also v.a. für die Faktoren I, II, V, VII und X. Zitratblut wird mit Gewebsthrombokinase und Kalzium vermischt und dadurch die Gerinnungskaskade in Gang gebracht. Die Dauer bis zum Einsetzen der Gerinnung wird gemessen und bezogen auf eine Standardzeit in Prozent angegeben. Der Quick-Wert dient vor allem der Überwachung einer Marcumar-Therapie und der Leberfunktion. Normal sind 70 – 120%
- **Partielle Thromboplastinzeit** *(PTT)*. Zitratplasma wird mit Kalzium und einer speziellen Verbindung, die den Plättchenfaktor simuliert, vermengt und die Gerinnungszeit gemessen. Die PTT dient somit als Globaltest des endogenen Systems *(intrinsic system, intravaskuläre Aktivierung,* ☞ Abb. 9.2) und damit der Faktoren I, II, V, VIII, IX, X, XI und XII. Der Normwert liegt bei 30 – 45 Sekunden
- **Thrombinzeit** *(Plasmathrombinzeit, PTZ)*. Nach Zusatz von Thrombin zu Zitratplasma wird die Gerinnungszeit gemessen (normal 17 – 24 Sekunden).

Als Suchtests werden dabei oft der Quick-Wert und die Thrombinzeit (☞ unten) verwendet.

Beckenkammpunktion und -biopsie [K 183]

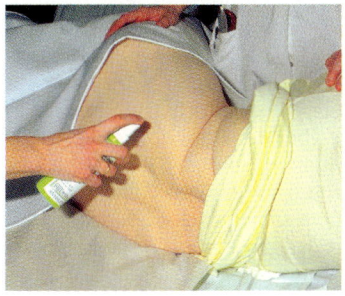

Abb. 9.8: Desinfektion der Punktionsstelle mit Alkoholspray.

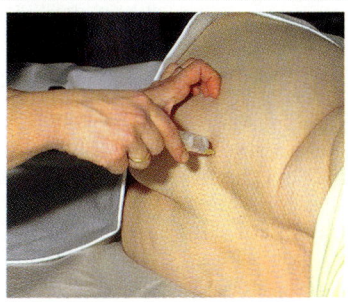

Abb. 9.9: Lokalanästhesie, hier der Knochenhaut.

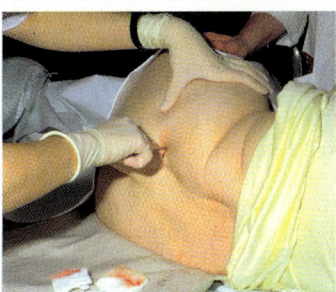

Abb. 9.10: Vortreiben der Yamshidi-Nadel, evtl. nach Stichinzision mit einem Skalpell, in den Beckenkamm.

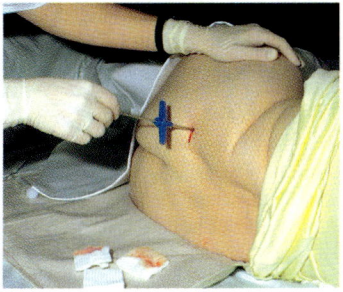

Abb. 9.11: Entfernen des Stahlmandrins.

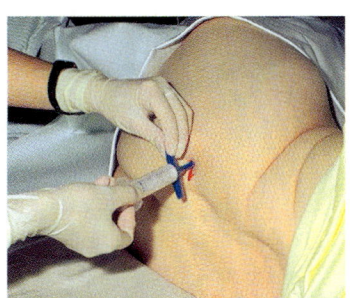

Abb. 9.12: Aspiration von Knochenmarkzellen in die Spritze.

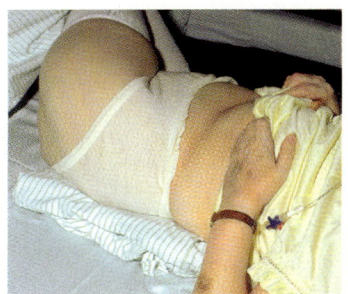

Abb. 9.13: Entfernen der Nadel, Anlegen eines Wundverbands und Lagerung der Patientin auf einen Sandsack.

9.4.6 Knochenmarkpunktion und -biopsie

Beim Erwachsenen wird der hintere Beckenkamm **(Beckenkammpunktion)** oder – nur noch selten – das Brustbein = Sternum **(Sternalpunktion)** punktiert. Die Beckenkammpunktion hat den Vorteil, daß sie schmerz- und komplikationsärmer ist und nicht nur eine Punktion, sondern auch eine **Stanzbiopsie (Beckenkammbiopsie)** ermöglicht, da die alleinige Punktion manchmal kein Material liefert.

Aufgaben des Pflegepersonals bei Knochenmarkpunktion oder -biopsie

Die Knochenmarkpunktion oder -biopsie wird meist in speziellen Funktionsabteilungen durchgeführt. Die Pflegenden auf der Station haben dabei folgende Aufgaben:

- *Vorbereitung des Patienten:* Evtl. Prämedikation z.B. Diazepam (etwa Valium®) verabreichen. Patienten informieren und ihn bitten, noch einmal die Blase zu entleeren. Punktionsstelle rasieren
- *Nachsorge.* Patienten eine Stunde Bettruhe einhalten lassen und ihn auf Nachblutungen beobachten. Der Verband sollte zwei Tage lang auf der Wunde bleiben, ohne naß zu werden.

Durchführung

☞ Abb. 9.8 – 9.13

Bei der Knochenmark*punktion* wird lediglich mit einer Spritze Knochenmark aspiriert, d.h. kein Stanzzylinder wie bei der Knochenmarksbiopsie entnommen.

Untersuchungsbefund

Pathologische Befunde sind z.B.:
- **Tumorzellen**
- **Knochenmarkaplasie**, d.h. Verminderung der Blutzellbildung aller Reihen
- **Hyperzellularität:** Krankhafter Zellreichtum (durch Wucherung einzelner/mehrerer Knochenmarkzellreihen)
- **Verschiebung der Mengenverhältnisse** der Zellen untereinander.

Die Knochenmarkpunktion bzw. -biopsie liefert oft den entscheidenden Tumornachweis.

9.4.7 Tumorpunktion und Lymphknotenpunktion/-exstirpation

Lymphknotenpunktion

Bei der Lymphknotenpunktion wird in Lokalanästhesie ein oberflächlich gelegener Lymphknoten mit einer dünnen Kanüle punktiert und unter Sog Material aspiriert (**Feinnadelbiopsie**), das vom Pathologen mikroskopisch untersucht wird. Die Lymphknotenpunktion ist bei Verdacht auf *entzündliche* Prozesse (z.B. Tuberkulose) angezeigt. Bei Verdacht auf eine bösartige Erkrankung ist eine Lymphknotenexstirpation (☞ unten) erforderlich.

Tumor- bzw. „Herdpunktion"

Punktiert werden können praktisch alle tastbaren Knoten (also Tumoren) und in Ultraschall oder Computertomographie auffällige Befunde.

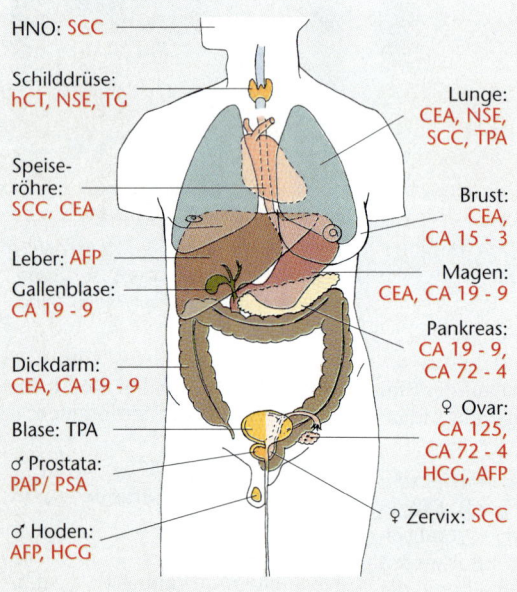

AFP	= α-Fetoprotein
CA	= Carbohydrat-Antigen der Nummer ...
CEA	= Carcinoembryonales Antigen
HCG	= Humanes Choriongonadotropin
hCT	= Humanes Calcitonin
NSE	= Neuronen-spezifische Enolase
PAP	= Prostatic acid Phosphatase
PSA	= Prostata-spezifisches Antigen
SCC	= Squamous cell carcinoma Antigen
TG	= Thyreoglobulin
TPA	= Tissue polypeptide Antigen

Abb. 9.14: Die wichtigsten Tumormarker verschiedener Organtumoren im Überblick. [L 215]

Aufgaben des Pflegepersonals bei Feinnadel- und Lymphknotenpunktion

- Eine besondere Vorbereitung des Patienten ist nicht erforderlich. Ausnahme ist eine CT-gesteuerte Punktion mit Gabe von i.v.-Kontrastmittel. Dann muß der Patient evtl. nüchtern bleiben
- Das benötigte Material umfaßt: Evtl. Einmalrasierer zur Hautrasur über der Punktionsstelle, Hände- und Hautdesinfektionsmittel, Material zur Lokalanästhesie, Tupfer, sterile Arbeitsfläche, Punktionsset, beschriftete Objektträger, Zubehör und Fixationsspray für den Ausstrich, Verbandmaterial. Abwurf.

Lymphknotenexstirpation

Bei der **Lymphknotenexstirpation** wird ein Lymphknoten vollständig operativ entfernt und das Gewebe histologisch untersucht. Im Gegensatz zur Punktion können nicht nur einzelne Zellen, sondern das Lymphknotengewebe im Verband beurteilt werden.

Pflege bei Lymphknotenexstirpation

- Präoperative Vorbereitung je nach Art der Anästhesie (meist Lokalanästhesie)
- Postoperativ Beobachtung der Wunde auf Nachblutungen oder Infektionszeichen.

9.4.8 Tumormarker

Tumormarker: Substanzen in Gewebe, Blut oder Urin, die normalerweise nicht oder nur in geringen Mengen vorhanden sind und bei einer Reihe von Tumorerkrankungen entweder durch die Tumorzellen selbst oder andere, vom Tumor beeinflußte Körperzellen gebildet werden.
Sind sie nachweisbar bzw. angestiegen, weisen sie auf eine bösartige Tumorerkrankung bzw. ein Tumorrezidiv hin, oft bevor der Patient Beschwerden hat.

Leider sind bis heute nur für einige Tumoren Tumormarker bekannt, und auch nicht alle Tumoren einer Tumorlokalisation sind *marker-positiv*. Von Ausnahmen abgesehen, sind die Tumormarker zudem nicht organspezifisch.

Ein Wiederanstieg eines Tumormarkers deutet auf ein Tumorrezidiv hin, auch wenn dies evtl. mit weiteren diagnostischen Maßnahmen noch nicht bestätigt werden kann.

9.5 Therapiemaßnahmen in der Hämatologie und Onkologie

9.5.1 Leitlinien der Behandlung bösartiger Tumoren

Folgende Therapieansätze werden verfolgt:
- **Tumorentfernung**
- **Chemotherapie** (☞ 9.4.2)

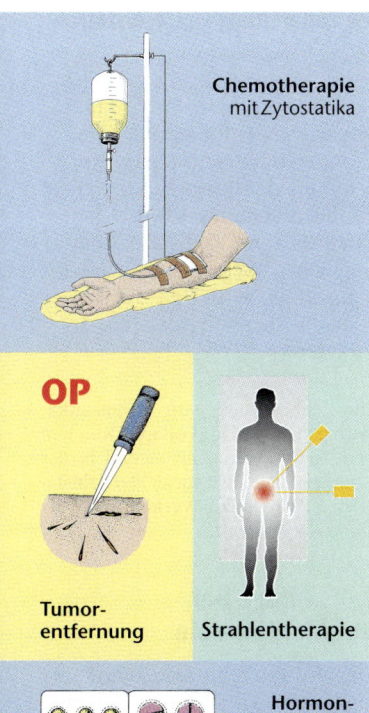

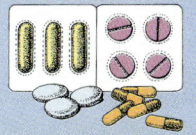

Abb. 9.15: Säulen der Therapie bösartiger Tumoren. [B 101]

- **Strahlentherapie** (☞ 9.4.3)
- **Hormontherapie** (☞ 9.4.4)
- **Immuntherapie** (☞ 9.4.5)
- **Außenseitermethoden.** Misteln, Sauerstoffüberdruckbehandlungen, bestimmte Diätformen und viele weitere Methoden werden vor allem von naturheilkundlich orientierten Ärzten und Heilpraktikern angewendet, um die Tumorausbreitung zu stoppen. Obwohl viele, z.T. spektakuläre Heilungsberichte vorliegen, können diese Methoden nicht unkritisch empfohlen werden, einige werden sogar eher als schädlich eingestuft.

9.5.2 Chemotherapie und Pflege bei Chemotherapie

⊡ **Chemotherapie:** Einsatz von natürlichen oder künstlichen Substanzen zur spezifischen Hemmung von Infektionserregern (*antimikrobielle Chemotherapie, Antibiotikatherapie*) oder Tumorzellen (*Zytostatikatherapie*, ungenau oft nur *Chemotherapie* genannt).

Die heute verwendeten **Zytostatika** gehören unterschiedlichen Substanzklassen an.

Sie haben gemeinsam, daß sie nur auf wachsende, nicht aber auf ruhende Zellen wirken. Weil aber auch Tumoren stets einen gewissen Anteil ruhender Zellen enthalten, reicht eine einmalige, kurzzeitige Zytostatikatherapie zur Heilung des Leidens nicht aus. Es ist vielmehr eine wiederholte Behandlung in (standardisierten) Serien erforderlich.

Häufig eingesetzte Zytostatika sind z.B. Cyclophosphamid (etwa Endoxan®), Azathioprin (etwa Imurek®), Fluorouracil (etwa Fluorouracil „Roche"®) und Methotrexat (etwa Methotrexat „Lederle"®).

> ⚠ **Vorsicht bei Zytostatika!**
> Zytostatika sind Zellgifte, die zelluläre Wachstumsvorgänge blockieren. Sie wirken prinzipiell immer auch auf gesunde Körpergewebe.
> Folge sind vielfältige Nebenwirkungen. Um diese zu erkennen, ist der Patient während und in den ersten zwei Wochen nach Zytostatikatherapie sorgfältig auf lokale und systemische Nebenwirkungen zu beobachten.

Lokale Nebenwirkungen

Wenn Zytostatika nicht in das Blutgefäß, sondern *paravenös* ins umgebende Gewebe fließen **(Paravasat-Bildung),** kann es je nach Medikament zu ernsten Schäden bis hin zum großflächigen Absterben von Gewebe kommen.

> ⚠ **Vorsicht! Paravasate**
> Bei Paravasatbildung Infusion sofort stoppen, betroffene Extremität hochlagern und unverzüglich den Arzt benachrichtigen.

Bei Patienten mit schlechten Venenverhältnissen und Kindern können implantierbare Katheter, z.B. ein **Portkatheter** (☞ Abb. 9.16) oder **Hickman-Katheter** (☞ Abb. 9.17) angezeigt sein, um solche Zwischenfälle und die Schmerzen zahlreicher Gefäßpunktionen zu vermeiden.

Systemische Nebenwirkungen
Übelkeit und Erbrechen

Die meisten Zytostatika führen zu Appetitlosigkeit, Übelkeit und Erbrechen. Medikamentös werden z.B. Metoclopramid oral oder i.v. (etwa Paspertin®) oder Ondansetron (z.B. Zofran®) eingesetzt.

Orale Zytostatika sollen nur *nach* den Mahlzeiten auf vollen Magen eingenommen werden. Während der Infusi-

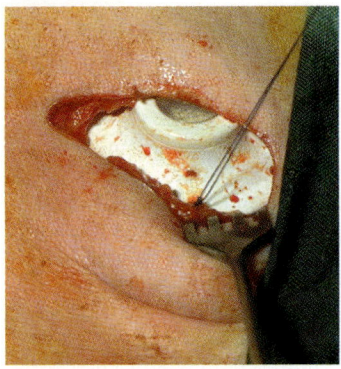

Abb. 9.16: Portkatheter. Der Port wird in eine subkutane Hauttasche am vorderen Thorax geschoben und durch Nähte fixiert. Der Katheterschlauch (hier nicht sichtbar) ist bereits in die V. subclavia vorgeschoben und mit dem Port zusammengesteckt. [K 183]

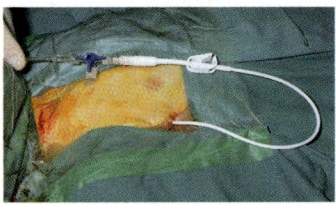

Abb. 9.17: Hickman-Katheter. Das proximale Katheterende wird wie beim Portkatheter in der V. subclavia fixiert. Das distale Ende wird durch einen Hauttunnel geführt und bleibt z.B. für den Anschluß von Spritzen zugänglich. Dadurch ist die Infektionsgefahr höher als beim Portkatheter. [K 183]

on kann das Lutschen von Bonbons oder das Kauen von Kaugummi helfen. Nierenschale und Zellstoff sollten in Griffnähe stehen. Starke Geruchsreize werden vermieden.

Schleimhautveränderungen

Entzündungen der Mundschleimhaut und der Speiseröhre sind für den Patienten sehr unangenehm. Geschwüre im Mundbereich lassen das Essen zur Qual werden. Sorgfältige Mundhygiene mit weicher Zahnbürste, Mundspülungen mit desinfizierenden und bei Bedarf antimykotischen Lösungen, Alkohol- und Nikotinverbot sowie tägliche Inspektion der Mundhöhle wirken

vorbeugend. Anästhesierende Lutschtabletten oder Salben lindern Schmerzen in der Mundhöhle und Schluckbeschwerden. In der Ernährung sind weiche, säurearme und schwach gewürzte Lebensmittel zu bevorzugen.

Leukopenie und Thrombopenie

Die Zytostatika führen zu einer **Knochenmarkdepression**, d.h. zu einer Schädigung der blutbildenden Zellen. Zwar sind alle drei Zellreihen von der Störung betroffen, doch stellen im klinischen Alltag die **Leuko(zyto)penie** und die **Thrombo(zyto)penie** die Hauptprobleme dar. Der Kranke ist erhöht infektions- und blutungsgefährdet.

Deshalb ist auf die Einhaltung der Hygienebestimmungen, sorgfältige Körperhygiene und das Vermeiden von stark keimbesiedelten Nahrungsmitteln wie etwa Obst und Salat zu achten.

Neben der Infektionsprophylaxe ist die *Früherkennung* von Infektionen entscheidend. Der Patient muß auf Zeichen beginnender Infektionen wie z.B. Fieber, Husten oder Schnupfen beobachtet werden. Bei Frauen ist auf die häufigen Vaginalinfektionen zu achten.

Erforderlich ist auch der Schutz vor Verletzungen wegen möglicher Gerinnungsstörungen und erhöhter Infektionsgefährdung.

> ⊘ **Vorsicht!** Keine i.m.-Injektionen bei Leukopenie und Thrombopenie (Gefahr von Infektionen bzw. starken Blutungen in den Muskel)!

Haarausfall

Bei zu erwartendem **Haarausfall** *(Alopezie)* sollte frühzeitig eine Perücke angepaßt werden, um eine größtmögliche Ähnlichkeit zum eigenen Haar zu erreichen. Wichtig für den Patienten ist das Wissen, daß die Haare nach Beendigung der Behandlung wieder wachsen werden.

Hormonelle Nebenwirkungen

Zytostatika greifen in den Hormonhaushalt ein, da sie die Keimdrüsen schädigen. Bei Frauen bleibt die Menstruation aus, bei Männern verringert sich die Samenzellbildung. Oft ist eine bleibende Sterilität die Folge.

> ◯S **Möglich: Samenspende**
> Bei jüngeren Männern sollte vor der Zytostatikatherapie die Tiefkühllagerung einer Samenspende erörtert werden.

⊞ Zubereitung von Zytostatika

> ⊘ **Vorsicht!** Zytostatika schädigen bei Hautkontakt sowie bei Einatmung und oraler oder perkutaner Aufnahme den Körper. Nur speziell geschultes Pflegepersonal darf mit Zytostatika umgehen. Schwangere und Jugendliche dürfen auf keinen Fall mit Zytostatika arbeiten.

Die Zubereitung von Zytostatikalösungen erfolgt in größeren Kliniken und Tumorzentren oft zentral in der Apotheke an einem speziellen Arbeitsplatz (**Zytostatika-Werkbank** = *Sicherheitswerkbank*).

9.5.3 Pflege bei Strahlentherapie

Die Strahlentherapie wird bei malignen Tumoren zusammen mit der Chemotherapie und/oder Operation oder als alleinige Behandlung eingesetzt.

Frühe Nebenwirkung: Der Strahlenkater

Hauptsymptome des sog. **Strahlenkaters** nach den einzelnen Bestrahlungen sind Müdigkeit, Appetitlosigkeit, evtl. Übelkeit und Erbrechen. Viel Ruhe und Schlaf nach jeder Bestrahlungssitzung wirken dem Strahlenkater am besten entgegen.

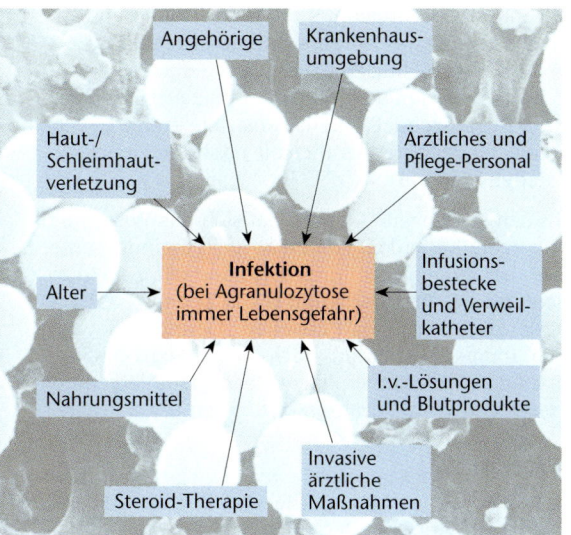

Abb. 9.18: Der Tumorpatient ist während der Chemotherapie von vielen Seiten infektionsbedroht. Aufgabe der Pflege ist die Minimierung aller Infektionsrisiken. [B 101, U 136]

Pflege der bestrahlten Haut

Bei perkutanen Bestrahlungen (Bestrahlung des krankhaften Prozesses von außen durch die intakte Haut) wird das bestrahlte Hautareal mit einem wasserfesten Fettstift eingegrenzt. Dies dient der korrekten Einstellung des Bestrahlungsfeldes bei den einzelnen Bestrahlungssitzungen, gleichzeitig markiert es für die Pflegenden auch den Hautbezirk, der besonderer Beachtung bedarf. Die Markierung darf auf keinen Fall entfernt werden.

Der den Strahlen ausgesetzte Hautbereich ist gegenüber jeglichen Reizen sehr empfindlich. Um zusätzliche Belastungen zu vermeiden:

• Diesen Bereich nicht waschen, parfümieren, desodorieren oder salben; starke Verschmutzungen mit weichem Tuch und panthenolhaltiger Lösung (z.B. Bepanthol® Roche) entfernen

• Keine enge Kleidung aus Synthetikfasern tragen, keine Pflaster aufkleben, nicht kratzen oder reiben

• Das Bestrahlungsfeld vor Sonnenbestrahlung, Hitze oder Kälte schützen, z.B. keine Wärmflasche benutzen

⚠ **Vorsicht!** Die Strahlen durchdringen den Körper. Dies bedeutet, daß z.B. bei der Brustbestrahlung auch die hintere Thoraxwand im Bestrahlungsfeld liegt und entsprechend gepflegt werden muß.

Zur Prophylaxe wird 2 – 4 mal täglich Kamillen-Puder (Azulon®) aufgetragen. Normalerweise ist keine weitergehende Behandlung des betroffenen Hautgebietes erforderlich. Stärkere Hautreizungen oder nässende Hautläsionen werden nach Arztanordnung mit panthenol- oder kortikoidhaltigen Salben oder Pyoctaninlösung behandelt.

Lokale Nebenwirkungen und ihre Prophylaxe

Die lokalen Nebenwirkungen sind abhängig vom Bestrahlungsgebiet (☞ Tab. 9.19).

• Zum Schutz der Mundschleimhaut sorgfältige Zahnpflege nach jeder Mahlzeit mit einer weichen Zahnbürste. Zusätzlich mehrmals täglich Mundspülungen mit Kamillenlösung, panthenolhaltigen oder desinfizierenden Lösungen. Weiche, säurearme und wenig gewürzte Nahrung, kein Alkohol. Bei Schmerzen anästhesierende Lutschtabletten. Bei Pilzinfektionen antimykotische Tinkturen, z.B. Nystatin, etwa in Moronal®

• Bei Speiseröhrenentzündung pürierte Kost, bei starken Schmerzen beim Schlucken evtl. 15 Min. vor den Mahlzeiten Analgetikum verabreichen

• Bei Magen-Darm-Störungen hochkalorische und eiweißreiche, dabei aber fett- und ballaststoffarme, leicht verdauliche Kost. Mehrere kleine Mahlzeiten anstelle von drei Hauptmahlzeiten

• Striktes Rauchverbot, insbesondere wenn die Lunge innerhalb des Bestrahlungsfeldes liegt. Außerdem Atemgymnastik, atemstimulierende Einreibungen und Inhalationen mehrfach täglich zur Sekretlösung.

Organ	Nebenwirkungen
Haut	Rötung, Dermatitis, evtl. Epithelablösung, Haarausfall, bestrahlte Haut bleibt dauerhaft empfindlicher („Pergamenthaut")
Mundschleimhaut	Geschmacksverlust (kommt nach 3–6 Monaten wieder), Mundtrockenheit (bleibt häufig), Schluckbeschwerden, Verschleimung, Parodontose (Zahnfleisch bildet sich zurück), Ulzerationen, Soor (Pilzbefall)
Lunge	Husten, Kurzatmigkeit, Strahlenpneumonitis (Entzündung des Lungenintestinums) mit subfebrilen Temperaturen, Lungenfibrose
Dünndarm	Übelkeit, Erbrechen, Durchfall, Meteorismus, Tenesmen, Blut und Schleim im Stuhl
Rektum	Häufige, schmerzhafte Stuhlgänge, z.T. blutig („Strahlenproktitis"), Obstipation
Blase	Pollakisurie, blutiger Urin
Blut	Leukopenie, Thrombopenie, Blutungsneigung, erhöhte Infektanfälligkeit, Fieber, Leistungsschwäche

Tab. 9.19: Nebenwirkungen der Strahlentherapie auf wichtige Organe, wenn sie im Bestrahlungsgebiet liegen. [B 200]

⌨ Bei der Bestrahlung des Schädels werden die Haarwurzelzellen unwiederbringlich geschädigt. Deshalb muß vor Beginn der Therapie eine Perücke angepaßt werden.

9.5.4 Hormontherapie bösartiger Tumoren

Hormone sind Botenstoffe, die auch bei der Entstehung und Größenzunahme von Tumorgeweben eine Rolle spielen können. Oft behalten Tumorgewebe die Hormonempfindlichkeit ihrer Ursprungsgewebe. Man spricht von *hormonabhängigen Tumoren* (z.B.: Mamma- und Prostatakarzinom).

Die Hormonabhängigkeit dieser Tumoren wird bei der Hormontherapie therapeutisch eingesetzt. Dies kann auf verschiedenen Wegen erfolgen:
- Medikamentöse Stillegung oder operative Entfernung der Drüse, die das für das Tumorwachstum benötigte Hormon produziert (sogenannte **ablative** = abtragende **Hormontherapie**). Beispiel ist die Hodenentfernung beim Prostatakarzinom
- Blockade der Hormonrezeptoren des Tumorgewebes mit **Antihormonen** (Beispiel: Behandlung mit Antiöstrogenen beim Mammakarzinom)
- Syntheseblockade des Hormones (z.B. Aromatasehemmung beim Mammakarzinom)
- Gabe eines anderen Hormons, das die Wirkung des tumorwachstumstimulierenden Hormons aufhebt – sogenannte **additive Hormontherapie** (additiv = zugebend) – etwa die Gabe von Gestagenen bei Mammakarzinom.

Alle Methoden können jedoch nur zum Erfolg führen, wenn das Tumorgewebe noch empfindliche Hormonrezeptoren besitzt. Leider verlieren gerade besonders bösartige Tumoren im Laufe ihres Wachstums oft ihre Hormonrezeptoren. Vor allem beim Mammakarzinom wird deshalb im operativ entfernten Tumorgewebe die Menge an Östrogenrezeptoren *(ER)* sowie Progesteronrezeptoren *(PgR)* bestimmt.

✍ Die Hormontherapie hat meist wesentlich weniger Nebenwirkungen als eine Zytostatikatherapie. Insbesondere ist nicht mit einer Hemmung der Knochenmarkfunktion zu rechnen.

9.5.5 Immuntherapie bösartiger Tumoren

Wie alle (lebenden) Gewebe im menschlichen Körper agieren auch Tumorgewebe im ständigen Wechselspiel mit Immunbotenstoffen, also z.B. Zytokinen und Antikörpern (☞ 11.1). Immunologische Therapieansätze zur Tumorbekämpfung funktionieren über zwei Angriffswege:

- Zum Teil stimulieren sie das physiologische Abwehrsystem des Körpers **(Immunstimulation)**
- Durch gentechnische Methoden hergestellte Antikörper werden dem Patienten injiziert, greifen selektiv (ausschließlich) das entartete Tumorgewebe an und zerstören es (derzeit noch im experimentellen Stadium).

In den vergangenen Jahren hat sich das Wissen um die Beeinflußbarkeit von Tumoren (zumindest unter Laborbedingungen) durch Zytokine wie z.B. **Interleukin I** (IL/1), **Interleukin II** (IL/2) und **IFN**-α (Interferon-α) sprunghaft erweitert. Dennoch hat sich die Immunstimulation noch bei keinem einzigen häufigeren bösartigen Tumor als Therapiemethode der ersten Wahl durchsetzen können.

Nebenwirkungen

Obwohl Zytokine, also auch Interferone, natürliche, körpereigene Substanzen darstellen, ist bei ihrer therapeutischen Anwendung mit zum Teil schweren Nebenwirkungen zu rechnen. Grund dafür sind die unphysiologisch hohen Dosen, die bei der Tumortherapie notwerdig sind.

Die häufigste Nebenwirkung ist eine Art „Grippesyndrom". Unangenehmer sind zentralnervöse Nebenwirkungen sowie Nebenwirkungen, die Autoimmunerkrankungen (z.B. SLE, ☞ 10.8.1) gleichen.

9.5.6 Schmerztherapie in der Onkologie

⌨ 60 – 90% der Krebspatienten leiden im Verlauf der Erkrankung unter chronischen Schmerzen. In 40% sind die Schmerzen durch Knochenmetastasen bedingt. Chronische Schmerzen zermürben den Kranken und verändern seine Persönlichkeit. Sie hindern den Patienten daran, die noch verbleibende Lebenszeit bewußt zu erleben und zu gestalten.

Auch bei scheinbar klaren „Tumorschmerzen" wird zunächst eine Ursachendifferenzierung versucht:
- Vielfach können tumorbedingte oder durch die Therapie verursachte Schmerzen durch *gezielte* Maßnahmen gebessert werden. Beispielsweise werden Schmerzen bei Knochenmetastasen mittelfristig oft besser durch eine Strahlentherapie oder stabilisierende Operation gelindert als durch reine Schmerzmittelgabe
- Außerdem kann der Tumorkranke unter *tumorunabhängigen Schmerzen* leiden, etwa einem verspannungsbedingten Kopfschmerz.

Sind die Schmerzen jedoch tumorbedingt und gezielten Maßnahmen nicht zugänglich, steht die symptomatische Analgetikagabe im Vordergrund. Hierfür gibt es etablierte Richtlinien, etwa das WHO-Stufenschema zur Schmerztherapie.

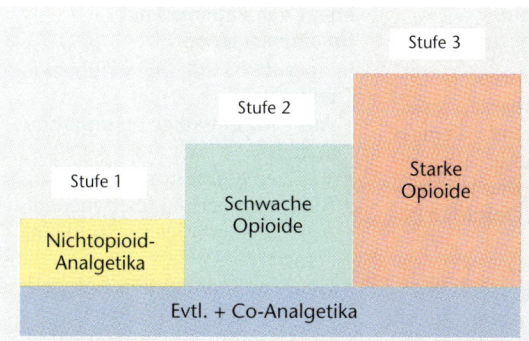

Stufe 3

Stufe 2

Stufe 1

Starke Opioide

Schwache Opioide

Nichtopioid-Analgetika

Evtl. + Co-Analgetika

Grundregeln
- Möglichst orale Applikation
- Regelmäßige Analgetika-Gabe nach 24-Stunden-Zeitschema; analgetische Zusatzmedikation beim Auftreten von Schmerzspitzen
- Bevorzugung langwirkender Präparate
- Individuelle Dosierung (keine Angst vor hohen Dosen)
- Bei besonderen Schmerztypen modifizierte Schmerztherapie

Abb. 9.20: WHO-Stufenschema der Therapie von Karzinomschmerzen. Präparate und Dosierungen ☞ Pharma-Info 9.21. [B 200]

WHO-Stufenschema zur Schmerztherapie

1. Stufe bei beginnenden Tumorschmerzen: **Nicht-Opioid-Analgetika**

Bei beginnenden Tumorschmerzen sind *Nicht-Opioid-Analgetika* angezeigt, z.B. Azetylsalizylsäure (etwa Aspirin®) oder Diclofenac (etwa Voltaren®).

Kann mit Medikamenten der Stufe 1 keine ausreichende Wirkung erzielt werden, wird auf *schwache Opioid-Analgetika* (☞ Pharma-Info 9.21) umgestiegen.

2. Stufe: **Schwache Opioide** in Kombination mit Medikamenten der Stufe 1 und evtl. **Co-Analgetika**, das sind unterstützend eingesetzte Substanzen, die z.B. durch Abschwellung eines Ödems oder Beeinflussung der Schmerzverarbeitung schmerzlindernd wirken.

3. Stufe: **Starke Opioide** in Kombination mit Medikamenten der Stufe 1 und evtl. Co-Analgetika (☞ Pharma-Info 9.21).

Auf jeder Stufe sind gleichzeitig die Gabe von Co-Analgetika, *Begleitmedikamenten* (gegen die Nebenwirkung der Analgetika) und weitere Verfahren der Schmerztherapie wie etwa lokalanästhetische Methoden oder Bestrahlungen möglich.

✎ Pharma-Info 9.21 Übersicht über die Opioid-Analgetika [B 200]

Substanz (Bsp. Handelsname)	BTM*	Dosierung und Darreichungsform	Wirk-dauer	Nebenwirkungen und Kontraindikationen
Schwache Opioide				**Alle Substanzen**
Dihydrocodein retard (z.B. DHC 60/90/120 Mundipharma®)	Nein	60–120 mg oral	8–12 h	**Nebenwirkungen:** • Obstipation • Atemdepression • Übelkeit, Erbrechen • Schwindel, Benommenheit • Sedierung • Mundtrockenheit
Pentazocin (z.B. Fortral®)	Ja	25–50 oral, rektal; 30 mg i.m., i.v., s.c.	2–4 h	
Pethidin (z.B. Dolantin®)	Ja	25–150 mg oral, s.c., i.m.; 25–100 mg i.v.	2–4 h	
Piritramid (z.B. Dipidolor®)	Ja	15–30 mg i.m.; 7,5–22,5 mg i.v.	4–8 h	
Tilidin-Naloxon (z.B. Valoron® N)	Nein	50–100 mg oral	2–4 h	**Kontraindikationen:** • Störungen der Atmung • Gallenkoliken • Strengste Indikationsstellung in Schwangerschaft und Stillzeit und bei Alkoholkranken
Tramadol (z.B. Tramal®)	Nein	50–100 mg oral, rektal, s.c., i.m., i.v.	2–4 h	
Starke Opioide				
Morphin (z.B. Morphin Merck®)	Ja	10–20 mg s.c., i.m.; 5–10 mg i.v.	4 h	
Morphin retard (z.B. MST 10/30/60/100 Mundipharma®)	Ja	10–120 mg oral	8–12 h	
Buprenorphin (z.B. Temgesic®)	Ja	0,2–0,4 mg sublingual; 0,3 mg i.m., i.v.		

* BTM = Verordnung erfordert Betäubungsmittelrezept

Wie bei jeder Therapie chronischer Schmerzen gilt bei der Behandlung von Tumorschmerzen, daß der Patient möglichst selbstbestimmt leben sollte. Daher ist die orale Einnahme der Analgetika prinzipiell zu bevorzugen.

Opioide

> **Opioid-Analgetika**
> *(Opioide Analgetika, zentrale Analgetika):* Vom klassischen Rauschmittel **Opium** abgeleitete, stark wirksame Schmerzmittel, die ihre Wirkung nach heutigem Kenntnisstand über die **Endorphinrezeptoren** *(Opiatrezeptoren)* des ZNS entfalten. Unterliegen der *Betäubungsmittelverschreibungsverordnung* und dem *Betäubungsmittelgesetz.*

Vorurteile gegen Opioide

Nicht selten werden Opioide Tumorpatienten vorenthalten, die somit unnötig Schmerzen erleiden müssen. Es sind weniger stichhaltige Argumente als vielmehr Vorurteile, die den vernünftigen Gebrauch von Opioiden behindern.

Beispielsweise ist die Gefahr einer *psychischen* Abhängigkeit bei regelmäßiger Gabe des Opioids gering, und ein ständiges „Dahindämmern" des Patienten durch die Opioidgabe ist nicht zu befürchten.

Zwar unterliegt die Verschreibung von Opioidanalgetika besonderen Beschränkungen, um Mißbrauch zu verhindern, doch darf dies kein Grund sein, einem Tumorkranken Opioidanalgetika vorzuenthalten.

Pflege von Patienten mit Opioidmedikation

- Opioidwirkung genau überwachen
- Auf regelmäßige Einnahme achten
- Vitalzeichen kontrollieren
- Blasenentleerung überwachen
- Auf regelmäßigen Stuhlgang achten
- Ggf. Pneumonieprophylaxe durchführen (☞ 4.5.3)
- Bei Sedation Patienten nicht alleine aufstehen lassen
- Auf Anzeichen eines Mißbrauchs achten.

> **Zeichen der Opiatvergiftung**
> - Bewußtseinsstörungen bis hin zum Koma, zerebrale Krämpfe
> - Zyanose durch zentrale Atemlähmung, Ansammlung von Bronchialsekret in den Atemwegen wegen Dämpfung des Hustenreflexes
> - Übelkeit, Erbrechen, Darmatonie
> - Hypothermie
> - Anfangs Pupillenverengung *(Miosis)*, bei Sauerstoffmangel und Blutdruckabfall in fortgeschrittenen Stadien jedoch Pupillenerweiterung *(Mydriasis).*

9.5.7 Blutprodukte

Patienten mit Bluterkrankungen oder Tumorleiden haben oft einen Mangel an bestimmten Blutbestandteilen. Viele dieser Patienten können durch Gabe von **Blutprodukten** *(Blutpräparaten)* gerettet werden.

Hauptgefahren bei der Gabe von Blutprodukten

- Bis heute ist nur ein Teil der zu **Unverträglichkeitsreaktionen** (☞ unten) führenden Antigene bekannt, und von diesen können wiederum nur die wichtigsten vor der Gabe von Blutpräparaten getestet werden. Unver-

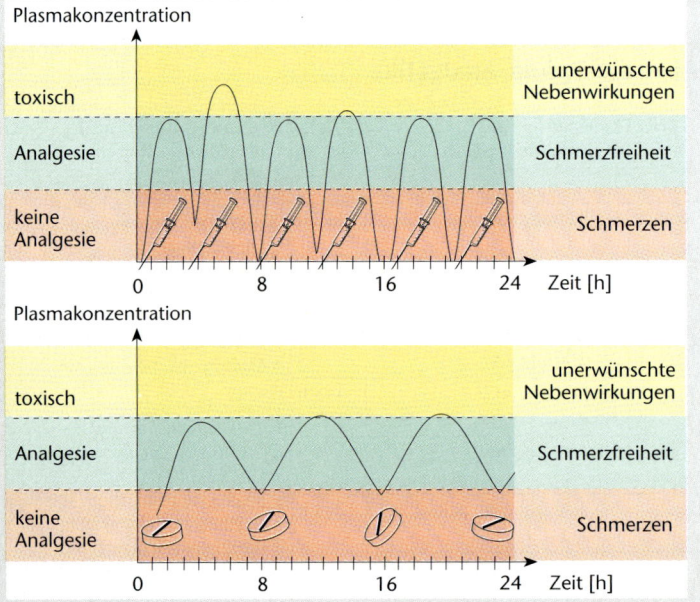

Abb. **9.22:** Vergleich der Bedarfsmedikation (oben) von s.c.-Morphin mit der Schmerzprophylaxe (unten; orales Retard-Morphin). Bei der Bedarfsmedikation wird dem Patienten dann Morphin gespritzt, wenn der Patient Schmerzen äußert. Er ist abhängig von der Verabreichung der Spritze, muß Schmerzen aushalten und hat nur kurze schmerzfreie Intervalle. Bei der Schmerzprophylaxe nimmt der Patient in regelmäßigen Abständen Morphin oral, auch ohne daß er Schmerzen verspürt. Er ist anhaltend von Schmerzen befreit. [B 200]

träglichkeitsreaktionen gefährden den Patienten nicht nur unmittelbar. Vielmehr besteht bei jeder Gabe von Blutpräparaten auch die Gefahr einer **Immunisierung**, die den Erfolg späterer Transfusionen und Organtransplantationen vermindert

• Bei vielen Blutprodukten besteht die Gefahr, **Infektionserreger** zu übertragen. Besonders bedrohlich sind die Hepatitiserreger (☞ 6.4.1) und das HI-Virus (☞ 11.3). Eine vorherige Testung aller Blutspender auf Hepatitiserreger und HIV erfaßt, u.a. wegen der diagnostischen Lücke (☞ 11.3.1), nie alle Infizierten.
Bei einem Teil der Blutprodukte können die Viren heute mit einem Höchstmaß an Sicherheit inaktiviert werden. Doch immer wieder geraten Blutpräparate in die Schlagzeilen und Patienten in Gefahr, weil infolge nachlässiger Spenderauswahl oder mangelnder Sorgfalt bei der Virusinaktivierung infiziertes Blut in Umlauf gebracht wurde

• Auch **Stoffwechselentgleisungen**, z.B. Hyperkaliämie und Gerinnungsstörungen durch Hämolyse, können auftreten.

Vorbereitung einer Transfusion

Die Vorbereitung einer Blutkonserve zur Transfusion ist Aufgabe des Arztes; er kann diese Tätigkeit aber an das Krankenpflegepersonal delegieren.

Beim Richten der Transfusion besonders zu beachten sind folgende Punkte:

• Die Blutkonserve muß zur Transfusion Zimmertemperatur haben. Ist die Konserve (noch) zu kalt, etwa bei Notfällen, wird sie auf Arztanordnung mittels spezieller *Blutwärmgeräte* erwärmt

• Neben dem Beside-Test ist eine weitere Sicherheitsprüfung durch zwei voneinander unabhängigen Personen erforderlich: Angaben auf der Konserve mit denen der Begleitpapiere und der Patientenunterlagen vergleichen. Danach Konservenbeutel auf Beschädigungen und Konserve auf Farbänderungen prüfen.

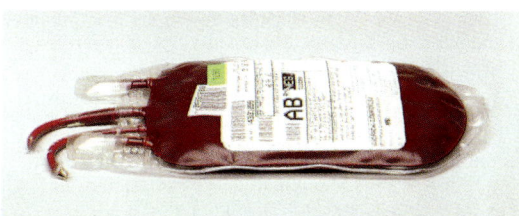

Abb. 9.23: Blutkonservenbeutel. Das Etikett enthält die genaue Blutgruppe, den Ort der Herstellung und eine Liste der zugesetzten (Konservierungs-)Stoffe. Die zwei blutgefüllten Schläuche wurden zum Füllen des Beutels benötigt und sind jetzt verschlossen. Die beiden mit einer Folienkappe versehenen Schlauchenden dienen dem Anschluß des Transfusionsbesteckes. [K 183]

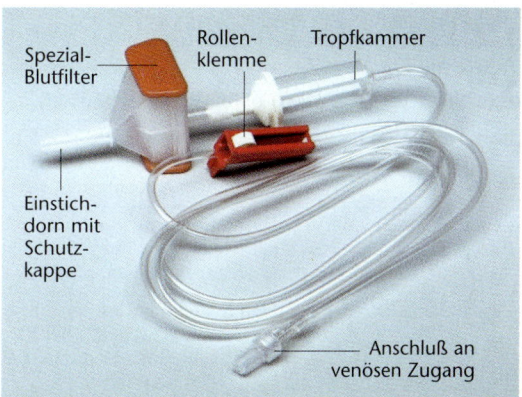

Abb. 9.24: Transfusionsbesteck. [K 183]

Vorbereitung des Patienten

Die Aufklärung des Patienten ist Sache des Arztes (bei wiederholten Transfusionen nur vor der ersten Transfusion).
Das Pflegepersonal informiert den Patienten über die bevorstehende Tranfusion und bittet ihn, noch einmal zur Toilette zu gehen.

Durchführung und Überwachung der Transfusion

> ⊘ **Vorsicht! Auch diffuse Beschwerden können auf einen Transfusionszwischenfall hinweisen**
>
> Auch unklare Beschwerden des Patienten wie z.B. „mir wird so komisch" oder „irgendwie habe ich ein flaues Gefühl" sind unbedingt ernst zu nehmen. In solchen Fällen ist der Patient kontinuierlich zu überwachen und bei anhaltenden Beschwerden der Arzt zu benachrichtigen.

Das Anlegen einer Transfusion ist Aufgabe des Arztes. Die normale Tropfgeschwindigkeit der Transfusion beträgt 40 – 60 Tropfen pro Minute, d.h. ein Erythrozytenkonzentrat für etwa eine Stunde Durchlaufzeit.

Nach unauffälliger Einleitung einer Transfusion delegiert der Arzt die weitere Überwachung in der Regel an die Pflegenden. Durch die engmaschige Überwachung des Patienten lassen sich frühzeitig etwaige Transfusionsreaktionen (☞ unten) erkennen:

• Regelmäßige Kontrolle der Vitalzeichen

• Beobachtung der Haut auf Rötungen und Quaddelbildung

• Erkundigung nach dem Befinden des Patienten

• Kontrolle von Transfusionssystem und Füllungszustand des Konservenbeutels und Inspektion der Einstichstelle.

Präparat (Bsp.)	Beschreibung	Indikation
Ersatz von Erythrozyten		
Frischblut	Vollblut (max. 72 Std. alt)	Nur noch in Notfällen
Buffy-coat-freie EK	Abzentrifugierte Eryhrozyten, in Plasma oder additiver Lösung, Buffy-coat (= Leukos und Thrombos) mechanisch entfernt	„Routinetransfusion"
Leukozyten-depletierte EK (gefilterte EK)	Durch Filterung von buffy-coat-freien EK gewonnene leuko- und thrombozytenreduzierte EK. Geringer immunogen	Wiederholte Transfusionen, frühere Zwischenfälle und vor Transplantationen
Gewaschene EK	Durch wiederholtes Aufschwemmen und Abzentrifugieren („Waschen") der Erys leuko-, thrombozyten- und plasmareduzierte EK	Nur bei speziellen Indikationen
Bestrahlte EK	Leukozytenarme, möglichst gefilterte EK, mit 30 Gy bestrahlt	Nur bei speziellen Indikationen
Ersatz von Thrombozyten		
Einzelspender-TK	Aus einer Vollblutspende isolierte Thrombozyten in ca. 50 ml Plasma. Enthalten Restleukos und -erys	Thrombopenie
Pool-TK	Aus Poolen von bis zu 8 blutgruppenkompatiblen Einzelspender-TK gewonnene TK	Thrombopenie, „Routine"- Präparat
Thrombozytapherese-TK (Zellseparator-TK)	Mittels Zellseparator gewonnene TK eines einzelnen Spenders mit geringerer Immunität	Z.B. Patienten mit Immunisierung gegen HLA oder Plättchenantigene
Leukozyten-depletierte TK	Durch Filterung von Pool-TK oder Thrombozytapherese-TK gewonnene, um 99% leukozytenreduzierte TK	Z.B. Patienten mit voraussichtlich längerer Substitution
Ersatz von Granulozyten		
Granulozytenkonzentrat	Granulozyten von nur einem Spender	Agranulozytose (Granulozyten < 800/ µl Blut) bei gleichzeitigem Infekt
Ersatz von Plasma		
Gefrorenes Frischplasma (GFP, Fresh Frozen Plasma, FFP)	Schockgefrorenes, zellarmes Plasma eines Einzelspenders mit Gerinnungsfaktoren. Blutgruppengleiche Transfusion sofort nach Auftauen	Massentransfusion, komplexe Gerinnungsstörungen, Faktorenmangel V, XI (keine Einzelpräparate verfügbar)
Ersatz einzelner Plasmabestandteile (blutgruppenunabhängige Fertigarzneimittel)		
Humanalbumin	Humanalbumin	Akuter Volumenersatz, chronische Hypalbuminämie
Immunglobuline:	Immunglobulin G, Restgehalt anderer Proteine, v.a. anderer Immunglobuline	Passive Immunisierung bei erhöhter Infektions- oder Komplikationsgefahr
• „Normale" Immunglobuline	„Antikörperquerschnitt" entsprechend den in der Bevölkerung üblichen Antigenen (z.B. Sandoglobulin®)	z.B. Hepatitis A-Prophylaxe, Immundefekte mit Antikörpermangel
• Spezifische Immunglobulinpräparate (Hyperimmunglobulin)	Durch geeignete Spenderauswahl ca. 10mal höherer Gehalt bestimmter Antikörper (z.B. Tetagam®)	Prophylaxe nach Kontakt mit bestimmten Erregern, z.B. Hepatitis A, Hepatitis B, Röteln, Tetanus, Tollwut
PPSB	Prothrombin-Komplex reich an Faktoren II, VII, IX und X (z.B. Beriplex® HS)	Blutungen bei Lebererkrankungen, Marcumarüberdosierung, DIC (☞ 9.9.3), Hämophilie B
Einzelfaktorkonzentrate	• Faktor VIII bzw. Faktor VIII/von Willebrand-Faktor (z.B. Alpha VIII®) • Faktor IX (z.B. Berinin® HS) • Fibrinogen (z.B. Haemocomplettan® HS) • AT III (z.B. ATIII 500/1000 thermoinaktiviert)	Einzelfaktormangel

Tab. 9.25: Überblick über die wichtigsten Blutprodukte. EK = Erythrozytenkonzentrat, TK = Thrombozytenkonzentrat. [B 200]

Transfusionszwischenfälle

Häufigste Ursache von **Tranfusionszwischenfällen** *(Transfusionsreaktionen)* sind Unverträglichkeitsreaktionen des Patienten gegen mittransfundierte weiße Blutkörperchen.

Seltene, aber ernste Komplikationen sind Hämolyse und bakteriell bedingte Reaktionen durch kontaminierte Transfusionen bis hin zum Schock mit Verbrauchskoagulopathie (☞ 9.9.4). Bei Transfusionen muß der Notfallkoffer oder Notfallwagen immer bereit stehen.

⚠ Notfall! Erstmaßnahmen beim Transfusionszwischenfall
- Unruhe, Beklemmungsgefühl, Übelkeit, Brechreiz, Atemnot, Kopf-, Gelenk- und Gliederschmerzen und in schweren Fällen Schockzeichen können Anzeichen einer Unverträglichkeitsreaktion sein. Transfusion stoppen, Arzt benachrichtigen, venösen Zugang unbedingt (mit NaCl) offen halten
- Hautrötung, Quaddelbildung und Juckreiz, evtl. mit Blutdruckabfall, sind Hinweise auf eine allergische Reaktion. Transfusion zunächst stoppen, Arzt benachrichtigen
- Fieber und Schüttelfrost weisen auf eine bakterielle Verunreinigung der Konserve hin. Transfusion stoppen, Arzt benachrichtigen, venösen Zugang offen halten, Blutkulturentnahme richten (☞ 12.4.3).

Beenden der Transfusion

Die Transfusion wird beendet, wenn das Präparat bis auf einen Rest von ca. 10 ml eingelaufen ist:
- Der Venenzugang wird (vom Arzt) mit NaCl durchgespült und sollte zunächst noch belassen werden (Mandrin), um Spätkomplikationen medikamentös behandeln zu können. Wird sofort eine Folgeinfusion angehängt, muß ebenfalls mit NaCl durchgespült werden
- Den Patienten kontinuierlich überwachen
- Das gebrauchte Transfusionssystem mit dem Blutrest für 24 Stunden im Kühlschrank aufbewahren

9.5.8 Knochenmarktransplantation

☉ Knochenmarktransplantation *(KMT):* Übertragung von Knochenmark, d.h. blutbildenden Zellen, von einem *Knochenmarkspender.*

Angezeigt ist eine Knochenmarktransplantation insbesondere bei Erkrankungen, bei denen die blutbildenden Zellen des Knochenmarks durch Krankheit (z.B. bei Leukämien) oder vorangegangene Therapie geschädigt sind.

Vorbereitung des Patienten zur KMT

Vor der KMT erfolgt eine hochgradige Immunsuppression zur Vermeidung von späteren Abstoßungsreaktionen und insbesondere bei den Leukämien zur Vernichtung der Tumorzellen.

Durchführung der KMT

Bei der Transplantation wird dem Spender in Vollnarkose durch vielfache Nadelpunktionen Knochenmark aus dem Beckenkamm entnommen, aufbereitet und dann dem Empfänger wie eine normale Transfusion infundiert.

Risiken einer KMT

In den ersten Monaten nach der Transplantation, insbesondere in den ersten zwei bis drei Wochen, ist der Patient hochgradig infektionsgefährdet. Daher muß er in Spezialpflegeeinheiten (☞ 9.5.9) untergebracht werden, und es müssen alle Vorsichtsmaßnahmen wie bei einer Agranulozytose (☞ 9.7.4) getroffen werden.

Die zweite wesentliche Gefahr für den Patienten besteht in der **Graft-versus-Host-Krankheit**, kurz *Gv-HD*, einer Abstoßungsreaktion des Transplantats (graft) gegen den Empfänger (host). Betroffen sind vor allem Haut, Leber und Blutbildung des Empfängers. Es kommt zu Juckreiz und sonnenbrandähnlichen Hauterscheinungen, Durchfällen und Leberfunktionsstörungen. Die Behandlung besteht in Glukokortikoiden, Methotrexat und Ciclosporin A. Trotz dieser Gefahren bietet die Knochenmarktransplantation Patienten unter 40 – 50 Jahren reelle Überlebenschancen.

9.5.9 Pflege des (umkehr-)isolierten Patienten

Aufgrund der Infektionsgefährdung des Patienten ist bei einer KMT eine **Umkehrisolation** oder eine Unterbringung in einem sog. **Life island** (☞ Abb. 9.26), einer speziellen *Sterilbetteinheit*, erforderlich. Ziel ist es, den Patienten ohne Infektion über die Zeit der Abwehrschwäche zu bringen.

▦ Drei Grundregeln der Umkehrisolation
- Reduktion der Keime in der Umgebung des Patienten
- Verminderung der körpereigenen Keime des Patienten
- Früherkennung und Frühbehandlung trotzdem auftretender Infektionen.

1. Grundregel: Reduktion der Umgebungskeime

Während die allgegenwärtigen Umweltkeime einem Gesunden nicht schaden, können sie beim Abwehrgeschwächten lebensbedrohliche Infektionen hervorrufen. Der Patient muß also vor den Bakterien, Viren und Pilzen seiner Umgebung geschützt werden. Er wird in einem Einzelzimmer untergebracht und darf das Zimmer nicht verlassen.

Damit keine Keime aus der Umgebung eingeschleppt werden, sind folgende Maßnahmen erforderlich:

- Das Ärzte- und Pflegepersonal muß sich ein- und ausschleusen und im Zimmer Schutzkittel und Mundschutz tragen. Ständiges Rein- und Rausgehen aus dem Zimmer ist zu vermeiden
- Regelmäßige Zimmer- und Händedesinfektion vermindert die Keime auf den Gegenständen im Zimmer
- Blumen und Topfpflanzen sind bedeutende Keimträger und daher verboten
- Die Wäsche des Patienten muß vor dem Tragen sterilisiert werden
- Auch die Nahrung muß keimarm sein. Dies bedeutet Verzicht auf frischen Salat, nicht schälbares Obst, Schimmelkäse und Milchprodukte aus unpasteurisierter Milch (z.B. Rohmilchkäse)
- Die Besucherzahl wird in der Regel auf zwei Besucher, beschränkt. Kinder unter 14 Jahren sind dabei nicht erlaubt, da sie wesentlich häufiger als Erwachsene Keimträger sind.

2. Grundregel: Verminderung der körpereigenen Keime

Der Patient ist nicht nur durch Keime von außerhalb, sondern auch durch eigene Haut- und Darmkeime gefährdet. Folgende Maßnahmen schützen ihn:

- Die komplette Leib- und Bettwäsche sowie alle Handtücher des Patienten werden täglich gewechselt
- Der Patient soll den ganzen Körper täglich mit einer geeigneten Desinfektionslösung waschen bzw. diese beim Duschen auftragen
- Nach dem Waschen oder Duschen muß der Patient die Haut gut abtrocknen. Besonders wichtig sind alle Hautfalten. Eincremen schützt die Haut vor dem Austrocknen
- Auch die Haare werden mit entsprechenden Präparaten gewaschen
- Der Patient soll die Intimpflege nach dem Stuhlgang mit Handschuhen durchführen und danach die Hände desinfizieren. Außerdem ist eine Händedesinfektion nach jedem Wasserlassen erforderlich

- Mehrfach täglich sind Mundspülungen mit antimykotischen Lösungen notwendig
- Die Darmkeime werden durch eine **Darmdekontamination** vermindert: Durch die Einnahme von Antibiotika und Antimykotika wird die Darmflora zerstört und gleichzeitig einem Pilzbefall im Gastrointestinaltrakt vorgebeugt.

3. Grundregel: Früherkennung von Infektionen

Pflegerisch ist zu beachten:

- Der Patient wird angewiesen, Haut und Mundschleimhaut täglich auf Risse, Rötungen und Druckstellen zu beobachten
- Er soll zweimal täglich seine Temperatur messen (nicht rektal) und auf Erkrankungssymptome achten
- Auch scheinbare Kleinigkeiten wie leichte Kopfschmerzen, abnormes Schwitzen oder Frieren oder Blähungen können eine Infektion ankündigen!

Zusätzlich sind Maßnahmen zum Schutz vor Verletzungen nötig.

Vorschriften im Life island

Noch strenger sind die Vorschriften bei der Unterbringung im Life island, die deshalb höchste Kooperationsbereitschaft von seiten des Patienten erfordert.

Der Patient übernimmt möglichst viele pflegerische Tätigkeiten und auch die Reinigung des Zimmers selbst.

Alle Gegenstände einschließlich der Pflegeutensilien und der persönlichen Gegenstände werden steril eingeschleust. Selbst die Nahrung des Patienten ist keimfrei und steril verpackt.

Die persönlichen Hygienemaßnahmen entsprechen denen der Umkehrisolation.

Psychische Betreuung des isolierten Patienten

Die isolierten Patienten befinden sich – zusätzlich zu ihrer schweren körperlichen Erkrankung – in einer psychischen Ausnahmesituation.

> ✉ Trotz aller Vernunft wird der Patient wahrscheinlich depressive oder aggressive Phasen durchmachen. Auch wenn es Kraft kostet, sollte der Patient dann besonders intensiv betreut werden. Das Pflegepersonal sollte gesprächsbereit sein und trotz aller Schwierigkeiten nicht ungeduldig reagieren.

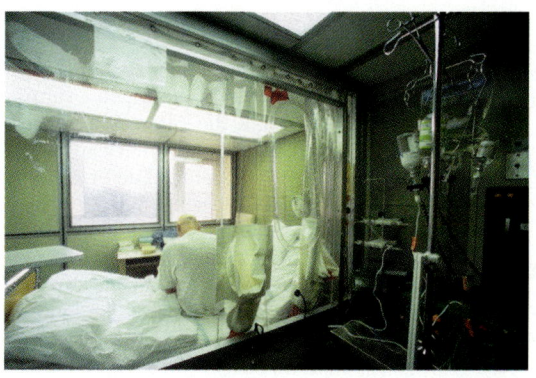

Abb. 9.26: Patient mit schwerer Immunschwäche in einem Life island. Der Raum enthält bis auf sterilisierte Bücher keine persönlichen, „gemütlichen" Gegenstände. Infusionen werden von außerhalb gesteuert und stellen über den Venenkatheter die einzige Verbindung zur Außenwelt dar. In die Glasscheibe sind „Untersuchungshandschuhe" und ein Stethoskop eingelassen, die ärztliche und pflegerische Handlungen ermöglichen. [F 119]

9.6 Erkrankungen der roten Blutzellen

9.6.1 Anämie

> 🔳 **Anämie** (☞ auch 9.3.2): Verminderung von Erythrozytenzahl und/oder Hämoglobinkonzentration bei normalem Blutvolumen (Hämoglobin < 12 g/dl bei Frauen, Hb < 14g/dl bei Männern).

9.6.2 Eisenmangelanämie

Die **Eisenmangelanämie** ist die häufigste Anämieform. Da nicht genügend Eisen zum Einbau zur Verfügung steht, ist die Hämoglobinsynthese gestört.

⇨ Krankheitsentstehung

Eisenmangelanämien entstehen infolge:
- Chronischer Blutungen aus dem Magen-Darm-Trakt oder den Harnwegen
- Verlängerter oder zu häufiger Menstruationsblutungen
- Erhöhten Eisenbedarfs bei Schwangeren oder Kindern
- Zu geringer Eisenaufnahme bei Fehlernährung oder verminderte Eisenresorption nach Magenentfernung oder bei einigen Darmerkrankungen
- Tumoren oder chronischer Infekte durch Störung der Eisenverwertung im Knochenmark **(infektiös-toxische Anämie).**

🩺 Symptome und Untersuchungsbefund

Zusätzlich zu den allgemeinen Symptomen einer Anämie (☞ 9.3.2) haben die Patienten mit einer Eisenmangelanämie oft Hohlnägel, Haarausfall, trockene, rissige Haut mit Mundwinkelrhagaden sowie Zungenbrennen.

🔍 Diagnose und Differentialdiagnose

Die Eisenmangelanämie ist eine hypochrome mikrozytäre Anämie. MCV, MCH und MCHC sind vermindert. Im Blut sind der Eisenspiegel und das Speicherprotein **Ferritin** erniedrigt, während das Transporteiweiß **Transferrin** erhöht ist.

Blutverlust	Verminderte Erythropoese		Gesteigerte Hämolyse
Blutungsanämien	**Eisenmangelanämien**	**Infektiös-toxische Anämien**	**Hämolytische Anämien**
– Zu häufige oder zu starke Menstruationsblutung – Magengeschwür – Hämorrhoiden – Darmtumoren (z.B. Dickdarmkarzinom) – Blasenkarzinom	– Schwangerschaft – Gestörte Eisenresorption im Darm – Mangelernährung	Eisenverwertungsstörung durch – Tumor – Chronische Entzündung	– Erbkrankheiten (z.B. Sichelzellenanämie) – Infektionen – Künstliche Herzklappen – Vergiftungen – Autoimmunerkrankungen
	Hyperchrome Anämien – Vit. B_{12}-Mangel – Folsäuremangel	**Erythropoetinmangel** – Chronische Niereninsuffizienz	

Abb. 9.27: Übersicht über die häufigsten Ursachen einer Anämie. Bei der Sichelzellenanämie ist das Hämoglobinmolekül infolge einer Mutation fehlerhaft zusammengesetzt. Dadurch nehmen die Erythrozyten eine Sichelform an und neigen zur Hämolyse. [B 101]

Zur Ursachenfindung wird:
- Nach Blutungen im Magen-Darm-Trakt und im Bereich der Harnwege gesucht
- Bei Frauen gynäkologisch untersucht.

Wichtig ist die Abgrenzung zur **infektiös-toxischen** Anämie, bei der Ferritin erhöht und Transferrin erniedrigt ist.

> ⊘ Vorsicht! Eine (infektiös-toxische) Anämie kann einziges Zeichen einer Tumorerkrankung sein.

🔧 Behandlungsstrategie

An erster Stelle steht die Behandlung der Grunderkrankung.

Zusätzlich ist meist eine medikamentöse Eisenzufuhr erforderlich. Trotz der relativ schlechten Magenverträglichkeit sollte die orale Gabe zweiwertiger Eisenpräparate bevorzugt werden (z.B. Eryfer® 100). Die parenterale Gabe dreiwertiger [Fe^{3+}] Eisen-

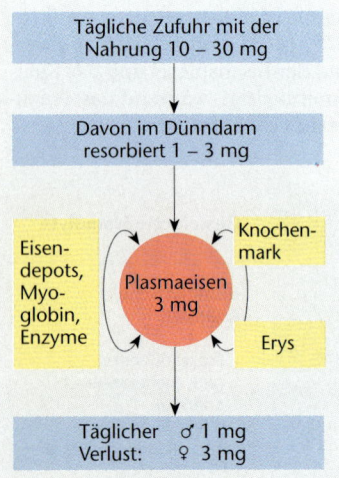

Abb. 9.28: Die Darstellung des täglichen Eisenstoffwechsels zeigt, daß insbesondere bei Frauen das Gleichgewicht sehr labil ist und bereits kleinere zusätzliche Blutverluste (1 ml Blut enthält 0,5 mg Eisen) zu einer Eisenmangelanämie führen können. [B 101]

präparate (z.B. Ferrlecit®) ist nur in Ausnahmefällen indiziert, da sie Kopfschmerzen, Übelkeit, Hitzegefühl und Herzschmerzen verursachen kann.

Bei einer infektiös-toxischen Anämie ist die Eisengabe sinnlos.

🛏 Pflege bei Eisenmangelanämie

Für die Pflege von Patienten mit Eisenmangelanämie gilt:
- Bei schweren Anämien mit Kreislaufsymptomen regelmäßig RR und Puls kontrollieren
- Durch intensive Hautpflege trockene, rissige Haut, Mundwinkelrhagaden und brüchige Nägel lindern
- Dekubitusprophylaxe sorgfältig durchführen
- Evtl. Bettgitter zur Sicherheit des Patienten anbringen, falls die (älteren) Patienten infolge der Verminderung der Sauerstofftransportkapazität neurologische Störungen mit Verwirrtheit entwickeln
- Eisentabletten stets zwischen den Mahlzeiten nehmen lassen. Als Getränk vorzugsweise Wasser reichen und keine Milch, da Kalzium die Eisenresorption vermindert; deshalb auch keine anderen Tabletten gleichzeitig geben
- Retikulozytenkontrolle (☞ 9.6.1) im Blut ungefähr eine Woche nach Behandlungsbeginn einplanen, da ein Retikulozytenanstieg das Ansprechen auf die Eisengabe zeigt.

📋 Patienteninformation

- **Stuhlverfärbung:** Den Patienten darüber aufklären, daß sich der Stuhl durch die Eisentabletten schwarz verfärbt
- **Ernährung:** Tierisches Eisen (Fleisch, Eier) wird besser resorbiert als pflanzliches Eisen (Gemüse, Getreide). Vitamin C fördert die Eisenresorption
- **Behandlungsdauer:** Die Behandlung muß über Monate fortgeführt werden.

9.6.3 **Hyperchrome Anämien**

Zahlreiche Mangelzustände und Allgemeinerkrankungen führen dazu, daß die roten Blutkörperchen im Knochenmark nicht regelrecht ausreifen. Die Erythrozyten sind typischerweise zu groß und enthalten sehr viel Hämoglobin, d.h. es handelt sich um makrozytäre, hyperchrome Anämien. Von besonderer Bedeutung ist die **perniziöse Anämie** durch Vitamin B_{12}-Mangel. „Perniziös" bedeutet verderblich: Die perniziöse Anämie führt unbehandelt zum Tode.

↪ Krankheitsentstehung

Damit Vitamin B_{12} im terminalen Ileum resorbiert werden kann, ist die Anwesenheit des in der Magenschleimhaut gebildeten **intrinsic factor** erforderlich. Da bei den meist älteren Patienten mit einer perniziösen Anämie Antikörper gegen diesen Faktor und gegen Magenzellen sowie eine atrophische Gastritis (☞ 5.5.1) gefunden werden, wird sie zu den Autoimmunerkrankungen (☞ 11.5) gerechnet. Eine **Vitamin B_{12}**- und die seltenere, ebenfalls zur hyperchromen Anämie führende, **Folsäuremangelanämie** treten darüberhinaus bei mangelhafter Zufuhr von Vitamin B_{12} bzw. Folsäure auf, z.B. bei langandauernder Mangelernährung (Alkoholiker) oder Malabsorption (etwa infolge Zöliakie, ☞ 5.6.3). Auch eine Magenresektion führt durch Fehlen des intrinsic factor zu einer Anämie.

📋 Symptome und Untersuchungsbefund

Zusätzlich zu den allgemeinen Anämiesymptomen bestehen weitere hämatologische, gastrointestinale und neurologische Störungen, z.B. glatt-rote, „brennende" Zunge *(Hunter-Glossitis)*, strohgelbe Hautfarbe, Gangunsicherheit, Kribbeln und schmerzhafte Mißempfindungen.

🔎 Diagnostik und Differentialdiagnose

Diagnostisch sind erforderlich:
- Blutbilduntersuchung: hyperchrome, makrozytäre Anämie, häufig Thrombo- und Leukopenie
- Autoantikörpersuche (☞ 11.5) im Blut
- Bestimmung des Vitamin B_{12}- und des Folsäurespiegels im Blut
- Evtl. **Schilling-Test** (orale Gabe von radioaktiv markiertem Vitamin B_{12} mit nachfolgender Bestimmung der mit dem Urin ausgeschiedenen Vitamin$_{12}$-Menge) zur Differenzierung, ob niedrige Vitamin B_{12}-Spiegel auf Malabsorption im Dünndarm oder Mangel an intrinsic factor zurückzuführen sind
- Evtl. Knochenmarkuntersuchung: **Megaloblasten** (abnorme Erythozytenvorstufe).

🔳 Behandlungsstrategie

- Bei perniziöser Anämie i.m.-Injektion von Vitamin B_{12} (z.B. Aquo-Cytobion® 500)
- Bei Folsäureanämie orale Folsäurepräparate, z.B. Folsan®
- In beiden Fällen gleichzeitige Gabe von Eisenpräparaten, da durch die überaus rasche Erythrozytenneubildung nach Behandlungsbeginn ein Eisenmangel entsteht.

🛏 Pflege bei hyperchromer Anämie

- Retikulozytenkontrolle eine Woche nach Behandlungsbeginn einplanen
- Kaliumreiche Kost mit reichlich Obst geben, da durch die rasche Erythrozytenneubildung eine Hypokaliämie entstehen kann. Serumkalium kontrollieren, evtl. Kalium medikamentös substituieren.

🗒 Patienteninformation

Patienten mit perniziöser Anämie müssen die Vitamininjektionen lebenslang erhalten, da sich der Mangel an intrinsic factor nicht bessern wird. Die Injektionen werden als Depot-Präparate alle drei Monate i.m. gegeben.

9.6.4 Hämolytische Anämien

> **Hämolytische Anämien:** Anämieformen, bei denen zwar genügend funktionsfähige Erythrozyten gebildet werden, diese jedoch vorzeitig zugrunde gehen.

➡ Krankheitsentstehung

Die Ursache einer hämolytischen Anämie kann in angeborenen oder erworbenen Störungen liegen:

- Angeborene Krankheiten (**hereditäre hämolytische Anämien**) sind Erythrozytenmembrandefekte (etwa bei der **Kugelzellenanämie**), Stoffwechselstörungen (z.B. **Glucose-6-Phosphat-Dehydrogenase-Mangel**) oder Hämoglobindefekte (etwa bei der **Sichelzellenanämie**)
- Erworbene hämolytische Anämien werden durch Autoantikörper, durch Medikamente oder Infektionskrankheiten, seltener durch künstliche Herzklappen hervorgerufen.

🔎 Diagnostik

Die Diagnose wird in erster Linie durch Blutuntersuchungen gesichert. Augenfällig ist die Dunkelfärbung des Urins durch die Bilirubin-Abbauprodukte.

🔳 Behandlungsstrategie

Die Behandlung richtet sich nach der Ursache der Anämie. Bei den angeborenen Störungen vermag die Milzentfernung die Beschwerden des Patienten zu bessern. Bei Autoantikörperbildung ist eine Immunsuppression angezeigt.

🛏 Pflege

Für die Pflege ist bedeutsam:
- Soll Blut zur Antikörpersuche verschickt werden, muß die Probe für die Suche nach Wärmeantikörpern *kalt*, diejenige für die Untersuchung auf Kälteantikörper dagegen *warm* verschickt werden
- Patienten mit Kälteantikörpern müssen wissen, daß sie sich vor Kälte schützen sollten
- Kranke mit einem Glucose-6-Phosphat-Dehydrogenase-Mangel müssen bestimmte Medikamente und den Genuß von Saubohnen (Fava-Bohnen) meiden
- Nach einer Milzentfernung ist postoperativ eine gewissenhafte Thromboseprophylaxe wichtig.

9.6.5 Polyglobulie und Polyzythämie

> **Polyglobulie:** Erythrozytenvermehrung bei normalem Plasmavolumen.

Eine **primäre Polyglobulie** liegt bei der **Polyzythämie** *(Polycythaemia vera)* vor, einer bösartigen Störung des Knochenmarks.

Die Polyzythämie gehört zu den sogenannten **myeloproliferativen Erkrankungen**, die dadurch gekennzeichnet sind, daß einzelne oder mehrere Zellreihen der Blutbildung oder das Bindegewebe im Knochenmark unkontrolliert wuchern (☞ Tab. 9.29).

Sekundäre Polyglobulien treten meist als Folge einer Lungenfunktionsstörung auf.

⊡ Symptome und Untersuchungsbefund

Die Patienten haben typischerweise eine rot-blaue Hautfarbe („blühendes Aussehen") und klagen insbesondere über „Kreislaufbeschwerden" (Schwindel, Ohrensausen, Atemnot), Kopfschmerzen, Angina pectoris und Nasenbluten. Typisch für die Polyzythämie ist ein ständiger Juckreiz. Besonders gefährdet sind die Kranken durch Thrombosen. Bei der körperlichen Untersuchung fallen oft ein Bluthochdruck und eine Vergrößerung von Leber und Milz auf.

⌕ Diagnostik

Die Diagnose wird anhand des roten Blutbildes gestellt. Das Knochenmark ist sehr zellreich.

▟ Behandlungsstrategie

Bei einer Polyzythämie sind Aderlässe und evtl. die Gabe von Azetylsalizylsäure zur Verhinderung von Thrombosen erforderlich. In fortgeschrittenen Stadien führt eine milde Zytostatikabehandlung oder Gabe radioaktiven Phosphors oft zu einer deutlichen Verminderung der Blutzellbildung. Bei einer sekundären Polyglobulie ist die Behandlung der Grunderkrankung vorrangig.

⊟ Pflege bei Polyglobulie und Polyzythämie

Die Pflege hat vor allem das erhöhte Thromboserisiko der Patienten zu berücksichtigen. Manche Patienten haben aber auch (Spontan-)Blutungen, da die gebildeten Thrombozyten funktionsunfähig sein können.

⚐ Prognose

Die Prognose der sekundären Polyglobulie ist abhängig von der Grunderkrankung. Patienten mit einer Polyzythämie können heute mit optimaler Therapie und Pflege nach Diagnosestellung zehn Jahre und länger überleben.

Die Haupttodesursachen der Polyzythämie sind thromboembolische Komplikationen und Leukämien im Spätstadium.

Bezeichnung des myeloproliferativen Syndroms	Zellreihe
Polyzythämie	Erythrozyten
CML (Chronisch myeloische Leukämie)	Granulozyten
Essentielle Thrombozythämie	Thrombozyten
Osteomyelosklerose (-fibrose)	Bindegewebe

Tab. 9.29: Myeloproliferative Syndrome und die jeweils hauptsächlich proliferierende Zellreihe. Die einzelnen Formen können ineinander übergehen, auch Zwischenformen sind möglich. Oft entwickelt sich aus ihnen eine akute Leukämie. [B 200]

9.7 Erkrankungen der weißen Blutzellen

9.7.1 Übersicht über die Leukämien

> ⊡ **Leukämie:** Bösartige Erkrankung der weißen Blutzellen mit unkontrollierter, krebsartiger Wucherung von Leukozyten.
> Schätzungsweise erkrankt einer von 20 000 Menschen pro Jahr an Leukämie.

Je nach der Abstammung der entarteten Blutkörperchen gliedert man die Leukämien in **lymphatische Leukämien**, bei denen die bösartigen Zellen der lymphatischen Reihe angehören, und **myeloische Leukämien**, bei denen die Vorstufen der Granulozyten betroffen sind.

Eine weitere Einteilung unterscheidet zwischen **akuten** *(unreifzelligen)* und **chronischen** *(reifzelligen)* Leukämien.

Die **Krankheitsentstehung** ist weitgehend ungeklärt. Gesichert ist aber, daß bestimmte chemische Substanzen (z.B. Benzol) und radioaktive Strahlung das Krankheitsrisiko erhöhen. Wahrscheinlich spielen auch genetische Faktoren eine Rolle.

9.7.2 Akute Leukämien

Die **akute lymphatische Leukämie** (kurz *ALL*) tritt bevorzugt bei Kindern auf, während die **akute myeloische Leukämie** (kurz *AML*) überwiegend bei Erwachsenen vorkommt. Kann man den Ursprung der leukämischen Zellen nicht erkennen, spricht man von einer **akuten undifferenzierten Leukämie** (kurz *AUL*). Unbehandelt überleben die Patienten nur wenige Monate.

⊡ Symptome und Untersuchungsbefund

Die akuten Leukämien beginnen oft plötzlich mit Fieber, Schüttelfrost und allgemeinem Krankheitsgefühl. Dadurch, daß die wuchernden weißen Zellen die Vorstufen der Erythrozyten und Thrombozyten verdrängen, gleichzeitig aber selbst funktionsunfähig sind, kommt es zu:
- Anämie mit Abgeschlagenheit und Müdigkeit
- Erhöhter Blutungsneigung
- Gehäuften Infektionen mit hoher Sepsisgefahr

Bei der Untersuchung fallen oft Lymphknotenschwellungen und eine Milzvergrößerung auf.

⌕ Diagnostik

Im Vordergrund steht die Untersuchung des Blutes und des Knochenmarks:

- Meist sind massenhaft *Blasten* (Vorstufen der weißen Blutzellen) schon im Differentialblutbild sichtbar. Dabei kann die Gesamtleukozytenzahl im Blut normal, erhöht oder erniedrigt sein
- Häufig bestehen eine Anämie und Thrombozytopenie
- Die Knochenmarkuntersuchung (☞ 9.4.6) zeigt ein zellreiches, viel zu viele Blasten enthaltendes Mark.

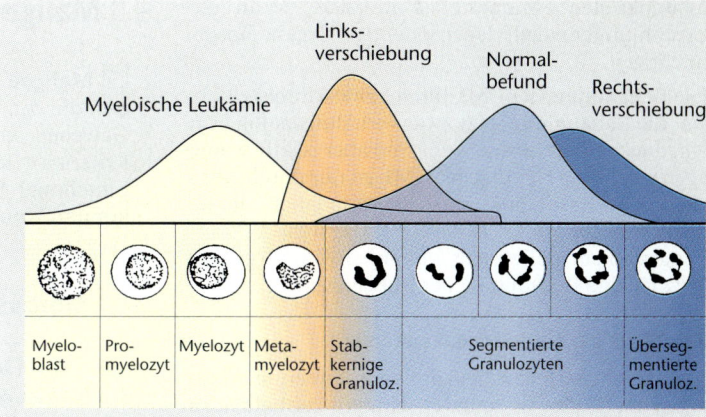

Abb. 9.30: Von links nach rechts sind die einzelnen Entwicklungsstufen der Granulozyten dargestellt. Bei einer *Linksverschiebung* (z.B. bei Entzündung) gelangen verstärkt stabkernige Granulozyten ins Blut. Bei einer *Rechtsverschiebung* (z.B. bei der perniziösen Anämie, ☞ 9.6.3) kommt es zu einer Überalterung der Granulozyten mit vielen übersegmentierten Granulozyten. Bei einer myeloischen Leukämie findet man Vorstufen der Granulozyten im Blut. [B 101]

Behandlungsstrategie

Alle Formen der akuten Leukämie werden intensiv mit Zytostatika behandelt, um eine Normalisierung des peripheren Blutbildes und weniger als 5 % Leukämiezellen im Knochenmarkausstrich zu erreichen (sog. **Vollremission**).

Die Zytostatika dringen jedoch nicht ausreichend in das Gehirn ein. Zur Verhinderung eines späteren Rezidivs und einer leukämischen Infiltration der Hirnhäute sind daher evtl. eine Bestrahlung des Gehirns und ein Einbringen von Zytostatika in den Liquorraum angezeigt („ZNS-Prophylaxe").

Während dieser ersten Phase, der sog. **Induktionstherapie,** ist der Patient auch durch die Behandlung akut gefährdet. Aufkeimende Infektionen müssen sofort antibiotisch behandelt werden. Fast immer ist die Gabe von Blutersatzprodukten (☞ Tab. 9.28) erforderlich.

Nach der Induktionstherapie schließt sich über 2 – 3 Jahre eine weniger aggressive, ambulante **Erhaltungstherapie** an.

Vor allem bei der AML des Erwachsenen wird in der ersten Vollremission eine Knochenmarktransplantation angestrebt, da sonst häufig nicht mehr kurierbare Rezidive auftreten.

Pflege bei Zytostatikatherapie, ☞ 9.5.2

Prognose

Die Prognose der akuten Leukämie im Kindesalter hat sich erheblich verbessert. Heute können ca. 70 % der kleinen Patienten geheilt werden. Dagegen ist die Prognose bei Erwachsenen nach wie vor relativ schlecht.

9.7.3 Chronische Leukämien

Während die **chronisch myeloische Leukämie** (kurz *CML)* vor allem Erwachsene im berufstätigen Alter betrifft, ist die **chronisch lymphatische Leukämie** (kurz *CLL)* eine typische Erkrankung des höheren Lebensalters. Die CLL wird zu den *Non-Hodgkin-Lymphomen* (☞ 9.8.2) mit niedrigem Malignitätsgrad gezählt.

Symptome und Untersuchungsbefund

Die chronischen Leukämien beginnen uncharakteristisch und schleichend. Die Patienten fühlen sich abgeschlagen und müde. Viele Patienten mit einer CLL haben unklare Hautausschläge oder klagen über starken Juckreiz (durch Hautinfiltration). Leitbefund ist bei der CLL eine symmetrische, schmerzlose Lymphknotenvergrößerung (☞ Abb. 9.3 und 9.4), während bei der CML die Milzvergrößerung besonders auffällig ist. Die Milz reicht oft bis ins Becken hinab.

Diagnostik und Differentialdiagnose

Auch bei den chronischen Leukämien sind Blutbild und Knochenmarkausstrich diagnostisch entscheidend. Besonders bei der CML ist die Zellzahl im peripheren Blut stark erhöht. Bei 90 % der Patienten mit CML ist in den Knochenmarkzellen ein Defekt des Chromosoms Nr. 22 nachweisbar **(Philadelphia-Chromosom).**

Behandlungsstrategie

Die Behandlungsstrategie bei der CLL ist der der akuten Leukämien entgegengesetzt: Statt „rasch und aggressiv" lautet die Devise hier „spät und schonend". Bei deutlicher Anämie, Lymphozytose, Thrombopenie oder starken Beschwerden des Patienten wird eine milde Zytostatikatherapie eingeleitet. Eine palliative

Lymphknotenbestrahlung ist indiziert, wenn die Lymphknotenpakete lebenswichtige Organe beeinträchtigen.

Die Behandlung der CML nimmt eine Mittelstellung ein: die Behandlung setzt zwar verhältnismäßig früh ein, die Zytostatika der Wahl sind aber relativ wenig aggressiv . Eine Heilung der CML ist nur durch Knochenmarktransplantation (☞ 9.5.8) möglich, die jedoch nur für junge Patienten in frühen Erkrankungsstadien in Betracht kommt. Bei sehr großer Milz ist eine Bestrahlung der Milz angezeigt.

▣ Pflege bei chronischer Leukämie

Bei den chronischen Leukämien kommen die Patienten meist erst in späteren Krankheitsstadien zu längeren Aufenthalten in die Klinik. Die Pflege muß die Selbständigkeit der Patienten so lange wie möglich bewahren helfen.

▣ Prognose

Die Prognose der CLL ist relativ gut. Oft ist der (ältere) Patient über Jahre nur wenig in seiner Lebensqualität eingeschränkt und stirbt nicht an der Leukämie, sondern an anderen Erkrankungen des höheren Lebensalters. Dagegen führt die CML in der Regel nach 2 – 6 Jahren zu einer akuten Verschlechterung mit einem meist tödlichen *Blastenschub*.

9.7.4 Allergisch-toxisch bedingte Agranulozytose

▣ **Agranulozytose:** Absinken der Granulozyten unter 800/µl Blut. Höchste Infektionsgefahr für den Patienten!

Selten, aber gefürchtet ist die **allergisch bedingte Agranulozytose**, die nach zahlreichen Medikamenten wie etwa Metamizol (z.B. Novalgin®) oder Chloramphenicol (z.B. Berlicetin®) auftreten kann. Im Gegensatz zur **toxischen Knochenmarkschädigung** (z.B. bei Zytostatikatherapie) ist die allergisch bedingte Knochenmarkschädigung *dosisunabhängig* und häufig *irreversibel* (nicht mehr umkehrbar).

Der Patient wird innerhalb weniger Tage schwer krank. Hauptsymptome sind Schüttelfrost, hohes Fieber und zahlreiche (Mund-)Schleimhautnekrosen. Das Risiko einer Sepsis ist hoch.

Alle verdächtigen Medikamente müssen sofort abgesetzt werden. Die symptomatische Behandlung entspricht derjenigen bei Agranulozytosen durch Zytostatikatherapie (☞ 9.5.2).

Überlebt der Patient die akute Phase, so ist die Prognose gut. Der Patient muß unbedingt einen *Allergiepaß* erhalten und auch immer bei sich tragen.

9.8 Maligne Lymphome

▣ **Maligne Lymphome:** Bösartige Erkrankungen, die von Lymphknoten oder lymphatischen Geweben ausgehen. Nach morphologischen Kriterien (feingewebliche histopathologische Einteilung) Differenzierung in **Morbus Hodgkin** und **Non-Hodgkin-Lymphome**.

9.8.1 Morbus Hodgkin

▣ **M. Hodgkin** *(Lymphogranulomatose, Hodgkin-Lymphom):* Wahrscheinlich von den Lymphknoten ausgehende bösartige Erkrankung, an der ungefähr einer von 20 000 Erwachsenen jährlich neu erkrankt. Altersgipfel im frühen und mittleren Erwachsenenalter.

Die Ursache der Erkrankung ist unklar.

Stadium	Befallener Körperabschnitt
I (IA / IB)*	Einzelne Lk-Region
II (IIA / IIB)*	Zwei oder mehr Lk-Regionen auf der gleichen Zwerchfellseite
III (IIIA / IIIB)*	Lk-Regionen auf beiden Zwerchfellseiten • Zusätzlicher Befall eines extra-lymphatischen Organs (**E**) • Milzbefall (**S, S**plen)
IV	Diffuser Befall eines extra-lymphatischen Organs
* B: mit mind. einem der sog. B-Symptome: Gewichtsverlust, Fieber oder Nachtschweiß **A:** ohne Gewichtsverlust, Fieber oder Nachtschweiß	

Tab. 9.32: Stadieneinteilung des Morbus Hodgkin. [B 200]

Niedrig maligne Lymphome
Lymphozytische Lymphome • Chronisch lymphatische Leukämie • Haarzell-Leukämie • Sézary-Syndrom, Mycosis fungoides • T-Zonen-Lymphom
Lymphoplasmozytoides Lymphom (Immunozytom)
Plasmozytisches Lymhom
Zentrozytisches Lymphom
Zentroblastisch-zentrozytisches Lymphom
Hoch maligne Lymphome
Zentroblastisches Lymphom
Immunoblastisches Lymphom
Lymphoblastisches Lymphom

Tab. 9.33: Vereinfachte Einteilung der Non-Hodgkin-Lymphome nach der Kieler Klassifikation. [B 200]

◉ Symptome und Untersuchungsbefund

Typischerweise kommen die Patienten wegen einer schmerzlosen Lymphknotenvergrößerung, am häufigsten im Halsbereich, zum Arzt. Evtl. haben sie auch unspezifische Allgemeinsymptome wie Müdigkeit, Leistungsabfall oder Juckreiz. Für die Stadieneinteilung ist es wichtig, ob ein ungewollter Gewichtsverlust (> 10% in den letzten sechs Monaten), ungeklärtes Fieber (> 38 °C) oder Nachtschweiß vorliegen (die drei sog. **B-Symptome**). Die B-Symptome kündigen oft einen Ausbreitungsschub an.

♀ Diagnostik

Diagnostisch entscheidend ist die histologische Untersuchung eines betroffenen Lymphknotens. Beweisend für einen M. Hodgkin ist der Nachweis der mehrkernigen *Sternberg-Reed-Riesenzellen*.

Nach Diagnosestellung erfolgen weitere Untersuchungen zur Stadieneinteilung, da Therapie und Prognose abhängig von der Ausbreitung der Erkrankung sind (☞ Tab. 9.32).

◢ Behandlungsstrategie

In den Stadien I A und II A wird eine Strahlenbehandlung als ausreichend erachtet.

Bei Vorliegen von B-Symptomen oder höheren Erkrankungsstadien erfolgt in der Regel eine Chemotherapie oder eine kombinierte Chemo-/Strahlentherapie.

▤ Pflege bei M. Hodgkin

Pflege bei Zytostatika- und Strahlentherapie,
☞ *9.5.2, 9.5.3*

▰ Prognose

In Abhängigkeit von der genauen Histologie und dem Stadium der Erkrankung beträgt die 10 Jahres-Überlebensrate zwischen 50 und über 90%.

9.8.2 **Non-Hodgkin-Lymphome**

> ◉ **Non-Hodgkin-Lymphome** (kurz *NHL*): Sammelbegriff für mehrere bösartige Erkrankungen des lymphatischen Systems, die sich vom vergleichsweise gutartigen M. Hodgkin abgrenzen lassen.

Im deutschsprachigen Raum ist vor allem die sog. **Kieler Klassifikation** (☞ Tab. 9.33) gebräuchlich. Nach dieser haben die hoch malignen Tumoren die Endung „-blastisch" und die niedrig malignen die Endung „-zytisch".

◉ Symptome, Befund und ♀ Diagnostik

Die Anfangssymptome der Non-Hodgkin-Lymphome entsprechen denen der Hodgkin-Lymphome.

Diagnostik, Staging und Stadieneinteilung erfolgen wie beim M. Hodgkin. Die Non-Hodgkin-Lymphome breiten sich wesentlich früher als die Hodgkin-Lymphome im gesamten Körper aus und sind daher sehr häufig im Knochenmark nachweisbar.

◢ Behandlungsstrategie

Richtlinien für die Behandlung der Non-Hodgkin-Lymphome:
- Die **niedrig malignen Lymphome** zeigen einen Spontanverlauf über Jahre. Eine Heilung ist nicht möglich, die Behandlung ist so schonend wie möglich und hat vorrangig die Beschwerdelinderung des Patienten zum Ziel. Nur die Haarzell-Leukämie spricht gut auf α-Interferon an (☞ 9.5.5)
- Bei den **hoch malignen Lymphomen** besteht durch eine aggressive Therapie (v.a. Chemo- und Strahlentherapie, ☞ 9.5.2, 9.5.3) eine Heilungschance.

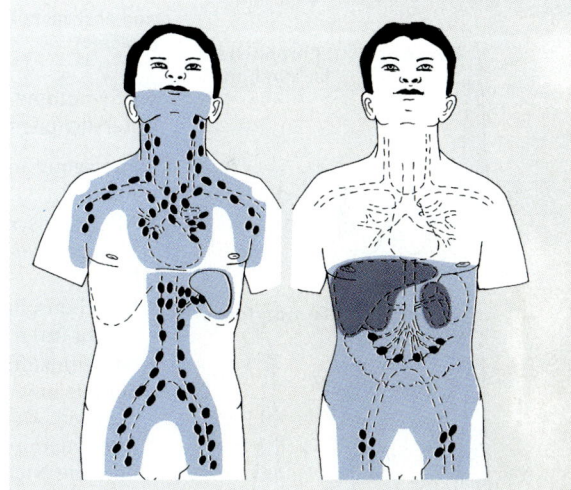

Abb. 9.31: Bestrahlungsfelder bei malignen Lymphomen. **Links:** Das „obere Mantelfeld" schließt alle oberhalb des Zwerchfells gelegenen Lymphknoten ein. Das „umgekehrte y-Feld mit Milzstiel" bestrahlt die Lymphknoten unterhalb des Zwerchfells entlang der Aorta, der A. lienalis und der Aa. iliacae einschließlich der Leisten. Die beiden Felder werden in zwei Bestahlungszyklen nacheinander bestrahlt. **Rechts:** Das „abdominelle Bad" schließt alle Lymphknoten unterhalb des Zwerchfells bis zu den Leisten ein, also auch die im Mesenterium gelegenen. Da der ganze Darm mitbestrahlt wird, ist mit ausgeprägten Nebenwirkungen zu rechnen (z.B. heftige Durchfälle). Die Nieren und die Leber werden ausgespart. Auch bei Bauchraummetastasen anderer Tumoren wird dieses Feld bestrahlt. [L 215]

9.8.3 Plasmozytom

⊡ **Plasmozytom** *(M. Kahler, Multiples Myelom)*: Niedrig malignes Non-Hodgkin-Lymphom mit Paraproteinproduktion. Auftreten v.a. bei über 60jährigen Patienten.

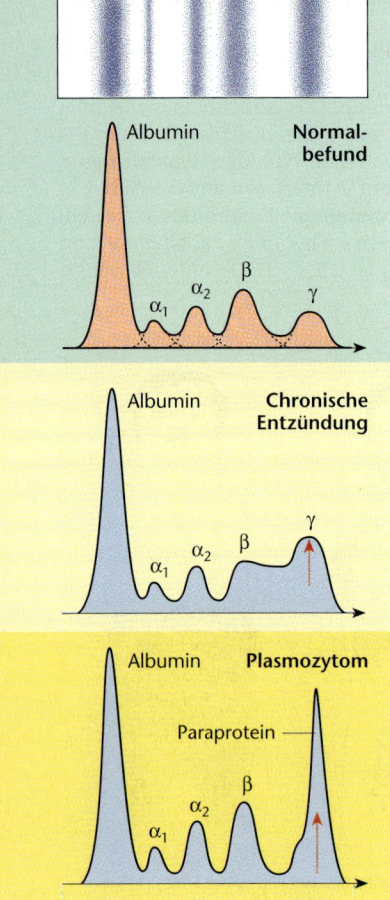

Abb. 9.34: Serum-Eiweißelektrophorese. Normalbefund und verschiedene Krankheitsbilder. Bei der chronischen Entzündung fällt die breitbasig erhöhte γ-Globulinfraktion auf, die durch eine Vermehrung der Immunglobuline entstanden ist. Die hemmungslose Immunglobulinbildung des Plasmozytoms zeigt sich durch eine spitze Proteinzacke im Bereich der γ-Globuline (M-Gradient, M-Form des Kurvenverlaufs). [B 101]

Abb. 9.35: Sog. Schrotschuß-Schädel bei Plasmozytom. In der gesamten Schädelkalotte wurde Knochensubstanz von den wuchernden Plasmazellen verdrängt. Es haben sich multiple Osteolysen gebildet, die wie Schrotkugeln über den Schädel verteilt sind. [T 170]

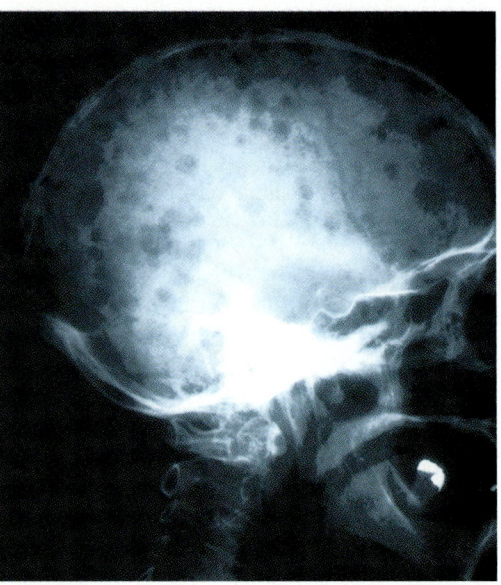

Die entarteten Plasmazellen produzieren zwar Immunglobuline oder Bruchstücke von Immunglobulinen, diese sind aber nicht funktionsfähig (**Paraproteine**).

📋 Symptome und Untersuchungsbefund

Hauptsymptome des Plasmozytoms sind:
- Allgemeinsymptome wie Abgeschlagenheit und Gewichtsverlust
- Knochenschmerzen und Spontanfrakturen
- Niereninsuffizienz durch Hyperkalzämie aufgrund des vermehrten Knochenabbaus und Ausscheidung der Paraproteine über die Niere
- Anämie und Infektneigung.

🔎 Diagnostik

Die Diagnose wird gesichert durch:
- Blutuntersuchung: Sog. **Sturzsenkung** mit BSG > 100 mm in der ersten Stunde. Spitze Riesenzacke in der *Serum-Eiweißelektrophorese* (☞ Abb. 9.34)
- Urinelektrophorese: Nachweis der **Bence-Jones-Proteine,** das sind Bruchteile *(Leicht-Ketten)* von Immunglobulinen, die in

der Serum-Eiweißelektrophorese nicht nachweisbar sind
- Knochenröntgen: Zahlreiche Osteolysen (z.B. lochförmige Knochenaufhellung im Röntgenbild durch Auflösung der Knochen, „Schrotschußschädel", ☞ Abb. 9.35)
- Knochenmarkbiopsie: Plasmazellen vermehrt.

📊 Behandlungsstrategie

Die Strategie bei symptomlosen Patienten ist insgesamt abwartend. Haben die Patienten starke (Knochen-)Schmerzen oder besteht Frakturgefahr, sind eine Bestrahlung der Osteolysen und evtl. eine operative Stabilisierung angezeigt. Bei zunehmender Gefährdung des Patienten durch Anämie, Hyperkalzämie, hohe Eiweißkonzentration des Blutes oder Niereninsuffizienz erfolgt eine Zytostatikatherapie.

Pflege, ☞ *9.5.2, 9.5.3*

📖 Prognose

Der Verlauf ist sehr unterschiedlich. Manche Patienten brauchen jahrelang nicht behandelt zu werden. Die mittlere Überlebenszeit nach Eintritt einer Behandlungsbedürftigkeit beträgt heute 4 – 5 Jahre.

9.9 Koagulopathien und andere hämorrhagische Diathesen

9.9.1 Erhöhte Blutungsneigung

Viele Erkrankungen in der Hämatologie und Onkologie gehen mit einer *gesteigerten Blutungsneigung* (**hämorrhagische Diathese**) einher.

Die Art der Blutung läßt häufig Rückschlüsse auf die zugrundeliegende Ursache zu (☞ Tab. 9.36):

- Bei **Koagulopathien** durch Mangel oder Funktionsstörungen der Gerinnungsfaktoren im Blutplasma haben die Patienten bereits nach kleinen Traumen große Hämatome. In schweren Fällen, v.a. bei Bluterkranken (☞ 9.9.2), kommt es zu spontanen *Gelenkeinblutungen* (**Hämarthrose**). Die wichtigsten Koagulopathien sind die Hämophilie A (☞ 9.9.2) und die Verbrauchskoagulopathie (☞ 9.9.3)
- Für eine Blutungsneigung durch *verminderte Thrombozytenzahl* (**Thrombopenie, Thrombozytopenie**) oder *Funktionsstörungen der Thrombozyten* (**Thrombopathie**) sind

kleine, punktförmige Einblutungen (**Petechien**) oder kleinflächige Blutungen (**Purpura**) in Haut und Schleimhäute typisch (☞ 9.9.4)
- Das Beschwerdebild bei Blutungen durch **Vasopathien** (*Gefäßerkrankungen*, ☞ 9.9.5) ist uncharakteristisch. Meist sind die Blutungen punktförmig oder kleinflächig.

9.9.2 Hämophilie A und B

> ☐ **Hämophilie** *(Bluterkrankheit)*: Angeborene Koagulopathie, bei der einzelne Gerinnungsfaktoren nicht oder nicht ausreichend gebildet werden können. Am häufigsten ist die **Hämophilie A** mit gestörter Bildung des Gerinnungsfaktors VIII. Zehnmal seltener kommt die **Hämophilie B** vor, bei der der Gerinnungsfaktor IX betroffen ist.
> In ca. 30% ist der genetische Defekt durch Spontanmutationen neu erworben („leere" Familienanamnese).

▣ Symptome und Untersuchungsbefund

Aufgrund des x-chromosomalen Erbgangs sind fast alle Hämophile Jungen bzw. Männer. Typi-

scherweise haben sie bereits nach kleinen Verletzungen ausgedehnte Blutungen. Auch Spontanblutungen in Muskelgewebe und in Gelenke sind möglich.

Charakteristisch ist, daß die Blutung zunächst aufhört, da die Gefäßreaktion und die Blutstillung intakt sind, aber nach Stunden oder gar Tagen wieder beginnt. Bei leichter Krankheitsausprägung zeigt sich die erhöhte Blutungsneigung nur in Ausnahmesituationen, z.B. Operationen.

🔎 Diagnostik

Typischerweise ist bei der Hämophilie die PTT stark verlängert. Die definitive Diagnose liefert die Einzelfaktorbestimmung.

◪ Behandlungsstrategie

Zur Behandlung der Hämophilie stehen heute für beide Krankheitsformen virusinaktivierte Faktorenkonzentrate zur Verfügung (z.B. Haemate® HS, Berinin HS®), die i.v. gespritzt werden. Frischblut und Fresh Frozen Plasma (kurz FFP) sind nur bei gleichzeitigem, nicht kompensierbarem Volumenverlust durch die Blutung angezeigt.

Bei leichten Formen vermag eine Behandlung mit *Desmopressin* (z.B. Minirin®) den Faktor VIII-Spiegel für kurze Zeit so anzuheben, daß eine Faktorsubstitution nicht notwendig ist.

▤ Pflege bei Patienten mit erhöhter Blutungsneigung

- Bei akuten Blutungen genaue Beobachtung des Patienten, auch auf Blut in Stuhl oder Urin. Häufige Kontrollen von RR und Puls
- Lokale Maßnahmen zur Blutstillung, d.h. Ruhigstellung und Hochlagerung der betroffenen Extremität, evtl. Druckverband, Kälteanwendung oder Tamponaden
- Schutz des Patienten vor Verletzungen. Keine rektalen Tem-

	Koagulopathie	Thrombopathie, Thrombopenie	Vasopathie
Klinik	*Hämatome* (Blutungen in Subkutis und Muskulatur). Bei schweren Formen: *Hämarthrose* (Bluterguß in einem Gelenk)	Stecknadelkopfgroße Blutungen (*Petechien*). Kleinflächige Kapillarblutungen v.a. der unteren Extremität (*Purpura*). Flächenhafte Blutungen (*Ekchymosen*), Schleimhautblutungen	Uncharakteristisch, meist Petechien mit Hautveränderungen und Purpura. Ebenfalls Ekchymosen
Orient. Diagn. Quick	Erniedrigt *	Normal	Normal
PTT	Verlängert **	Normal	Normal

* Normal bei Mangel an F VIII, IX, XI, XII
** Normal bei F VII-Mangel

Tab. 9.36: Überblick über Klinik und Diagnostik bei erhöhter Blutungsneigung. [A112]

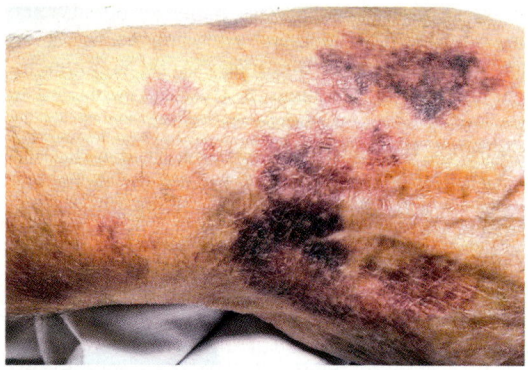

Abb. 9.37: Große, spontan entstandene Hämatome (Sugillationen) am Handrücken bei Gerinnungsfaktormangel durch Leberzirrhose. [F 113]

peraturmessungen, keine Klysmen oder Einläufe
- Keine i.m.-Injektionen
- Bei Männern Trockenrasur mit Elektrorasierer
- Weiche Kost, weiche Zahnbürste, evtl. nur Mundspülungen.

> ⚠ **Vorsicht!** Patienten mit einer Hämophilie dürfen wegen der erhöhten Blutungsgefahr eigenmächtig keine Medikamente einnehmen (z.B. kein ASS bei banalen Schmerzen)!

Zusätzlich ist eine **psychische Betreuung** erforderlich:
- Die Möglichkeit der *Heimbehandlung*, bei der der Patient oder die Eltern des Patienten die Injektion der Gerinnungspräparate selbst erlernen, hat die sozialen Probleme dieser Patienten deutlich vermindert. Dennoch bleib die Belastung hoch. Selbsthilfegruppen können dem Patienten bei der Problembewältigung helfen
- Der Patient sollte einen Notfallausweis bei sich tragen.

📠 Prognose

Durch den heute möglichen Ersatz der fehlenden Gerinnungsfaktoren können fast alle Patienten ein einigermaßen normales Leben führen.

> 📖 Durch mangelnde Kenntnis der Übertragungswege und Fehler bei der Virusinaktivierung wurden viele Bluter im Zeitraum bis 1985 durch verunreinigte Faktorenkonzentrate mit dem HIV-Virus infiziert (☞ 11.3).
> 90% der Patienten mit schwerer Hämophilie, die vor 1985 mit Blutpräparaten behandelt wurden, sind HIV-positiv, rund 50% davon verstarben inzwischen.

9.9.3 Verbrauchskoagulopathie

> ⊡ **Verbrauchskoagulopathie** *(Disseminierte intravasale Gerinnung*, kurz *DIC):* Zunächst Bildung von Mikrothromben (kleinste Gerinnsel) in den Gefäßen. Durch den Verbrauch von Gerinnungsfaktoren und Thrombozyten im weiteren Verlauf Entstehung einer *hämorrhagischen Diathe*se, d.h. einer gesteigerten Blutungsneigung.

⇨ Krankheitsentstehung

Ursachen einer Verbrauchskoagulopathie können Schockzustände, Sepsis, bösartige Erkrankungen, aber auch Operationen oder geburtshilfliche Komplikationen sein.

🔲 Symptome und Untersuchungsbefund

Das voll ausgeprägte Krankheitsbild zeigt sich mit:
- Haut- und Schleimhautblutungen, Nachblutungen z.B. aus Stichkanälen, Magen-Darm-, Nieren- oder Gehirnblutungen
- Gleichzeitigem Organversagen (Niere!) infolge von Mikrothromben.

🔍 Diagnostik und Differentialdiagnose

Anfangs ist die Thrombozytenzahl erniedrigt bei normaler oder sogar verkürzter PTT.

In fortgeschrittenen Krankheitsstadien fallen praktisch alle Gerinnungstests pathologisch aus, und als Folge des sekundär gesteigerten Fibrinabbaus sind *Fibrinspaltprodukte* im Blut nachweisbar.

🔲 Behandlungsstrategie

Vordringlich sind die Behandlung der Grunderkrankung und die allgemeine Schocktherapie (☞ 3.6).

🔲 Pflege bei Verbrauchskoagulopathie

Alle gefährdeten Patienten und Patienten unter Therapie werden engmaschig auf mögliche Zeichen einer Blutung beobachtet. Die Vitalzeichen müssen kontrolliert werden.

Die Schwere des zugrundeliegenden Krankheitsbildes zusammen mit der Verbrauchskoagulopathie und ihren Komplikationen erfordert eine intensivmedizinische Betreuung.

📠 Prognose

Die Prognose des voll ausgebildeten Krankheitsbildes mit bereits eingetretenen Komplikationen ist schlecht.

9.9.4 Thrombozytär bedingte Blutungen

Beim Gesunden enthält das Blut 140 000 – 440 000 Thrombozyten (Blutplättchen)/μl (☞ 13.70). Sinken die Thrombozyten unter 30 000/μl, ist das Blutungsrisiko erheblich gesteigert.

Sowohl eine zu geringe Thrombozytenzahl **(Thrombopenie,** *Thrombozytopenie)* als auch Funktionsstörungen der Blutplättchen **(Thrombopathie)** führen zu erhöhter Blutungsneigung.

⇨ Krankheitsentstehung

- Eine verminderte Thrombozytenproduktion ist in erster Linie Folge von Knochenmarkerkrankungen, z.B. Leukämien
- Antikörperbedingte Thrombozytopenien treten nach Medikamenten oder Infektionen auf **(Idiopathische thrombozytopenische Purpura,** kurz *ITP,* auch *Morbus Werlhof* genannt)
- Beim **Hypersplenismus** ist die Zellverminderung durch „Überfunktion" der Milz mit erhöhtem Blutzellabbau bedingt (☞ auch 6.7.2).

⚙ Symptome und Untersuchungsbefund

Bei den thrombozytär bedingten Blutungen handelt es sich meist um Petechien.

🔍 Diagnostik und Differentialdiagnose

Die Diagnose einer Thrombozytopenie kann durch einfache Plättchenzählung gestellt werden. Spezielle Funktionstests ermöglichen den Nachweis einer Thrombopathie.

▣ Behandlungsstrategie

Bei lebensbedrohlichen Blutungen sind **Thrombozytentransfusionen** (☞ Tab. 9.25) erforderlich. Ansonsten ist die Behandlung abhängig von der Ursache der Erkrankung.

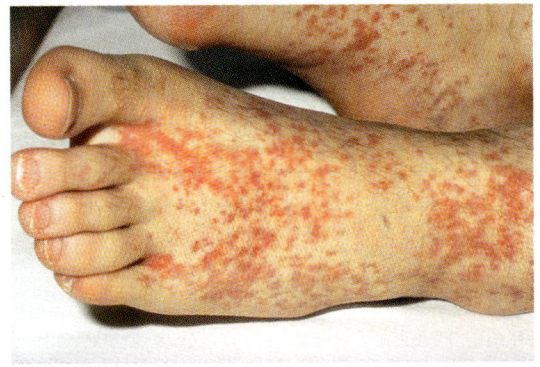

Abb. 9.38: Patient mit stecknadelkopfgroßen Blutungen (Petechien) infolge einer Thrombozytopenie. [T 127]

Bei medikamentös bedingter Thrombozytopenie muß das auslösende Medikament abgesetzt werden.

Die akute ITP bedarf oft keiner Behandlung und verschwindet in 85% der Fälle innerhalb von Wochen spontan. Bei schweren chronischen Verlaufsformen sind Glukokortikoide und Immunglobuline (z.B. Sandoglobin®) angezeigt. Kommt es hierunter nicht zu einer Besserung, wird die Milz entfernt.

9.9.5 Blutungen durch Gefäßerkrankungen

Beim **M. Osler,** einer autosomal-dominant vererbten Erkrankung, finden sich besonders an den Lippen und der Nasen- und Mundschleimhaut des Patienten punktförmige Gefäßerweiterungen, die im Alter zunehmen. Selten können bei Gefäßmißbildungen der inneren Organe lebensbedrohliche Blutungen auftreten.

Am häufigsten ist die **Purpura Schoenlein-Henoch.** Von der Erkrankung sind meist Kinder und Jugendliche betroffen. 2 – 3 Wochen nach einem Infekt kommt es zu einer allergischen Gefäßentzündung (*Vaskulitis*) mit Fieber, Gelenk- und Bauchschmerzen. Häufig treten Blutungen in den Magen-Darm-Trakt auf. In 70% der Fälle besteht eine *Glomerulonephritis* (☞ 7.8.1), oft mit *Makrohämaturie* (☞ 7.4.1). Auch Medikamente oder Nahrungsmittel können die Erkrankung auslösen. In ca. 50% der Fälle bleibt die Ursache unklar. Bei der Behandlung steht die Ursachenbeseitigung, z.B. das Absetzen des verdächtigen Medikamentes, an erster Stelle. In schweren Fällen werden Glukokortikoide gegeben.

9.10 Erkrankungen des lymphatischen Systems

Maligne Lymphome, ☞ *9.8;*
Plasmozytom, ☞ *9.8.3*

9.10.1 Lymphangitis und Lymphadenitis

▣ **Lymphangitis:** Entzündung der *Lymphgefäße* in einem Lymphabflußgebiet.

Lymphadenitis: Entzündung der *Lymphknoten.*

Beide entstehen durch ausgeprägte lokale Entzündungen in den vorgeschalteten Körperregionen.

Über die regionale Lymphadenitis hinaus können systemische Infektionen, beispielsweise durch bakterielle oder virale Erreger, eine *generalisierte* Lymphknotenbeteiligung hervorrufen.

👁 Symptome, Befund und 🔍 Diagnostik

Eine Entzündung der *Lymphgefäße* zeigt sich durch rote Streifen im Verlauf der Lymphbahnen, die sich zum Körperstamm hin ausbreiten, warm anfühlen und druckschmerzhaft sind. Entzündete *Lymphknoten* sind vergrößert und ebenfalls druckschmerzhaft. In schweren Fällen bilden sich *Abszesse*. Zusätzlich bestehen oft Fieber und eine Beeinträchtigung des Allgemeinbefindens.

Die Diagnose wird meist klinisch gestellt. Bei unklaren Lymphknotenprozessen sollte zum Ausschluß einer malignen Erkrankung eine Lymphknotenentfernung erfolgen (☞ 9.4.6).

📋 Behandlungsstrategie

Häufig kann die zugrundeliegende Entzündung medikamentös, z.B. mit Antibiotika, behandelt werden. Lymphknotenabszesse müssen chirurgisch versorgt werden.

🔧 Prognose

Mit Abklingen der Entzündung geht auch die Mitbeteiligung der Lymphgefäße und Lymphknoten wieder zurück. Allerdings können wiederholte Lymphgefäßentzündungen zu einem Lymphödem führen.

9.10.2 Lymphödem

☐ **Lymphödem:** Chronisches Ödem infolge Beeinträchtigung des Lymphabflusses.

➡ Krankheitsentstehung

Das **primäre Lymphödem** ist angeboren und durch eine Minderentwicklung der Lymphgefäße bedingt.

Dagegen wird das **sekundäre Lymphödem** z.B. durch Entzündungen (etwa Erysipel) oder Tumoren („*malignes Lymphödem*") verursacht, die die Lymphgefäße und Lymphknoten mechanisch verlegen oder zerstören. Therapiemaßnahmen, die häufig ein Lymphödem zur Folge haben, sind Strahlentherapien oder die Entfernung der weiblichen Brust mit Ausräumung der Achselhöhle wegen eines Mammakarzinoms.

👁 Symptome und Untersuchungsbefund

Der Patient klagt über Spannungs- und Schweregefühl sowie häufig Brennen und Bewegungseinschränkung der betroffenen Körperregion.
Das Lymphödem ist typischerweise blaß, teigig (später hart), nicht oder nur gering eindrückbar und schmerzlos. Schwerste Fälle mit unförmiger Schwellung der gestauten Körperregion werden als **Elephantiasis** bezeichnet.

🔍 Diagnostik und Differentialdiagnose

Die Diagnose ist meist klinisch möglich. Manchmal sind Spezialuntersuchungen (z.B. *Lymphszintigraphie, Lymphographie* oder CT) erforderlich.

📋 Behandlungsstrategie

Soweit möglich, wird die zugrundeliegende Ersterkrankung behandelt. Unabdingbar ist die **manuelle Lymphdrainage,** eine Sonderform der Streichmassage.

☞ Beim malignen Lymphödem ist die Lymphdrainage kontraindiziert, um nicht eine Tumorzellausbreitung zu begünstigen.

Außerdem ist eine Dauerkompression erforderlich. Neben **elastischen Kompressionsstrümpfen** für die Beine gibt es ebenfalls nach Maß gefertigte Kompressionshandschuhe und -ärmel.

🛏 Pflege bei Lymphödem

🛏 Die Pflege bei Lymphödemen beruht auf den vier Säulen:
- **Lymphdrainage**
- **Hautpflege**
- **Kompression**
- **Bewegungstherapie.**

- Einengende oder abschnürende Kleidungsstücke meiden. Das gleiche gilt auch für bestimmte Körperhaltungen wie etwa übereinandergeschlagene Beine oder langes Sitzen bei einem Beinödem
- Gute Hautpflege hält die Haut geschmeidig und beugt Hauteinrissen vor. Für die Patienten sind heiße Bäder oder Wickel, Sonnenbäder und Saunagänge ebenso verboten wie Kälteanwendungen
- Hochlagerung der betroffenen Extremität wirkt entstauend. Häufig ist eine Bewegungstherapie mit speziellen gymnastischen Übungen angezeigt. Überanstrengung sowie monotone Belastungen der betroffenen Region sind ungünstig
- Verletzungen der betroffenen Extremität sind zu vermeiden und müssen unverzüglich behandelt und sorgfältig gepflegt werden.

⚠ **Vorsicht!** Keine Injektionen und Blutdruckmessungen an der betroffenen Extremität!

📄 Patienteninformation

Häufig können Lymphödeme durch konservative Behandlung entscheidend gebessert werden. Voraussetzung ist, daß diese möglichst früh einsetzt und über Monate konsequent durchgeführt wird.

⚙ Wiederholungsfragen

1. Was ist bei der Körperpflege von Tumorpatienten zu beachten? (☞ 9.2.1)

2. Wie können Probleme bei der Nahrungsaufnahme erleichtert werden, und auf welche Nahrungsmittel sollte der Tumorkranke evtl. verzichten? (☞ 9.2.1)

3. Weshalb ist es vor allem bei Patienten unter Zytostatikatherapie wichtig, auf Veränderungen der Ausscheidungen zu achten? (☞ 9.2.1)

4. Welche Symptome kennzeichnen die Anämie? (☞ 9.3.2)

5. Was soll durch die Kreuzprobe ausgeschlossen werden? (☞ 9.4.4)

6. Welche Therapieformen werden bei bösartigen Tumoren eingesetzt? (☞ 9.5)

7. Wie wirken Zytostatika? (☞ 9.5.2)

8. Welche Nebenwirkungen treten bei Zytostatikagabe auf, und wie kann man ihnen vorbeugen? (☞ 9.5.2)

9. Was ist bei der Hautpflege unter Bestrahlungstherapie zu beachten? (☞ 9.5.3)

10. Welches sind die Hauptnebenwirkungen von Opioid-Analgetika (☞ 9.5.6)?

11. Welches sind die Hauptgefahren bei der Gabe von Blutprodukten? (☞ 9.5.7)

12. Worauf ist bei der Überwachung von Patienten während einer Bluttransfusion zu achten? (☞ 9.5.7)

13. Welche Maßnahmen sind wichtig bei der Pflege von Kranken mit Eisenmangelanämie? (☞ 9.6.2)

14. Wodurch sind Patienten mit Polyglobulie gefährdet? (☞ 9.6.5)

15. Welche Symptome können auf eine akute Leukämie hinweisen? (☞ 9.7.2)

16. Welche typischen diagnostischen Merkmale kennzeichnen das Plasmozytom? (☞ 9.8.3)

17. Was ist bei der Pflege von Patienten mit erhöhter Blutungsneigung zu beachten? (☞ 9.9.2)

18. Was versteht man unter Verbrauchskoagulopathie? (☞ 9.9.3)

19. Welche Aspekte stehen bei der Pflege von Patienten mit Lymphödem im Vordergrund? (☞ 9.10.2)

10

Pflege bei rheumatologischen und System-Erkrankungen

Die medizinischen Fachgebiete

> :: **Rheumatologie:** Lehre von den **rheumatischen Erkrankungen.** Befaßt sich mit nicht verletzungsbedingten Erkrankungen des Bewegungs- und Stützapparates. Dabei können Gelenke, Sehnen, Bänder und Muskeln einzeln oder in Kombination befallen sein. Der Rheumatologe behandelt aber auch Patienten mit (immunogen bedingten) Entzündungen des Bindegewebes der inneren Organe **(Kollagenosen)** oder der Gefäße **(Vaskulitiden).**

Eine optimale Betreuung rheumatologischer Patienten erfordert eine enge Zusammenarbeit mehrerer Berufsgruppen. Dies wird bereits daraus deutlich, daß die Rheumatologie sowohl Teilgebiet der *Inneren Medizin* (Schwerpunkt konservative Therapie) als auch der *Orthopädie* (Schwerpunkt operative Behandlungsverfahren) ist. Die physikalische Therapie liegt vor allem in der Hand von Krankengymnasten und Masseuren, wird aber z.T. auch von Pflegekräften geleistet. Insbesondere Patienten mit fortgeschrittenen Erkrankungen bedürfen spezieller Hilfsmittel und Stützapparate, die von Orthopädiemechanikern angefertigt werden.

10.1 Anatomie

Gelenk: Bewegliche Verbindung zwischen zwei oder mehr Knochen.

Gelenkaufbau bei Gelenken mit Gelenkhöhle und deutlicher Beweglichkeit in mindestens einer Ebene:
- Die von glattem, hyalinem Knorpel überzogenen Epiphysen bilden die **Gelenkflächen**
- Straffe **Gelenkkapseln** umhüllen den Gelenkraum. Ihr äuße-

rer Anteil, die Membrana fibrosa, besteht aus kollagenen Fasern und schützt das Gelenk vor Luxationen (Verrenkungen). Ihr innerer Anteil, die *Synovialmembran (Membrana synovialis,* **Synovialis**), begrenzt die Gelenkhöhle und sondert u.a. die *Gelenkflüssigkeit* **(Synovia,** *Gelenkschmiere*) ab, welche die Gelenkflächen „schmiert" und den gefäßlosen Knorpel durch Diffusion ernährt

- Die **Gelenkhöhle** (*Cavitas articularis*) ist der von Synovia ausgefüllte Raum. Als **Gelenkspalt** wird der zwischen den gelenkbildenden Knochenflächen befindliche Teil der Gelenkhöhle bezeichnet.

Sehne (*Tendo*): Aus zugfesten kollagenen Fasern bestehendes Endstück eines Skelettmuskels. Dient der Anheftung des Muskels am Knochen.

Band (*Ligament, Ligamentum*): Bindegewebssträngen oder -platten zur Befestigung gegeneinander beweglicher Teile des Skeletts.

10.2 Einführung in die Rheumatologie

10.2.1 Was ist „Rheuma"?

„Rheuma" ist eine Sammelbezeichnung für Dutzende verschiedener Erkrankungen, und nicht nur dem medizinischen Laien fällt die Unterscheidung im Einzelfall schwer.

Arthritis und Arthrose

> :: **Arthritis:** *Gelenkentzündung.* Hauptsymptome sind Gelenkschmerzen, Gelenkschwellung, Überwärmung und Bewegungseinschränkung.

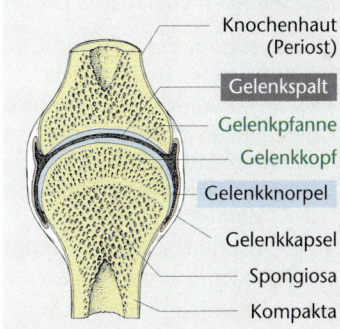

Abb. 10.1: Längsschnitt durch ein Kugelgelenk. [L 190]

Knochenhaut (Periost) · Gelenkspalt · Gelenkpfanne · Gelenkkopf · Gelenkknorpel · Gelenkkapsel · Spongiosa · Kompakta

> :: **Arthrose:** *Degenerative Gelenkerkrankung.* Zeigt sich anfangs v.a. durch Gelenksteife und „Spannungsgefühl" in den betroffenen Gelenken, später auch durch Schmerzen.

Grundsätzlich kann eine Arthritis auf zwei verschiedenen Wegen entstehen. Dies begründet die Unterscheidung zweier großer Krankheitsgruppen:

- Bei den **Arthrosen** stehen nicht-entzündliche *Abnutzungserscheinungen* **(degenerative Veränderungen)** an den Gelenkknorpeln am Anfang des Krankheitsgeschehens. Auf diese Arthrose kann sich *sekundär* eine Entzündung mit Schmerzen, Schwellung und Überwärmung des Gelenks aufpfropfen; die Arthrose wird zur Arthritis. Die Entzündung ist also Folge, nicht Ursache der Erkrankung. Arthrosen werden vornehmlich vom Orthopäden behandelt

- Bei den **entzündlich-rheumatischen Erkrankungen** ist die Arthritis durch Autoimmunreaktionen (☞ 11.5) (mit-)bedingt und manifestiert sich an bis dahin nicht vorgeschädigten Gelenken. Die Entzündung kann langfristig zu degenerativen, also arthrotischen, Veränderungen des Gelenks führen.

Entzündlich-rheumatische Erkrankungen

Das Spektrum der entzündlich-rheumatischen Erkrankungen (☞ 10.6) ist weit:

- Es reicht von vorübergehenden Arthritiden weniger Gelenke ohne dauerhafte Schäden bis hin zu schweren fortschreitenden Arthritiden mit Zerstörung der Gelenke und hochgradiger Behinderung der Patienten
- Die Arthritiden können *akut, chronisch-progredient* oder *in Schüben* verlaufen
- Sie können nur ein einziges Gelenk **(= Monoarthritis),** wenige **(= Oligoarthritis)** oder viele **(= Polyarthritis)** Gelenke betreffen. Manchmal ist auch (oder nur) die Wirbelsäule in den entzündlichen Prozeß einbezogen
- Viele rheumatologische Erkrankungen bleiben nicht auf den Bewegungsapparat beschränkt, sondern greifen innere Organe, die Augen oder die Haut an, sind also *Allgemeinerkrankungen* mit *bevorzugtem* Befall des Bewegungsapparates.

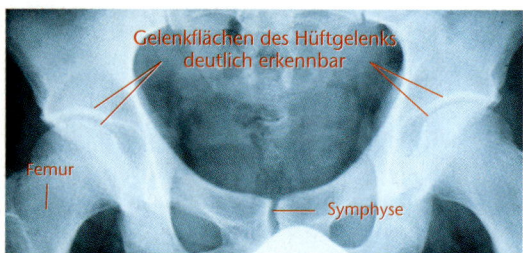

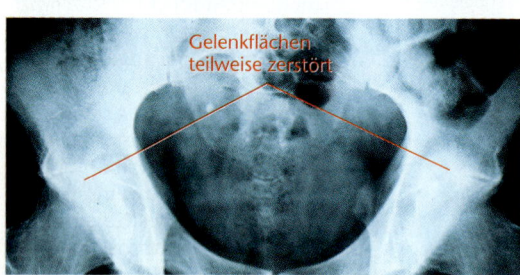

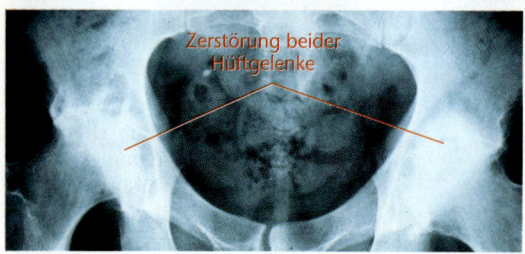

Abb. 10.2: Hüftgelenkarthrose *(Coxarthrose).* Die Aufnahmen der Patientin wurden im Zeitraum von 3 Jahren aufgenommen und zeigen die fortlaufende Zerstörung beider Hüftgelenke bis zur ausgeprägten, schmerzhaften Bewegungseinschränkung. [M 114]

Septische Arthritiden

Bei den **septischen Arthritiden** (☞ 10.7) ist die Arthritis durch *direkte* Infektion des Gelenks mit einem Krankheitserreger bedingt.

Systemerkrankungen

Eine Untergruppe innerhalb der rheumatischen Erkrankungen bilden die **Kollagenosen,** zu denen z.B. der **systemische Lupus erythematodes** (SLE, ☞ 10.8.1) gehört. Hierbei rufen *Autoimmunreaktionen* (d.h. Antikörperbildungen gegen körpereigene Strukturen, ☞ 11.5) Entzündungen von Bindegeweben hervor. Kennzeichnend ist, daß nicht nur *ein* bestimmtes Organ oder *eine* bestimmte Körperregion erkrankt ist, sondern ein *System* gleichartiger Gewebe (das Bindegewebssystem) unter Beteiligung *vieler* verschiedener Organe. Deshalb werden diese Erkrankungen auch als **Systemerkrankungen** bezeichnet. Der Befall der Gelenke ist bei diesen Erkrankungen nur eine von vielen Beschwerden.

Eine Teilgruppe der Kollagenosen bzw. Systemerkrankungen stellen die **Vaskulitiden** (☞ 10.8.6) dar, bei denen die Gefäßwände (v.a. der Arterien) entzündet sind.

Sonderstellung: Gicht

Die **Gicht** (☞ 8.8) ist eine Stoffwechselerkrankung, die *sekundär* zu rheumatischen Beschwerden führt. Sie zählt nicht zu den klassischen rheumatologischen Erkrankungen.

10.2.2 **Pflege in der Rheumatologie**

Prognose rheumatologischer Erkrankungen

Der Verlauf der meisten rheumatologischen Erkrankungen ist chronisch-progredient, und Heilungen sind nur selten zu erwarten.

Jeder hat „sein Rheuma"

> Es ist falsch, den Patienten die Kompetenz für ihre Krankheit absprechen zu wollen und individuelle Lösungswege nicht zu respektieren. Besser ist eine Atmosphäre gegenseitigen Vertrauens, bei der der Patient von sich aus seine Erfahrungen und die von ihm praktizierten Behandlungsmethoden mitteilt.

Rheumatologische Erkrankungen sind sehr individuelle Erkrankungen. Jeder Patient hat „sein Rheuma". Selbst bei gleicher Diagnose sind die Verläufe sehr unterschiedlich und reichen von spontanen Heilungen bis zu rascher Entwicklung von Bewegungseinschränkungen und Hilfsbedürftigkeit.

Sonst laufen verschiedene Therapieansätze evtl. einander zuwider. Deshalb stellen rheumatologische Erkrankungen hohe Anforderungen an die Anpassungsfähigkeit von Ärzten und Pflegepersonal.

📧 Ziele der Pflege

> 📖 Ziel der rheumatologischen Pflege ist die **„Hilfe zur Selbsthilfe"**.

Dieses Ziel kann nur durch *aktivierende Pflege* erreicht werden. Dazu gehört, daß die Pflegenden in jeder Situation ermitteln, wieviel Hilfestellung der Patient wirklich braucht und ihn nicht aus Ungeduld unterfordern. Krankengymnastische Übungen und technische Hilfsmittel fördern ebenfalls die Fertigkeiten des Kranken.

10.2.3 Unterstützung bei den ATL

> 📖 Kernproblem des Rheumapatienten ist die schmerzhaft eingeschränkte Beweglichkeit, die Hilfestellungen bei allen ATL erfordern *kann*.

📑 Sich bewegen

Die Beweglichkeit wird nicht nur durch Schmerzen eingeschränkt, sondern auch durch bereits eingetretene **Deformierungen** (krankhafte Verformungen) und **Kontrakturen** (Veränderungen an der Gelenkkapsel oder Verkürzungen von Sehnen und Muskeln, die die Bewegungsfähigkeit vermindern oder völlig aufheben). Zusätzlich können notwendige Therapiemaßnahmen und orthopädische Hilfsmittel Aktivitäten erschweren.

Trotz dieser Probleme darf kein Patient mit einer rheumatischen Erkrankung auf Bewegung verzichten. Langes Ruhen läßt die Gelenke einsteifen und führt langfristig zu Kontrakturen.
Deshalb gilt:
- Alle Maßnahmen, bei denen eine aktive Mitarbeit des Patienten erforderlich ist, so planen, daß sie zeitlich mit der größtmöglichen Beweglichkeit des Patienten zusammenfallen. Also z.B. das morgendliche Waschen und die krankengymnastischen Übungen wegen der Morgensteifigkeit nicht zu früh vorsehen
- Die Rheumamedikamente (☞ 10.5.1) schon früh morgens (5 – 6 Uhr) einnehmen lassen, jedoch zur besseren Magenverträglichkeit nicht nüchtern, sondern z.B. mit einem Stück Brot oder einem Keks. Nach ca. einer Stunde ist die Beweglichkeit meist deutlich besser
- Gelenke vor besonderen Belastungen rechtzeitig kühlen, da dies die Schmerzen lindert. Kontraindikationen beachten (☞ 10.5.2)

- Hilfsmittel und Unterarmgehstützen in Reichweite des Patienten aufbewahren, damit er selbständig aufstehen kann
- Kontrakturen durch richtige Lagerung sowie aktives und passives Durchbewegen der Gelenke (☞ 10.5.2) vorbeugen.

🧴 Sich waschen und kleiden

- Sinnvoll sind z.B. Griffverlängerungen oder -verdickungen an Zahnbürste, Kamm und Rasierapparat. Evtl ist auch eine elektrische Zahnbürste empfehlenswert
- Mit Klettverschlüssen an Kleidung und Schuhen kommt der Patient meist besser zurecht als mit Knöpfen oder Reißverschlüssen
- Rutschfeste Sohlen sind unabdingbar
- Nachthemden, Blusen und Hemden sollten ausreichend lange Vorderverschlüsse haben, damit sie leicht über den Kopf zu ziehen sind.

🍽 Essen und trinken

Patienten, bei denen die Hände mitbefallen sind, haben Schwierigkeiten beim Essen und Trinken. Die Pflegenden sollten daran denken:
- In Absprache mit dem Ergotherapeuten Hilfsmittel zu besorgen (☞ Abb. 10.3 – 10.5)
- Flaschenverschlüsse usw. für den Patienten zu öffnen
- Den Patienten zu fragen, was auf- bzw. kleingeschnitten werden soll.

🚽 Ausscheiden

Viele Patienten haben Probleme beim Toilettengang, verschweigen diese aber aus Scham:
- Die mangelnde Beweglichkeit der Patienten (besonders bei Wirbelsäulenbefall) erschwert die Drehung nach hinten zur Säuberung
- Für Patienten mit Kniegelenkschäden sind die meisten Toiletten zu niedrig, um sich schmerzfrei daraufsetzen zu können. Hier sind eine Toilettensitzerhöhung und seitlich befestigte Haltegriffe hilfreich

😴 Ruhen und schlafen

Schmerzen und Unbeweglichkeit können die Nachtruhe eines Patienten stören. Einige Tips, um den Schlaf zu fördern:
- Die abendliche Schmerzmedikation möglichst spät verabreichen (aber nicht im Liegen, damit das Medikament nicht in der Speiseröhre verbleibt und diese schädigt)
- Dem Patienten eine möglichst leichte Decke geben

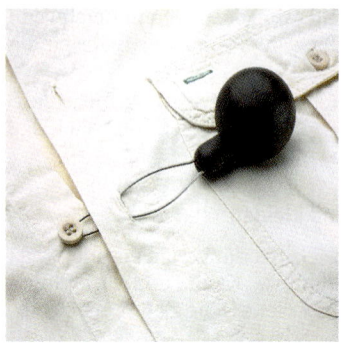

Abb. 10.3: Mit der Zuknöpf-Hilfe können Patienten mit Handverformungen durch Rheuma oder Arthrose selbst Knopfverschlüsse schließen. Der Knopf wird mit der Metallschlinge, die zuvor durch das Knopfloch gesteckt wurde, erfaßt und durch das Knopfloch gezogen. [V 121]

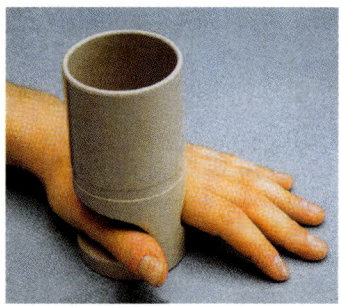

Abb. 10.4: Trinkbecher mit spezieller Griffmulde für Patienten mit Bewegungseinschränkungen der Finger. [V 143]

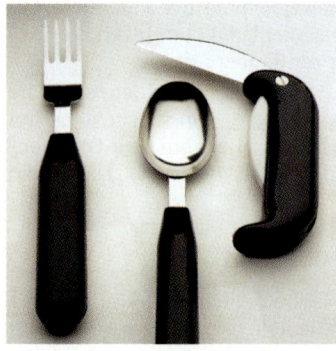

Abb. 10.5: Spezial-Eßbesteck für Patienten mit herabgesetzter Kraft und Beweglichkeit der Hände. Die Griffe sind lang und kräftig, die Löffelmulde besonders tief. Das Messer ist abgewinkelt und kann mit der Faust umschlossen werden. [V 121]

- Bei Patienten mit HWS-Beschwerden speziell abstützende Kissen besorgen
- Bei einigen Erkrankungen wird Wärme als angenehm und schmerzlindernd empfunden. Daher dem Patienten evtl. Schaffelle oder Angorawäsche umlegen bzw. anziehen.

📋 Für Sicherheit sorgen

Die Patienten sind aufgrund ihrer Schmerzen und ihrer Bewegungseinschränkung erhöht sturzgefährdet. Daher muß die Umgebung des Patienten auf mögliche Gefahrenquellen überprüft und so sicher wie möglich gestaltet werden.
Zu achten ist auf
- Trockene Böden und rutschfeste Unterlagen im Bad
- Aufgeräumte Zimmer ohne Stolperfallen
- Angezogene Roll- oder Sitzstuhlbremsen
- Für den Patienten erreichbare Haltevorrichtungen für Stöcke und Gehstützen
- Sitzerhöhungen, um dem Patienten das Aufstehen zu erleichtern
- Haltegriffe entlang der Wände in Patientenzimmer, Flur, Toilette und Bad
- Festes Schuhwerk
- Verlängerungen für Klingeln und Lichtschalter, die der Patient nicht sicher erreichen kann.

📋 Sich beschäftigen und
📋 Sinn finden

Die chronisch fortschreitende Erkrankung führt häufig zur Berufs- oder Erwerbsunfähigkeit.
Das Pflegepersonal kann durch Gesprächsbereitschaft und Vermitteln von Kontakten helfen:
- Sozialarbeiter rechtzeitig einschalten, um z.B. Möglichkeiten einer beruflichen Rehabilitation zu prüfen
- Über Selbsthilfegruppen informieren
- Aufnahme neuer Hobbies anregen.

📋 Sich als Frau oder Mann fühlen und verhalten

Viele Patienten mit einer rheumatischen Erkrankung empfinden sich durch Deformierungen an Händen, Beinen und Füßen als unattraktiv. Das Vermitteln eines positiveren Körperbildes kann durch kleine Hilfestellungen gefördert werden:
- Die Patienten motivieren, ihrer Körperpflege wie gewohnt nachzugehen
- Sie dazu anregen, Kleidung zwar zweckmäßig, doch durchaus „schick" auszuwählen.

10.3 Beschwerden des rheumatologischen Patienten

10.3.1 Gelenkschmerzen und -schwellungen

> 📖 Leitsymptom rheumatischer Erkrankungen ist der **Gelenkschmerz** *(Arthralgie)*. Nur einige wenige Patienten mit Weichteilrheumatismus oder Kollagenosen ohne Gelenkbeteiligung empfinden ihre Schmerzen nicht in oder an den Gelenken.

Das akut entzündete Gelenk ist typischerweise:
- Schmerzhaft bewegungseingeschränkt
- Durch Erguß und Weichteilschwellung verdickt.
Die Haut darüber ist erwärmt und evtl. gerötet (☞ Abb. 10.19).

Entstehung des entzündlich-rheumatischen Schmerzes

Aus noch nicht genau bekannter Ursache (höchstwahrscheinlich Autoimmunreaktionen mit Ablagerung von *Antigen-Antikörper-Komplexen,* ☞ 11.5) entzündet sich bei entzündlich-rheumatischen Erkrankungen die **Synovialis.** Als Reaktion auf diesen Entzündungsreiz fängt die Synovialis

	Degenerativer Gelenkschmerz	Entzündlich-rheumatischer Gelenkschmerz
Vor-stadium	Jahre	Wochen bis Monate
Lokalisa-tion	Meist große Gelenke wie Knie und Hüfte	Oft kleine Gelenke, v.a. der Hände
Schmerz	Anlauf- und Belastungsschmerz, abends stärker als morgens, meist kurze Dauer	Morgensteifigkeit, lang anhaltender Schmerz
Gelenk-schwellung	Selten und wenn, dann meist erst nach Belastung	Praktisch immer (und ohne vor-herige Belastung)
Fieber	Nie	Manchmal
Verlauf	Langsam fort-schreitend	Oft in Schüben

Tab. 10.6: Klinische Unterscheidung zwischen degenerati-vem und entzündlich-rheumatischem Gelenkschmerz. [B 200]

an zu wuchern und wächst wie ein Keil in das Gelenk hinein **(Pannusbildung)**. Zusätzlich produziert sie ein entzündli-ches Sekret, das zu einem **Gelenkerguß** (Flüssigkeit im Ge-lenkinnern) führt. Es entsteht eine Gelenkschwellung mit schmerzhafter Gelenkkapselspannung und Bewegungsein-schränkung. Der entzündliche Erguß enthält knorpelschä-digende Substanzen, die, wenn sie langfristig auf die Ge-lenkstrukturen einwirken, zuerst den Knorpel abbauen und später auch die gelenkbildenden Knochenflächen zerstören. **Knorpel-** und **Knochendestruktion** verursachen dann ih-rerseits Fehlstellungen des Gelenkes mit Lockerung des Bandapparates, die dem Patienten weitere Fehlbelastungs-schmerzen bereiten.

Schmerztypen

Man unterscheidet zwei Arten des Gelenkschmerzes:
- Die Kombination aus **Anlauf-** und **Belastungs-schmerz** ist typisch für die degenerative Gelenker-krankung. Der Schmerz ist zu Anfang einer Bewe-gung am schlimmsten (z.B. die ersten Schritte *beim Anlaufen* nach längerem Sitzen) und wird dann geringer oder verschwindet ganz. Nach län-gerer *Belastung,* also v.a. abends, treten erneut Schmerzen auf. Dieser Schmerztyp kann auch bei entzündlich-rheumatischen Krankheitsformen auftreten, wenn langjährige Entzündungen bereits sekundäre degenerative Veränderungen hervorge-rufen haben
- Der **Nacht-** und **Ruheschmerz** ist die charakteri-stische Schmerzform der entzündlich-rheumati-schen Erkrankung. Der schon in Ruhe vorhande-ne Schmerz wird durch Bewegung verstärkt und schränkt häufig die Beweglichkeit des Gelenkes stark ein. Die Schmerzen plagen die Patienten be-sonders in den frühen Morgenstunden.

Befallsmuster bei Gelenkschmerzen

Viele rheumatischen Erkrankungen haben ein typi-sches **Befallsmuster**, d.h. die von der Erkrankung befallenen Gelenke sind in charakteristischer Weise über den Körper verteilt (☞ z.B. Abb. 10.7). Dies er-laubt dem Arzt oft Rückschlüsse auf die zugrunde-liegende Erkrankung.

10.3.2 Gelenksteifigkeit und -deformitäten

Der entzündliche Prozeß zerstört Gelenk-, Band-und Sehnenstrukturen und führt langfristig zur dau-erhaften Bewegungseinschränkung und Deformie-rung der Gelenke.

> 🖳 Wie in einem Teufelskreis begünstigt eine einmal eingetretene Fehlstellung weitere Defor-mierungen, die zur völligen Einsteifung des Ge-lenkes führen können. Deshalb ist es wichtig, den Gelenkdeformierungen durch krankengym-nastische Maßnahmen und orthopädische Hilfsmittel (z.B. Schienen) vorzubeugen.

10.3.3 Beschwerden der gelenknahen Sehnen und Schleimbeutel

Die Entzündung greift bei vielen Patienten auf be-nachbarte Strukturen über. So leiden viele rheuma-tische Patienten zusätzlich unter **Schleimbeutelent-zündungen** *(Bursitis)* und **Sehnen-** bzw. **Sehnen-scheidenentzündungen** *(Tendosynovitis)*. Die sog. **Baker-Zyste** ist z.B. ein entzündeter Schleimbeutel in der Kniekehle, der begleitend bei der rheumato-iden Arthritis auftreten kann. Sehr schmerzhaft sind auch **entzündete Sehnenansätze** *(Insertionstendo-pathien, Enthesiopathien)*, die bei jeder Anspan-nung des zugehörigen Muskels starke Beschwerden hervorrufen und typischerweise bei den *seronegati-ven Spondylarthritiden* (☞ 10.6.2) auftreten.

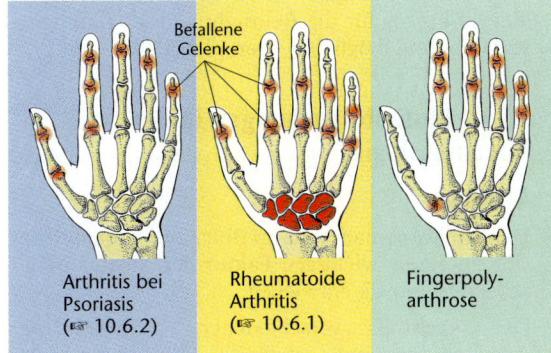

Abb. 10.7: Typische Befallsmuster im Handbereich, die auf die Erkrankungsursache hinweisen. [L 190]

10.3.4 Störungen des Allgemeinbefindens

Das Allgemeinbefinden eines rheumatologischen Patienten kann vor allem in akuten Phasen erheblich gestört sein, da die Entzündung den ganzen Organismus betrifft. Typisch sind Schwächegefühl, Appetitlosigkeit und Gewichtsabnahme, evtl. auch mäßiges Fieber. Zusätzlich manifestieren sich viele rheumatische Erkrankungen nicht nur an den Gelenken, sondern auch an anderen Organen, am häufigsten an Augen, Haut und inneren Organen. Auch die medikamentöse Therapie kann unangenehme Nebenwirkungen haben und das Allgemeinbefinden beeinträchtigen.

10.4 Der Weg zur Diagnose in der Rheumatologie

10.4.1 Anamnese und körperliche Untersuchung

Eine gründliche Anamnese mit anschließender körperlicher Untersuchung bildet den Kern einer jeden rheumatologischen Diagnostik und erfordert viel Zeit. Beides zusammen liefert aber in den meisten Fällen schon die entscheidenden Hinweise auf die Art der Erkrankung.

Nach einer orientierenden internistischen und neurologischen Untersuchung prüft der Arzt *alle* Gelenke systematisch nach dem Schema „Inspektion, Palpation, Funktionsprüfung" (☞ auch 1.3). Die *Funktionsprüfung* erfolgt nach der **Neutral-Null-Methode** und deckt Bewegungseinschränkungen und -schmerzen auf. Ausgehend von einer definierten *Null-Stellung* (aufrechter, gerader Stand mit herabhängenden Armen) soll der Patient dabei den Kopf nach einem vorgegebenen Schema bewegen und die Extremitäten ab- und adduzieren. Zusätzlich werden die Bandstabilität und die Kraft geprüft. Eine genaue Dokumentation der Beschwerden ist Voraussetzung für die Beurteilung des Krankheitsverlaufes und möglicher Therapieeffekte.

10.4.2 Blutuntersuchungen in der Rheumatologie

Antikörper

Der Antikörpernachweis im Blut eines Patienten hat sich zu einem wichtigen Faktor der rheumatologischen Diagnostik entwickelt.

Der Nachweis verschiedener *Autoantikörper* (☞ unten) begründet auch die Einordnung vieler rheumatischer Erkrankungen als *Autoimmunerkrankungen* (☞ 11.5).

🖐 Die Interpretation eines (positiven) Antikörpertests ist schwierig:
- Jeder serologische Test hat eine bestimmte Quote an *falsch-positiven* und *falsch-negativen* Ergebnissen, d.h. der Test fällt pathologisch aus, obwohl der Untersuchte gesund ist, bzw. zeigt ein unauffälliges („negatives") Ergebnis, obwohl der Untersuchte krank ist
- Die meisten Antikörper finden sich bei Patienten mit einer bestimmten Krankheit zwar *häufiger* als bei Gesunden, sind aber nicht *zwingend* mit dieser Erkrankung verbunden
- Viele Antikörper werden bei *mehreren* verschiedenen Krankheiten nachgewiesen und können daher nur diagnostisch richtungsweisend, aber nie beweisend sein
- Im Alter finden sich auch bei Gesunden bestimmte Antikörper häufiger (z.B. Rheumafaktoren) und verlieren dadurch an Aussagekraft.

Rheumafaktoren ☞ 13.64

Rheumafaktoren (kurz *RF*) sind Autoantikörper gegen körpereigene IgG-Moleküle (☞ 11.1).

Sie sind bei etwa 70 – 80% der Patienten mit rheumatoider Arthritis nachweisbar, aber auch bei vielen Patienten mit Kollagenosen und 5 – 10% der Gesunden. Die Höhe der Rheumafaktoren erlaubt eine orientierende Abschätzung der Erkrankungsschwere und der Prognose.

Antinukleäre Antikörper ☞ 13.7

Antinukleäre Antikörper (kurz *ANA*, auch *antinukleäre Faktoren*, kurz *ANF*) dienen vor allem dem Screening und der Verlaufskontrolle bei Kollagenosen (☞ 10.8).

Antineutrophile zytoplasmatische Antikörper

Antineutrophile zytoplasmatische Antikörper (kurz *ANCA*) sind gegen Bestandteile des Zytoplasmas gerichtete Antikörper. Die Untergruppe pANCA findet sich bei verschiedenen Gefäßentzündungen (Vaskulitiden, ☞ 10.8.6)

Antibakterielle Antikörper

Eine Reihe von bakteriellen Infektionen kann Gelenkbeschwerden (**reaktive Arthritiden,** ☞ 10.6.3) auslösen.

Besteht der Verdacht auf einen Infekt als Auslöser der Gelenksymptome, kann der Antikörpertiter gegen den verdächtigen Erreger im Blut des Patienten bestimmt werden (☞ 12.4.5).

HLA-Antigene

HLA-Antigene (kurz für *human leucocyte antigen*, eines der wichtigsten *Histokompatibilitätsantigene*) befinden sich auf den Zellmembranen aller kernhaltigen Körperzellen.

Ist ein bestimmtes Antigen vorhanden, so hat dies noch keine krankhafte Bedeutung, sondern ist lediglich ein Merkmal des Menschen. Einige HLA-Antigene korrelieren jedoch mit bestimmten Erkrankungen.

Im Gegensatz zu den bisher genannten Tests, deren Ergebnis sich je nach Krankheitsaktivität verändern kann, sind Verlaufskontrollen bei der HLA-Bestimmung sinnlos, da die Antigene vererbt werden und während des ganzen Lebens konstant bleiben (einmal positiv – immer positiv).

Das **HLA-B27-Antigen** ist in der Rheumatologie am wichtigsten. Über 90% der Patienten mit M. Bechterew (☞ 10.6.2) sind HLA-B27-positiv. Auch beim M. Reiter (☞ 10.6.2) und den reaktiven Arthritiden (☞ 10.6.3) wird HLA-B27 bei mehr als 60% der Patienten nachgewiesen. Allerdings: Auch 6% der Gesunden besitzen das HLA-B27-Antigen.

Basislabor

- BSG, CRP, großes BB
- Harnsäure, Alkalische Phosphatase, γ-GT, Kreatinkinase, Kreatinin, Elektrophorese
- Urinstatus.

10.4.3 Weitere Diagnostik

Sonographie

Die **Sonographie** (☞ 1.5.7) hilft bei der Differenzierung zwischen einem Gelenkerguß und einer Gelenkinnenhautverdickung (Synovialitis) sowie bei der Verlaufsbeobachtung dieser Befunde, bei Verdacht auf Sehnen- und Schleimbeutelentzündungen und bei der Darstellung von nicht tastbaren Gelenken (z.B. Hüftgelenk).

Besondere pflegerische Maßnahmen sind nicht erforderlich.

Konventionelle Röntgen-untersuchung, CT und MRT

☞ Eine umfassende **Röntgendiagnostik** ist unverzichtbar, um eine rheumatologische Diagnose zu sichern und das Stadium der Erkrankung zu ermitteln.

Da eine genaue Gelenkbeurteilung nur im Seitenvergleich möglich ist, werden die entsprechenden Gelenke der anderen Körperseite stets mitgeröntgt. Meistens werden auch beide Hände geröntgt, denn ein (unbemerkter) Befall der Hände gibt wichtige diagnostische Hinweise.

Die **Computertomographie** (CT, ☞ 1.5.4) gilt bei der Differentialdiagnose der Wirbelsäulenleiden (z.B. Bandscheibenvorfall) als Standardmethode.

Die **Magnetresonanztomographie** (MRT, ☞ 1.5.5) erlaubt eine optimale Beurteilung der Weichteilstrukturen des Gelenks. Besonders Entzündungen und Veränderungen der Bänder, Sehnen, Knorpel und der Gelenkinnenhaut sind sehr gut zu erkennen.

Skelettszintigraphie

Die **Skelettszintigraphie** (☞ auch 1.5.6) zeigt das Verteilungsmuster und den Aktivitätsgrad der entzündlichen Vorgänge an den Gelenken, da das Radionuklid im Bereich der entzündeten Gelenke vermehrt eingelagert wird. Manchmal wird so eine Beteiligung (noch) beschwerdefreier Gelenke aufgedeckt.

Diagnostische Gelenkpunktion

Die Analyse der Gelenkflüssigkeit *(Synovia)* dient vor allem der Abgrenzung der bakteriellen Gelenkinfektionen und der Gicht von den entzündlich-rheumatischen Arthritiden:

- Ein *bakteriell* verursachter Erguß ist trübe und enthält massenhaft Leukozyten. Bei der *Gicht* finden sich nadelförmige Kristalle in der Flüssigkeit
- Der Erguß eines *entzündlich-rheumatischen* Gelenks ist meistens klar, die Leukozytenzahl nur mäßig erhöht.

Die Gelenkpunktion erfordert streng aseptische Bedingungen. Trotzdem können Keime in das Gelenk eingeschleppt werden. Daher muß das Gelenk nach der Punktion auf Entzündungszeichen hin beobachtet werden.

10.5 Behandlungsstrategien in der Rheumatologie

☞ Alle an der Behandlung Beteiligten sollten sich nie einer einzigen Methode oder einem einzigen Medikament verschreiben. Außer bei leichten Erkrankungen müssen für eine optimale Betreuung des Patienten mehrere therapeutische Ansätze gleichzeitig verfolgt werden, und die Therapie wird dem häufig wechselnden Beschwerdegrad angepaßt.

10.5.1 Systemisch-medikamentöse Therapie

Die *systemische* Gabe von entzündungshemmenden oder das Immunsystem beeinflussenden Medikamenten bildet den Sockel

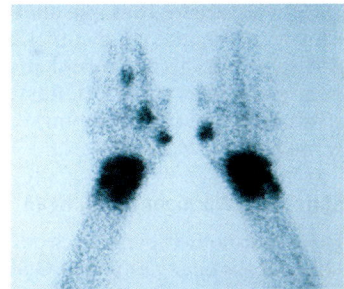

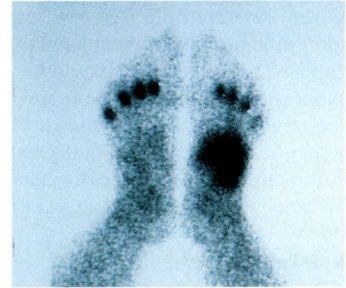

Abb. 10.8 – 10.9: Skelettszintigraphie der Hände und Füße einer Patientin mit rheumatoider Arthritis. Das Radionuklid reichert sich in den typischerweise befallenen Gelenken an, die sich dann im Bild als schwarze Flecken zeigen. [M 114]

der rheumatischen Behandlung. Nur ganz selten kann auf sie verzichtet werden. Die Entzündungshemmung und Schmerzlinderung durch die Medikamente ermöglicht bei vielen Patienten überhaupt erst die ebenso wichtige Bewegungstherapie.

Aus der Vielzahl der eingesetzten Substanzen wird bereits deutlich, daß bisher noch kein Medikament gefunden wurde, das die rheumatischen Erkrankungen *ursächlich* zu behandeln vermag:

- **Nichtsteroidale Antirheumatika** (☞ Pharma-Info 10.10) sind für die meisten rheumatischen Erkrankungen das Mittel der Wahl, auch wenn sie als alleiniges Medikament oft nicht ausreichen. Muß ein stärkeres Antirheumatikum hinzugegeben werden, helfen sie, dessen Dosis geringer zu halten
- **Basistherapeutika** (☞ Pharma-Info 10.11) sollen das Fortschreiten der Erkrankung aufhalten
- Fast alle rheumatischen Erkrankungen sprechen schnell und gut auf **Glukokortikoide** (☞ Pharma-Info 8.21) an. Aufgrund der Nebenwirkungen einer Langzeittherapie gehören Glukokortikoide aber nur bei den *Kollagenosen* und der *Polymyalgia rheumatica* (☞ 10.8.3) zur Standardtherapie. Ansonsten werden sie möglichst kurzzeitig zum Abfangen schwerer Schübe eingesetzt.

10.5.2 Physikalische Therapie

Die **physikalische Therapie** bildet das zweite Standbein der rheumatologischen Behandlung. Sie verringert nicht nur die Beschwerden des Patienten, sondern greift über eine Beeinflussung des Immunsystems und eine Durchblutungsverbesserung in den Krankheitsprozeß ein.

Kälte- und Wärmeanwendungen

Die Thermotherapie durch *Kälteanwendungen* (z.B. mit Eis oder gefrorenen Gelbeuteln) oder *Wärmeanwendungen* (z.B. Bäder, Infrarot) lindert bei vielen Patienten die Beschwerden, hemmt die Entzündung und löst Muskelverspannungen. Beide Methoden haben unterschiedliche Indikationen und Kontraindikationen (☞ Tab. 10.10). Trotzdem ist die Verträglichkeit von Patient zu Patient unterschiedlich, und es gibt immer wieder Patienten, denen z.B. Kälte guttut, obwohl klassischerweise in ihrem Fall Wärme verschrieben würde und umgekehrt.

Krankengymnastik

Die *aktive* und *passive Bewegungstherapie* sind unverzichtbare Säulen der Therapie. Bei den passiven Maßnahmen leistet der Patient selbst keine Muskelarbeit. Die Gelenke werden vom Krankengymnasten oder Pflegenden bewegt und die Muskeln gedehnt. Die aktiven Übungen hingegen kräftigen die Muskulatur.

✍ Pharma-Info 10.10
Nichtsteroidale Antirheumatika

Nichtsteroidale Antirheumatika (kurz *NSAR*, auch *nichtsteroidale Antiphlogistika* oder manchmal *kleine Analgetika* genannt) sind Substanzen, die hauptsächlich über eine Hemmung der Prostaglandinsynthese Schmerzen lindern *(analgetische Wirkung)*, Entzündungen hemmen *(antiphlogistische Wirkung)* und Fieber senken *(antipyretische Wirkung)*. **Prostaglandine** sind hormonähnliche Botenstoffe, die u.a. an der Entstehung von Fieber, Schmerz und Entzündung beteiligt sind.

Nichtsteroidale Antirheumatika werden, wie ihr Name bereits andeutet, insbesondere zur Behandlung rheumatischer Erkrankungen eingesetzt. Sie werden aber auch bei Schmerzen anderer Ursachen gegeben, so z.B. bei kleineren Verletzungen, postoperativ oder bei Tumorschmerzen. Da ein Teil der Präparate (insbesondere niedrigdosierte Präparate zur oralen Einnahme) nicht rezeptpflichtig ist, werden diese auch von Laien zur Selbstmedikation, etwa bei Kopf- oder Zahnschmerzen sowie Menstruationsbeschwerden eingenommen.

Kennzeichnend für alle NSAR ist ein rascher Wirkungseintritt, aber auch ein schnelles Abklingen der Wirkung nach Absetzen des Medikaments. Trotz ihrer chemischen Verwandtschaft unterscheiden sich die einzelnen Substanzen in ihrem Wirkungsprofil (d.h. dem Verhältnis zwischen analgetischer, antiphlogistischer und antipyretischer Wirkung) und wirken auch unterschiedlich von Patient zu Patient. Daher sollten bei mangelndem Therapieerfolg trotz des gleichen Wirkprinzips verschiedene Präparate ausprobiert werden.

Während die gelegentliche Einnahme nichtsteroidaler Antirheumatika in der Regel unproblematisch ist, ist die in der Rheumatologie notwendige Langzeittherapie oft von zum Teil ernsten Nebenwirkungen begleitet, obwohl die NSAR zu den weniger toxischen Medikamenten der Rheumatologie zählen:

Auswahl nichtsteroidaler Antirheumatika (NSAR)		
Antiphlogisti-sche Wirkkraft	Substanzname	Handelsname (Bsp.)
Schwach	Azetylsalizylsäure	Aspirin®
Mittel	Diclofenac Ibuprofen Ketoprofen Naproxen Fenbufen Piroxicam	Voltaren® Brufen®, Imbun® Alrheumun® Proxen® Lederfen® Felden®
Stark	Phenylbutazon Oxyphenbutazon Indometacin	Butazolidin® Phlogont® Amuno®

- Am häufigsten sind *gastrointestinale Nebenwirkungen*, v.a. Magenbeschwerden. Sie treten besonders bei älteren Patienten auf und können bis zu (blutenden) Magen-Darm-Ulzera (☞ 5.5.2) führen. Diese werden durch eine gleichzeitige Glukokortikoidbehandlung (☞ Pharma-Info 8.21) begünstigt und wegen der Schmerzlinderung durch die NSAR häufig erst spät bemerkt. Oft müssen die NSAR trotz bestehender Magenschleimhautveränderungen weiter gegeben werden, da bei Absetzen Immobilisierung und Versteifung des Patienten drohen. Daher werden meist – gewissermaßen als „Notlösung" – Antazida oder H$_2$-Blocker (☞ Pharma-Info 5.29) zusätzlich verordnet, um den Magen zu schützen. Manchmal hilft auch ein Wechsel auf ein magenverträglicheres Präparat.
  Die Gabe von Zäpfchen bietet (leider) keinen Ausweg, da die magenschädliche Wirkung nicht (nur) von der Darreichungsform abhängt, sondern im Wirkmechanismus begründet liegt

- Recht häufig sind auch Hauterscheinungen (Juckreiz, Exantheme) und ZNS-Störungen (Kopfschmerz, Schwindel)

- Seltener werden Ödeme, Nierenfunktionsstörungen und Leberenzymerhöhungen beobachtet.

Nichtsteroidale Antirheumatika sollten im Sitzen oder Stehen mit viel Wasser eingenommen werden, um eine zusätzliche lokale Schleimhautschädigung zu vermeiden. Günstig ist die gleichzeitige Einnahme einer kleinen Mahlzeit.

Wichtig sind bei Langzeiteinnahme regelmäßige Tests auf Blut im Stuhl (☞ 5.3.2) zur frühzeitigen Entdeckung ernster Magenkomplikationen.

✎ Pharma-Info 10.11 Basistherapeutika

Als **Basistherapeutika** (*langwirksame Antirheumatika*) werden verschiedene Substanzen bezeichnet, die die Entzündungsaktivität rheumatischer Erkrankungen *langfristig* mindern können. Im Gegensatz zu den nichtsteroidalen Antirheumatika und (wahrscheinlich) den Glukokortikoiden wirken Basistherapeutika also mehr als nur symptomatisch.

Die genauen Wirkmechanismen der Basistherapeutika sind nicht bekannt. Da die Wirkung sehr langsam einsetzt, kann die Effektivität eines Medikaments erst bis zu sechs Monate nach Beginn der Einnahme beurteilt werden. So können leider Jahre vergehen, bis ein für den Patienten hilfreiches Medikament gefunden wird. Um dem Patienten schnellere Linderung zu verschaffen, erhält er neben den Basistherapeutika nichtsteroidale Antirheumatika.

Leider ist die Quote der Nebenwirkungen der Basistherapeutika sehr hoch und zwingt oft zum Abbruch der Therapie.

Substanz, Handelsname (Bsp.)	Nebenwirkungen	Besonderheiten, pflegerische Konsequenzen
Gold-präparate • Parenterale Goldpräparate Aureotan® • Orale Goldpräparate Ridaura®	Haut- und Schleimhautveränderungen (z.B. Juckreiz, Photosensibilisierung, Mundschleimhautentzündung), Metallgeschmack, Blutbildveränderungen, Nierenfunktionsstör., Haarausfall, Fieber. Bei oraler Goldgabe Durchfälle in bis zu 40%	Orale Goldpräparate zu den Mahlzeiten mit viel Wasser einnehmen lassen. Patienten auf sorgfältige Zahnpflege hinweisen. Während der Behandlung keine Sonnenbäder nehmen lassen. Kontrollen von BB, Kreatinin, Leberenzymen und Urinstatus alle 2–4 Wo.
D-Penicillamin Metalcaptase®, Trolovol®	Haut- und Schleimhautveränderungen, Geschmacksstörungen, gastrointestinale Symptome, Proteinurie. Seltener Blutbildveränderungen, Nierenfunktionsstör., Muskelschwäche, Augennervenentzündung	1,5 Std. nach der letzten Mahlzeit und im Abstand von 1 Std. zu anderen Medikamenten einnehmen. Kontrollen, ☞ Goldpräparate. Zusätzlich augenärztliche Untersuchung vor Therapiebeginn und dann alle 2 Monate
Chloroquin (ein Antimalariamittel) Resochin®	*Häufig:* Gastrointestinale Symptome, Hornhauteinlagerungen *Selten:* Schwindel, Verwirrtheit, irreversible Netzhautschädigung, Haut- und Blutbildveränderungen	Nach den Mahlzeiten mit viel Wasser einnehmen lassen. Augenärztliche Kontrollen vor Therapiebeginn und dann alle 3 Mon.
Sulfasalazin Azulfidine® RA	Gastrointestinale Symptome, Haut- und Schleimhautveränderungen, Kopfschmerzen, Blutbildveränderungen, Geruchsstör.	Kontrollen, ☞ Goldpräparate
Immun-suppressiva und Zytostatika Imurek®, Methotrexat®, Endoxan®	Hohe Rate gefährlicher Nebenwirkungen, ☞ 9.4.2 und Pharma-Info 11.16	Nur bei Versagen anderer Basistherapeutika. Pflege, ☞ 9.4.2. Patienten die Notwendigkeit zuverlässiger Empfängnisverhütung während und nach Therapie erläutern

Lagerung

Die richtige **Lagerung der Gelenke** ist, besonders während eines Krankheitsschubes, die wichtigste passive physiotherapeutische Maßnahme, um Kontrakturen in ungünstiger Stellung vorzubeugen und Schmerzen zu reduzieren.

Die Pflegenden überprüfen und korrigieren immer wieder die Lagerung des Patienten bzw. leiten ihn an, sie selbständig zu korrigieren, falls er dazu in der Lage ist.

Welche Lagerung für einen Patienten am besten ist und in welchen Zeitabständen er umgelagert wird, sollte in Absprache mit den Krankengymnasten entschieden werden. Besteht keine anderslautende Anordnung, lagert man den Patienten in der *physiologischen Mittelstellung der Gelenke*, wobei man sich an der *Neutral-Null-Stellung* orientiert.

👏 Die **Neutral-Null-Stellung** entspricht der Körperhaltung des gesunden Menschen im Stehen: Die Augen blicken nach vorne, die Arme hängen herab, die Daumen werden nach vorne gehalten, und die Füße stehen parallel.

Für eine Lagerung in Rückenlage zeigt dies Abb. 10.12.

	Indikationen	Kontraindikationen
Wärme	• Arthrosen • Chronische Arthritis zwischen den Schüben • Weichteilrheumatismus • Wirbelsäulenleiden	• Akute Arthritis • Durchblutungsstörungen • Schwere Herz-Kreislauf-Erkrankungen
Kälte	• Akute Arthritis • Gichtanfall • Aktivierte Arthrose • Schleimbeutelentzündungen • Postoperativ	• Vaskulitis • Raynaud-Syndrom (☞ 3.7.5)

Tab. 10.13: Klassische Indikationen und Kontraindikationen der Wärme- und Kältetherapie bei rheumatischen Erkrankungen. Zu berücksichtigen ist jedoch stets die individuelle Verträglichkeit durch den Patienten. [B 200]

Durchbewegen der Gelenke

Patienten, die ihre Gelenke nicht in vollem Umfang eigenständig bewegen können, müssen zur Gelenkmobilisation und Kontrakturprophylaxe mehrmals täglich durchbewegt werden. Der Patient selbst leistet dabei keine Muskelarbeit, sondern läßt sich durchbewegen. Oft gehört das Durchbewegen der Gelenke auch zum Aufgabenbereich der Pflegenden. Voraussetzung ist, daß die Pflegenden von den Krankengymnasten entsprechend angeleitet werden, um keine falschen Bewegungen auszuführen.

Kräftigung der Muskulatur

Die Muskulatur des rheumatischen Patienten atrophiert rasch durch die schmerzbedingte Inaktivität, und die stabilisierende Funktion der Muskulatur läßt nach.

Aus diesem Grund muß der Patient motiviert werden, dem Muskelschwund durch regelmäßige aktive Bewegungsübungen entgegenzuwirken.

Zur Prophylaxe und Therapie von Atrophien können *elektrische Muskelstimulationsgeräte* eingesetzt werden. Dabei werden Elektroden auf die zu behandelnden Muskeln aufgesetzt und dann elektrische Reize gegeben.

🛏 Den Patienten immer wieder zu den zunächst „unbequemen" aktiven Übungen motivieren und ihm deren Bedeutung für den Erhalt der Selbständigkeit darstellen.

Ergotherapie

Die **Ergotherapie** *(Beschäftigungs-* und *Arbeitstherapie)* ist besonders für Patienten geeignet, die schon unter Funktionseinschränkungen ihrer Gelenke (vor allem der Hände) zu leiden haben.

Mit Hilfe von handwerklichen und künstlerischen Techniken werden Kraft, Geschicklichkeit und Funktion gefördert.

Wesentliches Ziel der Ergotherapie ist es, die Selbständigkeit des Patienten zu erhalten. Es werden Techniken geübt und Hilfsmittel entwickelt, mit denen alltägliche Verrichtungen bewältigt werden können.

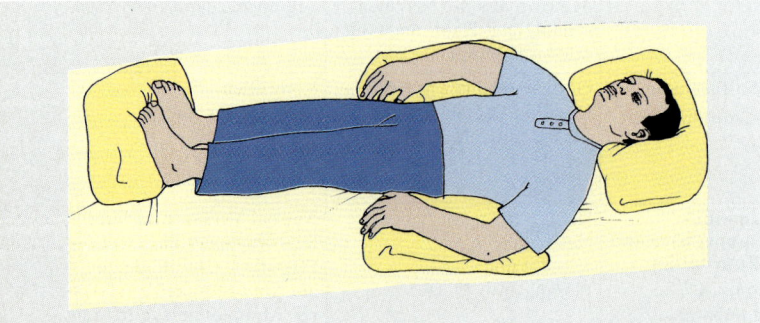

Abb. 10.12: Lagerung eines Patienten in physiologischer Mittelstellung. [L 215]

10.5.3 **Ernährung**

> 📋 **Sinnvolle Ernährungsstrategien für rheumatologische Patienten:**
> - Ernährung auf Vollwertkost umstellen
> - „Bewußt" ernähren, d.h. aufmerksam beobachten, ob es einzelne Nahrungsmittel gibt, die die Beschwerden verstärken
> - Vegetarische Kost über längere Zeit ausprobieren, da Fleisch eine Fettsäure enthält, die im Körper zu Prostaglandinen, also entzündungsvermittelnden Botenstoffen, umgebaut wird.
>
> Wahrscheinlich ist auch ein Zusatz von Vitamin E (fängt Sauerstoffradikale ab, die die Gelenke angreifen) und Fischöl günstig.

Wie viele Patienten aufgrund eigener Erfahrungen berichten und neuere Studien zeigen, vermag die Ernährung rheumatische Beschwerden zu beeinflussen. Wissenschaftliche Erklärungen für dieses Phänomen fehlen aber bisher.

10.5.4 **Lokaltherapien**

Einreibung

Das Einreiben der Gelenke mit kühlenden Gels oder durchblutungsfördernden Salben (z.B. Rubriment®, Finalgon®) empfinden viele Patienten als Wohltat. Einige Präparate (z.B. Amuno®Gel, Kytta-Gel®) enthalten auch nichtsteroidale Antirheumatika (☞ 10.5.1), die in gelenkbildende Strukturen (Sehnen, Bänder, Gelenkkapsel) resorbiert werden. Bei zahlreichen Präparaten ist der therapeutische Effekt aber umstritten.

Intraartikuläre Injektionen

Bei **intraartikulären Injektionen,** also Injektionen direkt in das Gelenk hinein, werden insbesondere Glukokortikoide (☞ oben und Pharma-Info 8.26) eingesetzt. Diese Behandlung ist dann sinnvoll, wenn nur wenige Gelenke entzündet sind und nicht auf die Gabe von nichtsteroidalen Antirheumatika ansprechen.

Der Arzt injiziert das Glukokortikoid unter absolut sterilen Bedingungen in das Gelenk. Wegen der möglichen Risiken und Nebenwirkungen (Gelenkinfektion, Knorpel- und Knochennekrosen) darf nur 2 – 3 mal pro Jahr in dasselbe Gelenk injiziert werden.

Synoviorthesen

Synoviorthese ist die gezielte Zerstörung der entzündeten und gewucherten Gelenkinnenhaut durch Injektion einer aggressiven Substanz in den Gelenkinnenraum. Man erreicht so eine komplette **Synov-**ektomie *(Entfernung* bzw. *Zerstörung der Gelenkinnenhaut)* ohne offene Operation.

Eine medikamentöse Synoviorthese muß unter sterilen Bedingungen ausgeführt werden. Der Arzt punktiert etwas Erguß ab und injiziert dann die gewählte Substanz. Das Gelenk wird anschließend etwa drei Tage ruhiggestellt. Meist bildet sich vorübergehend ein schmerzhafter Reizerguß, der sich aber recht gut mit Eis und Analgetika behandeln läßt. Entwickelt sich nach einiger Zeit ein Rezidiv, kann die Synoviorthese wiederholt werden.

Während die **chemische Synoviorthese** mit ätzenden Substanzen (z.B. Varicocid®) erfolgt und in jedem Lebensalter angewendet werden kann, arbeitet die **Radiosynoviorthese** mit radioaktiven Stoffen.

Operative Eingriffe

Auch **operative Eingriffe** haben in der Rheumatologie ihren festen Platz. Sie werden vornehmlich in orthopädischen Abteilungen durchgeführt.

10.6 **Entzündlich-rheumatische Erkrankungen**

10.6.1 **Rheumatoide Arthritis**

> 📋 **Rheumatoide Arthritis** (kurz *RA,* auch *[primär] chronische Polyarthritis,* kurz *cP* bzw. *pcP):* Chronisch-entzündliche, oft in Schüben verlaufende Erkrankung des Binde-, Stütz- und Muskelgewebes mit Hauptmanifestation an der Gelenkinnenhaut (Synovialis) und an gelenknahen Strukturen (z.B. Schleimbeuteln). Häufigste (ca. 1% der Bevölkerung) und bekannteste der entzündlich-rheumatischen Erkrankungen. Betrifft Frauen dreimal häufiger als Männer, Altersgipfel 40. Lebensjahr.

⇨ Krankheitsentstehung

Unbekannte Auslöser führen zu einer Autoimmunreaktion (☞ 11.5) besonders gegen körpereigenes Gelenkgewebe. Das familiär gehäufte Auftreten der Erkrankung weist auf eine genetische Komponente hin. Die Gelenkinnenhaut reagiert mit Ergußbildung und wuchert tumorähnlich in das Gelenk hinein (☞ 10.3.1). Diese Entzündung zerstört und deformiert langfristig die Gelenke und bringt eine schmerzhafte Bewegungseinschränkung mit sich. Im Endstadium steifen die Gelenke oft völlig ein. Die Autoimmunreaktion kann sich aber auch an anderen Organen abspielen und dort entsprechende Symptome hervorrufen.

Symptome und Untersuchungsbefund

Typisch für die rheumatoide Arthritis ist die *Morgensteifigkeit* der betroffenen Gelenke über mindestens eine Stunde. Die Gelenke sind geschwollen, überwärmt, druckschmerzhaft und schmerzhaft bewegungseingeschränkt. Die Gelenkkonturen sind durch Erguß und Weichteilschwellung verstrichen.

Zunächst sind meist die Handgelenke sowie die Fingergrund- und -mittelgelenke betroffen. Später treten größere Gelenke und evtl. die Wirbelsäule hinzu. Charakteristisch ist ein *symmetrischer* Befall der Gelenke beider Körperhälften.

Die Zerstörung von Gelenken, Bändern und Sehnen hat langfristig meist Fehlstellungen zur Folge, die gerade an den Händen typisch sind:

- **Ulnardeviation:** „Abwanderung" der Finger in Richtung Handaußenkante (d.h. Ulna) durch Verschiebung der Gelenkflächen der Fingergrundgelenke *(Subluxation,* ☞ Abb. 10.14)
- **Schwanenhalsdeformität:** Überstreckung im Fingermittelgelenk bei gleichzeitiger Beugung im Endgelenk (☞ Abb. 10.15)
- **Knopflochdeformität:** Beugekontraktur im Mittelgelenk und Überstreckung im Endgelenk.

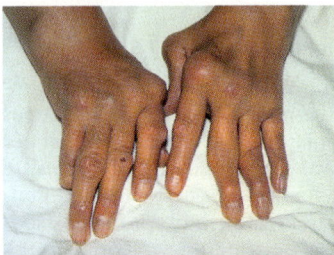

Abb. 10.14: Die „typischen" Hände einer Patientin mit fortgeschrittener rheumatoider Arthritis zeigen eine starke Abknickung der Finger in Richtung Kleinfinger (Ulnardeviation). [T 127]

In vergleichbarer Weise kommt es an den Füßen zu Krallenbildung, Wanderung der Zehen in Richtung Fußaußenkante und Abflachung des Fußgewölbes.

Auffällig, aber harmlos sind die sog. **Rheumaknoten,** subkutane, harte Knötchen, die meist in Gelenknähe an der Ellenbogenstreckseite lokalisiert sind.

> Das hier vorgestellte „klassische" Erscheinungsbild darf nicht darüber hinwegtäuschen, daß sich grundsätzlich an allen Extremitätengelenken Auftreibungen, Deformierungen, Fehlstellungen, Lockerungen und Muskelatrophien entwickeln können und der Verlauf insgesamt stark variiert. Häufig treten zusätzlich in den gelenknahen Bereichen Sehnenscheiden- und Schleimbeutelentzündungen auf.

Komplikationen

Bei manchen Patienten befällt der rheumatisch-entzündliche Prozeß auch die Gefäße und die inneren Organe, vor allem Herz, Lunge, Pleura, Nieren, ZNS, Nerven und Augen.

Wie bei anderen chronischen Entzündungen kann sich außerdem eine **sekundäre Amyloidose** entwickeln. Hierbei lagern sich pathologische Eiweiße in den Organen ab und führen zu Magen-Darm-Beschwerden, Herz- und Niereninsuffizienz.

Diagnostik und Differentialdiagnose

Die Diagnose einer rheumatoiden Arthritis wird hauptsächlich aufgrund der Anamnese, des körperlichen Befundes und des Röntgenbildes gestellt. Der diagnostische Kriterienkatalog der **American Rheumatism Association** (kurz *ARA*) faßt die typischen Symptome zusammen (☞ Kasten).

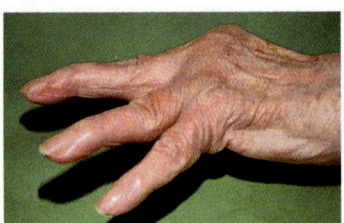

Abb. 10.15: Schwanenhalsdeformität des Mittel- und Ringfingers bei rheumatoider Arthritis. Die Finger sind im Mittelgelenk überstreckt und gleichzeitig im Endgelenk gebeugt. [M 114]

> **RA-Diagnosekriterien**
>
> Diagnosekriterien der rheumatoiden Arthritis (gemäß der American Rheumatism Association). Die Diagnose einer rheumatoiden Arthritis wird bei Vorliegen von mindestens vier der folgenden Kriterien gestellt:
>
> 1. Morgensteifigkeit der Gelenke von mindestens einer Stunde vor maximaler Besserung
> 2. Arthritis in mindestens drei Gelenkregionen
> 3. Arthritis der Fingergrund- oder -mittelgelenke oder der Handgelenke
> 4. Symmetrischer Befall
> 5. Rheumaknoten
> 6. Rheumafaktoren (☞ 10.4.2) positiv
> 7. Typische röntgenologische Veränderungen, z.B. gelenknahe Osteoporose, *Usuren* (kleine Knochendefekte unter dem Knorpel).
>
> Die Symptome 1 – 4 müssen dabei mindestens sechs Wochen bestehen, um zu „zählen".

Die Blutuntersuchung ergibt positive Entzündungszeichen (erhöhte BSG, erhöhtes CRP), eine Anämie sowie den Nachweis von Rheumafaktoren in ca. 70% der Fälle und von antinukleären Faktoren bei ca. 20% der Patienten (☞ 10.4.2).

Behandlungsstrategie

Bei geringer Entzündungsaktivität wird die Behandlung mit nichtsteroidalen Antirheumatika (☞ Pharma-Info 10.10) begonnen. Meist reicht dies zur Beherrschung der Schmerzen und Bewegungseinschränkung jedoch nicht aus, so daß ein geeignetes Basistherapeutikum (☞ Pharma-Info 10.11) gesucht werden muß.

Immer gleichberechtigt neben der medikamentösen Therapie steht zum Erhalt der Gelenkfunktion ein individuelles Programm aus der physikalischen Therapie (☞ 10.5.2).

Sind die Schmerzen konservativ nicht zu beherrschen oder sind starke Fehlstellungen entstanden, werden operative Behandlungsverfahren erwogen, vor allem die Synovektomie, korrigierende *Osteotomien* (Herausschneiden eines Knochenkeils zur Korrektur der Fehlstellung) oder eine Versorgung mit künstlichen Gelenken (☞ Abb. 10.16). Letztes Mittel zur Schmerzbekämpfung bleibt die operative Versteifung eines Gelenks *(Arthrodese)*.

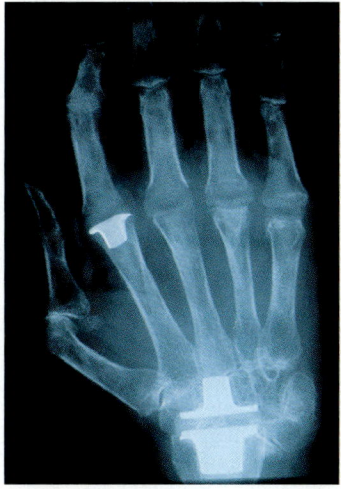

Abb. 10.16: Arthroplastik (künstliche Gelenkneubildung) des Handgelenks und des Zeigefingergrundgelenks. Hierdurch wurden die schlimmsten Bewegungseinschränkungen der Hand behoben. [M 114]

Prognose

Der Verlauf und damit die Prognose der rheumatoiden Arthritis variieren von Spontanheilungen (ca. 15%) bis zu schwersten Verläufen mit Invalidität innerhalb weniger Jahre (ebenfalls ca. 15%).

Die meisten Patienten erleben die rheumatoide Arthritis als langsam, aber stetig fortschreitende Erkrankung.

Die Erkrankung ist nicht lebensbedrohend, führt aber über Sekundärkomplikationen durch Immobilität und Behandlungsnebenwirkungen zu einer etwas verkürzten Lebenserwartung.

10.6.2 Seronegative Spondylarthritiden

> **Seronegative Spondylarthritiden** *(seronegative Spondarthritiden, Spondylarthropathie):* Zusammenfassende Bezeichnung für verschiedene rheumatisch-entzündliche Erkrankungen mit vorwiegender Wirbelsäulenbeteiligung. Seronegativ, da Rheumafaktor und Antinukleäre Antikörper im Blut nicht nachweisbar sind. Die wichtigsten Vertreter dieser Gruppe sind der M. Bechterew, die Psoriasis-Arthritis und der M. Reiter.

Typische Kennzeichen aller seronegativen Spondylarthritiden:
- Wirbelsäulenbeteiligung, oft in Form einer *Sakroiliitis* (Entzündung der Sakroiliakalgelenke = Kreuzbein-Darmbeingelenke)
- Oligoarthritis, d.h. der Befall nur weniger peripherer Gelenke
- Rheumafaktoren und antinukleäre Antikörper negativ, HLA-B27 oft positiv (☞ 10.4.2)
- Häufige Beteiligung von Haut und Augen.

M. Bechterew

> **M. Bechterew** *(ankylosierende Spondylitis, Spondylitis ankylopoetica):* Entzündlich-rheumatische Allgemeinerkrankung mit Hauptmanifestation an der Wirbelsäule einschließlich der Sakroiliakalgelenke. Im Endstadium typische knöcherne Versteifung **(Ankylose)** v.a. der Wirbelsäule. 80% der Patienten sind Männer, Erkrankungsbeginn vor allem im 16. – 40. Lebensjahr.

Symptome und Untersuchungsbefund

Leitsymptom des M. Bechterew ist ein tiefsitzender Rückenschmerz, der sich in den frühen Morgenstunden verschlechtert und den Patienten aus dem Bett treiben kann (*Bewegung bessert die Schmerzen*).

Weitere mögliche Symptome, die auch ohne Rückenschmerzen auftreten können, sind:
- Steifigkeit des Nackens, der Wirbelsäule und des Brustkorbs
- (Oligo-)Arthritis anderer Körpergelenke (20 – 30% der Patienten)
- Schmerzen beim Niesen, Husten oder Pressen in Wirbelsäule, Thorax und Gesäß
- Sehnenansatzentzündungen (z.B. am Fersenbein)
- Iridozyklitis des Auges (Entzündung der Regenbogenhaut und des Ziliarkörpers, 10 – 25% der Patienten).

Die körperliche Untersuchung ergibt eine eingeschränkte Wirbelsäulenbeweglichkeit und eine verminderte Dehnbarkeit des Brustkorbs.

Ohne entsprechende krankengymnastische Gegenmaßnahmen entwickelt sich die charakteristische Haltung des Bechterew-Patienten, die aber in dieser Ex-

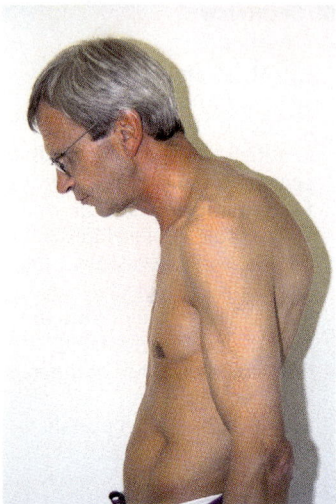

Abb. 10.17: Patient mit typischer „Begrüßungshaltung" bei fortgeschrittenem M. Bechterew. [M 114]

tremform heute nur noch selten zu sehen ist:
- Stark vorgebeugter Rumpf („Begrüßungshaltung", ☞ Abb. 10.17)
- Beugestellung der Hüft- und Kniegelenke
- Auffallend starke Mitbewegungen der Arme beim Gehen bei gleichzeitig starrer Wirbelsäule.

🔍 Diagnostik

Die Diagnose wird anhand der Klinik und der typischen Wirbelsäulenveränderungen im Röntgenbild gestellt. Dies sind insbesondere (beidseitige) Veränderungen der Sakroiliakalgelenke und *Knochenspangen* an der Wirbelsäule, die die Zwischenwirbelräume im Spätstadium völlig überbrücken.

Die Blutuntersuchung zeigt häufig eine BSG-Erhöhung. In 90% der Fälle ist das HLA-B27 positiv. Der Rheumafaktor ist negativ.

📊 Behandlungsstrategie

Der Schwerpunkt der Bechterew-Therapie liegt im lebenslangen, *täglichen* Bewegungstraining, damit die Wirbelsäule wenigstens in einer für den Patienten günstigen Haltung versteift. Positiv wir-

ken auch muskelentspannende Maßnahmen (z.B. Moorbäder, Massagen, Niederfrequenzstromtherapie, Thermen). Kuren haben sich beim M. Bechterew sehr bewährt.

Medikamentös werden vor allem nichtsteroidale Antirheumatika (☞ Pharma-Info 10.10) eingesetzt. Basistherapeutika und Glukokortikoide sind wegen insgesamt schlechter Wirksamkeit nur selten indiziert.

An operativen Maßnahmen sind vor allem Aufrichtungsoperationen der Wirbelsäule im Endstadium zu erwähnen.

📊 Prognose

Der M. Bechterew verläuft sehr unterschiedlich. Dabei sind starke Schmerzen nicht gleichbedeutend mit einer raschen Verknöcherung, und umgekehrt bedeuten leichte Schmerzen nicht zwangsläufig ein langsames Fortschreiten. Die Krankheit kann in jedem Stadium zum Stillstand kommen. Die Prognose ist günstiger als bei der rheumatoiden Arthritis, wobei besonders bei Frauen leichtere Verläufe vorkommen.

Psoriasis-Arthritis

> 🔲 **Psoriasis-Arthritis** *(Arthritis psoriatica, Psoriasis-Arthropathie):* Bei etwa 10% der Patienten mit *Psoriasis* (Schuppenflechte) auftretende Gelenkbeschwerden, fast immer mit gleichzeitigen Hauterscheinungen. Verlauf meist leichter als bei rheumatoider Arthritis, nur selten schwere Funktionseinbußen der Gelenke.

🔲 Symptome, Befund und
🔍 Diagnostik

Typisch sind der *asymmetrische* Gelenkbefall, der *Strahlbefall* der Finger, d.h. alle drei Gelenke eines Fingers sind betroffen, oder

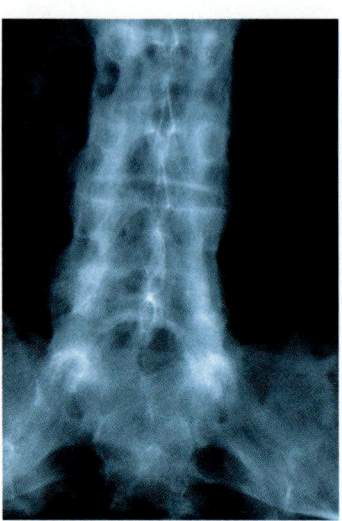

Abb. 10.18: Röntgenaufnahme der Lendenwirbelsäule eines Patienten mit Morbus Bechterew.
Durch den chronischen Entzündungsreiz haben sich zwischen den Wirbeln knöcherne Brücken gebildet, die einzelnen Wirbel sind auf dem Bild kaum noch voneinander abzugrenzen.
Die Wirbelsäule ist zu einem unbeweglichen Stab geworden (*Bambusstab-Wirbelsäule).* [T 170]

der *Transversalbefall*, d.h. der Befall aller Fingermittelgelenke einer Hand. Die Hauterscheinungen sind z.T. sehr diskret.

Die Diagnose wird anhand des klinischen Bildes und durch Röntgenuntersuchungen gestellt.

📊 Behandlungsstrategie und
🛁 Pflege

Gegen die Gelenkbeschwerden werden nichtsteroidale Antirheumatika gegeben, in schweren Fällen auch Gold oder Methotrexat. Glukokortikoide haben zwar eine sehr gute Wirkung auf Haut und Gelenke, werden aber wegen ihrer Nebenwirkungen möglichst gemieden. Regelmäßige Krankengymnastik ist unverzichtbar.

Auch bei der Psoriasis-Arthritis sind operative Maßnahmen wie Synovektomie und Gelenkersatz möglich.

M. Reiter

> :| **M. Reiter** *(Reiter-Syndrom, okulo-urethro-synoviales Syndrom):*
> „Klassische" Symptomkombination aus *Arthritis*, *Urethritis* (Harnröhrenentzündung, ☞ 7.7.1) und *Konjunktivitis* (Entzündung der Augenbindehaut), die durch Infektionen ausgelöst wird. Betrifft zu 90% Männer, Altersgipfel ist das 3. Lebensjahrzehnt.

Obwohl der M. Reiter eine klassische *reaktive Arthritis* (☞ 10.6.3) ist, wird er wegen der starken HLA-B27-Assoziation, des Fehlens von Rheumafaktoren und häufiger Beteiligung des Sakroiliakalgelenks den seronegativen Spondylarthritiden zugerechnet.

➡ Krankheitsentstehung

Auf der Basis einer erblichen Veranlagung lösen Darm- und Harnröhreninfektionen auf noch nicht genau bekannte Weise die Erkrankung aus.

👁 Symptome, Befund und 🔍 Diagnostik

Typisch für den M. Reiter ist der asymmetrische Befall weniger Gelenke, oft unter Beteiligung der Sakroiliakalgelenke. Die Beschwerden sind sehr unterschiedlich. Urethritis und Konjunktivitis können sehr leicht sein oder fehlen (nur 2/3 der Patienten zeigen die typische Trias der Symptome). Oft haben die Betroffenen zusätzlich Haut- und Schleimhautveränderungen, selten weitere Organbeteiligungen.

Die Blutuntersuchung ergibt Zeichen einer akuten Entzündung. Das HLA-B27 ist in 80% der Fälle positiv. Bei den meisten Patienten gelingt eine direkte Erregeridentifikation im Harnröhrenabstrich oder der Stuhlkultur oder zumindest ein serologischer *(indirekter)* Erregernachweis.

🔧 Behandlungsstrategie

Eine noch akute Darm- oder Harnröhreninfektion wird mit Antibiotika behandelt, wobei dies leider den Verlauf der arthritischen Beschwerden nicht beeinflußt.

Die Arthritis wird wie bei den anderen seronegativen Spondylarthritiden zunächst mit nichtsteroidalen Antirheumatika behandelt. Bei schwereren Verläufen werden Gold oder Methotrexat eingesetzt. Die physikalische Therapie entspricht der einer Psoriasisarthritis.

🔧 Prognose

Bei ca. der Hälfte der Patienten heilt der M. Reiter innerhalb eines halben Jahres aus. Knapp ein Drittel der Patienten entwickelt aber einen chronischen Verlauf, wobei Übergänge in einen M. Bechterew und eine Herzbeteiligung möglich sind.

10.6.3 Reaktive Arthritiden

Rheumatisches Fieber, ☞ 2.8.1; M. Reiter, ☞ oben

> :| **Reaktive Arthritis** *(postinfektiöse Arthritis):* Akute, nicht-eitrige Gelenkentzündung, die bei entsprechender genetischer Veranlagung während oder nach bestimmten Infektionen auftreten kann und durch Autoimmunreaktionen (☞ 11.5) bedingt ist.

Die klassischen Infektionen, die solche Arthritiden auslösen („triggern") können, sind bakterielle Darm- und Urogenitalinfektionen. Durch Viren ausgelöste reaktive Arthritiden verlaufen in der Regel milder und werden nicht chronisch. Daher grenzen viele Autoren die *postinfektiösen* Arthritiden nach *bakteriellen* Infektionen von den *parainfektiösen* (begleitenden) Arthritiden bei *Viruserkrankungen* ab.

👁 Symptome, Befund und 🔍 Diagnostik

Meist schwellen einige wenige Gelenke an, evtl. „springen" die Beschwerden auch von einem Gelenk zum anderen. Augen, Haut- und/oder Schleimhautbeteiligung sind häufig. Oft ist auch das Sakroiliakalgelenk entzündet.

Vielfach läßt sich der vorangegangene Infekt anamnestisch erfragen und der Erreger durch die Bestimmung der antibakteriellen Antikörper nachweisen.

Der Rheumafaktor ist negativ, HLA-B27 in bis zu 80% positiv.

🔧 Behandlungsstrategie

Bei noch bestehender Infektion werden Antibiotika gegeben. Die Arthritis läßt sich dadurch aber nicht mehr beeinflußen.

Die Gelenkbeschwerden werden mit nichtsteroidalen Antirheumatika (☞ Pharma-Info 10.10) therapiert, bei schwerem Gelenkbefall auch mit Glukokortikoidinjektionen. Entwickelt sich eine chronische Arthritis, werden auch Basistherapeutika eingesetzt.

🔧 Prognose

Die Prognose ist erregerabhängig. Salmonellenarthtitiden heilen meist völlig aus, Yersinien- oder Shigellenarthritiden neigen zu Rezidiven und chronischen Verläufen.

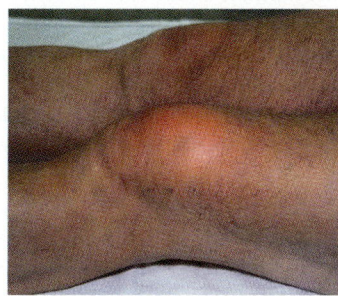

Abb. 10.19: Bakterielle Kniegelenkentzündung *(Gonitis)* mit Rötung, Schwellung und Überwärmung des Gelenks. [M 114]

10.7 **Septische Arthritiden**

> 🔅 **Septische Arthritis** *(infektiöse, eitrige* oder *mikrobielle Arthritis):* Akute Arthritis durch meist bakterielle Infektion der Gelenkhöhle. Selten auch durch Pilze bedingt. Ohne rasche Therapie droht die Zerstörung des Gelenks.

⇨ Krankheitsentstehung

Die Infektion entsteht entweder durch *direktes* Einbringen des Erregers z.B. bei Punktionen, durch *hämatogene* (d.h. über die Blutbahn erfolgende) Streuung des Erregers von gelenkfernen Krankheitsherden oder durch Fortleitung bei gelenknahen bakteriellen Entzündungen. Begünstigend sind vorbestehende Gelenkerkrankungen, Allgemeinerkrankungen (z.B. Tumor oder Diabetes mellitus), Abwehrschwäche und Suchtkrankheiten.

▦ Symptome, Befund und
🔎 Diagnostik

Die septische Arthritis verläuft meist akut und hochschmerzhaft. Die betroffenen Gelenke sind gerötet, geschwollen und überwärmt. Bevorzugt befallen sind Kniegelenke und andere große Gelenke. Oft hat der Patient auch Fieber und Schüttelfrost.

Bei jedem Verdacht auf eine Gelenkinfektion wird das Gelenk sofort punktiert und das Punktat mikroskopisch und bakteriologisch untersucht.

Die Blutuntersuchungen zeigen die allgemeinen Entzündungszeichen. Bleibt der direkte Erregernachweis im Gelenkpunktat negativ, können serologische Untersuchungen (☞ 12.4.5) weiterhelfen.

▦ Behandlungsstrategie

Wichtig ist eine rasche, parenterale Antibiotikabehandlung, zunächst *kalkuliert* gegen den vermuteten, später *gezielt* gegen den gesicherten Erreger (☞ auch 12.4.3). Nichtsteroidale Antirheumatika (☞ Pharma-Info 10.10) sollen die Entzündung hemmen und die Schmerzen bekämpfen.

Das Gelenk wird ruhiggestellt und über spezielle Spül-Saug-Drainagen gespült. Lokale Kälteanwendungen lindern die Beschwerden.

Die Mobilisation hängt vom befallenen Gelenk und der Schwere der Entzündung ab.

⚓ Prognose

Bei frühzeitiger Behandlung kann eine septische Arthritis ohne bleibende Schäden ausheilen. Setzt die Therapie zu spät ein, ist mit bleibenden Gelenkzerstörungen zu rechnen. Eine sehr schlechte Prognose haben bakterielle Gelenkinfektionen, die sich auf eine bereits bestehende rheumatoide Arthritis aufpfropfen. Die Sterblichkeit beträgt dann über 20%.

10.8 **Kollagenosen**

> 🔅 **Kollagenosen:** Nicht ganz zutreffende, aber übliche Bezeichnung für *systemisch-entzündliche Bindegewebskrankheiten*, die durch Autoimmunreaktionen (☞ 11.5) bedingt sind oder bei denen eine solche Genese vermutet wird *und* deren gemeinsames Kennzeichen eine *generalisierte Schädigung des Bindegewebes* ist. Frauen sind wesentlich häufiger betroffen als Männer mit einem Erkrankungsgipfel im 20. – 40. Lebensjahr. Das klinische Bild ist abhängig von den jeweils bevorzugt befallenen Organen.

> 🕮 Viele Patienten mit systemisch-entzündlichen Bindegewebserkrankungen haben auch Gelenkbeschwerden, die jedoch nicht zu Gelenkzerstörungen und Invalidität führen.

Zu den Kollagenosen zählen:
- Der systemische Lupus erythematodes (☞ 10.8.1)
- Die progressive systemische Sklerodermie (☞ 10.8.2)
- Polymyositis und Dermatomyositis (☞ 10.8.4)
- Die Mischkollagenose (☞ 10.8.5)
- Verschiedene Gefäßentzündungen *(Vaskulitiden,* ☞ 10.8.6), v.a. die Panarteriitis nodosa.

Das rheumatische Fieber und die rheumatoide Arthritis (☞ 10.6.1) werden manchmal ebenfalls zu den Kollagenosen gerechnet.

> 🕮 Prognoseentscheidend sind die Veränderungen der Gefäße und der inneren Organe.

10.8.1 **Systemischer Lupus erythematodes**

> 🔅 **Systemischer Lupus erythematodes** (kurz *SLE,* auch *Lupus erythematodes disseminatus,* kurz *LED* oder *Lupus erythematodes visceralis* genannt): Generalisierte, oft schwere Autoimmunerkrankung, die praktisch alle Organe schädigen kann. 90% der Patienten sind Frauen, Altersgipfel im 3. Lebensjahrzehnt.

⇨ Krankheitsentstehung

Auf dem Boden einer genetischen Veranlagung lösen wahrscheinlich Umweltfaktoren wie UV-Bestrahlung (Sonnenlicht), Medikamente oder Infektionen die Bildung von Autoantikörpern und Immunkomplexen aus, die sich in der Haut und den inneren Organen ablagern und diese schädigen.

▣ Symptome und ♀ Untersuchungsbefund

> ☞ Wegen des bunten klinischen Bildes wird der systemische Lupus erythematodes auch als „Chamäleon" unter den Krankheiten bezeichnet. Vor allem unklare Fieberschübe zusammen mit Gelenkbeschwerden und/oder Hautveränderungen lassen den Arzt an einen systemischen Lupus erythematodes denken.

Anfangs können Müdigkeit, Schwäche oder Fieber die einzigen Symptome sein.

Später treten weitere organspezifische Beschwerden und Befunde hinzu:

- **Gelenkbeschwerden** (90%) v.a. im Knie- und Handbereich. Trotz zum Teil erheblicher Schmerzen werden die Gelenke aber nicht zerstört
- **Hauterscheinungen** (75%) insbesondere an den Körperregionen, die dem Sonnenlicht ausgesetzt sind (z.B. Rötung, Gefäßerweiterungen, Pigmentstörungen und Atrophien). Als klassisch gilt das **Schmetterlingserythem,** eine rot-violette Hautverfärbung, die sich schmetterlingsförmig über den Nasenrücken und beide Wangen erstreckt
- **Blutbildveränderungen,** hier in erster Linie Anämie, Leuko- und/oder Thrombozytopenie
- **Nierenbeteiligung** (45%) im Sinne einer Glomerulonephritis (☞ 7.8)
- **ZNS-Störungen** wie charakteristischerweise Krampfanfälle und Psychosen, aber auch Kopfschmerzen und Depressionen
- **Pleuritis, Perikarditis.**

Sonderformen

Der **diskoide Lupus erythematodes** *(kutaner Lupus erythematodes)* bleibt auf die Haut beschränkt.

Der **medikamenteninduzierte Lupus erythematodes** wird durch eine Vielzahl von Medikamenten ausgelöst. Die Symptome verschwinden nach Absetzen des Medikaments in der Regel wieder. ZNS und Nieren werden nicht befallen.

♀ Diagnostik

- 90% der Patienten haben antinukleäre Antikörper (☞ 10.4.2) im Blut. Quasi beweisend sind aber nur **Antikörper gegen doppelsträngige DNA** (bei 70% der Patienten nachweisbar) und **Antikörper gegen das Sm-Nukleoprotein,** ein spezielles Eiweiß im Zellkerninnern.
- Weiter können Antikörper z.B. gegen Gerinnungsfaktoren, Blutzellen und die verschiedensten Organzellen vorhanden sein.

In der Akutphase sind BSG und CRP stark erhöht.

▣ Behandlungsstrategie

Die Behandlung richtet sich nach dem Entzündungsgrad und dem Organbefall. Eine ursächliche Therapie ist aber bis heute nicht möglich:

- Bei geringer Entzündungsaktivität ohne Befall innerer Organe reichen nichtsteroidale Antirheumatika, evtl. in Kombination mit Chloroquin (☞ Pharma-Info 10.10 bzw. 10.11)
- Bei mittlerer Entzündungsaktivität mit Beteiligung innerer Organe sind zusätzlich Glukokortikoide angezeigt
- Bedrohlich ist ein Befall von ZNS, Herz oder Nieren. Dann müssen Immunsuppressiva und Glukokortikoide gegeben werden. Zusätzlich kann eine Plasmapherese (☞ 11.5) durchgeführt werden, um die schädlichen Antikörper und Immunkomplexe aus dem Blut des Patienten zu entfernen.

Bei Patienten mit einem Nierenversagen ist eine Dauerdialysetherapie erforderlich.

▤ Pflege

Die Pflege eines Patienten mit einem systemischen Lupus erythematodes kann in Abhängigkeit vom jeweiligen Organbefall sehr umfassend sein:

- Mögliche Auslöser eines Krankheitsschubes vermeiden. Da Sonnenlicht zu den häufigsten Auslösern gehört, sollten die Patienten nicht direkt am Fenster liegen
- V.a. bei neuerkrankten Patienten sozialen Dienst einschalten, der z.B. Kontakte zu Selbsthilfegruppen herstellen und Rehabilitationsmaßnahmen einleiten kann.

◎ Krankenbeobachtung und Dokumentation

- Körpertemperatur (Fieber?)
- Haut
- Schmerzen
- Urinausscheidung und Ödementwicklung (Niereninsuffizienz?)
- Gewichtskontrollen (rasche Gewichtszunahme durch Wassereinlagerung?)
- Blutdruck, Puls, Atmung
- (Neben-)Wirkungen der Medikamente.

Pflege bei Dialysetherapie, ☞ 7.14

▰ Prognose

Prognoseentscheidend ist vor allem der Nierenbefall. Während der systemische Lupus erythematodes noch vor 10 – 20 Jahren oft binnen kurzer Zeit zum tödlichen Nierenversagen führte, liegt die 5 Jahres-Überlebensrate heute bei über 90%.

10.8.2 Progressiv systemische Sklerodermie

⚙ Symptome, Befund und 🔍 Diagnostik

Die Erkrankung beginnt mit Hautsymptomen:

- 90% der Patienten haben ein *Raynaud-Syndrom* (☞ auch 3.7.5), eine anfallsartige Durchblutungsstörung der Finger oder Zehen, die v.a. durch Kälte ausgelöst wird. In Extremfällen entwickeln sich insbesondere an den Fingerkuppen Nekrosen *(Rattenbißnekrosen)*
- Typisch sind zudem schmerzlose Ödeme an Händen und Füßen. Später verdickt sich die Haut und wird starr, bevor sie im Endstadium atrophiert und wachsartig dünn wird. Durch die Hautschrumpfung werden die Finger in Beugestellung fixiert und verschmälert *(Krallenfinger, Madonnenfinger)*

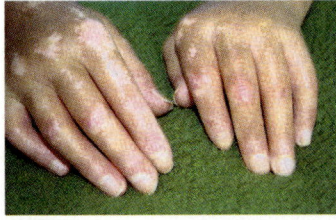

Abb. 10.20: Hände einer Patientin mit Sklerodermie. Die Hände sind geschwollen, und die Haut ist atrophisch. Sie zeigt Pigmentstörungen und glänzt wachsartig *(Glanzhaut)*. [M 114]

- Befall des Gesichts führt zum charakteristischen *Maskengesicht* mit maskenhafter Starre des Gesichtsausdrucks, Verkleinerung der Mundöffnung *(Mikrostomie,* ☞ Abb. 10.21) mit dünnen Lippen und radialer Hautfältelung um den Mund herum *(Tabaksbeutelmund)*, Verkürzung des Zungenbändchens (der Patient kann die Zunge nicht mehr richtig anheben und herausstrecken) sowie Lidschlußproblemen.

Die Hauterscheinungen beginnen in der Regel an den distalen Extremitätenabschnitten und breiten sich nach proximal aus, so daß der Patient gleichsam „eingemauert" wird.

Gelenkschmerzen sind häufig, jedoch oft nicht durch eine echte Entzündung, sondern durch Hautschrumpfung mit Beweglichkeitseinschränkung bedingt.

Nach unterschiedlich langer Zeit werden auch die inneren Organe in das Krankheitsgeschehen miteinbezogen. Relativ früh ist die Speiseröhre betroffen (Schluckbeschwerden und *Refluxösophagitis* ☞ 5.4.1). Beweglichkeitsstörungen des übrigen Magen-Darm-Traktes äußern sich in Durchfall oder Obstipation, krampfartigen Bauchschmerzen oder als *Malabsorptionssyndrom* (☞ 5.6.2).

Eine Lungenbeteiligung führt zur Lungenfibrose (☞ 4.7) und im weiteren Verlauf zum Cor pulmonale (☞ 4.10.2). Bei einer Herzmuskelfibrose entsteht eine Herzinsuffizienz (☞ 2.6.1). Nierenbeteiligung führt zu Niereninsuffizienz (☞ 7.3) mit sekundärem Bluthochdruck.

Typisch für den Augenbefall ist das *Sicca-Syndrom* (verminderter Tränenfluß mit daraus folgenden Hornhautdefekten).

Die **Diagnose** wird anhand der klinischen Symptome, einer Hautbiopsie und durch Antikörpernachweis, insbesondere Anti-

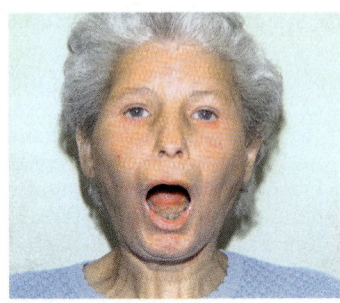

Abb. 10.21: Mikrostomie (verkleinerte Mundöffnung) bei einer Patientin mit Sklerodermie. Die Augenlider sind geschwollen und gerötet als Hinweis auf ein Sicca-Syndrom. [M 114]

körper gegen das Kerneiweiß Scl-70, gestellt.

Hilfreich ist auch die **Kapillarmikroskopie** *(Kapillaroskopie)*, bei der der Verlauf der Kapillaren im Nagelbett mit Hilfe eines Lichtmikroskops beurteilt wird.

📊 Behandlungsstrategie

Die Behandlungsmöglichkeiten sind unbefriedigend. Wahrscheinlich vermag am ehesten noch D-Penicillamin (☞ Pharma-Info 10.11) das Fortschreiten der Fibrosierung zu hemmen. Gegen die Gelenkschmerzen wirken nichtsteroidale Antirheumatika (☞ Pharma-Info 10.10), während entzündlicher Schübe werden Glukokortikoide gegeben. Die Durchblutungsstörungen können durch Gabe von Azetylsalizylsäure oder gefäßerweiternde Medikamente (z.B. Kalziumantagonisten, ☞ Pharma-Info 3.22) gebessert werden.

⊞ Pflege bei Sklerodermie

Wichtig ist eine sorgfältige Hautpflege. Das Raynaud-Syndrom läßt sich durch Vermeiden von Kälte sowie Verzicht auf Nikotin bessern. Auch Auftragen von nitrathaltigen Salben, Bindegewebsmassagen, niederfrequente Stromanwendungen und CO_2-Bäder helfen oft. Krankengymnastik und Hautmassagen beugen Kontrakturen vor.

Prognose

Bei Beteiligung innerer Organe ist die Prognose schlecht, da sich die Fibrose nicht beherrschen läßt. Jahre- und jahrzehntelange Verläufe mit alleinigem Hautbefall kommen aber vor und sind prognostisch wesentlich günstiger.

10.8.3 Polymyalgia rheumatica

> **Polymyalgia rheumatica:** Hochentzündliche, mit starken Muskelschmerzen einhergehende Erkrankung fast ausschließlich des älteren Menschen (über 60 Jahre). In etwa der Hälfte der Fälle zusammen mit einer *Arteriitis temporalis* (☞ 10.8.6) auftretend.

Typisch ist die Trias („Dreierkombination") aus Muskelschmerzen, massiv erhöhter BSG *(Sturzsenkung)* und Anämie.

Die heftigen Muskelschmerzen im Schulter- und Beckengürtelbereich treten besonders in den frühen Morgenstunden auf. Die Patienten klagen über Steifigkeit, Schwäche und Bewegungseinschränkung. Diese sind rein schmerzbedingt, denn bei der körperlichen Untersuchung können weder neurologische Ausfälle noch Muskelatrophien nachgewiesen werden.

Im Blut zeigen sich stark erhöhte Entzündungsparameter (BSG, CRP, Leukozytose).

Unter Glukokortikoidtherapie bessern sich die Symptome in der Regel innerhalb weniger Tage. Die Dosis kann meist bereits nach zwei Wochen reduziert werden. Die Behandlung muß aber zur völligen Ausheilung in niedriger Dosierung über 1 – 2 Jahre fortgesetzt werden. Eine physikalische Therapie ist nicht erforderlich.

10.8.4 Polymyositis/Dermatomyositis

> **Polymyositis, Dermatomyositis** (kurz *PM* bzw. *DM):* Seltene, entzündliche Systemerkrankungen der Skelettmuskulatur *(Polymyositis)* oder der Skelettmuskulatur und der Haut *(Dermatomyositis).*

Symptome, Befund und Diagnostik

Leitsymptom des *Muskelbefalls* ist eine symmetrische Muskelschwäche im Schulter- und Beckengürtel. Den Patienten fällt es zunehmend schwer, vom Stuhl oder aus dem Bett aufzustehen, Treppen zu steigen oder die Arme über den Kopf zu heben. Etwa die Hälfte der Patienten klagt dabei über muskelkaterartige Schmerzen.

Begleitende Gelenkschmerzen gehen nicht mit einer Gelenkzerstörung einher. Gelegentlich tritt ein Raynaud-Syndrom (☞ 3.7.5) auf.

Eine Beteiligung der Muskulatur von Ösophagus, Kehlkopf oder Augen (in ca. 10%) ruft Schluckbeschwerden, Heiserkeit oder Schielen hervor.

Bei der *Dermatomyositis* treten zusätzlich Hautveränderungen auf, insbesondere:

* Ein typisches, rötlich-livides Ödem um die Augen
* Rot-lila Ausschläge an Schultern, Rücken und Oberarm
* Schuppende rote Knötchen an Knochenvorsprüngen
* Verhärtungen, Pigmentstörungen und Schleimhautulzera
* Mimische Starre.

Die Blutuntersuchung zeigt eine entzündungsabhängige BSG-Beschleunigung und eine Erhöhung der Muskelenzyme.

Der Rheumafaktor ist in 30% der Fälle nachweisbar. Antinukleäre Antikörper finden sich seltener als bei den anderen Systemerkrankungen.

EMG *(Elektromyographie,* d.h. Ableitung der Muskelströme) und Muskelbiopsie sind pathologisch verändert.

Insbesondere bei der Dermatomyositis muß nach einem Tumor gesucht werden, da dieses Krankheitsbild oft mit bösartigen Tumoren assoziiert ist.

Behandlungsstrategie

Mittel der Wahl sind Glukokortikoide über mindestens 2 – 3 Jahre. Bleiben diese erfolglos, werden Zytostatika gegeben.

Die physikalische Therapie besteht im akuten Schub lediglich aus kontrakturverhütenden Lagerungen. Später ist Krankengymnastik notwendig.

10.8.5 Mischkollagenose

Als **Mischkollagenose** *(Sharp-Syndrom, mixed connective tissue disease,* kurz *MCTD)* wird eine systemisch-entzündliche Bindegewebserkrankung bezeichnet, die sich keinem der oben genannten Krankheitsbilder eindeutig zuordnen läßt.

Die Symptome stellen vielmehr eine Mischung aus systemischem Lupus erythematodes (☞ 10.8.1), progressiv systemischer Sklerodermie (☞ 10.8.2), Polymyositis (☞ oben) und rheumatoider Arthritis (☞ 10.6.1) dar.

ZNS- und Nierenbeteiligung sind selten. Meist spricht die Erkrankung auf Glukokortikoide an. Die Prognose ist daher relativ günstig.

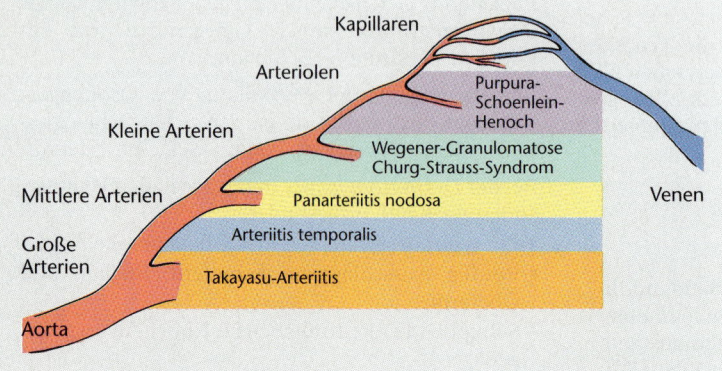

Abb. 10.22: Die verschiedenen Vaskulitiden befallen charakteristischerweise unterschiedliche Gefäßabschnitte. [B 120]

10.8.6 Vaskulitiden

> ▣ **Vaskulitiden** *(Angiitiden):* Systemische Gefäßentzündungen, die von der Wand der Blutgefäße ihren Ausgang nehmen und in der Regel durch Autoimmunreaktionen bedingt sind. Symptome, Verlauf und Prognose sind sehr variabel.

Aus meist unbekannter Ursache bilden sich Immunkomplexe, die zu einer (nekrotisierenden) Gefäßwandentzündung führen. Ob große, mittlere oder kleine Arterien oder Kapillaren befallen und welche Organe bevorzugt betroffen sind, hängt von der Erkrankung ab.

Die Beschwerden des Patienten sind Folgen der Gefäßverengungen und Gefäßverschlüsse (z.B. durch Thrombosen), die bis zu Organinfarkten führen können.

> ⌦ Das klinische Bild der systemischen Vaskulitiden ist sehr bunt. Hat ein Patient Allgemeinsymptome (v.a. Fieber, Abgeschlagenheit) zusammen mit verschiedenen Organsymptomen, die scheinbar nicht „zusammenpassen", so ist eine vaskulitische Ursache zu erwägen.

Panarteriitis nodosa

> ▣ **Panarteriitis nodosa** (kurz *PAN,* auch *Periarteriitis nodosa, Polyarteriitis nodosa):* Seltene, generalisierte Entzündung der kleinen und mittleren Arterien mit Zerstörung der Arterienwand, die zu Gefäßverschlüssen, aber auch zu Aneurysmen führen kann. Betrifft vor allem Männer im mittleren Lebensalter.

Die Beschwerden des Patienten hängen von der Lokalisation der entzündeten Gefäße ab. Typisch sind Allgemeinsymptome wie z.B. Fieber, Abgeschlagenheit und Gewichtsverlust. Häufig befallen sind:
- Die Nieren mit Glomerulonephritis (☞ 7.8), Niereninsuffizienz (☞ 7.13) und Bluthochdruck (☞ 3.5.1)
- Das periphere und zentrale Nervensystem mit Durchblutungsstörungen des Gehirns und Lähmungen
- Der Magen-Darm-Trakt mit Bauchschmerzen, Darmblutungen, Leber- oder Darminfarkten
- Die Haut mit Hautausschlägen, -knötchen oder Einblutungen
- Das Herz mit Angina pectoris (☞ 2.5.1), Herzinfarkt (☞ 2.5.2) und Herzrhythmusstörungen (☞ 2.7)

• Die Gelenke mit oft uncharakteristischen „rheumatischen" Beschwerden.

Die Diagnose wird anhand des klinischen Bildes, Blutuntersuchungen und Biopsien der befallenen Organe gestellt. Oft ist eine Angiographie (Gefäßdarstellung, ☞ 3.4.5) zum Nachweis von Gefäßverengungen, -verschlüssen oder -aneurysmen nötig.

Behandelt wird mit nichtsteroidalen Antirheumatika, Glukokortikoiden und Immunsuppressiva. Hierunter stieg die 5 Jahres-Überlebensrate von 10 – 15% ohne Behandlung auf ca. 50% an.

Zur **Panarteriitis nodosa-Gruppe** zählt auch die **Wegener Granulomatose** *(Wegener-Klinge-Granulomatose)* eine seltene nekrotisierende Gefäßentzündung mit bevorzugtem Befall des oberen und unteren Respirationstraktes und der Nieren Unter Therapie mit Cyclophosphamid (z.B. Endoxan®), anfangs in Kombination mit Glukokortikoiden, hat sich die früher infauste Prognose der Erkrankung entscheidend verbessert, vorausgesetzt, es liegt noch keine Nierenfunktionsstörung vor.

Arteriitis temporalis

> ▣ **Arteriitis temporalis** *(Riesenzellarteriitis, M. Horton):* Arteriitis, die v.a. die Schläfenarterie (A. temporalis), die Augenarterie (A. ophthalmica) und die zentrale Netzhautarterie (A. centralis retinae) betrifft und mit der Polymyalgia rheumatica verwandt ist (☞ 10.7.3). Meist bei älteren Frauen auftretend. Erblindungsgefahr!

Leitsymptom der Arteriitis temporalis sind starke, oft anfallsartige Kopfschmerzen besonders in der Schläfenregion. Die Schläfenarterie ist verdickt, verhärtet und druckschmerzhaft. Evtl. hat der Patient auch Fieber. Bedrohlich sind ein Schlaganfall durch Beteiligung der Gehirngefäße und Erblindung bei Befall der Augenarterie.

Die Diagnose wird durch Blutuntersuchungen und Biopsie der Schläfenarterie gesichert. Unter ein- bis zweijähriger Glukokortikoidtherapie heilt die Erkrankung in der Regel aus.

Hypersensitivitätsangiitiden

> :: **Hypersensitivitätsangiitiden** *(allergische Vaskulitiden):* Allergische Gefäßentzündungen bei Infekten und bei Arzneimittelunverträglichkeit.

Es können alle Organe mit den entsprechenden Symptomen (☞ oben) betroffen sein. Ein Absetzen der fraglichen Medikamente bzw. eine Antibiotikagabe bei Infekten reicht meist als Therapie aus. Evtl. werden zusätzlich Glukokortikoide eingesetzt.

Eine Sonderform ist die *Purpura Schoenlein-Henoch* bei Kindern und Jugendlichen (☞ 9.8.5).

⟐ Wiederholungsfragen

1. Über welche Mechanismen kann eine Arthritis entstehen? (☞ 10.2.1)

2. Welche Ziele verfolgt die Pflege des Rheumapatienten? (☞ 10.2.2)

3. Wie können Pflegende die Beweglichkeit des Rheumapatienten unterstützen? (☞ 10.2.3)

4. Wie sollten Kleidungsstücke von Rheumapatienten beschaffen sein? (☞ 10.2.3)

5. Wie unterscheiden sich der degenerative und der entzündlich-rheumatische Gelenkschmerz? (☞ 10.3.1)

6. Welche gelenknahen Strukturen sind bei rheumatischen Erkrankungen häufig mitbetroffen? (☞ 10.3.3)

7. Wodurch wird das Allgemeinbefinden des Rheumapatienten beeinträchtigt? (☞ 10.3.4)

8. Wie heißt die übliche Methode zur Prüfung der Gelenkbeweglichkeit? (☞ 10.4.1)

9. Weshalb ist die Interpretation eines positiven Antikörpertests so schwierig? (☞ 10.4.2)

10. Wozu dient die Gelenkpunktion? (☞ 10.4.3)

11. Welche Substanzgruppen kommen in der Therapie von rheumatologischen Erkrankungen zum Einsatz? (☞ 10.5.1)

12. Was ist bei der Therapie mit nichtsteroidalen Antirheumatika pflegerisch zu beachten? (☞ Pharma-Info 10.10)

13. Wie heißen die gebräuchlichsten Basistherapeutika der antirheumatischen Therapie? (☞ Pharma-Info 10.11)

14. Bei welchen rheumatischen Erkrankungen helfen klassischerweise Kälteanwendungen (z.B. gefrorene Gelbeutel)? (☞ 10.5.2)

15. Welche Kontraindikationen bestehen für die Wärmetherapie (z.B. Fango)? (☞ 10.5.2)

16. Welche Ernährungstips können Pflegende Rheumapatienten geben? (☞ 10.5.3)

17. Wie wird eine chemische Synoviorthese durchgeführt? (☞ 10.5.4)

18. Welche Symptome sind typisch für eine rheumatoide Arthritis? (☞ 10.6.1)

19. Welche Erkrankungen gehören zu den seronegativen Spondylarthritiden? (☞ 10.6.2)

20. Worin liegt der Schwerpunkt der Therapie eines M. Bechterew? (☞ 10.6.2)

21. Welche drei klassischen Symptome gehören zum Morbus Reiter? (☞ 10.6.2)

22. Wie unterscheiden sich reaktive und septische Arthritis? (☞ 10.6.3 und 10.7)

23. Welche Krankheiten gehören zu den Kollagenosen, und was ist das gemeinsame Merkmal dieser Krankheiten? (☞ 10.8)

24. Welche pflegerischen Maßnahmen stehen bei Patienten mit einem systemischen Lupus erythematodes im Vordergrund? (☞ 10.8.1)

25. Wie sieht typischerweise das Gesicht einer Patientin aus im fortgeschrittenen Stadium einer progressiv systemischen Sklerodermie? (☞ 10.8.2)

26. Welche drei Symptome bzw. Befunde kennzeichnen die Polymyalgia rheumatica? (☞ 10.8.3)

27. Wie sehen die Hautveränderungen bei der Dermatomyositis aus? (☞ 10.8.4)

11 Pflege bei Erkrankungen des Immunsystems

Das medizinische Fachgebiet

> ⊡ **Immunsystem:** Hochentwickeltes *Abwehr-system*, das uns vor schädlichen Mikroorganis-men der Außenwelt, aber auch vor abnormen Zellen des eigenen Körpers (z.B. Krebszellen) schützt.
>
> **Immunologie:** Lehre von den Abwehrmecha-nismen des Immunsystems und den damit ver-bundenen Erkrankungen.

Die Immunologie ist (bisher) kein eigenständiges medizinisches Teilgebiet. Patienten mit Erkrankun-gen des Immunsystems werden am häufigsten vom *Internisten* betreut. Ausnahme sind die Allergien (☞ 11.4), die vornehmlich vom *Dermatologen* (Hautarzt) diagnostiziert und behandelt werden.

11.1 Anatomie und Physiologie

Alle Abwehrreaktionen werden durch **Antigene** ausgelöst. Im Blut zirkulieren als „Gegenstücke" un-zählige Proteine, die **Antikörper**, die das Blut nach eindringenden „Schädlingen", also Antigenen, absu-chen. Stimmen Antigen und Antikörper in ihren Bindungsstellen überein, so bildet sich ein **Antigen-Antikörper-Komplex** *(Immunkomplex),* der Im-munreaktionen in Gang setzt.

Wenn Krankheitserreger ins Körperinnere einge-drungen sind, beginnen zwei Abwehrsysteme mit der Bekämpfung der Erreger:
* **Unspezifische Abwehr** und
* **Spezifische Abwehr.**

An beiden Abwehrmechanismen beteiligt sind:
* **Zelluläre Faktoren,** also immunkompetente Zel-len (z.B. die weißen Blutkörperchen)
* **Humorale Faktoren** (nicht-zelluläre Abwehrsub-stanzen in den Körperflüssigkeiten wie z.B. die Komplementfaktoren).

Dadurch ergeben sich vier Teilsysteme der Abwehr, die zwar alle miteinander vernetzt sind, aber doch auch eigenständige Aufgaben erfüllen (☞ Tab. 11.2).

Die unspezifische Abwehr steht von Geburt an ge-gen alle Antigene zur Verfügung, sie ist jedoch nicht besonders effektiv. Eine Abwehr vieler gefährlicher Erreger ist nur durch *spezifische*, d.h. gegen ein spe-zifisches Antigen gerichtete, Abwehrmechanismen möglich. Insbesondere müssen, um eine Infektion effektiv abzuwehren, große Antikörpermengen in kurzer Zeit bereitgestellt werden: B-Lymphozyten wandeln sich nach Antigenkontakt in Plasmazellen um und bilden spezifische Antikörper, die **Immun-globuline Ig G, Ig A, Ig M, Ig D** und **Ig E.**

Name	Funktion
Monozyten	Vorläufer der Makrophagen im Blut
Makrophagen *(große Freßzellen)*	Phagozytieren in den Geweben und in der Lymphflüssigkeit
Antigenpräsentie-rende Zellen *(APZ)*	Z.B. Makrophagen und B-Zellen; präsentieren den T- und B-Zellen Antigene
Granulozyten	
Neutrophile Granulozyten *(kleine Freßzellen)*	Phagozytieren Bakterien, Viren und Pilze im Blut; häufigste Immunzellen im Blut
Eosinophile und basophile Granulozyten	Abwehrzellen gegen Parasiten, sind an allergischen Reaktionen beteiligt
Mastzellen	Schütten entzündungsfördernde Substanzen aus, sind für Juckreiz-entstehung mitverantwortlich, reagieren auf Ig E
B-Zellen	
B-Lymphozyten B-Gedächtniszellen	Vorläufer der Plasmazellen Auf ein spezielles Antigen ge-prägte B-Zellen, die sich bei Anti-genkontakt sofort vermehren und zu Plasmazellen differenzieren
Plasmazellen	Antikörperproduzierende Zellen
T-Zellen	
T-Helfer-Zellen	Aktivieren Plasmazellen und Killerzellen, erkennen Antigene
T-Suppressorzellen	Bremsen die Immunantwort
T-Gedächtniszellen	Langlebige T-Zellen, die sich bei Antigenkontakt vermehren und differenzieren
Zytotoxische T-Zellen	Erkennen und zerstören von Viren befallene Körperzellen und Tumorzellen; reagieren auf bestimmte Antigene der Zielzellen
Natürliche Killer-zellen *(NK)*	Greifen unspezifisch virusinfi-zierte Zellen und Tumorzellen an

Tab. 11.1: Die Funktionen der wichtigsten Abwehrzellen. [B 108]

	Zellulär	**Humoral**
Spezifi-sche Abwehr	T-Zellen: T-Helferzellen, zyto-toxische T-Zellen, T-Suppressorzellen, T-Gedächtniszellen	Antikörper (produziert von Plasmazellen)
Unspe-zifische Abwehr	NK-Zellen Makrophagen, neutrophile Granulozyten	Komplement, Zytokine (aktivieren Abwehrzellen), Lysozym (kann Bakte-rienwände spalten)

Tab. 11.2: Die vier Teilsysteme der Abwehr. [B 108]

11.2 Impfungen

⊡ **Immunität:** Unempfänglichkeit eines Organismus für eine Infektion mit pathogenen Mikroorganismen bzw. deren Toxinen **(antiinfektiöse** bzw. **antitoxische Immunität).**

Kann *angeboren* sein (z.B. die artbedingte Immunität des Menschen gegenüber vielen, unsere Haustiere befallende Erreger) oder durch einen früheren Antigenkontakt durch natürliche Infektion oder Impfung *erworben.*

Schutzimpfung: Künstliche Immunisierung gegen bestimmte Erkrankungen, ohne daß der Betroffene zuvor die Erkrankung durchmachen muß.

Es werden zwei Schutzimpfungsarten unterschieden: die **passive** und die **aktive Immunisierung.**

11.2.1 Passive Immunisierung

⊡ **Passive Immunisierung:** Übertragung von spezifischen Antikörpern gegen bestimmte Erreger oder Toxine, die von einem anderen Organismus gebildet worden sind.

℧ Immunglobuline (= spezifische Antikörper) werden immer dann gegeben, wenn der Verdacht einer Infektion besteht und ein *sofortiger* Schutz erforderlich ist.

Manchmal kann der Krankheitsverlauf durch Gabe spezieller Immunglobuline noch nach Ausbruch der Erkrankung gemildert und das Komplikationsrisiko reduziert werden. Nachteil der passiven Immunisierung ist, daß sie nur für ungefähr vier Wochen wirksam ist.

Erkrankung	Kategorie*	Wichtige Indikationen (z.B. Reiseziel oder Personengruppe)
Cholera, ☞ 12.6.11	R	Reisen in Epidemiegebiete
Diphtherie, ☞ 12.6.13	A, I, R	Auffrischimpfung; bei regionalen Krankheitsausbrüchen oder Reisen in Epidemiegebiete
FSME (**Frühsommer**m**eningo**-**enzephalitis**), ☞ 12.7.6	I, RS	Aufenthalt in Gefährdungsgebieten, besonders bei Forstarbeitern, Jägern etc.
Gelbfieber, ☞ 12.7.8	R	Reisen in Gelbfieber-Infektionsgebiete
Hepatitis A, ☞ 6.4.1	I, R	Gefährdete Personen (z.B. medizinisches Personal), Aufenthalt in Gebieten mit hoher Durchseuchung
Hepatitis B, ☞ 6.4.1	I, RS	Gefährdete Personen (z.B. medizinisches Personal), Dialysepatienten, Risikogruppen wie homosexuelle Männer oder Drogenabhängige
Influenza, ☞ 4.5.1	A, I	Ältere Menschen, bei Pandemien
Meningokokken-Inf., ☞ 12.6.5	RS	Besonders gefährdete Personen, z.B. Entwicklungshelfer in bestimmten Gebieten Afrikas
Pneumokokken-Inf., ☞ 12.6.4, 4.5.3	I	Risikopatienten, z.B. Patienten nach Milzentfernung
Poliomyelitis (Kinderlähmung)	A, I, R	Auffrischimpfung; bei Reisen oder regionalen Ausbrüchen
Tetanus, ☞ 12.6.14	A, I, R	Auffrischimpfung; bei Verletzung
Tollwut, ☞ 12.7.7	I	Nach Kontakt mit tollwutverdächtigen Tieren, bei besonderer Gefährdung prophylaktisch (z.B. Tierärzte, Jäger)
Tuberkulose, ☞ 4.5.4	I	Besonders gefährdete Kinder (z.B. Heimunterbringung, schlechte hygienische Verhältnisse)
Typhus, ☞ 12.6.7	I	Reisen in Endemiegebiete
Windpocken	I	Besonders gefährdete Personen (z.B. Abwehrschwäche bei Leukämie, ☞ 9.6.1, oder unter Zytostatikatherapie, ☞ 9.4.2)
* A = Indikationsimpfung mit breiter Anwendung und erheblichem Wert für die Volksgesundheit I = Indikationsimpfung bei erhöhter Gefährdung R = Reiseimpfung (die Impfindikation ergibt sich aus dem Reiseziel) RS = Reiseimpfung in Sonderfällen, Impfindikation bei Risikogruppen (z.B. medizinisches Personal) in Risikogebieten		

Tab. 11.3: Auffrisch- und Nachholimpfungen für Erwachsene und Indikationsimpfungen für alle Altersgruppen nach den Impfempfehlungen der Ständigen Impfkommission am Robert Koch-Institut. Alle genannten Impfungen sind Aktivimpfungen. [B 200]

Nicht mit der passiven Immunisierung verwechselt werden darf die **Chemoprophylaxe:** Bei besonders ansteckenden und/oder komplikationsreichen Infektionskrankheiten werden vorbeugend gegen den Krankheitserreger wirksame Medikamente gegeben, die im Gegensatz zu spezifischen Antikörpern keine Immunisierung bewirken.

11.2.2 Aktive Immunisierung

> ⊡ **Aktive Immunisierung:** Verabreichung von
> - **Lebendimpfstoffen** (Abgeschwächten Krankheitserregern)
> - **Totimpfstoffen** (Antigenen toter Krankheitserreger) oder
> - **Toxoidimpfstoffen** („Entschärften" Giftstoffen)
>
> Sie sollen im Körper des Geimpften gewissermaßen einen „kontrollierten Übungskampf" erzeugen und so zu Immunität führen.

Der Organismus des Geimpften bildet selbst („aktiv") Antikörper und Gedächtniszellen gegen die Erreger und ist im Falle eines tatsächlichen Eindringens des Erregers in der Lage, diese schnell und meist ohne erkennbare Krankheitszeichen zu vernichten. Toxoidimpfstoffe und Totimpfstoffe sind besser verträglich, aber schlechter wirksam. Lebendimpfstoffe haben mehr Nebenwirkungen, führen aber häufig bereits nach einmaliger Gabe zu lebenslanger Immunität.

Während manche Impfungen für alle Personen empfohlen werden (z.B. Fernreisen), sind andere nur bei besonderer Gefährdung angezeigt.

Stichwort „Impfmüdigkeit"
Aus Angst vor den Nebenwirkungen der Impfung oder aus Nachlässigkeit lassen viele Eltern ihre Kinder nicht vollständig durchimpfen. Zwar ist unbestritten, daß Impfungen Nebenwirkungen bis hin zu bleibenden Schäden

haben können, doch sind diese Nebenwirkungen stets im Verhältnis zu den Gefahren der Erkrankung zu sehen. Bei Beachtung der Gegenanzeigen der jeweiligen Impfungen ist das Risiko eines Impfschadens viel geringer als das Risiko eines bleibenden Schadens nach durchgemachter Erkrankung.

Nicht jede Impfreaktion ist jedoch eine Impfkomplikation, sie kann auch Zeichen der (erstrebten) Auseinandersetzung des Körpers mit dem Impfstoff sein.

11.3 HIV-Infektion und AIDS

11.3.1 Übersicht und Krankheitsverlauf

> ⊡ **AIDS** (kurz für *acquired immune deficiency syndrome, erworbenes Immundefektsyndrom):* 1981 erstmals beschriebene, wahrscheinlich immer tödlich verlaufende Immunschwächekrankheit als Folge einer Infektion mit dem *Humanen Immundefizienz-Virus* **(HIV).** Bis heute sind zwei verschiedene HIV-Typen bekannt (HIV-1 und HIV-2). AIDS breitet sich weltweit aus (Pandemie), am schnellsten derzeit in Afrika und Asien.

⇨ Übertragung und Krankheitsentstehung

Das Virus wird durch den Kontakt mit infizierten Körpersekreten übertragen. *Alle* Körperausscheidungen sind potentiell infektiös, also z.B. Stuhl, Urin, Erbrochenes, Speichel, Sputum, Tränenflüssigkeit und Muttermilch. Blut und Sperma sind jedoch besonders virushaltig und gelten damit als Hauptübertragungswege. Das Virus dringt durch kleinste Haut- oder Schleimhautverletzungen in den Körper ein.

> ℧ Ausgeschlossen ist eine HIV-Infektion durch alltägliche Sozialkontakte wie Händeschütteln oder Umarmung.

In der Lymph- und Blutbahn baut das Virus seine Erbsubstanz vor allem in die *T-Helferzellen* ein. Oft erst nach jahrelanger scheinbarer Ruhe *(Latenzzeit)* zerstört das Virus immer mehr T-Lymphozyten. Es entwickelt sich eine allgemeine Abwehrschwäche mit zunehmender Anfälligkeit gegenüber sonst ungefährlichen Krankheitserregern. Die Viren gelangen auch ins ZNS und führen dort zu einer chronischen Entzündung (☞ unten).

Folgen der HIV-Infektion

HIV-Enzephalopathie, Hirnbefall mit Protozoen, Pilzen oder Viren, Hirntumoren, Demenz
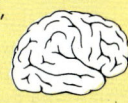

Pilzbefall von Mundhöhle und Rachen
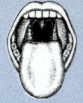

Hauttumoren (Kaposi-Sarkom), Warzen, Hautinfektionen, z.T. mit Abszeßbildung
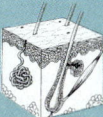

Lungeninfektionen durch Pneumocystis carinii, Pilze, Bakterien, Viren; Tuberkulose
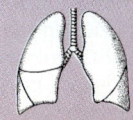

Darminfektionen durch Salmonellen, Staphylokokken, Viren, Hefepilze
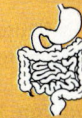

Thrombozytopenie, Leukopenie und Anämie durch Anti-HIV-Therapie
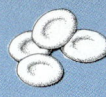

Abb. 11.4: Übersicht über die häufigsten AIDS-Manifestationen. [B 101]

Hauptrisikogruppen

Hauptrisikogruppen für eine HIV-Infektion sind aufgrund der Übertragungswege:

- Männliche Homo- oder Bisexuelle mit häufig wechselnden Partnern, insbesondere wenn sie ohne Kondom Analverkehr praktizieren
- Fixer, wenn sie Injektionsbestecke gemeinsam benutzen (*needle sharing*)
- Patienten, die vor 1986 Blut(produkte) erhalten haben (v.a. Bluterkranke, ☞ 9.8.1)
- Prostituierte, die ohne Kondom arbeiten
- Kinder infizierter Mütter.

Die Berufsgruppen im Gesundheitswesen zählen derzeit *nicht* zu den Risikogruppen.

> ☞ Die Definition von Hauptrisikogruppen darf nicht darüber hinwegtäuschen, daß in den letzten Jahren die Zahl der HIV-Positiven, die keiner Risikogruppe angehören, zugenommen hat. Insbesondere ist der Anteil heterosexueller Frauen merklich angestiegen.

Stadieneinteilung und Krankheitsverlauf

Die Latenzzeit bis zum Einsetzen der ersten Symptome ist sehr unterschiedlich. Selbst 10 Jahre nach der Ansteckung haben „erst" 50% der Infizierten das Vollbild der AIDS-Erkrankung entwickelt, ca. 20% sind noch völlig symptom- oder beschwerdefrei.

Bis heute existieren mehrere Stadieneinteilungen nebeneinander, wobei sich die **CDC-Klassifikation von 1993** (CDC = Center for Disease Control, USA) zunehmend durchsetzt: Sie berücksichtigt das klinische Erscheinungsbild *und* die Anzahl der T-Helferzellen. Vereinfacht werden drei **klinische** Kategorien unterschieden:

Kategorie A

Die Kategorie A ist gekennzeichnet durch akute HIV-Infektion, asymptomatische Infektion und generalisierte Lymphadenopathien.

Ungefähr 1 – 3 Wochen nach der Infektion bekommt ein Teil der Infizierten eine grippeähnliche Erkrankung (**akute HIV-Infektion,** *mononucleosis-like-illness*) mit Fieber, Gliederschmerzen, Rachenentzündung, Hautausschlag und Lymphknotenschwellung. Danach ist der Infizierte völlig beschwerdefrei (**asymptomatische Infektion),** bis nach Monaten oder Jahren anhaltende Lymphknotenschwellungen an mehreren Körperstellen (**generalisierte Lymphadenopathie)** folgen.

Kategorie B

Zur Kategorie B gehören die **HIV-assoziierten Erkrankungen**. Der Patient bekommt Beschwerden, in erster Linie Mundsoor (☞ 12.8.3), rezidivierendes Fieber, längerdauernde Durchfälle, eine periphere Neuropathie oder einen rezidivierenden oder schweren Herpes zoster (☞ 12.7.3). Sein Allgemeinzustand verschlechtert sich zunehmend.

Kategorie C

Zu den **AIDS-definierenden Erkrankungen** der Kategorie C zählen u.a. mehrfache Pneumonien innerhalb eines Jahres, Pneumonien durch Pneumocystis-carinii (☞ 11.3.4), Tuberkulose und Infektionen durch atypische Mykobakterien (☞ 11.3), tiefe Soor-Infektionen des Gastrointestinaltrakts, bestimmte Manifestationen einer Zytomegalie-Infektion (☞ 12.7.4), das Kaposi-Sarkom (☞ 11.3.5), maligne Lymphome (☞ 11.3.5) und eine HIV-Enzephalopathie (☞ unten).

Zusammen mit einem positiven HIV-Test rechtfertigen diese Erkrankungen die Diagnose der *AIDS-Erkrankung* (im Gegensatz zur HIV-Infektion).

Laborkategorien

In jeder der drei klinischen Kategorien werden je nach der Zahl der T-Helferzellen die **Laborkategorien** 1, 2 und 3 unterschieden, so daß sich insgesamt neun Zuordnungsmöglichkeiten ergeben.

Therapieorientierte Stadieneinteilung

Für den Pflegealltag ist meist folgende therapieorientierte Stadieneinteilung ausreichend:

- **Stadium I: Asymptomatische HIV-Infektion = Stadium der Beobachtung.** Die HIV-Infektion ist (noch) asymptomatisch, d.h. der Patient hat keinerlei Beschwerden
- **Stadium II: Stadium der Prophylaxe.** Der Patient hat zwar Beschwerden und eine Erniedrigung der T-Helferzellen (CD$_4$-Zellen), es liegen aber (noch) keine AIDS-definierenden Erkrankungen vor
- **Stadium III = AIDS = Stadium der Behandlung.** AIDS-definierende Erkrankungen (☞ oben) erfordern eine intensive Behandlung.

Laborkategorie CD4-Zellen/µl	Klinische Kategorie		
	A (asymptomatisch)	B (Symptome, kein AIDS)	C (Symptome, AIDS)
1: >500	A1	B1	C1
2: 200 – 499	A2	B2	C2
3: < 200	A3	B3	C3
	Stadium I	Stadium II	Stadium III

Tab. 11.5: CDC-Klassifikation von 1993. [B 200]

Neuro-AIDS

> 🔅 Häufig befällt das HI-Virus das ZNS und führt v.a. in fortgeschrittenen Krankheitsstadien zu (schweren) psychischen und neurologischen Störungen. Bei 10% aller AIDS-Kranken sind neurologische Symptome sogar Erstsymptom der Erkrankung.

Unter **Neuro-AIDS** versteht man den *direkten* Befall des Nervensystems mit dem HIV. Dieses verursacht chronisch-entzündliche und atrophische Schädigungen von Gehirn (**HIV-Enzephalopathie**) und Rückenmark sowie eine periphere Neuropathie. Die Betroffenen sind psychisch verändert (z.B. depressiv) und entwickeln häufig eine *Demenz* (= Verfall zuvor vorhandener intellektueller Fähigkeiten durch eine Hirnschädigung, ☞ 3.7.7).

🔎 Diagnostik und Differentialdiagnose

Ungefähr 3 Wochen bis 3 Monate nach Beginn der Infektion sind im Blut des Patienten erstmalig Antikörper gegen HIV nachweisbar *(Serokonversion)*. Als *Suchtest* wird ein hochempfindlicher **ELISA**-Test (**e**nzyme **l**inked **i**mmuno **s**orbent **a**ssay) verwendet. Eine (bei uns noch seltene) Infektion mit der Virusvariante HIV-2 wird durch den Test nicht erfaßt. Bei positivem Testausfall muß ein *Bestätigungstest* (sog. *Immunoblot* oder *Westernblot*) angeschlossen werden.

Als optimale Verlaufskontrolle gilt derzeit die Kombination aus klinischer Untersuchung, Messung der CD_4-Zellzahl und Bestimmung der sog. *Virusbelastung*, die die Konzentration der HI-Viren im Blut angibt.

📊 Antivirale Behandlungsstrategie

Bis heute existieren lediglich Medikamente, die den Krankheitsverlauf verzögern.

Mittel der Wahl ist dabei **Zidovudin** (Azidothymidin, AZT, Retrovir®), das die Virusvermehrung hemmt und bei Patienten mit deutlich erniedrigten Helferzellen oder AIDS-Symptomen angezeigt ist. Umstritten ist die Gabe bei asymptomatischen Patienten ohne deutliche Verringerung der Helferzellen (Resistenzentwicklung der Viren?) und nach einer Kanülenverletzung zur Prophylaxe (☞ 11.3.3). Vor allem wegen der Nebenwirkungen auf die Blutbildung im Knochenmark sind engmaschige Blutkontrollen nötig.

In fortgeschrittenen Krankheisstadien wird oft zusätzlich **DDC** (Zalcitabin, Hivid®) eingesetzt, das allerdings bei ca. 20% der Patienten als Nebenwirkung zu einer Polyneuropathie führt.

Als dritte Substanz für solche Patienten, bei denen AZT nicht wirkt oder die AZT nicht vertragen, ist **Didanosin** (Videx®) zugelassen. Hauptnebenwirkungen sind periphere Nervenschädigungen und Bauchspeicheldrüsenentzündungen.

📖 Prognose

Die HIV-Infektion ist unheilbar. Zwar können Jahre bis zum Ausbruch der Erkrankung vergehen, doch ist die Erkrankung bisher bei genügend langer Beobachtungszeit stets tödlich verlaufen.

🖹 Patienteninformation

Eine Vorbeugung ist nur durch Meiden infizierter Sekrete möglich. Hierzu gehört insbesondere das Benutzen von Kondomen bei Geschlechtsverkehr mit neuen oder untreuen Partnern („safer sex"). Drogensüchtige sollten keine Injektionsbestecke mit anderen teilen.

Im medizinischen Bereich sind die sorgfältige Herstellung von Blutprodukten, ihre gezielte, möglichst sparsame Anwendung und das Umsteigen auf Eigenblutspenden (wenn möglich) hervorzuheben.

11.3.2 Pflege von HIV-Infizierten

Hilfestellung bei den ATL

🗓 Sinn finden und 🙂 Kommunizieren

Patienten mit einer HIV-Infektion sind meist jung, d.h. in einem Alter, in dem sie „das ganze Leben" noch vor sich wähnten. Das Wissen um die (unheilbare) HIV-Infektion bedeutet, daß der ganze Lebensplan in Frage gestellt wird. Im Mittelpunkt stehen daher die psychischen Probleme der Patienten. Gesprächsbereitschaft der Pflegenden und der Ärzte ist für diese Patienten ganz wichtig. Hilfreich sind auch soziale Dienste, Psychologen und Theologen.

> 🖼 Für die Patienten ist es wichtig, daß sie „normal" behandelt werden. Sie registrieren sehr genau, wenn sich jemand aus Angst vor Ansteckung kaum in ihre Nähe wagt.

🛁 Sich waschen und kleiden

Auf das Vermeiden von Verletzungen bei der Körperpflege, etwa durch Zahnbürsten oder Rasierklingen, ist wegen der Blutungs- und Infektionsgefahr noch mehr zu achten als sonst üblich.

〽 Körpertemperatur regulieren

Zur Früherkennung von Infektionen sind regelmäßige Temperaturkontrollen erforderlich.

🍽 Essen und trinken

- Die Ernährung sollte vitamin-, eiweiß- und kalorienreich sein, dabei aber nicht zu scharf oder zu süß (steigert den Pilzbefall)
- Haben die Patienten z.B. infolge einer Soor-Ösophagitis (☞ 12.8 .3) Probleme beim Essen, kann passierte oder flüssige Kost helfen

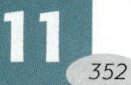
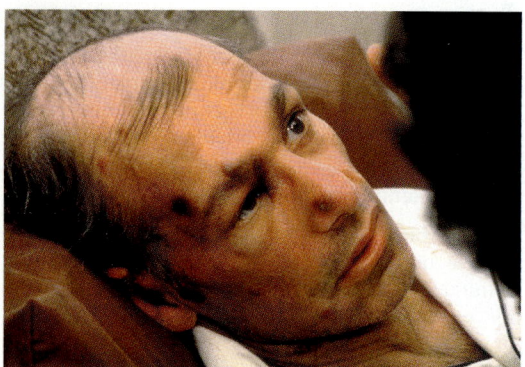

Abb. 11.6: Dieser Patient mit AIDS wird zu Hause gepflegt und kann so die letzte Zeit seines Lebens in seiner gewohnten Umgebung verbringen. In seinem Gesicht sind mehrere Kaposi-Sarkome (☞ 11.3.5) erkennbar. Außerhalb der Immunschwächekrankheit AIDS treten Kaposi-Sarkome praktisch nur bei älteren Männern und fast nur an den Extremitäten auf. [J 500-205]

- Magert der Patient trotz dieser Maßnahmen weiter ab, kann die zusätzliche Gabe von Sondennahrung erwogen werden
- Alle Patienten sollten regelmäßig gewogen werden
- Generell ist auf eine ausreichende Flüssigkeits- und Elektrolytzufuhr zu achten.

🖽 Sich als Frau oder Mann fühlen und verhalten

Häufig muß der Betroffene zum Zeitpunkt der Diagnose seinen Eltern oder seinem Partner gestehen, daß er homosexuell oder bisexuell ist („Outing"). Dies kann zu Konflikten führen, die Angehörigen fühlen sich betrogen („Alibi-Ehepartner") und/oder ziehen sich vom Ehepartner bzw. vom Kind zurück.

Psychische Belastung des Pflegepersonals

Die Pflege eines AIDS-Kranken belastet das Pflegepersonal besonders stark. Durch die lange Behandlungszeit entwickelt sich häufig eine tiefe emotionale Beziehung zwischen Patient und Pflegepersonal. Aufgrund der sozialen Isolation stehen Pflegekräfte einem AIDS-Patienten an dessen Lebensende oft näher als dessen Angehörige und Freunde.

Richtlinien für Hygiene- und Desinfektionsmaßnahmen

Die erforderlichen Hygiene- und Desinfektionsmaßnahmen gleichen denen bei anderen hochinfektiösen Erkrankungen (v.a. Hepatitis B).

Bei Erkältungen sollten Besucher oder Pflegepersonal einen Mundschutz tragen. Besucher mit schweren Infekten sollten auf einen Besuch verzichten (und anrufen).

	Hep. B	Hep. A	HIV
Infektionswahrscheinlichkeit bei Kontakt mit viruspositivem Blut	1 : 3	1 : 10	1 : 250
Infektionswahrscheinlichkeit bei Kontakt mit Blut unbekannter Infektiosität	1 : 600	1 : 5000	1 : 250 000

Tab. 11.7: Schätzwerte für die Wahrscheinlichkeit, daß nach einmaligem Kontakt mit infektiösem oder fraglich infektiösem Patientenblut eine Infektion eintritt. [B 200]

11.3.3 Infektionsschutz des Personals

Das Risiko, sich durch die Pflege mit dem HI-Virus zu infizieren, ist insgesamt gering. Bis Ende 1991 waren zwar *weltweit* 7600 Fälle bekannt, bei denen sich Pflegekräfte mit dem Virus infiziert hatten, aber nur bei 29 Pflegekräften galt es als gesichert, daß die Infektion *berufsbedingt* war.

Die häufigste Ursache von HIV-Infektionen im Pflegebereich waren versehentliche Nadelstiche durch Zurückstecken von Kanülen in ihre Schutzkappen *(Recapping)*. Sodann folgten Infektionen über die Schleimhäute bzw. über rissige Haut.

Trotz dieses relativ geringen Risikos müssen die Pflegenden (und Ärzte) im Umgang mit HIV-Infizierten die gleichen Vorsichtsmaßnahmen treffen wie bei Patienten mit Hepatitis B.

> **✉ Hauptpfeiler der Infektionsprophylaxe:**
> - Tragen von *Latex*-Handschuhen (Handschuhe aus anderem Material bieten keinen ausreichenden Schutz) bei jedem Kontakt mit Körperflüssigkeiten
> - Vermeiden von Verletzungen mit gebrauchten Instrumenten, insbesondere Kanülen.

Hat sich eine Pflegeperson dennoch während der Arbeit verletzt, so sollte sie sofort die chirurgische Ambulanz oder einen niedergelassenen D-Arzt aufsuchen, da es sich dann um einen *Betriebsunfall* handelt.

11.3.4 HIV-assoziierte Infektionen

> Ⓤ Bei AIDS-Erkrankten kommt es durch die hochgradige Abwehrschwäche regelmäßig zu Infektionen, die ansonsten nur sehr selten zu beobachten sind. Häufig treten auch *Mehrfachinfektionen* auf, d.h. mehrere Infektionen zum gleichen Zeitpunkt.

Pneumocystis-carinii-Pneumonie (PcP)

Pneumocystis carinii ist ein Einzeller, von dem bisher ungeklärt ist, ob er den Protozoen oder den Pilzen zuzuordnen ist.

Die Lungenentzündung durch Pneumocystis carinii kommt am häufigsten von allen opportunistischen Infektionen vor.

Sie zeigt sich durch über Wochen zunehmendes Fieber, trockenen Husten und Belastungsdyspnoe (☞ 4.2.3) mit Leistungsknick.

Die Diagnose wird durch Röntgenaufnahme des Thorax, Erregernachweis im Sputum oder bronchoalveoläre Lavage (☞ 4.4.5) gestellt.

Die antibiotische Kombinationstherapie ist langwierig und nebenwirkungsreich. Trotz der Therapie verläuft die PcP zur Zeit in 10% der Fälle tödlich.

Sind nur noch sehr wenig Helferzellen im Blut oder hat der Patient bereits eine PcP durchgemacht, ist eine (Rezidiv-)Prophylaxe durch orale oder inhalative Gabe von Antibiotika oder Antiprotozoenmittel erforderlich.

Toxoplasmose

Typisch für AIDS-Kranke ist eine *zerebrale* Toxoplasmose (☞ 12.9.3), die durch *Reaktivierung* einer latenten Infektion entsteht. Diese kann symptomlos sein, aber auch verschiedene neurologische Ausfälle, Krampfanfälle oder eine Wesensveränderung (z.B. Gleichgültigkeit) verursachen sowie mit Kopfschmerzen und Fieber einhergehen.

Die Diagnose wird in der Regel serologisch und durch CT oder Kernspin gestellt.

Obwohl die Erkrankung relativ gut auf eine Kombination verschiedener Antibiotika und Chemotherapeutika anspricht, bleiben bei ca. 50% der Patienten Dauerschäden zurück.

🔲 Pflegeprobleme: Akute Verwirrung bei zerebraler Toxoplasmose und zerebralen Krampfanfällen

Gegenüber verwirrten und desorientierten Patienten besteht eine *Obhutspflicht*. Es muß verhindert werden, daß der Patient weglaufen kann.

Außerdem ist jederzeit mit einem zerebralen Krampfanfall zu rechnen. Die Pflegenden leisten Erste Hilfe, benachrichtigen den Arzt und dokumentieren den Verlauf des Anfalls sowie die unternommenen Hilfemaßnahmen.

Pilzinfektionen

Die häufigste Pilzinfektion bei AIDS überhaupt ist der Befall mit *Candida albicans* (☞ 12.8.3). Aber auch die Kryptokokken-Meningitis (☞ 12.8.4) und die Aspergillose der Lunge (☞ 12.8.4) kommen bei AIDS-Kranken vor.

Virusinfektionen

Typische sekundäre Virusinfektionen des AIDS-Kranken sind die Zytomegalie (☞ 12.7.4), der Herpes labialis (12.7.2) und der Herpes zoster (☞ 12.7.3).

Bakterielle Infektionen

Bakterielle Infektionen, die gehäuft bei AIDS-Kranken auftreten, sind bakterielle Lungenentzündungen (☞ 4.5.3), Tuberkulose (☞ 4.5.4) und Infektionen durch sog. *atypische Mykobakterien*, die sich vor allem durch längerdauerndes Fieber und Gewichtsabnahme zeigen.

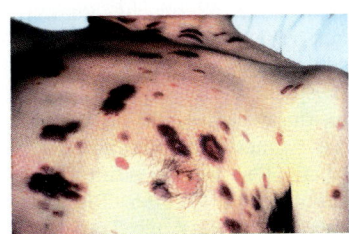

Abb. 11.8: Kaposi-Sarkome an Brust und Hals eines Patienten mit AIDS. [M 167]

11.3.5 HIV-assoziierte Malignome

☞ Zwei Gruppen von Malignomen sind AIDS-definierende Erkrankungen:
- *Maligne Lymphome* (meist Non-Hodgkin-Lymphome, ☞ 9.7.2), die bei 5 – 10% aller AIDS-Kranken auftreten
- Das *Kaposi-Sarkom* (☞ unten), das vor allem homosexuelle Männer betrifft.

Das Kaposi-Sarkom

Das **Kaposi-Sarkom** ist ein bösartiger Tumor, der histologisch am ehesten einem *Sarkom* (bösartiger Tumor, ausgehend von Bindegewebszellen) entspricht. Gerade AIDS-Kranke haben oft zahlreiche Tumoren, v.a. auf der Haut und den Schleimhäuten, aber auch in inneren Organen.

Das klinische Bild ist variabel und reicht von schmerzlosen Flecken über braune Knötchen bis zu großen Geschwüren. Verlegen die Tumorzellen die Lymphbahnen, bekommt der Patient entstellende Ödeme. Bei einem Befall der inneren Organe verstirbt der Kranke meist rasch, z.B. an Lungen- oder Magen-Darm-Blutungen.

Das Kaposi-Sarkom wird bevorzugt durch Lokalmaßnahmen wie Operation, Laserbehandlung oder Bestrahlung behandelt. Eine Chemotherapie ist wegen ihrer schweren Nebenwirkungen (Abwehrschwäche!) nur bei Komplikationen angezeigt.

Bei Patienten mit einem Kaposi-Sarkom müssen Hämatome wegen der Blutungsgefahr unbedingt vermieden werden. Bei Lymphknotenbefall sind Entlastungslagerungen von Armen und Beinen, Kompressionsverbände oder Lymphdrainage angezeigt. Sehr wichtig ist eine konsequente Dekubitusprophylaxe, da einmal entstandene Geschwüre kaum abheilen.

11.4 **Allergien**

⊡ **Allergie:** Erworbene, spezifische *Überempfindlichkeit* gegenüber bestimmten Antigenen. Wie die physiologische Abwehrreaktion durch Antigen-Antikörper-Reaktionen ausgelöst, aber im Gegensatz zu dieser *überschießend* bis hin zum lebensbedrohlichen anaphylaktischen Schock (☞ unten und 3.6).

Die Allergie wird also bei einem früheren Antigenkontakt erworben, man spricht hier von **Sensibilisierung.**

Typ I:
IgE-tragende Mastzellen setzen Histamin und andere Mediatoren frei, die das Gewebe schädigen

Typ II:
Antikörper aktivieren nach Kontakt mit zellständigen Antigenen Komplement → Gewebsschädigung

Zelle mit zellständigen Antigenen

Typ III:
Immunkomplexe aktivieren Komplement → Gewebsschädigung

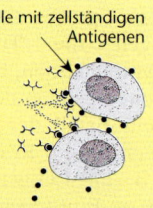

Typ IV:
Sensibilisierte T-Lymphozyten sezernieren nach Antigenkontakt Zytokine → Makrophagenaktivierung → Gewebsschädigung

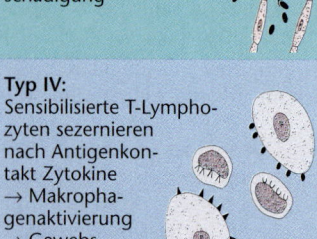

Abb. 11.9: Übersicht über die vier Typen von allergischen Reaktionen. [B 101]

Antigene, die allergische Reaktionen (im engeren Sinne nur solche vom Typ I) auslösen, werden als **Allergene** bezeichnet.

11.4.1 **Überblick über die verschiedenen Typen allergischer Reaktionen**

Man kennt vier Typen allergischer Reaktionen, die sich in der Zeitspanne zwischen Allergenkontakt und Allergieausbruch sowie im Mechanismus der Immunantwort unterscheiden (☞ auch Abb. 11.9). Die allergischen Reaktionen vom Typ I (z.B. Pollen-, Insektengift- oder Nahrungsmittelallergien) und die allergischen Reaktionen vom Typ IV (z.B. Kontaktallergie der Haut gegen Nickel) sind besonders häufig.

Allergische Reaktionen vom Typ I (Soforttyp)

Die Symptome der **Anaphylaxie** treten innerhalb von Sekunden bis Minuten (deshalb der Name Soforttyp) auf: Jucken, Ödeme, Blutdruckabfall (durch Gefäßerweiterung) und Atemwegsverengung.
Bei vielen Patienten bleibt die anaphylaktische Reaktion *örtlich* begrenzt, z.B. beim Heuschnupfen (☞ 11.4.4), bei der allergischen Bindehautentzündung, bei Urtikaria (☞ 11.4.6) oder beim allergischen Asthma bronchiale (☞ 4.6.1).

Allergische Reaktionen vom Typ II (zytotoxischer Typ)

Zytoxische allergische Reaktionen treten nach Stunden oder Tagen auf.
Beispiele hierfür sind z.B. Transfusionszwischenfälle (☞ 9.4.7), ein medikamenteninduzierter Abfall der weißen Blutkörperchen (☞ 9.6.4) oder Blutplättchen (☞ 9.8.4). Auch Transplantatabstoßungen sind auf zytotoxische Reaktionen zurückzuführen.

⚕ **Notfall! Anaphylaktischer Schock**

Der **anaphylaktische Schock** ist die schwerste Form der allergischen Typ I-Reaktion. Er kann innerhalb weniger Minuten durch Blutdruckabfall und Krämpfe der Bronchialmuskulatur zum Tode des Patienten führen. Bereits ein einziger Bienenstich reicht beim Patienten mit einer Bienengiftallergie als Auslöser aus! Die sofortige Injektion von Glukokortikoiden und Adrenalin ist oft lebensrettend (☞ 3.6).

Allergische Reaktionen vom Typ III (Immunkomplex-Typ)

Die maximale Reaktion ist in der Regel bereits nach 6 – 8 Stunden zu beobachten. Beispiele für allergische Reaktionen vom Typ III sind die allergische Alveolitis (☞ 4.7.2), der systemische Lupus erythematodes (☞ 10.7.1) oder die Immunkomplexglomerulonephritis (☞ 7.8.1).

Allergische Reaktionen vom Typ IV (Spättyp)

Die allergische Reaktion vom Typ IV manifestiert sich erst verzögert 1 – 3 Tage nach dem (erneuten) Antigenkontakt.
Klinisch bedeutsam sind z.B. Kontaktallergien (☞ 11.4.5).

Atopie

Unter dem Begriff der **Atopie** faßt man die Bereitschaft zu folgenden Erkrankungen zusammen:
• Allergisches Asthma bronchiale (☞ 4.6.1)
• Allergischer Schnupfen (☞ 11.4.4)
• Urtikaria (☞ 11.4.6)
• Allergische Bindehautentzündung des Auges
• **Neurodermitis** *(endogenes Ekzem)*, eine chronisch-entzündliche Hauterkrankung mit quälendem Juckreiz und variablen Hautveränderungen.

Auffallend ist, daß Atopiker im Laufe der Jahre nicht selten mehrere dieser Erkrankungen durchlaufen. So kann ein allergisches Asthma plötzlich verschwinden, dafür bildet sich aber z.B. eine allergische Bindehautentzündung aus.

Die Häufigkeit atopischer Krankheitsbilder hat in den letzten Jahren und Jahrzehnten zugenommen. Als (mit-)ursächlich diskutiert hierfür werden u.a. unserer „moderner" Lebensstil mit einer Vielzahl früher unbekannter Fremdstoffe und ein im Vergleich zu früher wesentlich geringeres „immunologisches Training" im Kleinkindalter (z.B. kaum Wurmkrankheiten, weniger Kinderkrankheiten).

11.4.2 Allergologische Diagnostik

Die diagnostischen Maßnahmen hängen von der Art der vermuteten Allergie ab. Während bei allergischen Reaktionen vom Typ I in erster Linie Intrakutantests, Expositionstests und Blutuntersuchungen angezeigt sind, werden bei allergischen Reaktionen vom Typ IV vornehmlich Epikutantests und spezielle histologische Methoden eingesetzt.

Intrakutantests

Hier werden drei Testarten unterschieden:
* **Pricktest:** ☞ Abb. 11.11
* Beim **Scratchtest** wird die Haut des Patienten mittels einer Lanzette oberflächlich angeritzt und dann die Allergenlösung aufgetragen
* **Intradermaltest:** ☞ Abb. 11.12.

Da bei Intrakutantests stets die Gefahr eines anaphylaktischen Schocks (☞ 3.6) besteht, ist eine sorgfältige Patientenbeobachtung während und mindestens eine halbe Stunde nach der Testung unabdingbar.

Expositionstests

Bei **Expositionstests** wird die verdächtige Substanz, z.B. Nahrungsmittel oder Medikamente, zunächst in kleinen Dosen gegeben und die Reaktion beobachtet. Auch hier besteht die Gefahr eines anaphylaktischen Schocks.

Suchdiät

Bei Verdacht auf eine Nahrungsmittelallergie kann eine **Suchdiät** angezeigt sein. Dabei erhält der Patient zunächst nur Tee mit Glukose (evtl. auch Zwieback), bis die Hauterscheinungen abgeklungen sind. Dann wird die Kost stufenweise wiederaufgebaut und die Hautreaktion des Patienten bei jeder Stufe beobachtet.

Epikutantests

Ein **Epikutantest** *(Läppchentest, Patchtest)* wird z.B. bei Verdacht auf ein allergisches Kontaktekzem durchgeführt. Die Testsubstanzen werden mit Hilfe spezieller Testpflaster (meist in Vaseline-Grundlage) auf die Haut des Patienten gebracht (☞ Abb. 11.10). Bei einer positiven Reaktion treten Hautrötung, Papeln oder sogar Blasen auf.
Häufig getestete Kontaktallergene sind Nickel, Chromat, Kobalt, Formaldehyd, Gummichemikalien, Desinfektionsmittel, Antibiotika und Salbengrundlagen.

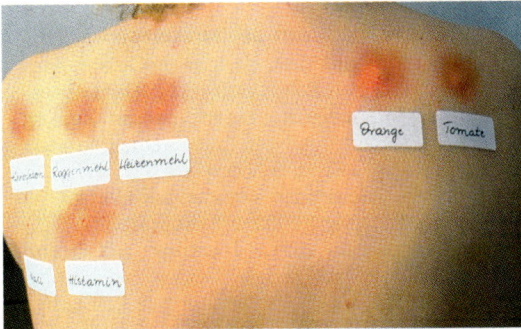

Abb. 11.10: Epikutantest. Auf dem Rücken der Patienten haben sich deutliche Zeichen einer Allergie gebildet: Rötung und Papeln entsprechen einem zweifach positiven Testergebnis. [J 500-188]

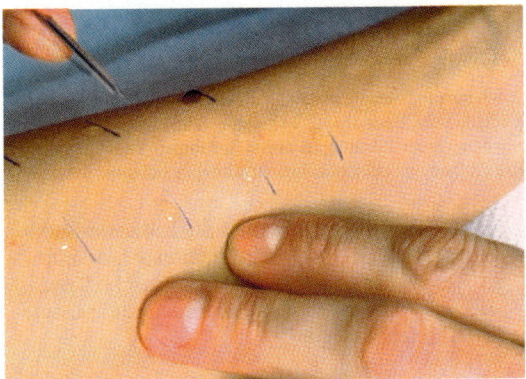

Abb. 11.11: Prick-Test. Auf den Unterarm wurde je ein Tropfen verschiedener Allergenlösungen aufgebracht. Nun wird mit der Lanzette an jedem Applikationsort eingestochen, so daß die Allergene in die Haut eindringen können. [J 500-188]

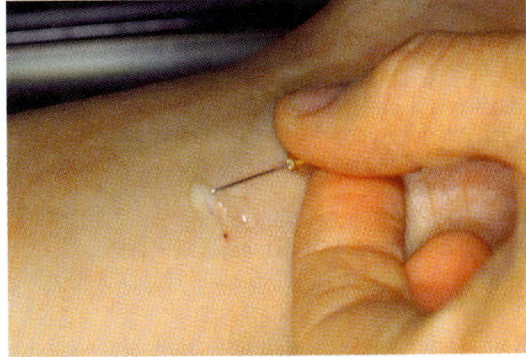

Abb. 11.12: Intradermaltest. Mit einer feinen Nadel wird die Antigenlösung in die Haut gespritzt, d.h. eine „Quaddel" gesetzt. Diese Quaddel muß unterschieden werden von der Quaddel, die sich durch die Antigen-Antikörper-Reaktion ausbildet und Zeichen der Allergie ist (Juckreiz, Rötung). [D 200]

⃞ Notfallmedikamente bei Intrakutantestungen

Bei allen Intrakutantests besteht die Gefahr eines anaphylaktischen Schocks (☞ 3.6). Daher müssen die Materialien für einen venösen Zugang und ein Tablett mit Notfallmedikamenten stets gerichtet sein. Hierzu gehören:

- Infusionslösungen zur Volumenauffüllung
- Adrenalinlösung 1:1000, z.B. Suprarenin®
- Glukokortikoide zur i.v.-Injektion (z.B. Decortin®, Urbason®)
- Theophyllin zur i.v.-Anwendung (z.B. Euphyllin®)
- Antihistaminika-Ampullen (z.B. Tavegil®), Antihypotensiva (z.B. Novadral®) und Aerosol-Inhalator (z.B. Alupent®).

Außerdem müssen kurzfristig Sauerstoffgabe und Intubation möglich sein.

Serologische Untersuchungen

Auch **serologische Untersuchungen** sind in der Allergiediagnostik von Bedeutung. Mit dem **RAST** *(Radio-Allergo-Sorbent-Test)* können in einer Serumprobe des Patienten die antigen-spezifischen IgE-Antikörper bestimmt werden.

⃝ Wichtig ist immer auch die kritische Beurteilung der Untersuchungsergebnisse. Anamnese, Beschwerden des Patienten, klinische Untersuchungsergebnisse und Laborbefunde müssen „zusammenpassen".

11.4.3 Grundprinzipien der Behandlung von Allergien

⃝ Jeder Patient mit einer Allergie erhält einen **Notfallausweis (Allergiepaß),** den er immer bei sich tragen sollte.

Bei der Behandlung der Allergien bestehen grundsätzlich folgende Therapiemöglichkeiten, die – je nach Art der Allergie – einzeln oder in Kombination zur Anwendung gelangen können:

- Allergenkarenz
- Spezifische Hyposensibilisierung
- Medikamentöse Maßnahmen.

Allergenkarenz

Kausale und zugleich wichtigste Maßnahme bei der Behandlung von Allergien ist die **Allergenkarenz** *(Expositionsprophylaxe)*, d.h. das Meiden des auslösenden Antigens. Dies kann verhältnismäßig leicht sein (bei einer Allergie gegen ein oder zwei Obstsorten), aber auch praktisch unmöglich (etwa bei einer Pollen- oder Milbenallergie).

Spezifische Hyposensibilisierung

Die **spezifische Hyposensibilisierung** *(Desensibilisierung)* ist bei Typ I-Allergien mit positivem Allergietest angezeigt. Dabei wird versucht, durch regelmäßige subkutane Injektion stark verdünnter Antigenextrakte die Bildung von IgG zu provozieren. Diese verdrängen dann bei einem „tatsächlichen" Kontakt mit dem Antigen die symptomauslösenden IgE und besetzen den überwiegenden Teil der Antigene, so daß die Beschwerden des Patienten abnehmen.

Erfolgversprechend ist eine spezifische Hyposensibilisierung insbesondere bei relativ jungen Patienten mit erst kurzer Krankheitsdauer, die nur gegen ein Allergen oder wenige Allergene allergisch sind.

Die Behandlung muß über einen längeren Zeitraum, oft über Jahre, fortgeführt werden.

Im Krankenhaus werden insbesondere „Schnellsensibilisierungen", vor allem gegen Insektengifte, durchgeführt.

⃝ Hauptrisiko einer Hyposensibilisierung ist das Auslösen eines anaphylaktischen Schocks (☞ 3.6) durch die Injektion. Daher muß ein Notfalltablett (☞ Intrakutantests) stets bereitstehen, und der Patient muß nach der Injektion noch eine halbe Stunde beobachtet werden.

Medikamentöse Maßnahmen bei Allergien

Lokaltherapie bei Hautallergien, ☞ 11.4.5

Trotz Allergenkarenz (soweit möglich) und Hyposensibilisierung bedürfen viele Patienten einer medikamentösen Therapie. Dabei gelangen insbesondere **Antihistaminika** (☞ Pharma-Info 11.13) zur Anwendung, die auch prophylaktisch angewendet werden können. Bei einem allergischen Asthma bronchiale kann eine antiobstruktive Anfalls- oder Dauerbehandlung erforderlich sein (☞ 4.6.1). Im anaphylaktischen Schock ist die sofortige medikamentöse Behandlung oft lebensrettend.

⃝ Für Patienten mit lebensgefährlichen Manifestationen einer Typ-I Allergie ist eine modifizierte Schockapotheke zur Selbstbehandlung anzuraten, die der Patient möglichst immer bei sich tragen sollte (z.B. für den Fall eines Insektenstichs). Bei der Auswahl der Medikamente ist zu beachten, daß sie für die Anwendung durch Laien geeignet sind. Empfehlenswert sind beispielsweise ein Adrenalinpräparat zur Inhalation (etwa Adrenalin Medihaler®), ein Glukokortikoid zur oralen oder rektalen Gabe (etwa Urbason® Tbl. bzw. Rectodelt® Supp.) sowie Fertigspritzen mit Adrenalin.

✏ Pharma-Info 11.13 Antihistaminika

Histamin ist eine vornehmlich in Mastzellen gespeicherte Substanz, die z.B. bei allergischen Reaktionen freigesetzt wird.

Über H_1-Rezeptoren führt Histamin zu einer Kontraktion von Darm- und Bronchialmuskulatur. Große Blutgefäße verengen sich, während kleine sich erweitern. Die Kapillardurchlässigkeit steigt. Der Schmerz und der Juckreiz bei allergischen Reaktionen erklären sich durch die Histaminwirkung auf sensible Nervenenden. Über H_2-Rezeptoren steigert Histamin die Magensaftproduktion und wirkt auf das Herz ein.

Im Bereich der Atemwege hat Histamin bei der Entstehung des allergischen Schnupfens, des allergischen Asthma bronchiales und der allergischen Bronchitis Bedeutung.

Antihistaminika *(Histaminantagonisten, Histaminrezeptorenblocker)* blockieren die Histaminrezeptoren und schwächen so die Histaminwirkung ab.

H_1-Rezeptoren-Blocker sind z.B. Astemizol (etwa Hismanal®), Clemastin (etwa Tavegil®), Pheniramin (etwa Avil®), Oxatomid (etwa Tinset®) und Terfenadin (etwa Teldane®). Mundtrockenheit, Schwindel und Sedierung (evtl. Beeinträchtigung der Fahrtüchtigkeit!) sind die häufigsten Nebenwirkungen. Antihistaminika sind in den verschiedensten oralen Darreichungsformen (z.B. Tabletten, Dragees, Sirup), als Suppositorien, als Injektionslösung, als Gele, Salben oder Stifte zum Auftragen auf die Haut, als Spray zum Einsprühen in die Nase und als Augentropfen verfügbar.

Im Gegensatz zu diesen Histaminrezeptorenblockern hemmen **Natrium-Cromoglicinsäure** (z.B. Cromohexal®, Intal®) oder **Nedocromil** (z.B. Tilade®) die Histaminfreisetzung aus den Mastzellen und sind daher nur prophylaktisch, nicht aber im Akutstadium einer Allergie oder beim akuten Asthmaanfall wirksam.

Sie werden lokal angewandt und sind z.B. als Nasenspray, Dosieraerosol, Inhalationslösung, Pulver zur Inhalation und Augentropfen erhältlich.

Zu beachten ist, daß es auch durch das Medikament selbst zu Reizzuständen der Atemwege bis hin zum Bronchospasmus kommen kann.

Eine Mittelstellung nimmt **Ketotifen** (z.B. Zaditen®) ein. Es ist am ehesten als Antihistaminikum mit zusätzlicher mastzellstabilisierender Wirkung zu bezeichnen.

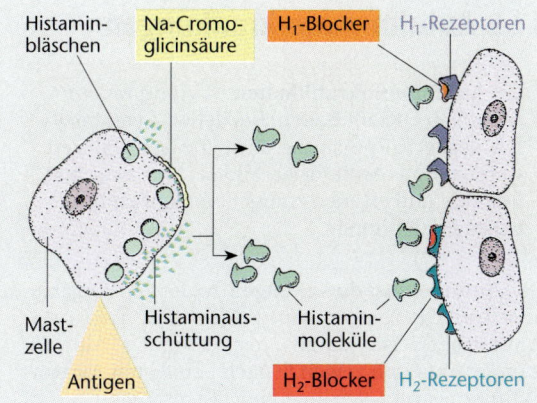

Abb. 11.14: Wirkprinzip von Antihistaminika und Natrium-Cromoglicinsäure.
Nach Antigenkontakt wird z.B. durch Komplement oder IgE Histamin aus den Mastzellen freigesetzt. Natrium-Cromoglicinsäure hemmt direkt an der Mastzelle diese Histaminfreisetzung. Histamin-Rezeptoren-Blocker (Antihistaminika) blockieren die Histaminrezeptoren an den Körperzellen und verhindern so histaminvermittelte Reaktionen wie z.B. Quaddelbildung oder Juckreiz. [L 190]

11.4.4 Allergischer Schnupfen

🔅 **Allergischer Schnupfen** *(Heuschnupfen, Rhinitis allergica):* Allergisch bedingter Katarrh der Nasenschleimhaut („Schnupfen"), der saisonal durch Pollen, aber auch das ganze Jahr über durch Nahrungsmittel, Hausstaubmilben, Tierhaare, Bettfedern oder Berufsallergene (z.B. Mehl bei Bäckern, Chemikalien bei Friseuren) bedingt sein kann.

Hauptsymptome sind eine behinderte Nasenatmung, Niesattacken, wässrige Nasensekretion sowie Juckreiz in Nase und Augen.

Diagnostisch ist ein Allergietest (☞ 11.4.2) erforderlich.

Der Patient muß die allergenen Reizfaktoren möglichst meiden. Abschwellende Nasentropfen (z.B. Nasivin®) für höchstens zehn Tage, Antihistaminika (z.B. Teldane®), Kortisonsprays (z.B. Beconase® Dosier-Spray) und Substanzen, die die Freisetzung von Histamin hemmen (z.B. Vividrin comp.®), wirken lindernd. Eine *Hyposensibilisierung* (☞ 11.4.3) kann versucht werden.

11.4.5 Allergisches Kontaktekzem

> ::: **Allergisches Kontaktekzem:** Akute oder chronische *Dermatitis* (entzündliche Hautreaktion), bedingt durch eine allergische Reaktion nach Hautkontakt mit einer allergisierenden Substanz. Eine der häufigsten Hauterkrankungen überhaupt.

In unserer Gesellschaft sind Chromate, Nickel, Duft-, Farb, Konservierungsstoffe und Gummi häufige Kontaktallergene.

Symptome und Untersuchungsbefund

Die Symptome beginnen typischerweise ungefähr 12 – 48 Stunden nach dem Allergenkontakt und erreichen nach zwei Tagen ihr Maximum. Beim **akuten Kontaktekzem** kommt es zu Rötung, Schwellung und Bläschenbildung am Einwirkungsort des Allergens, und der Patient verspürt starken Juckreiz.

Bei fortdauerndem Allergenkontakt kann ein **chronisches Kontaktekzem** entstehen. Die Haut des Patienten ist verdickt, *lichenifiziert* (mit vergröbertem Hautfaltenrelief) und schuppt. Da der Kranke meist auch Juckreiz hat, sind Kratzeffekte häufig.

Diagnostik

Die Diagnose wird aufgrund der typischen Klinik, der Anamnese und einer Epikutantestung (☞ 11.4.2) gestellt. Allerdings ist es in der Praxis oft schwierig, das verursachende Allergen herauszufinden.

Behandlungsstrategie

Wichtigste therapeutische Maßnahme ist die *Allergenkarenz*.

Ein akutes Kontaktekzem wird lokal mit Glukokortikoiden behandelt. Bei nässenden Läsionen sind feuchte Umschläge, z.B. mit Kaliumpermanganat-Lösung, angezeigt. Nachts eignen sich Zink-Schüttelmixturen (z.B. Lotio Hermal®) oder Zinköle. Sorgfältige Hautpflege mit rückfettenden Salben ist wichtig.

Prognose

Ein akutes allergisches Kontaktekzem heilt nach Antigenkarenz in der Regel narbenlos ab. Ist ein Meiden des Allergens nicht möglich, so wird die Erkrankung chronisch. Eine Ausheilung ist dann nicht möglich. *Berufsbedingte* Kontaktekzeme müssen bereits im Verdachtsfall der Berufsgenossenschaft gemeldet werden und sind in Deutschland eine der häufigsten Berufserkrankungen überhaupt.

11.4.6 Urtikaria

> ::: **Allergische Urtikaria** *(Nesselsucht):* Allergisch bedingtes (z.B. durch Arzneimittel), aus Quaddeln bestehendes Exanthem.

Symptome und Untersuchungsbefund

Innerhalb von Minuten schießen leicht erhabene und meist rötliche Quaddeln auf. Sie ähneln denen nach Brennesselkontakt und bilden sich in der Regeln nach Stunden oder Tagen selbst zurück. Der Patient klagt über heftigem Juckreiz. Manche Patienten haben zusätzlich Allgemeinsymptome wie z.B. Durchfall oder asthmatische Beschwerden.

Als Sonderform der Urtikaria wird das **Quincke-Ödem** angesehen, bei dem es hochakut zu einer entstellenden Gesichtsschwellung vor allem um die Augen und den Mund kommt. Bei einer Beteiligung der Luftwege gerät der Patient rasch in lebensbedrohliche Atemnot.

Diagnostik

Die Diagnose ist meist durch den Hautbefund zu stellen. Im Vordergrund steht dann die Suche nach dem Auslöser, die oft eine Allergiediagnostik erfordert (☞ 11.4.2), bei Verdacht auf eine Nahrungsmittelallergie eine Suchdiät.

Behandlungsstrategie

Bei ausgeprägten Erscheinungen und beim Quincke-Ödem werden Antihistaminika und Glukokortikoide intravenös injiziert. Die auslösenden Faktoren werden möglichst sofort ausgeschaltet. Beim Quincke-Ödem kann eine Intubation erforderlich sein. In leichten Fällen werden kühlende antihistaminikahaltige Gele äußerlich aufgetragen (z.B. Soventol®, Systral®).

Pflege bei Urtikaria

Besonders wichtig ist die sorgfältige Krankenbeobachtung (Vitalzeichen, Schockzeichen), um eine Gefährdung des Patienten möglichst früh zu erkennen.

11.5 Autoimmunerkrankungen

> ::: **Autoimmunkrankheiten** *(Autoaggressionskrankheit):* Krankheiten, bei denen Lymphozyten gegen körpereigene Proteine sensibilisiert werden und Antikörper bilden, die zwischen fremden und eigenen Antigenen nicht mehr unterscheiden können.

Bei **Autoimmunerkrankungen** bildet der Organismus Antikörper gegen *körpereigene* Gewebe **(Auto-Antikörper).** Die daraus resultierenden **Autoimmunkrankheiten** zeigen je nach beteiligten Autantikörpern ganz unterschiedliche Symptome.

Im Normalfall gelangen nur solche Abwehrzellen in die Blutbahn, deren Antikörper gegen die Antigene des eigenen Körpers keine Immunantwort bilden (Immuntoleranz).

Da bei der Entstehung von Autoimmunkrankheiten wahrscheinlich zahlreiche Faktoren eine Rolle spielen (erbliche Veranlagung, exogene Faktoren), bevorzugen viele Mediziner den Begriff *autoimmun mitbedingte Erkrankungen.*

👁 Symptome , Befund und 🔍 Diagnostik

Die Symptome hängen von den beteiligten Organen ab. Ziel der Diagnostik ist stets der Nachweis der Autoantikörper. Oft ist dies durch spezielle Blutuntersuchungen möglich, manchmal muß aber auch eine Gewebeprobe entnommen werden, um die Antikörperablagerungen mit besonderen histologischen Methoden darzustellen.

📊 Behandlungsstrategie

Die Behandlung richtet sich nach dem betroffenen Organ und dem Krankheitsbild. Beim Befall endokriner Organe, etwa der Nebennierenrinde, reicht häufig eine Hormonsubstitution aus. Dagegen erfordert ein Befall von Organen, deren Funktion nur schwer oder gar nicht ersetzt werden kann (z.B. Niere, ZNS), eine aggressive **Immunsuppression** (d.h. Unterdrückung des Abwehrsystems), vorzugsweise mit Glukokortikoiden (☞ Pharma-Info 8.21) oder speziellen Immunsuppressiva (☞ Pharma-Info 11.16). Begleitend können zur Entzündungshemmung Antiphlogistika (☞ Pharma-Info 10.10) eingesetzt werden.

Andere, teils noch experimentelle Verfahren, sind:

- Entfernung von Autoantikörpern durch **Plasmapherese** *(Plasmaseparation, Plasmaaustauschtherapie)*, bei der das Patientenplasma gegen eine eiweißhaltige Ersatzlösung ausgetauscht wird
- Lymphknotenbestrahlung vergleichbar derjenigen bei malignen Lymphomen (☞ 9.7)
- Gabe künstlich hergestellter Antikörper gegen Lymphozytenoberflächenantigene.

Tab. 11.15: Alphabetische Übersicht über die häufigsten gesicherten oder wahrscheinlichen Autoimmunerkrankungen des Menschen. [B 200]

Erkrankung	Kurzcharakterisierung, Details, ☞
M. Addison (●●●)*	Primäre Nebennierenrindenunterfunktion, ☞ 8.6.2
Akutes Rheumatisches Fieber (●●○)	Immunbedingte Streptokokkenzweiterkrankung, ☞ 12.6.4
Atrophische Gastritis (●●●)	Chron. Magenschleimhautentzündung, ☞ 5.5.1
Autoimmunhepatitis (●●○)	Chron. aggressive Leberentzündung, ☞ 6.4.2
M. Basedow (●●○)	Chron. Schilddrüsenentzündung mit Schilddrüsenüberfunktion, ☞ 8.3.3
Colitis ulcerosa (●●○)	Chron. Darmentzündung, oft assoziiert mit Gelenkerkrankungen, ☞ 5.6.4
Dermatomyositis (= Polymyositis + Hautbefall) (●●○)	Chron.-entzündliche Erkrankungen von Haut und Muskeln mit unterschiedlichen Hautveränderungen (Gesicht!)
Diabetes mellitus Typ I (●●○)	Insulinpflichtiger Diabetes mellitus, ☞ 8.5.1
Diskoider Lupus erythematodes (●●●)	Hautform des Systemischen Lupus erythematodes ohne Beteiligung anderer Organe
Glomerulonephritis (bestimmte Formen) (●●●)	Entzündung der Nierenkörperchen, ☞ 7.8
Goodpasture-Syndrom (●●○)	Entzündung von Lunge und Nieren mit Lungenblutungen und Niereninsuffizienz, ☞ 4.18
Hämolytische Anämie (bestimmte Formen) (●●○)	Anämie durch beschleunigten Untergang der roten Blutkörperchen, ☞ 9.5.4
Hashimoto-Thyreoiditis (●●●)	Chron. Schilddrüsenentzündung, im Endstadium mit Schilddrüsenunterfunktion, ☞ 8.3.5
Idiopathische thrombozytopenische Purpura (●●○)	Erhöhte Blutungsneigung durch Abfall der Thrombozyten im Blut, meist ausgelöst durch Medikamente oder Infektionen, ☞ 9.8.4
Leberzirrhose (v.a. primär biliäre Form) (●●○)	Irreversibler, bindegewebiger Umbau der Leber, ☞ 6.4.6 und 6.5.4
Leukozytopenie (bestimmte Formen) (●●○)	Abfall der weißen Blutkörperchen mit erhöhter Infektneigung, ☞ 9.6.4
Myasthenia gravis (●●●)	Störung der Reizübertragung vom Nerv auf den Muskel mit abnormer Muskelermüdbarkeit bis hin zur Atemlähmung
Multiple Sklerose (MS) (●●○)	Chron.-entzündliche, typischerweise in Schüben verlaufende Erkr. des ZNS, evtl. zu erheblicher Behinderung des Patienten führend
Perniziöse Anämie (●●●)	Anämie durch Vitamin B_{12}-Mangel infolge chron. Magenschleimhautentzündung, ☞ 9.5.3
Polymyositis (●●●)	Entzündliche Systemerkrankung der quergestreiften Muskulatur, Muskelschwäche und -schmerzen bis hin zur Atrophie, ☞ 10.7.4
Rheumatoide Arthritis (RA) (●○○)	Chron. Gelenkentzündung, ☞ 10.5.1
Sklerodermie (●○○)	Verhärtung v.a. des Gefäßbindegewebes und der Haut, ☞ 10.7.2
Systemischer Lupus erythematodes (SLE) (●○○)	Generalisierte entzündliche Erkrankung mit Beteiligung u.a. der Haut, der Gelenke, der Nieren, der Blutzellen und des ZNS, ☞ 10.7.1

* (●●●) = eindeutig organspezifisch
(●●○) = deutlich organspezifisch
(●○○) = kaum organspezifisch (Befall sehr vieler Organe und Gewebe)

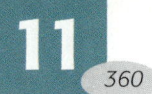
11.6 **Weitere Immundefekte**

⊡ **Immundefekt** (*Immuninsuffizienz, Immunmangelkrankheit*): Geschwächte oder fehlende Abwehr durch:
- Entwicklungsstörungen der pluripotenten Stammzellen im Knochenmark, der B-Lymphozyten und der T-Lymphozyten (angeboren, selten)
- Zerstörung der Abwehrzellen und Antikörper durch Erkrankung oder therapeutische Maßnahmen (erworben, ☞ unten).

❖ Leitsymptom: Infektanfälligkeit

Klinisch äußern sich alle Immunschwächen durch eine erhöhte, nicht selten lebensbedrohliche Infektanfälligkeit der betroffenen Patienten.

Steht eine B-Lymphozyten-Störung mit Antikörpermangel im Vordergrund, so kommt es vorwiegend zu *bakteriellen* Infektionen, z.B. zu Lungenentzündungen durch Streptokokken.

Bei Störungen der T-Lymphozyten ist im wesentlichen die Abwehr von *Viren, Pilzen* und *Protozoen* beeinträchtigt. *Opportunistische* (d.h. wenig aggressive, nur unter infektbegünstigenden Bedingungen krankheitserregende) Keime können schwere generalisierte Infektionen hervorrufen. Hierzu zählen Lungenentzündungen durch Pneumocystis carinii (☞ 11.3.4) oder ein ausgedehnter Schleimhautbefall durch Candida albicans (☞ 12.8.3). Bestimmte Tumoren wie maligne Lymphome (☞ 9.7) treten gehäuft auf.

▱ Pflege bei Immundefekten

Grundlage allen pflegerischen Handelns ist das hygienegerechte Verhalten, um die Gefahr *nosokomialer* (= im Krankenhaus erworbener) Infektionen möglichst gering zu halten (☞ 12.1).

Erworbene Immunmangelsyndrome

↺ **„Physiologische" Immunschwäche im Alter**
Normal ist ein Nachlassen aller Teilfunktionen der Immunabwehr im Rahmen des **physiologischen Alterungsprozesses**. Dies führt bei einem Teil der älteren Menschen zu erhöhter Infektanfälligkeit und wird als *eine* Ursache für die Zunahme bösartiger Tumoren im Alter angesehen.

Erworbene *(sekundäre)* **Immunmangelsyndrome** sind wesentlich häufiger als angeborene.

Die wichtigsten *exogenen* (von außen verursachten) Ursachen von Immunmangelsyndromen sind Medikamente, Infektionen und erheblicher Eiweißmangel:

⌗ **Pharma-Info 11.16 Immunsuppressiva**

⊡ **Immunsuppressiva:** Medikamente, die das Immunsystem und die von ihm ausgehenden Abwehrreaktionen unterdrücken. Indiziert bei schweren Autoimmunerkrankungen und nach Transplantationen zur Verhinderung einer Abstoßungsreaktion.

Folgende Substanzen werden häufig eingesetzt:
- **Glukokortikoide** (☞ Pharma-Info 8.21). Glukokortikoide bessern bei vielen Allergien und Autoimmunerkrankungen schnell und eindrucksvoll die entzündlichen (Begleit-)Erscheinungen. Langfristig führen sie auch zu einer deutlichen Einschmelzung lymphatischer Gewebe und damit zu einem Verlust an Abwehrkraft. Bei längerer Anwendung haben sie eine Reihe ernstzunehmender Nebenwirkungen, nicht zuletzt auch eine erhöhte Infektanfälligkeit
- **Zytostatika**, z.B. Cyclophosphamid (etwa in Endoxan®) und Azathioprin (etwa in Imurek®), schwächen *unspezifisch* das Immunsystem. Ihr Hauptnachteil besteht darin, daß sie auch alle sich häufig teilenden Zellen des Körpers schädigen, vor allem die Knochenmarkzellen (Anämie, Thrombozytopenie, Granulozytopenie, ☞ 9.4.2). Deshalb kommen sie nur bei schweren Autoimmunerkrankungen zum Einsatz
- **Ciclosporin** (etwa in Sandimmun®) unterdrückt v.a. die T-Lymphozyten-vermittelten Abwehrreaktionen. Die Blutbildung im Knochenmark wird nicht unterdrückt. Hauptnebenwirkungen des Ciclosporin sind Leber- und Nierenschädigung, Hypertonie, verstärkte Körperbehaarung und Zahnfleischwucherungen.

▱ Pflege immunsupprimierter Patienten
Patienten unter immunsuppressiver Therapie sind erhöht infektionsgefährdet (☞ 9.4.2) und bedürfen sorgfältiger Prophylaxen und Überwachung. Außerdem führen Zytostatika auch in kleinsten Mengen gehäuft zu Mißbildungen. Deshalb müssen sowohl Frauen als auch Männer, die Zytostatika oder Ciclosporin einnehmen, unbedingt eine zuverlässige Methode der Empfängnisverhütung wählen.

- **Medikamente** können das Immunsystem auf ganz unterschiedliche Weise schädigen. So lösen einige Schmerzmittel (z.B. Novalgin®) und chemisch verwandte Substanzen (sog. *Pyrazolonabkömmlinge)* in Einzelfällen eine lebensbedrohliche allergische Agranulozytose (☞ 9.6.4) aus. Dagegen hemmen Zytostatika (☞ 9.4.2) *dosisabhängig* alle Zellvermehrungsvorgänge im Körper und damit auch das schnell wachsende lymphatische System

- Manche **Infektionen** wie z.B. die „Kinderkrankheit" Masern ziehen eine vorübergehende Immunschwäche nach sich. Eine lebensbedrohliche Sonderstellung nimmt das bis heute unheilbare Immunschwächesyndrom AIDS (☞ 11.3.1) ein
- **Hungerzustände** oder **chronische Eiweißverluste,** z.B. bei Nierenerkrankungen, beeinträchtigen vor allem die Bildung der Antikörperproteine und dadurch die spezifische humorale Abwehr.

⟨○⟩ Wiederholungsfragen

1. Wie unterscheiden sich aktive und passive Immunisierung? (☞ 11.2)

2. Welche Substanzen enthält ein Lebend-, Tod- und Toxoidimpfstoff? (☞ 11.2.2)

3. Wie wird das HI-Virus übertragen? (☞ 11.3.1)

4. Welche Symptome kennzeichnen das AIDS-Vollbild? (☞ 11.3.1)

5. Welche Aspekte sollten im Umgang mit HIV-Infizierten beachtet werden? (☞ 11.3.2)

6. Welche Vorsichtsmaßnahmen sind seitens des Pflegepersonals zum Infektionsschutz bei der Pflege von HIV-Infizierten zu treffen? (☞ 11.3.3)

7. Bei welcher der folgenden Krankheiten ist die Infektionswahrscheinlichkeit nach Kontakt mit infektiösem Patientenblut am höchsten: Hepatitis A, Hepatitis B oder AIDS? (☞ 11.3.3)

8. Welche sonst relativ seltenen Infektionen treten bei AIDS-Erkrankten gehäuft auf? (☞ 11.3.4)

9. Wie äußert sich das klinische Bild eines Kaposi-Sarkoms? (☞ 11.3.5)

10. Wie heißen die vier Typen der allergischen Reaktionen? (☞ 11.4.1)

11. Welche Krankheiten gehören zu dem atopischen Formenkreis bzw. fallen unter den Sammelbegriff Atopie? (☞ 11.4.1)

12. Welche Symptome kennzeichnen die Anaphylaxie? (☞ 11.4.1)

13. Wie wirken Antihistaminika und bei welchen Erkrankungen werden sie eingesetzt? (☞ Pharma-Info 11.13)

14. Welche Notfallmedikamente müssen bei Intrakutantestungen bereitliegen? (☞ 11.4.2)

15. Welche Möglichkeiten gibt es zur Behandlung einer Allergie? (☞ 11.4.3)

16. Welche Medikamente sollte ein Patient mit lebensgefährlicher Ausprägung einer Typ I-Allergie möglichst immer bei sich tragen? (☞ 11.4.3)

17. Wie werden Autoimmunerkrankungen definiert? (☞ 11.5)

18. Nennen Sie acht Autoimmunerkrankungen.

19. Was versteht man unter Immunsuppressiva (☞ Pharma-Info 11.16)?

12

Pflege bei Infektionskrankheiten

Das medizinische Fachgebiet

:::info
⊡ **(Klinische) Infektiologie:** Lehre von der Verhütung, Erkennung und Behandlung von Infektionskrankheiten.

Infektion: Übertragung, Haftenbleiben, Eindringen *und* Vermehren von Mikroorganismen (z.B. Bakterien, ☞ Tabelle rechts) im menschlichen Körper.

Infektionskrankheit: Durch Infektion bedingte *Krankheiten.* Sind nur zum Teil *kontagiös (infektiös, ansteckend* = von Mensch zu Mensch übertragbar).
:::

Infektionskrankheiten kommen in allen medizinischen Fachgebieten vor und werden dementsprechend in allen medizinischen Abteilungen behandelt.

Lediglich die spezifische Labordiagnostik wird zentral von Ärzten der Mikrobiologie und Infektionsepidemiologie durchgeführt.

	Merkmale	Beispiele
Bakterien, ☞ 12.6	Einzeller ohne festen Zellkern (**Prokaryonten**; das Erbgut liegt lose im Zytoplasma). Dadurch schnellere Vermehrung. Keine Mitochondrien	Streptokokken, Staphylokokken, Escherichia coli, Salmonellen, Klebsiellen. *Sonderformen der Bakterien:* Rickettsien und Mykoplasmen
Viren, ☞ 12.7	Kleinste Krankheitserreger, nur aus DNA *oder* RNA bestehend, die in einer Hülle verpackt ist. Vermehrung nur in höheren Zellen	Grippe-, Hepatitis-, Herpes-, Pocken-, Masern-, Mumps-, Rötelnvirus, HIV
Pilze, ☞ 12.8	Pflanzenähnliche Mikroorganismen, jedoch ohne Fähigkeit zur *Photosynthese*	Candida albicans (medizinisch wichtigster Hefepilz), Aspergillus fumigatus (Schimmelpilz)
Protozoen, ☞ 12.9	Einzellige *tierische* Krankheitserreger *(Parasiten)*	Plasmodien (= Malariaerreger), Amöben, Trichomonaden
Würmer, Insekten, ☞ 12.10	Vielzellige *tierische* Krankheitserreger *(Parasiten)*	Taenia saginata (Rinderbandwurm), Taenia solium (Schweinebandwurm), Pediculus capitis (Kopflaus)

Tab. 12.1: Die fünf großen Gruppen der für den Menschen bedeutenden Krankheitserreger Bakterien, Viren, Pilze, Protozoen und tierische Krankheitserreger. [B 101]

12.1 Grundbegriffe der klinischen Infektionslehre

Inapparente Infektion: Klinisch stumm, d.h. ohne Symptome verlaufende Infektion.
Apparente Infektion: Beim Betroffenen zu Symptomen führende Infektion.

Lokale Infektion: Auf die Eintrittspforte des Erregers beschränkte Infektion.
Generalisierte Infektion *(systemische Infektion, Allgemeininfektion):* Infektion mit Eindringen der Erreger ins Gefäßsystem und nachfolgender Beteiligung des Gesamtorganismus.

Obligat („unvermeidlich") **pathogene Erreger:** Wirken bei (fast) jedem nicht immunem Individuum krankheitserregend.
Fakultativ („gelegentlich") **pathogene Erreger:** Führen nur bei allgemeiner oder lokaler Abwehrschwäche zu sog. **opportunistischen Infektionen.**

Nosokomialinfektion: Im Krankenhaus erworbene Infektion.
Exogene Infektion: Infektion durch von außen in den Körper eindringende Erreger.
Endogene Infektion: Infektion durch Keim innerhalb des Körpers.

Infektionsquelle: Erregerreservoir des Keimes, z.B. erkrankte Personen, inapparent Infizierte oder Dauerausscheider, aber auch Tiere.
Oft als sekundäre Infektionsquellen abgegrenzt werden Gegenstände oder Lebensmittel, die mit dem Erreger kontaminiert sind.

Übertragungswege: Beim **direkten Übertragungsweg** werden die Erreger direkt von Mensch/Tier zu Mensch übertragen, etwa durch Tröpfchen- oder Kontakt-infektion. Beim **indirekten Übertragungsweg** sind noch z.B. kontamierte Lebensmittel oder Gegenstände zwischengeschaltet.

Ablauf einer Infektionskrankheit

- **Invasionsphase** (Ansteckung) mit Eindringen des Erregers in den Körper
- **Inkubationszeit** (Zeit zwischen Ansteckung und Krankheitsausbruch) mit Vermehrung des Erregers im Körper. Dauer meist Tage bis Wochen, in Extremfällen Jahre
- **Krankheitsphase**
- **Überwindungsphase** mit Entfernung des Erregers aus dem Körper. Gelingt dies nicht, örtliche Eingrenzung des Erregers (evtl. mit Dauerausscheidung) oder Tod des Patienten
- Evtl. **Immunität** (☞ 11.2 durch Bildung spezifischer Antikörper (nach systemischen Infektionen)

12.2 Pflege von Patienten mit Infektionskrankheiten

Die Besonderheiten der Pflege von Patienten mit Infektionskrankheiten ergeben sich in erster Linie aus den **Isolierungsmaßnahmen** zum Schutz vor Weiterverbreitung der Erreger.

Verschiedene Isolationsformen

Die **Schutzisolierung** (*Umkehrisolation*, ☞ 9.4.9) dient dem Schutz des Patienten vor Keimen aus seiner Umwelt.

Die **Standardisolation** ist häufig auf chirurgischen Stationen erforderlich, z.B. bei Patienten mit infizierten Wunden. Dabei re icht meist ein Zimmer auf einer Normalstation aus. Die betroffenen Patienten werden stets *nach* den anderen Patienten versorgt. Sie dürfen ihr Zimmer nur mit ärztlicher Genehmigung verlassen und kein anderes Patientenzimmer betreten. Bei direktem Kontakt mit dem Patienten sind Schutzkittel sowie evtl. Handschuhe und Mundschutz zu tragen. Nach dem Verlassen des Zimmers ist eine Händedesinfektion notwendig.

Die **strikte Isolierung** betrifft Patienten mit übertragbaren Krankheiten (auch im Verdachtsfall), beispielsweise Gelbfieber oder offene Tbc. Dazu ist ein Zimmer auf einer **Isolierstation** erforderlich. Der Patient darf das Zimmer nicht verlassen. Alle Personen, die das Zimmer betreten, müssen Schutzkittel und in der Regel auch einen Mundschutz tragen. Nach dem Verlassen des Zimmers sind die Hände unbedingt zu desinfizieren.

> 📖 Kenntnisse über Infektionsquellen, Übertragungswege und Eintrittspforten der Erreger sind Grundlage für *hygienegerechtes Verhalten* im Krankenhaus und damit Voraussetzung für eine Unterbrechung von Infektionsketten.

12.2.1 Pflege auf Infektionsstationen

Umgang mit Patienten auf der Infektionsstation

- In den Schleusen befinden sich saubere *Schutzkittel für den Einmalgebrauch*. Sie werden beim Betreten des Patientenzimmers angelegt und beim Verlassen in den Müll geworfen
- Geeignete *Schutzmasken* sollen das Aus- bzw. Einatmen infektiöser Partikel verhindern. Sie müssen Mund und Nase bedecken, alle 2 – 3 Stunden gewechselt werden und dicht abschließen. Patienten mit ansteckenden Atemwegserkrankungen, die zu Untersuchungen transportiert werden, müssen einen Mundschutz tragen

- Bei allen Pflegetätigkeiten sind *Handschuhe* zu tragen. Nach dem Ausziehen werden die Hände desinfiziert, ebenso nach jedem Kontakt mit dem Patienten und nach jedem Betreten der Patienteneinheit
- Alle *Pflegeutensilien* werden streng patientenbezogen eingesetzt und bleiben im Patientenzimmer
- Die *Schmutzwäsche* des Patienten wird in speziell gekennzeichneten Textilsäcken infektionssicher verpackt
- Das vom Patienten benutzte *Geschirr* muß bei möglicher Tröpfchen- oder Schmierinfektion zunächst in der Patienteneinheit tauchdesinfiziert werden. Anschließend wird es zusammen mit dem anderen Geschirr gespült

> 📋 **Arbeitsabläufe gut planen**
> Auf einer Infektionsstation ist es wichtig, die Arbeitsabläufe richtig zu organisieren. Vor jedem Betreten der Patienteneinheit ist zu überlegen, was genau zu tun ist und ob nicht noch andere Aufgaben miterledigt werden können. Unnötiges Betreten der Patienteneinheit erhöht das Risiko der Keimverschleppung.

Patientenaufnahme auf der Infektionsstation

Die Patienten betreten das Zimmer z.B. über die Besucherterrasse. Danach werden dem Patienten Schutz- und Isolationsmaßnahmen erklärt:
- Der Patient darf das Zimmer nicht verlassen. Kontakte zur Außenwelt sind möglich über die Besucherterrasse, die Gegensprechanlage sowie über Telefon und Briefe
- Unter Umständen sind Besucher erlaubt. Diese müssen aber über das Infektionsrisiko und die Schutzmaßnahmen aufgeklärt werden
- Der Kranke darf persönliche Gegenstände mit in sein Zimmer nehmen; diese müssen aber beim Verlassen des Zimmers desinfiziert oder weggeworfen werden

Entlassung des Patienten aus der Infektionsstation

Unmittelbar vor der Entlassung werden alle privaten Utensilien des Patienten desinfiziert bzw. sterilisiert. Der Patient duscht und benutzt dabei frische Waschlappen und Handtücher. Danach verläßt er das Zimmer, zieht sich in der Schleuse an und geht hinaus, ohne das Zimmer noch einmal betreten zu haben.

12.2.2 Unterstützung bei den ATL

🛁 Sich waschen und kleiden

Patienten mit Infektionskrankheiten schwitzen oft. *Baumwollkleidung* ist daher günstiger als synthetische Materialien. Die Wäsche des Patienten muß für häufiges Waschen geeignet sein.

Essen und trinken

Patienten mit Infektionskrankheiten sind oft appetitlos. Dann hilft das Anbieten von Wunschkost. Bei Mundentzündungen ist das Essen zudem schmerzhaft. Die Patienten haben eine Abneigung v.a. gegenüber frischem Obst, Salaten, Obstsäften und harten Speisen und bevorzugen pürierte Kost.

Wichtig ist ausreichende Flüssigkeitszufuhr, um ein *Flüssigkeitsdefizit,* z.B. bei Durchfällen zu vermeiden. Kann der Flüssigkeitsbedarf durch Trinken nicht gedeckt werden, sind Infusionen erforderlich.

Kommunizieren

Infektionskrankheiten können eine Isolation erfordern. Aufgabe der Pflegenden ist es, dem Patienten Zeit für Gespräche einzuräumen und ihm das Gefühl des Alleinseins zu nehmen. Evtl. ist eine Beschäftigungstherapie angebracht.

Kontinuierliches Fieber:
Temp. gleichbleibend hoch, max. Schwankung 1 °C.
Vorkommen: Typhus abdominalis, Viruspneumonien, Scharlach, Erysipel

Remittierendes Fieber:
Max. Temp.-Schwankungen ≤1,5 °C. Temp. abends höher als morgens.
Vorkommen: Pyelonephritis, Tbc, akutes rheumatisches Fieber, Sepsis

Intermittierendes Fieber:
Im Tagesverlauf wechseln hohe Temp. mit fieberfreien Intervallen, Temp.-Schwankungen ≥1,5 °C . Bei schnellem Fieberanstieg evtl. Schüttelfrost.
Vorkommen: Pyelitis, Pleuritis, Sepsis

Rekurrierendes Fieber (Rückfallfieber):
Fieberschübe über mehrere Tage wechselnd mit 2- bis 15-tägigen fieberfreien Intervallen (periodisches Fieber).
Vorkommen: Malaria, Cholangitis, Cholezystitis, Borreliosen

Undulierendes Fieber:
Wellenförmiger Temp.-Verlauf mit langsamem Anstieg, hohem Fieber über einige Tage, Fieberabfall und fieberfreiem Intervall über mehrere Tage. Dann Wiederholung.
Vorkommen: Morbus Hodgkin, Tumore, Brucellosen

Biphasisches Fieber (Dromedartyp):
Temp.-Erhöhung in zwei Phasen. Zweigipflige Fieberkurve mit dem Umrißeines Dromedars.
Vorkommen: Viruserkrankungen, Meningokokkensepsis

Abb. 12.2: Typische Fieberverlaufskurven (heute durch den Einsatz von Antibiotika und fiebersenkenden Medikamenten aber nur noch selten zu beobachten). [B 169]

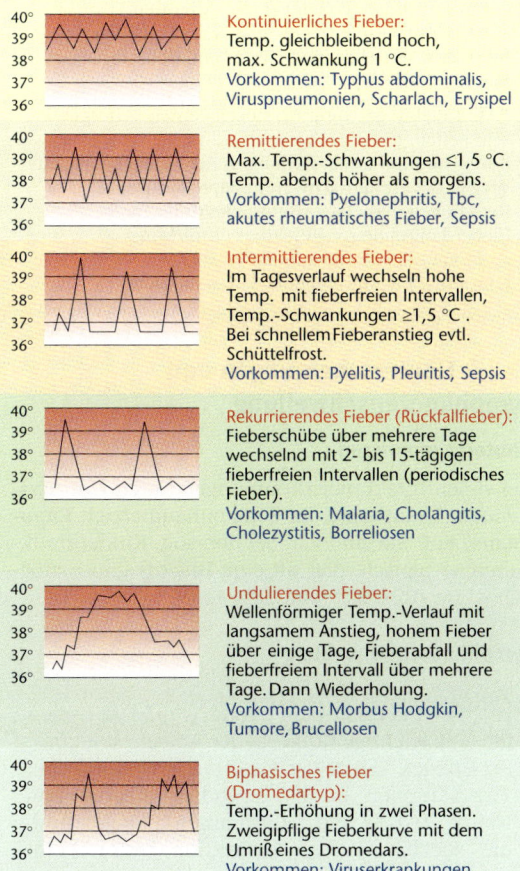

12.3. Leitsymptome und -befunde bei Infektionen

12.3.1 Fieber

Fieber: Erhöhung der *Körperkerntemperatur* (Temperatur im Körperinneren) auf über 38 °C infolge einer Sollwerterhöhung des Temperaturzentrums im Zwischenhirn.

Fieber ist meist durch die Einwirkung von **Pyrogenen** bedingt. Dies sind fiebererzeugende Stoffe von Bakterien, Viren und Pilzen, aber auch körpereigene Substanzen wie etwa die bei Entzündungen freigesetzten *Prostaglandine.* Im Rahmen von Entzündungsreaktionen ist Fieber ein sinnvoller Mechanismus, da die erhöhte Temperatur die Abwehr- und Heilungsvorgänge beschleunigt.

Fieberhöhe, ☞ *Abb. 12.3*

Fiebertypen bei Infektionen

Besonders häufige Fiebertypen bei Infektionen zeigt Abb. 12.2. Fieber tritt aber nicht nur bei Infektionen, sondern auch bei zahlreichen weiteren Erkrankungen wie etwa Tumoren, Bindegewebserkrankungen oder als Arzneimittelreaktion auf. Bei ungeklärtem Fieber über drei Wochen Dauer ist eine stationäre Abklärung erforderlich.

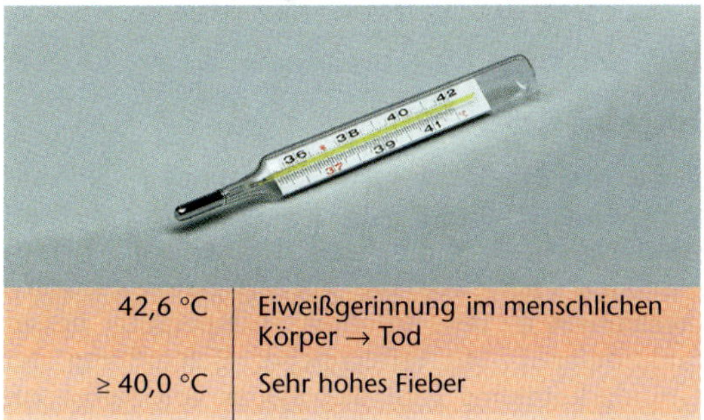

42,6 °C	Eiweißgerinnung im menschlichen Körper → Tod
≥ 40,0 °C	Sehr hohes Fieber
39,1 – 39,9 °C	Hohes Fieber
38,6 – 39,0 °C	Mäßiges Fieber
38,1 – 38,5 °C	Leichtes Fieber
37,5 – 38,0 °C	Subfebrile Temperatur
36,3 – 37,4 °C	Normaltemperatur
≤ 36,2 °C	Untertemperatur
< 29,0 °C	Kritischer Bereich
ca. 25,0 °C	Unterste Grenze → Tod

\bb. 12.3: Beurteilung der Fieberhöhe bei rektaler Temperaurmessung. [B 200 / K 183]

✐ Pharma-Info 12.4 Antipyretisch wirkende Analgetika

Fiebersenkende Medikamente heißen **Antipyretika**. Da die Präparate gleichzeitig Schmerzen lindern, werden sie auch als **antipyretisch wirkende Analge**tika (Analgetikum = Schmerzmittel) bezeichnet. Die in der Tabelle aufgeführten Substanzen gehören alle zu den *Nicht-Opioid-Analgetika* (☞ auch 9.5.6).

Häufig verwendete antipyretisch wirkende Analgetika			
Substanz (Bsp. Handelsname)	**Indikationen Dosierung bei Fieber und in der Schmerztherapie (Einzeldosis)**	**Wirkdauer**	**Wichtigste Nebenwirkungen (NW) Kontraindikationen (KI)**
Azetylsalizylsäure [ASS] (z.B. Aspirin®, ASS-ratiopharm®)	Kopf-, Zahn- und Gliederschmerzen, beginnende Tumorschmerzen, v.a. bei Knochenmetastasen, Fieber, entzündliche Erkrankungen (v.a. Rheuma), Thrombozytenaggregationshemmung 0,5–1 g oral, i.v.	4 h	**NW**: Gastrointestinale Beschwerden bis hin zur Ulkusbildung (→ nach den Mahlzeiten einnehmen, auf Oberbauchbeschwerden und Teerstuhl achten). Allergische Haut- und Blutbildveränderungen, Asthmaanfälle. **KI**: Magen- und Duodenalgeschwüre, Asthma bronchiale, Blutgerinnungsstörungen (auch Antikoagulantientherapie), Kinder vor der Pubertät, Schwangerschaft
Paracetamol (z.B. ben-u-ron®)	In der Schmerztherapie im wesentlichen wie Azetylsalizylsäure, Fieber 0,5–1 g oral, rektal	4–6 h	**NW** (insgesamt geringer als bei Azetylsalizylsäure): Gastrointestinale Beschwerden, Allergien. Bei Überdosierung Leber- und Nierenschäden. **KI**: Schwere Leber- und Nierenfunktionsstörungen, Suizidgefahr
Metamizol (z.B. Novalgin®)	Schmerzen, insbesondere mit spastischer Komponente (z.B. Nierenkoliken), sowie Fieber, wenn andere Maßnahmen nicht ansprechen 0,5–1 g oral, rektal; 0,5–2,5 g i.m., i.v.	4 h	**NW**: Leichte gastrointest. Beschwerden, Allergie; sehr selten: tödliche Agranulozytose. Strengste Indikationsstellung in der Schwangerschaft. Wegen der Gefahr schwerer anaphylaktischer Reaktionen und eines Blutdruckabfalls v.a. bei Fieber langsame i.v.-Injektion (1 ml/Min.) verdünnt oder als Kurzinfusion. (Harmlose) Rotfärbung des Urins möglich

Pflege bei Fieber

Fieber ist Symptom, nicht eigenständige Erkrankung. Eine Senkung mäßigen Fiebers ist reine „Temperaturkosmetik" und schadet dem Patienten bei Infektionen eher, weil die körpereigenen Abwehrmechanismen bei erhöhter Temperatur besser funktionieren. Mit erfolgreicher Behandlung der Grunderkrankung geht das Fieber von selbst zurück.

ᘒ Nur hohes Fieber sowie mäßiges Fieber bei Risikopatienten (z.B. bei hochgradiger Herzinsuffizienz oder bei Kleinkindern mit bekannten Fieberkrämpfen) muß gesenkt werden, um Komplikationen zu verhindern.

Oft reichen einfache physikalische Maßnahmen (z.B. Wadenwickel, kühle Abwaschungen, kühle Getränke) aus, um das Fieber ausreichend zu senken und dem Patienten Linderung zu verschaffen. Die wichtigsten Medikamente zur Fiebersenkung sind Paracetamol und Azetylsalizylsäure (☞ Pharma-Info 12.4)

12.3.2 Hauterscheinungen und Lymphknotenschwellung

Hauterscheinungen

Bei vielen Infektionserkrankungen treten *Hautausschläge* (**Exantheme,** im Schleimhautbereich **Enantheme**) auf. Sie sind v.a. bei den sog. Kinderkrankheiten so typisch, daß oft eine Blickdiagnose möglich ist (☞ Abb. 12.5 und Tab. 12.6).

Lymphknotenschwellung

☑ Die **Lymphknoten** *(Nodi lymphatici)* spielen eine wichtige Rolle bei der Abwehr infektiöser Erreger. Sie sind gewissermaßen biologische Filterstationen in der Lymphstrombahn, die Keime, Toxine und Zelltrümmer abfangen und die spezifische Abwehrreaktion (☞ 11.1) in Gang setzen. Lymphknoten sind normalerweise bis ca. 5 mm groß und daher meist nicht tastbar.

Lokalinfektionen führen meist zu einer Schwellung der regionalen Lymphknoten.

Azetylsalizylsäure

Azetylsalizylsäure *(Acetylsalicylsäure)*, kurz *ASS*, (z.B. Aspirin®, ASS-ratiopharm®) gehört zu den meistverkauften Medikamenten überhaupt. Da Azetylsalizylsäure seit über 90 Jahren industriell hergestellt wird, sind Nutzen und Gefahren gut bekannt.

Azetylsalizylsäure ist ein typischer Prostaglandinsynthesehemmer und v.a. für die Behandlung leichter bis mäßiger Schmerzen, insbesondere Kopf-, Zahn- oder Gliederschmerzen, geeignet. Ihre fiebersenkende Wirkung ist relativ gering.

Azetylsalizylsäure wirkt außerdem gerinnungshemmend, da sie die Entstehung von **Thromboxan A₂** in den Blutplättchen hemmt (Thromboxan A₂ fördert die Verklumpung der Thrombozyten und die Vasokonstriktion kleiner Blutgefäße). Therapeutisch wird dies bei der Gefahr arterieller Gefäßverschlüsse ausgenutzt (z.B. bei koronarer Herzkrankheit, ☞ 2.5.1, oder einem drohenden Schlaganfall bei Einengung der

A. carotis, ☞ 3.8). Die wichtigsten Nebenwirkungen der Azetylsalizylsäure sind gastrointestinale Beschwerden und allergische Reaktionen.

Bei Kindern kann im Anschluß an virale Infekte das zwar seltene, aber meist tödliche **Reye-Syndrom** auftreten, das durch akute Leber- und Gehirnschädigungen gekennzeichnet ist. Wahrscheinlich erhöht Azetylsalizylsäure das Risiko eines Reye-Syndroms. Deshalb sollte sie Kindern vor der Pubertät nicht zur symptomatischen Schmerz- und Fieberbekämpfung gegeben werden.

In diesen Fällen greift man besser zum ebenfalls lange bewährten Paracetamol.

Paracetamol

Paracetamol (z.B. ben-u-ron®, Doloreduct®) wirkt schmerzlindernd und fiebersenkend, aber nur gering entzündungshemmend. Bei Kindern ist es das Mittel der ersten Wahl gegen Schmerzen und Fieber. Aber auch bei Erwachsenen ist es zur Behandlung leichter und mittel-

schwerer Schmerzen gut geeignet.

Nebenwirkungen sind sehr selten. Am bedeutsamsten sind allergische Hautausschläge, Leber- und Nierenschäden. Da sich Paracetamol in hoher Dosis (ab 10 – 20 g) zum Suizid „eignet", sollte es suizidgefährdeten Patienten *nie* zur Selbstmedikation empfohlen werden.

Umstritten: Metamizol

Metamizol *(Novaminsulfon,* z.B. Novalgin®) ist ein gutes Analgetikum und Antipyretikum und wirkt außerdem *spasmolytisch* (krampflösend). Es wirkt besonders zuverlässig bei visceralen Schmerzen (Eingeweideschmerz), z.B. bei Nieren- oder Gallenkoliken.

Metamizol geriet wegen des Risikos anaphylaktischer Schocks (☞ 11.4.1) und toxischer Knochenmarkschädigungen wiederholt in die Schlagzeilen. Vermutlich ist diese schwere Nebenwirkung aber seltener, als man bisher annahm.

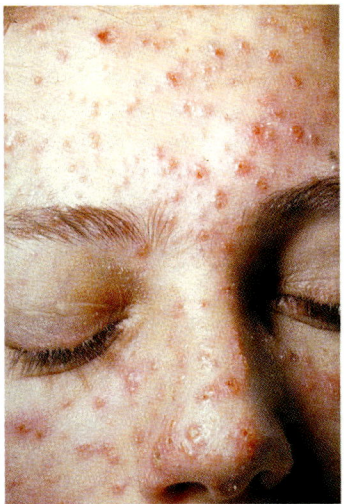

Abb. 12.5: 14jährige mit Windpockenexanthem. Typischerweise finden sich frische, aufgeplatzte, aufgekratzte (Juckreiz!) und abheilende Bläschen nebeneinander. [F 113]

Erkrankung	Kurzbeschreibung des Exanthems	Weitere Hauptsymptome
Masern	Grobfleckiges, zusammenfließendes Exanthem am ganzen Körper, stark juckend	Allgemeinzustand stark reduziert, Bronchitis, Lichtempfindlichkeit
Röteln	Mittelfleckiges Exanthem, vor allem an den Streckseiten der Extremitäten, Rücken und Gesicht	Meist nur geringe Beschwerden
Scharlach	Feinfleckiges, dichtstehendes Exanthem bevorzugt am Unterbauch. Gesicht gerötet mit blasser Mundregion	Angina
Windpocken	Stecknadelkopf- bis linsengroße Bläschen, die schubweise am ganzen Körper aufschießen (☞ Abb. 12.5)	Allgemeinzustand oft nur wenig beeinträchtigt
Dreitagefieber *(Exanthema subitum)*	Klein- und mittelfleckig, bevorzugt am Rumpf	Hohes, scheinbar grundloses Fieber, nach dessen Abklingen Exanthem

Tab. 12.6: Häufige Infektionserkrankungen, die typischerweise mit einem Exanthem einhergehen. [B 200]

Generalisierte Infektionen können ebenfalls zu charakteristischen Lymphknotenschwellungen führen.

Die entzündlichen Lymphknotenschwellungen sind weich, gut verschieblich und druckschmerzhaft (im Gegensatz zu den malignen Lymphknotenschwellungen bei Tumoren, ☞ 9.2.4).

12.4 Der Weg zur Diagnose bei Infektionskrankheiten

12.4.1 Anamnese und körperliche Untersuchung

Unverzichtbar ist eine sorgfältige Anamnese mit genauer Beschreibung der aktuellen Beschwerden (z.B. Halsschmerzen) als „Richtungsgeber" der Diagnostik. Hierbei wird auch nach Infektionen in der Umgebung des Patienten, Auslandsreisen, Tierkontakten, Bissen oder Insektenstichen sowie Wunden gefragt.

Bei der körperlichen Untersuchung achtet der Untersucher besonders auf Haut und Schleimhäute, Rachen, Nasennebenhöhlen, Lymphknoten, Dornfortsätze der Wirbelsäule und Herzgeräusche.

12.4.2 Mikroskopische Beurteilung

Die **mikroskopische Beurteilung** eines ungefärbten oder gefärbten Präparates vor oder nach Anzüchten einer Kultur ist oft diagnostisch entscheidend. Dabei dient die (licht-)mikroskopische Beurteilung, insbesondere des ungefärbten Frisch- = **Nativpräparates** *direkt* nach der Probeentnahme v.a. zur ersten Orientierung über die ursächlichen Krankheitserreger. Bakterien, Pilze, Protozoen und (kleinere) Parasiten sind im Gegensatz zu Viren sichtbar.

Sehr oft führt die Untersuchung des Nativpräparates jedoch nicht zum Erfolg, weil die Keimmenge zu gering ist. Deshalb werden Bakterien und Pilze von der mikroskopischen Untersuchung zunächst in *Kulturmedien* vermehrt.

12.4.3 Bakterien- und Blutkultur, Antibiogramm

Bakterienkultur

Um eine **Bakterienkultur** anzuzüchten, wird das Sekret des Patienten auf ein geeignetes Nährmedium aufgetragen und in einem Brutschrank bebrütet. Unter diesen optimalen Bedingungen vermehren sich die Keime rasch und bilden auf festen Nährmedien makroskopisch sichtbare **Kolonien.**

Die genaue Differenzierung der Bakterien erfolgt durch Betrachtung der Kolonien mit bloßem Auge, durch Geruchsprüfung und durch lichtmikroskopische Beurteilung (nach vorheriger Färbung). Außerdem zeigen verschiedene Bakterien nach Zusatz bestimmter Substanzen unterschiedliche Stoffwechseleigenschaften, die z.B. durch geeignete Farbindikatoren sichtbar gemacht werden können (sog. *bunte Reihe*).

Blutkultur

Bei Verdacht auf eine Sepsis oder bei ungeklärtem Fieber wird eine **Blutkultur** angelegt (☞ Abb. 12.7 – 12.9). Mit ihrer Hilfe sollen infektiöse Erreger im Blut des Patienten nachgewiesen werden.

Materialien

• Alles zur venösen Blutentnahme
• Zwei Blutkulturröhrchen mit Nährlösung (aerob/anaerob, d.h. Bebrütung des Blutes mit bzw. ohne Anwesenheit von Sauerstoff), die zur direkten Blutabnahme geeignet sind. Al-

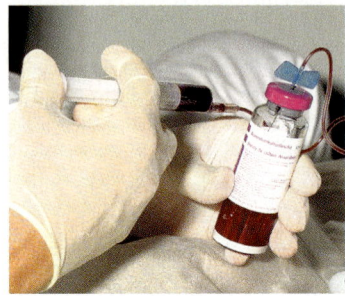

Abnahme und Anlage einer Blutkultur [D 200]

Abb. 12.7: Vene punktieren und Blut entnehmen. Mit neuer Punktionskanüle in den desinfizierten Stopfen der vorgewärmten anaeroben Flasche stechen und Blut ohne Luftbläschen bis zur Markierung einfüllen.

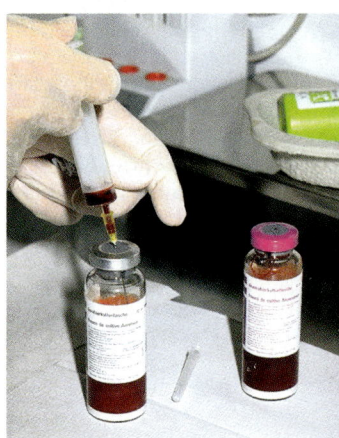

Abb. 12.8: Aerobe Flasche punktieren und Blut einfüllen.

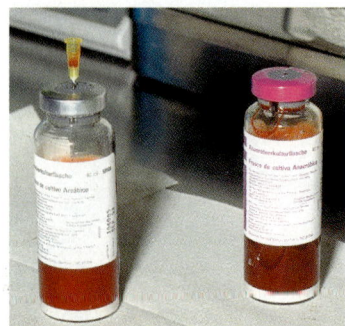

Abb. 12.9: Durch das Vakuum holt sich die aerobe Flasche „selber" Luft durch die Punktionskanüle. Kanüle entfernen, Flaschen beschriften und mit Begleitschein sofort ins Labor bringen.

ternativ zwei Blutkulturflaschen und ein steriles Überleitungssystem mit Anschluß für den Venenzugang und Einstichdorn für die Blutkulturflaschen

• *Sterile* Handschuhe, evtl. Mundschutz, Desinfektionslösung und Tupfer für die Gummipfropfen der Flaschen.

Die Blutkulturflaschen werden rechtzeitig vor der Blutabnahme im Brutschrank oder Wasserbad auf 37 °C erwärmt.

Nach der Blutabnahme werden die Flaschen mit Patientendaten beschriftet und mit Begleitschein sofort ins Labor transportiert. Ist dies nicht möglich, müssen die Flaschen bis zum Transport im Brutschrank warmgehalten werden.

Häufigkeit und Zeitpunkte der Blutabnahmen

Die Wahrscheinlichkeit, einen vorhandenen Erreger zu identifizieren, steigt mit der Anzahl der abgenommenen Blutkulturen. Daher werden immer mehrere Blutkulturen abgenommen, nach Möglichkeit mindestens *drei* vor Beginn der Therapie.

> ☞ Das Untersuchungsmaterial muß immer *vor* Therapiebeginn abgenommen werden. Eine einzige Dosis eines Antibiotikums kann ausreichen, um den Keim so zu schädigen, daß er in der Kultur nicht mehr wächst und somit nicht mehr identifizierbar ist. Er kann aber trotzdem schwere Krankheitserscheinungen hervorrufen.

Antibiogramm

Wachsen in einer Bakterien- oder Blutkultur Keime, so schließt sich eine **Resistenzbestimmung** *(Sensibilitätsprüfung)* an, die testet, wie stark der Zusatz bestimmter Antibiotika das Wachstum hemmt. Ergebnis ist das **Antibiogramm** (☞ Abb. 12.10), mit dessen Hilfe eine gezielte Behandlung von Infektionen möglich ist.

Eine Bakterienkultur mit anschließendem Antibiogramm erfordert mindestens zwei Tage.

Zunehmende praktische Bedeutung gewinnt der Antigennachweis ohne vorherige Erregeranzüchtung.

> ☞ Unerläßlich ist die *kritische* Beurteilung des Kulturergebnisses. Wachsen z.B. mehrere Keime in jeweils geringer Anzahl, so besteht der Verdacht auf eine Verunreinigung. Keimwachstum in der Kultur ist also nicht Beweis, daß dieser Keim auch der Krankheitserreger ist. Kulturergebnis und klinisches Bild müssen „zusammenpassen". Die gleiche Skepsis ist auch bei der Beurteilung von Antibiogrammen angezeigt.

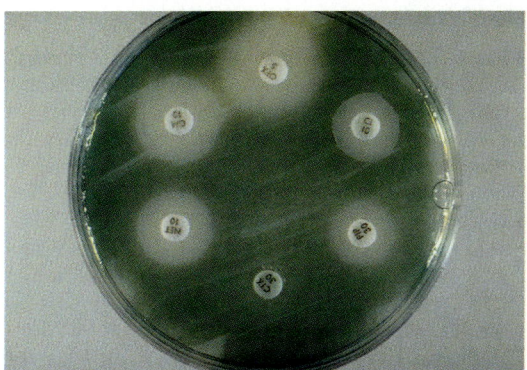

Abb. 12.10: Antibiogramm. Auf den Agar, der mit einem Bakterienstamm beimpft ist, werden mit verschiedenen Antibiotika getränkte Blättchen gelegt. Die Bakterien wachsen nun auf dem Agar (dunkelgrüne Färbung). Im Bereich der Antibiotikablättchen wird ihr Wachstum unterschiedlich stark gehemmt (weiße Ringe). Das Testblättchen mit dem größten *Hemmhof* verspricht, als Medikament dem Patienten verabreicht, *in vivo* die Bakterien bekämpfen zu können. [B 109]

12.4.4 Pilz- und Virusnachweis

Auch zum Nachweis von *Pilzen* ist die Anzüchtung in einer Kultur Mittel der Wahl zur Diagnosesicherung. Allerdings sind die Bebrütungszeiten mit 1 – 4 Wochen sehr lang.

Zur Anzüchtung von *Viren* sind aufwendige Gewebekulturen oder Hühnerembryonen nötig. Aus diesem Grunde werden Viren nur selten direkt durch Anzüchten nachgewiesen. Vielmehr spielt der *indirekte Erregernachweis* durch serologische Methoden die entscheidende Rolle (☞ 12.4.5).

Zunehmende Bedeutung in der Virusdiagnostik erlangt der Antigennachweis durch das gentechnische Verfahren *Polymerase-Kettenreaktion* **(PCR).** Dabei werden durch enzymatische Kettenreaktionen die nachzuweisenden charakteristischen Abschnitte der Virussubstanz (= Virusantigen) stark vermehrt und dann in einer serologischen Antigen-Antikörper-Reaktion (☞ 12.5.5) nachgewiesen.

12.4.5 Blutuntersuchungen bei Infektionen

Blutkultur, ☞ *12.4.3*

Im Krankenhaus wird bei nahezu jedem Patienten mit einer Infektion im Laufe der Erkrankung eine Blutuntersuchung angeordnet.

Besonders wichtig sind:
• Bestimmung der BSG und des CRP (☞ 13.14 und 13.17)
• Anfertigung eines Differentialblutbildes (☞ auch 13.18)
• Serologische Blutuntersuchungen.

Blutbildveränderungen bei Infektionen

- Bei *bakteriellen Infektionen* steigt die Leukozytenzahl in der Regel auf 15 000 – 25 000 Leukozyten/µl Blut an **(Leukozytose).** Dabei ist insbesondere die Zahl der Granulozyten vermehrt **(Granulozytose).** Vielfach ist auch eine **Linksverschiebung**, d.h. ein gehäuftes Auftreten „jüngerer" Granulozyten, zu beobachten
- *Virale Infektionen* (z.B. Masern, Röteln, Virusgrippe) und einige wenige bakterielle Infektionen (z.B. Typhus) führen kaum zu einem Leukozytenanstieg. Viele Viruserkrankungen zeigen im Akutstadium sogar ein Absinken der weißen Blutkörperchen **(Leukopenie)**
- Ein Anstieg der eosinophilen Granulozyten **(Eosinophilie)** kommt oft bei parasitären Erkrankungen vor.

Serologische Blutuntersuchungen

Die Auseinandersetzung des Organismus mit den infektiösen Erregern führt zur Bildung spezifischer Antikörper (Abb. 12.11). Diese spezifischen Antikörper lassen sich labordiagnostisch mit Hilfe von Fällungs-, Flockungs- oder Farbmarkierungsreaktionen nachweisen, und zwar sowohl qualitativ (Frage: Infektion ja/nein) als auch quantitativ (Frage: Wie hoch ist der Antikörpertiter = Antikörperkonzentration?).

Das Vorhandensein von Antikörpern beweist aber nur, daß *irgendwann* eine Infektion mit dem Erreger stattgefunden hat. Für den Nachweis einer *akuten* Infektion ist in der Regel der Nachweis spezifischer IgM, die **Serokonversion** (erstmaliges Auftreten von Antikörpern bei vorheriger *Seronegativität*) oder ein Anstieg des Antikörpertiters beweisend.

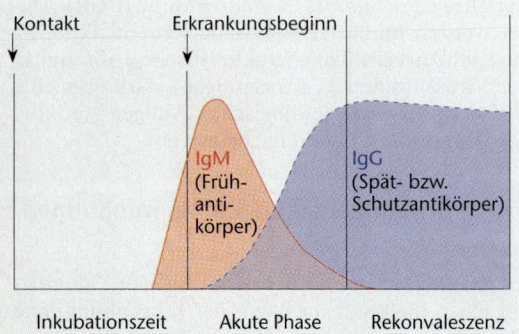

Abb. 12.11: Bei einer Infektion werden als erstes *IgM-Antikörper* und erst später *IgG-Antikörper* gebildet. Während die IgM-Konzentration im Blut nach der Akutphase der Erkrankung schnell wieder absinkt, sind IgG-Antikörper oft noch sehr lange (manchmal lebenslang) nachweisbar. [B 200]

12.5 **Sepsis**

> ⊡ **Sepsis** *(Septikämie, Blutvergiftung):* Lebensbedrohliche Allgemeininfektion, bei der von einem Herd aus (z.B. Wunde, infizierter Katheter) kontinuierlich oder periodisch Erreger in die Blutbahn gestreut werden. Trotz optimaler Behandlung und Pflege hohe Sterblichkeit.

⇨ Krankheitsentstehung

Im Körper des Patienten schwelt eine Entzündung, von der aus immer wieder Bakterien ins Blut gelangen. Mit dem Blutstrom werden sie in alle Organe des Körpers transportiert, wo sie infektiöse Absiedelungen *(septische Metastasen)* setzen.

Insgesamt überwiegen unter den Sepsiserregern *gramnegative* Keime. Bei ungefähr der Hälfte der Patienten geht die Sepsis vom Urogenitaltrakt aus. Eine Sepsis wird durch allgemeine Abwehrschwäche des Patienten begünstigt.

🔬 Symptome und Untersuchungsbefund

- Leitsymptom der Sepsis ist hohes, *intermittierendes* Fieber mit *Fieberzacken* (☞ Abb. 12.2): Das Fieber steigt schnell an, fällt innerhalb von 24 Stunden auf normale Werte ab und steigt erneut an. Bei Erwachsenen geht der rasche Fieberanstieg mit Schüttelfrost, bei Kleinkindern oft mit *Fieberkrämpfen* (zerebrale Krampfanfälle nur bei Fieber) einher
- Der Patient ist schwerkrank. Seine Haut ist graublaß und marmoriert, als Folge von Bakterienembolien oft mit Exanthemen oder kleinen, punktförmigen Hautblutungen (Petechien)
- Der Puls ist schnell, der Blutdruck niedrig, die Atmung oft zu schnell und zu tief *(Hyperventilation)*
- Der Kranke mag nicht essen und verfällt zusehends. Häufig trübt auch sein Bewußtsein ein
- Zusätzlich bestehen oft Krankheitszeichen, die auf den Sepsisherd hinweisen
- Bei der körperlichen Untersuchung zeigt sich eine Leber- und Milzvergrößerung.

Eine *Pilzsepsis* beginnt meist schleichend. Die Körpertemperatur des Patienten ist nur leicht erhöht. Der Patient fühlt sich ohne erkennbare Ursache einfach schlecht. Manchmal ist ein neu aufgetretenes Herzgeräusch infolge eines Pilzbefalls der Herzklappen erster Hinweis auf eine Sepsis.

> ✋ **Nicht jede Sepsis macht Fieber!**
> Fieber ist zwar Leitsymptom der Sepsis, doch schließen (fast) normale Körpertemperaturen eine Sepsis nicht aus. Bei Säuglingen, alten oder abwehrgeschwächten Patienten fehlt Fieber oft!

⑤ Komplikationen einer Sepsis

Hauptkomplikationen einer Sepsis sind:
- Gerinnungsstörungen, vor allem eine Verbrauchs-koagulopathie (DIC, ☞ 9.8.3)
- *Multiorganversagen*, insbesondere ein akutes Nierenversagen (☞ 7.12) und eine Ateminsuffizienz (ARDS, ☞ 4.12)
- Septische Absiedelungen im Gehirn mit vielen kleinen Bakterien- und Eiterherden (**embolische Herdenzephalitis**)
- Ein durch Bakterientoxine bedingter **septischer Schock** (auch *septisch-toxischer* oder *infektiös-toxischer* Schock genannt, ☞ 3.6.1).

🔎 Diagnostik

> 🕮 Die Verdachtsdiagnose einer Sepsis wird klinisch gestellt. Die endgültige Diagnosesicherung erfordert den Erregernachweis in der Blutkultur!

- Abnahme mehrerer Blutkulturen zum Erregernachweis (☞ 12.4.3)
- Blutabnahme: BB mit Differentialblutbild, BSG, CRP, Blutzucker, Kreatinin, Elektrolyte, Leberwerte, Laktat, Gerinnungsparameter, BGA
- Urinstatus und Urinkultur
- Ultraschall zur Ursachensuche
- Röntgenaufnahme des Thorax
- Evtl. Liquorpunktion und Anlegen von Stuhlkulturen.

📋 Behandlungsstrategie

Die Schwere des Krankheitsbildes erfordert einen sofortigen Behandlungsbeginn:
- Alle intravenösen Zugänge sowie ein Blasendauerkatheter müssen gezogen und ggf. neu gelegt werden, da sie erfahrungsgemäß häufige Sepisherde sind. Die Katheterspitzen werden zur mikrobiologischen Untersuchung eingeschickt
- Offensichtlich unwirksame Medikamente werden vom Arzt abgesetzt (z.B. Antibiotika). Transfusionen werden, wenn möglich, sofort gestoppt
- Eine Heparinisierung ist zur Prophylaxe einer Verbrauchskoagulopathie (☞ 9.8.3) erforderlich
- Die Antibiotikatherapie wird *nach* Abnahme der Blutkulturen (☞ 12.4.3), aber *vor* Vorliegen der Befunde begonnen. In der Regel wird eine Kombination mehrerer Antibiotika intravenös gegeben, die die im Einzelfall wahrscheinlichsten Erreger erfaßt *(kalkulierte Antibiotikatherapie)*
- Unter Umständen muß der Sepsisherd operativ saniert werden
- Die Allgemeinbehandlung umfaßt u.a. die Infusionstherapie und eine Schockbehandlung (☞ 3.6.3).

🛏 Pflege bei Sepsis

Die Aufgaben des Pflegepersonals umfassen:
- Patienten strenge Bettruhe einhalten lassen
- Herz-Kreislaufsituation und Temperatur kontrollieren
- Bei Temperaturanstieg Arzt benachrichtigen
- Urinstix zur Erstorientierung durchführen und Urinkultur anlegen
- Blutkultur vorbereiten (☞ 12.4.3).

Patienten mit einer Sepsis bedürfen meist intensivmedizinischer Betreuung:
- Die bettlägerigen Patienten sind bei nahezu allen Verrichtungen auf Hilfe angewiesen. Die Körperpflege wird meist völlig von den Pflegenden übernommen
- Alle notwendigen Prophylaxen werden gewissenhaft durchgeführt. Zusätzlich ist eine Blutungsprophylaxe erforderlich, z.B. das Vermeiden von Verletzungen
- Bei Ödemen der Arme und Beine Hochlagerung der betroffenen Extremität
- Infusions- und Medikamentenpläne werden exakt eingehalten. Besonders wichtig ist der Zeitabstand bei Antibiotikainfusionen (z.B. genau alle 8 Stunden), damit immer ein ausreichender Spiegel im Blut gewährleistet ist
- Die Kostform richtet sich danach, ob der Patient essen kann (und möchte) oder ob er parenteral ernährt werden muß (☞ 5.1.3).

◎ Krankenbeobachtung

> - Vitalzeichen, Körpertemperatur und Bewußtsein engmaschig kontrollieren und dokumentieren. Flüssigkeitsbilanz erstellen.
> - Katheter, Drainagen und venöse Zugänge regelmäßig auf ihre Funktion überprüfen und Haut um die Punktionsstellen auf Infektionszeichen beobachten.

🔖 Prognose und ⊠ Prophylaxe

Die Sterblichkeit bei einer Sepsis beträgt auch heute noch ca. 50%. Besonders hoch ist die Letalität bei der **Nosokomialsepsis,** d.h. der im Krankenhaus erworbenen Sepsis geschwächter Patienten. Meist handelt es sich um fakultativ pathogene Keime (auch Pilze), die oft nur schlecht auf die Medikamente ansprechen.

> 🕮 Entscheidend für die Sepsisprophylaxe ist das hygienegerechte, **aseptische Vorgehen** bei allen Pflegemaßnahmen, z.B. beim Umgang mit Blasenkathetern (☞ 7.2.2), beim Verabreichen von Infusionen und beim Verbandswechsel.

12.6 Bakterielle Infektionen

12.6.1 Übersicht

Bakterien sind einzellige Lebewesen mit einer Größe von 0,2 – 5 μm. Bakterien gehören zu den **Prokaryonten,** da sie keinen Zellkern besitzen. Sie vermehren sich ungeschlechtlich durch Querteilung und lassen sich in der Regel auf *unbelebten* Nährböden anzüchten.

Es werden im wesentlichen drei Formen unterschieden:
- **Kokken** *(Kugelbakterien)*
- **Stäbchen**
- Bei den **gekrümmten Stäbchen** werden die **Vibrionen** (gebogene, einfach gekrümmte Stäbchen) von den **Spirochäten** (*Schraubenbakterien,* schraubenförmig gekrümmte Stäbchen) differenziert.

Zusätzlich werden die sog. **Sporenbildner** unterschieden, also Bakterien, die regelmäßig hitze- und trockenresistente *Dauerformen* (**= Sporen**) bilden.

Oft verursachen nicht die Bakterien selbst die Krankheitserscheinungen, sondern die von ihnen gebildeten *Toxine* (Gifte). Werden die Toxine von lebenden Bakterien abgegeben, spricht man von **Exotoxinen.** Werden die Giftstoffe erst nach Auflösung der Bakterien frei, handelt es sich um **Endotoxine**.

12.6.2 Behandlung bakterieller Infektionen

Kausal – also den Mikroorganismus abtötend – werden bakterielle Infektionen durch **Antibiotika** behandelt (☞ Tab. 12.13 und Pharma-Info 12.12). Bei Infektionen mit toxinproduzierenden Bakterien kann die frühzeitige Gabe eines **Antitoxins** *(Gegengifts)* entscheidend helfen, so etwa bei der Diphtherie (☞ 12.6.13). Hinzu treten *symptomatische Maßnahmen* je nach Art und Schwere der Erkrankung.

> 🖉 **Die verschiedenen Antibiotikagruppen**
> Die Einteilung der Antibiotika ist nicht einheitlich, die Vielzahl der Präparate mittlerweile fast unüberschaubar (☞ Tab. 12.13).

12.6.3 Erkrankungen durch Staphylokokken

Staphylokokken sind traubenförmig angeordnete, grampositive Kugelbakterien. Staphylokokkeninfektionen führen sehr häufig zur Eiterbildung.

> ⊡ **Eiter:** Bei bakteriellen Entzündungen abgesonderte Flüssigkeit, die eingeschmolzenes Gewebe und neutrophile Granulozyten enthält.

Staphylokokken können nahezu jedes Organ befallen. Sie gehören wegen ihrer ausgeprägten Fähigkeit zur Resistenzentwicklung gegen Antibiotika und ihrer Widerstandsfähigkeit in der Umwelt zu den *Problemkeimen* im Krankenhaus.

Während der fakultativ pathogene *Staphylococcus epidermidis* zur physiologischen Bakterienbesiedelung des Menschen gehört, ist der pathogene S*taphylococcus aureus* nur bei einer Minderheit der Bevölkerung auf der Hautoberfläche zu finden.

> ᓚᕬ Nosokomiale Staphylococcus aureus-Infektionen sind praktisch immer auf menschliche Träger (Patienten, Personal) zurückzuführen. Auch Katheter sind häufig Leitschienen für Infektionen.

Krankheitsbilder durch Staphylococcus aureus

Staphylococcus aureus kann sowohl lokale als auch (sekundär) generalisierte Infektionen hervorrufen. Außerdem bilden einige Stämme für den Menschen gefährliche Toxine:

- *Lokalinfektionen* durch Staphylokokken sind neben Wundinfektionen **Furunkel** und **Karbunkel** (abszedierende Haarbalgentzündungen) sowie **Impetigo contagiosa** (eitrige Hautentzündung bei Kindern). Sie neigen zur eitrigen Einschmelzung mit Abszeßbildung. Sind die Schleimhäute befallen, entstehen z.B. die eitrige Bindehautentzündung oder der eitrige Schnupfen
- Beispiele für *systemische Erkrankungen* durch Staphylokokken sind die Brustdrüsenentzündung der stillenden Mutter (**Mastitis puerperalis**) und die auf dem Blutweg entstandene Knochenmarkentzündung (**Osteomyelitis).**

Alle genannten Krankheitsbilder können zur Einschwemmung von Staphylokokken in die Blutbahn und damit zu einer Sepsis (☞ 12.5) oder Endokarditis mit oft rascher Herzklappenzerstörung (☞ 2.8.1) führen.

Staphylokokkentoxin-vermittelte Krankheitsbilder

Von Staphylokokken gebildete Exotoxine sind vor allem für die **Staphylokokken-Lebensmittelvergiftung** (☞ 12.6.6) verantwortlich.

📊 Behandlungsstrategie

Zur Behandlung von Staphylokokkeninfektionen eignen sich spezielle **Staphylokokkenpenicilline** (z.B. Stapenor®, Staphylex®) sowie staphylokokkengeeignete Cephalosporine. Unter ungünstigen Bedingungen können sich **m**ulti**r**esistente **S**taphylococcus **a**ureus-Stämme (**MRSA**) entwickeln, die allen genannten Antibiotika widerstehen. Ersatzpräparat ist dann Vancomycin (z.B. Vancomycin Lilly®). Aufgrund der Neigung zur Abkapselung müssen Lokalinfektionen durch Staphylokokken chirurgisch drainiert werden, wenn sie sich nicht von selbst entleeren.

Pharma-Info 12.12 Antibiotika

Antibiotika: Gegen Bakterien wirksame *Antiinfektiva* (Antiinfektiva = Arzneimittel gegen die Erreger von Infektionskrankheiten), welche das Wachstum von Bakterien hemmen *(Bakteriostase)* oder diese abtöten *(Bakterizidie)*.

Früher bezeichneten *Antibiotika* nur Naturstoffe oder halbsynthetische Arzneimittel, *Chemotherapeutika* dagegen die vollsynthetischen antibakteriellen Arzneimittel. Diese Unterscheidung erscheint überholt, zumal unter *Chemotherapeutika* in der Klinik meist Zytostatika (gegen Tumoren gerichtete Substanzen, ☞ 9.4.2) verstanden werden.

Sonderfall der Antibiotika sind die *Tuberkulostatika*, gegen Tuberkelbakterien gerichtete Antibiotika.

Wirkmechanismen
Antibiotika nutzen die Unterschiede im Stoffwechsel zwischen der menschlichen Zelle und der Bakterienzelle aus. So hemmt z.B. das Penicillin den Zellwandaufbau wachsender Bakterien, also einer Struktur, die in der menschlichen Zelle nicht vorhanden ist. Daher ist das Verhältnis zwischen therapeutischem Nutzen und Nebenwirkungen – verglichen etwa mit den Zytostatika in der Tumorbehandlung – häufig gut. Nebenwirkungen ergeben sich aber oft durch die Schädigung der *physiologischen Bakterienflora* in Darm, Haut, Schleimhaut und (weiblichem) Genitale. Dennoch existieren einige Substanzen, bei denen Wirksamkeit und Toxizität sehr eng beieinander liegen (z.B. Gentamicin) oder seltene, aber schwere Nebenwirkungen drohen (z.B. Knochenmarkzerstörung bei Chloramphenicol).

Problem: Resistenzen gegen Antibiotika
Kann ein Antibiotikum einen bestimmten Erreger nicht schädigen, spricht man von **Resistenz** des Erregers gegenüber der Substanz. Die Resistenz kann eine *natürliche*, von Anfang an vorhandene Eigenschaft, oder z.B. infolge von Mutationen im Bakterium *erworben* sein.

Grundsätze der Antibiotikatherapie
- Im Idealfall wird das Präparat nach Erregeridentifizierung im *Antibiogramm* ausgewählt
- In schweren Fällen kann jedoch mit der Behandlung nicht so lange gewartet werden. Dann wird die Therapie *kalkuliert*, d.h. nach dem *vermuteten* Erreger, begonnen und nach Vorliegen des Antibiogramms evtl. umgestellt.
- Eine einmal begonnene Antibiotikatherapie wird in vorgeschriebener Dosierung und ausreichend lange durchgeführt. „Halbe Sachen" führen eher zur Ausbreitung von Resistenzen und einem Wiederaufflackern *(Rezidiv)* der Infektion.

Pflege bei Antibiotikatherapie
- Wie bei allen hochwirksamen Medikamenten ist das genaue Einhalten der Dosierung und Dosierungsintervalle wichtig. „Dreimal täglich" z.B. bedeutet nicht „morgens, mittags, abends", sondern eine gleichmäßige Verteilung über den Tag, also einen 8 Stunden-Rhythmus (z.B. 6 Uhr, 14 Uhr, 22 Uhr)
- Bei schweren Infektionen wird die Behandlung meist i.v., bevorzugt als Kurzinfusion mit Butterfly-Kanüle, eingeleitet. In vielen Krankenhäusern ist es üblich, zumindest die erste Infusion vom Arzt anhängen zu lassen (Allergiegefahr). Der Venenzugang wird mehrmals täglich auf Entzündungszeichen beobachtet, da Antibiotika die Gefäßwände stark reizen
- Häufigste Nebenwirkungen sind Magen-Darm-Beschwerden (Übelkeit, Erbrechen, Durchfall), Allergien und Pilzinfektion der Haut oder – bei der Frau – des Genitales durch die zwangsläufige Beeinflussung der physiologischen Bakterienflora. Daher müssen die Ausscheidungen und die Haut des Patienten beobachtet und Frauen nach Juckreiz oder Ausfluß im Genitalbereich gefragt werden. Bei oraler Behandlung können die gastrointestinalen Nebenwirkungen die Resorption des Präparates vermindern und zu einem „Versagen" der Behandlung führen
- Die Zubereitungsvorschriften müssen beim Richten einer Infusion genau beachtet werden, da viele Antibiotika sich beispielsweise nur mit bestimmten Lösungsmitteln mischen lassen. Bei der oralen Gabe sind Wechselwirkungen mit Nahrungsmitteln zu beachten.

Einnahmevorschriften häufig verordneter Antibiotika
Auf leeren Magen (1 h vor oder 3 h nach dem Essen)
• Ampicillin • Dicloxacillin, Flucloxacillin • Erythromycin (je nach pharmakol. Zubereitung) • Penicillin V • Tetracycline (Ausnahme: Doxy- und Minocyclin)
Nicht mit Milch und Antacida
• Tetracycline
Nicht mit Fruchtsäften
• Ampicillin • Erythromycin (je nach pharmakol. Zubereitung) • Penicillin V
Zum Essen oder mit Milch
• Metronidazol • Nitrofurantoin • Tuberkulostatika (☞ Tab. 4.23) • Erythromycin (je nach pharmakol. Zubereitung)

	Handelsname	Indikation (Bsp.)	Wichtige Nebenwirkungen*	Pflegehinweise
Penicilline: Gruppe der Benzyl- und Oralpenicilline				
Penicillin G	Penicillin G Hoechst®	Meningokokken-Meningitis	Relativ hohe Anaphylaxie-gefahr, Exanthem, Arzneimittelfieber	Patienten nach Penicillinallergie fragen
Penicillin V	Isocillin®	Streptokokken-Angina		
Penicilline: Gruppe der Aminobenzylpenicilline				
Ampicillin	Amblosin® Binotal®	Harn- oder Gallenwegsinf., Salmonelleninf., (chronische) Bronchitis	Exanthem, Arzneimittelfieber, Geschmacksveränderungen, Mundtrockenheit, Pilzinf.	
Amoxicillin	Amoxypen®			
Penicilline: Gruppe der Staphylokokkenpenicilline				
Oxacillin	Stapenor®	Inf. mit penicillinaseproduzierenden Staphylokokken (*Penicillinase* = Bakterienenzym, das ältere Penicilline zerstört)	Venenreizung, Exanthem, Arzneimittelfieber, Geschmacksveränderung, Mundtrockenheit, Larynxödem, Blutbildveränderungen	
Dicloxacillin	Dichlor-Stapenor®			
Flucloxacillin	Staphylex®			
Penicilline: Gruppe der Acylamino- und Acylureidopenicilline				
Mezlocillin	Baypen®	Schwere Allgemeininf., Harn- und Gallenwegsinf., Pseudomonas-Inf.	Allergie, Transaminasenanstieg, Venenreizung, Geschmacks-, Gerinnungsstör.	
Piperacillin	Pipril®			
Cephalosporine: Gruppe der Oral-Cephalosporine				
Cefaclor	Panoral®	Vor allem Inf. der Harn- oder Atemwege	Allergie, Blutbildveränderungen	
Cefixim	Cephoral®			
Cephalosporine: Gruppe der parenteralen Cephalosporine				
Cefuroxim	Zinacef®	Wie Oralcephalosporine, zusätzlich Gallenwegsinf. und schwere Allgemeininf.	Wie Oral-Cephalosporine, zusätzlich Venenreizung, evtl. Blutgerinnungsstörungen	Auf erhöhte Blutungsneigung achten
Cefotaxim	Claforan®			
Tetrazykline				
Doxycyclin	Supracyclin® Vibramycin®	Vor allem bei Atemwegsinf. (chron. Bronchitis, atypische Pneumonie, Nasennebenhöhlenentzündung)	Allergie, Photosensibilisierung, Leber- und Nierenschädigung, Schwindel, reversible Hirndruckerhöhung, Venenreizung	Einnahme nüchtern und im Sitzen verbessert die Resorption; keine Sonnenbäder
Aminoglykoside				
Gentamicin	Refobacin®	Schwere Inf., vor allem auch bei Abwehrschwäche (in Kombination)	Geringe therapeutische Breite! Allergie, Nephro- und Ototoxizität (oft drug monitoring)	Patienten auf Schwindel beobachten (Sturzgefahr)
Tobramycin	Gernebcin®			
Gyrasehemmer				
Ciprofloxacin	Ciprobay®	(komplizierte) Harnwegsinf., Reserveantibiotikum	Schwindel, Kopfschmerzen, Unruhe, Allergie, Blutbildveränderungen	Auf psychische Auffälligkeiten beobachten (auch nachts)
Ofloxacin	Tarivid®			
Andere Antibiotika und antimikrobiell wirksame Chemotherapeutika (Tuberkulostatika, ☞ 4.5.4)				
Chloramphenicol	Paraxin®	Reserveantibiotikum	Fieber, Exanthem, irreversible aplastische Anämie	
Clindamycin	Sobelin®	Anaerobier-Inf., z.B. Peritonitis, Abszesse	Allergie, Exanthem, bei i.v.-Gabe Venenreizung	
Cotrimoxazol	Eusaprim®	Atemwegsinf., Harnwegsinf. durch Darmbakterien	Allergie, selten Blutbildveränderungen	Auf ausreichende Trinkmenge achten
Erythromycin	Erythrocin®	Legionellen-Pneumonie und andere Atemwegsinf.	Venenreizung, Erbrechen, Kreislaufstör. bei i.v.-Gabe	Kreislauf kontrollieren
Metronidazol	Clont®	Anaerobier-Inf., Amöben und Trichomonaden	ZNS-Störungen, Venenreizung, mögliche Kanzerogenität	Pat. muß auf Alkohol verzichten

Tab. 12.13 Übersicht über häufig verordnete Antibiotika und antimikrobiell wirksame Chemotherapeutika. [B 200]
* Alle: gastrointestinale Beschwerden (Übelkeit, Erbrechen), selten: pseudomembranöse Colitis (☞ 5.2.6 und Tab. 12.20).

✂ Prophylaxe: Staphylokokken-Träger erkennen!

Um nosokomiale Staphylokokken-Infektionen zu verhüten, sollten Neugeborenenstationen, Intensivabteilungen und Operationsräume von Personen mit aktiven Staphylokokkeninfektionen nicht betreten werden.

Ein größeres Problem aber stellen *symptomlose* Staphylokokken-Träger innerhalb des Besucherkollektivs und vor allem des Personals dar, deren Haut von Staphylokokken besiedelt ist und die sie ahnungslos weiterverbreiten. Bei entsprechendem Nachweis hilft meist eine ein- bis zweiwöchige Kur mit desinfizierenden Flüssigseifen und Shampoos.

12.6.4 Erkrankungen durch Streptokokken

Streptokokken sind grampositive Kugelbakterien, die sich oftmals kettenförmig aneinanderreihen („Kettenkokken").

Sie sind häufige Erreger eitriger Infektionen beim Menschen. Allerdings neigen sie im Vergleich zu Staphylokokken weniger zur Abkapselung oder Abszeßbildung, sondern breiten sich oft *flächenhaft* aus.

Die Streptokokken können eingeteilt werden:

- Nach ihrer Fähigkeit, den roten Blutfarbstoff aufzulösen (nicht, teilweise und vollständig *hämolysierende Streptokokken*, auch *γ-*, *α-* und *β-hämolysierende* Streptokokken genannt)
- Nach ihren antigenen Eigenschaften in die Gruppen A – Q.

📋 Behandlungsstrategie

Streptokokkeninfektionen sind in der Regel mit Penicillin (z.B. Isocillin®) sehr gut behandelbar. Wegen der Gefahr von Streptokokken-Zweiterkrankungen ist es wichtig, daß der Patient die Antibiotika auch wirklich über den gesamten vom Arzt verordneten Zeitraum einnimmt und nicht nach Beschwerdebesserung eigenmächtig absetzt.

Erysipel

> 📋 **Erysipel** *(Wundrose):*
> Flächenhafte Entzündung der Haut und Unterhaut, am häufigsten durch Streptokokken bedingt. Meist dringen die Erreger über kleine Wunden, z.B. zwischen den Zehen, in die Haut ein und breiten sich dann aus.

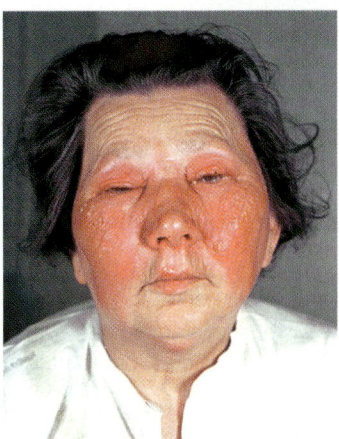

Abb. 12.15: Patientin mit Gesichtserysipel. Die Haut von Wangen, Nase und Lidern ist flammend rot und geschwollen. Die Patientin hat Fieber und fühlt sich sehr krank. [E 168]

🔬 Symptome, Befund und 🔍 Diagnostik

Nach einer Inkubationszeit von 1 – 3 Tagen bekommt der Patient hohes Fieber. Der betroffene Hautbezirk (meist Gesicht oder Unterschenkel) ist flammend gerötet, geschwollen und schmerzt. Typisch ist die scharfe Begrenzung der Rötung. Die Diagnose ist in der Regel anhand der typischen Klinik möglich.

📋 Behandlungsstrategie und ⚕ Pflege

Die medikamentöse Behandlung besteht in der systemischen Penicillingabe, z.B. Penicillin G® dreimal täglich i.v. über 10 – 14 Tage. Der Patient muß Bettruhe einhalten. Entsprechend sind alle notwendigen Prophylaxen durchzuführen. Bei einem Unterschenkelerysipel wird das betroffene Bein durch Hochlagerung ruhiggestellt. Bei einem Gesichtserysipel erhält der Patient flüssige Kost und darf nicht sprechen. Lokal sind mehrfach täglich feuchte Umschläge mit kühlenden und desinfizierenden Substanzen (z.B. Rivanol®) angezeigt, die immer feucht gehalten werden müssen.

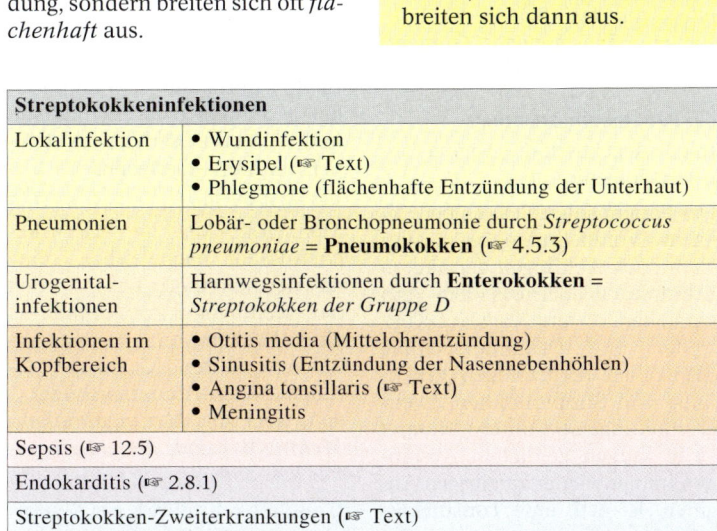

Streptokokkeninfektionen	
Lokalinfektion	• Wundinfektion • Erysipel (☞ Text) • Phlegmone (flächenhafte Entzündung der Unterhaut)
Pneumonien	Lobär- oder Bronchopneumonie durch *Streptococcus pneumoniae* = **Pneumokokken** (☞ 4.5.3)
Urogenital-infektionen	Harnwegsinfektionen durch **Enterokokken** = *Streptokokken der Gruppe D*
Infektionen im Kopfbereich	• Otitis media (Mittelohrentzündung) • Sinusitis (Entzündung der Nasennebenhöhlen) • Angina tonsillaris (☞ Text) • Meningitis
Sepsis (☞ 12.5)	
Endokarditis (☞ 2.8.1)	
Streptokokken-Zweiterkrankungen (☞ Text)	

Tab. 12.14: Häufig durch Streptokokken verursachte Krankheitsbilder. [B 200]

Wichtig ist die sorgfältige Krankenbeobachtung, um eine weitere Ausbreitung des Erregers mit der Gefahr einer Sepsis oder eines ZNS-Befalls sofort zu erfassen.

Ursächliche oder begünstigende Grunderkrankungen (z.B. Fußpilz) müssen unbedingt behandelt werden.

🗪 Prognose und
🗋 Patienteninformation

Die Prognose der Erkrankung ist insgesamt gut. Allerdings neigt das Erysipel zu Rezidiven, deren Verlauf zwar oft wenig dramatisch ist, die aber durch Schädigung der Lymphgefäße einen bleibenden Lymphstau verursachen können. Nach einem Erysipel sind Streptokokken-Zweiterkrankungen (☞ unten) möglich.

Akute Angina tonsillaris

🔲 Angina tonsillaris *(Tonsillitis, Mandelentzündung):* Oft durch Streptokokken verursachte akute Entzündung der Gaumenmandeln *(Tonsillen)* und wahrscheinlich die häufigste Entzündung im Rachenraum überhaupt.

Scharlach: Sonderform der Streptokokkenangina, bei der die Bakterien ein Toxin bilden, das den kleinfleckigen Scharlachausschlag (☞ Tab. 12.6) hervorruft.

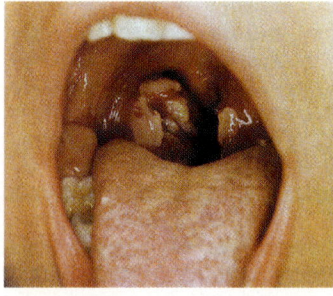

Abb. 12.16: Seit einer Woche bestehende, bisher unbehandelte Streptokokken-Angina mit Eiterstippchen und Fibrinbelägen. [F 113]

🔲 Symptome, Befund und
🔎 Diagnostik

Meist entwickeln die Patienten innerhalb weniger Stunden hohes Fieber, Schüttelfrost, starke Halsschmerzen und Schluckbeschwerden, die in die Ohrregion ausstrahlen können. Oft ist die Mundöffnung schmerzhaft. Der Allgemeinzustand ist deutlich reduziert. Bei extrem großen Tonsillen spricht der Kranke „kloßig".

Die Diagnose wird durch die Racheninspektion gestellt. Meist sind die Kieferwinkellymphknoten geschwollen und druckschmerzhaft.

Mit Hilfe eines Streptokokken-Schnelltests können die Erreger heute innerhalb weniger Minuten im Abstrich nachgewiesen werden.

🔳 Behandlungsstrategie

Die Behandlung besteht in der hochdosierten Gabe von Penicillin (z.B. Megacillin®). Bei einer Penicillinallergie kann Erythromycin gegeben werden.

☰ Pflege

Der Patient soll Bettruhe einhalten. Die Beschwerden werden durch kalte Halswickel, Mundpflege mit desinfizierenden Substanzen (Pinselungen, Gurgeln) und weiche Kost gelindert.

🗋 Patienteninformation

In der Regel heilt die Angina tonsillaris folgenlos ab.

Der Patient soll sich auch bei völligem Wohlbefinden ca. 2 Wochen nach Abklingen der akuten Erkrankung abermals dem Arzt vorstellen. Herz-Kreislauf-Kontrollen und Urinuntersuchung dienen der rechtzeitigen Erkennung von Streptokokken-Zweiterkrankungen (☞ unten). Kommt es in kurzen zeitlichen Abständen immer wieder zu eitrigen Anginen, ist evtl. eine **Tonsillektomie** (operative Entfernung der Gaumenmandeln) notwendig.

Streptokokken-Zweiterkrankungen

Nicht nur die Streptokokken selbst, sondern auch die durch sie ausgelösten Antigen-Antikörper-Reaktionen können Erkrankungen verursachen.

Die **Streptokokken-Zweiterkrankungen** *(Streptokokken-Nachkrankheiten)* treten typischerweise 1 – 4 Wochen nach Abklingen der eigentlichen Erkrankung auf. Im Serum ist dann der *Antistreptolysin-Titer,* kurz **AST,** erhöht *(Streptolysin* wird von Streptokokken produziert).

Wichtig sind:
- Das *akute rheumatische Fieber* mit Schädigung der Herzklappen und des Herzmuskels (☞ 6.8.1)
- Die *akute Glomerulonephritis* (Nierenentzündung, ☞ 7.8.1).

12.6.5 Erkrankungen durch Meningo- und Gonokokken

Im Gegensatz zu den grampositiven Kokken, die viele eitrige Infekte hervorrufen können, sind die beiden klassischen gramnegativen Kugelbakterien **Meningokokken** *(Neisseria meningitidis)* und **Gonokokken** *(Neisseria gonorrhoeae)* für jeweils recht einheitliche Krankheitsbilder verantwortlich.

Beide Erreger sind sehr empfindlich gegenüber Umwelteinflüssen und können außerhalb des Körpers nur kurz überleben.

Bei ca. 15% der Bevölkerung sind Meningokokken im Nasen-Rachen-Raum nachweisbar, ohne daß der Keimträger Beschwerden hat. Meningokokken können zu einer Rachen- oder Lungenentzündung führen. Klassische Meningokokken-Krankheitsbilder sind aber die *Meningokokken-Meningitis* und die *Meningokokken-Sepsis.*

Gonokokken führen zur *Gonorrhoe,* einer häufigen Geschlechtskrankheit.

Meningokokken-Meningitis

> 📋 **Meningitis** *(Hirnhautentzündung):* Vielfach lebensbedrohliche Infektion des ZNS mit vorwiegendem Befall der Hirnhäute *(Meningen),* häufig durch Meningokokken, Pneumokokken (= Streptococcus pneumoniae) und Viren (z.B. Herpes simplex-Viren) hervorgerufen.

✳ Symptome und Untersuchungsbefund

Oft kommt es hochakut bei einem harmlos erscheinenden Racheninfekt zu einem schweren Krankheitsbild mit hohem Fieber sowie:

- Kopfschmerzen im ganzen Kopf bis hin zur Unerträglichkeit
- Lichtempfindlichkeit
- Geräuschüberempfindlichkeit
- Nackensteife, *Opisthotonus* (Rückwärtsbeugung des Kopfes mit Überstreckung von Rumpf und Extremitäten)
- Bewußtseinsveränderungen bis zum Koma
- Übelkeit und Erbrechen.

Diese Symptomkombination, die typisch für Erkrankungen der Hirnhäute ist, wird als **meningitisches Syndrom**, oft auch als *Meningismus*, bezeichnet.

🔎 Diagnostik

Entscheidend für die Diagnosestellung ist die **Liquoruntersuchung** (☞ 1.7.1). Zur Erregeridentifizierung wird eine Liquorkultur angelegt. Zusätzlich können serologische Untersuchungen zum indirekten Erregernachweis (☞ 12.4.5) angezeigt sein.

◼ Behandlungsstrategie

Bei der Meningokokken-Menigitis und anderen bakteriellen Meningitiden ist eine hochdosierte intravenöse Antibiotikabehandlung oft lebensrettend. Falls die Erreger nicht mikroskopisch im Liquor zu identifizieren sind, wird die Antibiotikabehandlung *kalkuliert* (d.h. unter Berücksichtigung der häufigsten Erreger) begonnen und später entsprechend dem Ergebnis der Liquorkultur korrigiert. Die zusätzliche symptomatische Behandlung umfaßt eine evtl. nötige Hirndruckbehandlung und medikamentöse Unterdrückung von Krampfanfällen. Manchmal werden auch die Angehörigen des Patienten prophylaktisch mit Antibiotika behandelt, um weitere Erkrankungen zu verhindern.

🔲 Pflege bei Meningitis

Die Patienten sind häufig schwer krank und benötigen intensivmedizinische Betreuung:

- Engmaschige Kontrollen von Vitalzeichen, Temperatur, Bewußtsein und Symptomverlauf

- Bei Verwirrtheit: Bettgitter nach Arztanordnung
- Übernahme der kompletten Grundpflege
- Durchführung aller notwendigen Prophylaxen
- Ausreichende Flüssigkeitszufuhr
- Isolierung des Patienten je nach Grunderkrankung.

⚘ Prognose

Die Prognose ist abhängig von Erreger, Abwehrlage und Schwere des Krankheitsbildes. Durchschnittlich beträgt die Sterblichkeit heute 10 – 15%, bei Neugeborenen und Meningokokkensepsis jedoch immer noch mehr als 50%. Besonders bei Kleinkindern bleiben zudem oft Dauerschäden.

Meningokokken-Sepsis

Typisch für die *Meningokokken-Sepsis* sind massive Blutungen in die Haut *(Petechien,* ☞ 9.8.1) und die inneren Organe. Eine Sonderform der Meningokok-

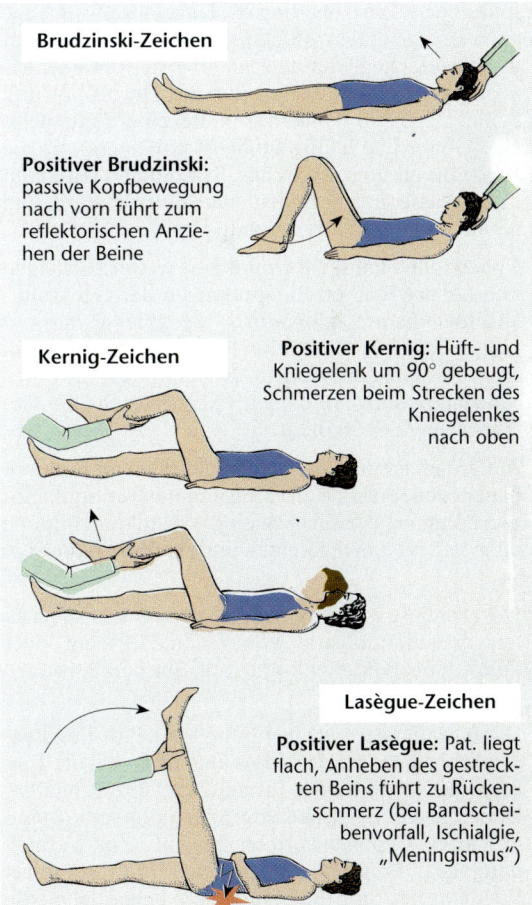

Brudzinski-Zeichen

Positiver Brudzinski: passive Kopfbewegung nach vorn führt zum reflektorischen Anziehen der Beine

Kernig-Zeichen

Positiver Kernig: Hüft- und Kniegelenk um 90° gebeugt, Schmerzen beim Strecken des Kniegelenkes nach oben

Lasègue-Zeichen

Positiver Lasègue: Pat. liegt flach, Anheben des gestreckten Beins führt zu Rückenschmerz (bei Bandscheibenvorfall, Ischialgie, „Meningismus")

Abb. 12.17: Klinische Meningitiszeichen. [B 200]

ken-Sepsis ist das **Waterhouse-Friderichsen-Syndrom** bei Kindern, bei dem es zusätzlich zum Nebennierenversagen und zum raschen Tod nach wenigen Stunden kommt.

Wie bei der Meningokokken-Meningitis beginnt die Behandlung *vor* dem endgültigen Erregernachweis. Mittel der Wahl ist die intravenöse Gabe von Penicillin G. Bei engen Kontaktpersonen des Patienten (z.B. Familienangehörigen) kann die Gabe von Rifampicin (etwa in Rimactam®) angezeigt sein.

Gonorrhoe

⊡ **Gonorrhoe** *(Tripper):* Einzige Erkrankung des Menschen durch **Gonokokken** *(Neisseria gonorrhoeae)* und die in Europa am häufigsten diagnostizierte Geschlechtskrankheit. Meldepflichtige Erkrankung.

Die Bakterien werden fast immer durch den Geschlechtsverkehr übertragen. Ungefähr 2 – 8 Tage nach der (genitalen) Infektion eines Mannes treten meist deutliche Symptome auf, in erster Linie schleimiger, gelbgrüner Ausfluß aus der Harnröhre und Schmerzen beim Wasserlassen. Bei einer Frau bleibt eine Gonorrhoe häufig zunächst unbemerkt, da die Infektion mit unspezifischen Symptomen (Brennen beim Wasserlassen, Scheidenausfluß) beginnt und oft auch symptomarm verläuft.

Unbehandelt kann die Gonorrhoe weiter aufsteigen und bei der Frau zu Entzündungen der Gebärmutterschleimhaut *(Endometritis),* der Eileiter *(Salpingitis)* oder einer Peritonitis (☞ 5.7.1) führen. Beim Mann drohen eine Hoden-, Nebenhoden- und Prostataentzündung. In beiden Fällen besteht die Gefahr bleibender Sterilität.

Außerdem kann es bei beiden Geschlechtern durch hämatogene Aussaat zu extragenitalen Komplikationen kommen, vor allem zu einer Gelenkentzündung oder selten einmal zu einer Endokarditis oder Sepsis.

Die Diagnose wird mikroskopisch aus einem gefärbten Ausstrichpräparat von Genitalsekreten oder durch eine Bakterienkultur auf Spezialnährböden gestellt.

Da seit Mitte der siebziger Jahre Penicillin-Resistenzen beobachtet werden, ist es umstritten, ob die Therapie der Wahl in der intramuskulären Penicillin-Gabe oder in der Gabe von Spectinomycin (Stanilo®) bzw. Cephalosporinen besteht. Zur Vermeidung sog. *Ping-Pong-Infektionen* (d.h. ständiger Wiederansteckung durch den nicht behandelten Sexualpartner) ist eine gleichzeitige Partnerbehandlung erforderlich.

12.6.6 **Infektiöse Diarrhoen durch Salmonellen, Shigellen und andere Erreger**

⊡ **Infektiöse Diarrhoe** *(infektiöse Gastroenteritis):* Ansteckende Durchfallerkrankung, verursacht durch eine Vielzahl bakterieller und viraler Erreger sowie durch Pilze, Protozoen und Parasiten. Jahreszeitlicher Gipfel in den Sommermonaten. Häufig bei Reisen in warme Länder.

⇨ Krankheitsentstehung

Die infektiösen Diarrhoen unterliegen der Meldepflicht (☞ 12.11).

Bakterielle Erreger der infektiösen Diarrhoe sind:
• **Enteritis-Salmonellen**, wobei in den letzten Jahren ein dramatischer Anstieg zu beobachten ist

℧ Ausbreitung von Salmonellen

Besonders häufig sind Eier, Roheiprodukte und Geflügel, selten auch Milchprodukte Quelle einer Salmonellen-Infektion. Arbeitet ein Ausscheider in einem Lebensmittelbetrieb, können praktisch alle Speisen Ausgangspunkt einer Erkrankungswelle sein. Vor allem die Dauerausscheider erschweren die Krankheitsbekämpfung, da sie nicht erkennbar krank sind.

• **Typhus-Parathypus-Salmonellen** (☞ 12.7)
• **Shigellen**, die Erreger der **bakteriellen Ruhr** (Amöbenruhr ☞ 12.9.4). Ungefähr die Hälfte der hiesigen Erkrankungen tritt nach einem Auslandsaufenthalt auf
• Mehrere Stämme von **Escherichia coli** (kurz *E. coli*).
  Besonders zu erwähnen sind die (schwere) *Säuglingsenteritis* durch E. coli (sog. **Koli-Dyspepsie)** und die sog. **Reisediarrhoe**, die vornehmlich Touristen in warmen Ländern bei mangelhafter Hygiene befällt. Außerhalb des Darmes ruft E. coli vor allem Harnwegsinfektionen hervor
• Bestimmte *Staphylokokken* (☞ 12.6.3). Sie verursachen durch ihre Toxine eine **Lebensmittelvergiftung**. Diese Enterotoxine sind hitzestabil und werden daher beim Kochen *nicht* zerstört!
• Ebenfalls toxinbedingt ist die **Clostridien-Diarrhoe** durch einige Stämme von *Clostridium perfringens* (☞ auch Tab. 12.20). Im Gegensatz zur Lebensmittelvergiftung durch Staphylokokken wird der Erreger (nicht das Toxin) mit der Nahrung aufgenommen, das Toxin bildet sich erst im Darm
• **Campylobakter-Bakterien**
• Bestimmte **Yersinien** (bevorzugt bei Kindern).

Symptome und Untersuchungsbefund

Leitsymptome *aller* infektiösen Durchfallerkrankungen sind Übelkeit, Erbrechen, Bauchschmerzen, Durchfälle und Fieber. Meist klingen die Krankheitszeichen auch ohne Behandlung innerhalb weniger Tage ab, so daß viele Patienten überhaupt keinen Arzt aufsuchen. Komplikationen (z.B. Sepsis, Meningitis, Knochen- oder Gelenkbeteiligung) sind je nach Erreger unterschiedlich und insgesamt selten. Sie treten vor allem bei Säuglingen, alten oder (abwehr-)geschwächten Menschen auf.

Der körperliche Untersuchungsbefund ist bis auf einen evtl. Abdominaldruckschmerz und Zeichen einer Dehydratation (☞ 7.6.2) unauffällig.

Diagnostik

Der Erregernachweis gelingt in Stuhl, Erbrochenem oder Nahrungsmittelresten. Dabei sind die Proben sofort (noch warm) zum Labor zu bringen, da einige Erreger (z.B. Shigellen) auf Umwelteinflüsse (Austrocknen, Kälte) sehr emfpindlich reagieren.

Behandlungsstrategie

Die Behandlung besteht im oralen oder intravenösen Flüssigkeits- und Elektrolytersatz, bei gefährdeten Patienten evtl. auch in einer Antibiotikatherapie.

Pflege bei infektiöser Diarrhoe

Schutzmaßnahmen bei infektiösen Patienten,
☞ 12.2

Die Pflege von Patienten mit infektiösen Durchfallerkrankungen ist im wesentlichen unabhängig vom jeweiligen Krankheitserreger. Im Krankenhaus werden vor allem Patienten mit schweren Krankheitsverläufen und eingeschränktem Immunsystem behandelt.
Die Patienten werden am besten auf einer Infektionsstation (☞ 12.2.1) oder zumindest in einem Einzelzimmer mit eigener Toilette betreut:
- Durch die massiven Durchfälle sind die Patienten geschwächt. Kranke mit Kreislaufstörungen dürfen nur in Begleitung aufstehen
- Da der Stuhldrang oft sehr plötzlich einsetzt, so daß die Toilette evtl. nicht mehr erreicht werden kann, sollten sich Nachtstuhl oder Steckbecken in unmittelbarer Nähe des Patienten befinden
- Bei möglichem Kontakt mit erregerhaltigem Material wie Stuhl sind Schutzkittel und Handschuhe zu tragen
- Häufige Stuhlentleerungen reizen die Analregion. Vorbeugend können die Patienten weiches Toilettenpapier und feuchte Reinigungstücher benutzen oder die Analregion nach jedem Stuhlgang waschen und trocknen.

Evtl. kann eine panthenolhaltige Salbe (z.B. Bepanthen®) aufgetragen werden
- Bei leichten Krankheitsverläufen ist eine orale Ernährung möglich. Die Kost sollte vor allem schlakkenarm (Tee und Zwieback) sein.
Wichtig ist reichliches Trinken, wobei der Patient auf stuhlanregende Getränke (z.B. Apfelsaft) verzichten muß. Kann er nicht ausreichend trinken, wird das Flüssigkeitsdefizit über Infusionen ausgeglichen
- Bei schweren Krankheitsverläufen darf der Patient nicht essen und erhält Infusionen. Später wird die Kost nach Anordnung des Arztes langsam aufgebaut.
- Bei krampfartigen Bauchschmerzen lindern feucht-warme Bauchwickel die Beschwerden.

Krankenbeobachtung

- Vitalzeichen, Bewußtsein, Temperatur
- Flüssigkeitsbilanz
- Allgemeinzustand, Hautbeschaffenheit
- Auscheidungen (Erbrochenes, Stuhl, Urin)
- Schmerzen.

Prognose

Die Prognose einer Gastroenteritis ist bei vorher Gesunden gut. Säuglinge, ältere Menschen und Abwehrgeschwächte können jedoch daran sterben.

Eine durchgemachte Erkrankung hinterläßt meist *keine* Immunität.

Patienteninformation

Prophylaktische Maßnahmen insbesondere zur Verhütung von Salmonelleninfektionen sind:
- Häufiges Händewaschen (v.a. nach jedem Toilettengang und vor dem Kontakt mit Lebensmitteln)
- Kontinuierliches Kühlen gefährdeter Nahrungsmittel und sorgfältige Küchenhygiene, um die Vermehrung evtl. vorhandener Salmonellen zu bremsen und ihre Verschleppung zu vermeiden
- Gründliches Erhitzen von Speisen, die erfahrungsgemäß häufig kontaminiert sind (z.B. Hähnchen)
- Verzicht auf den Genuß von Rohei und Roheiprodukten.

Reisende in warme Länder sollten die einschlägigen Hygieneregeln streng beachten (☞ Typhus) und für den Fall einer Durchfallerkrankung Tabletten zum Elektrolytersatz (z.B. Oralpädon®, Elotrans®) sowie für den Notfall evtl. Antidiarrhoika (z.B. Imodium®) mitnehmen.

12.6.7 **Typhus und Paratyphus**

> ☐ **Typhus** und **Paratyphus:** Schwere Allgemeinerkrankungen mit hohem Fieber und Durchfällen, bedingt durch Typhus-Paratyphus-Salmonellen. In Ländern mit niedrigem Hygienestandard ein ernstes Problem, in Mitteleuropa nur gelegentliche, eingeschleppte Erkrankungsfälle.

Typhuserkrankungen sind bereits bei Verdacht meldepflichtig (☞ 12.12). Stuhl und Erbrochenes müssen desinfiziert werden.

⇨ Übertragung und Krankheitsentstehung

Die Typhuserreger werden von Erkrankten und scheinbar gesunden Dauerausscheidern mit dem Stuhl ausgeschieden und bei mangelhafter Hygiene durch fäkal-orale Schmierinfektionen oder indirekt mit verseuchter Nahrung oder kontaminiertem Trinkwasser übertragen.

Die Typhussalmonellen schädigen vor allem die Darmwand, indem sie dort Geschwüre bilden. Über das Blut gelangen sie in fast alle Organe.

Symptome und Untersuchungsbefund

- Nach einer Inkubationszeit von ca. 2 Wochen beginnt die Erkrankung mit Kopf- und Gliederschmerzen und allgemeinem Krankheitsgefühl. Das Fieber steigt treppenförmig an und erreicht nach ca. einer Woche ein Plateau um 40 °C. Typisch ist dabei der im Vergleich zur Fieberhöhe zu niedrige Puls *(relative Bradykardie)*. In dieser ersten Phase hat der Patient (noch) keinen Durch-

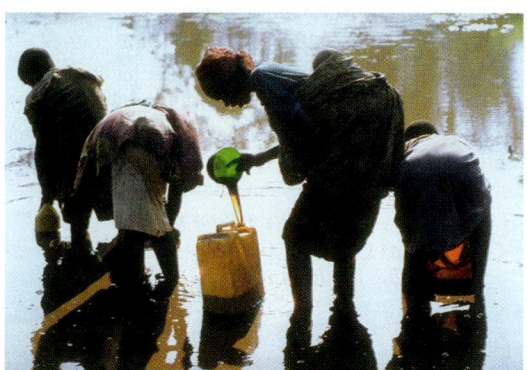

Abb. 12.19: Flüsse und Seen sind für Millionen von Menschen – wie hier in einem Flüchtlingslager in Ruanda – die einzige Trinkwasserquelle. Erkrankungen wie Typhus, Paratyphus und Cholera werden so leicht übertragen, ohne daß die oft unterernährten Menschen sie abwehren könnten. [F 146]

fall, sondern vielmehr eine Verstopfung. Oft sind die Kranken auch benommen oder verwirrt
- Anfang der 2. Krankheitswoche treten bei ca. 1/3 der Patienten v.a. auf der Bauchhaut die charakteristischen *Roseolen* auf, linsengroße, rötliche Flecken, die mit einem Glasspatel wegdrückbar sind
- Ab Mitte der 2. Krankheitswoche haben die Patienten erbsenbreiartige, oft auch blutige Durchfälle
- Unbehandelt fällt das Fieber in der 4. Woche langsam ab.

Wichtige Typhuskomplikationen sind anfangs Kreislaufkomplikationen und in der 2. – 3. Krankheitswoche Darmblutungen und Darmperforationen. Eher seltene Komplikationen sind Hirnhautentzündungen oder Knochen(mark)entzündungen.

Der **Paratyphus** ist klinisch oft nicht vom Typhus zu unterscheiden, verläuft aber kürzer und milder.

🔎 Diagnostik und Differentialdiagnose

Die Diagnosesicherung bei Typhus ist in der ersten Krankheitswoche durch Erregernachweis im Blut des Patienten und ab der 2. Woche in Stuhl, Urin oder Galle möglich. Ab der 2. Woche wird der serologische Antikörpernachweis positiv. Das Blutbild zeigt im Gegensatz zu vielen anderen bakteriellen Erkrankungen eine Leukopenie (☞ 9.3.3).

📊 Behandlungsstrategie

Neben der symptomatischen Behandlung ist die Gabe von Antibiotika, vorzugsweise von Chloramphenicol (etwa in Paraxin®), Ampicillin (etwa in Binotal®), Cotrimoxazol (etwa in Bactrim®) oder Gyrasehemmern (etwa in Ciprobay®) erforderlich. Bei sehr schweren Verläufen werden außerdem Glukokortikoide (☞ Pharma-Info 8.2216) gegeben.

📋 Pflege bei Typhus und Paratyphus

Pflege bei infektiöser Diarrhoe, ☞ 12.6.6

- Wegen der Gefahr einer Herzbeteiligung ist bis 2 Wochen nach Entfieberung strenge Bettruhe erforderlich. Daher ist die Durchführung der entsprechenden Prophylaxen notwendig
- Kontrollen von Blutdruck und Puls dienen der frühzeitigen Erkennung von Kreislaufkomplikationen
- Bewußtseinskontrollen sind wegen der Möglichkeit von ZNS-Komplikationen bedeutsam
- Die Kost soll für längere Zeit leicht verdaulich und ballaststoffarm sein. Außerdem ist unbedingt auf eine ausreichende Flüssigkeits- und Elektrolytzufuhr zu achten
- Wichtig ist auch die Beobachtung der Ausscheidungen (Blut, Urin, Fäzes, Galle, Erbrochenes)
- Der Typhuskranke muß strikt isoliert werden.

🔖 Prognose

Seit der Verfügbarkeit von Breitbandantibiotika liegt die Sterblichkeit des Typhus bei rechtzeitiger Behandlung unter 2%. Bis zu 5% der Patienten werden jedoch zu *Dauerausscheidern* der Typhuserreger.

> 🔖 Dauerausscheider gelten als geheilt, wenn 10 Stuhlkontrollen oder 3 Duodenalsaftproben negativ ausfallen. Bis dahin dürfen sie weder in Küchen und Lebensmittelbetrieben noch in der Gastronomie arbeiten.

🔖 Patienteninformation

Für Reisende in gefährdete Länder gibt es heute als Prophylaxe eine ca. 90% wirksame aktive Impfung (z.B. mit Typhoral L®).

> 🔖 **Vorsichtsmaßnahmen für Reisende**
> - Hände häufig säubern
> - Nur gekochte oder zuvor selbst geschälte Speisen essen („boil it, cook it, peel it or forget it")
> - Getränke nur aus Originalflaschen oder -dosen trinken. Eiswürfel in Restaurants ablehnen, da diese oft mit Leitungswasser zubereitet werden
> - Zum Zähneputzen abgekochtes Leitungswasser oder Mineralwasser aus der Flasche verwenden.

12.6.8 **Erkrankungen durch andere Enterobakterien**

Die Familie der **Enterobakterien** *(Enterobacteriaceae)* zeichnet sich durch großen Artenreichtum aus. Die meisten Enterobakterien gehören zu den fakultativ pathogenen Krankheitserregern. Das klinische Bild dieser opportunistischen und oft endogenen Infektionen ist sehr vielgestaltig.

12.6.9 **Erkrankungen durch Pseudomonaden**

Wichtigster Vertreter der **Pseudomonaden,** einer Gruppe gramnegativer, beweglicher Stäbchen, ist *Pseudomonas aeruginosa.*

> 🔖 Pseudomonaden sind gefürchtete Problemkeime im Krankenhaus, da sie:
> - Praktisch überall vorkommen, vor allem aber in Feuchträumen (z.B. Bäderabteilungen)
> - Sehr widerstandsfähig gegenüber Umwelteinflüssen sind (sie können sogar in vielen Desinfektionsmittellösungen überleben!)
> - Resistenzen gegen zahlreiche Antibiotika entwickelt haben.

Pseudomonas aeruginosa kann zahlreiche Erkrankungen hervorrufen, wobei es sich meist um opportunistische Infektionen handelt. Durch Pseudomonas-Infektionen gefährdet sind vor allem schwer erkrankte Patienten im Krankenhaus und dabei besonders Patienten mit großflächigen Hautwunden (Verbrennungen).

Wichtigste Erkrankungen sind:
- Wundinfektionen mit typischer blau-grüner Färbung des Eiters
- Meningitis (z.B. Verschleppung der Erreger durch Lumbalpunktion!)
- Harnwegsinfektionen (übertragen durch Katheter und urologische Geräte)
- Infektionen der Atmungsorgane (z.B. als Folge verseuchter Beatmungsgeräte, Inhalatoren oder Luftbefeuchter).

🔖 Behandlungsstrategie

Aufgrund der hohen Häufigkeit von *Vielfachresistenzen* sollte die Behandlung nach Antibiogramm (☞ 12.4.3) erfolgen. Dennoch verlaufen Pseudomonas-Infektionen abwehrgeschwächter Patienten (ähnlich Staphylokokken-Infektionen) oft tödlich.

🔖 Prophylaxe

Prophylaxe von Pseudomonas-Infektionen ist das hygienegerechte Arbeiten. Durch kontaminierte Augentropfen, Desinfektionsmittel oder medizinische Geräte können Patienten angesteckt werden!

Erreger	Wichtige Krankheitsbilder
Citrobacter	Harn- und Atemwegsinf., Wundinf.
Enterobacter	Harnwegsinf., Pneumonien, Wundinf., Meningitis
Escherichia coli	Enteritis, Harn- und Gallenwegsinf., Wundinf., Meningitis
Hafnia	Wundinf., Pneumonien, Harnwegsinf.
Klebsiellen	Atemwegsinf. (sog. *Friedländer Pneumonie*), Harn- und Gallenwegsinf.
Proteus, Providentia, Morganella	Harn- und Atemwegsinf., chronische Mittelohrentzündung, Meningitis
Salmonellen	Gastroenteritis, Typhus, Paratyphus
Serratia	Harn- und Gallenwegsinf., Wundinf.
Shigellen	Bakterielle Ruhr
Yersinien	Diarrhoe, Lymphknotenentzündung im Bauchraum, Pest (schwere Allgemeinerkrankung, als Beulen- oder Lungenpest auftretend)

Tab. 12.18: Überblick über die wichtigsten Enterobakterien und ihre Krankheitsbilder. Alle Enterobakterien können außerdem zur lebensbedrohlichen Sepsis führen. [B 200]

12.6.10 Erkrankungen durch Legionellen: Legionärskrankheit

> ⊡ **Legionärskrankhei**t *(Veteranenkrankheit, Legionellen-Pneumonie):* Schwere Lungener-krankung mit einer Sterblichkeit um 20%, her-vorgerufen durch das gramnegative Stäbchen-bakterium *Legionella pneumophila.* Betrifft häufig Ältere und Abwehrgeschwächte und ge-hört zu den opportunistischen Infektionen (☞ 12.1).

Legionellen kommen überall in der Umwelt vor. Der Mensch infiziert sich vor allem durch das Einatmen legio-nellenhaltiger Aerosole, z.B. aus Duschköpfen oder schlecht gewarteten Klimaanlagen.

Übelkeit, hohes Fieber und ein trockener Reizhu-sten leiten die Krankheit ein. Begleitet wird der Hu-sten von starken Brustschmerzen und Tachypnoe. Ungefähr die Hälfte der Patienten hat außerdem Durchfälle. Benommenheit oder Verwirrtheit kön-nen Zeichen einer ZNS-Beteiligung sein.

Ein direkter Erregernachweis ist mit Spezialkulturen möglich, dauert aber mindestens eine Woche. Sero-logische Tests zum Nachweis von Antikörpern wer-den erst 2 – 4 Wochen nach Krankheitsbeginn posi-tiv.

Die Behandlung besteht in der mehrwöchigen Gabe von Erythromycin (z.B. Erythrocin®).

Pflege, ☞ *4.6.11*

12.6.11 Erkrankungen durch Vibirionen: Cholera

Vibrionen sind kommaförmig gekrümmte, sehr bewegliche Stäbchenbakterien. Wichtigster Vertreter ist *Vibrio chole-rae,* der Erreger der **Cholera,** die neuerdings wieder häufi-ger zu Epidemien in Krisengebieten führt.

> ⊡ **Cholera** *(Gallenbrechdurchfall):* Schwerer infektiöser Brechdurchfall. Ist nicht in Mitteleu-ropa heimisch, wird jedoch immer wieder durch Touristen aus Afrika, Asien, aber auch Südeuro-pa oder aus der Heimat zurückkehrende Gast-arbeiter eingeschleppt.

Die Cholera ist quarantäne- und schon bei Verdacht meldepflichtig (☞ 12.1112). Fäzes und Erbrochenes müssen desinfiziert werden.

Einziger Wirt für die Vibrionen ist der Mensch. Die Erreger werden mit dem Stuhl ausgeschieden und bei schlechten hygienischen Verhältnissen vor allem mit nicht aufbereitetem Trinkwasser wieder aufge-nommen. So gelangen die Vibrionen in den Dünn-darm und lösen durch **Enterotoxine** (= auf den Ma-gen-Darm-Trakt wirkende Gifte) schwere Durchfäl-le aus. Die Durchfälle sind zunächst breiig und und später wäßrig *(Reiswasserstühle).* Da der Flüssig-keitsverlust bis zu 20 l täglich betragen kann, verdur-sten die Kranken ohne Behandlung rasch. Die Dia-gnose wird klinisch gestellt.

Entscheidende Therapiemaßnahme bei der Cholera ist der orale und/oder parenterale Ersatz von Flüs-sigkeit und Elektrolyten. Bei rechtzeitiger Therapie ist die Sterblichkeit gering.

Eine prophylaktische Impfung gegen Cholera bei Reisen in gefährdete Gebiete ist möglich (☞ 11.2), bietet aber nur mäßigen Schutz (ca. 60%).

12.6.12 Erkrankungen durch Haemophilus

Hämophilus-Bakterien sind gramnegative Stäb-chen. Die Bezeichnung „Haemophilus" (= blutlie-bend) rührt von der Tatsache, daß die Bakterien auf Blutnährböden am besten wachsen. Medizinisch be-deutsam sind insbesondere:

- *Haemophilus influenzae* vom Typ b (kurz **Hib,** ☞ unten)
- *Haemophilus ducreyi* als Erreger des *weichen Schankers,* einer seltenen Geschlechtskrankheit
- *Haemophilus vaginalis,* ein häufiger Erreger sog. *unspezifischer Scheiden-* und *Harnröhrenent-zündungen*
- *Haemophilus pertussis* (auch *Bordetella pertus-sis* genannt), Erreger des **Keuchhustens** *(Pertus-sis).*

Haemophilus influenzae Typ b (Hib)

Hämophilus-Bakterien werden durch Tröpfchenin-fektion übertragen. Haemophilus influenzae ist bei Erwachsenen in erster Linie als Erreger von *sekun-dären* Infektionen der Atmungsorgane, z.B. als *bak-terielle Sekundärinfektion* bei Grippe (☞ 4.5.1), be-deutsam. Schwere Infektionen wie etwa Hirnhaut- oder Lungenentzündungen treten nur bei abwehrge-schwächten Personen auf.

Anders ist die Situation bei Kindern:
- Haemophilus influenzae ist häufiger Meningitiser-reger (☞ 12.5.5) bei Säuglingen und Kleinkindern
- Bei Kleinkindern von 1 – 5 Jahren ist die Kehl-kopfentzündung *(Epiglottitis)* mit Erstickungsge-fahr gefürchtet.

Behandelt wird z.B. mit Ampicillin (etwa Binotal®) oder Cephalosporinen (etwa Claforan®). In be-stimmten Fällen müssen Kontaktpersonen Erkrank-ter (vor allem Kinder unter 6 Jahren) prophylaktisch Antibiotika erhalten.

Seit wenigen Jahren steht auch eine aktive Schutz-impfung gegen Haemophilus influenzae Typ b zur Verfügung (☞ 11.2.2).

12.6.13 Erkrankungen durch Korynebakterien: Diphtherie

Korynebakterien sind grampositive, oft keulenförmige Stäbchen. Am gefährlichsten ist *Corynebacterium diphtheriae* als Erreger der Diphtherie.

> :| **Diphtherie** *(Halsbräune):* Gefährliche, meldepflichtige Infektionskrankheit mit Geschwürs- und *Pseudomembranbildung* (Pseudomembran = fibrinöse Schleimhautauflagerung) im Mund-Rachen-Raum und ernsten systemischen Komplikationen (vor allem Herz- und Nervenschädigungen). Daher insgesamt ernste Prognose, vor allem bei spät erkannten Krankheitsfällen oft tödlicher Ausgang.

Übertragung und ➯ Krankheitsentstehung

Corynebacterium diphtheriae wird durch Tröpfcheninfektion oder durch direkten Kontakt übertragen. Nur 10 – 20% der Infizierten erkranken manifest.

Symptome, Befund und Diagnostik

- *Lokale, benigne* (= *gutartige*) *Rachendiphtherie* mit mäßigem Fieber und typischem Lokalbefund: großflächig entzündetes Tonsillengebiet mit Pseudomembranen. Bellender Husten (*Krupp-Husten*) und Heiserkeit zeigen ein Übergreifen der Erkrankung auf den Kehlkopf an (*Kehlkopfdiphtherie*). Dann drohen lebensgefährliche Erstickungsanfälle, die eine Tracheotomie erforderlich machen können
- Bei der *primär toxischen* oder *malignen Diphtherie* sind die Symptome schwerer ausgeprägt. Tödliches Kreislaufversagen ist häufig.

Die (Verdachts-)Diagnose der Diphtherie wird klinisch gestellt. Ein Erregernachweis ist möglich, kommt aber für den Behandlungsentscheid zu spät.

Behandlungsstrategie

Die Gefährlichkeit der Diphtherie ist durch das von den Bakterien produzierte Toxin bedingt. Vorrangig ist daher die unverzügliche Gabe eines Pferde-Antitoxin-Serums.

Um die weitere Toxinproduktion zu verhindern, werden zusätzlich Antibiotika, z.B. Penicillin oder Erythromycin (etwa in Isocillin® bzw. Erythrocin®) gegeben.

Pflege bei Diphtherie

Pflege bei Atemnot, ☞ 4.2.3

Die meist schwer erkrankten Diphtherie-Patienten bedürfen intensivmedizinischer Pflege. Sie müssen so lange isoliert werden (☞ 12.2), bis der Rachenabstrich dreimal negativ war:

- Wegen der Gefahr eines plötzlichen Herztodes müssen die Patienten 6 – 8 Wochen *strenge* Bettruhe einhalten
- Wegen der Atemnot und der Gefahr von Erstickungsanfällen ist häufig die Gabe von Sauerstoff (nach Arztanordnung) erforderlich. Intubations- und Tracheotomiebesteck, Absauger und Beatmungsgerät müssen immer in Reichweite stehen
- Die Patienten haben starke Schluckbeschwerden. Deshalb ist anfangs eine flüssig-kalte Kost, später eine breiige Kost angezeigt. Eventuell ist eine parenterale Ernährung erforderlich
- Feucht-kalte Umschläge können die Schmerzen im Bereich der Halslymphknoten oft lindern.

Krankenbeobachtung

- Vitalzeichen (vor allem Atmung), Temperatur, Sprache
- Flüssigkeitsbilanz.

Patienteninformation

Einzig wirksame Prophylaxe ist die Schutzimpfung (☞ 11.2.2). Angesichts der Gefährlichkeit der Erkrankung und ihrer wieder zunehmenden Häufigkeit sollten alle Erwachsenen auf die Notwendigkeit einer Auffrischungsimpfung alle 10 Jahre hingewiesen werden. Diese kann simultan mit der Tetanusimpfung erfolgen. Kontaktpersonen von Erkrankten müssen antibiotisch behandelt und nachgeimpft werden.

12.6.14 Erkrankungen durch Sporenbildner: Tetanus, Milzbrand, Gasbrand und Botulismus

Tetanus, Gasbrand und Hautmilzbrand sind klassische „chirurgische" Infektionen durch sporenbildende Bakterien. Botulismus und Lungenmilzbrand als die typischen „internistischen" Krankheitsbilder durch Sporenbildner sind in Mitteleuropa sehr selten geworden.

Beispielhaft soll an dieser Stelle der **Tetanus** abgehandelt werden. Einen Überblick über die weiteren Erkrankungen gibt Tab. 12.20.

Tetanus

> :| **Tetanus** *(Wundstarrkrampf):* Schwere, oft tödliche Erkrankung mit Muskelkrämpfen, bedingt durch das Toxin von *Clostridium tetani*, einem grampositiven, anaeroben Sporenbildner. Ursache der Infektion sind in über 50% aller Tetanuserkrankungen Bagatellverletzungen.

Anaerobe Wundinfektionen sind meldepflichtig (☞ 12.11).

Übertragung

Clostridium tetani ist praktisch überall im Erdreich vorhanden. Bei *jeder* verunreinigten Verletzung können Clostridien in die Wunde gelangen. In tiefen oder zerklüfteten Wunden mit mangelhafter Sauerstoffversorgung vermehren sich die anaeroben Bakterien rasch und produzieren ein Toxin, das das Nervensystem angreift.

Symptome und Untersuchungsbefund

Wenige Tage bis zwei Wochen nach der Verletzung beginnt die Erkrankung mit Kopfschmerzen und Müdigkeit. Es folgt eine Erhöhung der Muskelspannung, die zuerst zu einer *Kieferklemme* und in der Folge von oben nach unten zu einer krampfartigen Starre praktisch aller Muskeln führt. Dabei sind die Patienten bei vollem Bewußtsein und haben stärkste Muskelschmerzen. Sie können nicht essen, da es bereits beim Versuch zu Schlingkrämpfen kommt.

Krämpfe der Atemmuskulatur führen zu lebensgefährlichen Atemnotanfällen. Jeder Reiz verursacht schwere tonisch-klonische Krämpfe, d.h. Krämpfe mit Muskelstarre und Muskelzuckungen. Die Krämpfe können so stark sein, daß Knochenbrüche die Folge sind. Die Wunde, durch die die Erreger in den Körper gelangten, ist unauffällig.

Für das Vollbild der Erkrankung sind drei Symptome typisch:

- **Trismus** *(Kieferklemme)*
- **Risus sardonicus** (verzerrtes Grinsen durch Krämpfe der Gesichtsmuskulatur) und
- **Opisthotonus** (Überstreckung des Rumpfes und Rückwärtsbeugung des Kopfes).

Erreger	Krankheit	Übertragung	Symptome	Therapie	Besonderes
Aerobe Sporenbildner					
Bacillus anthracis	Hautmilzbrand	Eindringen der Bazillen in *oberflächliche* Hautverletzungen	Rote, später blauschwarze Papel, dann Blase, anfangs auffällig schmerzlos	Hochdosiert Penicillin, Wunde nie öffnen, Extremität ruhigstellen	Erkrankung in tierverarbeitenden Berufen (z.B. Metzger, Landwirte, Kürschner)
	Lungenmilzbrand	Einatmen der Bazillen	Pneumonie mit plötzlichem Beginn, Schüttelfrost und hohem Fieber	Penicilline	Fast immer tödlich, z.Zt. nur als biologischer Kampfstoff relevant
Anaerobe Sporenbildner					
Clostridium botulinum	Botulismus	Verzehr mangelhaft sterilisierter Konserven mit Botulinustoxin, meist Selbsteingemachtes (Fleisch, Bohnen)	Doppelbilder infolge Augenmuskellähmungen, Sprachstörungen, evtl. Erbrechen und Durchfall, später komplette Lähmung	Antitoxinserum bereits bei Verdacht	Unbehandelt zu 100% tödlich (Botulinustoxin ist stärkstes bekanntes Gift)
Clostridium difficile	Antibiotika-assoziierte pseudomembranöse Kolitis	I.d.R. endogene Infektion, selten durch Instrumente (z.B. Koloskope)	Oft nur Fieber und Bauchschmerzen, seltener blutige Durchfälle bis zum toxischen Megakolon	Vancomycin (Vancomycin Lilly®) oral	Nebenwirkung intensiver Antibiotikatherapie, die die normalen Darmbakterien zerstört, so daß Clostridien wuchern können
Clostridium perfringens	Gasbrand (Gasödem)	Eindringen der Clostridien in tiefe Wunden oder Operationsgebiete ohne ausreichende Sauerstoffversorgung	Braune bis dunkelviolette Gewebeverfärbung, plötzlicher Schmerz, Gasentwickl. mit Hautemphysem (charakteristisches „Knistern" bei Druck)	Chirurgische Wundrevision mit Schaffung aerober Verhältnisse, Antibiotika, evtl. O$_2$-Überdrucktherapie	Typische (oft tödliche) Folge von Kriegsverletzungen, aber auch nach (unsachgemäßer) Operation oder wundchirurgischer Behandlung
	Lebensmittelvergiftung	Aufnahme toxinverseuchter Lebensmittel	Krampfartige Bauchschmerzen mit Durchfall, kein Fieber	Rein symptomatisch	☞ 12.6.6
Clostridium tetani: Erreger des Wundstarrkrampfes, ☞ Text					

Tab. 12.20: Übersicht über wichtige Erkrankungen durch aerobe und anaerobe Sporenbildner. Alle Erkrankungen sind meldepflichtig. [B 200]

🔍 Diagnostik und Behandlungsstrategie

Die Verdachtsdiagnose wird klinisch gestellt und kann durch Erreger- oder Toxinnachweis im Verletzungsbereich gesichert werden.

Möglichst frühe Antitoxin-Gabe ist beim Tetanus entscheidend. Dabei vermag das Antitoxin aber nur den Teil des Toxins zu neutralisieren, der noch nicht an das Nervensystem gebunden ist. Aus diesem Grunde kommt die Antitoxin-Gabe beim *manifesten* Tetanus meist zu spät. Dann ist die intensivmedizinische Behandlung symptomatisch und umfaßt Beruhigungsmittel, Muskelrelaxantien zur Krampflösung, Intubation und Beatmung.

🛏 Pflege bei Tetanus

> 👁 Der Patient ist bei vollem Bewußtsein und registriert seinen Zustand sowie alle Äußerungen und Pflegehandlungen. Deshalb müssen die Pflegenden bei allen ihren Tätigkeiten auf den Patienten eingehen.

- Der Patient muß beatmet werden
- Der Patient wird in einem Einzelzimmer untergebracht. Unnötige Reize werden vermieden, da diese sofort Muskelkrämpfe beim Patienten auslösen
- Aus dem gleichen Grund sollen die Pflegemaßnahmen möglichst so geplant werden, daß sie mit dem Wirkmaximum der Beruhigungsmittel zusammenfallen
- Für den Patienten ist eine Sitzwache erforderlich
- Der Patient muß hochkalorisch über eine Sonde oder parenteral ernährt werden, da er nicht schlucken kann
- Zur Überwachung der Ausscheidung wird ein Blasendauerkatheter gelegt. Außerdem muß für eine regelmäßige Darmentleerung gesorgt werden
- Neben den Prophylaxen und der Körperpflege ist insbesondere eine sorgfältige Mundpflege wichtig, da die Selbstreinigung durch den Speichel wegfällt und die Gefahr einer Speicheldrüsenentzündung oder einer Pilzinfektion erhöht ist.

👁 Krankenbeobachtung

- Vitalzeichen (Atmung!), Temperatur, sonst. Intensivparameter
- Ausscheidungen, Flüssigkeitsbilanz
- Krämpfe, Verletzungen?

🧫 Hygienevorschriften bei Clostridien-Infektionen

Penibles Händewaschen zusätzlich zur Händedesinfektion ist dringend erforderlich, da die Händedesinfektion gegenüber den Sporen von Clostriden nicht ausreichend wirksam ist. Das Tragen von Schutzkitteln und Handschuhen ist bei möglichem Kontakt mit erregerhaltigem Material (Wundsekret) nötig.

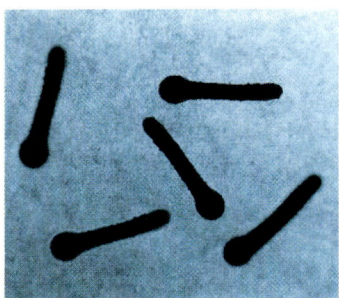

Abb. 12.22: Clostridium tetani im Lichtmikroskop [B 109 / L 190]

🗂 Patienteninformation

Die früher häufigen Todesfälle sind heute selten, da die meisten Betroffenen zumindest in der Kindheit einige Male geimpft wurden und somit eine *Teilimmunität* besteht. Der Verlauf ist dann milder. Trotzdem sollte der Impfschutz alle 10 Jahre aufgefrischt werden, da eine *Expositionsprophylaxe*, d.h. ein Meiden der Erreger, nicht möglich ist.

Tetanusprophylaxe im Verletzungsfall

Zur Tetanusprophylaxe wird jede verschmutzte Wunde direkt nach der Verletzung chirurgisch versorgt.

Vorgeschichte der Tetanus-Immunisierung/ Anzahl d. Impfungen	Saubere, geringfügige Wunden		Alle anderen Wunden[1]	
	Td oder DT[2]	Tetanus-Immun-globuline[3]	Td oder DT[2]	Tetanus-Immun-globuline[3]
Unbekannt	Ja	Nein	Ja	Ja
0 – 1	Ja	Nein	Ja	Ja
2	Ja	Nein	Ja	Nein[4]
3 oder mehr	Ja[5]	Nein	Ja[6]	Nein

[1] Tiefe und/oder verschmutzte (Staub, Erde, Speichel, Stuhl) Wunden, Verletzungen mit großer Gewebszerstörung, Stich-, Schußwunden
[2] Kinder < 6 J. DT, alle übrigen Td
[3] Meist 250 IE, kann auf 500 IE erhöht werden
[4] Ja, wenn Verletzung > 24 Std. zurückliegt
[5] Nein, wenn Zeit seit der letzten Impfung < 10 Jahre
[6] Nein, wenn Zeit seit der letzten Impfung < 5 Jahre

Tab. 12.21: Tetanusprophylaxe im Verletzungsfall nach den Empfehlungen der Ständigen Impfkommission am Robert-Koch-Institut vom Oktober 1995. Entscheidend sind vor allem der Zustand der Wunde und die bisherige Tetanus-Immunisierung. [A 112]

Außerdem ist die aktive (mit Tetanustoxoid, z.B. Tetanol®) und evtl. passive (mit Tetanus-Antitoxin, z.B. Tetagam®) Impfung des Verletzten gegen Tetanus erforderlich (☞ Tab. 12.21). Dabei werden die beiden Wirkstoffe voneinander getrennt aufgezogen und an unterschiedlichen Körperstellen i.m. injiziert (ansonsten können sich Toxoid und Antitoxin neutralisieren und ihre Wirkungen gegenseitig blockieren). Der Patient erhält einen Impfausweis.

12.6.15 Erkrankungen durch Mykobakterien

Mykobakterien sind grampositive, *säurefeste* Stäbchenbakterien. „Säurefest" bedeutet hier, daß sich die Bakterien nach der histologischen Färbung weder durch Säure noch durch Alkohol wieder entfärben lassen. Die für den Menschen bedeutsamsten Mykobakterien sind:

- *Mycobacterium tuberculosis* als Erreger der Tuberkulose (☞ 4.5.4)
- *Mycobacterium leprae* als Erreger der Lepra und
- Sog. **atypische Mykobakterien,** die vor allem als HIV-assoziierte Infektion stark an Bedeutung zugenommen haben (☞ 11.3.4).

Lepra

> ☐ **Lepra** *(Aussatz):* Entgegen früherer Annahmen nur wenig ansteckende Infektionskrankheit mit Hauptmanifestation an Haut und Nerven. Erkrankung der tropischen und subtropischen Länder mit geringem Hygienestandard.

Bereits der Verdacht einer Lepraerkrankung unterliegt in Deutschland der Meldepflicht (☞ 12.11).

Geschwürbildung und Gewebetod führen zu entstellenden Verstümmelungen, die den Patienten lebenslang kennzeichnen. Da die Kranken aufgrund des Nervenbefalls Sensibilitätsstörungen haben, kommt es außerdem unbemerkt zu schwersten Verletzungen. Die Lepra kann heute mit Antibiotika ausgeheilt werden.

12.6.16 Erkrankungen durch Spirochäten

Spirochäten sind gramnegative, schraubenförmige Bakterien. In der Humanmedizin sind bedeutsam:
- *Treponemen* sind u.a. die Erreger der **Lues** (Treponema pallidum)
- *Borrelien* sind für das sehr seltene **Rückfallfieber** und das wichtige Krankheitsbild der **Lyme-Borreliose** verantwortlich
- Infektionen mit *Leptospiren* führen zu den **Leptospirosen** (☞ unten).

Lues

Die **Lues** *(Syphilis, harter Schanker)* ist eine der meldepflichtigen Geschlechtskrankheiten. Sie tritt rund 100x seltener als die Gonorrhoe auf.

Die Treponemen werden meist durch Geschlechtsverkehr übertragen. Ungefähr 3 Wochen nach der Infektion bildet sich im Genitalbereich ein kleines, schmerzloses Geschwür, das der Patient oft nicht bemerkt. Es folgen ein Anschwellen der regionären Lymphknoten und später ein Hautexanthem sowie Hautknoten im Genitalbereich (**Condylomata lata**). Wird die Erkrankung in diesem *Frühstadium* nicht behandelt, kann es im *Spätstadium* nach 5 – 20 Jahren zu einer Beteiligung innerer Organe und des ZNS kommen. Die Diagnose wird durch eine mikroskopische Untersuchung oder serologisch gestellt. Die Lues wird durch parenterale Gabe von Penicillin behandelt. Hierunter ist die Prognose des Frühstadiums gut.

Lyme-Borreliose

> ☐ **Lyme-Borreliose** *(Lyme-Krankheit):* Wechselnde Kombination aus Allgemeinsymptomen, Hautveränderungen und neurologischen Erscheinungen.
> Der Erreger, *Borrelia burgdorferi*, wird durch den Biß des Holzbocks, einer Zeckenart, übertragen. Saisonal gehäuftes Auftreten im Sommer und Herbst. Besonders gefährdet sind Personen, die sich viel im Wald aufhalten, z.B. Forstarbeiter.

☐ Symptome und Untersuchungsbefund

Beim typischen Verlauf tritt Tage bis Wochen nach dem Zeckenbiß um die Zeckenbißstelle ein charakteristischer Hautausschlag auf, der sich ringförmig ausbreitet und in der Mitte abblaßt *(Erythema chronicum migrans)*. Später bekommt der Patient Glieder-, Kopf- und Muskelschmerzen sowie evtl. Fieber. Nochmals Wochen bis Monate später können Entzündungen eines oder mehrerer Gelenke *(Lyme-Arthritis)*, eine Herzmuskelentzündung (☞ 2.8.2), weitere Hauterscheinungen und eine Entzündung vorwiegend der Hirnhäute und der Nervenwurzeln *(Meningoradikulitis)* auftreten. Diese Entzündungen können rezidivieren. Häufig ist auch eine (einseitige) Gesichtslähmung.

> ☐ Atypische Verläufe sind häufig, jedes Stadium kann auch fehlen.

☐ Diagnostik

Die Diagnose durch Nachweis spezifischer Antikörper gelingt nur zu 60%. Gerade die Hauterscheinungen sind aber so typisch, daß die Diagnose oft anhand des klinischen Bildes gestellt wird. Dagegen sind bei den übrigen Manifestationen oft weitere

Untersuchungen wie etwa eine Lumbalpunktion notwendig, z.B. um die ebenfalls durch Zecken übertragene Viruserkrankung *Frühsommer-Meningo-Enzephalitis* auszuschließen *(FSME,* ☞ 12.7.6).

◼ Behandlungsstrategie
Die Lyme-Borreliose wird mit Penicillinen, Cephalosporinen oder Tetrazyklinen behandelt.

▨ Patienteninformation
Die Prognose der Lyme-Borreliose ist bei rechtzeitiger Behandlung gut. Eine Impfung gibt es bisher nicht, wichtig ist die richtige Prophylaxe vor Zeckenbissen (☞ 12.7.6).

Leptospirosen

> ⊡ **Leptospirosen:** Infektionskrankheiten mit zweigipfligem Fieberverlauf und zusätzlichen Organerscheinungen im 2. Fiebergipfel, hervorgerufen durch *Leptospiren.*

Die Leptospirosen sind bei Erkrankung und Tod meldepflichtig. Aufgrund der Übertragungsweise sind vor allem Landwirte, Tierärzte, Metzger und Kanalarbeiter gefährdet.

Bei der gefährlichen Verlaufsform (**Morbus Weil,** Sterblichkeit bis 25%) wird der Patient nach einer Inkubationszeit von 1 – 2 Wochen aus völligem Wohlbefinden heraus sehr krank: Er hat hohes Fieber, Schüttelfrost, Kopf- und Muskelschmerzen, Bindehautentzündung, Kreislaufstörungen sowie am Ende der ersten Krankheiswoche kurzzeitig einen Hautausschlag. Nach kurzer Fieberfreiheit kommt es zu Hirnhautentzündung, einem Ikterus (☞ 6.2.1) durch Leberbeteiligung oder einer Nierenentzündung (☞ 7.7.1). Häufiger als dieser „klassische" Verlauf sind in Mitteleuropa aber leichtere Erkrankungsformen, die meist als „Grippe" fehlgedeutet werden.

Die Diagnose wird in erster Linie durch die Anamnese und serologisch gestellt.

Antibiotika der Wahl sind Penicillin oder Doxycyclin (etwa Vibramycin®).

> ⊘ Vorsicht! Kontakt mit Patientenurin vermeiden, da dieser infektiös ist.

12.6.17 Erkrankungen durch Chlamydien und Rickettsien

Chlamydien und **Rickettsien** sind *obligat intrazelluläre Prokaryonten.* Sie können also nicht auf *unbelebten* Nährböden angezüchtet werden.

Erkrankungen durch Chlamydien

Chlamydia trachomatis kann folgende Erkrankungen hervorrufen:
- **Unspezifischen Urogenitalinfekte** (mit sexueller Übertragung)

- **Lymphogranuloma inguinale** (sehr seltene ansteckende Geschlechtskrankheit)
- **Trachom** (vor allem in tropischen Ländern auftretende Entzündung der Augenhornhaut und -bindehaut, die unbehandelt zu schweren Vernarbungen führt).

Chlamydia pneumoniae wurde erst vor wenigen Jahren entdeckt und spielt wahrscheinlich bei den Atemwegserkrankungen Heranwachsender eine große Rolle.
Chlamydia psittaci ist der Erreger der **Ornithose** (bei Übertragung durch Papageien auch *Psittakose* oder *Papageienkrankheit* genannt), einer atypischen Lungenentzündung (☞ 4.5.3), die mit dem getrockneten Kot infizierter Vögel übertragen wird. Die Ornithose ist bei Verdacht, Erkrankung und Tod meldepflichtig.

Erkrankungen durch Rickettsien

Rickettsien sind in Mitteleuropa von vergleichsweise geringer Bedeutung. Vor allem in den warmen Ländern der Erde rufen sie die verschiedenen Formen des **Fleckfiebers** hervor (meldepflichtig). Die Patienten haben (hohes) Fieber mit Schüttelfrost sowie Kopf- und Gliederschmerzen. Ein fleckförmiger Hautausschlag, teils mit Hautblutungen, gab den Erkrankungen ihren Namen.

12.7 **Virale Infektionen**

> ◷ **Virale Infektionen** sind wahrscheinlich noch häufiger als bakterielle. Die meisten „Erkältungskrankheiten", Leber- oder Hirnhautentzündungen und zahlreiche „Kinderkrankheiten" gehören zu den Virusinfektionen.

12.7.1 **Übersicht**

Viren besitzen keine Zellstruktur und keinen eigenen Stoffwechsel. Sie sind wesentlich einfacher aufgebaut als Bakterien.

Außerdem nehmen Viren eine Schlüsselstellung bei infektiösen Schädigungen des Ungeborenen durch *diaplazentare* (über den Mutterkuchen) Erregerübertragung ein. An erster Stelle sind hier die **Rötelnembryopathie** mit Blind- und Taubheit, Herzfehlern und geistiger Behinderung sowie Schäden durch eine **Zytomegalieinfektion** zu nennen.

◼ Behandlung von Viruserkrankungen
Viren haben keinen eigenen Stoffwechsel. Während Antibiotika gezielt den Bakterienstoffwechsel angreifen und die menschliche Zelle weitgehend verschonen, können **Virostatika** dies nicht, da Viren sich menschlicher Enzyme und Stoffwechselreaktionen bedienen. Jede Behandlung virusinfizierter Zellen erfasst deshalb auch den Stoffwechsel gesunder Körperzellen. Lediglich einige wenige virusspezifische Enzyme können durch die derzeit verfügbaren Virostatika gezielt blockiert werden, und dies auch nur bei bestimmten Virusarten (☞ Tab. 12.23). Die Nebenwirkungen von Virostatika sind z.T. erheblich. Deshalb ist bei den meisten Virusinfektionen nur eine *symptomatische Behandlung* der Krankheitserscheinungen möglich und sinnvoll.

Substanz	Handels-name	Spektrum/ Indikation	Nebenwirkungen/Bemerkungen	Pflegerische Konsequenzen
Aciclovir	Zovirax®	HSV 1 und 2, EBV, VZV, evtl. CMV	Gut verträglich. Anstieg von Kreatinin und Leberenzymen, Exanthem, bei i.v.-Gabe Venenreizung	Beobachtung der Haut, Kontrolle des venösen Zugangs
Amantadin	PK-Merz®	Influenza A, Herpes zoster	Mundtrockenheit, Kopfschmerz, Übelkeit, Blutdruckabfall, ZNS-Störungen (z.B. Unruhe)	Kreislaufkontrollen, Beobachtung von Haut und Psyche
Azidothymidin (AZT, Zidovudin)	Retrovir®	HIV	Knochenmarkdepression, GIT-Symptome, Kopfschmerz, Exanthem, Fieber	Beobachtung auf Infekte. Pflege bei Fieber
DDC (Zalcitabin)	Hivid®	HIV bei Resistenz/ Unverträglichkeit gegen AZT	Polyneuropathie, Ulzera (z.B. Mund), selten Pankreatitis	Beobachtung von Haut und Schleimhaut
Didanosin	Videx®		Pankreatitis, Durchfall, Polyneuropathie	Beobachtung der Ausscheidungen (Stuhl)
Foscarnet	Foscavir®	CMV, evtl. HSV bei Aciclovir-Resistenz	GIT-Symptome, Fieber, ZNS-Störungen, Venenreizung	Langsames Infundieren! Auf Psyche achten, ZVK-Pflege
Ganciclovir	Cymeven®	CMV bei Immun-suppression (z.B. bei AIDS, nach Transplantation)	Leukopenie, Fieber, Ödeme, Exanthem, GIT-Symptome, ZNS-, Leber- und Nierenfunktions-störungen, Venenreizung	Auf Infekte und Psyche achten, venösen Zugang kontrollieren
Abkürzungen: CMV = Zytomegalie-Virus, EBV = Epstein-Barr-Virus, HSV = Herpes-simplex-Virus (Typ 1 und Typ 2), VZV = Varizella-Zoster-Virus.				

Tab. 12.23: Überblick der wichtigsten Virostatika zur systemischen Gabe. [B 200]

12.7.2 Herpes simplex-Infektionen

Bei den **Herpes simplex-Viren** werden die Typen 1 und 2 unterschieden. Die Erstinfektion erfolgt meist unbemerkt. Das Virus verbleibt *(persistiert)* aber häufig im Körper und führt zum typischen, wiederkehrenden Bläschenausschlag in der Mund- oder Genitalregion *(Herpes labialis* und *Herpes genitalis)*. Auslösende Faktoren sind z.B. Fieber oder Sonnenstrahlen. Für ansonsten Gesunde sind diese Ausschläge zwar lästig, aber harmlos. Die Behandlung erfolgt lokal mit Aciclovir (z.B. Zovirax®).

Gefürchtet sind aber:
• Die *Herpes-Enzephalitis* durch das Herpes simplex-Virus Typ 1
• Die *Herpes-Sepsis* des Neugeborenen, die meist bei einem Herpes genitalis der Mutter durch direkten Kontakt des Kindes mit der mütterlichen Schleimhaut während der Geburt hervorgerufen wird.

Herpes-Enzephalitis

Enzephalitis *(Gehirn-entzündung):* ZNS-Infektion mit überwiegendem Befall des Gehirns.
Eine Enzephalitis kann durch die gleichen Erreger verursacht werden wie eine Meningitis (☞ 12.6.5), an erster Stelle stehen allerdings die Viren.

Das klinische Bild beim Vollbild einer Enzephalitis ist noch ernsthafter als bei einer Meningitis mit:
• Bewußtseinsveränderungen bis zur Bewußtlosigkeit
• Psychischen Veränderungen, z.B. Unruhe, Verwirrtheit und Wahnvorstellungen
• Neurologischen Ausfällen (z.B. Lähmungen, Sprachstörungen) sowie zerebralen Krampfanfällen.

Da es sich meist nicht um eine reine Enzephalitis, sondern um

Mischformen handelt, bestehen oft zusätzlich die Symptome einer Meningitis.

Die Diagnose wird durch Liquoruntersuchung und Virusserologie gestellt. Meist erfolgen auch ein **EEG** *(Hirnstrommessung)* und ein CT des Gehirns.

Die Sterblichkeit der Herpes-Enzephalitis beträgt ohne Behandlung 70% und mit Aciclovir immer noch um 25%.

12.7.3 Herpes zoster

Herpes zoster *(Zoster, Gürtelrose):* (Lokale) Zweiterkrankung durch das zur Herpes-Familie gehörende Windpockenvirus *(Varizella-Zoster-Virus,* kurz *VZV)* mit meist nur geringen Allgemeinerscheinungen und einem typischen Hautausschlag, der aus vielen kleinen Bläschen besteht. Betrifft v.a. ältere Menschen.

⇒ Krankheitsentstehung

Nach einer Windpockenerkrankung im Kindesalter verbleiben Viren in den *Spinalganglien* nahe dem Rückenmark.

Bei Abwehrschwäche werden die Viren reaktiviert. Die Viren wandern über die Nervenbahnen zu dem von diesem Spinalganglion sensibel versorgten Hautgebiet, das von der Wirbelsäule gürtelförmig nach vorne bis zur Mittellinie reicht.

Weitere häufige Manifestationsorte sind die Versorgungsbereiche des N. trigeminus im Gesicht.

▣ Symptome und 🔎 Diagnostik

Nach kurzem Vorstadium mit allgemeinem Krankheitsgefühl, Schmerzen im betroffenen Hautgebiet und evtl. Fieber treten im Versorgungsgebiet des Ganglions gruppiert stehende, kleine Hautbläschen auf gerötetem Grund auf. Diese platzen und hinterlassen Krusten und Erosionen. Meist ist die Erkrankung einseitig *(unilateral)*, selten *bilateral*.
Typisch sind auch in diesem Stadium stärkste, meist brennende Schmerzen im betroffenen Hautareal. Sehr unangenehm für die Patienten ist der meist vielwöchige Verlauf, bis die Schmerzen wieder verschwinden.

Die Diagnose wird in der Regel klinisch gestellt.

📊 Behandlungsstrategie

Bei einem unkomplizierten Herpes zoster sind lokale Maßnahmen ausreichend (☞ unten). Evtl. läßt sich durch rechtzeitige *orale* Gabe von Aciclovir (z.B. Zovirax®) ein schwerer Verlauf verhindern. Bei Abwehrschwäche oder einem in Augennähe lokalisierten Zoster wird Aciclovir *intravenös* gegeben.

Bei starken Schmerzen sind außerdem Analgetika und evtl. Sedativa erforderlich.

☷ Pflege bei Herpes zoster

Viele Patienten mit Herpes zoster werden ambulant behandelt. Die stationär behandelten Patienten sind meist schwer erkrankt und bedürfen sorgfältiger Pflege:
- Die befallenen Hautpartien werden trocken gehalten und nicht gewaschen
- Die betroffene Haut wird lokal mit austrocknenden, desinfizierenden und antientzündlichen Mitteln nach Arztanordnung behandelt (z.B. Zinkpaste, Betaisodona®, Pyoctamin- oder Kaliumpermanganatlösung).
Bei Superinfektionen sind antibiotika-haltige Präparate angezeigt
- Es dürfen nur leichte, möglichst luftdurchlässige Verbände angelegt werden
- Der Patient soll Bettruhe einhalten und sich insgesamt schonen
- Wiederholung der Lokaltherapie am Abend zur Linderung von Juckreiz und Schmerzen fördert eine ausreichende Nachtruhe des Patienten
- Schmerzen können medikamentös oder physikalisch durch Wärmezufuhr gelindert werden
- Der Bläscheninhalt ist infektiös. Kinder ohne Immunität erkranken nach Kontakt an Windpocken. Daher soll sich der Patient von Kindern und abwehrgeschwächten Erwachsenen fernhalten und sich nach dem Berühren der betroffenen Körperregion oder kontaminierter Kleidung die Hände desinfizieren
- Händedesinfektion der Pflegepersonen ist unerläßlich
- Der Patient wird genau beobachtet, um Komplikationen rechtzeitig zu erfassen. Zu achten ist vor allem auf eine Beteiligung motorischer Nerven, z.B. des N. facialis bei einem *Zoster oticus* der Ohrregion. Bei Beteiligung des ersten Trigeminusastes (*N. ophthalmicus*) sind Hornhautschäden möglich.

⚕ Prognose

Die Prognose ist meist gut. Allerdings leiden v.a. ältere Patienten nach der Erkrankung unter einer *postzosterischen Neuralgie* im betroffen Bezirk. Diese einschießenden, brennenden Schmerzen können jahrelang bestehen. Die Behandlung erfolgt mit Analgetika und Carbamazepin (z.B. Tegretal®), in Extremfällen auch neurochirurgisch. Gefährliche Komplikationen sind der *Zoster generalisatus* mit einer exanthemartigen Ausbreitung der Hauterscheinungen, eine *Beteiligung innerer Organe* oder eine *ZNS-Beteiligung* (Enzephalitis, Meningitis) bei einem Zoster im Kopfbereich. Diese Komplikationen treten v.a. bei abwehrgeschwächten Patienten auf, z.B. bei M. Hodgkin, immunsuppressiver Therapie und HIV-Infektion.

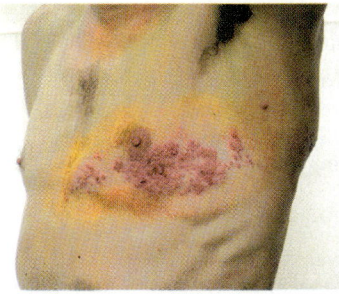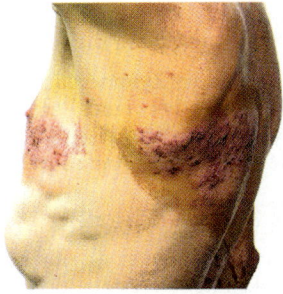

Abb. 12.24 – 12.25: Patient mit Herpes zoster in den Thorakal-Segmenten 5 und 6. Die gürtelförmige Ausbreitung der Bläschen gab der Erkrankung den Namen „Gürtelrose". [M 167]

12.7.4 Zytomegalie

> ☐ **Zytomegalie** *(Einschlußkörperchenkrankheit, Speicheldrüsenviruskrankheit):* Sehr häufige Infektion mit sehr unterschiedlichem Krankheitsbild: bei gesunden Erwachsenen meist völlig unbemerkt verlaufend, bei Abwehrgeschwächten oder pränataler Infektion des Ungeborenen oft schwere Krankheitsbilder verursachend.

Wie das Herpes simplex- und das Varizella zoster-Virus kann auch das Zytomegalie-Virus im Körper persistieren.

Das *Zytomegalie-Virus* (kurz *CMV*) gehört ebenfalls zur Gruppe der *Herpes-Viren.* Es wird wahrscheinlich durch Schmier- und Tröpfcheninfektion, sicher aber durch Blut und diaplazentar übertragen.

Die Zytomegalie-Infektion gilt heute als die häufigste pränatale (vorgeburtliche) Infektion. Wahrscheinlich ist eine Reaktivierung des Virus während der Schwangerschaft, vergleichbar dem Aufflackern eines Herpes simplex der Lippe, harmlos. Dagegen *kann* eine *frische* Zytomegalie-Infektion der Schwangeren zu einer schweren generalisierten Infektion des Ungeborenen mit Leber- und Milzvergrößerung, Mißbildungen sowie Hör-, Seh- und Gehirnschäden führen.

Die angeborene Zytomegalie ist meldepflichtig.

🔬 Symptome und Untersuchungsbefund

Bei gesunden Kindern und Erwachsenen verläuft die Zytomegalie-Infektion meist asymptomatisch. Evtl. haben sie kurzzeitig grippe- oder mononukleoseähnliche (☞ 12.7.5) Beschwerden. Dagegen stellt die Zytomegalie für abwehrgeschwächte Patienten ein ernstes Problem dar. Dabei sind sowohl die Neuinfektion als auch das Wiederaufflackern einer persistierenden Infektion von Bedeutung. Am häufigsten zeigt sich die Zytomegalie in solchen Fällen als Lungen- oder Leberentzündung.

🔎 Diagnostik und Differentialdiagnose

Antigene des Zytomegalie-Virus können im Urin, im Blut und bei einer bronchioalveolärer Lavage (☞ 4.4.5) nachgewiesen werden. Außerdem können die Zytomegalie-Antikörper bestimmt werden.

📊 Behandlungsstrategie

Eine Behandlung ist nur bei schweren Verläufen notwendig. Sie erfolgt durch die intravenöse Gabe des Virostatikums Ganciclovir (Cymeven®). Eine passive Immunisierung mit menschlichen Immunglobulinen ist möglich (z.B. Cytoglobin® Tropon).

12.7.5 Infektiöse Mononukleose

> ☐ **Infektiöse Mononukleose** *(Pfeiffer-Drüsenfieber, Monozyten-Angina, „kissing disease"):* Allgemeinerkrankung mit Beschwerden vorwiegend an den Gaumenmandeln, verursacht durch das **Epstein-Barr-Virus** *(EBV).* Betrifft v.a. Jugendliche und junge Erwachsene. Übertragung durch Tröpfchen- und Kontaktinfektion, Inkubationszeit 1 – 3 Wochen. Kann leicht mit einer bakteriellen Angina tonsillaris verwechselt werden (☞ 12.6.4).

🔬 Symptome, Befund und 🔎 Diagnostik

Nach kurzem Vorstadium mit Müdigkeit, Schlafstörungen und Appetitlosigkeit bekommt der Patient bei der klassischen Verlaufsform mäßiges Fieber und sehr starke Schluckbeschwerden. Oft ist das klinische Bild aber auch uncharakteristisch, und der Patient fühlt sich kaum krank.

Die Diagnose wird durch Blutbild (Leukozytose mit 80 – 90% atypischer Lymphozyten, sog. *lymphomonozytoider Zellen)* und Antikörperbestimmung gesichert. Heute verfügbare Schnelltests (beispielsweise Monosticon®-Test) werden um den 4. Krankheitstag positiv.

📊 Behandlungsstrategie

Die Behandlung ist symptomatisch mit schmerz- und fiebersenkenden Medikamenten. Bei schwerem Verlauf muß evtl. eine operative Entfernung der Gaumenmandeln *(Tonsillektomie)* im akuten Entzündungsstadium erfolgen.

Zur Verhütung einer bakteriellen Superinfektion dürfen weder Ampicillin noch Amoxicillin gegeben werden, da sich dann oft ein Exanthem ausbildet, das mit einer Penicillinallergie verwechselt werden kann. Bei Schmerzen darf keine Azetylsalizylsäure (etwa in Aspirin®) gegeben werden, da dies die Nachblutungsgefahr bei einer evtl. notwendigen Tonsillektomie vergrößert.

🛏 Pflege bei Mononukleose

- Standardisolation (☞ 12.2)
- Information des Patienten über den Infektionsweg (z.B. Küssen, aus *einem* Glas trinken)
- Mundpflege z.B. mit Kamillenspülungen
- Bei Halslymphknotenschwellung evtl. kalte Halswickel
- Weiche Kost
- Aufklären des Patienten über erhöhte Gefahr der Milzruptur bei bestehender Milzschwellung (auch noch nach Abklingen der akuten Erkrankung z.B. keine Sportarten mit der Gefahr stumpfer Verletzungen)

12.7.6 Frühsommer-Meningo-Enzephalitis (FSME)

Zecken bilden das Reservoir für das FSME-Virus und übertragen das Virus bei ihrem Biß auf den Menschen.

Ungefähr eine Woche nach dem Zeckenbiß beginnt die Krankheit mit grippeähnlichen Symptomen. Nach mehrtägiger Beschwerdefreiheit folgt eine Meningoenzephalitis mit guter Prognose oder eine Myelomeningitis mit Lähmungen und einer Sterblichkeit um 1%.

Die Diagnose erfolgt durch Liquor- und Blutuntersuchung. Die Therapie ist rein symptomatisch.

Eine aktive Impfung ist prinzipiell möglich. Da die Zecken aber

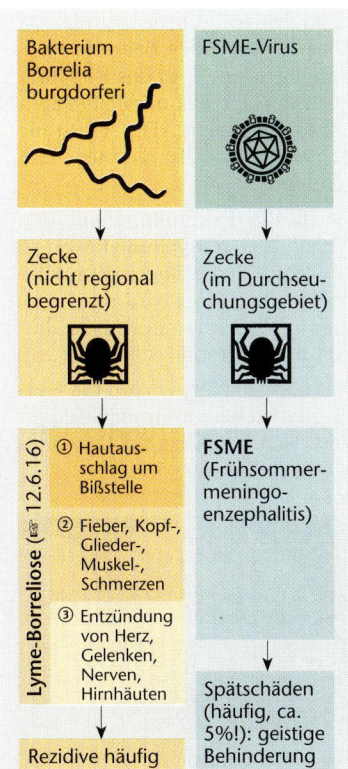

Abb. 12.26: Die beiden häufigsten zeckenübertragenen Krankheiten sind die Lyme-Borrreliose und die FSME. [B 200 /L 215]

nur in bestimmten Gegenden (z.B. Süddeutschland, Österreich, Schweiz, Südosteuropa) in höherer Zahl von dem Erregervirus befallen sind und der Impfung neurologische Komplikationen folgen können, ist die aktive Impfung nur bei erhöhter Gefährdung (z.B. Förster, Waldarbeiter) angezeigt. Nach Zeckenbiß in einem Endemiegebiet ist innerhalb der ersten 72 Stunden auch eine passive Impfung möglich.

✂ Prophylaxe vor Zeckenbissen

Richtiges Verhalten in gefährdeten (Wald-)Gebieten verringert das Risiko erheblich:

- In gefährdeten Gebieten das Unterholz und Dickicht meiden
- Möglichst wenig Körperteile unbekleidet lassen, z.B. Hosenbeine in Stiefel stecken
- Freie Körperteile mit Insekten-Repellents einreiben
- Zecken baldmöglichst mit spezieller *Zecken-Pinzette* (in Apotheken erhältlich) herausdrehen oder durch Arzt entfernen lassen. Bißwunde desinfizieren und Hände gründlich reinigen
- Haustiere und ihre Schlafplätze regelmäßig auf Zecken kontrollieren

12.7.7 Tollwut

> ⊡ **Tollwut** *(Rabies, Hundswut, Lyssa, Hydrophobie):* Seltene, akute Infektionskrankheit des ZNS mit fast immer tödlichem Ausgang.

Die Tollwut ist bereits bei Verdacht meldepflichtig (☞ 12.11).

Erreger der Tollwut ist das **Tollwut-Virus** *(Rabiesvirus)*. Der Mensch infiziert sich durch den Biß eines erkrankten Tieres.

Nach einer Inkubationszeit von meist 1 – 3 Monaten beginnt die Erkrankung mit Juckreiz, Brennen und Schmerzen der Biß-

wunde, Kopfschmerzen und Depressionen.

Es folgen eine abnorme Reizbarkeit und eine hochgradige Geräusch- und Lichtempfindlichkeit.

Der Kranke bekommt Krämpfe vor allem der Rachen-, Atem- und Kehlkopfmuskulatur. Da der Patient nicht trinken kann, kommt es zunehmend zur Exsikkose.

Außerdem führt eine verstärkte Speichelsekretion zusammen mit der Unfähigkeit, den Speichel herunterzuschlucken, zu Speichelfluß aus dem Mund.

Der Patient schreit und tobt bei den geringsten Umweltreizen („Tollwut").

Überlebt der Kranke dieses *Erregungsstadium*, so stirbt er während des darauffolgenden *Lähmungsstadiums* an Atemlähmung.

Während der Inkubationszeit kann die Infektion nicht nachgewiesen werden. Deshalb ist für die Diagnosestellung wichtig zu wissen, ob das Tier, das den Patienten gebissen hat, an Tollwut erkrankt war.

Eine spezifische Behandlung der Tollwut ist nicht möglich. Die symptomatische Behandlung umfaßt eine medikamentöse Sedierung des Patienten, parenterale Ernährung und künstliche Beatmung.

⊟ Pflege bei Tollwut

Der Patient sollte vor allen unnötigen Reizen geschützt werden, d.h. gedämpftes Licht und völlige Ruhe. Dies gilt auch bei eventuell erforderlicher Intensivpflege.

> ☞ Wichtig für den Selbstschutz ist das Tragen von Schutzbrille, Gesichtsmaske, Schutzkittel und Handschuhen.
> Der Speichel des Kranken ist infektiös! Eine Isolation ist notwendig.

⏺ Patienteninformation

Da eine manifeste Tollwut unbehandelt immer tödlich verläuft, müssen Patienten mit Bißverletzungen von verdächtigen Tieren auf jeden Fall chirurgisch versorgt und sowohl *aktiv* als auch *passiv* gegen Tollwut geimpft werden, z.B. aktiv mit Rabivac® Tollwut-Impfstoff (HDC) und passiv mit Berirab® S Tollwut-Immunglobulin.

12.7.8 **Gelbfieber**

> ⏺ **Gelbfieber:** Akute, fieberhafte Infektionskrankheit mit Leber- und Nierenschädigung der afrikanischen und lateinamerikanischen Tropen, die durch das gleichnamige Virus hervorgerufen und durch Mücken auf den Menschen übertragen wird. Anstelle des früher gefürchteten **klassischen** („*Stadt*"–) **Gelbfiebers** überwiegt heute weltweit das **gutartigere** („*Busch*"-) **Gelbfieber**.

Behandlung und Pflege beschränken sich auf symptomatische Maßnahmen.

Die einzig wirksame Prophlaxe ist die aktive Schutzimpfung vor Reisen in gefährdete Gebiete, die nur von WHO-autorisierten Impfstellen durchgeführt wird und mindestens 10 Tage vor Reiseantritt erfolgen muß.

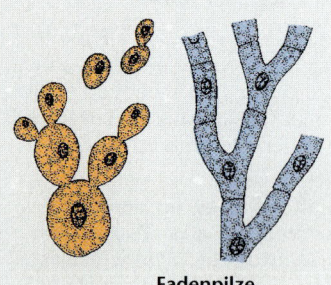

Abb. 12.27: Charakteristische Wuchsformen von Pilzen. [B 107]

Sproßpilze, z.B. Hefen

Fadenpilze, z.B. Dermatophyten, Schimmelpilze

12.8 **Infektionen durch Pilze (Mykosen)**

12.8.1 **Übersicht**

Pilze *(Fungi)* sind wenig differenzierte Lebewesen mit einem Zellkern und charakteristischen, chitinhaltigen Zellwänden (☞ Tab. 12.1). Für die in Europa bedeutsamen menschenpathogenen Pilze wird in der Klinik die **D-H-S-Klassifikation** bevorzugt:

• **Dermatophyten** *(Fadenpilze,* ☞ Abb. 12.27)
• **Hefen** *(Sproßpilze,* ☞ Abb. 12.27), z.B. *Candida albicans*
• **Schimmelpilze**.

⏭ Entstehung von Pilzerkrankungen

Pilze sind überall in unserer Umwelt vorhanden, und einige Pilze siedeln auch beim Gesunden auf der Haut oder den Schleimhäuten, ohne zu einer manifesten Erkrankung zu führen.

Bei den bedeutsamen Pilzerkrankungen **(Mykosen)** in Europa handelt es sich meist um opportunistische Infektionen abwehrgeschwächter Patienten (z.B. unter Zytostatikatherapie). .

> ⏹ Pilze verursachen verschiedene Krankheiten:
> • **Lokale Pilzerkrankungen (Mykosen)** durch *fakultativ pathogene Pilze* mit umschriebenem Befall der Haut oder Schleimhaut
> • **Opportunistische systemische Mykosen**, häufig auch eine **Pilzsepsis**, durch *fakultativ pathogene Pilze* bei hochgradiger Abwehrschwäche des Patienten
> • **(Nicht-opportunistische) primäre systemische Mykosen** in inneren Organen, etwa Lunge oder ZNS, durch *obligat pathogene Pilze* (v.a. in Nord- und Südamerika).
>
> Viele Pilzarten können außerdem zu **allergischen Erkrankungen** führen, z.B. zu allergischen Atemwegserkrankungen (☞ 4.7.2).

Therapie von Pilzerkrankungen

Die Therapie von Pilzerkrankungen erfordert spezielle Antiinfektiva, die Antimykotika (☞ Pharma-Info 12.30).

12.8.2 **Dermatomykosen**

> ⏺ **Dermatomykose** *(Hautpilzerkrankung):* Lokale Pilzinfektion der Haut, meist durch Dermatophyten oder Hefen bedingt. Insgesamt sehr häufige, i.d.R. harmlose Erkrankung.

Die Beschwerden des Patienten sind von der Lokalisation der Erkrankung abhängig. Beim sehr häufigen Befall der Zehenzwischenräume ist die Haut gerötet, eingerissen und schuppt. Für den Patienten steht meist der starke Juckreiz im Vordergrund. Da über die Rhagaden Bakterien eindringen können, ist das Bild häufig durch eine bakterielle Folgeinfektion maskiert. Die Fußsohle ist oft ebenfalls gerötet und schuppt.

Greift die Erkrankung auf den *Nagel* über **(Onychomykose),** so verfärbt sich die Nagelplatte gelbbräunlich. Später wird der Nagel durch Wachstumsstörungen dicker und höckerig (☞ Abb. 12.28).

Am übrigen Körper sind die Herde meist scheibenförmig und jucken. Haarbefall ist bei Dermatophyten möglich.

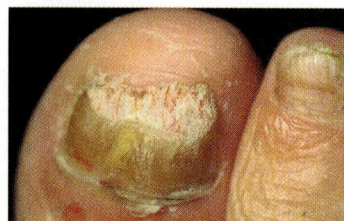

Abb. 12.28: Onychomykose der Zehennägel. Der Großzehennagel wurde mit Salizylsäure aufgeweicht und teilweise abgetragen, damit das lokale Antimykotikum besser in den Nagel eindringen kann. [T 122]

Diagnostik

Die Verdachtdiagnose „Hautpilz" wird in der Regel allein anhand des Untersuchungsbefundes gestellt. Eine sichere Diagnose, die auch eine differenzierte Therapie ermöglicht, ist jedoch nur durch den Erregernachweis möglich (z.B. mikroskopisches Nativpräparat, Pilzkultur und Aufleuchten in einem speziellen UV-Licht, dem sogenannten Wood-Licht).

Behandlungsstrategie

Dermatomykosen werden durch lokale Anwendung von Antimykotika (☞ Pharma-Info 12.30) behandelt. Bei *Fadenpilzen* gelangen z.B. Tolnaftat (etwa Tonoftal®) oder Clotrimazol (etwa Canesten®, Mykofug®), bei *Candidamykosen* der Haut z.B. Nystatin (etwa Candio-Hermal®) oder Canesten® zur Anwendung.

Bei tiefreichenden Infektionen und nicht beherrschbarem Nagel- oder Haarbefall durch Dermatophyten kann die orale Gabe z.B. von Griseofulvin (etwa Likuden® M) oder alternativ Itraconazol (etwa in Sempera®) angezeigt sein, die langfristig, bei Nagelbefall bis zu einem Jahr, durchgehalten werden muß. Bei schwerem Candidabefall (der Haut und Schleimhaut) ist die orale Gabe von Fluconazol oder Itraconazol (z.B. Diflucan® bzw. Sempera®) erforderlich.

Pflege bei Dermatomykosen

Maßgeblich für den Therapieerfolg ist das „Trockenlegen von Feuchtgebieten". Nässende Hautpartien können z.B. mit Jodtinktur oder Arning® Tinktur behandelt werden. Weiche Streifen oder Tücher aus Baumwolle sorgen für „Abstand und Belüftung". Bei Fußpilz sollte der Patient so oft wie möglich barfuß laufen.

Manche Patienten können wegen des Juckreizes nachts nicht schlafen. Dann sind juckreizlindernde Maßnahmen in den Abendstunden (z.B. Anwendungen mit Kaliumpermanganat) hilfreich.

Prophylaxe

Entscheidend ist, eine weitere Ausbreitung des Pilzes zu verhindern. Für die Pflege bedeutet dies:
- Für Waschungen desinfizierende Seifen, etwa Betaisodona® Wasch-Antiseptikum Flüssigseife, benutzen. Infizierte Areale zuletzt waschen und Waschlappen und Handtuch danach gewissenhaft entsorgen. Dabei Einmalartikel bevorzugen. Nässende Bereiche oder mit Farbstoff behandelte Regionen nicht waschen. Beim Waschen stets Handschuhe anziehen
- Alle Utensilien (Badewanne, Waschschüssel, Steckbecken) nach Gebrauch mit einem geeigneten Desinfektionsmittel behandeln (z.B. Sekusept®, Incidin®) und trocknen lassen

- Patienten über Übertragungswege aufklären (insbesondere Badematten in öffentlichen Bädern, Plastikbadeschuhe)
- Dem Patienten unbedingt sagen, daß er sich von abwehrgeschwächten Mitpatienten oder Angehörigen fernhalten muß
- Patienten bezüglich geeigneter Kleidung beraten. Geeignetes Schuhwerk sind luftige Schuhe und Baumwollstrümpfe, keine Gummistiefel oder Synthetiksocken. Günstig ist kochbare Leibwäsche
- Patienten darauf aufmerksam machen, daß pilzinfizierte Haustiere eine häufige Ansteckungsquelle sind

12.8.3 Candidose

> **Candidose** (*Kandidose, Candida-Mykose, Candidiasis, Soor*): Meist lokale Pilzinfektion der Haut- und Schleimhaut, in 90% der Fälle durch den Hefepilz *Candida albicans* (= weißer Pilz) und in 10% durch andere Hefen bedingt.

Symptome und Untersuchungsbefund

Die Beschwerden des Patienten hängen von der Lokalisation des Pilzes ab:
- Beim **Mundsoor** hat der Patient in der Mundhöhle weißliche, meist abwischbare Beläge auf geröteter Schleimhaut. Die Schleimhaut kann auch bluten und ulzerieren. Während ein leichter Mundsoor oft unbemerkt bleibt, bereitet in ausgeprägten Fällen jeder Eßversuch Schmerzen
- Der **Speiseröhrensoor** zeigt sich in erster Linie durch Schmerzen beim Schlucken der Nahrung. Er tritt praktisch immer bei AIDS-Patienten auf
- Beim häufigen **Vaginalsoor** klagt die Patientin über Scheidenausfluß *(Fluor)* und Jucken im Genitalbereich. Begünstigende Faktoren sind Schwangerschaft, „Pilleneinnahme" und Antibiotika

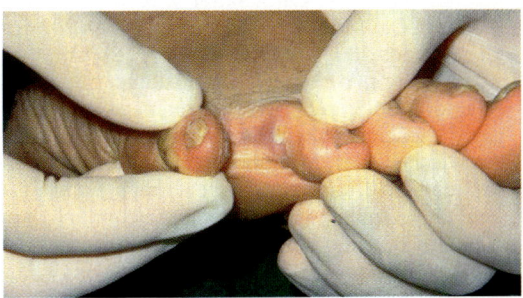

Abb. 12.29: Dermatomykose. Stark juckende Interdigitalmykose bei einer Diabetikerin. [T 195]

- Eine **Candidose der Atemwege** zeigt sich durch Husten und Auswurf. Die Gefahr einer systemischen Beteiligung mit **Soorpneumonie** ist groß
- Eine **Harnröhren-** oder **Harnblasenentzündung** durch Candida verursacht die gleichen Beschwerden wie andere Harnblasenentzündungen auch. Eine Nierenbeteiligung mit dem Bild einer Nierenbeckenentzündung ist möglich.

Komplikation: Soorsepsis

Bei starker Abwehrschwäche können die Pilze in immer tiefere Darmabschnitte vordringen. Diese **Candidose des Darms** zeigt sich durch Durchfälle, in schweren Fällen durch Darmblutungen und -perforationen. Dringen die Pilze durch die Schleimhaut in die Blutbahn ein, kann eine lebensbedrohliche **Soorsepsis** *(Candida-Sepsis)* die Folge sein.

Diagnostik und Differentialdiagnose

Das klinische Bild ist gerade beim Mundhöhlen- oder Vaginalsoor typisch. Der Erreger läßt sich aus Abstrichen (vor allem aus dem Rand der Herde) mikroskopisch und kulturell nachweisen.

Behandlungsstrategie

Bei lokalem Schleimhautsoor bringen lokale Antimykotika (z.B. Nystatin, etwa in Moronal®) in der Regel den gewünschten Erfolg. Die orale Gabe nicht resorbierbarer Medikamente behandelt auch den Ösophagus- und Darmsoor oder verhindert ständige, vom Darm ausgehende Scheideninfektionen. Begünstigende Faktoren müssen unbedingt beseitigt werden, um Rückfälle zu verhüten. Ist dies nicht möglich (z.B. bei AIDS-Patienten), kann manchmal eine medikamentöse Prophylaxe angezeigt sein.

Pflege bei Candidose

☞ *Pflege bei Dermatomykosen*

- Bei gefährdeten Patienten ist eine *Soorprophylaxe* in Mund und Rachen angezeigt.
  Durch Ultraschallvernebler mit Einmalsystem und geschlossenem Wasserbehälter wird die Luft befeuchtet. Die Mundschleimhaut wird durch Trinken, Mundspülungen (Kamillosan®, Myrrhetinktur, Mallebrin®, Hexoral®), künstlichem Speichel (Glandosane-Spray®) und Zitronenstäbchen (Pagavit®) feuchtgehalten. Unter Umständen ist das Auswischen der Mundhöhle mit Tupfern und Mundpflegelösungen angebracht (nach Nahrungsaufnahme, bei Schwerkranken zweistündlich)
- Auf Zucker und zuckerhaltige Nahrungsmittel sollte der Patient verzichten, da Zucker das Candidawachstum begünstigt
- Ein genaues Einhalten der Behandlungsdauer ist für den Behandlungserfolg entscheidend. Um Re-

zidive zu vermeiden, muß die Behandlung nach Verschwinden der Symptome noch mehrere Wochen weitergeführt werden
- Bei Candidabefall im Genitalbereich muß der Sexualpartner mitbehandelt werden, um eine Wiederansteckung zu vermeiden.

Patienteninformation

Von einem lokalisierten Soor geht in der Regel keine Gefahr aus. Allerdings kann die Behandlung langwierig sein, und Rezidive sind häufig, falls die Grunderkrankung fortbesteht.

12.8.4 Systemmykosen

> **Systemmykose:** Pilzerkrankung *innerer Organe*. Die Pilze werden oft über die Atemwege aufgenommen . In Deutschland sind v.a. die **Aspergillose** und die **Kryptokokkose** von Bedeutung. Beide Pilze sind fakultativ pathogen.

Aspergillose

> **Aspergillose** *(Aspergillus-Mykose):* Schimmelpilzerkrankung vorzugsweise der Lunge, in erster Linie abwehrgeschwächte Patienten betreffend. Erreger meist *Aspergillus fumigatus* (= „Gießkannenschimmel").

Übertragung und Krankheitsentstehung

Schimmelpilz-Sporen werden ständig mit der Atemluft eingeatmet. Die Pilze wachsen dann in bestehenden Höhlen der Lunge, die sich aufgrund anderer Krankheitsprozesse gebildet haben (z.B. Bronchiektasen, tuberkulöse Kavernen). So entsteht ein „Pilzball", der auch als **Aspergillom** bezeichnet wird. Bei Patienten unter immunsuppressiver Therapie können sich die Pilze diffus auf die ganze Lunge oder über den Blutweg in andere Organe ausbreiten.

Symptome und Untersuchungsbefund

Die Patienten haben Fieber und Reizhusten mit Atembeschwerden. Das Allgemeinbefinden der Patienten ist – auch wegen des Grundleidens – meist stark beeinträchtigt.

Diagnostik und Differentialdiagnose

Im Röntgenbild zeigen sich bei der diffusen Verlaufsform entzündliche Veränderungen, die fleckförmig über die ganze Lunge verteilt sind. Das Aspergillom hat im Röntgenbild ein ganz typisches Aussehen: Ein großer Rundherd wird von einer halbmond-förmigen Luftsichel zwischen Pilzknäuel und Höhlenwand umgeben (sog. *Glöckchenbild*). Der Pilz kann in Sputum oder besser im durch Bronchoskopie gewonnenen Bronchial-sekret mikroskopisch und kulturell nachgewiesen werden. Außerdem ist ein serologischer Bluttest möglich.

◾ Behandlungsstrategie

Behandlung der Wahl ist wie bei praktisch allen Systemmykosen die intravenöse Gabe von Amphotericin B (z.B. Amphotericin B®), evtl. zusätzlich auch *lokal* über einen Bronchialkatheter oder in Kombination mit Flucytosin (z.B. Ancotil®). Aspergillome müssen oft operativ entfernt werden.

Pflege, ☞ *4.5.3*

◆ Prognose

Die Prognose ist abhängig von der Schwere der Grunderkrankung. Septische Verlaufsformen und ZNS-Befall sind meist tödlich.

Kryptokokkose

> ▣ **Kryptokokkose** *(Cryptococcus-Mykose):* Systemische Pilzinfektion, hervorgerufen durch den Hefepilz *Cryptococcus* und insbesondere bei AIDS- und Tumor-Patienten unter dem klinischen Bild einer Hirnhaut- oder Gehirnentzündung auftretend.

❂ Symptome und Befund

Die Infektion beginnt zwar in der Lunge, doch hat der Patient von diesem Herd her allenfalls grippeähnliche Beschwerden. Bedrohlich ist die entstehende Meningitis oder Meningoenzephalitis. Auch eine *Pilzsepsis* mit Fieber, Milz- und Lebervergrößerung sowie Lymphknotenschwellungen ist möglich.

◾ Behandlungsstrategie

Die (oft leider erfolglose) Behandlung besteht in der Gabe von Amphotericin B (z.B. Amphotericin B®) und Flucytosin (= 5-Fluorocytosin, z.B. Ancotil®), bei ZNS-Beteiligung auch Itraconazol (z.B. Sempera®).

▨ Patienteninformation

Da die Prognose der Kryptokokkose schlecht ist, sollte alles getan werden, um eine Krankheitsentstehung zu vermeiden. Aus diesem Grund sind für AIDS- und Tumorpatienten Topfpflanzen (auch im Krankenhaus!) und häusliche Vogelhaltung sowie Gartenarbeit „tabu".

✐ Pharma-Info 12.30 Antimykotika

> ▣ **Antimykotika:** Medikamente gegen Pilzinfektionen.

Die Behandlung *lokaler* Pilzinfektionen ist mit modernen Antimykotika meist unproblematisch (beispielsweise Nystatin, etwa in Moronal®). Die Präparate werden auf Haut oder Schleimhaut aufgetragen und haben, da sie nicht resorbiert werden, praktisch keine Nebenwirkungen.

Werden Antimykotika aber oral oder intravenös gegeben, sind schwere Nebenwirkungen, insbesondere Leberschäden, nicht selten.

Auch müssen systemische Antimykotika im Vergleich zu Antibiotika viel länger – oft viele Wochen oder Monate – verabreicht werden, was die Rate von Nebenwirkungen weiter ansteigen läßt.

Häufig verordnete Antimykotika				
Substanz	**Handelsname**	**Wichtigste Indikationen**	**Anwendung**	**Nebenwirkungen*** **Bemerkungen**
Amphotericin B**	Amphotericin B® Ampho-Moronal®	Schwere Infektion mit Candida, Aspergillus, Kryptokokken	lokal, syst.* möglichst über ZVK	Fieber, Knochenmarkdepression, (generalisierte) Schmerzen, Nierenfunktionsstörung, Hypokaliämie, Venenreizung
Clotrimazol	Canesten®	Dermatomykosen	lokal	Hautreaktionen
Fluconazol	Diflucan® Fungata®	Hefepilzinfektion, z.B. Candida, Kryptokokken	syst.	Exanthem, Kopfschmerzen
Flucytosin	Ancotil®	Schwere Infektion mit Candida, Aspergillus, Kryptokokken	syst.	Knochenmarkdepression, ZNS-Störungen (z.B. Schwindel, Halluzinationen)
Griseofulvin	Likuden®	Schwerer Fadenpilzbefall z.B. der Nägel	syst.	ZNS-Störungen (Kopfschmerzen, Schwindel, Unruhe)
Itraconazol	Sempera®	Schwere Dermatomykosen, Candidose, Aspergillose, Kryptokokkenmeningitis	syst.	Kopfschmerzen, Benommenheit, Allergie
Ketoconazol	Nizoral®	Schwere Haut-, Organ- und Systemmykosen	lokal, syst.	Hauterscheinungen, Kopfschmerzen, Haarausfall
Nystatin**	Moronal®	V.a. Candida-Infektion	lokal**	Allergie

* = Systemische Anwendung (oral oder i.v.).

** = Amphotericin B und Nystatin werden nicht aus dem Magen-Darm-Trakt resorbiert. Daher entspricht die orale Gabe einer Lokalbehandlung der Schleimhäute des Magen-Darm-Trakts.

*** = Alle oral gegebenen Medikamente haben als Nebenwirkung gastrointestinale Symptome (Übelkeit, Erbrechen, Durchfall) und Leberfunktionsstörungen.

12.9 Infektionen durch Protozoen

12.9.1 Übersicht

Protozoen *(Urtierchen)* sind tierische Einzeller, die sich durch Geißeln, Wimpern oder füßchenförmige Ausläufer fortbewegen können.

Protozoen-Erkrankungen zählen bis auf Toxoplasmose (☞ 12.9.3) und Trichomoniasis zu den *Tropenerkrankungen*.

12.9.2 Malaria

> 🔅 **Malaria:** Schwere Infektionskrankheit der warmen Erdzonen, die durch wiederholte Fieberschübe gekennzeichnet ist. In Deutschland jährlich über 1400 Erkrankungs- und 50 Todesfälle.

Die Malaria gehört zu den meldepflichtigen Erkrankungen (☞ 12.11).

Übertragung und ➡ Krankheitsentstehung

Die Malaria wird durch sog. **Plasmodien hervorgerufen.** Dabei werden vier verschiedene Plasmodienarten unterschieden:
- *Plasmodium falciparum* als Erreger der **Malaria tropica** (sie ist die am häufigsten eingeschleppte und gleichzeitig die gefährlichste Malariaart)
- *Plasmodium vivax* und *Plasmodium ovale* als Erreger der **Malaria tertiana**
- *Plasmodium malariae* als Erreger der **Malaria quartana.**

Der Entwicklungszyklus der Plasmodien ist immer an einen Wirtswechsel zwischen Mensch und **Anopheles-Mücke** gebunden ist. Saugen die Mückenweibchen das Blut eines Infizierten, so nehmen sie mit dem Blut bestimmte Entwicklungsformen der Plasmodien auf. Nach Durchlaufen weiterer Entwicklungsstadien in der Mücke kann der Parasit beim nächsten Stich auf einen gesunden Menschen übertragen werden, und der Entwicklungszyklus schließt sich.

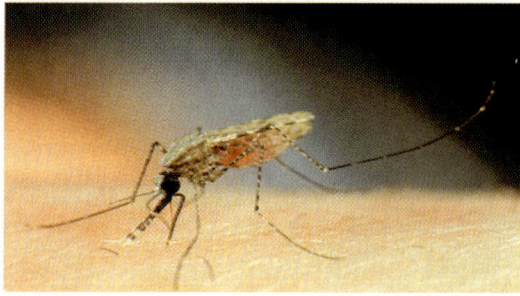

Abb. 12.31: Anopheles-Mücke. Die Anopheles-Mücke gehört zur Familie der Stechmücken. Sticht die Mücke einen Malaria-Kranken, so kann sie den Malariaerreger über das Blut aufnehmen und beim nächsten Stich auf einen anderen Menschen übertragen. [U 136]

📲 Symptome und Untersuchungsbefund

Nach einer Inkubationszeit zwischen 1 und 5 Wochen (evtl. bis zu einem Jahr) beginnt die Erkrankung mit Kopf- und Gliederschmerzen sowie Fieber. Dieses uncharakteristische Bild wird oft als Grippe fehlgedeutet. Im weiteren Krankheitsverlauf kommt es häufig zu hohem Fieber, bei eingeschleppten Fällen aber nur selten zu den typischen Fieberrhythmen (Fieberattacken bis 40 ºC, bei der Malaria tertiana an jedem 3. Tag, bei der Malaria quartana an jedem 4. Tag). Die Malaria tropica zeigt gar keine regelmäßigen Rhythmen. Unbehandelt kann es je nach Malariaform viele Jahre lang zu Rückfällen kommen.

Bei der körperlichen Untersuchung findet sich ab der 2. Krankheitswoche eine Vergrößerung von Leber und/oder Milz.

🦠 Komplikationen

Lebensbedrohlich sind die Komplikationen der Malaria:
- Akutes Nierenversagen (☞ 7.12)
- *Zerebrale Malaria* mit enzephalitisartigem ZNS-Befall
- Gerinnungsstörungen (*Verbrauchskoagulopathie*, ☞ 9.8.3)
- *Schwarzwasserfieber* durch Hämolyse (massenhafter Zerfall der roten Blutkörperchen) mit Vielfachschädigung innerer Organe.

🔎 Diagnostik

Gesichert wird die Diagnose durch eine mikroskopische Blutuntersuchung. Dabei wird entweder ein normaler Blutausstrich gefärbt oder ein Blutstropfen ohne Alkoholfixierung ausgestrichen und gefärbt (Technik des dicken Tropfens).

📋 Behandlungsstrategie

Die Behandlung der Malaria wird schwieriger, da die Resistenzen weltweit zunehmen. Sie wird in unklaren Fällen mit einem Tropeninstitut abgestimmt. Angewendet werden Chloroquin (z.B. Resochin®), Chinin (z.B. Chininum dihydrochloricum „Buchler"), Halofantrin (Halfan®), Mefloquin (Lariam®) und Fansidar®. Außer Chloroquin sind alle Medikamente reich an z.T. gefährlichen Nebenwirkungen.

🗒 Pflege bei Malaria

Malariakranke bedürfen intensiver Pflege:
- Häufige Fiebermessung
- Ein- und Ausfuhrbilanz
- Beobachtung des Bewußtseinszustandes
- Engmaschige Puls- und Blutdruckkontrollen wegen häufiger Kreislaufkomplikationen
- Genaue Beobachtung auf Zeichen einer erhöhten Blutungsneigung.

Patienteninformation: Malariaprophylaxe

Die Mücken stechen vor allem nachts. Daher sind das Schlafen unter einem Moskitonetz und das Tragen langer Kleidung bei abendlichen Aufenthalten im Freien einfache, aber mit Abstand die wirksamsten Maßnahmen.

Tropenreisende sollten sich zusätzlich vor Reiseantritt bei einem Tropeninstitut erkundigen, welche medikamentöse Malariaprophylaxe in Abhängigkeit von der geplanten Aufenthaltsdauer für ihr Zielgebiet sinnvoll ist. Diese Medikamentenprophylaxe bietet aber nur mäßigen Schutz und kann den Hautschutz nicht ersetzen. Eine Impfung gibt es noch nicht.

12.9.3 Toxoplasmose

> **Toxoplasmose:** Meist asymptomatische Infektion durch *Toxoplasma gondii*. Bedeutung inbesondere für abwehrgeschwächte Patienten (AIDS-Patienten!) und Ungeborene, dann in der Regel als *zerebrale Toxoplasmose* auftretend.

Die angeborene Toxoplasmose ist meldepflichtig (☞ 12.11).

Krankheitsentstehung

Die Toxoplasmose wird durch infizierten Katzenkot sowie den Genuß rohen Fleisches oder verseuchter Rohkostsalate auf den Menschen übertragen. Die diaplazentare Infektion des Ungeborenen findet jenseits der 16. Schwangerschaftswoche statt. Überlebt der Foetus, kann er später blind und schwer geistig behindert sein.

Symptome, Befund und Diagnostik

Die Toxoplasmose-Infektion eines (Immun-)Gesunden führt in der Regel nicht zu einer klinisch erkennbaren Erkrankung. Bei abwehrgeschwächten Patienten kommt es zur *Reaktivierung* einer früheren latenten Infektion, die sich vor allem als *Toxoplasmose-Enzephalitis* zeigt.

Die Diagnose wird serologisch gestellt. Bei Verdacht auf eine Toxoplasmose-Enzephalitis helfen ein CT (evtl. auch MRT) des Gehirns und die Liquoruntersuchung (☞ 1.7.1).

Behandlungsstrategie und Patienteninformation

Obwohl eine antibiotische Kombinationstherapie angewendet wird, ist die Prognose nach einer (Meningo-)Enzephalitits ernst. Oft bleiben Dauerschäden zurück.

Da es keine Schutzimpfung gegen die Toxoplasmose gibt, sollten Schwangere den Kontakt mit Katzen meiden. Vorsichtshalber sollten sie auch auf den Genuß (halb-)rohen Fleisches verzichten.

12.9.4 Amöbiasis

Die Amöbiasis *(Amöbenruhr, Amöbenkolitis, tropische Ruhr)*, eine infektiöse Erkrankung vorwiegend des Dickdarms, ist v.a. in warmen Ländern und bei schlechten hygienischen Verhältnissen weit verbreitet. Sie wird durch *Entamoeba histolytica*, die wichtigste menschenpathogene Amöbe, hervorgerufen.

Übertragung und Krankheitsentstehung

Die wichtigste Infektionsquelle sind symptomlose Dauerausscheider, die in ihrem Darm Zysten bilden und diese mit ihrem Stuhl ausscheiden. Bei schlechter Abwasserhygiene oder Düngung der Felder mit Stuhl werden die Zysten mit dem Trinkwasser, rohem Obst, Salat oder Gemüse aufgenommen. Möglich ist auch eine Übertragung durch Fliegen oder von Mensch zu Mensch.

Symptome und Untersuchungsbefund

Die Erkrankung beginnt in der Regel mit schleimigen Durchfällen und Blutbeimengungen. Fieber ist nur selten vorhanden. Wichtigste Komplikation der Amöbenruhr sind Amöbenabszesse der Leber. Dann treten Fieber, Schmerzen im rechten Oberbauch und evtl. eine gelblich verfärbte Haut auf. Verschleppung der Amöben in andere Organe ist selten.

Diagnostik

Zysten und Magnaformen der Amöben sind im Stuhl nachweisbar. Der Stuhl muß warm untersucht werden.

Behandlungsstrategie

Mittel der Wahl ist Metronidazol (z.B. Clont®). Chirurgische Maßnahmen sind z.B. bei Durchbruch eines Leberabszesses erforderlich.

Pflege bei infektiösem Durchfall, ☞ 12.6.6

Prognose und Patienteninformation

Die Prognose der auf den Darm beschränkten Amöbenerkrankung ist bei rechtzeitiger Behandlung gut. Bei Leberabszessen ist die Prognose zweifelhaft, bei Gehirnkomplikationen in der Regel schlecht. Prophylaktisch ist Reisenden in verseuchten Gebieten das Abkochen des Trinkwassers und Schälen oder Kochen von Obst und Gemüse vor dem Verzehr anzuraten (☞ 12.6.7).

12.10 Wurm-erkrankungen (Helminthosen)

12.10.1 Übersicht

Würmer sind vielzellige, z.T. sehr differenziert strukturierte Lebewesen. Wurmerkrankungen können nicht nur den Darm, sondern alle Organe des Körpers in Mitleidenschaft ziehen.

Bei den menschenpathogenen Würmern werden unterschieden:
- **Bandwürmer** (*Cestoden*, ☞ 12.10.2)
- **Saugwürmer** (*Trematoden*, ☞ 12.10.3)
- **Fadenwürmer** (*Nematoden*, ☞ 12.10.4).

> ♔ Impfungen gegen Wurmerkrankungen gibt es nicht. Deshalb ist die Expositionsprophylaxe entscheidend.

12.10.2 Erkrankungen durch Bandwürmer

Schweine- und Rinderbandwurm

> ⊡ **Schweine-** und **Rinder-(finnen)bandwurmerkrankung:** Häufigste und fast immer gut therapierbare Bandwurmerkrankungen des Menschen, hervorgerufen durch den Schweine- bzw. Rinderbandwurm (*Taenia solium* und *Taenia saginata*).

Übertragung und
⇨ Krankheitsentstehung

Die geschlechtsreifen Würmer des Rinder- und Schweinebandwurms siedeln im Dünndarm des Menschen. Mit Bandwurmeiern gefüllte Bandwurmglieder (reife *Proglottiden*) werden mit dem Stuhl ausgeschieden. Die Eier gelangen mit Abwässern oder Dung

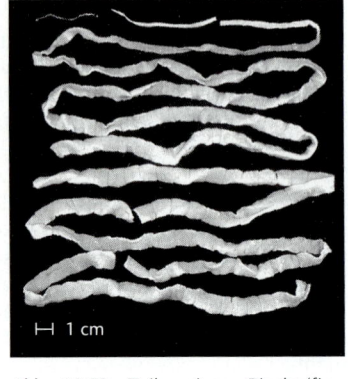

Abb. 12.33: Teile eines Rinder(finnen)bandwurms. Der ausgewachsene Bandwurm kann bis zu 10 m lang werden, die einzelnen Glieder sind ca. 1 – 2 cm lang. [E 158]

auf Tierweiden und werden von Rindern bzw. Schweinen aufgenommen. Im Darm des Tieres werden die Larven frei und wandern auf dem Blutweg in dessen Organe, wo sich die sog. *Finnen* entwickeln.

Der Mensch infiziert sich durch den Verzehr rohen, finnenhaltigen Fleisches. Selten wird der Mensch durch die Aufnahme von Schweinebandwurmeiern zum Zwischenwirt. Den Befall des Menschen mit den sich aus den Eiern entwickelnden Larven (**Zystizerken**) nennt man **Zystizerkose**.

▣ Symptome und Untersuchungsbefund

Patienten mit Bandwurmerkrankungen haben meist nur geringfügige Symptome. Im Vordergrund stehen unbestimmte Beschwerden im (Ober-)Bauch, Appetitlosigkeit und Gewichtsverlust, obwohl der Patient genügend ißt.

Die Symptome einer Zystizerkose sind abhängig von der Lokalisation der Finnen.
Während ein Muskelbefall meist relativ harmlos ist und in erster Linie Muskelschmerzen hervorruft, kann ein Augen- oder Gehirnbefall zu schweren Krankheitsbildern führen.

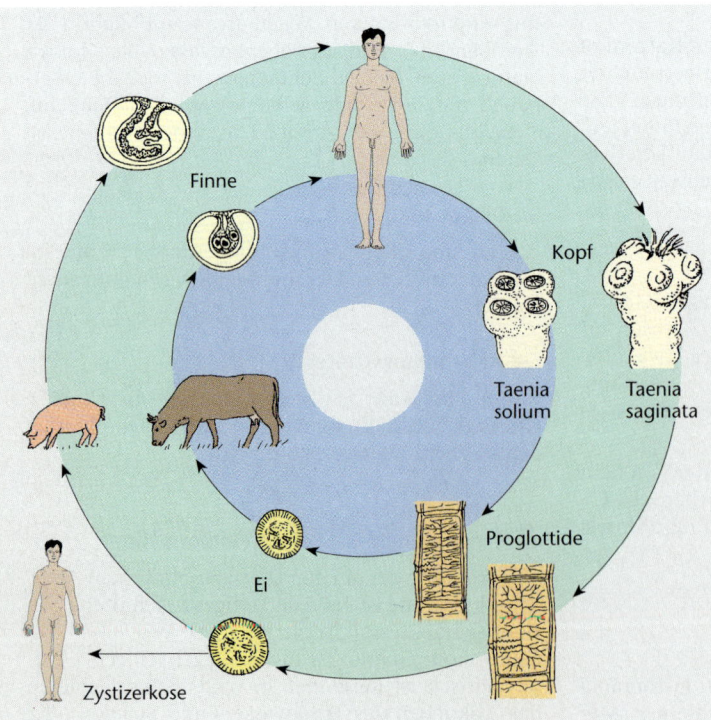

Abb. 12.32: Entwicklungszyklus des Rinder- und Schweine(finnen)bandwurms. [B 200]

🔍 Diagnostik und Differentialdiagnose

Die Diagnose wird durch den Nachweis der Proglottiden im Stuhl des Patienten gesichert.

Bei der Blutuntersuchung zeigt sich oft eine Vermehrung der eosinophilen Leukozyten. Eine Antikörperbestimmung ist nur bei Verdacht auf Zystizerkose sinnvoll.

📊 Behandlungsstrategie

Die Behandlung erfolgt durch die Gabe von Anthelminthika (☞ Pharma-Info 12.35). Der Behandlungserfolg muß durch abermalige Stuhluntersuchungen nach ca. drei Monaten kontrolliert werden. Finnen werden oft chirurgisch entfernt.

▥ Pflege

Patienten mit Bandwurmerkrankungen sind in der Regel nicht erhöht pflegebedürftig. Zu beachten ist aber, daß der Stuhl des Patienten infektiöse Bandwurmeier enthält. Die Pflegenden müssen beim Umgang mit dem Stuhl des Patienten unbedingt Handschuhe tragen. Da die gebräuchlichen Hände- und chemischen Desinfektionsmittel gegen die Eier des Schweinebandwurmes unzureichend wirksam sind, müssen die Hände nach dem Ausziehen der Handschuhe zusätzlich gründlich gewaschen werden.

🖉 Patienteninformation

Gründliches Durchbraten aller Fleischgerichte oder das Tiefkühlen von rohem Fleisch über mindestens fünf Tage tötet die Parasiten ab.

Echinokokkose

> **◨ Echinokokkose:** Erkrankung des Menschen durch den **Hundebandwurm** *(Echinokokkus),* wesentlich ernster als Rinder- und Schweinebandwurmerkrankungen.
> Unterschiedliche Krankheitsbilder durch die beiden Arten *Echinococcus granulosus* und *Echinococcus multilocularis.* Echinococcus multilocularis wird häufig auch als Fuchsbandwurm bezeichnet, da neben dem Hund vor allem auch der Fuchs Endwirt ist.

➡ Übertragung und Krankheitsentstehung

Hunde und Füchse scheiden die eihaltigen Proglottiden (☞ oben) mit ihrem Kot aus.

Der Mensch infiziert sich durch die orale Aufnahme der Bandwurmeier (z.B. beim Verzehr ungewaschener Waldbeeren) und wird, vergleichbar der Zystizerkose, zum Fehl-Zwischenwirt. Über Leber und Lunge können die Larven bis in den Körperkreislauf und damit in alle Organe gelangen.

◨ Symptome und Untersuchungsbefund

Typisch für *Echinococcus granulosus* ist, daß sich in der Regel nur eine große Zyste *(Hydatide)* bildet (fast immer in der Leber). Zunächst hat der Patient keine Beschwerden. Erst wenn die Hydatide eine gewisse Größe erreicht hat, bekommt der Patient uncharakteristische Beschwerden in der Lebergegend.
Verlegt die Zyste die Gallenwege, kann ein Ikterus entstehen (☞ 6.2.1). Platzt die (finnenhaltige) Zyste, bilden sich neue Finnen. Daraufhin entwickelt der Patient häufig schwere allergische Reaktionen.

Echinococcus multilocularis bildet zahlreiche kleine Finnen, die einem Krebsgeschwür gleich in die Umgebung eindringen. Auch hier ist meist die Leber betroffen. Hauptsymptome sind Lebervergrößerung und Ikterus. An zweiter Stelle folgt der Befall der Lunge. Besonders ernst ist der Befall des ZNS, der bei ca. 3% der Patienten zu beobachten ist.

🔍 Diagnostik und 📊 Behandlungsstrategie

Die Diagnose wird durch Ultraschall, CT (☞ Abb. 12.34) und Antikörpernachweis gestellt.

Die großen Zysten des Echinococcus granulosus können häufig chirurgisch entfernt werden.

Bei den infiltrierend wachsenden Zysten des Echinococcus multilocularis ist eine operative Entfernung jedoch oft nicht möglich. Dann kann eine Langzeit-Behandlung z.B. mit Mebendazol (Vermox® forte) versucht werden.

⬗ Prognose

Nur bei vollständiger Entfernung aller Zysten ist die Prognose gut. Ansonsten endet die Erkrankung trotz medikamentöser Behandlung oft tödlich.

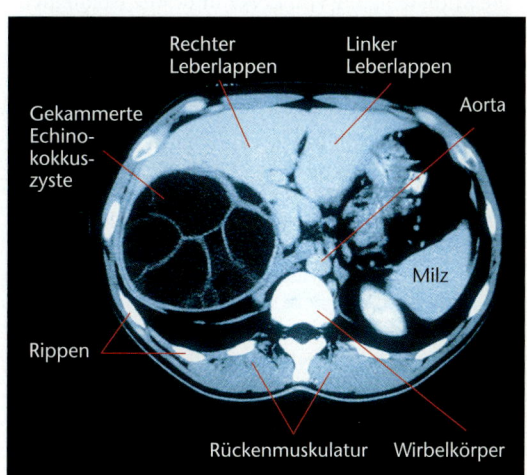

Abb. 12.34: CT-Befund bei Echinokokkose der Leber mit ausgedehnter Zystenbildung. [X 211]

12.10.3 Erkrankungen durch Saugwürmer

Erkrankungen durch Pärchenegel: Bilharziose

> ☺ **Bilharziose** *(Schistosomiasis):* Chronische Infektionskrankheit mit Hauptmanifestationen in Harnblase und Darm durch die verschiedenen Arten der **Pärchenegel** *(Schistosoma).*

Die Blasenbilharziose ist in der Dritten Welt sehr häufig.

⇨ Übertragung und Krankheitsentstehung

Die erkrankten Menschen scheiden die Eier des Pärchenegels mit ihrem Stuhl oder Urin aus. Gelangen diese in warme Süßgewässer, werden sie von Süßwasserschnecken aufgenommen, in denen sich dann **Zerkarien** *(Gabelschwanzlarven)* entwickeln, die wiederum ins Wasser freigesetzt werden. Beim Baden durchdringen die Zerkarien *aktiv* die Haut und gelangen in den venösen Blutstrom. Später legen die Weibchen ihre Eier in den Venen der Darm- bzw. Harnblasenwand ab, diese werden wieder ausgeschieden, und der Entwicklungszyklus schließt sich.

✦ Symptome und Untersuchungsbefund

Das Eindringen der Zerkarien wird selten bemerkt. Nach ca. drei Monaten beginnt in Blase, Darm, Milz und Leber die *chronische* Phase der Erkrankung, wenn die reifen Weibchen mit der Eiablage anfangen:
- Bei der *Blasenbilharziose* bemerkt der Patient Blut im Urin *(Hämaturie,* ☞ 7.4.1) und hat häufig Harndrang
- Die *Darmbilharziose* zeigt sich durch Erbrechen und Bauchschmerzen sowie abwechselnd (blutigen) Durchfall und Verstopfung.

Eine Mitbeteiligung von Leber und Milz ist möglich.

♀ Diagnostik und ▦ Behandlungsstrategie

Die Diagnose wird durch den mikroskopischen Einachweis in Stuhl oder Urin gesichert.

Behandelt wird mit Praziquantel (z.B. Biltricide®).

✐ Patienteninformation

Die Behandlung ist nur im Frühstadium der Erkrankung regelmäßig erfolgreich. Die Prophylaxe besteht in konsequenter Abwasserhygiene und Schneckenbekämpfung in den betroffenen Ländern.

> ⚠ Die Parasiten sind in vielen touristisch erschlossenen Gebieten um das Mittelmeer, in Afrika und auch in der Karibik heimisch. So verlockend es auch sein mag: Niemals barfuß durch stehende Süßgewässer laufen oder gar darin baden, da bereits kurzer Hautkontakt den Zerkarien zum Eindringen ausreicht!

12.10.4 Erkrankungen durch Fadenwürmer

Erkrankungen durch Spulwürmer

> ☺ **Spulwurmerkrankung** *(Askariasis):* Wurmerkrankung durch den **Spulwurm** *(Ascaris lumbricoides)* mit Beschwerden vor allem des Darmes und der Lunge. Weltweit auftretend, besonders aber in warmen, ländlichen Gebieten mit Gemüseanbau.

Übertragung und ⇨ Krankheitsentstehung

Der Infizierte scheidet die Spulwurmeier mit seinem Kot aus. 3 – 6 Wochen später hat sich innerhalb des Eies eine infektionsfähige Larve gebildet. Nach oraler Aufnahme werden die Larven im Dünndarm des Menschen frei. Sie durchdringen die Darmwand und gelangen auf dem Blutweg über die Leber in die Lunge. Dort treten die jungen Würmer in die Alveolen über und wandern die Atemwege hinauf bis zum Kehlkopf. Durch Verschlucken gelangen sie wieder in den Magen-Darm-Kanal, wo sie nach 1,5 – 2 Monaten neue Eier produzieren. Die Ansteckung findet insbesondere durch ungewaschenen Salat oder rohes Gemüse statt, die durch Fäkaliendüngung mit Spulwurmeiern verseucht wurden.

✦ Symptome und Untersuchungsbefund

Die Beschwerden setzen ein, wenn die jungen Würmer die Lunge passieren. Im Vordergrund stehen leichtes Fieber und grippeähnliche Symptome mit Husten. Manche Patienten husten die Würmer, die durchaus schon einige Zentimeter lang sein können, auch aus. Sind die Spulwürmer im Darm des Patienten angelangt, treten Bauchschmerzen, Übelkeit und Durchfälle auf.

♀ Diagnostik und ▦ Behandlungsstrategie

Die Diagnose wird durch mikroskopischen Einachweis im Stuhl gestellt.

Mittel der Wahl ist Mebendazol (z.B. Vermox®).

Trichinose

> ☺ **Trichinose:** Weltweite Wurmerkrankung mit variablem Krankheitsbild, vor allem aber allergischen Symptomen und Muskelbeschwerden. Erreger ist *Trichinella spiralis.*

In Deutschland ist die Trichinose aufgrund der gesetzlich vorgeschriebenen Trichinenschau von Schlachttieren selten geworden. Trichinosen sind in Deutschland meldepflichtig (☞ 12.11).

Wenige Tage nach Aufnahme des trichinenhaltigen Fleisches (v.a. Schweinefleisch) können durch die Parasiten im Darm leichtes Fieber, Übelkeit, Erbrechen und andere Magen-Darm-Beschwerden auftreten.

Später führt die Larvenwanderung zu Muskelschmerzen und Muskelsteife.

Durch die Larveneinwanderung in die Gewebe kann es außerdem zu Fieber, Blutungs- und Thromboseneigung sowie selten zu ZNS- oder Herz-Kreislauf-Komplikationen kommen.

Die Diagnose erfordert meist Muskelbiopsien und Antikörpertests.

Mebendazol (z.B. Vermox®) wirkt sowohl auf die Darm- als auch auf die Muskeltrichinen. Hinzu treten Glukokortikoide und Analgetika.

Unter dieser Behandlung ist die Prognose meist gut.

Am sichersten kann der Trichinose durch ausreichendes Erhitzen des Fleisches (über 70 °C) vorgebeugt werden. Längeres Tiefgefrieren (– 15 °C für mindestens 3 Wochen) tötet die Muskeltrichinen ebenfalls ab.

Erkrankungen durch Madenwürmer

> **Madenwurminfektion** *(Oxyuriasis):* In der Regel harmlose Wurmerkrankung vor allem im Kindergarten- und Grundschulalter und die häufigste Wurmerkrankung überhaupt.

Übertragung und Krankheitsentstehung

Die erwachsenen Madenwürmer leben im unteren Dünndarm, im Dickdarm und im Wurmfortsatz. Nachts verlassen die Weibchen den Darm durch den Anus, um in der Analgegend Eier abzulegen (pro Weibchen über 10 000!). Innerhalb weniger Stunden entwickeln sich in den Eiern infektionsfähige Larven.

Die Übertragung erfolgt in erster Linie durch orale Aufnahme dieser infektiösen Eier. Kinder infizieren sich meist selbst, indem sie nachts in der Analgegend kratzen und dann die Finger in den Mund stecken.

Symptome und Untersuchungsbefund

Typischerweise haben die betroffenen Kinder nachts starken Juckreiz in der Analgegend. Durch das Schlafdefizit sind sie tagsüber müde und nervös.

Diagnostik

Die Diagnose wird durch den Wurmnachweis im Stuhl oder durch den Einachweis in der Analgegend gestellt.

Behandlungsstrategie

Die problemlose Behandlung besteht z.B. in der Gabe von Mebendazol (etwa Vermox®).

Pflege

- Nachts muß der Patient enganliegende Wäsche tragen, um Kratzen zu verhindern
- Regelmäßiges Händewaschen und Nagelreinigen bzw. extrem kurz geschnittene Fingernägel sollen die Hände als „Depot" für Wurmeier ausschalten
- Die Patientenwäsche wird gekocht, heiß gebügelt und zweimal täglich gewechselt.

Pharma-Info 12.35 Anthelminthika

Anthelminthika *(Wurmmittel)* werden bei Wurmerkrankungen gegeben, um die Parasiten im Körper des Menschen abzutöten.

Während die kurzzeitige Anwendung meist gut vertragen wird, sind die Langzeitbehandlung oder eine hochdosierte Therapie häufiger mit Komplikationen behaftet.

Dabei sind die Nebenwirkungen nicht unbedingt Folge des Medikamentes selbst, sondern z.T. auch Folge des Absterbens der Parasiten.

Bei allen Substanzen ist mit gastrointestinalen Symptomen wie Bauchschmerzen, Übelkeit, und Durchfall zu rechnen.

Häufig verordnete Anthelminthika			
Substanz	Handelsname (Bsp.)	Indikation (Bsp.)	Nebenwirkungen/ Bemerkungen
Mebendazol	Vermox® (100 mg)	Spulwurm, Madenwurm	
	Vermox® forte (500 mg)	Hundebandwurm, Trichinen	Blutbildveränderungen, Allergie, Fieber, Leberfunktionsstörungen, Haarausfall
Niclosamid	Yomesan®	Schweine- und Rinderbandwurm	Keine systemischen NW, da nicht resorbiert, Alkoholkarenz während der Einnahme
Praziquantel	Cesol® (150 mg)	Schweine- und Rinderbandwurm, Schistosomen	Kopfschmerzen, Benommenheit, Schläfrigkeit, Exanthem
Pyrantel	Helmex®	Spulwurm, Madenwurm	Kopfschmerzen, Müdigkeit, Schwindel, Schlaflosigkeit
Tiabendazol	Minzolum®	Trichinen, Spulwurm, Schweine- und Rinderbandwurm	ZNS-Störungen (z.B. Kopfschmerzen), Hautreaktionen

12.11 Meldepflicht bei Infektionskrankheiten

Das *Bundes-Seuchengesetz* regelt die Meldepflicht bei Infektionskrankheiten. Zur Meldung verpflichtet sind im Krankenhaus in erster Linie die (leitenden) Ärzte. Prinzipiell müssen aber *alle* mit der Therapie oder *Pflege* des Patienten die in Tab. 12.36 aufgeführten Erkrankungen melden. Die Meldung ist innerhalb der ersten 24 Stunden nach Bekanntwerden der Infektion bzw. nach Stellen der Verdachtsdiagnose an das zuständige Gesundheitsamt zu richten. Dies ist auch telefonisch möglich. Es müssen Name, Anschrift und Beruf des Erkrankten sowie die vorliegenden Laborergebnisse angegeben werden.

Meldepflicht bei Geschlechtskrankheiten

Das deutsche „Gesetz zur Bekämpfung der Geschlechtskrankheiten" von 1953 regelt die Behandlung der vier „klassischen" Geschlechtskrankheiten:
- **Gonorrhoe** (☞ 12.6.5)
- **Lues** (☞ 12.6.15)
- **Ulcus molle** *(Weicher Schanker,* ☞ 12.6.11)
- **Lymphogranuloma inguinale** (☞ 12.6.17).

Für diese Erkrankungen regelt das Gesetz die *Behandlungspflicht* der Erkrankten und die (anonyme) *Meldepflicht* des Arztes. Bei Therapieverweigerung, offensichtlich falschen Angaben über die Ansteckungsquelle oder gefährdeten Minderjährigen sieht das Gesetz die namentliche Meldepflicht vor.

Meldepflicht bei AIDS

Die HIV-Infektion und die Immunschwächekrankheit AIDS fallen nicht unter das Bundesseuchengesetz. Die Einführung einer vergleichbaren **Meldepflicht bei AIDS** ist sehr umstritten. Viele Betroffene fürchten bei

Erkrankung	Meldepflicht bei			
	Verdacht	Erkrankung	Tod	Ausscheidern
Abdominaltyphus (☞ 12.6.7)	+	+	+	+
Anaerobe Wundinfekt. (☞ 12.6.14)		+	+	
Angebor. Zytomegalie (☞ 12.7.4)		+	+	
Angebor. Listeriose*		+	+	
Angebor. Lues (☞ 12.6.16)		+	+	
Angebor. Toxoplasmose (☞ 12.9.3)		+	+	
Botulismus (☞ 12.6.14)	+	+	+	
Brucellose*		+	+	
Cholera (☞ 12.6.11)	+	+	+	+
Diphtherie (☞ 12.6.13)	+	+		
Fleckfieber (☞ 12.6.17)	+	+	+	
Gelbfieber (☞ 12.7.8)	+	+		
Infektiöser Durchfall ** (☞ 12.6.6)	+	+	+	+
Influenza (Virusgrippe) (☞ 4.5.1)		+		
Keuchhusten (☞ 12.6.12)		+		
Lepra (☞ 12.6.15)	+	+	+	
Leptospirose (☞ 12.6.16)		+	+	
Malaria (☞ 12.9.2)		+		
Masern (☞ 12.3)		+		
Meningitis/Enzephalitis (☞ 12.6.5)		+	+	
Milzbrand (☞ 12.6.14)	+	+	+	
Ornithose (☞ 12.6.17)	+	+	+	
Paratyphus (☞ 12.6.7)	+	+	+	+
Pest *	+	+	+	
Pocken *	+	+	+	
Poliomyelitis (Kinderlähmung) *	+	+	+	
Puerperalsepsis (Kindbettfieber) *		+		
Q-Fieber*		+	+	
Rötelnembryopathie (☞ 12.7.1)		+	+	
Rotz *		+	+	
Rückfallfieber (☞ 12.6.16)	+	+	+	
Scharlach (☞ 12.6.4)		+		
Shigellenruhr (☞ 12.6.6)	+	+	+	
Spongiforme Enzephalopathien*		+	+	
Tollwut (☞ 12.7.7)	+	+	+	
Trachom (☞ 12.6.17)		+	+	
Trichinose (☞ 12.10.4)		+	+	
Tuberkulose (aktive T.) (☞ 4.5.4)		+	+	
Tularämie *	+	+	+	
Virusbed. hämorrhag. Fieber *	+	+	+	
Virushepatitis (☞ 6.4.1)		+	+	

*: seltene Erkrankung, im Lehrbuch nicht behandelt
**: einschließlich Salmonellosen und mikrobiell bedingten Lebensmittelvergiftungen

Tab. 12.36: Meldepflicht bei Infektionskrankheiten. [B 200]

einer (namentlichen) Meldepflicht eine Weitergabe ihrer Daten und nachfolgende Diskriminierungen. Dem gegenüber steht das ebenso berechtigte Interesse, eine Ausbreitung des Virus zu verhindern. In der Bundesrepublik müssen die Laboratorien jeden positiven Testfall unter Angabe des Geschlechts und des Geburtsjahrgangs des Betroffenen, aber ohne Namen oder Anschrift, melden. Eine Meldepflicht der niedergelassenen oder im Krankenhaus tätigen Ärzte gibt es nicht.

Quarantäne

⊡ **Quarantäne:** Zeitlich befristete, totale Isolierung ansteckungsverdächtiger oder bereits erkrankter Personen. Früher weit verbreitetes Mittel zur Eingrenzung von Epidemien, heute, außer für Tiere, nur noch für Gelb-, Pest-, Fleck- und virusbedingte hämorrhagische Fieber (z.B. Ebola-Virus-Ausbruch in Zaire 1995) eingesetzt.

⟨⟩ Wiederholungsfragen

1. Welche Merkmale kennzeichnen die einzelnen Gruppen der für den Menschen bedeutenden Krankheitserreger? (☞ Tab. 12.1)

2. Welche Vorsichtsmaßnahmen sind im Umgang mit Patienten auf der Infektionsstation zu beachten? (☞ 12.2)

3. Wie werden Blutkulturflaschen korrekt gehandhabt? (☞ 12.4.3)

5. Wie verändert sich das Differentialblutbild bei bakteriellen und viralen Infektionen? (☞ 12.4.5)

5. Welche pflegerischen Aufgaben stehen bei Patienten mit Sepsis im Vordergrund? (☞ 12.5)

6. Was ist bei der Pflege von Patienten unter Antibiotikatherapie zu beachten? (☞ Pharma-Info 12.12)

7. Worauf sind nosokomiale Staphylococcus aureus-Infektionen in den meisten Fällen zurückzuführen? (☞ 12.6.3)

8. Was versteht man unter Streptokokken-Zweiterkrankungen? (☞ 12.6.4)

9. Welche Bakterien können eine infektiöse Diarrhoe verursachen? (☞ 12.6.6)

10. Worauf ist bei der Pflege von Patienten mit infektiöser Diarrhoe zu achten? (☞ 12.6.6)

11. Weshalb sind Pseudomonaden gefürchtete Problemkeime im Krankenhaus? (☞ 12.6.9)

12. Welche Maßnahmen gehören zur Tetanusprophylaxe im Verletzungsfall? (☞ 12.6.14)

13. Wie werden Viruserkrankungen behandelt? (☞ 12.7.1)

14. Wie kann man sich vor Zeckenbissen schützen? (☞ 12.7.2)

15. Mit welchen Komplikationen ist bei Malaria zu rechnen? (☞ 12.9 .2)

16. Wie wird der Hundebandwurm behandelt? (☞ 12.10.2)

17. Wie heißt die häufigste Wurmerkrankung und wie wird sie übertragen? (☞ 12.10.4)

13 Laborwerte

13.1 **ACTH** (Adrenokortikotropes Hormon)

Normwert: Methoden- und tageszeitabhängig

Funktion: Hypophysenvorderlappen-Hormon mit Wirkung auf Nebennierenrinde (☞ 8.6.1)

↓: Hypothalamus- oder Hypophysen-vorderlappen-Insuffizienz (☞ 8.2.1), Cushing-Syndrom (☞ 8.6.1) bei autonomem Nebennierenrinden-Tumor

↑: ACTH-produzierendes Adenom (M. Cushing, ☞ 8.6.1), primäre Nebennierenrinden-Insuffizienz (☞ 8.6.2), selten paraneoplastisch bei ACTH-produzieren-dem Tumor (z.B. Bronchialkarzinom, ☞ 4.8)

☑ 2 – 3 ml EDTA-Blut (eisgekühlt) sofort ins Labor

13.2 **AFP** (Alpha-Fetoprotein, α-Fetoprotein)

Normwert: < 10 µg/l bzw. < 7 IE/ml

Funktion: Protein im fetalen Stoffwechsel

↑: Tumormarker für das primäre Leberzell-karzinom (☞ 6.4.7) und (Keimzell-)Tumoren von Hoden und Ovar.
Geringe Erhöhung bei anderen Lebertumoren, Leberzirrhose, gutartigen Lebererkrankungen, Rauchern und Schwangeren

☑ 2 – 3 ml Serum

ALAT, ☞ *13.32 (Glutamat-Pyruvat-Transaminase)*

13.3 **Albumin**

Normwert: Serum: 60,6 – 68,6% des Serumeiweißes bzw. 36 – 50 g/l;
Liquor: < 0,7% des Serumalbumins;
Sammelurin: < 16,6 mg/l

Funktion: Mengenmäßig bedeutendstes Blut-eiweiß, erzeugt 80% des kolloidosmotischen Drucks im Gefäßsystem (☞ 7.16.1)

Stark ↓: Hypoproteinämie (☞ Gesamteiweiß)

Stark ↑: Hyperproteinämie (☞ Gesamteiweiß)

☑ 2 ml Serum, 10 ml Sammelurin (24 Std.-Menge dokumentieren) oder 1 ml Liquor

13.4 **Alkalische Phosphatase** (AP)

Normwerte: ♀ 55 – 170 IE/l; ♂ 70 – 175 IE/l. Im Wachstumsalter bis 700 IE/l

Funktion: Enzym für Reaktionen mit organischen Phosphaten, besonders wichtig für Knochen, Leber und Gallenwege sowie Dünndarmschleimhaut

↓ **(selten): Hypophosphatasie** (erblicher AP-Mangel mit Skelettstörungen), Hypothyreose (☞ 8.3.4)

↑ : **Cholestase** jeder Ursache (z.B. Hepatitis, ☞ 6.5.4, Verschlußikterus, ☞ 6.2.1, biliäre Zirrhose, ☞ 6.5.4)
Knochenerkrankungen (z.B. Knochenmetastasen, Osteosarkom, Hyperparathyreoidismus, ☞ 8.4.1, Plasmozytom, ☞ 9.7.3, Frakturen, Osteomalazie, ☞ 7.16.4)
Niereninsuffizienz (☞ 7.13)

☑ 1 – 2 ml Serum/Plasma

13.5 **AMA** (Antimitochondriale Antikörper)

Funktion: Autoantikörper (☞ 10.3.2, 11.5)

Positiv: Fast 100% der Fälle von primärer biliärer Zirrhose (☞ 6.5.4), ferner bei Lues im Stadium II, Lupus erythematodes (☞ 10.7.1)

☑ 1 – 2 ml Serum

13.6 **α-Amylase** (Alpha-Amylase)

Normwert: Stark methodenabhängig, z.B. < 120 IE/l

Funktion: Stärke spaltendes Enzym, das in Mund- und Bauchspeicheldrüse vorkommt

↑ : Akuter Schub einer Pankreatitis (☞ 6.6.1, 6.6.2), Pankreasgangverschluß, penetrierendes Magenulkus, Speicheldrüsenerkrankungen, praktisch alle Ursachen des „akuten Abdomens" (☞ 5.2.4), nach Gastroskopie in 20%, paraneoplastisch, diab. Ketoazidose (☞ 8.3.3)

☑ 1 – 2 ml Serum/Plasma

13.7 **ANA** (Antinukleäre Antikörper, Antinukleäre Faktoren, ANF)

Funktion: Autoantikörper (☞ 10.3.2, 11.5) gegen Zellkernbestandteile

Positiv: Systemischer Lupus erythematodes (SLE, in 99% positiv), andere Formen des Lupus erythematodes (> 40%), andere rheumatische Erkrankungen, chron. Polyarthritis (35 %), autoimmune chron.-aggressive Hepatitis (ca. 70%, ☞ 6.4.2), primäre biliäre Zirrhose (40%, ☞ 6.5.4), andere (chron.) Lebererkr. (ca. 30%)

☑ 1 – 2 ml Serum

Antithrombin III, ☞ *AT III*
α₁-Antitrypsin, ☞ *4.6.3*
ASAT, ☞ *13.31 (Glutamat-Oxalazetat-Transaminase)*

13.8 **AT III** (Antithrombin III)

Normwert: 70 – 120% der Norm = 0,14 – 0,39 g/l

Funktion: Natürliche gerinnungshemmende Substanz, die Thrombin (☞ 9.8.1) inaktiviert (Übersicht, ☞ Abb. 9.2)

↓: (erhöhtes Thromboserisiko): Familiärer AT III-Mangel, Leberzirrhose (☞ 6.4.6), Sepsis (☞ 12.5), Nephrotisches Syndrom (☞ 7.9), nach großer OP oder Trauma, „Pille", zu Beginn der Heparintherapie

↑: Cumarinther. (☞ Pharma-Info 3.57), Cholestase(☞ 6.2.1)

☑ 3 – 4 ml Zitratblut

13.9 **Basophile Granulozyten**

Normwert: ≤ 0,2/nl; ≤ 0,5% der Leukos

Funktion: Leukozytenuntergruppe, die rasch die Blutbahn verläßt und sich im Gewebe als Mastzellen (enthalten große Mengen Histamin) ansiedelt

↑: Nephrotisches Syndrom (☞ 7.9), Colitis ulcerosa (☞ 5.6.4), Hypothyreose (☞ 8.3.4), chron. hämolytische Anämie (☞ 9.5.4), Leukämie (☞ 9.6.2), Streß, Schwangerschaft, nach Splenektomie (Milzentfernung), Fremdeiweißinjektion, „Pille"

☑ 2 ml EDTA-Blut

13.10 **Bence-Jones-Protein**

Funktion: (Immer) pathologischer niedermolekularer Eiweißkörper

↑: Multiples Myelom (Plasmozytom, ☞ 9.7.3)

☑ 3 – 4 ml Morgenurin

13.11 **Bilirubin im Blut**

Normwerte:
- **Direktes Bilirubin:** < 0,3 mg/dl = < 5 μmol/l
- **Indirektes Bilirubin:**
  (= Gesamt-Bili – direktes Bili):
  < 0,8 mg/dl = < 13,8 μmol/l
- **Gesamt-Bili** (= direktes Bili + indirektes Bili):
  < 1,1 mg/dl = < 18,8 μmol/l

Funktion:
- Direktes Bilirubin (= konjugiertes Bili): Durch Umwandlung (Konjugation) in der Leber wasserlösliches Abbauprodukt des Hämoglobin, wird sodann mit der Galle in den Darm ausgeschieden (☞ 13.12)
- Indirektes Bilirubin (= unkonjugiertes Bili): Wasserunlösliches Abbauprodukt des Hämoglobin, liegt im Blut an Albumin gebunden vor (bevor es in der Leber konjugiert wird)

☑ Ikterus sichtbar, wenn Gesamt-Bili > 2 mg/dl (> 34 μmol/l)

↑: Hämolytische Ursachen: Hämolytische Anämie (☞ 9.5.4), Hämatomresorption
↑: Hepatozelluläre Ursachen:
Hepatitis (☞ 6.4.1, 6.4.2), Zirrhose (☞ 6.4.6), toxische Schädigung , schwere Infektion, Rechtsherzinsuffizienz

Cholestatische Ursachen: Fettleber (☞ 6.4.3),
Leberabszeß, Lebertumoren (☞ 6.4.7),
Schwangerschaft, idiopathisch,
Verschlußikterus (☞ 6.2.1),
portocavaler Shunt (☞ 6.4.6)
Medikamentös: z. B. Östrogene,
Glukokortikoide (☞ Pharma-Info 8.21),
Rö-Kontrastmittel (☞ 1.5.3)

☑ 1 – 2 ml Serum

13.12 **Bilirubin im Urin**

Positiv: Erkrankungen mit erhöhtem
(direktem) Serum-Bilirubin, ☞ 13.11
Hinweis: Das im Urin nachweisbare Bilirubin
ist immer direktes (konjugiertes) Bilirubin,
da indirektes Bili nicht nierengängig ist.

☑ 5 ml Sammelurin (24 Std.-Menge
mitteilen und dokumentieren)

13.13 **Blutgasanalyse** (BGA)

Normwerte: (Details ☞ 4.4.4, 7.17)

pH	7,36 bis 7,44
p_aO_2 (altersabhängig)	≥ 85 mmHg (20 J.)
	≥ 70 mmHg (70 J.)
p_aCO_2	36 bis 44 mmHg
Bikarbonat (HCO_3^-)	22 bis 26 mmol/l
BE (Base excess, Basenüberschuß)	– 2 bis + 2 mmol/l

Diagnostische Funktion:
Bestimmung von Sauerstoffpartialdruck (p_aO_2),
Kohlendioxidpartialdruck (p_aCO_2) und
der Pufferkapazität (Bikarbonat) im
arteriellen bzw. arterialisiert-kapillären
Blut zur Klärung, ob Störungen der
Lungen-, Nieren- und Stoffwechsel-
leistungen vorliegen, ferner zur Kontrolle
bei allen maschinell beatmeten Patienten

☑ Arterialisiertes Kapillarblut
(Details, ☞ 4.4.4) oder 1 – 2 ml arterielles
Blut („blasenfrei" gewonnen!), aufgezogen
in zuvor mit Heparin benetzter Spritze oder
speziellem Entnahmeröhrchen

13.14 **Blutkörpersenkungsgeschwindigkeit** (BSG, BKS, BSR)

Normwerte: ♀ 5 – 15 mm/1. Stunde;
♂ 3 – 10 mm/1. Stunde

Diagn. Funktion: Messung der Sedimentations-
geschwindigkeit von Erythrozyten in einer
Zitrat-Vollblutprobe (Details, ☞ 9.3.2).
Basisdiagnostik zur Abklärung, ob (nicht
nur lokale) Entzündung im Körper vorliegt

↓: Polyzythämie und Polyglobulie (☞ 9.5.5),
Herzinsuffizienz (☞ 2.6), Allergien (☞ 11.4)

↑: Infektionen (vor allem bakterielle),
Entzündungen, Nekrosen, Schock, postop.,
Anämie (☞ 9.2.2), Tumoren, Schwangerschaft

Stark ↑: Plasmozytom (☞ 9.7.3),
Niereninsuffizienz (☞ 7.13),
metastasierende Tumoren,
rheumatische Erkrankungen

☑ 2 ml Zitratblut (0,4 ml Zitrat + 1,6 ml Blut),
Durchführung: ☞ 9.3.2
(wird meist auf Station durchgeführt)

BZ, ☞ *13.29 (Glukose)*
Calcitonin, ☞ *13.42 (Kalzitonin)*
Calzium, ☞ *13.43 (Kalzium)*

13.15 **Chlorid** (Cl⁻)

Normwerte:
Serum: 97 – 108 mmol/l (= mval/l);
Urin: abhängig von Serumelektrolyten
und Säure-Basen-Haushalt

Funktion: Mengenelement,
häufiges Anion im Extrazellulärraum;
entscheidend für die Aufrechterhaltung
der Wasserbilanz zwischen den Zellen.
Veränderungen meist gleichsinnig
mit Natrium (☞ 13.55)

↓: Hyponatriämie

↑: Alle Ursachen der Hypernatriämie

☑ 1 – 2 ml Serum/Plasma oder
5 ml Sammelurin (24 Std.-Menge
mitteilen und dokumentieren)

CK, ☞ *13.46 (Kreatinphosphokinase)*

13.16 **Cholesterin**

Normwert:
< 6,2 mmol/l = < 240 mg/dl (Normgrenze strittig, von < 200 bis < 260 mg/dl)

Funktion: Eines der Hauptblutfette (☞ 8.7.4) vor allem als HDL-Cholesterin (☞ 13.40) und LDL-Cholesterin (☞ 13.49) vorkommend

↑: Falsche Ernährung, Hypothyreose (☞ 8.3.4), primäre Fettstoffwechselstörungen (☞ 8.7.4), Diabetes mellitus (☞ 8.5), Nephrotisches Syndrom (☞ 7.9)

✔ 1 – 2 ml Serum/Plasma

13.17 **C-reaktives Protein** (CRP)

Normwert: < 8,2 mg/l

Funktion: Sog. „Akute-Phase-Protein", bei fast allen systemischen Entzündungen erhöht

Diagn. Funktion: Verlaufskontrolle entzündlicher Erkrankungen (z.B. Kollagenosen, ☞ 10.7, Infektionen). Normaler CRP-Wert schließt systemische bakterielle Infektion praktisch aus

✔ 3 – 5 ml Serum/Plasma

13.18 **Differentialblutbild** (Übersicht)

Norm-werte	Zellen/nl	= Prozent	Details
Neutrophile Granulo-zyten	1,8 – 7,7	59% d. Leukos	☞ 13.50
Lympho-zyten	1,0 – 4,8	20 – 50% d. Leukos	☞ 13.52
Eosinophile Granulo-zyten	< 0,45	2 – 4% d. Leukos	☞ 13.20
Basophile Granulo-zyten	< 0,2	< 0,5% d. Leukos	☞ 13.9
Mono-zyten	< 0,8	ca. 4% d. Leukos	☞ 13.54

Retikulo-zyten	18 – 158	♀: 0,8–4,1% d. Erys ♂: 0,8–2,5% d. Erys	☞ 13.63
Thrombo-zyten	140 – 440		☞ 13.70

13.19 **Eisen** (Fe^{2+})

Normwerte: Serum:
♀ 23 – 165 µg/dl = 4,1 – 29,6 µmol/l
♂ 35 – 168 µg/dl = 6,3 – 30,1 µmol/l
☞ Zur DD Ferritin und Transferrin

Funktion: Wichtiger O_2-bindender Bestandteil des Hämoglobins im Erythrozyten

↓: Meist chron. Blutverlust. Seltener chron. Entzündungen, Karzinome, erhöhter Bedarf (z.B. Pubertät, Schwanger-schaft) oder erniedrigte Aufnahme (z.B. Fehlernährung)

↑: Hepatitis (☞ 6.4.1), Leberzirrhose (☞ 6.4.6), Hämochromatose (seltene chronischeEisenspeicherkrankheit), Infektion, Bluttransfusionen, verschiedene hämatologische Erkrankungen

✔ 1 – 2 ml Serum (hämolysefrei)

13.20 **Eosinophile Granulozyten** (Eos)

Normwert: < 0,45/nl, 2 – 4% der Leukos

Funktion: Zur Phagozytose befähigte Untergruppe der Leukozyten, die an der Parasitenbekämpfung, chronischen Infektionen und Autoimmunerkrankungen beteiligt sind

↓: Typhus (☞ 12.6.7), Masern, Cushing-Syndrom (☞ 8.6.1), Glukokortikoidtherapie

↑: Allergische Erkrankungen (☞ 11.4), Parasitenbefall, Scharlach (☞ 12.6.4), abklingende Infektionen, M. Addison (☞ 8.6.2), M. Hodgkin (☞ 9.7.1), akute Sarkoidose (☞ 4.7.1)

✔ 2 ml EDTA-Blut

13.21 Erythrozyten (Erys)

Normwerte: ♀ 4,2 – 5,5/pl; ♂ 4,5 – 6,0/pl

Funktion: O_2-transportierende Blutzellen

↓: 6 Std. nach akuter Blutung, alle Ursachen der Anämie (Übersicht, ☞ 9.5.1 – 9.5.4)

↑: Dehydratation, chron. respiratorische Insuffizienz, Höhenkrankheit, Androgentherapie, Polyglobulie und Polyzythämie (☞ 9.5.5)

☑ 2 ml EDTA-Blut

13.22 Erythrozyten-Indizes

Normwerte: MCV = mittleres korpuskuläres Volumen: 80 – 96 fl;
MCH = mittleres korpuskuläres Hb: 27 – 33 pg;
MCHC = mittlere Hb-Konzentration des Erythrozyten: 33 – 36 g/dl Ery (Übersicht, ☞ 9.5.1)

Diagn. Funktion: Errechnete Größen zur morphologischen Klassifizierung von Anämien:
- *Normozytäre und normochrome Anämie* (MCV und MCH normal):
  Blutverlust und Hämolyse (☞ 9.5.2), Knochenmarkhypoplasie
- *Mikrozytäre und hypochrome Anämie* (MCV ↓ und MCH ↓):
  Eisenmangel und -verwertungsstörungen
- *Makrozytäre und hyperchrome Anämie* (MCV ↑, MCH ↑):
  Vit. B_{12}- und Folsäuremangel (☞ 9.5.3)

☑ 2 ml EDTA-Blut

13.23 Ferritin

Normwert: Stark altersabhängig, z.B. 20 – 210 µg/l im mittleren Erwachsenenalter

Funktion: Eisenspeicherndes Protein

↓: Eisenmangel

↑: Bei erhöhtem oder normalem Serumeisen: Eisenspeicherkrankheiten, Transfusionen

↑: Trotz Serumeisenmangel: Tumoren, chron. Entzündung

☑ 1 – 2 ml Serum/Plasma

α-Fetoprotein, ☞ *13.2 (AFP)*

13.24 Fibrinogen

Normwert:
2,0 – 4,0 g/l (stark methodenabhängig)

Funktion: Eiweißstoff, wird in der Gerinnungsreaktion durch Thrombin zu Fibrin umgewandelt (☞ Abb. 9.2)

↓: Schwere Lebererkrankungen (verminderte Synthese), Verbrauchskoagulopathie (erhöhter Verbrauch), fibrinolytische Therapie (erhöhter Abbau)

↑: Z.B. postoperativ, nach Trauma, Akute-Phase-Protein, vergleichbar mit CRP (☞ 13.17)

☑ 2 – 3 ml Zitratblut

fT₃, ☞ *13.74 (freies Trijodthyronin)*
fT₄, ☞ *13.71 (freies Thyroxin)*
Folsäure, ☞ *9.5.3*

13.25 Gesamteiweiß

Normwert:
Serum: 66 – 83 g/l;
Liquor: 120 – 500 mg/l;
Sammelurin: stark methodenabhängig, max. 150 (– 300) mg/24 Std. (☞ 7.5.3)

↓: Mangelernährung, Malabsorption, Maldigestion, schwere Lebererkrankungen, Nierenerkrankungen mit Proteinurie (z.B. Nephrotisches Syndrom, ☞ 7.9), Colitis ulcerosa, M. Crohn, starke Blutungen

↑: Chronisch-entzündliche Erkrankungen (γ-Globulinerhöhung), Sarkoidose (☞ 4.7.1), Paraproteinämien (☞ 13.57)

☑ 1 – 2 ml Serum/Plasma oder
2 – 3 ml frischer Liquor oder
10 ml Sammelurin (24 Std.-Menge mitteilen)

13.26 α-**Globuline**

Normwerte: α_1-**Globulin:** 1,4 – 3,4% des Gesamteiweißes im Serum (☞ 13.25); α_2-**Globulin:** 4,2 – 7,6% des Gesamteiweißes

Funktion: Gemischte Eiweißfraktion; enthält u.a. Akute-Phase-Proteine

α_1 ↓: Hypoproteinämie, α_1-Antitrypsin-Mangel
α_2 ↓: Hypoproteinämie

↑: Akute Entzündung, postop., posttraumatisch, Herzinfarkt (☞ 2.5.2), manche Tumoren, Gallenwegsverschluß, Nephrotisches Syndrom (☞ 7.9)

🗹 1 – 2 ml Serum/Plasma

13.27 β-**Globuline**

Normwert: 7,0 – 10,4% des Gesamteiweißes im Serum (☞ 13.25)

Funktion: Gemischte Eiweißfraktion; enthält u.a. Transportproteine, Anti-Akute-Phase-Proteine, Proteine mit Wirkung auf die Blutgerinnung

↓: Chron. Lebererkr., Hypoproteinämie

↑: Paraproteinämien (☞ γ-Globuline), Nephrotisches Syndrom (☞ 7.9), Hyperlipidämie (☞ 8.7.4), Verschlußikterus (☞ 6.2.1), Eisenmangelanämie (☞ 9.5.2)

🗹 1 – 2 ml Serum/Plasma

13.28 γ-**Globuline**

Normwert: 12,1 – 17,7% des Gesamteiweißes im Serum (☞ 13.25)

Funktion: Insbesondere Antikörper (IgG, IgM) enthaltende Eiweißfraktion im Serum

↓: Hypoproteinämie (z.B. bei Nephrotischem Syndrom, ☞ 7.9), angeborene oder erworbene Antikörpermangelsyndrome (☞ 11.6)

↑: Paraproteinämien (in der E'phorese schmalbasige, spitze γ-Zacke, ☞ 13.57, 13.68): Plasmozytom (☞ 9.7.3). Chronisch-entzündliche Erkrankungen, Tumoren, bestimmte Lebererkr. (breitbasige Erhöhung)

🗹 1 – 2 ml Serum/Plasma

13.29 **Glukose im Blut**

Normwert (nüchtern): 55 – 100 mg/dl = 3,0 – 5,6 mmol/l

Funktion: Wichtigster Energieträger des Körpers

↓ : Hunger, Malabsorption, große Tumoren, Alkohol, Überdosierung von Antidiabetika, Insulinom (☞ 8.11)

↑: Diab. mell. (☞ 8.5), Cushing-Syndrom (☞ 8.6.1), Akromegalie (☞ 8.2.2), Phäochromozytom (☞ 3.5.1), Herzinfarkt (☞ 2.5.2), Medikamente (z.B. Diuretika, Glukokortikoide, „Pille")

🗹 1 – 2 ml Serum/Plasma oder 0,01 – 0,1 ml Kapillarblut

13.30 **Glukose im Urin**

Normwert: < 150 mg/dl = < 0,84 mmol/l

Diagn. Funktion: Diagnose und Therapiekontrolle des Diabetes mellitus, Selbstkontrolle des Diabetikers

↑ **mit Hyperglykämie:** Diab. mell. (☞ 8.5) und andere Hyperglykämien (☞ 13.30), wenn die Nierenschwelle (ca. 180 mg/dl) überschritten wird

↑ **ohne Hyperglykämie:** Nierenerkrankungen (z.B. Glomerulonephritis), Schwangerschaft

🗹 5 ml Spontanurin bzw. Urin definierter Sammelperioden

Glukose-Toleranz-Test (GTT, oGTT), ☞ *8.5.2*

13.31 **Glutamat-Oxalazetat-Transaminase** (GOT, ASAT)

Normwerte: ♀ < 15 IE/l; ♂ < 19 IE/l

Funktion: Wichtiges Enzym im Aminosäure- und Kohlenhydratstoffwechsel

↑: Herzinfarkt (nach 4 Std. nachweisbar, Gipfel nach 16 – 48 Std., Normalisierung nach 3 – 6 Tagen), Herzoperation, -massage, Hepatitis (☞ 6.4.1, 6.4.2), Leberzirrhose (☞ 6.4.6), Verschlußikterus (☞ 6.2.1), toxische Leberschäden

☑ 1 – 2 ml Serum/Plasma

13.32 **Glutamat-Pyruvat-Transaminase** (GPT, ALAT)

Normwerte: ♀ < 19 IE/l; ♂ < 23 IE/l

Funktion: Wichtiges Enzym im Aminosäurestoffwechsel

↑: Akute und chronisch aggressive Hepatitis (☞ 6.4.1, 6.4.2), Schub einer Leberzirrhose (☞ 6.4.6), Verschlußikterus (☞ 6.2.1), toxische Leberschäden

☑ 1 – 2 ml Serum/Plasma

13.33 γ-**Glutamyl-Transferase** (γ-GT)

Normwerte: ♀ 4 – 18 IE/l; ♂ 6 – 28 IE/l

Funktion: Wichtiges Enzym im Aminosäurestoffwechsel

↑: Leitenzym bei Cholestase (☞ 6.2.1) und Alkoholabusus! Mäßige Erhöhung z.B. bei Hepatitis (☞ 6.4.1, 6.4.2), Leberzirrhose (☞ 6.4.6) und Lebermetastasen

☑ 1 – 2 ml Serum/Plasma

13.34 **Hämatokrit** (Hkt)

Normwerte: ♀ 36 – 46%; ♂ 42 – 52%

Funktion: Anteil der festen Bestandteile (Erythrozyten, Leukozyten, Thrombozyten) im Blut

↓: Anämien (☞ 9.5.2 – 9.5.4), Hyperhydratation (☞ 7.16.2)

↑: Dehydratation (☞ 7.16.2), Polyglobulie und Polyzythämie (☞ 9.5.5)

☑ 2 ml EDTA-Blut

13.35 **Hämoglobin** (Hb)

Normwerte: ♀ 12 – 16 g/dl; ♂ 14 – 18 g/dl

Funktion: O_2-bindendes und -transportierendes Protein im Erythrozyten

↓: Anämien (☞ 9.5.2 – 9.5.4), Hyperhydratation (☞ 7.16.2)

↑: Dehydratation (☞ 7.16.2), Polyglobulie und Polyzythämie (☞ 9.5.5)

☑ 2 ml EDTA-Blut

13.36 **Glykosyliertes Hämoglobin** (glykiertes Hämoglobin, Glykohämoglobin, HbA)

Normwerte: **HbA$_1$** 5 – 8%; **HbA$_{1c}$** 3 – 6%

Diagn. Funktion: Maß für die Serumglukose-konzentration der letzten 4 – 8 Wo. (☞ 8.5.2)

↑: Alle Hyperglykämien. Falsch hoher Wert (methodenabhängig) bei Niereninsuffizienz (☞ 7.13) und Hyperlipoproteinämie (☞ 8.7.4)

☑ 2 – 3 ml EDTA-Blut

13.37 **Harnsäure**

Normwerte:
Serum:
♀ 2,3 – 6,1 mg/dl = 137 – 363 µmol/l;
♂ 3,6 – 7,0 mg/dl = 214 – 416 µmol/l;
Urin:
< 800 mg/24 Std. = 4,8 mmol/24 Std.
(kostabhängig, Beurteilung im
Zusammenhang mit Serumwert)

Funktion: Endprodukt des
Purinstoffwechsels (☞ 8.8)

↑: Gicht (☞ 8.8),
Leukämien (erhöhter Zellabbau, ☞ 9.6.2),
Niereninsuffizienz (☞ 7.12, 7.13),
Diabetes mellitus, Fasten, Alkohol,
diverse Medikamente

☑ 1 – 2 ml Serum/Plasma oder
1 ml Punktat oder 5 ml Sammelurin
(24 Std.-Menge mitteilen und dokumentieren)

13.38 **Harnstoff** (Urea)

Normwert: 10 – 50 mg/dl = 2 – 8 mmol/l

Funktion: Harnpflichtiges Endprodukt
des Eiweißstoffwechsels

↑: Alle Ursachen der Krea-Erhöhung (☞ 13.44),
erhöhter Eiweißabbau

☑ 1 – 2 ml Serum/Plasma

HbA$_1$, HbA$_{1c}$, ☞ 13.36 (Glykosyliertes Hämoglobin)

13.39 **HBDH**
(Hydroxibutyratdehydrogenase, LDH$_1$)

Normwert: 68 – 135 IE/l

Funktion: ☞ 13.48

↑: Herzinfarkt (Beginn der Erhöhung nach
6 – 12 Std., Normalisierung nach ca.
2 Wochen), Myokarditis (☞ 2.8.2),
akute hämolytische Anämie (☞ 9.5.4),
Lungenembolie (☞ 4.10.1),
Lebererkrankungen

☑ 1 – 2 ml Serum

13.40 **HDL-Cholesterin**

Normwerte: ♀ > 1,68 mmol/l (65 mg/dl);
♂ > 1,45 mmol/l (55 mg/dl)

Funktion: „Guter" Cholesterin-Anteil
(etwa 25% des Gesamt-Cholesterins),
der von Proteinen mit hoher Dichte
(**h**igh **d**ensity **l**ipoproteins) transportiert wird.
Hoher HDL-Cholesterin-Anteil hat günstigen
Einfluß auf Arterioskleroseentwicklung

↑: **Mäßiges Risiko** für Herz-Kreislauf-
erkrankungen:
♀ < 1,68 mmol/l (< 65 mg/dl);
♂ < 1,45 mmol/l (< 55 mg/dl).
Hohes Risiko:
♀ < 1,15 mmol/l (< 45 mg/dl);
♂ < 0,9 mmol/l (< 35 mg/dl)

☑ 1 – 2 ml Serum/Plasma (Nüchternblut!)

HIV-Serologie, ☞ 11.3.1
IgG, IgM, ☞ 13.28 (γ-Globuline)

13.41 **Kalium** (K$^+$)

Normwert: 3,6 – 4,8 mmol/l

Funktion: Häufigstes Mengenelement in den
Zellen; wichtigstes Ion bei der Entstehung von
Ruhe- und Aktionspotentialen in Nervenzellen,
entscheidend bei der Insulinaufnahme in die
Zelle

↓: Renale Verluste: Diuretika,
Glukokortikoide, Cushing-Syndrom (☞ 8.6.1),
Hyperaldosteronismus (☞ 8.6.1).
Enterale Verluste: Diarrhoe, Erbrechen, Fisteln,
Laxantien. Verteilungsstörungen: Alkalose,
Initialbehandlung des diabetischen Koma

↑: Verminderte renale Auscheidung:
Niereninsuffizienz (☞ 7.13),
kaliumsparende Diuretika,
Nebennierenrinden-Insuffizienz (☞ 8.6.2).
Verteilungsstörung: Azidose,
massive Hämolyse (☞ 9.5.4), Zellzerfall

☑ 1 – 2 ml Serum/Plasma (hämolysefrei)

13.42 Kalzitonin (Calcitonin, HCT)

Normwert: < 100 ng/l = < 30 pmol/l

Funktion: Blut-Kalziumspiegel senkendes Hormon (☞ 8.1)

↑: Schilddrüsen-(C-Zell-) Karzinom. Leicht erhöhter Spiegel bei Bronchial- und Mammakarzinom möglich

☑ 5 ml Serum tiefgefroren oder im Labor abnehmen und sofort analysieren

13.43 Kalzium (Ca^{2+})

Normwert:
Serum: 2,2 – 2,6 mmol/l = 8,8 – 10,2 mg/dl;
Urin: < 300 mg/24 Std. = 7,5 mmol/24 Std.
(auch kostabhängig)

Funktion: Wichtiges Mengenelement, entscheidendes Kation beim Zahn- und Knochenaufbau, Schlüsselstellung bei der neuromuskulären Erregungsübertragung

↓: Hypoparathyreoidismus (☞ 8.4.2), Nephrotisches Syndrom (☞ 7.9), Leberzirrhose (☞ 6.4.6), akute nekrotisierende Pankreatitis (☞ 6.6.2), Thiazid-Diuretika, Schleifendiuretika

↑: Endokrin, v.a. primärer Hyperparathyreoidismus (☞ 8.4.1), Immobilisation, Sarkoidose (☞ 4.7.1), Tumoren, Vit. D- o. Vit. A-Überdosierung

☑ **Gesamt**: 1 – 2 ml Serum/Plasma oder 5 ml Sammelurin (24 Std.-Menge mitteilen und dokumentieren.
Ionisiertes Kalzium: 2 – 3 ml Heparinblut (eisgekühlt) sofort ins Labor und bestimmen

13.44 Kreatinin (Krea)

Normwerte (methodenabhängig):
♀ 0,47 – 1,17 mg/dl = 42 – 103 µmol/l;
♂ 0,55 – 1,36 mg/dl = 49 – 120 µmol/l

Funktion: Harnpflichtiges Endprodukt des Muskelstoffwechsels

↑: Chron. Niereninsuffizienz (jedoch erst ab 50%iger Reduktion der Nierenleistung, ☞ 7.13), akutes Nierenversagen, akuter Muskelzerfall (Trauma, Verbrennung)

☑ 1 – 2 ml Serum/Plasma

13.45 Kreatinin-Clearance

Normwerte: Alters- und methodenabhängig, meist:
♀ 75 – 130 ml/min/1,73 m² Körperoberfläche;
♂ 80 – 160 ml/min/1,73 m² Körperoberfläche
(entsprechend ca. 75 kg KG)

Diagn. Funktion: Nierenfunktionstest zur annähernden Bestimmung der glomerulären Filtrationsrate (☞ 7.5.4), v.a. zur Erfassung beginnender Nierenfunktionsstörungen

↓: Minderung der glomerulären Filtrationsrate z.B. bei Niereninsuffizienz im Stadium der kompensierten Retention (☞ 7.13), auch dann, wenn Serum-Krea noch normal ist. Bei Serum-Kreatinin > 3 mg/dl (> 260 mmol/l) wenig aussagekräftig

☑ 1 – 2 ml Serum/Plasma und 5 ml Sammelurin (24 Std.-Urinmenge, Gewicht und Größe des Patienten mitteilen)

13.46 Kreatinphosphokinase (Kreatinkinase, CK)

Normwerte:
Gesamt: ♂ 10 – 80 IE/l; ♀ 10 – 70 IE/l
Anteil CK-MM an Gesamt-CK: 96%

Funktion: Wichtiges Enzym im Muskelstoffwechsel. Mehrere Isoenzyme mit den Untereinheiten „M" und „B": CK-MM (M = muscle; v.a. im Muskel vorkommend); CK-BB (B = brain, v.a. im Gehirn); CK-MB (v.a. im Herzmuskel)

↑: Herz: Infarkt (Anstieg nach 4 – 8 Std., Anteil Isoenzym CK-MB an Ges.-CK mind. 6%), entzündliche Herzerkrankungen (☞ 2.8), Herzoperation, Herzmassage
Muskulatur: I.m.-Injektion, schwere körperliche Anstrengung, Operationen und Verletzungen, Muskelkrämpfe, Muskelentzündungen, toxische Muskelschädigungen, Hypothyreose

☑ 1 – 2 ml Serum/Plasma

13.47 **Laktat** (Milchsäure)

Normwert: < 16 mg/dl = < 1,8 mmol/l

Funktion: Anreicherung bei Gewebshypoxien

↑: Hypoxie, z.B. beim Schock (☞ 3.6),
Biguanidtherapie (☞ 8.5.7).
Laktaterhöhung ohne Azidose
z.B. auch nach körperl. Anstrengung

☑ 2 ml Vollblut (venös oder arteriell) in ein
zwei Tropfen Heparin enthaltendes Röhrchen
geben und gekühlt ins Labor senden

13.48 **LDH** (Laktatdehydrogenase)

Normwert: 120 – 240 IE/l

Funktion: Wichtiges Enzym der Glykolyse
(Energiegewinnung durch Abbau von Glukose).
Mehrere Isoenzyme:
LDH_1 (= HBDH, ☞ 13.39) und
LDH_2 v.a. in Herzmuskel und Erythrozyten,
LDH_5 v.a. in Leber und Skelettmuskulatur
vorkommend

↑: Herzinfarkt (spezifischer: Erhöhung von
LDH_1 = HBDH), Myokarditis (☞ 2.8.2),
Muskelerkr., kardiale Leberstauung,
Hepatitis, toxische Leberschäden,
Tumoren, Lungeninfarkt,
perniziöse (☞ 9.5.3) und
hämolytische Anämien (☞ 9.5.4)

☑ 1 – 2 ml Serum/Plasma

13.49 **LDL-Cholesterin**

Normwert: < 3,9 mmol/l (< 150 mg/dl)

Funktion: Cholesterin-Anteil, der von
Proteinen mit niedriger Dichte
(**l**ow **d**ensity **l**ipoproteins) transportiert wird.
Großteil des Gesamt-Cholesterins.
Beschleunigt Arteriosklerosebildung (☞ 3.7.1)

Mäßiges Risiko für Herz-Kreislauferkrankungen: 3,9 – 4,9 mmol/l (150 – 190 mg/dl)
Hohes Risiko: > 4,9 mmol/l (> 190 mg/dl)

☑ 1 – 2 ml frisches Serum/Plasma (nüchtern)

13.50 **Leukozyten** (Leukos)
und neutrophile Granulozyten

Normwerte:
(Gesamt-)Leukozyten: 4 – 11/nl
Neutrophile Granulozyten: 1,8 – 7,7/nl
(ca. 60% der Gesamtleukozyten)

Funktion der neutrophilen Granulozyten:
v.a. Phagozytose und Vernichtung von
Mikroorganismen und Fremdantigenen,
wahrscheinlich auch von entarteten
körpereigenen Zellen.
Veränderung der Gesamtleukozyten- und
der neutrophilen Granulozytenzahl in der
Regel gleichsinnig

Neutrophile ↓: Virusinf. (☞ 12.7),
einige bakterielle Inf. (z.B. Typhus, ☞ 12.6.7),
Medikamente, Knochenmarkschädigung
(z.B. Tumorinfiltration, Zytostatika- oder
Strahlentherapie)

Neutrophile ↑: Die meisten (bakteriellen)
Infektionen, Sepsis (☞ 12.5),
nicht-infektiöse entzündliche Erkrankungen
(z.B. rheumat. Erkrankungen),
diabetisches Koma (☞ 8.5.3),
Leberkoma (☞ 6.4.6), Urämie (☞ 7.13),
Vergiftungen, bestimmte Leukämien

☑ 2 ml EDTA-Blut

13.51 **Lipase**

Normwert: (methodenabhängig):
< 200 IE/l oder 7,7 – 56 µg/l

Funktion: Triglyzeride spaltendes
Enzym des Pankreas

↑: Pankreatitis (☞ 6.6.1, 6.6.2),
Niereninsuffizienz (☞ 7.13)

☑ 1 – 2 ml Serum/Plasma

Liquordiagnostik, ☞ *1.7.1*

13.52 **Lymphozyten**

Normwert:
1,0 – 4,8/nl bzw. 20 – 50% der Leukos

Funktion: Zweitgrößte Fraktion der Leukozyten mit Schlüsselstellung bei der spezifischen Abwehr.
Viele Teilpopulationen (z.B. T_4-Helferzellen, T_8-Suppressorzellen) mit spezifischen Funktionen (☞ 11.1)

↓: Tumoren, HIV-Infektion und AIDS (☞ 11.3.1), Strahlentherapie, Zytostatikatherapie, Glukokortikoidther.

↑: Bestimmte Infektionskrankheiten, z.B. Tuberkulose (☞ 4.5.4), Virushepatitis (☞ 6.4.1), bestimmte Leukämien

☑ 2 ml EDTA-Blut

13.53 **Magnesium** (Mg^{2+})

Normwert:
1,8 – 2,6 mg/dl = 0,74 – 1,07 mmol/l

Funktion: Wichtiges Mengenelement, beteiligt an muskulärer Erregungsübertragung

↓: Alkohol, Diarrhoe, Erbrechen, renale Verluste (z.B. bei Diuretikather.), Hyperaldosteronismus (☞ 8.6.1)

↑: Akute und chronische Niereninsuffizienz (☞ 7.12, 7.13), Überdosierung magnesiumhaltiger Antazida oder „Substitutionspräparate" v.a. bei Niereninsuffizienz

☑ 1 – 2 ml Serum/Plasma

MCH, MCHC, MCV, ☞ *13.22 (Erythrozytenindizes)*

13.54 **Monozyten**

Normwert: 0,2 – 1/nl = ca. 4% der Leukos

Funktion: Phagozytosefähige Teilfraktion der Leukozyten, verlassen Blutbahn und siedeln in verschiedenen Organen (und heißen dann Gewebsmakrophagen)

↑: Sarkoidose (☞ 4.7.1), Tbc (☞ 4.5.4), bakterielle Endokarditis (☞ 2.8.1), abklingende Infektion, nach Agranulozytose (☞ 9.6.5), Colitis ulcerosa (☞ 5.6.4), M. Crohn (☞ 5.6.4), bestimmte Leukämien, systemischer Lupus erythematodes (☞ 10.7.1)

☑ 2 ml EDTA-Blut

13.55 **Natrium** (Na^+)

Normwert: 135 – 145 mmol/l

Funktion: Häufigstes Mengenelement im Extrazellulärraum, entscheidendes Kation für den dort herrschenden osmotischen Druck

↓: Erbrechen, Durchfall, längerdauernde Magensaftabsaugung, Herzinsuffizienz (☞ 2.6.1), Leberzirrhose (☞ 6.4.6), Niereninsuffizienz (☞ 7.12, 7.13), Nebennierenrindenunterfunktion (☞ 8.6.2), Medikamente (z.B. bestimmte Diuretika)

↑: Diarrhoe, Fieber oder Schwitzen bei zu geringer Wasserzufuhr, Diabetes insipidus (☞ 8.10), bestimmte Medikamente

☑ 1 – 2 ml Serum/Plasma

Neutrophile Granulozyten, ☞ *13.50 (Leukozyten)*

13.56 **PAP** (= PSP, Prostataspezifische Saure Phosphatase)

Normwert: < 2 (– 6) µg/l

Funktion: Tumormarker des Prostatakarzinoms, spezifischer ist jedoch PSA (☞ 13.61)

↑: Prostatakarzinom, Prostataadenom (meist < 8 mg/l)

☑ 1 – 2 ml Plasma

13.57 **Paraprotein** (Monoklonale Immunglobuline)

Funktion: Vermehrung von (meist funktionsuntüchtigen) Immunglobulinen eines maligne entarteten B-Zellstamms

↑: Plasmozytom (☞ 9.7.3), Amyloidose, benigne Gammopathie

☑ 5 ml Serum oder 10 ml Sammelurin (24 Std.-Menge mitteilen und dokumentieren)

Parathormon, ☞ *8.4*

13.58 **Partielle Thromboplastinzeit** (PTT)

Normwert: 30 – 45 Sek.

Diagn. Funktion: Maß für das endogene System der Gerinnung (☞ Abb. 9.2)

↑: Hämophilie A und B (☞ 9.8.2), Verbrauchskoagulopathie (☞ 9.8.3), schwere Lebererkrankungen. Überwachung einer Heparinther. (bei Vollheparinisierung ca 1,5 – 2 fache Verlängerung angestrebt) oder – seltener – einer Ther. mit Vit. K-Antagonisten (z.B. Marcumar®)

☑ 3 – 5 ml Zitratblut

13.59 **Phosphat** (anorganisch)

Normwert:
2,6 – 4,5 mg/dl = 0,84 – 1,45 mmol/l

Funktion: Mengenelement, Baustein von ATP (Adenosintriphosphat), Zellmembran und Knochenmineral, wichtiges pH-stabilisierendes Puffersystem im Blut

↓: Rachitis, Malabsorption, renal-tubuläre Erkr., Hyperparathyreoidismus (☞ 8.4.1)

↑: Niereninsuffizienz (☞ 7.13), Hypoparathyreoidismus (☞ 8.4.2), Akromegalie (☞ 8.2.2), Knochentumoren, Metastasen

☑ 1 – 2 ml Serum/Plasma

Phosphatase, saure, ☞ *13.66 (Saure Phosphatase)*
pO$_2$ ☞ *13.13 (Blutgasanalyse)*
Prostataspezifische Phosphatase, ☞ *13.56 (PAP)*

13.60 **Protein im Urin**

Normwert: < 150 (–300) mg/24 Std., methodenabhängig

↑: Renale Ursachen:
Z.B. Glomerulonephritis (☞ 7.8), Pyelonephritis (☞ 7.7.2 – 7.7.3), Nephrotisches Syndrom (☞ 7.9), Erkrankungen der Harnwege
Extrarenale Ursachen: Schwangerschaft, Rechtsherzinsuffizienz (☞ 2.6.1), Fieber, Eiweißerhöhung im Blut (z.B. bei Plasmozytom, ☞ 9.7.3)

☑ 5 ml Sammelurin (24 Std.-Menge mitteilen und dokumentieren)

Proteine im Serum, ☞ *17.3 (Albumin), 13.25 (Gesamteiweiß), 13.26 – 13.28 (α-, β-, γ-Globuline)*
Proteinurie, ☞ *13.60 (Protein im Urin)*

13.61 **PSA** (Prostataspezifisches Antigen)

Normwert: < 3 (– 10) µg/l

Funktion: Tumormarker des Prostatakarzinoms

↑: Prostataadenom (meist < 10 µg/l),
Prostatakarzinom

☑ 1 – 2 ml Serum/Plasma

PSP, ☞ *13.56 (PAP)*
PTT, ☞ *13.58 (Partielle Thromboplastinzeit)*

13.62 **Quick** (Prothrombinzeit, Thromboplastinzeit, TPZ)

Normwert: 70 – 120%

Diagn. Funktion: Maß für das exogene System der Gerinnung (☞ Abb. 9.2)

↓: Lebererkrankungen., Vit. K-Mangel, Verbrauchskoagulopathie (☞ 9.8.3), Hemmkörper gegen Gerinnungsfaktoren, z.B. systemischer Lupus erythematodes (☞ 10.7.1), AT III-Überschuß, Ther. mit Vit. K-Antagonisten (z.B. Marcumar®, ther. Bereich ca. 15 – 25%)

☑ 5 ml Zitratblut

Renin, ☞ *3.5.1*

13.63 **Retikulozyten** (Retis)

Normwert:
♀ 0,8 – 4,1% der Erys;
♂ 0,8 – 2,5% der Erys

Funktion: Junge, noch Reste von Zellorganellen tragende Erythrozyten

↓: Aplastische Anämie, Knochenmark-infiltration, Erythrozytenbildungsstörungen

↑: Erhöhter Ery-Ausstoß aus dem Knochen-mark, z.B. bei Blutverlust, Hämolyse (☞ 9.5.4), Leberzirrhose (☞ 6.4.6)

☑ 2 ml EDTA-Blut

13.64 **Rheumafaktoren**

Normwert: Methodenabhängig; nicht nachweisbar oder < 20 IE/ml

Funktion: IgM-Autoantikörper gegen IgG

↑ bzw. positiv: Rheumatoide Arthritis (☞ 10.5.1), Kollagenosen (☞ 10.7), 5 – 10 % der älteren Normalbevölkerung

☑ 1 – 2 ml Plasma

Sauerstoffpartialdruck, ☞ *13.13 (Blutgasanalyse)*

13.65 **Sauerstoffsättigung** (S_aO_2, O_{2sat})

Normwert: 94 – 98% im arteriellen Blut

Diagn. Funktion: Meßgröße zur Kontrolle der Arterialisierung des Blutes in der Lunge

↓ **Lungenerkr.:** Entzündung, Ödem, Asthma bronchiale (☞ 4.6.1), Karzinom, Emphysem (☞ 4.6.3), Infarkt, Embolie (☞ 4.10.1)
Zirkulatorische Ursachen: Schock, Kreislaufkollaps, Herzinsuffizienz (☞ 2.6), Shunt (☞ 2.11)
Behinderung der Atemexkursion: Rippenfraktur, Pleuraerguß (☞ 4.11.2), Pneumothorax (☞ 4.10)

☑ 2 – 3 ml Heparin-Blut (eisgekühlt) sofort ins Labor und bestimmen oder BGA-Röhrchen

13.66 **Saure Phosphatase** (SP)

Normwert: 4,8 – 13,5 IE/l

Funktion: Phosphate spaltendes Enzym. Verschiedene Isoenzyme, z.B. Prostata-spezifische Saure Phosphatase (☞ PAP)

↑: Prostatakarzinom und -hypertrophie, Thrombozytose, Knochenerkrankungen

☑ 1 – 2 ml Serum/Plasma

13.67 Serumelektrophorese

Normwerte
(Normaler Kurvenverlauf, ☞ Abb. 13.66):

Fraktion	Prozent	Details
Albumin	60,6 – 68,6 %	☞ 13.3
α_1-Globulin	1,4 – 3,4 %	☞ 13.26
α_2-Globulin	4,2 – 7,6 %	☞ 13.26
β-Globulin	7,0 – 10,4 %	☞ 13.27
γ-Globulin	12,1 – 17,7 %	☞ 13.28

Diagn. Funktion: Elektrochemische Auftrennung der Bluteiweiße mit dem Ziel, durch Anteilsveränderungen (z.B. γ-Globulin-Mangel) oder *zusätzliche* pathol. Eiweiß-fraktionen (*Paraproteine*, ☞ 13.57)differential-diagnostische Hinweise zu bekommen (☞ 1.4.3, 9.7.3)

☑ 2 ml Serum

T_3, fT_3, ☞ 13.74 (*Trijodthyronin*)
T_4, fT_4, ☞ 13.71 (*Thyroxin*)

13.68 T$_4$-Helferzellen (T$_4$-Lymphozyten, OKT$_4$, CD$_4$-Zellen)

Normwert: 35 – 55% der Lymphos = > 1/nl (> 1000 µl, ☞ Tab. 11.2)

Funktion: Gruppe der Lymphozyten, die u.a. die Antikörperbildung anstößt (☞ 11.1)

↓: Immunschwäche, typischerweise bei fortgeschrittener HIV-Infektion und AIDS, vorübergehend bei Virusinfekten, Autoimmunerkrankungen und bei fortgeschrittenen Tumoren

13.69 Thrombinzeit
(Plasmathrombinzeit, PTZ, TZ)

Normwert: 17 – 24 Sek.

Diagn. Funktion: Maß für „gemeinsame Endstrecke" der Gerinnung (☞ Abb. 9.2)

↑: Fibrinmangel, Fibrinolysetherapie Heparintherapie (Therapieziel: 2 – 3fach verlängerte TZ)

☑ 3 – 5 ml Zitratblut

13.70 Thrombozyten
(Thrombos, Blutplättchen)

Normwert: 140 – 440/nl

Funktion: Leiten Blutgerinnung im endogenen System ein (☞ Abb. 9.2)

↓: Leukämie (☞ 9.6.1), toxisch (Alkohol, Medikamente, z.B. Zytostatika), Verbrauchskoagulopathie (☞ 9.8.3), Idiopathische thrombozytopenische Purpura (☞ 9.8.4)

↑: Myeloproliferative Erkrankungen (☞ 9.7.3), nach Infektionen, Blutungen oder Milzentfernung

☑ 2 ml EDTA-Blut

13.71 Thyroxin (T$_4$)/ Freies Thyroxin (fT$_4$)

Normwert: 45 – 115 µg/l = 55 – 160 nmol/l
Freies Thyroxin (fT$_4$):
0,8 – 2 ng/dl = 10 – 26 pmol/l

Funktion: Schilddrüsenhormon

↓: Hypothyreose (☞ 8.3.4), z.B. bei Jodmangel, Thyroxinsynthesedefekt, chron. Thyreoiditis (☞ 8.3.5), Z.n. Schilddrüsenresektion, Medikation mit Thyreostatika

↑: Hyperthyreose (☞ 8.3.3)

☑ 1 – 2 ml Serum/Plasma

13.72 **Thyreoidea stimulierendes Hormon** (TSH)

Normwert: Basal 0,3 – 3,5 mIE/l

Funktion: Vom Hypophysenvorderlappen ausgeschüttetes Hormon, das die Schilddrüse stimuliert

↓: Primäre Hyperthyreose (☞ 8.3.3), sekundäre Hypothyreose, Schilddrüsenhormonüberdosierung

↑: Primäre Hypothyreose (☞ 8.3.4)

☑ 1 – 2 ml Serum/Plasma

13.73 **Transferrin**

Normwert: 200 – 340 mg/dl

Funktion: Transportprotein für freies Eisen im Serum

↓: Infektionen, Tumoren, chron.-entzündl. Erkrankungen, Proteinverluste, Lebererkrankungen

↑: Eisenmangel, Schwangerschaft

☑ 1 – 2 ml Serum/Plasma

13.74 **Trijodthyronin** (T_3)**/** **Freies Trijodthyronin** (fT_3)

Normwert: T_3: 0,9 – 1,8 µg/l = 1,3 – 2,8 nmol/l; fT_3: 2,5 – 6 pg/ml = 3,8 – 9,2 pmol/l

Funktion: Schilddrüsenhormon; wird im peripheren Blut durch Abspaltung eines Jodanteils aus T_4 gebildet; schneller und stärker wirksam als T_4

↓: Hypothyreose (☞ 8.3.4), außerdem Umwandlungshemmung von T_4 in T_3, z.B. bei Schwerkranken oder bestimmten Medikamenten

↑: Hyperthyreose (☞ 8.3.3). In 5 – 10% der Hyperthyreosen sog. isolierte T_3-Hyperthyreose

☑ 1 – 2 ml Serum/Plasma

13.75 **Triglyceride** (Neutralfette)

Normwert: < 150 mg/dl = < 1,71 mmol/l (Normgrenze strittig, manchmal < 200 mg/dl)

Funktion: Eines der Hauptblutfette (☞ 8.7.4)

↑: Primäre Fettstoffwechselstörungen (☞ 8.7.4), falsche Ernährung, Leber- und Nierenerkrankungen, Hypothyreose (☞ 8.3.4)

☑ 1 – 2 ml Serum/Plasma

13.76 **Vanillinmandelsäure** (VMS) **im Urin**

Normwert: < 7 mg/24 Std. = < 35 µmol/24 Std.

Funktion: Hauptabbauprodukt von Katecholaminen (Adrenalin, Noradrenalin und Dopamin); wird v.a. zur Hypertonie-Diagnostik (Phäochromozytom, ☞ 3.5.1) herangezogen

Stark ↑: Phäochromozytom (☞ 3.5.1), Tumoren des Sympathikus (z.B. Neuroblastom)

☑ 10 – 20 ml Sammelurin in 5 – 10 ml Salzsäure oder Eisessig (24 Std.-Menge mitteilen und dokumentieren).
Durchführung: Jede Urinportion sofort in einen Sammelbehälter mit Salzsäure/Eisessig schütten. Medikamente nach Arztanordnung absetzen. Drei Tage vor und während des Sammelns Kaffee, Tee, Käse und Bananen weglassen (sonst Ergebnisverfälschung)

13.77 **Vitamin B$_{12}$**

Normwert: Methodenabhängig

Funktion: Wichtiges Coenzym v.a. im Zellaufbau; kann aus dem Darm nur nach Bindung an Intrinsic factor aus dem Magensaft aufgenommen werden

↓: Perniziöse Anämie (☞ 9.5.3), Mangelernährung, Z.n. Magenresektion, chron. atroph. Gastritis (☞ 5.5.1), chron. (Dünn-)Darmerkrankungen

☑ 1 – 2 ml Serum/Plasma

Register

A

Legende	
Haupteintrag ab	**Seite**
Definition	*Seite*
Abbildung	Seite
Medikamente	**Seite**

C

Legende	
Haupteintrag ab	**Seite**
Definition	*Seite*
Abbildung	Seite
Medikamente	**Seite**

D

E

Legende	
Haupteintrag ab	**Seite**
Definition	*Seite*
Abbildung	Seite
Medikamente	**Seite**

F

Legende	
Haupteintrag ab	**Seite**
Definition	*Seite*
Abbildung	Seite
Medikamente	**Seite**

Legende	
Haupteintrag ab	**Seite**
Definition	*Seite*
Abbildung	Seite
Medikamente	**Seite**

M

Legende	
Haupteintrag ab	**Seite**
Definition	*Seite*
Abbildung	Seite
Medikamente	**Seite**

N

Legende	
Haupteintrag ab	**Seite**
Definition	*Seite*
Abbildung	Seite
Medikamente	**Seite**

Q

R

Legende	
Haupteintrag ab	**Seite**
Definition	*Seite*
Abbildung	Seite
Medikamente	**Seite**

Legende	
Haupteintrag ab	**Seite**
Definition	*Seite*
Abbildung	Seite
Medikamente	**Seite**

Legende	
Haupteintrag ab	**Seite**
Definition	*Seite*
Abbildung	Seite
Medikamente	**Seite**

W

X

Y

Z

Abbildungsnachweis

Unter allen Abbildungen im Buch wird am Ende des Legendentextes in eckigen Klammern auf die Abbildungsquelle verwiesen:

A 112: J. Braun, A. Dormann (Hrsg.): Klinikleitfaden Innere Medizin, 6.Aufl., Gustav Fischer Verlag, 1996

B 101: A. Schäffler, S. Schmidt (Hrsg.): Mensch, Körper, Krankheit, 2.Aufl., Jungjohann Verlag bei Gustav Fischer, 1996

B 107: B. Neumeister, B. Festner, R. Kirchhefer: Mikrobiologie und Hygiene in Frage und Antwort, Jungjohann Verlag, 1994

B 108: A. Schäffler, S. Schmidt (Hrsg.): Biologie, Anatomie, Physiologie, 2.Aufl., Gustav Fischer Verlag, 1996

B 109: M. Oethinger (Hrsg.): Mikrobiologie und Immunologie, 8.Aufl., Jungjohann Verlag, 1994

B 117: L. Blohm: Klinische Radiologie, Jungjohann Verlag, 1992

B 120: Th. Bitsch (Hrsg.): Klinikleitfaden Rheumathologie, Jungjohann Verlag, 1995

B 152: H.M. Hackenberg: EKG-Übungsbuch, 3.Aufl., Jungjohann Verlag, 1995

B 169: W. Maletzki, A. Stegmayer-Petry (Hrsg.): Klinikleitfaden Pflege, 2.Aufl., Gustav Fischer Verlag, 1996

B 200: A. Schäffler, N. Menche (Hrsg.): Pflege konkret Innere Medizin, 2.Aufl, Gustav Fischer Verlag, 1997

D 200: E. Weimer, Antilla Medizin Verlag, Berlin

E 119: R. Sander: Flexible Endoskopie, W. Kohlhammer Verlag, Stuttgart, 1994

E 143: Recom Verlag, Baunatal

E 158: W.-G. Schiller, T. Weinke: Infektionslehre kompakt, 6.Aufl., Ullstein Mosby, 1993

E 168: W. Schmitt, W. Hartig: Allgemeine Chirurgie, 10.Aufl., Barth Verlag, 1985

E 176: E. Köhler: Klinische Echokardiographie, 4.Aufl., F. Enke Verlag, 1996

E 209: Janosch: Ich mach dich gesund, sagte der Bär, Diogenes Verlag AG Zürich, 1985

F 113: Klinische Visite, Dr. Karl Thomae GmbH, Biberach

F 119: H. Munzig, Zeitmagazin

F 146: V. Hinz, STERN

J 500-188: T. Stephan, Das Fotoarchiv, Christoph & Mayer GmbH, Essen

J 500-205: P.F. Bentley, Das Fotoarchiv, Christoph & Mayer GmbH, Essen

K 151: Th. Oberheitmann, Hattingen

K 183: E. Weimer, Aachen

K 199: G. Mikes, Wien

L 115: R. Dunkel, Berlin

L 157: S. Adler, Lübeck

L 190: G. Raichle, Ulm

L 215 :G. Mikes, Wien

L 115: R. Dunkel, Berlin

L 157: S. Adler, Lübeck

L 190: G. Raichle, Ulm

L 215: S. Weinert-Spieß, Neu-Ulm

M 114: M. Braun, Cuxhaven

M 148: C. Ravenschlag, Münster

M 167: F. Scharfenberg, Berlin

M 207: M. Koop, Idstein

N 332: H. Groß, Hüllen

O 177: S. Schmidt, Ulm

T 122: A. Lentner, Aachen

T 127: P.C. Scriba, Medizinische Klinik, Ludwig-Maximilian-Universität, München

T 165: Abt. für Klinische Nuklearmedizin, Philipps-Universität Marburg

T 170: E. Walthers, Marburg

T 173: U. Vogel, Tübingen

T 191: H. Zelen, Universität Ulm

T 195: R. Bühler, Giengen/Brenz

T 196: P. Kaiser, Müllheim

T 197: B. Danz, Ulm

U 124: pharma-stern GmbH, Wedel

U 136: Hoffmann-La Roche AG, Basel

U 138: Glaxo GmbH, Hamburg

U 142: Abbott GmbH, Wiesbaden

U 163: Boehringer Mannheim, Mannheim

U 182: MEDIMEX Holfeld GmbH & Co., Hamburg

U 222: Fresenius AG, Bad Homburg

V 121: W. Meyra GmbH, Vlotho

V 129: Saluta Medizintechnik, Stuttgart

V 130: Coloplast GmbH, Hamburg

V 137: Siemens AG, Erlangen

V 143: Thomashilfen GmbH, Bremervörde

V 156: Servox Medizintechnik GmbH, Köln

V 218: Olympus Optical Co. (Europa) GmbH, Hamburg

V 221: Karl Storz GmbH & Co., Tuttlingen

X 112: G. Tönshoff, Stuttgart

X 211: U. Sulkowski, Münster

Maße und Einheiten

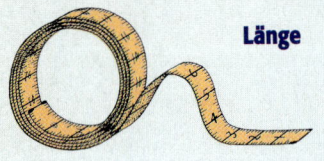

Länge

	1 Meter	1 m	1 m
1 hundertstel Meter	1 Zentimeter	1 cm	0,01 m
1 tausendstel Meter	1 Millimeter	1 mm	0,001 m
1 millionstel Meter	1 Mikrometer	1 µm	0,000 001 m
1 milliardstel Meter	1 Nanometer	1 nm	0,000 000 001 m

Volumen

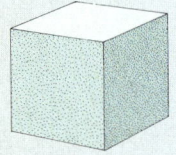

Das Volumen ist eine von der Länge abgeleitete Einheit. 1 Liter entspricht dem Volumen eines Würfels von je 10 cm Länge, Breite und Tiefe.

	1 Liter	1 l	= 1000 cm³	1 l
1 zehntel Liter	1 Deziliter	1 dl	= 100 cm³	0,1 l
1 tausendstel Liter	1 Milliliter	1 ml	= 1 cm³	0,001 l
1 millionstel Liter	1 Mikroliter	1 µl	= 1 mm³	0,000 001 l
1 milliardstel Liter	1 Nanoliter	1 nl		0,000 000 001 l
1 billionstel Liter	1 Pikoliter	1 pl		0,000 000 000 001 l
1 billiardstel Liter	1 Femtoliter	1 fl		0,000 000 000 000 001 l

Masse

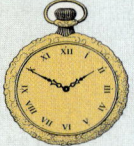

1000 Gramm	1 Kilogramm	1 kg	1000 g
	1 Gramm	1 g	
1 tausendstel Gramm	1 Milligramm	1 mg	0,001 g
1 millionstel Gramm	1 Mikrogramm	1 µg	0,000 001 g

Druck

Der Druck ist die Kraft, die auf eine bestimmte Fläche wirkt. Leider existieren in der Medizin mehrere Einheiten nebeneinander. Zur Umrechnung gelten folgende (gerundete) Umrechnungsfaktoren:

1 Pascal	1 Pa	= 0,0075 mmHg	= 0,01 mbar	= 0,01 cm H_2O
1 Millimeter Quecksilbersäule	1 mmHg	= 133 Pa	= 1,33 mbar	= 1,33 cm H_2O
1 Zentimeter Wassersäule	1 cm H_2O	= 1 mbar	= 0,75 mmHg	= 100 Pa
1 Millibar	1 mbar	= 1 cm H_2O	= 0,75 mmHg	= 100 Pa

Volumen- und Massen- konzentration

Die Konzentration ist der Volumen- oder Massenanteil eines Stoffes in 1 Liter (oder Milliliter) Lösungsmittel.

1 ml/l	1 Milliliter pro Liter	Volumenkonzentration
1 g/l	1 Gramm pro Liter	Massenkonzentration
1 g/dl	1 Gramm pro Deziliter	Massenkonzentration
1 mg/dl	1 Milligramm pro Deziliter	Massenkonzentration
1 µg/l	1 Mikrogramm pro Liter	Massenkonzentration

Stoffmengen- konzentration

Gibt die Zahl der Teilchen (Moleküle) an, die in 1 Liter Lösungsmittel (z. B. Blutserum) enthalten sind.

1 mol/l	1 mol pro Liter	= 1 mmol/ml
1 mmol/l	1 tausendstel mol pro Liter	= 1 µmol/ml

Zeit

60 Minuten	1 Stunde	60 Min.	3600 Sek.
60 Sekunden	1 Minute	1 Min.	60 Sek.
	1 Sekunde	1 Sek.	
1/1000 Sekunde	1 Millisekunde	1 ms	0,001 Sek.

Formen der Arzneimittelgabe

Abhängig von der chemischen Zusammensetzung eines Arzneimittels, dem erwünschten Zeitpunkt des Wirkungseintritts, der Wirkungsdauer und des Wirkungsortes wird die jeweils günstige Applikationsform festgelegt.

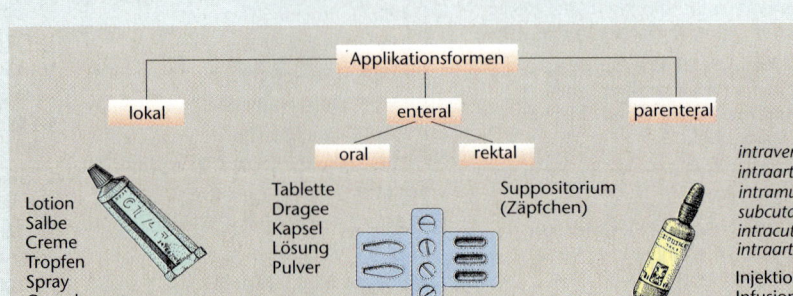